U0253667

临床内分泌系统与代谢疾病

主编　李秀真　李　磊　朱道斋　秦会娟
　　　王　芳　栾守婧　王晓婧

黑龙江科学技术出版社
HEILONGJIANG SCIENCE AND TECHNOLOGY PRESS

图书在版编目（CIP）数据

临床内分泌系统与代谢疾病 / 李秀真等主编. -- 哈
尔滨：黑龙江科学技术出版社，2023.4
ISBN 978-7-5719-1881-1

Ⅰ. ①临… Ⅱ. ①李… Ⅲ. ①内分泌病－诊疗②代谢
病－诊疗 Ⅳ. ①R58

中国国家版本馆CIP数据核字（2023）第065591号

临床内分泌系统与代谢疾病
LINCHUANG NEIFENMIXITONG YU DAIXIE JIBING

主　　编	李秀真　李　磊　朱道斋　秦会娟　王　芳　栾守婧　王晓婧	
责任编辑	陈兆红	
封面设计	宗　宁	
出　　版	黑龙江科学技术出版社	
	地址：哈尔滨市南岗区公安街70-2号　邮编：150007	
	电话：（0451）53642106　传真：（0451）53642143	
	网址：www.lkcbs.cn	
发　　行	全国新华书店	
印　　刷	黑龙江龙江传媒有限责任公司	
开　　本	787 mm×1092 mm　1/16	
印　　张	31.25	
字　　数	794千字	
版　　次	2023年4月第1版	
印　　次	2023年4月第1次印刷	
书　　号	ISBN 978-7-5719-1881-1	
定　　价	198.00元	

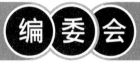

主 编

李秀真　李　磊　朱道斋　秦会娟
王　芳　栾守婧　王晓婧

副主编

周鲁辉　王　颖　孔　岩　陆春晖
田瑞雪　涂　晶　章慧玲

编　委（按姓氏笔画排序）

王　芳（青岛市第八人民医院）

王　佳（中国人民解放军联勤保障部队第九六〇医院）

王　颖（天津医科大学朱宪彝纪念医院）

王晓婧（平邑县中医医院）

孔　岩（天津医科大学朱宪彝纪念医院）

田瑞雪（山东国欣颐养集团枣庄医院）

朱道斋（郓城县中医医院）

李　磊（枣庄市立医院）

李秀真（曹县县立医院）

陆春晖（新疆医科大学第五附属医院）

周鲁辉（威海卫人民医院）

秦会娟（邹城市人民医院）

栾守婧（潍坊市人民医院）

涂　晶（长沙市中医医院/长沙市第八医院）

章慧玲（聊城市人民医院）

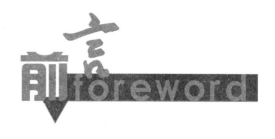

　　内分泌与代谢性疾病是威胁人类健康的主要疾病之一,其病种繁多,病情复杂,在一定程度上影响了人民的生活质量。为了在广大临床医务工作人员中普及和更新内分泌科新技术、新成果、新进展,满足内分泌科基层医务工作者的临床需要,促进广大临床医务工作人员在实际工作中更好地认识、了解内分泌与代谢性疾病,及时对内分泌与代谢性疾病作出明确的诊断、制定出合理的治疗方案,达到减轻患者痛苦的目的,我们特组织了相关专家编写了《临床内分泌系统与代谢疾病》一书。书中既结合了编者的临床经验,也融汇了国内大量的最新文献,希望书中内容能为内分泌学的发展贡献一份力量。

　　本书先介绍内分泌与代谢性疾病的基础知识;然后详细介绍了临床内分泌与代谢性疾病;最后论述了内分泌与代谢性疾病的中医治疗。本书从多方位、多层次反映了近年来内分泌与代谢性疾病的基础研究与临床实践的最新成果。其特点如下:①特点鲜明,内容翔实,重视科学性,突出实用性。②资料齐全,既总结了病史与查体的基本要点,又介绍了最新的诊疗技术,内容深入浅出,可满足各类医师的医疗和教学需求,对内分泌科研工作也很有帮助。③比较评价各种诊断、鉴别、治疗方法的优缺点和选择原则,为读者根据具体情况作出诊断和治疗决策提供依据和思考的空间。本书可供临床医师、进修医师、实习医师和在校医学生参考使用。

　　本书在编写过程中,虽然编者秉承着精益求精的原则,尽可能地为读者呈现内分泌与代谢性疾病领域的知识精华,但由于医学发展迅速,加之编者的编写时间有限,书中难免存在不足之处,望广大读者不吝指正。

《临床内分泌系统与代谢疾病》编委会
2023 年 2 月

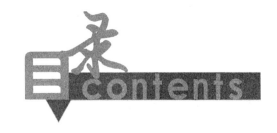

第一章

内分泌系统生理与病理生理

第一节 概　　述

一、内分泌的现代概念

神经系统和内分泌系统从功能的角度来看,是相互联系、相互作用和相互配合的两大生物信息传递系统,对维持机体内环境相对稳定有极其重要的作用。近些年来发现,细胞因子作为免疫递质,是继神经递质和激素后体内第三大类调节因子,形成了神经-内分泌-免疫系统的轴心,参与多种生理活动。其缺乏还是亢进(细胞因子产生异常或受体表达异常)均会导致病理性改变。激素、神经活性物质及与免疫系统密切相关的某些信息分子均为化学信息物质。

随着内分泌研究的发展,关于传递激素方式的认识也逐步深入。除大多数激素经血液运输,可达到远距离靶组织外("远距分泌"),还可通过扩散而作用于邻近细胞("旁分泌")。另外,也可沿轴突借轴浆流动而远送至所连接的组织(如神经垂体),或经垂体门脉流向腺垂体;这两种情况是丘脑神经激素传送的方式称为"神经分泌"方式。

内分泌细胞有的比较集中,形成腺体,如腺垂体、甲状腺、肾上腺、胰岛、甲状旁腺、卵巢及睾丸等,即所谓腺体内分泌系统。由弥漫性分布于各组织的内分泌细胞、旁分泌细胞、神经元或特殊组织细胞构成的神经内分泌功能的通信网络系统,其主要产物是肽类,也可是胺类介质及其他激素样物质,组成了弥漫性内分泌系统。

二、弥漫性内分泌系统

(一)胺前体摄取及脱羧细胞系统(APUD 细胞系统)

具有摄取胺前体,进行脱羧而产生肽类或活性胺能的细胞,统称 APUD 细胞。APUD 细胞分布广泛,除主要见于神经系统和胃肠胰系统外,也散在分布在许多器官组织。

1.神经系统

在中枢及周围神经系统中,能分泌神经肽的神经元称为神经内分泌细胞。中枢内产生的肽神经元大多位于下丘脑的某些神经核内。近年来发现肽能神经元是构成自主神经系统的重要部分。神经肽即存在于神经元胞体,也存在于末梢部,且可和经典递质共同存在于同一神经元中。

1

神经肽可起着非胆碱能和非肾上腺素能的递质系统的作用。

2.消化系统

在胃肠道的黏膜层内,不仅存在多种外分泌腺体,还有多种内分泌细胞,这些细胞分泌的激素,统称胃肠激素,其化学结构上属于肽类。胃肠激素的主要功能是与神经系统一起,共同调节消化器官的运动、分泌、吸收等活动。胃肠黏膜内包含着二十多种内分泌细胞。其总数超过了体内所有内分泌腺中内分泌细胞之总和(表1-1)。

表 1-1　胃肠激素的分布

激素	内分泌	分布	位于消化道神经
促胃液素	G	胃窦,十二指肠	无
缩胆囊素	I	十二指肠,空肠	有
促胰液素	S	十二指肠,空肠	无
抑胃肽	K	小肠	无
血管活性肠肽	DL	胰	有
胃动素	EC_2	小肠	无
P物质	EC_1	全胃肠道	有
神经降压素	N	回肠	无
生长抑素	D	胃,十二指肠,胰	有
脑啡肽	未定名	胃,十二指肠,胆囊	有
促胃液释放肽	P	胃,十二指肠	有
胰多肽	D_2F	胰	无
胰高血糖素	A/L	胰或小肠	无
YY肽	未定名	小肠,结肠	无

(二)介质与生长因子系统

目前较明确的介质有肾上腺素、去甲肾上腺素(NA)、组胺、5-HT、肝素、缓激肽、血缓舒缓素、血管紧张素(AT)、前列腺素(PG)及白三烯等。神经肽中的血管活性肠肽(VIP)、P物质(SP)、生长抑素(SS)、脑排肽(ENK)等也归于传递介质。由于介质通常在浓度为激素的1/1 000时即有活性,虽然它们也可能释入血液循环,但活性期很短,多数就地灭活,故一般起旁分泌或自分泌的作用。

生长因子是一类介于激素与介质之间的具有调节细胞增殖分化功能的生物活性物质。有人把生长因子与细胞因子、调节肽、细胞生物反应修饰物等视为同义词概念。较重要的生长因子主要为胰岛素样生长因子(IGF)、神经生长因子(NGF)、松弛素、表皮生长因子(EGF)、转化生长因子(TGF)、血小板衍生生长因子(FDGF)、肝细胞生长因子(HGF)、成纤维细胞生长因子(FGF)、内皮细胞生长因子(ECGF)、造血细胞集落刺激因子(CSF)、红细胞生成素、白细胞介素(IL)、肿瘤坏死因子(TNF)、骨衍生生长因子(BDGF)、软骨衍生生长因子(CDGF)、骨衍生骨吸收促进因子(BDRS)、乳腺衍生生长因子(MDGF)及卵巢生长因子(OGF)等。

三、激素的分类

按化学性质,激素可分为胺和氨基酸类、多肽蛋白类及类固醇三大类别。由于靶细胞从血管、淋巴管系统或细胞外间隙中选择某种激素起反应能力取决于其激素特异性受体的存在,依据它们的主要特征,三大类化学性质不同的激素可归为两大类别:①肽类和儿茶酚胺类,为水溶性,通过接触细胞表面受体自细胞外介导它们的作用。②类固醇类和甲状腺素,为脂溶性,进入细胞后起作用(表 1-2)。

表 1-2 激素的分类及其特点

特点	肽类和儿茶酚胺	类固醇和甲状腺素
合成和降解		
生物合成	单肽和激素原	复合酶
腺体外转化	罕见	少
形成前储存	较多	少
降解产物	不可逆灭活	可保留或重获活性
循环中状态	游离型,半衰期短(数分钟)	与血浆结合,半衰期长(数小时)
血浆浓度	波动快	变化慢
受体	细胞表面	细胞内
主要机制	激活预先形成的酶	刺激蛋白质重新合成
作用的开始	迅速(数秒钟～数分钟)	缓慢(数小时)

(一)胺和氨基酸类

本类激素有其类似信息物可分为三类。①腺体激素:甲状腺素(T_4)、三碘甲腺原氨酸(T_3)、肾上腺素、褪黑素。②兴奋性神经递质:乙酰胆碱(Ach)、多巴胺(DA)、去甲肾上腺素(NA)、肾上腺素、5-HT、组织胺、谷氨酸、天门冬氨酸等。③抑制性神经递质:5-HT、GABA、甘氨酸、牛磺酸、脯氨酸、丙氨酸、丝氨酸等。

(二)类固醇类

本类激素及其类似信息物包括以下几种:①肾上腺类固醇,糖皮质激素(皮质醇)、盐皮质激素(醛固酮)、肾上腺雄激素。②性激素,睾酮(T)、双氢睾酮(DHT)、雌二醇(E_2)、雌酮(E_1)、雌三醇(E_3)、孕酮等。③维生素 D,维生素 D_3、25(OH)D_3、1,25-(OH)$_2D_3$ 等。④花生四烯酸或不饱和脂肪酸代谢物,前列腺素(PG)及其衍生物、白三烯等,这类激素主要通过与胞浆外膜作用表现旁分泌素或自身分泌素的生物效应,故有别于类固醇激素。

(三)多肽蛋白类

本类激素及其类似信息物可分为四类。

1.神经递质或神经调节物

P 物质(SP)、K 物质(SK)、神经介素 B、神经介素 K、血管活性肠肽(VIP)、脑啡肽(ENK)、生长抑素(SS)、神经降压素(NT)、缩胆囊素(CCK)、促胃液素释放肽(GRP)、铃蟾肽、胰多肽(PP)、酪酪肽或 YY 肽(PYY)、酪 N 肽或 Y 神经肽(NPY)、组异亮氨酸肽(PHI)、β-内啡肽(β-END)、促肾上腺皮质激素(ACTH)、α-促黑激素(α-MSH)、Dynorphins、8-精缩宫素、升压素、血管紧张素Ⅱ(AT-Ⅱ)、降钙素基因相关肽等。

2.神经激素

缩宫素(OX)、升压素或抗利尿激素(VP 或 ADH)、下丘脑各类释放因子或释放抑制因子等。

3.内分泌激素

ACTH、促甲状腺激素(TSH)、促黄体生成素(LH)、促卵泡激素(FSH)、人绒毛膜促性腺激素(HCG)、生长激素(GH)、催乳素(PRL)、胰岛素、胰岛素样生长因子(IGF)、表皮生长因子(EGF)、松弛素、神经生长因子(NGF)、红细胞生成素、甘丙肽、胰释放抑制素、胰高血糖素、肠高血糖素、SS、抑胃多肽(GIP)、促胃液素、促胰液素、胃动素、甲状旁腺激素(PTH)、降钙素(CT)等。

4.旁分泌或自身分泌作用的信息物

SP、VIP、SS、AT、PP、PYY、激肽及各种生长因子等。

四、激素的作用及其机制

(一)激素的作用

激素的作用可归纳为五个方面。

1.维持内环境的稳定性

许多激素参与调节和稳定体液及其电解质含量、血压和心率、酸碱平衡,体温及骨骼、肌肉和脂肪团块的组成。

2.维持体内代谢的稳定性

通过调节蛋白质、糖和脂肪等物质的代谢与水盐代谢,维持代谢的稳定,并为生理活动提供能量和调整能量代谢。

3.促进细胞的分裂与分化

确保各组织、各器官的正常的发育,成熟及生长,并影响衰老过程,如生长素、甲状腺激素、性激素、胰岛素等便是以促进形态变化为主的激素。

4.促进生殖器官的发育与成熟

调节包括受精、受精卵运行、着床、怀孕及泌乳等生殖过程。

5.影响中枢神经系统及自主神经系统的发育及其活动

这主要与学习、记忆及行为有关。

以上五个方面的作用有时难以截然分开。而且不论是哪一种作用都只能对机体的生理过程起加速或减慢的作用。从本质上讲,激素仅仅起着"信使"的作用,传递信息而已。

(二)激素的作用机制

无论是含氮激素(肽类、胺类、蛋白质类),还是类固醇类,在血液中的浓度均很低,一般在毫克(mg/dL)甚至皮克(pg/dL)数量级,这样微小的数量能够产生明显的生物学作用,先决的条件是激素可以被靶细胞的接受位点或受体所识别。关于激素在分子水平起作用的问题含氮激素与类固醇的作用机制不尽相同。

1.含氮激素作用机制——第二信使学说

其主要内容包括以下几方面:①激素可以看作第一信使,它可以与靶细胞膜的受体结合。②这一结合随即激活膜上的腺苷酸环化酶系统。③在 Mg^{2+} 存在的条件下,ATP 转变为环磷酸腺苷(cAMP)。cAMP 是第二信使,信息由第一信使传给第二信使。④cAMP 使无活性的蛋白激酶转为有活性,从而激活磷酸化酶,引起靶细胞的固有的反应,如腺细胞分泌、肌肉细胞收缩与舒张,神经细胞出现电位变化,细胞膜通透性改变,细胞分裂与分化及各种酶反应等。

由于 cAMP 与生物效应的关系不经常一致,人们一直致力于寻找其他的第二信使。现在已有环磷酸鸟苷酸(cGMP)、Ca^{2+} 与前列腺素等陆续被认为可能是第二信使。此问题有待进一步研究。近年来关于细胞膜内磷酸肌醇可能是第二信使的观点备受重视。根据这一学说,在激素作用下细胞膜的磷脂酰肌醇(PI)在磷脂酶 C 的催化下转变为三磷(1,4,5)肌醇(I)与甘油二酯

（DG）。三磷肌醇可使细胞内储库的 Ca^{2+} 释放出来,而 DG 则转变为磷脂酸（PA）作为 Ca^{2+} 的载体,使细胞外的 Ca^{2+} 经钙离子通道流入细胞内,进一步提高脑浆内 Ca^{2+} 的浓度,增加的 Ca^{2+} 可与钙调蛋白结合,起激发细胞生物反应的作用。

2.类固醇激素作用机制——基因表达学说

类固醇激素分子小而有脂溶性,可透过细胞膜进入细胞,在进入细胞之后经过两个步骤影响基因表达而发挥生物学作用:①激素与脑浆受体结合,形成激素-胞浆受体复合物,此复合物在 37 ℃下发生变构,因而获得透过核膜的能力。②与核内受体相互结合,转变为激素-核受体复合物,进而启动或抑制 DNA 的转录过程,从而促进或抑制 mRNA 形成,并诱导或减少新蛋白质的生成。

总之,类固醇激素可进入靶细胞内,刺激特异性 RNA 分子的积聚,使酶或酶群合成增加,从而催化某个特异性代谢途径。

（陆春晖）

第二节　应激时神经内分泌反应

应激是指机体在受到各种内外环境因素刺激时所出现的非特异性全身反应。任何躯体的或心理的刺激,只要达到一定程度,除引起与刺激因素直接相关的特异性变化外,还可以引起一组与刺激因素的性质无直接关系的全身性非特异性反应。如环境温度过低、过高、手术、中毒、恐怖的环境等,除引起原发因素的直接效应外(如会引起组织创伤,中毒毒物的特殊毒性作用,以及心理刺激所引起的恐怖、悲伤、抑郁等),还出现以交感-肾上腺髓质和下丘脑-垂体-肾上腺皮质轴兴奋为主的神经内分泌反应及一系列功能代谢的改变,如心跳加快、血压升高、肌肉紧张、胃肠松弛、分解代谢加快、负氮平衡、血浆中某些蛋白浓度升高等。不管刺激因素的性质如何,这一组反应大致相似。这种对各种强烈刺激的非特异性反应称为应激或应激反应,而刺激因素则被称为应激原。

应激反应是机体提高对强烈刺激的适应、保护能力的机制之一。如一个人发生大出血,则机体的应激反应将有利于止血,并维持其血液循环。应激原过强,如失血过多,机体自身的应激反应无法战胜应激原时,则出现血压下降、循环衰竭以至死亡。过度的应激反应也可导致疾病,甚至死亡。如在严重的创伤、大手术等情况,强烈的应激反应常可导致上消化道的广泛糜烂、溃疡、渗血,使病情恶化。

如上所述,应激时,交感神经兴奋肾上腺髓质分泌增多(即下丘脑-交感-肾上腺髓质反应)和肾上腺皮质激素分泌增多(即下丘脑-垂体-肾上腺皮质反应)是最重要的。但除此之外,应激时还有许多激素增多或减少。应激时不仅有内分泌系统分泌的经典的激素变化,特别在损伤性应激时还有分散的细胞所分泌的"组织激素"或细胞因子(根据新的概念,这些也属于激素)的增多(表 1-3)。

表 1-3　应激时血浆中激素水平的变化

分泌受抑制	胰岛素、促黄体生成素、睾酮
分泌增多	儿茶酚胺:肾上腺素、去甲肾上腺素、多巴胺
	CRF-ACTH-肾上腺糖皮质激素

续表

分泌受抑制	胰岛素、促黄体生成素、睾酮
	β-内啡肽、生长素、催乳素
	胰高血糖素
	抗利尿激素
	肾素-血管紧张素-醛固酮
	神经肽 Y
	组织激素:前列腺素、血栓烷、激肽
	细胞因子:白细胞介素-1

一、交感-肾上腺髓质系统

应激时交感神经兴奋,血浆肾上腺素、去甲肾上腺素和多巴胺的浓度都升高,其反应非常迅速。一旦刺激消除恢复得也很快。如运动员比赛结束后一个多小时,血浆儿茶酚胺浓度已恢复正常。对将执行的死刑犯的检测表明,其血浆去甲肾上腺素可升高 45 倍,肾上腺素升高 6 倍。低温、缺氧也可使去甲肾上腺素升高 10～20 倍,肾上腺素升高 4～5 倍。但在病理条件下,由于病理性刺激的持续作用,血浆儿茶酚胺可长期维持在高水平,如大面积烧伤患者,血浆中去甲肾上腺素和肾上腺素的浓度可分别高达(818±151)pg/mL 和(184±44)pg/mL,尿中去甲肾上腺素和肾上腺素的排出量也增多,这种变化一直持续到濒死期。

交感-肾上腺髓质反应的防御意义主要表现在三个方面。

(1)心跳加快,心收缩力加强,有利于提高每搏输出量和每分输出量。外周小血管阻力增加,由于血液重新分配,有利于维持冠状循环和脑循环。

(2)促进糖原分解,升高血糖;促进脂肪动员,使血浆中游离脂酸增加。从而保证了应激时机体对热量需要的增加。创伤、烧伤患者的代谢率显著增高,其增高的程度和儿茶酚胺的分泌和排出量在一定范围内呈平行关系。

(3)儿茶酚胺对许多激素的分泌有促进或抑制作用。儿茶酚胺分泌增多是引起应激时多种激素出现变化的重要原因(表 1-4)。

表 1-4　儿茶酚胺对激素分泌的作用

激素	作用	受体
ACTH	促进	β、α
胰高血糖素	促进	β、α
胰岛素	抑制	β
生长素	促进	α
甲状腺素	促进	α
降钙素	促进	β
肾素	促进	β
促红细胞生成素	促进	β
胃泌素	促进	β

应激时儿茶酚胺分泌增多是一种防御反应,因此严重的创伤、烧伤患者,如果儿茶酚胺分泌不增加,预后不好。有报道个别儿茶酚胺排出不增加的严重烧伤患者,这些患者代谢率低,于1～2周全部死于感染。

交感-肾上腺髓质反应虽然是防御反应,但也有对机体不利的方面。①外周小血管收缩,微循环灌流量减少,导致组织细胞缺血。如果缺血严重,持续时间长,则引起组织细胞坏死,重要器官的严重缺血可导致功能衰竭。②高代谢率,消耗能源物质、蛋白质和维生素,使机体的特异性和非特异性免疫功能降低。③儿茶酚胺作用于血小板膜上的 α_2 受体,促使血小板聚集。儿茶酚胺动员脂肪分解,使血浆中游离脂酸增多,后者又可能通过活化Ⅻ因子和促进血小板聚集,使血液凝固性升高。

儿茶酚胺的这一作用对于损伤性应激的止血具有重要的防御意义,但在病理条件下,又可成为促使血管内凝血发生的因素。

近年来发现,外源性的儿茶酚胺可使体内脂类氢过氧化物(POL)增多,POL 是多烯不饱和脂肪酸在氢氧自由基(OH·),以及其他自由基的作用下生成的过氧化产物,在体内 OH· 是超氧阴离子 O_2^- 和 H_2O_2 在 Fe^{3+} 的介导下生成的。外源性儿茶酚胺可以促进多烯不饱和脂肪酸的过氧化,使 POL 生成增多,其具体机制还不清楚,可能是通过肾上腺素的自动氧化生成 O_2^- 的结果。

POL 主要损害生物膜,特别是微粒体膜。原因如下:①多烯不饱和脂肪酸在生物膜内含量最高。②自由基在脂质中的寿命比在水溶液中要长。③微粒体内含铁的复合物较多。情绪疼痛应激大鼠血浆中酸性组织蛋白酶、谷丙转氨酶和谷草转氨酶的活性明显升高,给抗氧化剂后,组织中 POL 的含量减少,与此同时血浆中这些酶的活性也趋于正常,说明应激时溶酶体膜的损害和 POL 的增多有一定的关系,溶酶体又可进一步引起各种病理性损害。显然,病情越严重,交感-肾上腺髓质反应越强,持续时间越长,上述对机体不利的一面也就更为突出。

二、下丘脑-垂体-肾上腺糖皮质激素系统

(一)应激时糖皮质激素分泌增加

正常未应激的成人每天分泌糖皮质激素 25～37 mg。应激时糖皮质激素分泌迅速增加。如外科手术的应激可使每天皮质醇的分泌量超过 100 mg,达到正常分泌量的 3～5 倍。若应激原解除(手术完成无并发症),皮质醇通常于 24 小时内恢复至正常水平。但若应激原持续存在,则血浆皮质醇浓度持续升高,如大面积烧伤患者,血浆皮质醇维持于高水平可长达 2～3 个月。

(二)应激时植皮质激素分泌增加的机制

应激时糖皮质激素的分泌增加主要是通过下丘脑-垂体-肾上腺皮质轴的兴奋实现的。各种刺激通过传入神经通路进入大脑皮质及边缘系统,再由此发出信号进入下丘脑,内侧下丘脑促垂体区的一些神经元可将神经信号转换成激素信号,使促肾上腺皮质激素释放激素(CRH)分泌增加。CRH 经垂体门脉进入腺垂体,刺激 ACTH 的释放。后者作用于肾上腺皮质,使皮质醇分泌增加。皮质醇和 ACTH 的增多又反馈抑制 ACTH 和 CRH 的进一步增加,但在应激时,上述负反馈抑制效应减弱,从而出现 ACTH 和皮质醇的分泌高峰。

应激时,ACTH 和皮质醇的分泌增加还可通过其他途径。神经垂体分泌的血管升压素可加强 CRH 对 ACTH 的分泌效应;肾上腺素可直接作用于腺垂体使 ACTH 分泌增加。应激时血管升压素和肾上腺素的明显增加可能是皮质醇负反馈抑制 ACTH 机制减弱的原因之一。

(三)应激时糖皮质激素分泌增加的生理意义

糖皮质激素(GC)分泌增多是应激最重要的一个反应,对机体抵抗有害刺激起着极为重要的作用。动物实验表明,切除双侧肾上腺后,极小的有害刺激即可导致动物死亡,但若仅去肾上腺髓质而保留肾上腺皮质,则动物可以存活较长时间。应激时 GC 增加对机体的保护机制尚不完全清楚,目前认为与下列因素有关。

1.升高血糖

GC 促进蛋白质分解,使氨基酸转移至肝,糖异生过程得以大大加强。同时 GC 在外周组织抑制葡萄糖的利用,从而使血糖升高。GC 对儿茶酚胺、生长素及胰高血糖素的代谢功能起容许作用,即这些激素所引起的脂肪动员增加,糖原分解等代谢效应,必须要有足量 GC 的存在。缺乏糖皮质激素可致血糖降低,饥饿时更加严重,有发生致死性低血糖的危险。

2.维持循环系统对儿茶酚胺的反应性

心血管系统对儿茶酚胺的正常反应性有赖于 GC 的支持,这是 GC 对多种激素的容许作用。肾上腺皮质功能不全时,心血管系统对儿茶酚胺的反应明显降低,可出现心肌收缩力减低、心电图显示低电压、心排血量下降、外周血管扩张、血压下降,严重时可致循环衰竭。

3.抗炎、抗过敏

GC 对许多化学介质的生成、释放和激活具有抑制作用,包括前列腺素(PGs)、白三烯(LTs)、血栓素(TXA_2)、缓激肽、5-HT、纤溶酶原激活物、胶原酶、淋巴因子等。GC 和 GC 受体结合后,能诱导产生一种分子量为 40～45 的蛋白质,称为巨皮质素或脂调蛋白,它具有抑制磷脂酶 A_2 活性的作用,可减少溶酶体酶的外漏,保护细胞免受溶酶体酶的损害。过去认为,只有大剂量 GC 才有抗炎、抗过敏作用,但近年已证明,生理浓度的 GC 即有此作用。应激时 GC 的分泌增多对机体将产生哪些不利影响尚无明确的结论。但长期应用药理剂量的 GC 制剂可出现许多不良反应,如精神抑郁、自杀倾向、胃和十二指肠溃疡或急性穿孔、淋巴细胞减少、免疫力低下,易继发感染及水肿、代谢性碱中毒等。

此外,应激时细胞的 GC 受体(GCR)数目减少,亲和力降低,可以在 GC 浓度升高的情况下出现 GC 功能的不足。因为 GC 的效应不仅取决于血浆中 GC 的水平,还取决靶细胞上 GCR 的数量和亲和力。动物实验和休克患者的检测都显示出应激时 GCR 的数量和亲和力下降,因此在一些持续强烈的应激反应时,某些患者,特别是原有慢性肾上腺皮质功能减退的患者,可出现肾上腺皮质功能不全或肾上腺危象,对这些患者常常需要及时补充大剂量皮质醇。

三、调节水盐平衡的激素

(一)抗利尿激素

抗利尿激素(ADH)又称升压素,生成于下丘脑视上核,储存于神经垂体,根据机体的需要由神经垂体释放入血。ADH 主要受血浆渗透压和血量的调节,但应激时,即使没有血浆渗透压升高和血量减少,ADH 分泌也可能增加,如运动、情绪紧张、手术等,其具体机制还不十分清楚。手术及创伤患者,ADH 分泌增多,影响体内水分的排出,这是临床输液时要注意的问题。

(二)肾素、血管紧张素Ⅱ

肾素是一种蛋白水解酶,由肾小球旁器细胞分泌,其主要作用是将底物血管紧张素原水解生成血管紧张素Ⅰ(为十肽),后者经肺、肾循环中的转化酶的作用再水解成血管紧张素Ⅱ(AgⅡ,为八肽)。肾素的分泌受许多因素的调节,其中最重要的是有效循环血量减少使肾入球小动脉的灌注压降低,交感神经兴奋、儿茶酚胺也刺激肾素分泌。因此,应激时血浆肾素和 AgⅡ 的水平都常常升高,AgⅡ 有很强的生理活性:①刺激醛固酮和 ADH 分泌。②直接作用于下丘脑的摄水中枢引起口渴感。③收缩血管,升高血压。由此可见,肾素、AgⅡ 的增多在创伤、烧伤及其他伴有血容量减少的应激时,具有重要的维持水盐平衡的作用。但肾素生成增多,肾内 AgⅡ 增多,又是促使急性肾衰竭的一个因素。

(三)醛固酮

醛固酮是肾上腺皮质球状带分泌的盐皮质激素,其分泌除了受 AgⅡ 的调节外,还受血钾和 ACTH 的影响。血钾增高、ACTH 分泌增多都刺激醛固酮的分泌。因此各种原因引起的应激,可伴有血浆醛固酮明显增多,使水盐排出减少。

四、其他激素

(一)胰高血糖素和胰岛素

应激时胰高血糖素分泌明显增加。胰高血糖素的正常血浆浓度为 15～90 pg/mL,烧伤患者可高达 300 pg/mL,且其升高程度与病情的严重程度有一定的平行关系。引起胰高血糖素分泌增加的主要原因是交感神经系统的兴奋,应激时交感兴奋通过 β 受体刺激胰岛 α 细胞,使胰高血糖素分泌增加。

应激时胰岛素的分泌不一。一方面应激时的血糖升高和胰高血糖素增加对胰岛 β 细胞的直接刺激作用使胰岛素分泌增加,另一方面,儿茶酚胺增多通过. 受体抑制胰岛素分泌,使胰岛素分泌减少,总的结果表现为血中胰岛素和胰高血糖素的比值明显降低。这是应激时血糖升高的重要原因之一,它有利于向组织提供充足的能源。同时应激时外周胰岛素依赖组织对胰岛素的敏感性降低,对葡萄糖的利用减少,这有利于胰岛素非依赖性组织(脑、外周神经、骨髓、白细胞等)获得更充分的葡萄糖。

(二)β-内啡肽

β-内啡肽来源于腺垂体,其前体为阿片促黑激素皮质素原(POMC)。应激时 CRH 分泌增多,POMC 合成增加,经翻译后的蛋白水解生成 ACTH 和 β-内啡肽,因此应激时血浆中 ACTH 和 β-内啡肽的增加是平行的。已有许多实验报告,各种应激原(电刺激、注射内毒素、放血、脊髓损伤等)对各种动物(大鼠、猫、羊、猴、人)都可引起血浆 β-内啡肽明显增多,可达正常的 5～10 倍。关于应激时 β-内啡肽释放增多的生理意义目前还只能是一些推测。β-内啡肽有很强的镇痛作用,应激镇痛(应激时痛阈升高,称为应激镇痛)可部分为纳洛酮(阿片样受体阻断剂)所逆转,因此推测应激镇痛和 β-内啡肽经血入脑有关。β-内啡肽还能促进生长素和催乳素分泌,应激时这两种激素都有不同程度的分泌增多。

内源性吗啡样物质对自主神经有广泛的影响。在心血管方面,可引起低血压、心排血量减少和心率减慢,因此提出了 β-内啡肽分泌增多是否和休克的发生有关的问题。Holaday 等首次报道给大鼠注射内毒素前或后注射纳洛酮可防止血压下降或使已降低的血压很快上升。到目前为止,类似的实验已经很多,证明纳洛酮对小鼠、大鼠、兔、豚鼠、猫、狗、羊、猪、马和猴的休克都有一定程度的治疗作用,所用的休克模型也多种多样,除内毒素休克外,还有出血性休克、烧伤性休克、败血症性休克、心源性休克、过敏性休克等。但纳洛酮的临床应用价值目前还不肯定。

(三)生长素和催乳素

手术、运动、烧伤等引起的应激伴有血浆生长素浓度的升高,可达正常血浆含量 10 倍以上。

应激时生长素分泌增多和儿茶酚胺、ACTH、β-内啡肽、升压素的分泌增多有关。这些激素都能刺激生长素的分泌。

生长素具有动员周围脂肪分解、抑制细胞利用葡萄糖的作用。这些正是应激的代谢特点。此外，生长素还能增加氨基酸和蛋白质的合成，促进正氮平衡，这对创伤、感染患者的恢复和创伤的愈合是有利的。应激时，不论是女性还是男性，催乳素分泌的增多十分明显，其机制和生理意义都还不十分清楚。

五、组织激素和细胞因子

组织激素和细胞因子是一类由分散的、不构成内分泌腺的细胞所分泌的活性物质，有许多名称，如自体活性物质、化学介质、组织激素、局部激素、细胞因子等，实质上都属于激素。

(一)花生四烯酸的代谢产物和激肽

损伤性应激时，由于组织细胞的缺氧和损伤、细菌及其毒素、溶酶体酶及局部炎症的作用等，激活磷脂酶 A_2，释放花生四烯酸，结果其代谢产物 PGs、LTs 和 TX 等的生成增加。这些物质生成于损伤局部，但也可进入血液循环，文献上已有烧伤患者血浆中血栓烷 B_2（TXB_2）增多的报道。

上述组织损伤等因素，加上 Ⅻ 因子的激活，可以使激肽原水解，生成缓激肽。有人测定了 9 例急性病(烧伤 5 例、外伤 1 例、急性感染 3 例)患者血浆的激肽原，结果发现血浆激肽原普遍降低，随着病情的好转激肽原水平基本恢复正常水平，但死亡患者血浆激肽原水平一直是低的。

(二)白细胞介素-1

白细胞介素-1(IL-1)是巨噬细胞受到病毒、细菌及其产物、组织坏死产物、淋巴因子等的刺激，而被激活时分泌的一类分子量为 $12\sim16$ 的激素。损伤性应激时血浆中 IL-1 的含量增多。但有人报道，人运动后血浆中也可测出 IL-1，对这种非损伤性应激时 IL-1 的来源尚有待研究。

由于首先发现的 IL-1 的作用是使 T 淋巴细胞增殖，因而有了白细胞介素之称，但事实上 IL-1 的作用远不止于白细胞间传递信息，它具有许多方面的功能。

(1)引起发热。

(2)作用于肝细胞，使肝细胞从血浆中摄取微量元素锌和铁；摄取氨基酸增多；mRNA 合成增加；急性期蛋白质合成增加或减少。

(3)作用于骨骼肌细胞，PGE_2 的合成增加。可能通过 PGE_2 的介导，IL-1 使骨骼肌的蛋白质合成和分解都加速，但以分解加速占优势。

(4)作用于成纤维细胞，促进其增生，诱导 PGE_2 和胶原酶的合成。

(5)作用于滑膜细胞，诱导 PGE_2 和胶原酶的合成。

(6)免疫功能方面:①IL-1 作用于 IL-1 受体阳性的辅助性 T 淋巴细胞使其分泌 IL-2。②作用于杀伤性和抑制性 T 细胞，使 IL-2 受体表达。③T 细胞分泌 B 细胞生长因子(BCGF)和 T 细胞替换因子(TRF)，都必须有 IL-1 的存在，而 BCGF 和 TRF 都是 B 细胞分化为浆细胞所必需。④IL-1 作用于幼稚的 B 细胞，促进 SIg(抗原受体)和补体受体的表达。总之，IL-1 对于 T 细胞的增殖、B 细胞的成熟和分化都是必需的。

应激时还有其他激素的变化，如甲状腺激素、促性腺激素、胃泌素等，在此不一一赘述。总之，应激是个体处在"生死关头"，借以摆脱危险，保护个体安全的防御反应，因此机体动员全身一切可以动员的信息传递因子-神经递质和激素，以发动各系统、各器官的功能和代谢，这是完全可以理解的。

六、心理应激时神经内分泌反应的特点

心理应激时的神经内分泌反应在主要方面与躯体性应激相同。有人测定了大学生毕业考试和军人晋级口试前后血浆中激素水平的变化,发现皮质醇、催乳素、ACTH、β-LPH、β-内啡肽的浓度都升高。但心理应激的神经内分泌的反应又有一些重要的与躯体应激不同的特点。

(一)激素水平

躯体应激的交感-肾上腺髓质反应以去甲肾上腺素释放增多为主,而心理应激则以肾上腺髓质分泌肾上腺素增多为主。有人测定了10例健康志愿者中度运动和公开演讲时血浆儿茶酚胺的变化,结果运动使去甲肾上腺素水平升高了2倍,肾上腺素水平却变化不大;而演讲使肾上腺素增加了2倍,去甲肾上腺素仅增加了50%。比较冷升压试验(将手浸入4～5℃冷水1～2分钟)和心算算术时血浆中两种激素的浓度,结果也类似。

(二)心理因素

个体的心理特征对应激时的神经内分泌反应影响很大。应激时,A型(特点是事业心强,竞争性强,时间紧迫感强)的人血浆肾上腺素水平升高的幅度明显大于B型的人(特点是遇事不慌不忙,对客观事物听其自然,随遇而安)。

有些动物有明显的等级关系,在格斗中胜者成为支配者,败者成为服从者,二者应激时的神经内分泌反应不完全相同。有人使两只雄性金黄色地鼠相遇、格斗,15分钟时处死,测定血浆激素浓度,结果服从组的血浆皮质醇、ACTH、β-内啡肽都明显高于支配组,而血浆睾酮明显低于支配组。

对于应激,个体有两种应付方式:积极应付和消极应付。在动物,前者表现为进攻或逃跑,后者表现为不动、不逃、只是一味地哀鸣,这种行为表现文献上用无助无望一词来描述。有些实验结果提示,积极应付者,交感-肾上腺髓质反应明显,心血管反应突出;而无助、无望者以肾上腺皮质反应为主,对免疫功能的抑制比较突出。国内外的流行病学调查结果都表明:A型的人冠心病发病率高,而C型(特点是消极、有悲观情绪)的人似易发生恶性肿瘤,或者可以由此得到解释。

(三)心理性侏儒

有些反应与躯体性应激完全不同,躯体性应激时,生长素分泌增多,但心理应激时生长素分泌受到抑制,至少儿童是如此,心理性侏儒就是一个例子。心理性侏儒(PSD)见于2～4岁生长在缺乏温暖的不幸家庭(如父母离婚、母亲患精神病等)的儿童,主要临床表现是身高明显低于同龄儿童,血中生长素和生长介素水平都低,但一旦让儿童离开这个家庭给予温暖和照顾,只要几天血中生长素就回升到正常水平,身高也逐渐赶上正常儿童。为了模拟PSD,有人将新生的鼠仔和母鼠隔离放在温箱内,或者使母鼠一直处于麻醉状态,在保证鼠仔能获得足够营养的条件下,鼠仔发生了三个变化:①与母鼠分开后1小时和3小时,血清生长素降低40%和47%,回到母鼠身旁后15分钟,血清生长素不仅恢复而且还超过正常水平。②与血清生长素降低的同时,生长素诱导的鸟氨酸脱羧酶在脏器中的含量也明显降低。③给正常鼠仔注射生长素后,组织中鸟氨酸脱羧酶的含量升高,和母鼠分开后2小时的鼠仔,这种反应消失,说明发生了生长素抵抗,回到母鼠身旁后2小时,反应恢复。

由于心理应激的研究起步晚,因此对心理应激时神经内分泌变化的研究在广度和深度上都远不如躯体应激。以上零星的研究结果告诉人们,不能简单地将躯体应激的研究结果推测到心

理应激,有必要对不同原因、不同心理特征的个体心理应激时各种神经内分泌的变化进行全面的研究,这将是一个很繁重的任务。

（陆春晖）

第三节　腺体内分泌系统的病理生理

一、下丘脑-垂体

（一）腺垂体

腺垂体的作用极为广泛而复杂。腺垂体与下丘脑构成一个紧密联系的功能单位,它起着上连中枢神经系统,下接靶腺的"桥梁"作用。这一点对诊治内分泌疾病也有着重要的关系,因为疾病可能表现为靶腺功能失调,而病根却在腺垂体甚至下丘脑水平。生长素、催乳素则不通过靶腺,分别调节个体生长、乳腺发育的活动。

1.生长素（GH）

GH分泌受下丘脑中央隆起部产生的生长激素释放激素（GHRH）和脑、下丘脑、胰岛、胃肠道及体内其他部位产生的生长抑素（GIH,或SS）的调节。胺类物质可直接作用于下丘脑、垂体水平,增加GH分泌,而葡萄糖对GH分泌的影响主要取决于中枢对葡萄糖代谢的利用性,而非血糖水平。蛋白质-能量营养不良引起的GH增高,也和调节中枢对糖利用减少或受过多氨基酸的刺激有关。

生长是营养、合成代谢及分解代谢等因素和靶器官反应相互作用结果的显型表达。GH具有泛组织作用的特点,它可直接或间接通过肝、肾及其他部位产生生长介素（SM）而表现其合成代谢效应,调节靶组织的生长和能量代谢。

SM作为生长调节因子可表现GH的促蛋白合成刺激细胞分裂增殖、增加胶原的生成和转换、增加钙的吸收及许多离子或矿物质的潴留,促进硫酸加入软骨等功效。GH通过SM间接影响身体生长的作用较缓慢。胰岛素、甲状腺及甲状旁腺激素、许多胃肠激素等具有协同作用。SM的产生依赖GH水平,但可受多种激素及其他因素的影响。许多组织在GH的作用下能通过旁分泌或自身分泌的方式生成SM,它们虽可能进入血液循环表现胰岛素样激素活性,但更多的是在局部起生长调节因子的作用,即间接促生长作用。

机体生长是受多因素影响的过程。然而,生长素是起关键作用的重要因素。幼年动物切除垂体后生长立即停止,如给切除了垂体的动物补充生长素仍可正常生长。临床观察也可说明生长素的促生长作用。人幼年时期缺乏GH将患侏儒症。

近年来发现下丘脑分泌生长激素释放激素与生长激素释放抑制激素（生长抑素）,调节生长激素的释放。在特发性垂体侏儒症患者中,约半数患者给予生长激素释放激素后,可使血浆生长素升高,并使生长加速,说明其病变也可能在下丘脑。

GH过多则发生巨人症,说明长骨发育出现障碍;成年后,长骨不再生长,此时如GH过多,将刺激肢端骨、面骨等增生,出现典型的肢端巨大症,内脏器官如肝、肾等也将增大,产生内脏巨大现象。

过多的生长素可过分促进细胞数增加,RNA、DNA 及蛋白质合成,促进机体合成性代谢旺盛,包括氮、磷、钾、钠的正平衡,钙吸收增加,表现于软组织、骨骼及内脏生长增大。据研究资料报道,生长素的生理作用并非直接刺激前述各组织,尚需在胰岛素存在的条件下与蛋白质在肝脏等内结合形成生长介素 A、生长介素 C 后方能刺激脯氨酸渗入胶原,在胶原分子内转化为羟脯氨酸使硫酸基渗入黏多糖,刺激软骨素合成与骨基质形成,致软骨骺板增宽。但其作用不限于骨骼,也见于肝、肾、肌肉。生长介素还促进脲嘧啶结合到 RNA、胸腺嘧啶结合到 DNA 中去,使软骨、纤维细胞及组织培养细胞等合成蛋白质增多。此外,还有"不可抑制性类胰岛素活力",即具有类胰岛素作用但不受抗胰岛素抗体抑制的因子。

生长素急性作用类似的胰岛素,能刺激葡萄糖利用而使血糖降低,脂肪合成增多;但长期大量生长素则有抗胰岛素作用,使血糖进入肌肉与脂肪而被利用发生困难,同时促进肝糖原异生,引起血糖升高,有致垂体性糖尿病与糖耐量减低的作用。在巨人症或肢端肥大症患者脂肪分解增多,血浆游离脂肪酸增高,生酮作用加强,对外来胰岛素有抵抗,胰岛素受体对胰岛素较不敏感。在此症中催乳素也升高。促性腺激素常被抑制而降低。

2.催乳素

催乳素(PRL)是腺垂体分泌的另一种蛋白质激素,作用极为广泛,主要引起并维持泌乳,故而得名。此外,PRL 可直接影响黄体功能。催乳素可能与 ACTH、生长素一样,是应激素反应中腺垂体分泌的三大激素之一。

在有功能的垂体瘤中,催乳素瘤最常见。尤以生育年龄妇女为多,起病较早,往往以溢乳及闭经为主要症状,常致不育。

(二)神经垂体

神经垂体主要由下丘脑-垂体束的无髓神经末梢与由神经胶质细胞分化而成的神经垂体细胞所组成,可以把神经垂体看作下丘脑的延伸部分。与腺垂体一起组成下丘脑-垂体功能单位。神经垂体激素分为缩宫素(OXT)与升压素(VP)两种。有资料表明,视上核与室旁核均可产生缩宫素与升压素,前者以产生升压素为主,而后者以缩宫素为主。

1.升压素

升压素对正常血压调节无重要作用,但在失血情况下则起一定作用。其抗利尿作用十分明显,因此又称抗利尿激素(ADH)。现在认为,ADH 可与肾集合管周膜上的 V_2 特异受体结合而激活腺苷酸环化酶,产生 cAMP,使管腔膜蛋白磷酸化,改变膜的构型,蛋白颗粒聚集成簇而开放"水分子通道",促进水分子的重吸收。

尿崩症是由于抗利尿激素缺乏。肾小管重吸收水的功能障碍,从而引起以多尿、烦渴、多饮与低比重尿为主要表现的一种病症。主要是由于下丘脑视上核与脑室旁核神经细胞明显减少或几乎消失所致。大多数患者主要是由于下丘脑垂体部位肿瘤、手术、颅脑损伤或脑部感染所致。

抗利尿激素分泌不当综合征(SIADH)是由于内源性 ADH 或类似抗利尿激素物质持续性分泌,使水排泄发生障碍,从而引起低钠血症等有关临床表现。最常见的原因是某些肿瘤组织(如肺燕麦细胞癌)合成并自主性释放 ADH 所引起,但也见于肺部感染。中枢神经病变(外伤、炎症、出血等)可影响下丘脑-神经垂体功能,促使 ADH 释放而不受渗透压等正常调节机制的控制,肾脏远曲小管与集合管对水的重吸收增加,尿液不能稀释,游离水不能排出体外,致使细胞外液容量扩张,血液稀释,血清钠浓度与渗透压下降。

2.缩宫素

缩宫素具有刺激乳腺及子宫的双重作用,以刺激乳腺为主。由于缩宫素与 ADH 的化学结构相似,它们的生理作用有一定程度的交叉。

二、甲状腺

甲状腺激素主要有甲状腺素又称四碘甲状腺原氨酸(T_4)和三碘甲状腺原氨酸(T_3)两种,都是酪氨酸碘化物,因此,甲状腺与碘代谢的关系极为密切。地区缺碘或食物中含抗甲状腺的成分过多,或因消化道疾病而影响碘的吸收,以及先天缺乏合成甲状腺激素的酶或脱碘酶,以致合成发生障碍或碘的再利用难以实现,均将不同程度地影响甲状腺激素的生物合成。甲状球蛋白分子上的 T_4 数量远远超过 T_3,因此,甲状腺分泌的激素主要是 T_4,约占总量的90%;T_3 分泌量较少,但 T_3 生物活性比 T_4 约高5倍。甲状腺激素的主要生物学作用是促进物质与能量代谢及生长和发育过程。

(一)对代谢的影响

1.产热效应

甲状腺激素可提高绝大多数组织的耗氧率,增加产热。1 mg 甲状腺激素可增加产热4 184 kJ,效果非常明显。甲状腺功能亢进时,产热增加,患者喜凉怕热;而甲状腺功能低下时产热减少,喜热恶寒,均不能很好地适应环境温度变化。

2.对糖代谢的作用

大剂量 T_4 或 T_3 可促进糖的吸收与肝糖原分解。因此甲状腺功能亢进患者吃糖稍多,便可出现血糖升高,甚至有糖尿。但由于 T_4 或 T_3 还可加速外周组织对糖的利用,降低血糖,血糖耐量试验可在正常范围内。

3.对脂肪代谢的作用

T_4 或 T_3 虽然促进肝组织片摄取醋酸,加速胆固醇的合成,但更明显的作用是增强胆固醇降解,故甲状腺功能亢进时血胆固醇低于正常。功能低下时则高于正常。甲状腺素使脂蛋白脂肪酶活性增加,LDL 分解增加。并可增加脂肪组织对儿茶酚胺、胰高血糖素的敏感性,促使细胞内脂肪水解,使游离脂酸的利用和消耗加速。

4.对蛋白质代谢的作用

T_4 或 T_3 通过刺激 mRNA 形成,促进蛋白质及各种酶的生成,肌肉、肝与肾蛋白质合成明显增加表现正氮平衡。相反,T_4 或 T_3 分泌不足时,蛋白质合成减少,肌肉无力,但细胞间的黏蛋白增多。黏蛋白为多价负离子,可结合大量正离子和水分子,使性腺、肾周组织及皮下组织间隙积水增多,引起水肿,称为黏液水肿。黏液性水肿是成人甲状腺功能低下时的一项临床特征。T_4 或 T_3 分泌过多时蛋白质分解大大增强,尿氮大量增加,出现负氮平衡。肌肉蛋白质分解加强使肌酐含量降低,肌肉无力;但这时中枢神经系统兴奋性高,不断传来神经冲动,肌肉受到频繁的刺激,表现纤维震颤,因而消耗额外能量,是基础代谢率增加的重要原因之一。

(二)对发育与生长的影响

T_4(或 T_3)主要影响脑与长骨的发育与生长,特别是在出生后头4个月内,影响最大。在此之前,影响不明显,一个患先天性甲状腺发育不全的胎儿,出生时身长与发育基本正常,只是在数周至3～4个月之后才出现以智力迟钝,长骨生长停滞现象为主要症状的呆小病或克汀病。

这说明在这一段时间里甲状腺激素对脑与长骨的正常发育至关重要。研究资料表明,神经细胞树突与轴突的形成、髓鞘与胶质细胞的生长,神经系统功能发生与发展,以至脑的血流供应均有赖于适量的 T_4 或 T_3;缺乏 T_4 或 T_3 时,这些过程便不能发生,因而智力迟钝,长骨的生长也将停滞,各部位骨骼二次骨化中心出现时间、完全骨化及骨干连接的时间均大大推迟,体矮、上身与下身长度明显不成比例,牙齿发育不全。

(三)对神经系统的影响

上面谈的是 T_4 或 T_3 对未分化或正在分化的组织的作用。对成年人神经系统,由于已分化成熟,T_4 或 T_3 作用的性质有所改变,主要表现为兴奋中枢神经系统。甲状腺功能亢进时,患者注意力不集中、多愁善感、喜怒失常、烦躁不安、睡眠差而且梦幻,严重时可发生惊厥,不省人事。甲状腺功能低下时相反,中枢神经系统兴奋性降低,出现记忆力衰退,说话和行动迟缓,淡漠无情与终日思睡状态。产生兴奋性改变的原因,还不清楚。有人主张 T_4 或 T_3 可能通过对下丘脑TRH神经元的正反馈作用,使TRH分泌增加,而TRH有促进脑内去甲肾上腺素更新的作用,可提高神经系统兴奋性。但有人不同意有上述正反馈现象,这一观点有待进一步证实。

前面提到过,T_4 和 T_3 对成人大脑没有刺激产热的作用,不增加氧耗,故兴奋性的提高与氧化代谢似无联系。

(四)其他作用

其他作用可分为两大类。第一类加强或调制其他激素作用,如对正常月经周期、排卵、受精及维持怀孕正常等均有一定的影响。第二类作用包括以下几方面:①对心血管系统的作用。T_4 或 T_3 可使心率增快,心缩力增强,输出量与心做功增加。甲状腺功能亢进患者心肌可因此而逐渐变肥大,甚至出现充血性心力衰竭。曾一度认为这些变化与交感神经系统活动增强有关。新近资料表明,T_4 或 T_3 可直接作用于心肌,促进肌质网释放 Ca^{2+},从而激活与心肌收缩有关的蛋白质,增强收缩力。②对消化器官的作用。甲状腺功能亢进患者食欲旺盛,食量明显超过常人,但仍感饥饿,这是代谢消耗过盛的表现,而且有时明显消瘦。

(五)T_4、T_3 与 rT_3 的关系与作用

由于 T_4 在外周组织可能转变为 T_3,而且 T_3 活性较大,曾使人认为:可能 T_4 转变为 T_3 后才有作用,即 T_4 是 T_3 的激素原。现在知道,在甲状腺激素的全部作用中,T_3 约起65%的作用,其中50%是来自 T_4 产生的 T_3,从这一意义来讲,T_4 确是 T_3 的激素原,但是 T_4 本身也具有激素的作用,而且占全部激素作用中的35%。在有些情况下,T_4 的作用显得比 T_3 重要:①部分甲状腺功能低下患者血清 T_3 浓度正常,T_4 浓度较正常为低。②新生儿甲状腺功能正常,血清 T_3 却偏低,此时 T_4 正常。③在细胞核中存在与 T_4 结合的位点。这些材料有力地说明 T_4 不仅可作为 T_3 的激素原,其本身也是重要的激素。

关于 rT_3 临床资料较少。在正常生理情况下,T_4 转变为 rT_3 的量较少,但在重病与饥饿等情况下,T_4 转变为 T_3 的过程发生障碍,此时 T_4 转变为 rT_3 的量增多。rT_3 产热作用只有 T_4 的5%。上述 T_4 转变的途径的变化,对减少能量消耗,应付紧急情况,颇有意义。

三、甲状旁腺

将动物的甲状旁腺摘除,血钙水平会逐渐下降,直至动物死亡,而血磷水平则往往呈相反变化,逐渐升高。在人类去除甲状旁腺可造成低血钙抽搐,这通常是由于外科手术摘除甲状腺时不慎造成的。

体内甲状旁腺素(PTH)过多,则出现高血钙、低血磷并可导致肾结石。PTH升高血钙和降

低血磷的作用是由于动员骨钙入血,并影响肾小管对钙磷的重吸收。此外,PTH 的另一重要作用就是促进 1,25-二羟维生素 $D_3[1,25-(OH)_2-D_3]$ 的形成,后者进一步调节钙磷代谢。

(一)甲状旁腺功能亢进症

大体可分为原发与继发两种。原发性甲状旁腺功能亢进是由于甲状腺本身病变引起的甲状旁腺素合成与分泌过多。继发性则是由于多种原因所致的低钙血症,刺激甲状旁腺使之增生肥大,分泌过多 PTH,常见于肾功能不全、骨软化症等。

由于 PTH 大量分泌,一方面作用于骨,使骨脱钙与磷而重吸收到血液中,严重时可形成纤维囊性骨炎;另一方面,作用于肾,使肾小管对钙的重吸收增加,对磷的重吸收减少,尿磷排出增多,因而形成高钙血症和低磷血症。PTH 还可促进肾脏将 $25(OH)D_3$ 在 C1 位上羟基化为活性较高的 $1,25-(OH)_2D_3$,后者作用于肠道,使钙的吸收增加,进一步加重高钙血症。由于尿钙与尿磷排出增加常可引起肾结石和肾钙盐沉着症,影响肾脏功能,甚至发展为肾功能不全。血影响肾脏功能,甚至发展为肾功能不全。血钙过多还可发生钙在软组织沉积,导致迁徙性钙化,如发生在肌腱和软骨,可引起关节部分疼痛。由于 PTH 还可抑制肾小管重吸收碳酸氢盐,使尿呈碱性。因此,不仅可进一步促使肾结石形成,同时还可以引起高氯血症性酸中毒,后者使血浆清蛋白与钙结合减少,游离钙增加,加重了高钙血症,同时也增加骨盐的溶解,加重骨的吸收。

(二)甲状旁腺功能减退症

这是由于甲状旁腺分泌过少而引起的一组临床症候群,表现为神经肌肉兴奋性增高,低钙血症,高磷血症与血清 PTH 减少或不能测得。本症也可由于靶细胞对 PTH 反应缺陷所致。由于 PTH 缺乏,骨吸收降低,$1,25-(OH)_2D_3$ 形成减少,因而肠道吸收钙减少,同时,肾小管重吸收降低,尿钙排出增加,所以血清钙降低。同时,由于肾脏排磷减少,血清磷增高。低钙血症与高磷血症是甲状旁腺功能减退症的临床化学特征。由于 PTH 缺乏,尿 cAMP 降低,但注射外源性 PTH 后,尿 cAMP 立即上升。由于血清钙浓度降低,主要是由于钙离子浓度降低,神经兴奋性增加,可出现手足抽搐甚至惊厥。长期低钙血症可引起晶体白内障,基底神经节钙化,皮肤、毛发、指甲等外胚层病变,在儿童可影响智力发育。

四、肾上腺

肾上腺包括皮质和髓质两个在形态发生、生理功能很不相同的部分,实质上是两个内分泌腺。

(一)肾上腺皮质激素

自 1885 年 Addison 对肾上腺功能低下患者进行详细观察与分析以来已有百余年历史,然而直到最近 30 年,人们才知道对生命有关的两大类皮质激素为皮质醇与醛固酮,并对它们的生物学作用有所了解。皮质醇以影响糖代谢为主,是糖皮质激素的代表;醛固酮以影响水盐代谢为主,是盐皮质激素的代表。它们的作用有一定程度的交叉,上述分类主要为了便于叙述。动物去双侧肾上腺后,如不适当治疗,1~2 周即死去,如仅去肾上腺髓质,动物可以活较长时间,说明肾上腺皮质是维持生命所必需。分析原因主要的两个方面:其一是水盐损失严重,导致血压降低,终于因循环衰竭而死,这主要是缺乏盐皮质素所致;其二是糖、蛋白质、脂肪等物质代谢发生严重紊乱,抵抗力降低,即使对极小有害刺激也无法承受,可虚脱而亡,这是由于缺乏糖皮质激素的缘故。若及时补充所缺激素,动物生命可以保存。

1.糖皮质激素

(1)对营养物质中间代谢的影响:糖皮质激素能促进蛋白质分解,抑制其合成,分解出来的氨基酸转移至肝,大大加强葡萄糖异生过程,同时肾上腺皮质激素的抗胰岛素作用,并使胰岛素与其受体的结合受抑制,以致外周葡萄糖的利用有所减少,脂肪与肌肉组织也减少摄取葡萄糖的数量,结果血糖增高。糖皮质激素对不同部位脂肪的作用不同。四肢脂肪组织分解增加,而腹、面、两肩及背部脂肪似乎合成反而增强,以致肾上腺皮质功能亢进时(皮质醇增多症),将呈现面圆、背厚而四肢消瘦的特殊体形,可作诊断此病的特征之一。

(2)对水盐代谢的影响:糖皮质激素对水的排出有一定的影响,在肾上腺皮质功能不足患者中可发现,排水能力明显发生障碍,严重者出现"水中毒",如补充适量糖皮质激素即可得到缓解而补充盐皮质激素无效。目前对此尚无满意的解释。糖皮激素可能对肾小管的滤过、集合管的水吸收或 ADH 的分泌起着一定的"允许作用"。

(3)对血细胞的影响:糖皮质激素可使红细胞、血小板和中性白细胞在血液中数目增加,使淋巴细胞和嗜酸性粒细胞减少,其原因各有不同。红细胞数目和血小板数目的增加是出于骨髓造血功能增强,中性白细胞数目的增加是由于附着在小血管壁的边缘粒细胞进入血液循环的增多所致。至于淋巴细胞的减少,据最近研究报道,可能是糖皮质激素使淋巴细胞 DNA 合成过程减弱的结果。

(4)对神经系统的影响:糖皮质激素降低大鼠对电休克的阈值,而盐皮质激素作用则相反。在人,小剂量糖皮质激素可引起欣快感,过多时则出现思维不能集中、烦躁不安及失眠等现象。

(5)对肌肉影响:去肾上腺动物的骨骼肌松弛无力,给予糖皮质激素可使肌力恢复。有学者报道,糖皮质激素对体外心脏有强心作用,但对在体心脏的作用不明显。

(6)对血管反应的影响:糖皮质激素有抑制儿茶酚-O-位甲基转移酶(COMT)的作用,使儿茶酚胺降解缓慢、减少。这对保持血管对左甲肾上腺素的正常反应有重要的意义。肾上腺功能低时,毛细血管扩张,通透性增加,补充糖皮质激素,可使血管反应性恢复。

(7)对免疫系统作用:已证实体内主要免疫活性细胞如 T 淋巴细胞、巨噬细胞、单核细胞及 B 淋巴细胞均有皮质激素受体。皮质激素主要抑制 T 淋巴细胞功能,表现于巨噬细胞、活化 T 淋巴细胞分泌的白细胞介素-1(IL-1),白细胞介素-2(IL-2)均降低;T 细胞分化成熟减慢;延迟型免疫反应降低;排异反应差等。皮质激素可降低外周血、淋巴结及脾、肠壁中的淋巴细胞,大剂量皮质激素可以直接杀伤淋巴细胞。由于 T 淋巴细胞功能抑制从而依赖于 T 细胞的 B 淋巴细胞的分化成熟受阻,免疫非蛋白合成降低。总之,皮质激素全面抑制 T、B 淋巴细胞、巨噬细胞、单核细胞的功能,抑制机体的免疫应答反应,减轻乃至消除炎症反应,但不清除病原因子,不改变抗原抗体结合反应,故临床只适用于免疫变态反应过高时的一些疾病。此外,由于皮质激素可以抑制白细胞合成并分泌 IL-1,故可减轻或消除发热反应。

2.盐皮质激素

机体产生的盐皮质激素以醛固酮为主。

(1)对盐代谢的影响:醛固酮及其类似物促进肾远曲小管及集合管重吸收 Na^+,与此同时,通过 Na^+-K^+,与 Na^+-H^+ 置换而增加 K^+ 与 H^+ 的排出,因而产生轻度 K^+ 的丧失,尿酸度增加,可出现碱中毒。汗液、唾液与胃液中的 Na^+ 在醛固酮作用下也将减少排出。高温作业汗液中含 Na^+ 相对较少,即是这一结果,是机体适应功能的一种表现。以上所有作用概称为"保钠排钾"作用。

在继续使用醛固酮时,随着 Na^+ 重吸收增加,水被潴留,细胞外液量增加,血压升高,但是当 Na^+ 保留达到一定程度后,由于细胞外液的增加远曲小管重吸收 Na^+ 减少,Na^+ 潴留停止,发生所谓"逃逸现象"。另一情况是,患肝硬化或极度心力衰竭的患者远曲小管重吸收 Na^+ 后,小管内余留的 Na^+ 不足与 K^+ 交换,以至 K^+ 的排泄并不明显。

近年对醛固酮作用机制的研究主要集中在诱导蛋白如何发挥作用这一问题。有三种学说:其一是加强"钠泵"的作用,促进 Na^+ 的运转,增加 Na^+ 重吸收;其二是促进生物氧化,产生较多的 ATP 以提供钠泵所需能量;其三是增强肾上管管腔膜对 Na^+ 的通透性,促进重吸收。看来,三种作用都存在,可共同完成 Na^+ 的运转。

(2)增强血管对儿茶酚胺的敏感性:上面已提到糖皮质激素有这一作用;盐皮质激素的作用更强。醛固酮增多症分为原发性和继发性两大类。原发性醛固酮增多症是由于肾上腺皮质肿瘤或增生,醛固酮分泌增多,导致水钠潴留,体液容量扩张而抑制了肾素-血管紧张素系统;继发性醛固酮增多症的病因在肾上腺外,多固有效循环血量降低,肾血流量减少等原因致使肾素-血管紧张素-醛固酮系统功能亢进。

原发性醛固酮增多症多因醛固酮瘤或双侧肾上腺上球囊增生所致。由于大量醛固酮潴钠导致细胞外液扩张,血容量增多,加强了血管对去甲肾上腺素的反应,引起高血压。大量醛固酮引起失钾,出现一系列因缺钾而引起的神经、肌肉、心脏及肾脏的功能障碍。血钾愈低,肌肉受累愈重,可出现肌无力与周期性瘫痪。在低钾严重时由于神经肌肉应激性降低,手足抽搐可比较轻微或不出现,而在补钾、麻痹消失后,手足搐搦往往发作频繁,因大量失钾、肾小管上皮细胞呈空泡变性,浓缩功能减退,伴多尿,尤其夜尿多,继发口渴、多饮。常易并发尿路感染。由于缺钾常见期前收缩或阵发性室上性心动过速,最严重时可发生心室颤动。

在原发性醛固酮增多症时,虽然肾小管上皮细胞内缺钾,但在醛固酮作用下,继续失钾潴钠,故 Na^+-K^+ 交换仍被促进,于是尿不呈酸性,而呈中性,甚至碱性,但细胞内氢离子增多而呈酸性。细胞内大量钾离子丢失后,Na^+、H^+ 由细胞内排出的效能减低,细胞内钠、氢离子增加,细胞内 pH 下降,细胞外液 H^+ 减少,pH 上升呈碱血症。碱中毒时细胞外液游离钙减少,加上醛固酮促进尿镁排出,故可出现肢端麻木和手足搐搦。

(二)肾上腺髓系

肾上腺髓质受交感神经胆碱能节前纤维直接支配,相当于一个交感神经节,如神经垂体一样可以看作神经系统的延伸部分。胆碱能纤维与髓质中嗜铬细胞相接触,形成"突触"。嗜铬细胞是分泌和贮存两种儿茶酚胺激素:肾上腺素与去甲肾上腺素的场所。嗜铬细胞瘤起源于肾上腺髓质,交感神经节或其他部位的嗜铬组织,这种瘤持续或间断地释放大量儿茶酚胺,引起持续性或阵发性高血压和多个器官功能与代谢紊乱。嗜铬细胞瘤属于 APUD 系统肿瘤,可产生多种肽类激素,其中一部分可能引起嗜铬细胞瘤中一些不典型症状,如面部潮红(舒血管肠肽,P物质)、便秘(鸦片肽,生长抑素)、面色苍白、血管收缩(神经肽 Y)等。

1.心血管系统表现

嗜铬细胞的临床表现主要由于大量儿茶酚胺作用于肾上腺能受体所致,以心血管症状为主。本病可发生阵发性或持续性高血压,也可发生低血压,甚至休克。其原因可能与血中游离的及结合的儿茶酚胺(肾上腺素、去甲肾上腺素、多巴胺)等多种浓度变化有关。血中结合型多巴胺高时血压低,游离型多巴胺高时心率慢。而本病中儿茶酚胺储存量多,又产生血压升高。大量儿茶酚胺可引起儿茶酚胺性心脏病伴心律失常,如期前收缩、阵发性心动过速,甚至心室颤动。

2.代谢紊乱

(1)基础代谢增高:肾上腺素可作用于中枢神经系统及交感神经系统控制下的代谢过程、耗氧量增加。代谢亢进可引起发热。

(2)糖代谢紊乱:肝糖原分解加速,胰岛素分泌受抑制而肝糖原异生加强,引起血糖过高,糖耐量减退及糖尿。

(3)脂肪代谢紊乱:脂肪分解加速、血游离脂肪酸增高引起消瘦。

(4)电解质代谢紊乱:儿茶酚胺促使 K^+ 进入细胞内,促进肾素、醛固酮分泌而出现低钾血症。

五、胰岛

人类的胰岛细胞至少可分为五类。①α 细胞约占胰岛细胞 20%,分泌胰高血糖素;②β 细胞占胰岛细胞的一半以上,分泌胰岛素;③D 细胞占 1%～8%,分泌生长抑素;④PP 细胞数量很少,分泌胰多肽;⑤DL 细胞数量更少,分泌的物质尚未确定。

(一)胰岛素

胰岛素是促进合成代谢的激素。

1.对糖代谢

血糖浓度升高时,迅速引起胰岛素的分泌。胰岛素可使全身各组织加速摄取、贮存和利用葡萄糖,结果使血糖水平下降。胰岛素使进食后吸收的葡萄糖在肝脏大量转化成糖原贮存起来,并促使葡萄糖转化成脂肪酸,转运到脂肪组织贮存。它还能抑制葡萄糖异生。当胰岛素缺乏时,血糖浓度升高,可超过肾糖阈,大量的糖自尿中排出,发生糖尿病。

2.对脂肪代谢

胰岛素缺乏可造成脂类代谢的严重紊乱,血脂升高,引起动脉硬化,可导致心血管和脑血管系统的严重疾病。

3.对蛋白代谢

胰岛素对蛋白质的合成和贮存是不可缺少的。促进蛋白质合成,抑制蛋白质分解,抑制肝的葡萄糖异生而用于合成蛋白质。

胰岛 β 细胞瘤为器质性低血糖症中较常见的原因,正常时血糖下降,胰岛素的分泌减少甚至停止。胰岛素瘤组织缺乏这种调节机制,虽血糖明显下降而继续分泌胰岛素,致使血浆胰岛素浓度绝对过高,抑制肝糖原分解,减少糖原异生,促进肝、肌肉和脂肪组织利用葡萄糖,从而使血糖下降,出现临床症状。如血糖下降较快,则多先出现交感神经兴奋症状,然后发展为脑功能障碍症状;如血糖下降缓慢,则可以没有明显的交感神经兴奋症状,而只表现为脑功能障碍,甚至以精神行为异常、癫痫样发作、昏迷为首发症状。

情绪不稳定和神经质的人易发生待发性功能性低血糖症。其发病可能是神经体液对胰岛素分泌或糖代谢调节欠稳定,或因迷走神经紧张性增高使胃排空加速及胰岛素分泌过多所改。一般多发生于早餐后 2～4 小时,临床表现以肾上腺素分泌过多症候群为主。一般无昏迷或抽搐。

(二)胰高血糖素

与胰岛素的作用相反,胰高血糖素是一种促进分解代谢的激素,具有强烈促进糖原分解和葡萄糖异生的作用,使血糖明显升高。胰高血糖素还促进脂肪分解,使酮体生成增多,并促使氨基酸在肝内经葡萄糖异生途经转化成糖。

六、性腺、睾丸的内分泌作用

(一)睾丸的内分泌作用

睾丸的间质细胞产生雄激素,主要是睾酮。睾酮主要有下列几方面的作用。

(1)刺激内生殖器的生长与 Wolffian 管的分化。双氢睾酮刺激外生殖器的发育生长。

(2)刺激男性特征的出现,加快性征发育。

(3)促进蛋白质合成,从而使尿氮减少,呈现正氮平衡。青春期由于睾酮的促蛋白质合成作用,男子身体发生一次比较显著的增长。但睾酮可使骨骼融合过程增快,其促长骨成长的作用有时因骺板过早融合反而使个体矮小。

(二)卵巢的内分泌功能

1.雌激素

雌激素主要刺激副性器官的发育与生长,刺激女性副性特征的出现。另外,还影响代谢功能。

(1)对生殖器官的作用:雌激素是使青春期女性外生殖器、阴道、输卵管和子宫发育和生长的重要激素,过少将出现性功能不足,过多则有早熟现象。

(2)对副性特征的影响:雌激素刺激乳腺导管和结缔组织增生,产生乳晕;使脂肪和毛发分布具有女性特征,音调较高,骨盆宽大,臀部肥厚。

(3)对代谢的影响:雌激素促进肾小管重吸收钠,同时增加肾小管对 ADH 的敏感性,因此,有保钠保水效应,使细胞外液量增加,体重增加;临床资料表明,月经前期情绪不安可能与此有关。雌激素还有类似睾酮的作用,促进肌肉蛋白质合成;并加强钙盐沉着,对青春期发育与成长起促进作用。雌激素可减少主动脉的弹性硬蛋白,降低血浆胆固醇。

2.孕激素

孕激素往往是在雌激素作用的基础上产生效用的。孕激素使子宫内膜产生分泌期的变化,以利胚胎着床;还能使子宫不易兴奋,保持胚胎有较"安静"的环境,且可降低母体免疫排斥反应。缺乏孕激素时有早期流产危险。孕激素促使乳腺腺泡与导管发育,并在怀孕后为泌乳准备条件。

(三)肝病时性激素代谢紊乱

1.性功能减退

男性患慢性肝病患者有性欲缺乏、阳痿伴睾丸萎缩。肝功能代偿的男性其总睾酮在正常下限,随病情进展而下降。Valimaki 等比较了肝功能异常程度类似的一组男性嗜酒者和一组血友病患者,前者的睾酮、精液浓度、精液量明显下降,后者则正常。在垂体-性腺功能的其他方面,两组也有显著差异,提示除肝病外的其他因素也对激素异常有重要作用。

2.女性化

男子女性型乳房是慢性肝病激素异常的突出表现,蜘蛛痣、肝掌也被认为是女性化的证据。性腺功能不全在嗜酒者中常见,但女性化现象并不常见,除非有肝病存在,显然这种现象提示女性化与肝病有关。有报道,在门脉性肝硬化时雌二醇、雌酮的代谢清除率正常或接近正常,在血浆中的浓度也略有增高,不足以解释女性化的原因。

在大鼠实验中发现,在长期喂养酒精后,芳香化酶活性在肝与其他组织增高,该酶的功能是催化雄激素向雌激素转化。另有学者研究了门静脉高压症与女性化的关系。他们在动物中发现,门静脉高压症时雌二醇和雌酮水平均增高,因此认为引起女性化与门脉高压有关。在门静脉高压症情况下,因侧支循环,门-腔分流循环中的睾酮和雄烯二酮逃脱于肝脏代谢而直接进入外周性激素依赖组织。由于外周组织芳香化酶活力增高,在那里转变为雌激素也大大增加。因此在血浆雌激素浓度未有明显增加的情况下,女性化仍可发生。因此,在部分门静脉高压症患者,门-腔分流、肠-肝循环阻断及外周芳香化酶活性增高是女性化的基础。

（朱道斋）

第二章

内分泌与代谢性疾病的检查

第一节 病 理 检 查

病理学是一门研究疾病的病因、发病机制、病理改变和转归的医学基础科学。组织病理学是内分泌疾病病理诊断的基础,病理标本的常规染色和光镜检查仍然是大多数内分泌疾病(尤其是炎症和肿瘤性疾病)的最常用诊断方法。

一、免疫组化染色方法

免疫组化具有特异性强、灵敏度高、定位准确等特点,且能将形态研究与功能研究有机地结合在一起,所以,这门新技术已被广泛地应用于生物学和医学研究的许多领域。在病理学研究中,免疫组化技术的作用和意义更为重要。以肿瘤研究为例,在免疫组化技术出现以前,对肿瘤的诊断和分类还局限于细胞水平,而引入免疫组化技术后,则使研究的深度提高到了生物化学水平、分子水平。

(一)免疫金法

免疫金法是将胶体金颗粒(直径>20 nm)作为呈色示踪物标记在第二抗体或 SPA(葡萄球菌 A 蛋白)上,反应过程中不需要经过显色步骤。但免疫金液的浓度要高,否则不易显示出光镜下可见的抗原抗体反应。

(二)多重免疫组化法

在内分泌病理中,应用最多的是多重免疫组化法。多重免疫组化法是根据多个染色系统显色剂的差异加以组合,以不同的颜色反应来代表不同的阳性定位和/或定量。激素分泌细胞的分布和激素种类等的鉴定,主要采用双重染色。近几年已有报道用三重或四重染色获得成功。各种免疫组化染色方法的敏感性和特异性直接影响着诊断的敏感度和特异度。SP 法(链霉菌抗生物素蛋白-过氧化物酶连结法)由于链霉菌抗生物素的等电点近中性,不与组织中的内源性物质发生非特异性结合,因此背景清晰,放大效果好,所需抗体量小,敏感性较 ABC(卵白素-生物素法)高 4～8 倍,比 PAP(辣根过氧化物酶-抗辣根过氧化物酶法)高 25～50 倍,其应用最为广泛。

二、免疫组织化学的应用

将病变组织制成切片,或将脱落细胞制成涂片,经不同的方法染色后用显微镜观察,从而千百倍地提高了肉眼观察的分辨能力,组织切片最常用伊红染色法(hematoxylin-eosin staining,HE 染色)。迄今,这种传统的方法仍然是研究和诊断疾病最常用的基本方法。如仍不能诊断或需进行更深一步的研究,可以采用一些特殊染色和新技术(如电子显微镜)。一般认为特殊染色的目的是通过应用某些能与组织细胞化学成分特异性结合的显色试剂(即组织化学染色),显示病变组织细胞的化学成分(如蛋白质、酶类、核酸、糖类、脂类等)的改变,特别是对一些代谢性疾病的诊断有一定的参考价值。如戈谢病,是由于 β-葡萄糖脑苷脂酶缺乏,致使大量葡萄糖脑苷脂酶在细胞内堆积,可用组织化学染色证实。在肿瘤的诊断和鉴别诊断中有的特殊染色方法十分简单实用,如过碘酸希夫反应可用来区别骨内 Ewing 肉瘤和恶性淋巴瘤。前者含有糖原而呈阳性,而后者不含糖原呈阴性;又如磷钨酸苏木素染色在横纹肌肉瘤中可显示瘤细胞胞浆内有横纹;多巴反应可诊断黑色素瘤等。

通过特定抗体标记出细胞内相应抗原成分,以确定细胞类型。如角蛋白是上皮性标记,前列腺特异性抗原仅见于前列腺上皮,甲状腺球蛋白抗体是甲状腺滤泡型癌的敏感标记,而降钙素抗体是甲状腺髓样癌的特有标记。表皮内朗格汉斯细胞、黑色素细胞、淋巴结内指突状和树突状网织细胞等细胞在光镜下不易辨认,但免疫组化标记却能清楚显示其形态。

利用某些细胞产物为抗原制备的抗体,可作为相应产物的特殊标记,如内分泌细胞产生的各种激素,大多数可用免疫组化技术标记出来,据此可对内分泌肿瘤作功能分类,检测分泌异位激素的肿瘤等。一些来源不明的肿瘤长期争论不休,最后通过免疫组化标记取得共识。如颗粒性肌母细胞瘤,曾被认为是肌源性的,但该肿瘤肌源性标记阴性,而神经性标记阳性,证明为神经来源(可能来自神经鞘细胞)。免疫组织化学被广泛应用于病理学研究和诊断,而且发展迅猛,它除了可用于病因学诊断(如病毒)和免疫性疾病的诊断外,更多的是用于肿瘤病理诊断。其原理是利用抗原与抗体的特异性结合反应来检测组织中的未知抗原或抗体,借以判断肿瘤的组织来源或分化方向,从而进行病理诊断和鉴别诊断。

将抗原-抗体结合、受体-配体结合、激素-激素结合蛋白结合、DNA(RNA)单链-配对链结合的原理,以及单克隆抗体和免疫 PCR(immuno polymerase chain reaction,IM-PCR)技术的原理应用于病理学诊断,迅速拓展了免疫组织化学的领域,也不断提高了免疫组化法的敏感性和特异性。过去对于肿瘤形态学有争议疑难患者,在应用免疫组化技术后大部分都可获得统一而正确的诊断。免疫组化还可用于肿瘤或其他疾病预后的判断与治疗指导。例如,雌激素受体阳性乳腺癌者的预后优于阴性者,阳性者对内分泌激素治疗有较好反应。类似的情况在所谓的"激素依赖性肿瘤"中屡见不鲜,如甲状腺癌、子宫内膜癌、乳腺癌、卵巢癌、前列腺癌、垂体瘤和睾丸肿瘤等。

三、病理学与 CT、MRI 及核素显像的联合应用

MRI 和 CT 具有分辨力强、空间定位准确等优点,但在同组织密度条件下,难以分辨轻微和微小病变。由于内分泌腺体积小,且多与周围组织缺乏密度差,故难以发挥其优点。增强对比可提高对部分病变的分辨力,若采用放射示踪剂标记特异的内分泌细胞或组织,则明显提高其对疾病的诊断率。如用 [131]I 联合 CT(或 MRI)可清晰地显示异位甲状腺、卵巢甲状腺肿组织,用铟-111造影剂可清晰显示胃、肠、胰的神经内分泌肿瘤。

将激素、激素结合蛋白、激素受体、癌基因蛋白等用核素标记做显像检查或定量分析,有助于内分泌肿瘤的分型、鉴别。甲状腺滤泡细胞癌对生长抑素受体有高的表达量,用铟-111 造影剂

显像可了解肿瘤所表达生长抑素受体的量,并对肿瘤病灶有放射治疗作用。

上皮细胞来源的癌肿与肿瘤细胞表达 EGF 受体和 TGF 受体有关,用放射核素标记的抗 EGF 受体抗体或抗 TGF 受体抗体与癌细胞结合,可达到靶向放疗的目的。同样,根据肿瘤细胞的表达特征,采用放射免疫靶向治疗可使许多患者的疗效明显提高。

四、超微病理

超微病理学是利用电镜研究细胞的超微结构及其病变,它不仅研究细胞超微结构的损伤和变化,而且还有助于临床对某些难以确诊的疾病作出诊断,其从亚细胞水平探讨疾病的发病机制、对未分化肿瘤的分类有协助作用。在确定瘤细胞的分化程度、鉴别肿瘤的类型和组织发生上,超微结构的研究常常起到重要作用。

虽然迅速发展的免疫组化病理在某些方面取代了电镜在病理学上的应用,但是,由于免疫病理有许多固有缺点(交叉免疫反应、假阳性和假阴性等),而电子显微镜较光学显微镜的分辨力高千倍以上,在观察亚细胞结构(如细胞器、细胞骨架等)或大分子水平的变化方面有明显优势。一般用电镜、免疫电镜来弥补单独免疫病理之不足。多数情况下可提供更多的诊断信息,如果常规病理检查怀疑的诊断需要超微结构特征来佐证,或缺乏特异的免疫组化标志物时,电镜可发挥独到的诊断作用。

(秦会娟)

第二节　实验室检查

内分泌疾病诊断的步骤首先是确定内分泌的功能状态。检测体内激素水平的高低,是确定内分泌功能状态的一项重要手段。但体液中绝大多数激素的含量很低,用一般的生物法和化学比色法很难检测到。1956 年,Yalow 和 Berson 建立的 RIA 应用于体液中的激素、微量蛋白质及药物等的测定。1966 年,Nakane 等首次建立了用酶取代放射性核素标记抗体与底物显色的方法,标志着 EIA 的诞生,为日后酶免疫分析法的发展奠定了基础。RIA 和 EIA 在临床内分泌代谢疾病诊断中的推广和应用,为内分泌等生命科学领域的发展起到巨大的推动作用。虽然 RIA 测定方法具有灵敏度高、测定方法特异性强等优点,但由于存在放射性污染、标记试剂的放射性强度随时间而衰变等因素的制约,近年来,RIA 已逐步被时间分辨荧光免疫分析法(time-resolved fluorescence immunoassay,TRFIA)、化学发光免疫分析法(chemiluminescence immunoassay,CLIA)、电化学发光免疫分析(electrochemiluminescence immunoassay,ECLIA)等方法所替代。

一、内分泌疾病实验室检查原理

(一)RIA 基本原理

RIA 的基本原理是放射性核素标记抗原和非标记抗原对限量的特异性抗体进行竞争性结合反应,RIA 反应式,图 2-1。

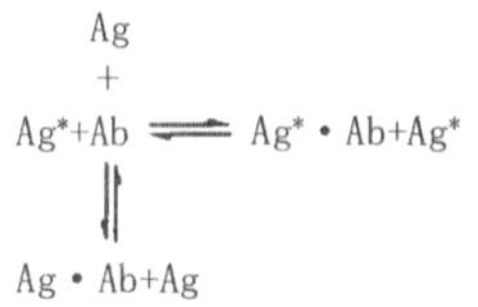

$$
\begin{array}{c}
Ag \\
+ \\
Ag^* + Ab \rightleftharpoons Ag^* \cdot Ab + Ag^* \\
\Big\Updownarrow \\
Ag \cdot Ab + Ag
\end{array}
$$

Ag^* 为放射性核素标记抗原(试剂),Ag 为非标记抗原(待测成分),Ab 为限量抗体,

$Ag^* \cdot Ab$ 为标记抗原与抗体形成的复合物;$Ag \cdot Ab$ 为非标记抗原与抗体形成的复合物

图 2-1　RIA 反应式

在反应体系中 $Ag^* \cdot Ab$ 形成的量受 $Ag \cdot Ab$ 的量所制约。当待测样品中 Ag 含量高,则对限量抗体 Ab 的竞争能力强,未标记抗原抗体复合物的形成量就增多,标记抗原抗体复合物的形成量相对减少,反之亦然。

(二)ELISA 测定原理

酶联免疫吸附测定(enzyme-linked immunosorbent assay,ELISA)是在免疫酶技术的基础上发展起来的一种新型的免疫测定技术,ELISA 过程包括抗原(抗体)吸附在固相载体上称为包被,加待测抗体(抗原),再加相应酶标抗人 IgG 抗体(或相应抗体),生成抗原(抗体)-待测抗体(抗原)-酶标记抗体的复合物,再与该酶的底物反应生成有色产物。借助酶标仪计算抗体(抗原)的量。待测抗体(抗原)的量与有色产物的产生成正比。ELISA 的基础是抗原或抗体的固相化及抗原或抗体的酶标记。结合在固相载体表面的抗原或抗体仍保持其免疫学活性,酶标记的抗原或抗体既保留其免疫学活性,又保留酶的活性。在测定时,受检标本(测定其中的抗体或抗原)与固相载体表面的抗原或抗体起反应。用洗涤的方法使固相载体上形成的抗原抗体复合物与液体中的其他物质分开。再加入酶标记的抗原或抗体,也通过反应而结合在固相载体上。此时固相上的酶量与标本中受检物质的量成一定的比例。加入酶反应的底物后,底物被酶催化成为有色产物,产物的量与标本中受检物质的量直接相关,故可根据呈色的深浅进行定性或定量分析。由于酶的催化效率很高,间接地放大了免疫反应的结果,使测定方法达到很高的敏感度。

(三)电化学发光免疫分析法(ECLIA)基本原理

ECLIA 是电化学发光和免疫测定相结合的产物,是一种在电极表面由电化学引发的特异性化学发光反应。ECLIA 测定具有检测灵敏度高、线性范围广、反应时间短的特点,是其他免疫分析技术无法比拟的。

(四)化学发光免疫分析法(CLIA)基本原理

CLIA 是将具有高灵敏度的化学发光测定技术与高特异性的免疫反应相结合,用于各种抗原、半抗原、抗体、激素、酶、脂肪酸、维生素和药物等的检测分析技术。它是继放免分析、酶免分析、荧光免疫分析和时间分辨荧光免疫分析之后发展起来的一项最新免疫测定技术。

二、激素的实验室测定

(一)甲状腺激素的测定

甲状腺激素的测定方法及参考值,见表 2-1。血清中 99.9% 的 T_4 及 99.6% 的 T_3 与甲状腺结合球蛋白(thyroid-binding globulin,TBG)结合,不具生物活性。在 TBG 正常情况下,总 T_3(total T_3,TT_3)、总 T_4(total T_4,TT_4)浓度可反映甲状腺功能,TBG 浓度的增减均可影响其测定结果。游离 T_4(freeT$_4$,FT_4)和游离 T_3(freeT$_3$,FT_3)不受血清中 TBG 变化的影响,直接反映了甲状腺的功能状态。其敏感性和特异性均高于 TT_3 和 TT_4。

表 2-1　甲状腺激素的测定方法与参考值

项目	测定方法		
	TRFIA	CLIA	ECLIA
TT$_3$	1.3～2.5^A	1.34～2.73^A	1.30～3.10^A
TT$_4$	69.0～141.0^A	78.4～157.4^A	66.0～181.0^A
FT$_3$	4.7～7.8^B	3.67～10.43^B	2.8～7.1^B
FT$_4$	8.7～17.3^B	1.2～20.1^B	12.0～22.0^B
促甲状腺素(TSH)	0.63～4.19^C	0.2～7.0^D	0.27～4.20^D

注:浓度单位 A 为 nmol/L;B 为 pmol/L;C 为 μU/ml;D 为 mU/L。

(二)甲状旁腺激素(PTH)的测定

PTH 以 ECLIA 法测定,测定的参考值:1.6～6.9 pmol/L。在测 PTH 的同时应测钙离子,二者一并分析有助于临床诊断和治疗。由于厂商的产品不同及各地区的实验室差异,各实验室均建有自己的参考值。

(三)肾上腺激素的测定

由于 ACTH 和皮质醇的分泌有昼夜节律性,甲状腺激素的测定值因测定方法、测定时间不同而各异。在测定 ACTH 和皮质醇时,应准确记录取血时间(表 2-2)。

表 2-2　肾上腺激素的测定方法与参考值

项目	测定方法			
	RIA	CLIA	ECLIA	测定时间
醛固酮	9.4～35.2^A			24 小时
肾素	0.55±0.09^E			1 小时
血管紧张素Ⅱ	26.0±1.9^E			
ACTH	2.64～13.2^E			6～10 小时
皮质醇		0.17～0.44^F		8 小时
		0.06～0.25^F		16 小时
			71.0～536.0^A	7～10 小时
			64.0～340.0^A	16～20 小时

注:浓度单位 A 为 nmol/L;E 为 pg/mL;F 为 μmol/L。

(四)性腺激素测定

不同生理状态黄体生成素(LH)、促卵泡激素(FSH)、雌二醇(E$_2$)、孕酮(P)采用 TRFIA、CLIA、ECLIA 三种方法测定的参考值,见表 2-3 至表 2-5。

儿童及不同性别者睾酮(T)、催乳素(PRL)和绒毛膜促性腺激素(HCG)的参考值,见表 2-6。

(五)胃肠内分泌激素测定

以 RIA 法测定胃泌素和胰泌素时,空腹时的参考值分别是 25～160 pg/mL 和 3～15 pg/mL。

(六)胰腺内分泌激素测定

以 CLIA 方法测定空腹时胰岛素水平是 4.0～15.6 U/L,ECLIA 测定值为 17.8～173.0 pmol/L。ECLIA 法测定的 C 肽水平为 250.0～600.0 pmol/L。

表 2-3 TRFIA 测定的性腺激素参考值

性腺激素	生理状态					
	青春期	卵泡期	排卵期	黄体期	绝经期	成年男性
LH(V/L)		1.6～9.3	13.8～71.8	0.5～12.8	15～640	1.8～8.4
FSH(V/L)	<2.5	2.4～9.3	3.9～13.3	0.6～8.0	31～134	<2.0
E₂(nmol/L)		0.08～2.1	0.7～2.1	0.08～0.85	0～0.09	0～0.13
P(nmol/L)		1.3～3.4	1.7～2.4	11.6～68.9	0～3.0	0.7～3.0

表 2-4 CLIA 测定的性腺激素参考值

性腺激素	生理状态				
	卵泡期	排卵期	黄体期	绝经期	成年男性
LH(nmol/L)	2～30	40～200	0～20	40～200	5～20
FSH(nmol/L)	5～20	12～30	6～15	20～320	5～20
E₂(U/L)	0.18～0.27	0.34～1.55	0.15～1.08	0.01～0.14	0.19～0.24
P(μg/L)	0.2～1.2	0.6～2.6	5.8～22.1	0.2～0.9	0.4～1.1

表 2-5 ECLIA 测定的性腺激素参考值

性腺激素	各生理状态测定的参考值				
	卵泡期	排卵期	黄体期	绝经期	成年男性
LH(nmol/L)	2.4～30	14.0～95.6	1.0～11.4	7.7～58.5	1.7～8.6
FSH(nmol/L)	3.5～12.5	4.7～21.5	1.7～7.7	25.8～134.8	1.5～12.4
E₂(U/L)	0.09～0.72	0.24～1.51	0.15～0.96	0.04～0.15	0.05～0.22
P(μg/L)	0.6～4.7	2.4～9.4	5.3～86.0	0.3～2.5	0.7～4.3

表 2-6 三种性激素的测定方法与参考值

激素及测定方法		参考值		
		男	女	儿童
T(nmol/L)	TRFIA	8.7～33.0	0～30	
	CLIA	9.4～37.0	0.18～1.78	
	ECLIA	9.0～27.8	0.22～2.90	0.42～38.50
PRL	TRFIA(ng/mL)	2.3～11.5	2.5～14.6	
	ECLIA(mU/L)	86.0～390.0	72.0～511.0	
	TRFIA		<50 岁:0～0.27	
			≥50 岁:0～5.36	
HCG(nmol/L)	CLIA		<50 岁(成年)	
	ECLIA		<6 岁(成年)	

（秦会娟）

第三节 超声检查

超声显像检查自20世纪40～50年代初开始应用于临床,由于超声显像技术具有实时动态、灵敏度高、无特殊禁忌证、可重复性强、无放射性损伤等优点。使得这一诊断技术成为现今内分泌疾病的检查、诊断和治疗中不可或缺的重要手段之一。随着电子技术和生物工程学的飞速发展,具有细微组织分辨力和高敏感血流检测能力的超声诊断仪研制成功,其功能越来越完善,提供的诊断信息也越来越丰富。超声显像检查与CT、SPECT、MRI和PET已成为内分泌疾病的五种重要的影像诊断技术,它们各有所长,取长补短,大大地提高了临床诊断水平。而超声检查在体外操作,观察体内脏器的结构及其活动规律,是一种操作简便、安全无痛的检查方法。

一、超声诊断原理

超声诊断仪是利用人体不同类型组织之间、病理组织与正常组织之间的声学特性差异,或生理结构在运动变化中的物理效应,经超声波扫描探查、接收、处理所得信息,并以图像、图形或数字形式为医学诊断提供依据的技术设备。

二、常用超声诊断法

(一)B超诊断法

B超诊断法是将人体组织器官界面的反射回声变成强弱不同的光点,根据超声探头的不断移动扫查,使反射光点连续出现在示波屏上,显示出组织脏器及其病变的切面图像。它是一种非侵入性诊断技术,已用于多种脏器病变的探测,对于肝脏疾病的诊断有较高的临床价值。

(二)多普勒超声诊断法

常用的多普勒超声诊断有脉冲波多普勒和连续波多普勒两种。脉冲波多普勒能定点检测血流,但无检测2 m/s以上高速血流的能力;连续波多普勒则能检测10 m/s以内的高速异常血流,但不能提供距离信息,无定位检测能力。临床一般两者并用,各取所长。

(三)彩色多普勒血流显像

彩色多普勒血流显像(color doppler flow image,CDFI)是在二维切面声像图的基础上,采用自相关技术将所获得的血流信息转变成可视影像,不同方向的血流以不同的颜色表示。

三、超声诊断检查前的准备

大多数内分泌腺的超声检查无须特殊准备,但有时为了获得内分泌腺更清晰的图像,需做好检查前的准备工作。

(一)胰腺检查

检查前,要求患者空腹8～12小时,即晨起禁食,前一天要少吃油腻食物,检查前8小时(即检查前一天晚餐后)不应再进食,以减少胃内食物引起过多气体,干扰超声传入。对腹腔胀气或便秘的患者,睡前可服缓泻剂,晨起排便或灌肠后进行超声检查。如检查时胃内仍有较多的气体,胰腺显示不清楚时,可饮水500～800 mL,让胃内充满液体作为透声窗,便于显示胰腺。若患者同期还要接受胃肠或胆囊的 X 线造影,超声检查应安排在它们之前,或在胃肠钡餐三天之后、胆管造影两天之后进行。

（二）卵巢与子宫检查

为了避免肠道内气体的影响,检查前 2～3 小时应停止排尿,必要时饮水 500～800 mL,必须使膀胱有发胀的感觉。必要时口服或注射利尿剂使膀胱快速充盈。适度充盈膀胱的标准以能显示子宫底部时为宜,过度充盈则可使子宫位置发生改变,不利于图像观察。如果是在怀孕初期,则不必饮水,以免膀胱过度充盈而压迫子宫。如果经腹壁扫查,卵巢显示不满意或肿块来源不明显时,可采用经阴道超声检查,此时则无须特别饮水。但对体积较大的盆腔肿块则不适于做经阴道超声检查,同时对未婚、月经期、阴道畸形、炎症等妇女的使用也受限制。经阴道检查时,应严格注意消毒,防止交叉感染。

（三）睾丸检查

睾丸超声检查时,为了避免交叉感染,应在检查时将探头套一个极薄的塑料膜,在塑料膜与探头之间涂耦合剂,不影响图像质量。做睾丸检查时,可采用仰卧位或站立位。

（四）肾上腺检查

由于肾上腺位置较深,一般彩色多普勒血流图对深部组织的显示效果差,故对肾上腺的检查不必强调采用彩色超声仪。肾上腺的超声检查,也应在空腹 8 小时后进行,腹部胀气患者需用轻泻剂、灌肠或消胀片才能得到较好的效果。

（五）甲状腺检查

甲状腺的超声检查,无须做特殊的准备,必要时可嘱患者做吞咽动作,以确定甲状腺与病变的关系。

四、超声检查的优点与适应证

（一）超声检查的优点

超声诊断作为形态学检查方法之一,具有以下优点。

(1)超声声像图是切面图,其图像直观,对内部结构显示良好,即使腺体丰富,病灶仍清晰显示。

(2)属于非侵入性检查,对患者无痛苦。

(3)穿透性强、指向性好、分辨率高,且无 X 线辐射,无须应用造影剂,一般无须特殊的检查前准备。

(4)操作时间短,诊断快速。

(5)实用、简便、无创伤并可重复检查反复用于追踪观察与疗效评价。

(6)容易鉴别囊性或实质性病变,对良恶性肿块的判断也具有一定价值。

(7)可测量某些内分泌腺的大小,估测其体积,评价其功能并可以清晰地显示其病灶的轮廓和形态。

(8)可提供内分泌腺的血流信息。

(9)费用相对低廉,易于普及。

（二）超声检查主要适应证

(1)甲状腺:弥漫性甲状腺肿、非毒性甲状腺肿、结节性甲状腺肿、甲状腺功能低下、甲状腺炎、甲状腺肿块。

（2）甲状旁腺：甲状旁腺瘤、甲状旁腺增生、甲状旁腺癌。

（3）胰腺：胰岛素瘤、胰腺炎、胰腺囊肿、胰腺癌。

（4）肾上腺：皮质腺瘤和腺癌、肾上腺性征异常症、皮质功能不全、新生儿肾上腺血肿、嗜铬细胞瘤、髓样脂肪瘤、肾上腺囊肿。

（5）睾丸：睾丸肿瘤、睾丸萎缩、附睾炎、附睾结核。

（6）卵巢：多囊卵巢综合征、黄体囊肿、畸胎瘤、卵巢实质性肿块。

（7）异位甲状腺、肾上腺外嗜铬细胞瘤。

（8）甲亢性心脏病、糖尿病周围血管疾病和肾脏病变等。

（李秀真）

第四节　骨密度测量

骨质密度测量是用来检查是否患有骨质疏松症，骨质疏松症（osteoporosis，OP）是一种以骨量降低、骨折风险增加为特征的疾病。通过骨密度测定，分析骨骼中骨矿物质含量的多少，了解早期骨量减少，预测骨折发生的可能性和检测给予防治药物或措施后的骨量改变。可为诊断、治疗及疗效观察提供依据。

一、骨密度测量概况与基本原理

常用的骨密度（bone mineral density，BMD）即骨矿盐量/骨面积测量方法有单光子吸收法（single photon absorptiometry，SPA）、双光子吸收法（dual photon absorptiometry，DPA）、双能X线吸收法（dual energy X-ray absorptiometry，DEXA）和QCT等。骨量测定是目前准确性最高的骨折危险性的预测指标，测量任何部位的BMD，对身体各部位骨折都是一项有效的预测指标。

BMD测定仪主要有光子吸收法、定量超声法、X线吸收法和定量CT测定法等类型，其原理是利用γ射线、超声波或X线穿过人体骨骼后发生衰减或吸收，来测量穿透后射线或声波的强度变化，经过数据处理，将软组织的影响扣除，得到人体骨骼中矿物质的含量和人体骨骼的疏松程度。放射学方法测定体内骨矿物质含量（bone mineral content，BMC）和BMD是目前评估骨质疏松的重要手段。

光子吸收法是利用核素产生的单光子或双光子能量——γ射线作为放射源，通过放射源和探测器平行移动，探测晶体进行检测计数，计算机分析处理获得BMC和BMD。

超声骨密度仪是利用超声波穿过机体不同组织时发生衰减量不同进行测定。此种仪器通过超声波传导速度和振幅衰减来定量，以检测骨矿含量、骨结构及强度。其特点是无创，无辐射和携带方便。

X线吸收法的原理基于X线穿透人体骨组织时，对于不同骨矿含量组织X线吸收量的不同，经计算机将穿透骨组织的X线强度转换为骨矿含量数值。

定量CT测定法是利用常规CT机扫描，选择特定部位测量骨密度，放射剂量相对较大，价格高，临床上不常用。

二、DEXA 测量

DEXA 是一种能准确测量 BMD 的仪器,其根据 X 线的差别吸收特性(即 X 线穿过机体时,不同密度的组织对 X 线吸收量不同)进行 BMD 测量。其具有测量准确性高、校正性稳定及辐射剂量低等优点。

DEXA 是目前公认测量 BMD 的最佳方法,选择性测量部位也较多,其结果可代表 80% 的 BMD 变化。

三、DEXA 的临床应用

(一)妇产科

(1)监测绝经后的妇女是否出现骨质疏松。

(2)检查早期子宫切除术或卵巢切除术的妇女是否因术后雌激素水平降低而导致骨量减少。

(3)未生育的妇女雌激素水平降低,重新建立骨形成的能力降低,测量 BMD 可观察骨丢失的程度,可帮助选择相应的治疗方案。

(二)骨科

(1)观察人工关节置换术后,与人工假体接触的骨组织密度,以了解患者是否能适应人工假体的安置及对不适应者的治疗效果进行观察。

(2)可用于骨延长术后患者的观察,帮助医师选择撤掉钢板的最佳时间。

(3)在临床使用钢丝固定术之前,一定要测量局部骨组织的 BMD,为医师提供手术的适应证。

(4)测量股骨颈中轴长度,预测髋部骨折的危险。

(5)X 线片提示压缩性骨折、不明原因的骨折和骨量减少的患者,均需做 BMD 检查以判断骨疏松程度。

(三)内分泌科

过量使用糖皮质激素药物、性腺功能减退、脑垂体疾病、糖尿病、甲状腺毒症、甲状旁腺功能亢进的患者均有出现骨质疏松症的可能,利用骨密度测量仪可了解这类患者是否有骨质疏松症的发生。

(四)儿科

对患有某种可引起骨代谢疾病的病症或使用某些药物导致 BMD 降低时,需要使用骨密度测量仪定期观察骨量。

(五)内科

患有慢性肾脏疾病、慢性肺部疾病、肠道疾病、风湿性疾病的患者均有继发骨质疏松的可能,需要定期监测这些患者的骨量。DEXA 可早期发现关节炎受累关节的 BMD 改变,并可作为痛风性关节炎诊断与病情观察的评价指标。

DEXA 是 BMD 测定的金标准。BMD 检测对早期诊断骨质疏松症,预测骨折危险性和评估干预措施的效果有重要意义。

四、骨组织形态计量与微损伤分析

骨组织计量学是一种应用数学和几何的方法研究骨组织水平的质(骨结构)和量(骨量)等形

态学静态特性测量技术。是对骨组织形态进行定量分析的研究领域,属于体视学、生物医学组织形态计量学中的一个特殊分支,这种方法能将形态学观察到的骨组织结构改变,用定性、定量的计量方法获得细胞水平、组织水平及器官水平上的活的信息。

骨形态计量学方法可测量骨小梁之间的距离、小梁的厚度及破骨细胞穿孔所留下的窗孔数量,以判定在显微结构水平上的骨丢失情况。此方法目前主要用于骨质疏松的研究,它是唯一能将细胞活性与细胞数量变化区分开来的方法,其测定的结果能提供骨组织中骨基质、骨小梁及细胞活动的各种参数值,为骨质疏松症作出正确的判断。

骨组织形态计量主要用于下列研究:①骨骼病变,如骨质软化等的诊断和骨转换率的评价;②评价骨质疏松症的发病机制和病变过程;③评估药物治疗的效果,与骨密度(BMD)或骨矿物质含量(BMC)测量相比,具有早期诊断和敏感性高等优越性;④骨量的评估;⑤骨组织工程和替代材料的研制与性能评价。另外,应用骨组织形态计量可明确骨病变的特征,为进一步的病因研究提供方向和思路。例如,髋关节病患者髋关节囊内股骨颈骨折的发病率要明显低于一般患者,提示髋关节病对股骨颈骨折有某种保护作用。

骨的微损伤分析用于临床,对损伤是否采取早期干预及预后有一定意义。骨具有应力-应变关系,骨的应力-应变特征取决于与负荷方向有关的骨微结构。皮质骨在纵向(骨单位的排列方向)的强度比横向要大,硬度也较强。负荷力与骨单位方向垂直时,易于发生骨损伤。疲劳性微损伤是一种正常现象,而且是促进骨重建的一种刺激因素,但如果负荷过大,负荷时间过长,或骨的微结构紊乱则可导致微损伤积蓄。无弹性的应力-应变曲线对于纵向排列的骨单位来说,可反映骨结构的不可逆性的微损伤。骨微损伤能启动骨重建,骨重建障碍而导致微损伤积蓄可引发骨折。长期应用二磷酸盐对骨的微结构和骨微损伤积蓄及骨小梁的生物力学特性有明显影响,由于骨吸收功能的长期抑制,微损伤积蓄增加,但也因为 BMD 增加和骨微结构的改善而使增多的微损伤被代偿,故骨的脆性和骨折风险不一定增加。

(李秀真)

第三章

内分泌与代谢性疾病的诊断

第一节 病因诊断

一、化学检查和体外细胞实验的诊断

特异性高而敏感性低。少数内分泌疾病用化学方法即可作出病因诊断,如地方性缺碘性甲状腺肿可以通过测定尿碘排出量或作甲状腺摄^{131}I率确定其病因。

表观盐皮质激素过多(AME)与原发性高血压的鉴别要点是后者的皮质素/皮质醇比值正常。原发性高血压患者的尿四氢皮质醇及其异构体/四氢皮质素比值升高,可能是11β-HSD和5β-还原酶活性改变所致。有些高血压、糖尿病和长期应用甘草次酸者也伴有AME的类似表现,应注意鉴别。

雄激素受体(AR)数目、功能与突变分析能提供性腺功能减退的病因诊断依据。一般,采取外阴皮肤成纤维细胞进行体外培养,然后加入用氚标记的睾酮或二氢睾酮,测定受体结合容量和亲和力,以了解AR的量和质的改变;或取患者的外生殖器皮肤成纤维细胞培养,检查AR与雄激素结合情况。根据有无结合分为AR结合阳性和AR结合阴性两类。这些患者可能存在受体后缺陷或其他相关基因突变。与化学检查相似的是,体外细胞实验的诊断特异性高而敏感性较低。AR的功能改变:①AR亲和力减低,表现在结合后易于离解,此时可测定离解常数(K_d);②雄激素与AR结合后的复合物对热不稳定,反映在温度升高到42℃时,结合量下降到37℃时所测结合量的20%以下;③用整体细胞或细胞核与用^{3}H-标记的睾酮或二氢睾酮温育,后者与核特异性DNA结合量减少或缺如;④AR复合物不能变构而引起静电改变,使之不能与富含阴离子的DNA结合;⑤AR与雄激素结合力下降,但与孕激素呈高亲和力结合;⑥分子筛色谱层板及ZD凝胶电泳图异常;⑦继发性2型5α-还原酶(SRD5A2)活性下降。

二、细胞学检查提供诊断的特殊信息

阴道细胞随月经周期而变化,据此可以了解雌激素的分泌情况。甲状腺细针穿刺对甲状腺结节的诊断有一定帮助。精液检查对判断睾丸功能有重要价值,无精子产生或数目减少均提示睾酮分泌不足和睾丸功能减退。因睾酮已可直接测定,故已很少用来判断睾丸的间质细胞功能。

测定活检组织细胞的激素含量或相关激素有助于异源性激素分泌综合征的诊断。

组织病理检查可明确许多内分泌疾病的病因,如甲状腺癌可见到癌细胞;亚急性甲状腺炎可见多核巨细胞;慢性淋巴细胞性甲状腺炎除淋巴细胞特别多和变性甲状腺滤泡上皮外,在晚期患者中还有Askonazy细胞增多,早期可见到吞噬胶质的巨噬细胞。手术后切除的组织做病理切片检查可对疾病作出最后诊断,免疫组化可确定肿瘤细胞的类别。

三、疾病标志物为病因诊断提供依据

有些内分泌疾病具有特定的标志物,它们为疾病的诊断提供了有力依据。目前,应用于临床的疾病标志物很多,而特异性较高的标志物并不多。

(一)血 25-(OH)D

血 25-(OH)D 是评价维生素 D(VD)营养状况和诊断 VD 依赖性佝偻病与肾性骨营养不良的关键指标。在排除慢性肝胆疾病、长期服用抗癫痫类药物和结核病(与服用抗结核药,如利福平、异烟肼等有关)与甲旁减后,维生素 D 缺乏症的诊断可以基本成立。

(二)甲状腺球蛋白

不明原因的甲状腺球蛋白显著升高提示甲状腺肿瘤转移,应进一步行全身^{131}I扫描。如甲状腺球蛋白仅轻度升高,应重复检查;如仍升高,则用 rhTSH 滴注,连续 2 天后再测定血甲状腺球蛋白和抗甲状腺球蛋白抗体。如经 rhTSH 刺激后,血甲状腺球蛋白无明显上升,或^{131}I扫描未发现病灶,可认为肿瘤尚未复发。

(三)血清降钙素

降钙素(CT)升高是甲状腺髓样癌(MTC)的特异性标志物,血清基础 CT 升高具有较高诊断特异性。MTC 患者在滴注钙剂后,血 CT 进一步升高,可作为本病的诊断依据和家族型甲状腺髓样癌(MTC)家族成员的筛选指标。此外,测定血 CT 可用于 MTC 的病程进展评价,但此法的敏感性很高而特异性较差,因为高降钙素血症可见于许多疾病。如果血 CT>100 pg/mL,提示为 MTC;10~100 pg/mL 时 MTC 的可能性为 25%。20~50 pg/mL 的概率为 8.3%;<8.5(男性)或 5.0(女性)pg/mL 可视为正常。

(四)血清 PTHrP

约 80%的肿瘤相关性高钙血症(CIH)伴有血 PTHrP 升高,高钙血症伴 PTHrP 分泌过多提示为分泌 PTHrP 的非甲状旁腺肿瘤所致。

(五)FGF23

据报道,血清中完整 FGF23 为(44±37)pg/mL,但受年龄、性别、体重和肾小球滤过率的影响。慢性肾病患者的血清 FGF23 明显升高,并且是心血管事件的预报因子。肿瘤引起的低磷血症和 X-性连锁遗传性低磷血症患者血清 FGF23 也明显升高,切除肿瘤后下降。由于其他原因所致的低磷血症血清 FGF23 显著降低,多数低于 3 pg/mL,所以血清 FGF23 明显升高提示低磷血症的病因是 FGF23 分泌过多或灭活障碍所致,但需进一步查找 FGF23 升高的原因。

四、免疫检查的敏感性高而特异性较低

1 型糖尿病患者血浆中可检出抗胰岛细胞或其他胞质成分的自身抗体,如抗胰岛细胞抗体(ICA)、抗谷氨酸脱羧酶(GAD)、抗胰岛素抗体(IAA)和 ICA-512 等。在自身免疫性多内分泌腺

病综合征中,几乎所有组成的内分泌腺与非内分泌腺疾病都能在血浆中检出相关的特异性自身抗体。在 Graves 病中,血中可检出甲状腺兴奋性(TSH 受体兴奋性)抗体,这种自身抗体只存在于 Graves 患者血浆中(自身免疫性多内分泌腺病综合征Ⅱ型除外)。此外,抗甲状腺球蛋白抗体(TgAb)和甲状腺过氧化物酶抗体(TPOAb)以慢性淋巴性甲状腺炎的滴度升高最明显,且持续的时间长,甚至可达数年或数十年。TPOAb 通过激活补体、抗体依赖细胞介导的细胞毒作用和致敏 T 细胞杀伤作用引起甲状腺滤泡损伤。TPOAb 也可直接与 TPO 结合,抑制其活性。对于慢性淋巴细胞性甲状腺炎的诊断,血清 TPOAb 的敏感性优于 TgAb,而 TgAb 的特异性优于TPOAb,因此同时测定两种抗体可进一步提高诊断率。

五、染色体核型和基因突变分析是明确遗传病因的基本手段

(一)染色体核型分析

有些内分泌疾病由染色体畸变引起,如 Turner 综合征(缺失 1 条 X 染色体,或嵌合体,或X 染色体有畸变)或 Klinefelter 综合征(多一个 X 染色体或嵌合染色体)等。

(二)单基因突变分析

分子生物学技术在内分泌学中的应用使过去病因不明的一些单基因遗传性内分泌疾病(如激素不敏感综合征)得以阐明。一些内分泌肿瘤通过分子生物学技术也使其病因明确,如Ⅱ型多发性内分泌腺肿瘤综合征是由于 RET 原癌基因突变所致,且密码子 634 突变与嗜铬细胞瘤和甲旁亢相联系。确定突变基因对其表达产物是丧失功能或获得功能,应将突变基因进行转染,收集其表达产物与野生型基因的表达产物进行比较。一般来说,错义突变可致病,无义突变肯定致病。例如,由于引起先天性甲减的因素很多,所以应根据临床表现确定待检的候选基因,较常见的突变为 TSH 受体基因、T_3 受体(T_3R)基因、TPO 基因、甲状腺球蛋白基因、TSHβ 亚基基因或 NIS 基因。又如,钙受体基因突变主要引起 4 种代谢性骨病,即家族性低尿钙性高钙血症(FHH)、新生儿重症甲状旁腺功能亢进症(NSHPT)、常染色体显性遗传性低钙血症(ADH)和常染色体显性遗传性甲状旁腺功能减退症(ADHPT)。其中,FHH 和 NSHPT 为钙受体基因失活性突变所致,而 ADH 和 ADHPT 为活化性突变的结果。

糖皮质激素可治疗性醛固酮增多症(GRA)是常染色体显性遗传病,其特有的生化异常为18-羟皮质醇和 18-氧皮质醇明显增多,这一现象在醛固酮瘤中也可见到,但醛固酮瘤患者18-氧皮质醇很少超过醛固酮的含量,而在 GRA 中则数倍于醛固酮的浓度。编码 11β-羟化酶的CYP11B1 基因突变分型可确立其诊断。

家族性嗜铬细胞瘤的突变基因诊断较复杂,必要时可参考相关诊断步骤进行筛查。如果在追踪过程中筛选到任何一种致病基因的种系(胚系)突变,就应该对相应的遗传性肿瘤进行全面检查。

MEN-1 基因突变是 MEN-1 必不可少的诊断依据,menin 基因检查对本综合征的诊断是必需的,并能早期确诊无症状的 MEN-1 患者与亲属携带者。但是,医师不能单独依据染色体核型和基因突变分析做出诊断,如果这些检查能与临床表现(特别是病理检查)相结合,可显著提高疾病诊断的准确度。

(李秀真)

第二节 功 能 诊 断

内分泌腺的功能判断可按下面的程序进行。

一、病史询问与体查是内分泌功能诊断的基础

与一般的内科疾病不同,内分泌疾病的临床表现(症状、体征和实验室指标)具有以下显著特点。

(1)症状和体征多与机体的生长发育、代谢、营养或性腺功能有关,而且绝大部分内分泌疾病伴有性腺功能障碍(以女性性腺功能减退最常见)。

(2)症状、体征和实验室指标(如身高、肥胖和血 TSH)均带有"定量"的特点,因而绝大多数内分泌疾病需要体现"定性诊断"和"定量诊断"的两个方面特征。事实上,一个内分泌腺分泌的激素从低到高是一个连续的数量谱,其功能状态至少可以被人为地分成减退、正常和亢进 3 类。近年来,由于激素定量技术的快速发展,临床医师应尽量早期诊断那些"亚临床型功能减退症"和"亚临床型功能亢进症"患者,因为早期诊断和早期治疗可明显改善预后。但是,疾病从亚临床型到临床型的发生和发展多较缓慢,早期的表现不典型,诊断较困难。

(3)内分泌疾病和代谢疾病常合并存在,或经常并发其他心身疾病(如抑郁症、心因性反应和代谢综合征等)。

(4)许多诊断指标的正常参考值不是固定的,而是随着年龄、性别、地区和环境因素的变化而不同,因而一般要求建立当地的诊断指标正常参考数据库,并需要在特定的条件(如兴奋使用或抑制试验)下评价内分泌腺功能。

(5)评价性腺功能(尤其是生殖功能)时,要将配偶作为一个临床单位来对待。

(6)在现代社会,某一疾病的真正自然史是不存在的,因为社会和环境对已经发生和未来出现的疾病都有或多或少的干扰,加上医学干预的早期化与多样化,典型的临床表现越来越少见,因而详细的病史询问对诊断显得尤为重要。

二、围绕主诉进行鉴别与诊断

(一)身高过长和矮小

身高是指从头顶到足底的长度,是判断体格发育的重要指标之一。正常男性一般在 18 岁,女性在 16 岁发育成熟。影响身高的因素有遗传、种族、激素(如 GH、甲状腺素、性激素和 IGF-1)、营养状态、社会环境和躯体疾病等。人体身高的生长分为青春期前和青春发育期两个阶段。青春期前的身高随年龄增大而增长,1 岁时的平均身高约 80 cm;1 岁以后呈匀速增长,每年增高约 5 cm。身高可由下列公式计算:身高(cm)=80+(年龄×5)。在此时期,影响身高增长的激素主要有 GHRH、GH、IGF-1、甲状腺激素和胰岛素。这些激素(特别是 GH)分泌增多使身高过长;相反,分泌减少则使身高增长减慢,呈矮小症。青春发育期的身高增长很快,这主要是性激素和 GH 联合作用的结果。

评判儿童及青少年的身高是否发育过快或缓慢,应与同年龄、同性别的正常人群的平均身高

比较。身高大于正常平均身高 2 个标准差者可定为身高过长;反之,身高低于正常平均身高 2 个标准差者为身高增长过慢。在儿童和少年期,引起身高生长过快的内分泌疾病主要是巨人症和性早熟,偶尔见于 Klinefelter 综合征、Marfan 综合征、Parry-Romberg 综合征、Aarskog 综合征、Sotos 综合征、Bloom 综合征、Cohen 综合征或 Weaver 综合征;引起身高生长过慢和矮小症的疾病主要有 GHRH 受体基因突变、GH 缺乏、GH 不敏感综合征、IGF-1 缺乏症及性腺功能减退症(如无睾症、Turner 综合征、Noonan 综合征、肥胖-生殖无能综合征和单一性促性腺激素缺乏症)等。

(二)躯体畸形

先天性畸形常提示遗传性疾病,而且某种特定的畸形往往表示特定的遗传性疾病;经验丰富的医师能从表观的畸形中立即追溯到原发病。例如,在 X 线平片上假性甲旁减表现为骨骺过早愈合;掌(跖)骨及指(趾)骨发育短,严重者呈矩形,常以第 1、4、5 掌骨和第 1、4 跖骨最明显,两侧可对称或不对称。指(趾)骨变短,中节指骨增粗,末节指骨短于正常,掌骨征阳性。根据这一特殊表现,一般即可确立诊断。

后天性畸形也有特别重要的诊断意义,根据病史和畸形的特点即可提示重大疾病的诊断。公元前 5 世纪,Hippocrates 注意到脓胸患者合并有"指甲弯曲和手指温暖"的杵状指表现,后来称为"希波克拉底指",其病理特征是甲床增厚、结缔组织增生、胶原沉积、毛细血管扩张及淋巴细胞与浆细胞浸润,引起掌面软组织增生和轻度畸形;而肥大性骨关节病主要见于发绀型先心病患者,始发于掌骨、跖骨和上、下肢长骨的远端。组织学的早期变化是骨膜、滑膜和关节囊与毗邻皮下组织水肿及圆细胞浸润,新骨形成并伴有骨吸收加速;有时,上、下肢长骨可出现酸痛、压痛或剧痛。在内分泌代谢病领域里,引起杵状指的疾病主要见于神经内分泌肿瘤(如 GH 瘤、类癌综合征等)。

目前认为,杵状指(趾)与肥大性骨关节病的发病机制基本相同,因为两者的锝(Tc)代谢示踪观察与杵状指及长骨骨膜的亲和性研究结果与病理表现完全一致。发绀型先心病患者通过右向左分流,使巨核细胞胞质中的血小板生长因子(PGF)及转化生长因子-β(TGF-β)作用于指(趾)的骨膜毛细血管。血小板生长因子是一种强效的有丝分裂原,能与反应细胞的受体结合,但因半衰期极短,所以仅发挥局部作用。这些细胞因子作用于骨髓间质细胞,促进蛋白合成,导致结缔组织增生及细胞增殖;而中性粒细胞、T 淋巴细胞、单核细胞及成纤维细胞的趋化因子促进细胞外基质增生。

(三)肥胖与消瘦

体重是衡量体格发育和营养状态的重要指标之一。超重是指个体的重量超过标准体重的 20% 以内者;肥胖症是指体内脂肪总量占总体重的 20% 以上或体重指数(BMI)在 25 kg/m^2 以上。体重低于同年龄、同性别正常人平均标准体重的 20% 以内者为低体重(体重过轻),而低于 20% 以上者称为消瘦。但在特殊人群中,超重 20% 以上不一定代表肥胖(如举重和健美运动员)。体重受诸多因素的影响,如遗传因素、神经精神因素、躯体疾病、营养、经济状况和某些激素等;后者主要包括 GH、甲状腺激素、胰岛素、瘦素、糖皮质激素、儿茶酚胺和性激素。作用于下丘脑食欲中枢的激素和神经递质对体重也有重要影响,如食欲素和神经肽 Y。发生肥胖的常见内分泌代谢疾病有下丘脑性肥胖、Cushing 综合征、胰岛素瘤、2 型糖尿病、性腺功能减退症、甲状腺功能减退症、糖原贮积症、多囊卵巢综合征和代谢综合征等。引起消瘦的常见内分泌代谢疾病有甲亢、1 型糖尿病、晚期 2 型糖尿病、肾上腺皮质功能减退症、Sheehan 病、嗜铬细胞瘤、内分泌腺肿瘤、神经性厌食和胰性霍乱(VIP 瘤)等。

（四）多饮与多尿

下丘脑的口渴中枢主要受血浆渗透压的调节；血浆渗透压升高引起口渴而多饮，多饮引起多尿。肾脏的水和电解质或其他血液成分滤过增多而肾小管又不能有效重吸收时，尿中的溶质增加而引起尿量增多，水分排出增多使血浆渗透压升高，继而引起多饮。伴有多饮、多尿症状的内分泌代谢疾病主要有糖尿病、醛固酮增多症、肾小管酸中毒、Fanconi 综合征、甲状旁腺功能亢进症、尿崩症和抗利尿激素不敏感综合征等。

（五）高血压并低钾血症

高血压伴有低血钾的内分泌代谢疾病主要有肾小管性酸中毒、原发性醛固酮增多症、表观醛固酮过多（AME）、肾素瘤、Cushing 综合征和 Liddle 综合征等。应该与这些综合征进行鉴别的非内分泌疾病主要有急进型原发性高血压、肾血管性疾病和失钾性肾病等。

（六）皮肤色素沉着和色素脱失

皮肤色素沉着可遍及全身或为局部性。沉着的色素可为黑色素、胡萝卜素或含铁血黄素，其中以黑色素沉着最多见。与黑色素沉着有关的激素有 ACTH、雌激素、孕激素和雄激素，前者是由于其分子结构中含有黑色细胞刺激素（MSH）；后者可能有刺激 MSH 细胞增生的作用。全身性黑色素沉着增加的特点是皮肤色素加深，并以正常色素沉着较多的部位（如乳晕、脐孔、会阴肛门区及掌纹）和皮肤摩擦部位更明显，唇、口腔黏膜、牙龈和瘢痕处的色素也加深，一般与正常皮肤无截然分界。皮肤色素沉着主要见于原发性肾上腺皮质功能减退症、Nelson 综合征、先天性肾上腺皮质增生症、异位 CRH/ACTH 综合征、CRH/ACTH 依赖性 Cushing 病和 POEMS 综合征等；引起局部黑色素加深的内分泌代谢疾病有 A 型胰岛素不敏感综合征及其变异型（伴黑棘皮症）、黄褐斑（女性）及 McCune-Albright 综合征（皮肤咖啡斑）。

虽然咖啡斑可见于许多临床情况，如 1 型神经纤维瘤病、Noonan 综合征、Turner 综合征、多内分泌腺肿瘤综合征和类癌综合征、Carney 复合症、Leopard 综合征、Pentz-Jeghers 综合征、Cushing 综合征、胰高血糖素瘤等，甚至也可见于肥大细胞增多症、自身免疫病、非内分泌肿瘤、施万细胞瘤和某些皮肤病；但在内分泌疾病的诊断中，皮肤咖啡斑仍然具有特殊诊断意义。如果患者一旦伴有性早熟，即可基本确立 McCune-Albright 综合征的诊断。

胡萝卜素在肝脏转变为维生素 A 的过程依赖于甲状腺激素的参与，故甲减导致体内胡萝卜素堆积。胡萝卜素为脂溶性，因而色素沉着只见于皮脂腺较丰富的部位，如口唇周围、手掌和足底。钩虫病引起的贫血也常出现手掌和足底黄色色素沉着，应与甲减引起者鉴别。此外，体内铁堆积（血色病）也引起色素沉着，色素沉着的皮肤含有多量的含铁血黄素和黑色素。

（七）多毛与毛发脱落

毛发分为毳毛和终毛两种，前者为无色素毛，纤细而短；后者为成熟毛，有色素，粗而长。根据依赖于雄激素的程度，毛发又分为性毛、无（非）性毛和间性毛 3 种。前者对性腺类固醇激素有反应而后者无反应。性毛分布于面部、下腹部、大腿前部、胸部、乳腺区、阴部和腋部。青春发育期间，循环血中的雄激素迅速增加，两性均出现腋毛和阴毛生长，而男性还出现面部、胸部的性毛生长。性毛包括耻骨上、下腹正中、靠阴唇外侧的大腿上部，以及鼻毛、耳毛及鬓际（两鬓）的毛发；非性毛包括头发、眉毛、睫毛、前臂和小腿毛；两性毛主要包括下三角区的阴毛、腋毛和唇毛。这些部位的毫毛在雄激素的作用下，转变为粗而深的终毛。如果女性雄激素过多或毛囊对雄激素的敏感性过高，即出现与男性相似的终毛生长。秃顶是头顶毛发生长初期缩短并向毫毛退变的表现，秃顶对男性来说属于生理现象，而对女性来说，提示病理性雄激素过多。

临床上,一般以 Ferriaman 和 Gallway 提出的毛发评价改良(mFG)法为基础,如果面部和躯体终毛>5 mm,mFG 评分≥8 分,即可诊断为多毛症(蒙古族除外)。多毛症主要发生于女性,正常女性上唇两外侧可有短小的浅色毛,下腹正中、乳晕可有少数终毛。但如很明显,加上前臂和小腿的终毛较长,则为多毛症。多毛与遗传、种族和雄激素有关,伴多毛的内分泌疾病有多囊卵巢综合征、先天性肾上腺皮质增生(11β-和 21α-羟化酶缺陷症)、Cushing 综合征、卵巢雄激素分泌瘤、儿童型甲减(多毛见于背部,病因不明)、特发性多毛和药物(如苯妥英钠、达那唑和环孢素等)引起的多毛。局部毛发增多见于胫前黏液性水肿、A 型胰岛素不敏感综合征及其变异型(黑棘皮症)。

女性特发性多毛以前臂、小腿、上唇两外侧、下腹正中线和乳晕等处的毛发增多为主,偶在下颏也有少数较粗的终毛,可能与局部毛囊对雄激素过于敏感或 5α-还原酶活性增强有关。

雄激素分泌减少促使毛发(包括"性毛""非性毛"和"两性毛")脱落。各种原因引起的睾丸功能减退症、肾上腺皮质功能减退症、卵巢功能减退症、自身免疫性多内分泌腺综合征和甲减可伴头发或体毛脱落,其中甲减患者以眉毛(外 1/3)脱落较常见而特异。

毛发脱落和毛发稀少也应进行定量评估,引起毛发脱落的疾病主要有垂体功能减退症、甲减、甲亢、甲旁减、糖尿病、生长激素缺乏症、高催乳素血症、多囊卵巢综合征、先天性肾上腺皮质增生症、Cushing 综合征或女性雄性化肿瘤等。

(八)皮肤紫纹和痤疮

皮肤紫纹是由于皮下结缔组织断裂和毛细血管破裂,加之皮肤变薄形成的。新出现者呈红色,久者变为暗红色,最后形成白纹。皮肤紫纹多见于正常妇女的妊娠期和肥胖症;一般来说,妊娠纹只见于腹部。紫纹的常见部位为下腹两侧、臀外侧、大腿内、腋前区和上臂内侧。伴有紫纹的内分泌疾病主要为 Cushing 综合征,其特征为纵向分布,两头尖,中间宽(较少发生于腋前区和上臂内侧)。

痤疮的发生可能与皮脂腺对雄激素过敏感有关,高脂和高糖饮食、刺激性食物或化妆品等为其常见诱因。好发部位为脸部、背部和上胸部,男多于女。痤疮呈红色或暗红色,稍高于皮面,刺破后可挤出白色黏稠物,合并感染时可见脓性分泌物。病理性痤疮见于 Cushing 综合征、先天性肾上腺皮质增生症、多囊卵巢综合征、分泌雄激素的卵巢肿瘤和女性长期服用睾酮制剂等。

(九)男性乳腺发育

正常新生儿、男性青春发育期及老年人可有生理性乳腺发育,但能自行消退。青春期前和青春发育后期的男性出现乳腺发育则属病理状态,前者见于 Klinefelter 综合征、完全性睾丸女性化、分泌雌激素的睾丸肿瘤、性发育障碍、甲亢和先天性肾上腺皮质增生症等;后者见于药物(避孕药、异烟肼、西咪替丁、氯米芬、甲基多巴、洋地黄类和三环类抗抑郁药等)、肝硬化、营养不良及支气管肺癌等。特发性男性乳腺发育的病因不明,无躯体疾病,可能与乳腺组织对雌激素的敏感性增高或芳香化酶活性增强有关。

(十)突眼

引起突眼的疾病很多,如颅内肿瘤、GH 瘤、慢性缺氧、脑水肿、海绵窦血栓形成、眼眶疾病、眶周炎、绿色瘤和转移性眼眶癌等。内分泌性突眼常见于 Graves 病,偶见于慢性淋巴细胞性甲状腺炎或 IgG$_4$ 相关性甲状腺炎。恶性突眼患者常伴有结膜充血水肿、睑闭不合、角膜溃疡、复视、眼球运动障碍或眼球固定,一般只见于 Graves 病。

(十一)溢乳和闭经

溢乳伴有闭经称为闭经-溢乳综合征,多见于产妇,但未婚女性也可发生,偶见于男性。女性溢乳和闭经常同时存在,但也可只有溢乳而无闭经,或只有闭经(或经量减少)而无溢乳。引起催乳素分泌增多的原因有生理性、病理性和功能性 3 种。病理性溢乳见于催乳素瘤、下丘脑-垂体肿瘤、垂体柄受压(或断裂)、甲状腺功能减退症等。

(十二)骨痛与骨折

骨髓为造血组织,小儿因骨髓腔小,发生病变后张力高,故骨痛症状常很突出。白血病时,骨髓腔内充满白血病细胞,腔内压力增大,引起剧烈骨骼疼痛;胸骨压痛是白血病的早期典型症状。急性粒细胞白血病侵犯颅骨、眼窝,形成绿色瘤,表现为眼球突出、复视和脑神经麻痹等症状;侵犯胸骨、肋骨和脊柱时可向外隆起形成结节。多发性骨髓瘤异常浆细胞无限增生时,浸润骨骼,导致弥漫性骨质疏松或局限性骨质破坏,骨骼疼痛常是本病的早期症状。绝经后妇女或老年人骨痛多提示骨质疏松,多见于原发性骨质疏松、性腺功能减退症、Cushing 综合征、甲旁亢和催乳素瘤患者,严重者常发生自发性骨折。骨折后由于局部出血水肿压迫神经或神经受牵扯和肌肉痉挛可引起局部剧痛。

三、生化指标间接反映激素分泌水平

原发性醛固酮增多症和 Cushing 综合征患者的血钾降低,在普通饮食和低钾血症情况下,每天的尿钾排出量仍增多;选择性低肾素低醛固酮血症和 Addison 病患者的血钾与尿钾的变化相反。引起血钠和血钾异常的内分泌疾病还有继发性醛固酮增多症、Bartter 综合征、Bartter/Gitelman 综合征、肾素瘤、糖尿病酮症酸中毒、高渗性高血糖状态和胰性霍乱(VIP 瘤)等。抗利尿激素不适当分泌综合征因水潴留而引起继发性血钠和血钾降低。

血钙与 PTH、维生素 D 和降钙素有密切关系。血钙与血磷水平保持一定的浓度比,其中之一的浓度变化可影响到另一个指标值。引起血钙浓度升高的疾病主要是原发性甲旁亢、肿瘤相关性高钙血症和维生素 D 中毒,前两者常伴有血磷降低,而后者的血磷正常;甲旁减(包括假性甲旁减)的血钙磷变化相反。血糖测定、糖化血红蛋白(HbA1c)、饥饿试验和糖耐量试验(口服法或静脉法)对糖尿病、糖耐量异常和低血糖症的诊断很有帮助。

四、根据代谢产物排量推断激素水平

测定 24 小时尿皮质醇代谢产物 17-羟皮质类固醇(17-OHCS)、17-酮皮质类固醇(17-KS)和 17-生酮类固醇(17-KGS)可以间接判断皮质醇和肾上腺雄激素的分泌量,但因这些生化指标的特异性和敏感性较差,目前已经基本上被尿游离皮质醇、肾上腺皮质类固醇类性激素测定所代替。测定 24 小时尿香草基扁桃酸(VMA)、间甲-肾上腺素和间甲-去甲肾上腺素总量可以判断体内肾上腺素和去甲肾上腺素的产量,虽然这些指标的特异性能满足临床诊断的需要,但敏感性较低,难于达到早期诊断的目的。测定尿碘可了解体内是否缺碘,但有时病史和流行病学资料显得更为重要。临床上,也可通过测定同时释放的代谢产物来判断该激素的分泌量,如胰岛素原裂解后释放出来胰岛素和 C 肽;1 分子的胰岛素释放伴有 1 分子的 C 肽生成,因此血清 C 肽反映了胰岛素的分泌量,已使用过胰岛素治疗的糖尿病患者可通过 C 肽了解胰岛 β 细胞的功能。测定血 TSH、FSH 和 LH-β 亚基可了解 TSH、FSH 和 LH 的分泌量。激素代谢产物测定应排除食物和药物因素的影响。

五、激素与激素代谢物测定诊断内分泌代谢疾病

体内的激素水平是反映内分泌代谢功能状态的直接指标,也是诊断内分泌代谢疾病的重要依据之一。

(一)激素测定

需要较高的技术条件。体液中绝大多数的激素含量很低,用一般化学方法很难检测到。随着放射免疫分析(RIA)的应用,20 世纪 50 年代及前期开展的缺乏敏感性和特异性的化学比色法和生物法相继被取代,特别是随着材料科学技术、蛋白质制备技术和单克隆抗体杂交瘤技术的应用和进步,极大地推动了激素测定技术的迅速发展和更新换代。继 RIA 后,Males 等于 1968 年建立了用放射性核素标记抗体的免疫放射分析法(IRMA),该法的检测灵敏度比 RIA 高 10~100 倍,特异性更强,且方法更简易。1970 年,有学者首先报道了 ACTH 的放射受体分析法(RRA),进一步拓宽了放射性核素标记技术测定激素的应用范围。但在 RIA 和 RRA 的发展过程中,也暴露了放射性核素对人体有害和污染环境、标志物容易衰变和测量仪器昂贵等缺点。人们用酶取代放射性核素标记抗体与底物显色的方法,有学者建立了酶联免疫吸附法(ELISA),早期由于受多种因素的影响,其检测灵敏度和准确性不够理想。20 世纪 80 年代后期,酶免疫分析技术取得了突破性进展,相继建立了“杂交”的酶联免疫荧光分析法(ELIFA)、生物素-亲和素系统(BAS)、BAS-ELISA 和酶供体免疫分析法(CEDIA)等多种新型的酶免疫分析技术。现在,酶免疫分析技术已发展为形式各异,各具优点和用途的定位、半定量和超微定量分析技术,与放射性核素标记免疫分析技术(RIA、IRMA 和 RRA)相比,其最大优点是酶标志物的有效期长(可超过 1 年)和稳定性好,不同批次试剂盒之间变异小;与放大系统联用时,检测的灵敏度明显高于放射性核素标记技术,可达 10^{-19} mol/L,且无放射性;使原有的绝大部分(80%以上)放射性核素标记免疫分析法的测定项目已被酶免疫分析法等非核素标记免疫分析技术取代。

随着科学技术的进步,又进一步发展建立了许多新的免疫分析技术,如荧光免疫分析法(FIA)、时间分辨荧光免疫分析法(TRFIA)、化学发光免疫分析法(CLIA)、电化学发光免疫分析法(ECLIA)和免疫聚合酶链反应(immuno-PCR)技术等。1983 年,Pettersson 等首次报告用 TRFIA 测定 HCG,该法解决了 FIA 存在的自然本底荧光干扰问题,其特异性明显提高,灵敏度可达 10^{-17} mol/L,标志物稳定,检测速度快。经过十多年的发展,实现了全自动化测定,其精密度更好,可自动检测的激素已达近 100 种。自 20 世纪 70 年代中期由 Arakawe 等首次报道 CLIA 以来,该法已从实验室的稀有技术发展为临床常规检测技术。它结合了免疫和化学发光技术,检测灵敏度达 10^{-18} mol/L,测试简便快速。ECLIA 不同于一般化学发光分析技术,它采用电促发光原理,能产生高效、稳定的连续光源,试验步骤简化,反应时间短,测定速度快,检测灵敏度达 10^{-12} mol/L,能满足临床的诊断要求。免疫 PCR 分析技术是 Sano 等于 1992 年首次报道的,它将抗原抗体反应的特异性与 PCR 强大的扩增能力相结合,是迄今建立的最敏感的分析技术,可检测到的最低浓度为 10^{-16} mol/L(HCG)~10^{-19} mol/L(TSH),对小牛血清蛋白(BSA)的检测灵敏度达到 9.6×10^{-22} mol/L。上述各方法都是以抗原-抗体的免疫反应为基础的激素测定技术。此外,还有基于先分离后分析为特征的高效液相色谱法(HPLC)和高效毛细管电泳法(HPCE),在激素的测定领域也得到了广泛应用。HPLC 和 CE 的分离效能高(可分离同分异构体),分析速度快,样品用量少(可分析单个细胞内液),分析精密度和灵敏度高,应用范围广。

(二)激素代谢产物测定

一般来说，直接测定激素水平的意义高于激素代谢产物，如血清皮质醇的敏感性远高于尿 17-OHCS、17-KS 和 17-KGS。但是，有些激素代谢产物的测定至少不低于激素本身的测定，有时甚至高于相应的激素。例如，AVP 测定为尿崩症的诊断提供了方便，但测定 AVP 相关糖肽 copeptin 具有更多优越性，因为测定 copeptin 的血清或血浆仅需 5 μL，标本不需要预处理，也不需要加入蛋白酶抑制剂。在室温下，血清或血浆放置 7 天不受影响。又如，用血清 C 肽评价 β 细胞分泌能力比胰岛素更可靠；因为胰岛素可被肝、肾组织中的胰岛素酶灭活，半衰期仅 4 分钟，而靶器官利用 C 肽很少，半衰期长（约 30 分钟）。在周围血液中，C 肽与胰岛素的摩尔浓度比相对恒定，为 5:1～10:1；大约 70% 的 C 肽由肾小管再摄取，24 小时 C 肽的平均排出量为 36 μg，因此也可根据尿 C 肽来判断肾功能正常者的胰岛 β 细胞功能。由于胰岛素抗体和 C 肽不存在交叉免疫反应，外源性胰岛素不含 C 肽，故 C 肽测定的特异性很高，对糖尿病的分型、治疗和预后估计有重要意义。

(三)激素测定和结果分析原则

能够用现代方法测定的激素已经很多，除了以前的经典内分泌激素外，近年来还开展了 AVP、排磷素和 PTHrP 等痕量激素的测定。例如，目前已经用商业测试盒监测血清和卵泡液中的抗苗勒管素（AMH），多囊卵巢综合征患者的血清和卵泡液 AMH 升高，而且与患者的胰岛素抵抗、高睾酮血症及无排卵相关。另外，AMH 升高还可能是下丘脑性闭经和下丘脑性无排卵、卵巢早衰及子宫内膜异位的病因。因此，AMH 可作为女性生殖功能和无排卵的标志物。尽管如此，激素测定仍然还有许多问题没有解决，过分依赖激素测定诊断内分泌代谢疾病的现象应该避免。激素测定结果分析是一种综合思维的过程，应该遵循以下基本原则。

1."质量控制"原则

激素测定应特别注意提高可重复性、特异性和敏感性。实验室技术测定的质量是内分泌代谢疾病诊断的关键环节，一般至少应做到以下几点：专业学会认可的质量控制；采用双管测定；结果与临床诊断不符时重复测定；激素测定测试盒应一次用完，并注意示踪物（核素、光）的半衰期；注意标本收集时间和所用试管的要求；有些激素测定应空腹，有些则不然；收集标本时，有的标本要加入蛋白抑酶或抗凝剂（如测定血醛固酮的试管要用肝素抗凝）；避免食物成分和药物对测定结果的影响；同时测定尿中激素的排出量与测定血激素水平不但具有相同意义，而且可以佐证诊断的准确性，如血和尿 GH、醛固酮、游离皮质醇、肾上腺素和去甲肾上腺素测定等。尿中的激素测定结果主要受尿液收集是否完全的影响，所以一般要求收集患者的 24 小时尿标本。

2."动态"分析原则

体内的激素是实现内分泌调节的中心分子，当机体的内外环境发生变化时，激素的分泌也发生相应的变化。"动态"分析激素测定结果至少应注意以下几点：确定某激素水平是否正常时，正常参考值只是参照的一个方面，医师更应该动态测定和分析结果。例如，影响胰岛素和 C 肽变化的病理情况和疾病很多，如肝脏疾病、心脏疾病、肾脏疾病、胰腺疾病、骨骼肌疾病、代谢紊乱和内分泌疾病等。因此，当存在以上情况时，其结果只能作为诊断的参考，不能作为诊断依据；一般在消除影响因素后重新测定才有较高的诊断意义。充分考虑激素分泌的昼夜节律对其分泌量的影响。许多下丘脑-垂体激素均有昼夜分泌节律，克服昼夜节律对测定值影响的有效方法是固定采血时间（例如，多数激素在上午早餐前采血，而 PTH 应在上午 10 点后采血测定）。充分考虑激素脉冲分泌对其分泌量的影响，有些激素的脉冲性分泌峰值与谷值之差可达数倍；因此，最好根据激素脉冲分泌的频率特点,在规定时段内采集多个时间点的血标本测定,取其均值。为了消减脉冲节律的影响,应该根据激素的正常脉冲时间确定测定基础激素水平的两个时间点。例如,某激素的正常脉冲节律为 40 分钟,那么两次基础水平的测定时间点应该相差 20 分钟而非 40 分钟。育龄期女性的性激素有周期性分泌特点,性腺激素(如雌二醇、孕酮)及其代谢产物的正常参考范围有年龄和性别之差,有些激素还有月经周期变化;而绝大多数激素的血清水平随年龄而变化。用"量变引起质变"的观点评价激素测定值。内分泌代谢疾病均含有定量的概念,临床患者的病情相差悬殊,非典型患者的病情较轻,所以在疾病早期,激素的变化往往不明显或仍在正常范围内,此时不能据此否定疾病的诊断,必要时需要用动态试验才能确立诊断;如果仍有困难,应该"动态"观察一段时间,随着病情发展,激素水平可以逐渐变得明朗化。

激素测定的方法不同,所得的数值会有一定差异。为了减少误差,提高诊断的准确率,血和尿激素测定要至少重复 1 次,有些激素代谢产物和作为动态试验的基础值测定应重复两次。居于临界值时,应在适当时候复查,或测定激素的游离组分,或测定激素的结合蛋白。一些激素在血液循环中转运时大部分与其结合球蛋白结合,仅 1% 左右呈游离状态;当激素结合蛋白增高时,所测的激素总量增加,但游离部分水平不变。例如,妇女怀孕时,由于雌激素水平升高而刺激甲状腺素结合球蛋白合成增多,因此判断怀孕女性有无甲亢时,应测定 TSH、FT_3 和 FT_4。

3."辨证"分析原则

激素测定和激素动态试验结果受许多因素的影响,因此需要辨证分析其临床意义。第一,血浆激素组分不均一给临床诊断带来困难。一般,活性组分仅占各组分总量的少部分,使免疫活性与生物活性分离,有时活性组分所占比例很低(如 PTH-N,约 5%),各组分总量难以代表该激素的分泌速率和分泌量,因此用多克隆抗体测得的激素浓度不能代表活性组分的量。第二,注意激素"不适当正常"与激素"不适当分泌"对诊断的影响。例如,从理论上讲,ACTH 瘤患者的血清 ACTH 水平应该是升高的,但临床上所观察到的患者很少出现这种情况,如果升高的血清皮质醇不能将 ACTH 明显抑制而仍处在正常范围内,就足以反映这种正常的 ACTH 是"不适当"的。除 ACTH 瘤外,还有许多类似的临床情况,如早期 Graves 病的 TSH"不适当正常"、肿瘤性高钙血症的 PTH"不适当正常"等。激素分泌不适当的例子也很多见,如糖皮质激素不敏感综合征的皮质醇不适当分泌、原发性醛固酮增多症的醛固酮不适当分泌、表观盐皮质激素过多综合征的皮质醇不适当分泌、糖尿病与应激性高血糖症时的胰高血糖素不适当分泌及肥胖症与代谢综合征时的瘦素不适当分泌等。第三,根据"反馈调节"原理分析激素测定结果是评价临床意义的重要方法。甲状腺性甲亢患者由于高浓度的 T_3、T_4 对 TSH 细胞的强烈和持久抑制,血清 TSH 降低。在甲状腺疾病的诊断程序中,可将 TSH 列为基础检测项目来确定甲状腺功能并指导进一步检查。但是,特殊患者(如下丘脑-垂体疾病)不能用 TSH 反映甲状腺功能。甲状腺结节时,除 TSH 外应根据需要选择其他诊断方法,防止漏诊或误诊。另一方面,原发性甲减时血清 T_4 降低,TSH 基础值升高。对下丘脑性垂体功能减退者,尤其是 FT_4 正常者需用 TRH 兴奋试验进一步明确诊断。

4."综合"分析原则

如上所述,单用"负反馈"原理诊断内分泌疾病是不够的,一般还应该找到其他的支持依据。例如,儿童原发性甲减患者需要进行心电图检查和必要的影像检查,特别是骨龄检查。如临床或 X 线检查疑似本病而不能确诊,应进一步依次行 B 超、SPECT、CT 和 MRI 等影像检查评价甲状腺的形态、大小与功能。甲状腺核素扫描检查是发现和诊断异位甲状腺(舌骨后、胸骨后和纵隔内甲状腺,卵巢甲状腺等)的最佳方法。有时,还应根据临床表现,对候选基因(TSH 受体基因、T_3R 基因、TPO 基因、Tg 基因或 NIS 基因等)及其类型进行突变检测。

单凭某激素测定能确立诊断的情况少见。在诊断过程中,一般均需要搜集多项支持与不支持该诊断的依据,以确保诊断的准确性。当激素水平(尤其是敏感性较低者)稍高或稍低时,一般对诊断的意义不大。此时,应当采取不同的方法作出进一步处理。例如,当患者的 TSH 和 T_3/T_4 发生矛盾时,一般主要根据 TSH 值进行判断,因为 TSH 的敏感性远高于 T_3/T_4。男性 GnRH 兴奋试验可了解垂体促性腺激素细胞的储备功能,鉴别下丘脑性和垂体性睾丸功能减退症。但在女性,GnRH 兴奋试验主要用于闭经、性早熟、体质性青春期发育迟延、垂体功能减退症的诊断和鉴别诊断。GnRH 促进垂体促性腺激素的合成和释放,给受试者注射外源性 GnRH 后,在不同时间取血测定 LH 和 FSH,若垂体功能良好,LH 和 FSH 升高,反之则反应较差。除性激素测定外,性早熟更需要根据 LH/FSH 水平、睾丸体积和精子生成状况等确立诊断,而病因诊断可能更为复杂,因为血 LH 和 FSH 降低只是周围性早熟的共同特点。先天性肾上腺皮质增生或肾上腺皮质肿瘤所致者,除男性第二性征发育外,阴茎明显增大,但睾丸体积无增大,无精子生成。由 11β-羟化酶缺陷所致者,血皮质醇降低而 11-脱氧皮质醇、17-羟孕酮和尿 17-酮类固醇(17-KS)增高;由 21-羟化酶缺陷引起的男性患者有多毛、阴茎肥大及色素沉着。血皮质醇和 11-脱氧皮质醇均降低,而 17-羟孕酮升高明显,24 小时尿 17-KS 增高;由肾上腺皮质肿瘤所致者的血皮质醇及 24 小时尿 17-KS 均明显升高。此外,还应根据第二性征发育的一致性及 GnRH 依赖性鉴别中枢性与周围性性早熟,鉴别的要点包括 GnRH 依赖性、睾丸发育(体积)、第二性征发育、血 LH 和 FSH、精子生成和生育能力及原发病等。

5."追踪观察"原则

如果确立诊断很困难,有时需要进行定期追踪,根据病情变化的特点和规律作出最后诊断。例如,原发性甲减伴性早熟在用甲状腺激素治疗后可逆转;缺碘性甲状腺肿在补偿适量碘剂后,甲状腺肿明显缩小;先天性肾上腺皮质增生症在给予糖皮质激素治疗后,血清 ACTH 降至正常而增生肿大的肾上腺缩小等。

6."优先治疗"原则

确立诊断的目的是为了得到更适当而有效的治疗,显然临床工作不能因追求诊断而延误治疗,更需杜绝因诊断而导致的疾病处置失误。事实上,有些疾病的诊断需要在治疗中才能确立。原发性醛固酮增多症的病因诊断复杂,有时需要较长时间,停用降压药可能出现高血压危象等风险,此时需要使用对诊断试验无明显影响的降压药物。又如,在确立嗜铬细胞瘤和副神经节瘤的过程中,应随时避免发生高血压危象,病情不允许时,应该"优先治疗"。

(李秀真)

第三节 定 位 诊 断

定位诊断的目的是确定疾病的发病部位,即病理解剖诊断。正常人的内分泌激素来源于一定部位(正位分泌),少数可能来源于异位组织(异位分泌)。另外,内分泌腺肿瘤可伴发异位激素分泌综合征,术前必须作出定位诊断,以便确定手术路径和方式。在很多情况下,需要从多个方向进行定位与定性鉴别,鉴别时,考虑的范围要广,尤其不能只局限于内分泌代谢疾病领域,但是,经过鉴别所提出的初步诊断却要求少而精。临床上用于定位诊断的方法如下。

一、同时测定垂体促激素和靶腺激素协助定位诊断

同时测定血浆 ACTH 和皮质醇,如两者均升高提示病变在垂体;如 ACTH 降低而皮质醇升高则病变在肾上腺皮质。如 TSH 和 T_3/T_4 同时升高,则可能为垂体 TSH 瘤或全身性甲状腺素不敏感综合征;如 TSH 明显降低,而 T_3/T_4 升高则为甲状腺病变引起的甲亢。如 FSH 和 LH 升高,提示病变在性腺;减低则提示病变在垂体或下丘脑等。

另外,根据某些激素分泌的部位特殊性,激素测定本身就具有定位意义。例如,只要证实是内源性高胰岛素血症性低血糖症,其病变就必然在胰腺,因为目前尚无异位胰岛素瘤的报道(胰腺发育异常者例外,但异位胰腺组织也在正常胰腺附近)。同样的情况也见于原发性甲旁亢和原发性醛固酮增多症,这些疾病的诊断重点是确定病变的性质(如肿瘤或增生)和病变的位置(双侧或单侧,尾部或头部,上甲状旁腺、下甲状旁腺或异位甲状旁腺等)。

二、激素动态试验是定位诊断的重要手段

20 世纪以前,人们根据激素的反馈调节理论和环境因素调节内分泌代谢功能的原理,在内分泌代谢疾病的诊断中设计了许多激素的动态试验,其中一些激素动态试验仍是目前诊断的重要手段。例如,TRH 和 GnRH 兴奋试验可判定甲状腺和性腺功能减退症的病变部位。血清基础 TSH 升高,注射 TRH 后有过度反应,提示病变在甲状腺;基础 TSH 降低,注射 TRH 后无升高反应,提示病变在垂体;如果注射 TRH 后 TSH 有升高反应,但高峰延迟,则病变在下丘脑。GnRH 兴奋试验有与 TRH 相同的定位意义。TRH、GnRH 和 CRH 联合静脉注射,可同时了解甲状腺、性腺和肾上腺皮质疾病的病变部位。但是,随着科学技术的进步,尤其是下丘脑激素测定和高分辨影像检查的应用,激素动态试验在诊断中的地位在逐渐下降,有些敏感性和特异性较差或不良反应较大的动态试验已经少用或被淘汰。

(一)健康教育和心理辅导

进行动态功能试验前,应详细向患者和家属讲解试验的目的、意义、操作方法、要求与注意事项等。帮助患者消除顾虑,取得充分配合,确保试验的预期完成。

(二)试验护理

认真负责、准确无误、熟练轻巧地完成试验,如按规程完成各项操作,正确采集血、尿标本,定时测量体重和血压,保证液体的准时、准量输入等。

(三)操作规程

应严格执行查对制度,检查采集血标本的抗凝管是否准确(如肾素和醛固酮标本要分别放入不同的抗凝试管内);做好环节质量管理,杜绝因工作疏忽而造成的误差。

(四)病情观察

某些激素分泌的动态试验具有特殊的时间要求,但病情又容易出现变化,如饥饿试验要认真交代禁食的时间,密切观察巡视,及时发现和处理低血糖反应。又如,在执行下丘脑-垂体功能检查(如禁水-升压素试验)或钙负荷试验时,必须事先做好抢救预案,静脉推注升压素或钙制剂的速度要慢,出现面色苍白、胸闷不适等表现时,要及时处理。

(五)采集标本

避免应激情况的发生,进行皮质醇或儿茶酚胺标本采集,告知患者避免饥饿、紧张、兴奋、活动、失眠等应激情况。进行尿儿茶酚胺代谢产物测定要详细指导患者收集小便,避免进食咖啡、柑橘、西红柿、香蕉和巧克力等干扰检测结果的食物。采集的血标本要及时送检或放置在适宜容器内,有的标本应放在 4 ℃干冰容器中或按照特殊要求送检。

(六)测定方法

20 世纪 50 年代,逐渐用放射免疫法(RIA)淘汰了化学比色法和生物测定法,后来又用免疫放射分析法(IRMA)取代了 RIA。目前,采用的放射受体法(RRA)、酶免疫分析法(EIA)、酶联免疫分析法(ELISA)、化学发光酶免疫分析法(CLEIA)和时间分辨免疫荧光法(TRFIA)、电化学发光免疫分析法(ECLIA)及免疫聚合酶链反应法(IPCR)有了更高的敏感性和特异性。有条件的单位应及时更新检测方法。

三、影像检查为定位诊断提供依据

(一)X 线照片

X 线照片对骨骼病变的诊断意义较大,对某些内分泌腺病变(如垂体肿瘤)也有定位价值。例如,蝶鞍增大、蝶鞍骨质被吸收而变薄、前或后床突抬高或被破坏提示垂体占位性病变,而空泡蝶鞍综合征一般需用CT/MRI才能确诊。

(二)B 超检查

B 超检查用于甲状腺、肾上腺、胰腺、性腺和甲状旁腺肿瘤(或结节)的定位,但肿瘤或结节太小(直径小于 0.5 cm)不能检出,而且 B 超技术的发展似乎总是跟不上 CT/MRI 的步伐。但是,术中 B 超检查可用于多种内分泌肿瘤手术时的定位。

(三)CT/MRI/PET/PET-CT

CT 和 MRI 是目前用作内分泌腺病变性质检查的常用方法。一般病变直径大于 0.5 cm 均可检出(高分辨 CT)。为提高病变的检出率,内分泌腺的 CT 和 MRI 检查要注意以下 3 点:①扫描层厚要薄,如小于 3 mm,最好 1 mm;②同时做增强和/或脂肪抑制扫描;③对腺体进行连续的动态观察。

一般认为,CT 与 MRI 的差异是:MRI 观察病变与邻近组织的关系比 CT 效果好,而增强扫描比平扫使病变显示更清楚。CT 和 MRI 虽可对病变作出精确定位,但不能分辨病变的性质。如 CT 和 MRI 难以分辨肾上腺肿瘤的部位(皮质或髓质)。正电子断层扫描(PET)可协助动态观察肾上腺、甲状腺和胰腺的功能变化,甚至代谢过程,除了解腺体形态变化外,还具有功能定量的优点,是诊断许多疑难内分泌疾病(如 MEN)的重要方法,用放射性药物做肾上腺显影能提供髓质功能的有关信息;双模式显影平台将 CT 与核素显影技术结合起来,提高了肾上腺功能的评价水平。

四、特殊检查具有定位诊断价值

核素检查是根据某些内分泌腺有摄取某种核素的功能,或能摄取核素标志物的特点判定内分泌腺功能。放射性核素肿瘤显像的种类很多。^{201}Tl、^{99m}Tc-MIBI 肿瘤显像常用于乳腺、甲状腺、甲状旁腺和淋巴瘤显像,用于甲状旁腺显像时,一般要求先服碘剂数天,以封闭甲状腺的显影功能。^{67}Ga 肿瘤显像常用于肿瘤转移灶的定位显像或寻找原发部位不明的肿瘤病灶。^{131}I、^{123}I、

^{111}In 和 ^{99m}Tc 标记抗体的放射免疫肿瘤显像常用于可疑肿瘤及转移肿瘤的定位与定性。特异性示踪剂 Na^{18}F ^{18}F-脱氧葡萄糖或 ^{18}F-胆碱(^{18}F-choline)可以提高骨显像的特异性和敏感性，PET-CT 联合骨髓穿刺活检对隐性多发性骨髓瘤(SMM)和单克隆 γ 病(MGUS)有早期诊断价值。

(一)甲状腺摄^{131}I率

甲状腺摄取和浓集碘的功能与甲状腺功能密切相关，摄^{131}I增多和/或高峰提前提示甲亢；摄^{131}I率低提示甲减。这一检查还可用做甲亢和缺碘性甲状腺肿的鉴别，后者摄^{131}I率增多，但高峰不提前。^{131}I甲状腺扫描可用于判断甲状腺结节的功能，但有较多不良反应，因血清 TSH、FT$_3$ 和 FT$_4$ 的测定技术已经相当敏感，甲状腺摄^{131}I率已很少采用。

(二)核素扫描

单光子发射断层扫描(SPECT)可确定甲状腺结节的位置和功能。SPECT 检查是用放射性核素^{99m}Tc 或^{131}I 作放射源，先用碘剂封闭甲状腺，再用^{131}I 做卵巢扫描，有助于卵巢甲状腺肿伴甲亢的定位。^{131}I标记的胆固醇做肾上腺皮质扫描可对有功能的腺瘤作出定位。肾上腺有摄取胆固醇的功能，皮质醇瘤摄取^{131}I标记的胆固醇增多，故有放射性浓聚，对侧的肾上腺由于过量皮质醇反馈抑制了垂体 ACTH 的分泌而萎缩，因而摄取^{131}I标记的胆固醇减少。用放射性核素锝(^{99m}Tc 氯酸锝)和^{99m}Tc-甲氧异腈(sestamibi,甲氨异丁基异腈-MIBI,^{99m}Tc-MIBI)或铊^{201}I 做甲状旁腺和甲状腺双重显影，可对病变作出定位。核素-PET 和 CT-PET 可显示肾上腺皮质细胞摄取胆固醇增加，双侧肾上腺皮质增生，^{131}I-胆固醇浓集于双侧肾上腺皮质区，呈双侧对称性增强。如^{131}I-胆固醇浓集于一侧肾上腺皮质则提示为功能性肾上腺皮质瘤；如 CT 或 MRI 确定一侧肾上腺有肿瘤，而不摄取^{131}I-胆固醇者多为无功能性肿瘤或转移癌。

^{123}I 和^{99m}Tc-甲氧异腈减影扫描可发现 82% 的甲状旁腺病变，^{99m}Tc 和^{201}Tl 双重核素减影扫描(与手术符合率 92%)可检出直径 1 cm 以上的病变，对于甲状旁腺外病变也特别敏感，阳性率 83%，敏感性 75%。在临床上，^{123}I 和^{99m}Tc-甲氧异腈不能对肿瘤定位的原因是肿瘤太小或病因为甲状旁腺增生。

(三)激素分泌率测定

用激素分泌率测量来判断内分泌腺功能有一定意义，但如果同时有该激素代谢清除率增加，则无功能亢进。因测定技术复杂，患者要接受放射性核素，故只用于研究而不作为疾病诊断的常规检查。

(四)激素抵抗的评价

用患者的体细胞(周围血红细胞、白细胞和成纤维细胞)与核素标记和未用核素标记的相同激素一同温育，测定该激素受体与激素的亲和力和激素受体数目，与正常人相同细胞进行比较，可检出该激素有无受体缺陷而引起的激素抵抗。如果证明存在激素抵抗，一般应进一步进行相关基因的突变检测。

(五)特殊检查联合应用

任何形式的单项检查均存在一定的缺点。影像检查应该与激素分泌的动态试验甚至致病基因筛选结合进行，以提高诊断效率。例如，遗传性嗜铬细胞瘤需根据家族史和风险度确定候选基因筛选和追踪的程序，有家族史的腹部副神经节瘤患者按顺序对 *SDHB*、*SDHD* 和 *VHL* 基因测序；双侧肾上腺嗜铬细胞瘤而无甲状腺髓样癌或甲状腺肿时应先对 *VHL* 基因测序，如 *VHL* 无突变，再检测 RET；发病年龄 <20 岁的单侧肾上腺嗜铬细胞瘤可按顺序对 *VHL*、*RET*、

SDHB、*SDHD* 基因测序。

五、有创检查协助疑难患者的定位诊断

(一)静脉插管分段采血

静脉插管分段采血属于有创性诊断方法,不作为常规定位方法。一般,仅在临床症状提示某种激素分泌增多,而以上定位检查又不能精确定位时采用。此方法对异位激素分泌综合征(如异位嗜铬细胞瘤)的诊断特别有效。插管至所怀疑的内分泌腺或异位激素分泌肿瘤的引流静脉或邻近静脉中,采血后边退出导管,边采血至周围静脉,测定各节段血中的激素水平,一般激素最高水平的部位就是病变的部位。垂体病变可插管到岩下窦采血测垂体激素(如 ACTH)。胰腺肿瘤可插管到门静脉分支,采血测定胰岛所分泌的激素以确定胰岛肿瘤的部位。

双侧岩下窦采样(BIPSS)用于疑难 Cushing 病的诊断效率很高。Cushing 病患者中枢的 ACTH 浓度明显高于外周血,而异源性 CRH/ACTH 综合征患者无此变化。结合 CRH 试验,比较注射前后中枢与外周血 ACTH 的浓度差别,Cushing 病的诊断准确性进一步提高;或在 BIPSS 同时做去氨升压素试验,可明显提高 ACTH 依赖性 Cushing 综合征(CS)的鉴别效率。

(二)选择性动脉造影

对于直径较小而不能用 CT 和 MRI 等方法作出定位时,可采用此方法。将导管经动脉插管到内分泌腺或肿瘤的动脉分支中(B 超引导),然后注入造影剂多时相照片。肿瘤的血管丰富,因此血管丛集的部位即为病变部位。此方法检查获得成功的前提是插管位置必须精确。

(三)术中定位

垂体、胰岛和甲状旁腺的术前精确定位相当困难,但只要能在术前确定腺体存在病变,那么可以在探查性手术中,通过直视、超声等方法进一步确定病变的具体位置和性质。例如,甲状旁腺术中可用高分辨超声定位,必要时结合甲氧异腈(MIBI)定位,这样可发现 90% 以上的腺瘤。血 PTH 监测也有助于术中定位。

(李秀真)

第四章

糖尿病及其并发症

第一节 糖 尿 病

一、糖尿病的分型

糖尿病的分型是依据对糖尿病的临床表现、病理生理及病因的认识而建立的综合分型。目前国际上通用的是世界卫生组织糖尿病专家委员会提出的分型标准。

(一)T1DM

该型又分免疫介导性(1A 型)和特发性(1B 型)。前者占绝大多数,为自身免疫病,可能是有遗传易感性的个体在某些外在环境因素的作用,机体发生了针对胰岛 β 细胞的自身免疫,导致胰岛 β 细胞破坏,胰岛素分泌减少。血中可发现针对胰岛 β 细胞的特异性抗体。后者发病临床表现与 1A 型相似,但无自身免疫证据。

(二)T2DM

其发病虽然与遗传因素有一定的关系,但环境因素,尤其生活方式起着主导作用。大部分发病从以胰岛素抵抗为主伴胰岛素进行性分泌不足,进展到以胰岛素分泌不足为主伴胰岛素抵抗。

(三)其他特殊类型糖尿病

其他特殊类型糖尿病病因学相对明确。

1.胰岛 β 细胞功能基因缺陷

青年人中的成年发病型糖尿病(maturity-onset diabetes of the young,MODY);②线粒体基因突变糖尿病;③其他。

2.胰岛素作用基因缺陷

A 型胰岛素抵抗、妖精貌综合征、Rabson-Mendenhall 综合征和脂肪萎缩型糖尿病等。

3.胰腺疾病和胰腺外伤或手术切除

胰腺炎、创伤、胰腺切除术、胰腺肿瘤、胰腺囊性纤维化病、血色病和纤维钙化性胰腺病等。

4.内分泌疾病

肢端肥大症、皮质醇增多症、胰高糖素瘤、嗜铬细胞瘤、甲状腺功能亢进症、生长抑素瘤、醛固酮瘤及其他。

5.药物或化学品所致糖尿病

Vacor(N-3 吡啶甲基 N-P 硝基苯尿素)、喷他脒、烟酸、糖皮质激素、甲状腺激素、二氮嗪、β-肾上腺素能激动剂、噻嗪类利尿剂、苯妥英钠和 α-干扰素等。

6.感染

先天性风疹、巨细胞病毒感染及其他。

7.不常见的免疫介导性糖尿病

僵人综合征、抗胰岛素受体抗体等。

8.其他与糖尿病相关的遗传综合征

Down 综合征、Klinefelter 综合征、Turner 综合征、Wolfram 综合征、Friedreich 共济失调、Huntington 舞蹈病、Laurence-Moon-Beidel 综合征、强直性肌营养不良、卟啉病和 Prader-Willi 综合征等。

(四)妊娠期糖尿病(GDM)

GDM 指妊娠期间发生的糖尿病。不包括孕前已诊断或已患糖尿病的患者,后者称为糖尿病合并妊娠。

糖尿病患者中 T2DM 最多见,占 90%～95%。T1DM 在亚洲较少见,但在某些国家和地区则发病率较高;我国 T1DM 占糖尿病的比例<5%。

二、糖尿病的病因、发病机制和自然史

糖尿病的病因和发病机制较复杂,至今未完全阐明。不同类型其病因不尽相同,即使在同一类型中也存在着异质性。总的来说,遗传因素及环境因素共同参与其发病。胰岛素由胰岛 β 细胞合成和分泌,经血液循环到达体内各组织器官的靶细胞,与特异受体结合并引发细胞内物质代谢效应,这过程中任何一个环节发生异常均可导致糖尿病。

T2DM 在自然进程中,不论其病因如何,都会经历几个阶段:患者已存在糖尿病相关的病理生理改变(如胰岛素抵抗、胰岛 β 细胞功能缺陷)相当长时间,但糖耐量仍正常。随病情进展首先出现糖调节受损(IGR),包括空腹血糖受损(IFG)和糖耐量减低(IGT),两者可分别或同时存在;IGR 代表了正常葡萄糖稳态和糖尿病高血糖之间的中间代谢状态,是最重要的 T2DM 高危人群,其中 IGT 预测发展为糖尿病有更高的敏感性,每年有 1.5%～10.0% 的 IGT 患者进展为 T2DM;并且在大多数情况下,IGR 是糖尿病自然病程中的一部分,最后进展至糖尿病。糖尿病早期,部分患者可通过饮食控制、运动、减肥等使血糖得到控制,多数患者则需在此基础上使用口服降糖药使血糖达理想控制,但不需要用胰岛素治疗;随病情进展,β 细胞分泌胰岛素功能进行性下降,患者需应用胰岛素帮助控制高血糖,但不依赖外源胰岛素维持生命;随胰岛细胞破坏进一步加重,至胰岛 β 细胞功能完全衰竭时,则需要外源胰岛素维持生命。由于部分 T2DM 患者发病隐匿,至发现时 β 细胞功能已严重损害、血糖很高,这类患者即需应用胰岛素帮助控制高血糖。

(一)T1DM

T1DM 绝大多数是自身免疫病,遗传因素和环境因素共同参与其发病。某些外界因素(如病毒感染、化学毒物和饮食等)作用于有遗传易感性的个体,激活 T 淋巴细胞介导的一系列自身免疫反应,引起选择性胰岛 β 细胞破坏和功能衰竭,体内胰岛素分泌不足进行性加重,最终导致糖尿病。

1.遗传因素

在同卵双生子中 T1DM 同病率为 30%～40%,提示遗传因素在 T1DM 发病中起重要作用。T1DM 遗传易感性涉及多个基因,包括 HLA 基因和非 HLA 基因,现尚未被完全识别。已知位于 6 号染色体短臂的 HLA 基因为主效基因,其他为次效基因。HLA-Ⅰ、Ⅱ类分子参与了 CD4$^+$T 淋巴细胞及 CD8$^+$杀伤 T 淋巴细胞的免疫耐受,从而参与了 T1DM 的发病。

总而言之,T1DM 存在着遗传异质性,遗传背景不同的亚型其病因及临床表现不尽相同。

2.环境因素

(1)病毒感染:据报道与 T1DM 发病有关的病毒包括风疹病毒、腮腺炎病毒、柯萨奇病毒、脑心肌炎病毒和巨细胞病毒等。病毒感染可直接损伤 β 细胞,迅速、大量破坏 β 细胞或使细胞发生慢性损伤、数量逐渐减少。病毒感染还可损伤 β 细胞而暴露其抗原成分,从而触发自身免疫反应,现认为这是病毒感染导致 β 细胞损伤的主要机制。最近,基于 T1DM 动物模型的研究发现胃肠道中微生物失衡也可能与该病的发生有关。

(2)化学毒物和饮食因素:链脲佐菌素和四氧嘧啶糖尿病动物模型及灭鼠剂吡甲硝苯脲所造成的人类糖尿病属于非免疫介导性 β 细胞破坏(急性损伤)或免疫介导性 β 细胞破坏(小剂量、慢性损伤)。而过早接触牛奶或谷类蛋白,引起 T1DM 发病机会增大,可能与肠道免疫失衡有关。

3.自身免疫

许多证据支持 T1DM 为自身免疫病:①遗传易感性与 HLA 区域密切相关,而 HLA 区域与免疫调节及自身免疫病的发生有密切关系;②常伴发其他自身免疫病,如桥本甲状腺炎、Addison 病等;③早期病理改变为胰岛炎,表现为淋巴细胞浸润;④已发现近 90% 新诊断的 T1DM 患者血清中存在针对 β 细胞的单株抗体;⑤动物研究表明,免疫抑制治疗可预防小剂量链脲佐菌素所致动物糖尿病。

(1)体液免疫:已发现 90% 新诊断的 T1DM 患者血清中存在针对 β 细胞的抗体,比较重要的有多株胰岛细胞抗体(ICA)、胰岛素抗体(IAA)、谷氨酸脱羧酶抗体(GADA)、蛋白质酪氨酸磷酸酶样蛋白抗体、锌转运体 8 抗体等。胰岛细胞自身抗体检测可预测 T1DM 的发病及确定高危人群,并可协助糖尿病分型及指导治疗。

(2)细胞免疫:目前认为细胞免疫异常在 T1DM 发病中起更重要作用。细胞免疫失调表现为致病性和保护性 T 淋巴细胞比例失衡及其所分泌的细胞因子或其他递质相互作用紊乱,一般认为发病经历 3 个阶段:①免疫系统被激活;②免疫细胞释放各种细胞因子;③在激活的 T 淋巴细胞和各种细胞因子的作用下,胰岛 β 细胞受到直接或间接的高度特异性的自身免疫性攻击,导致胰岛炎和 β 细胞破坏。

(二)T2DM

T2DM 也是由遗传因素及环境因素共同作用而形成的多基因遗传性复杂病,是一组异质性疾病。目前对 T2DM 的病因和发病机制仍然认识不足,但环境因素扮演着重要角色。

1.遗传因素与环境因素

同卵双生子中 T2DM 的同病率接近 100%,但起病和病情进程则受环境因素的影响而变异甚大。其遗传特点如下:①参与发病的基因很多,分别影响糖代谢有关过程中的某个中间环节;②每个基因参与发病的程度不等,大多数为次效基因,可能有个别为主效基因;③每个基因只是赋予个体某种程度的易感性,并不足以致病,也不一定是致病所必需;④多基因异常的总效应形成遗传易感性。现有资料显示遗传因素主要影响 β 细胞功能。

环境因素包括增龄、现代生活方式、营养过剩、体力活动不足、子宫内环境及应激、化学毒物等。在遗传因素和上述环境因素共同作用下所引起的肥胖,特别是中心性肥胖,与胰岛素抵抗和T2DM 的发生密切相关。近几十年,糖尿病发病率的急剧增高难以用遗传因素解释,以营养过剩和运动减少为主要参与因素的生活方式改变起着更为重要的作用。

2.胰岛素抵抗和 β 细胞功能缺陷

β 细胞功能缺陷导致不同程度的胰岛素缺乏和组织(特别是骨骼肌和肝脏)胰岛素抵抗是T2DM 发病的两个主要环节。不同个体其胰岛素抵抗和胰岛素分泌缺陷在发病中的重要性不同,同一患者在疾病进程中两者的相对重要性也可能发生变化。在存在胰岛素抵抗的情况下,如果 β 细胞能代偿性增加胰岛素分泌,则可维持血糖正常;当 β 细胞功能无法代偿胰岛素抵抗时,就会发生 T2DM。

(1)胰岛素抵抗:胰岛素降低血糖的主要机制包括抑制肝脏产生葡萄糖、刺激内脏组织(如肝脏)对葡萄糖的摄取及促进外周组织(骨骼肌、脂肪)对葡萄糖的利用。胰岛素抵抗指胰岛素作用的靶器官(主要是肝脏、肌肉和脂肪组织)对胰岛素作用的敏感性降低。

胰岛素抵抗是 T2DM 的重要特征,现认为可能是多数 T2DM 发病的始发因素,且产生胰岛素抵抗的遗传背景也会影响 β 细胞对胰岛素抵抗的代偿能力。但胰岛素抵抗的发生机制至今尚未阐明。目前主要有脂质超载和炎症两种论点:脂质过度负荷增多致血液循环中 FFA 及其代谢产物水平增高及在非脂肪细胞(主要是肌细胞、肝细胞和胰岛 β 细胞)内沉积,抑制胰岛素信号转导;增大的脂肪细胞吸引巨噬细胞,分泌炎症性信号分子(如 TNF-α、抵抗素和 IL-6 等),通过Jun 氨基端激酶阻断骨骼肌内的胰岛素信号转导。

(2)β 细胞功能缺陷:β 细胞功能缺陷在 T2DM 的发病中起关键作用,β 细胞对胰岛素抵抗的失代偿是导致 T2DM 发病的最后环节。现已证明从糖耐量正常到 IGT 到 T2DM 的进程中,β 细胞功能呈进行性下降,T2DM 诊断时其 β 细胞功能已降低约 50%。

T2DM β 细胞功能缺陷主要表现如下。①胰岛素分泌量的缺陷:T2DM 早期空腹胰岛素水平正常或升高,葡萄糖刺激后胰岛素分泌代偿性增多(但相对于血糖水平而言胰岛素分泌仍是不足的);随着疾病的进展和空腹血糖浓度增高,基础胰岛素分泌不再增加,甚至逐渐降低,而葡萄糖刺激后胰岛素分泌缺陷更明显。患者一般先出现对葡萄糖刺激反应缺陷,对非葡萄糖的刺激(如氨基酸、胰高糖素、化学药物等)尚有反应;到疾病后期胰岛 β 细胞衰竭时,则对葡萄糖和非葡萄糖的刺激反应均丧失。②胰岛素分泌模式异常:静脉注射葡萄糖后(IVGTT 或高糖钳夹试验)第一时相胰岛素分泌减弱或消失;口服葡萄糖胰岛素释放试验中早时相胰岛素分泌延迟、减弱或消失;疾病早期第二时相(或晚时相)胰岛素分泌呈代偿性升高及峰值后移,当病情进一步发展则第二时相(或晚时相)胰岛素分泌也渐减;且对葡萄糖和非葡萄糖刺激反应均减退。③胰岛素脉冲式分泌缺陷:正常胰岛素呈脉冲式分泌,涵盖基础和餐时状态;T2DM 胰岛素分泌谱紊乱,正常间隔脉冲消失,出现高频脉冲及昼夜节律紊乱;在 DM 的发生发展过程中,胰岛素脉冲式分泌异常可能比糖刺激的第一时相胰岛素分泌异常更早出现。④胰岛素质量缺陷:胰岛素原与胰岛素的比例增加,胰岛素原的生物活性仅约为胰岛素的 15%。

3.胰岛 α 细胞功能异常和胰高糖素样多肽-1(GLP-1)分泌缺陷

近年研究发现,与正常糖耐量者比较,T2DM 患者血 GLP-1 浓度降低,尤其进餐后更为明显。但目前尚不清楚这种现象是高血糖的诱发因素或是继发于高血糖。

GLP-1 由肠道 L 细胞分泌,主要生物作用包括刺激 β 细胞葡萄糖介导的胰岛素合成和分泌、抑制胰高糖素。其他生物学效应包括延缓胃内容物排空、抑制食欲及摄食、促进β细胞增殖和减少凋亡、改善血管内皮功能和保护心脏功能等。GLP-1在体内迅速被DPP-Ⅳ降解而失去生物活性,其血浆半衰期不足2分钟。

已知胰岛中α细胞分泌胰高糖素在保持血糖稳态中起重要作用。正常情况下,进餐后血糖升高刺激早时相胰岛素分泌和GLP-1分泌,进而抑制α细胞分泌胰高糖素,从而使肝糖输出减少,防止出现餐后高血糖。研究发现,T2DM患者由于β细胞数量明显减少,α细胞数量无明显改变,致α/β细胞比例显著增加;另外T2DM患者普遍存在α细胞功能紊乱,主要表现为α细胞对葡萄糖敏感性下降(也即需要更高的血糖浓度才能实现对胰高糖素分泌的抑制作用),T2DM患者负荷后GLP-1的释放曲线低于正常个体;从而导致胰高糖素水平升高,肝糖输出增加。通过提高内源性GLP-1水平或补充外源GLP-1后,可观察到GLP-1以葡萄糖依赖方式促进T2DM的胰岛素分泌和抑制胰高血糖素分泌,并可恢复α细胞对葡萄糖的敏感性。

胰岛α细胞功能异常和GLP-1分泌缺陷可能在T2DM发病中也起重要作用。

4.T2DM的自然史

T2DM早期存在胰岛素抵抗而β细胞可代偿性增加胰岛素分泌时,血糖可维持正常;当β细胞无法分泌足够的胰岛素以代偿胰岛素抵抗时,则会进展为IGR和糖尿病。IGR和糖尿病早期不需胰岛素治疗的阶段较长,部分患者可通过生活方式干预使血糖得到控制,多数患者则需在此基础上使用口服降糖药使血糖达理想控制;随β细胞分泌胰岛素功能进行性下降,患者需应用胰岛素控制高血糖,但不依赖外源胰岛素维持生命;但随着病情进展,相当一部分患者需用胰岛素控制血糖或维持生命。

三、糖尿病的临床表现

(一)基本临床表现

血糖升高后因渗透性利尿引起多尿,继而口渴多饮;外周组织对葡萄糖利用障碍,脂肪分解增多,蛋白质代谢负平衡,渐见乏力、消瘦,儿童生长发育受阻;患者常有易饥、多食。故糖尿病的临床表现常被描述为"三多一少",即多尿、多饮、多食和体重减轻。可有皮肤瘙痒,尤其外阴瘙痒。血糖升高较快时可使眼房水、晶体渗透压改变而引起屈光改变致视力模糊。部分患者无任何症状,仅于健康检查或因各种疾病就诊化验时发现高血糖。

(二)常见类型糖尿病的临床特点

1.T1DM临床特点

(1)免疫介导性T1DM(1A型):诊断时临床表现变化很大,可以是轻度非特异性症状、典型三多一少症状或昏迷。多数青少年患者起病较急,症状较明显;如未及时诊断治疗,可出现糖尿病酮症酸中毒。多数T1DM患者起病初期都需要胰岛素治疗,使代谢恢复正常,但此后可能有持续数周至数月不等的时间需要的胰岛素剂量很小或不需要胰岛素,即所谓"蜜月期"现象,这是由于β细胞功能得到部分恢复。某些成年患者,起病缓慢,早期临床表现不明显,经历一段或长或短的不需胰岛素治疗的阶段,称为"成人隐匿性自身免疫糖尿病(LADA)"。尽管起病急缓不一,一般较快进展到糖尿病需依赖外源胰岛素控制血糖。这类患者很少肥胖,但肥胖不排除本病可能性。多数1A型患者血浆基础胰岛素水平低于正常,葡萄糖刺激后胰岛素分泌曲线低平。胰岛β细胞自身抗体或呈阳性。

(2)特发性T1DM(1B型):通常急性起病,β细胞功能明显减退甚至衰竭,临床上表现为糖尿病酮症甚至酸中毒。β细胞自身抗体检查阴性。病因未明。诊断时需排除单基因突变糖尿病。

2.T2DM临床特点

流行病学调查显示,在我国糖尿病患病人群中,T2DM 占 90% 以上。多见于成人,常在40 岁以后起病,但也可发生于青少年;多数起病隐匿,症状相对较轻,半数以上无任何症状;不少患者因慢性并发症、伴病或仅于健康检查时发现。很少自发性发生 DKA,但在应激、严重感染、中断治疗等诱因下也可发生 DKA。T2DM 常有家族史。临床上与肥胖症、血脂异常、脂肪肝、高血压、冠心病等疾病常同时或先后发生,并常伴有高胰岛素血症,目前认为这些均与胰岛素抵抗有关,称为代谢综合征。由于诊断时所处的病程阶段不同,其 β细胞功能表现差异较大,有的早期患者进食后胰岛素分泌高峰延迟,餐后 3～5 小时血浆胰岛素水平不适当地升高,引起反应性低血糖,可成为这些患者的首发临床表现。

3.某些特殊类型糖尿病

(1)青年人中的成年发病型糖尿病:MODY 是一组高度异质性的单基因遗传病。主要临床特征:①有三代或以上家族发病史,且符合常染色体显性遗传规律;②先证者发病年龄<25 岁;③无酮症倾向。

(2)线粒体基因突变糖尿病临床特征如下:①母系遗传;②发病早,β细胞功能逐渐减退,自身抗体阴性;③身材多消瘦;④常伴神经性耳聋或其他神经肌肉表现。

(3)糖皮质激素所致糖尿病:部分患者应用糖皮质激素后可诱发或加重糖尿病,常常与剂量和使用时间相关。多数患者停用后糖代谢可恢复正常。不管以往有否糖尿病,使用糖皮质激素时均应监测血糖,及时调整降糖方案,首选胰岛素控制高血糖。

4.妊娠糖尿病

GDM 通常是在妊娠中、末期出现,此时与妊娠相关的胰岛素拮抗激素的分泌也达高峰。GDM 一般只有轻度无症状性血糖增高,但由于血糖轻度增高对胎儿发育也可能有不利影响,因此妊娠期间应重视筛查。对所有孕妇,特别是 GDM 高风险的妇女(GDM 个人史、肥胖、尿糖阳性,或有糖尿病家族史者),最好在怀孕前进行筛查,若 FPG＞7.0 mmol/L、随机血糖≥11.1 mmol/L或 HbA1c＞6.5% 则可确诊为显性糖尿病。

所有既往无糖尿病的孕妇应在妊娠 24～28 周时进行 OGTT。针对 GDM 的诊断方法和标准一直存在争议。就诊断方法而言,分为一步法及两步法。一步法是妊娠 24～28 周行 75 g OGTT;若 FPG≥5.1 mmol/L,服糖后 1 小时血糖≥10.0 mmol/L,2 小时≥8.5 mmol/L,不再检测 3 小时血糖;血糖值超过上述任一指标即可诊断为 GDM。两步法是妊娠 24～28 周先做50 g OGTT 初步筛查,即口服 50 g 葡萄糖,1 小时后抽血化验血糖,血糖水平≥7.8 mmol/L 为异常;异常者需进一步行 100 g OGTT 确诊,分别测定 FPG 及负荷后 1 小时、2 小时和 3 小时血糖水平;两项或两项以上异常即可确诊为 GDM。

一步法简单易行,对该法诊断的 GDM 进行治疗可能会改善母婴结局,但鉴于 OGTT 变异度较大,且根据现有一步法的诊断标准可大幅度增加 GDM 的患病率,由此增加的经济负担,以及诊断的 GDM 进行干预所带来的母婴益处尚需要更多的临床研究证实。故目前不同组织对一步法及两步法的推荐态度有所不同。NIH 及美国妇产科医师学会推荐两步法,国际糖尿病与妊娠研究组及世界卫生组织则支持采用一步法,而既往支持一步法的 ADA 2014 年发表声明称两种方法都可以选用,美国预防医学工作组、美国家庭医师协会和内分泌学会则并未就选择哪种方法做明确推荐。

对 GDM 和"糖尿病合并妊娠"均需积极有效处理,以降低围产期疾病相关的患病率和病死率。GDM 妇女分娩后血糖一般可恢复正常,但未来发生 T2DM 的风险显著增加。此外,由于某些 GDM 患者孕前可能已经存在未被诊断的各种类型的糖尿病,故 GDM 患者应在产后 6～12 周使用非妊娠 OGTT 标准筛查糖尿病,并长期追踪观察。

四、糖尿病的实验室检查

(一)糖代谢异常严重程度或控制程度的检查

1.尿糖测定

大多采用葡萄糖氧化酶法,测定的是尿葡萄糖,尿糖阳性是诊断糖尿病的重要线索。但尿糖阳性只是提示血糖值超过肾糖阈(大约 10 mmol/L),因而尿糖阴性不能排除糖尿病可能。并发肾脏病变时,肾糖阈升高,虽然血糖升高,但尿糖阴性。肾糖阈降低时,虽然血糖正常,尿糖可阳性。

2.血糖测定和 OGTT

血糖升高是诊断糖尿病的主要依据,又是判断糖尿病病情和控制情况的主要指标。血糖值反映的是瞬间血糖状态。常用葡萄糖氧化酶法测定。抽静脉血或取毛细血管血,可用血浆、血清或全血。如血细胞比容正常,血浆、血清血糖比全血血糖高 15%。诊断糖尿病时必须用静脉血浆测定血糖,治疗过程中随访血糖控制情况可用便携式血糖计测定末梢血糖。

当血糖高于正常范围而又未达到诊断糖尿病标准时,须进行 OGTT。OGTT 应在无摄入任何热量 8 小时后,清晨空腹进行,成人口服 75 g 无水葡萄糖,溶于 250～300 mL 水中,5～10 分钟内饮完,空腹及开始饮葡萄糖水后 2 小时测静脉血浆葡萄糖。儿童服糖量按每千克体重 1.75 g 计算,总量不超过 75 g。

如下因素可影响 OGTT 结果的准确性:试验前连续 3 天膳食中糖类摄入过少、长期卧床或极少活动、应激情况、应用药物(如噻嗪类利尿剂、β 受体阻滞剂、糖皮质激素等)、吸烟等。因此急性疾病或应激情况时不宜行 OGTT;试验过程中,受试者不喝茶及咖啡、不吸烟、不做剧烈运动;试验前 3 天内摄入足量碳水化合物;试验前 3～7 天停用可能影响的药物。

3.糖化血红蛋白和糖化血浆清蛋白测定

糖化血红蛋白是葡萄糖或其他糖与血红蛋白的氨基发生非酶催化反应(一种不可逆的蛋白糖化反应)的产物,其量与血糖浓度呈正相关。糖化血红蛋白有 a、b、c 3 种,以糖化血红蛋白 c 最为重要。正常人糖化血红蛋白 c 占血红蛋白总量的 3%～6%,不同实验室之间其参考值有一定差异。血糖控制不良者糖化血红蛋白 c 升高,并与血糖升高的程度和持续时间相关。由于红细胞在血液循环中的寿命约为 120 天,因此糖化血红蛋白 c 反映患者近 8～12 周平均血糖水平,为评价糖尿病长期血糖控制水平的主要监测指标之一。需要注意糖化血红蛋白 c 受检测方法、有无贫血和血红蛋白异常疾病、红细胞转换速度、年龄等因素的影响。另外,糖化血红蛋白 c 不能反映瞬时血糖水平及血糖波动情况,也不能确定是否发生过低血糖。

血浆蛋白(主要为清蛋白)同样也可与葡萄糖发生非酶催化的糖化反应而形成果糖胺,其形成的量也与血糖浓度和持续时间相关,正常值为 1.7～2.8 mmol/L。由于清蛋白在血中半衰期为 19 天,故果糖胺反映患者近 2～3 周内平均血糖水平,为糖尿病患者近期病情监测的指标。

(二)胰岛 β 细胞功能检查

1.胰岛素释放试验

正常人空腹基础血浆胰岛素为 35～145 pmol/L(5～20 mU/L),口服 75 g 无水葡萄糖(或

100 g 标准面粉制作的馒头)后,血浆胰岛素在 30～60 分钟上升至高峰,峰值为基础值的 5～10 倍,3～4 小时恢复到基础水平。本试验反映基础和葡萄糖介导的胰岛素释放功能。胰岛素测定受血清中胰岛素抗体和外源性胰岛素的干扰。

2.C 肽释放试验

C 肽释放试验方法同上。正常人空腹基础值不小于 400 pmol/L,高峰时间同上,峰值为基础值的 5～6 倍。也反映基础和葡萄糖介导的胰岛素释放功能。C 肽测定不受血清中的胰岛素抗体和外源性胰岛素的影响。

3.其他检测

β 细胞功能的方法如静脉注射葡萄糖-胰岛素释放试验和高糖钳夹试验可了解胰岛素释放第一时相;胰高糖素-C 肽刺激试验和精氨酸刺激试验可了解非糖介导的胰岛素分泌功能等。可根据患者的具体情况和检查目的而选用。

(三)其他检查

1.血脂水平检测

胆固醇,尤其是 LDL-C 在动脉粥样硬化发生和发展中发挥着关键作用。糖尿病患者发生动脉粥样硬化的危险度明显增高,故要严密监测血脂,并结合年龄、性别、吸烟与否、血压水平及有无血管病变等确定个体化血脂治疗方案及达标标准。

2.足底压力检测

有条件者可行足底压力分析,以指导糖尿病足患者的足部护理及对足矫形器的监测。

3.有关病因和发病机制的检查

GADA、ICA、IAA 及 IA-2A 的联合检测;胰岛素敏感性检查;基因分析等。

五、糖尿病的诊断与鉴别诊断

大多数早期 T2DM 患者并无明显症状,故容易漏诊和误诊。在临床工作中要善于发现糖尿病,尽可能早期诊断和治疗。糖尿病诊断以血糖升高为依据,血糖的正常值和糖代谢异常的诊断切点是依据血糖值与糖尿病特异性并发症(如视网膜病变)发生风险的关系来确定。应注意如单纯检查空腹血糖,糖尿病漏诊率高,应加测餐后血糖,必要时进行 OGTT。

(一)诊断线索

有多食、多饮、多尿及体重减轻(三多一少)症状者;以糖尿病各种急慢性并发症或伴发病首诊就诊者;原因不明的酸中毒、失水、昏迷、休克;反复发作的皮肤疖或痈、真菌性阴道炎等;手足麻木、视物模糊等。高危人群:有糖调节受损史[IFG 和/或 IGT];年龄≥45 岁;超重或肥胖;T2DM 的一级亲属;有巨大儿生产史或妊娠糖尿病史等。

(二)诊断标准

我国目前采用国际上通用世界卫生组织糖尿病专家委员会提出的诊断和分类标准(表 4-1、表 4-2),要点如下。

表 4-1　糖尿病诊断标准

诊断标准	静脉血浆葡萄糖水平(mmol/L)
(1)糖尿病症状＋随机血糖或	≥11.1
(2)空腹血糖(FPG)或	≥7.0

续表

诊断标准	静脉血浆葡萄糖水平(mmol/L)
(3)OGTT 2 小时血糖	≥11.1

注:需再测一次予以证实,诊断才能成立。随机血糖指不考虑上次用餐时间,一天中任意时间的血糖,不能用来诊断 IFG 或 IGT。

表 4-2　糖代谢状态分类

糖代谢分类	静脉血浆葡萄糖水平(mmol/L)	
	空腹血糖(FPG)	糖负荷后 2 小时血糖水平
正常血糖(NGR)	<6.1	<7.8
空腹血糖受损(IFG)	6.1～6.9	<7.8
糖耐量减低(IGT)	<7.0	7.8～11.0
糖尿病(DM)	≥7.0	≥11.1

注:2003 年 11 月国际糖尿病专家委员会建议将 IFG 的界限值修订为 5.6～6.9 mmol/L。

(1)糖尿病诊断是基于空腹(FPG)、任意时间或 OGTT 中 2 小时血糖值。空腹指至少 8 小时无任何热量摄入;任意时间指一天内任何时间,无论上一次进餐时间及食物摄入量。糖尿病症状指多尿、烦渴多饮和难于解释的体重减轻。FPG 3.9～6.0 mmol/L(70～108 mg/dL)为正常;6.1～6.9 mmol/L(110～125 mg/dL)为 IFG;≥7.0 mmol/L(126 mg/dL)应考虑糖尿病。OGTT 中2 小时血糖值<7.7 mmol/L(139 mg/dL)为正常糖耐量;7.8～11.0 mmol/L(140～199 mg/dL)为 IGT;≥11.1 mmol/L(200 mg/dL)应考虑糖尿病。

(2)糖尿病的临床诊断推荐采用葡萄糖氧化酶法测定静脉血浆葡萄糖。

(3)对于无糖尿病症状,仅一次血糖值达到糖尿病诊断标准者,必须在另一天复查核实而确定诊断;如复查结果未达到糖尿病诊断标准,应定期复查。IFG 或 IGT 的诊断应根据 3 个月内的两次 OGTT 结果,用其平均值来判断。严重疾病(急性严重感染、创伤)或其他应激情况下,可因拮抗胰岛素的激素(如儿茶酚胺、皮质醇等)分泌增多而发生应激性高血糖;但这种代谢紊乱常为暂时性和自限性,因此在应激因素消失前,不能据此时血糖诊断糖尿病,必须在应激消除后复查才能明确其糖代谢状况。

(4)儿童糖尿病诊断标准与成人相同。

(5)孕期首次产前检查时,使用普通糖尿病诊断标准筛查孕前未诊断的 T2DM,如达到糖尿病诊断标准即可判断孕前就患有糖尿病。如初次检查结果正常,则在孕 24～28 周筛查有无 GDM。

(6)近年对应用糖化血红蛋白作为糖尿病诊断指标的国内外研究很多,并得到了广泛的关注。糖化血红蛋白是评价长期血糖控制的金标准。流行病学和循证医学研究证明糖化血红蛋白能稳定和可靠地反映患者的预后。且糖化血红蛋白具有检测变异小、更稳定、可采用与 DCCT/UKPDS 一致的方法并进行标化、无须空腹或定时采血且受应激等急性状态影响小等优点。美国糖尿病协会(ADA)已经把糖化血红蛋白≥6.5%作为糖尿病的诊断标准,世界卫生组织也建议在条件成熟的地方采用糖化血红蛋白作为诊断糖尿病的指标。然而由于我国有关糖化血红蛋白诊断糖尿病切点的相关资料尚不足,而且我国尚缺乏糖化血红蛋白检测方法的标准化,包括测定仪器和测定方法的质量控制存在着明显的地区差异,故目前在我国尚不推荐采用糖化血红蛋白诊断糖尿病。

(三)鉴别诊断

注意鉴别其他原因所致尿糖阳性。肾性糖尿因肾糖阈降低所致,尿糖阳性,但血糖及OGTT 正常。某些非葡萄糖的糖尿如果糖、乳糖、半乳糖尿,用班氏试剂(硫酸铜)检测呈阳性反应,用葡萄糖氧化酶试剂检测呈阴性反应。

甲状腺功能亢进症、胃空肠吻合术后,因碳水化合物在肠道吸收快,可引起进食后 0.5～1.0 小时血糖过高,出现糖尿,但 FPG 和餐后 2 小时血糖正常。严重弥漫性肝病患者,葡萄糖转化为肝糖原功能减弱,肝糖原贮存减少,进食后 0.5～1.0 小时血糖过高,出现糖尿,但 FPG 偏低,餐后 2～3 小时血糖正常或低于正常。急性应激状态时,胰岛素拮抗激素(如肾上腺素、ACTH、肾上腺皮质激素和生长激素)分泌增加,可使糖耐量减低,出现一过性血糖升高、尿糖阳性,应激过后可恢复正常。

(四)分型

最重要的是鉴别 T1DM 和 T2DM,由于两者缺乏明确的生化或遗传学标志,主要根据临床特点和发展过程,从发病年龄、起病急缓、症状轻重、体重、有否酮症酸中毒倾向、是否依赖外源胰岛素维持生命等方面,结合胰岛 β 细胞自身抗体和 β 细胞功能检查结果而进行临床综合分析判断。一般来说,T1DM 发病年龄轻,起病急、症状较重,明显消瘦,有酮症倾向,需要胰岛素治疗。但两者的区别都是相对的,临床单靠血糖水平不能区分 T1DM 还是 T2DM,有些患者诊断初期可能同时具有 T1DM 和 T2DM 的特点,如这些人发病年龄较小但进展慢、一般不胖、胰岛素分泌功能降低但尚未达容易发生酮症的程度、其中相当部分患者使用口服降糖药即可达良好血糖控制,这些患者确实暂时很难明确归为 T1DM 或 T2DM;这时可先做一个临时性分型,用于指导治疗。然后依据对治疗的初始反应和 β 细胞功能的动态变化再重新评估和分型。随着疾病的进展,诊断会越来越明确。从发病机制角度来讲,胰岛 β 细胞自身抗体是诊断 T1DM 的特异指标。

MODY 和线粒体基因突变糖尿病有一定临床特点,但确诊有赖于基因分析。

许多内分泌疾病,如肢端肥大症(或巨人症)、皮质醇增多症、嗜铬细胞瘤可分泌生长激素、皮质醇、儿茶酚胺,抵抗胰岛素而引起继发性糖尿病。还要注意药物影响和其他特殊类型糖尿病。

(五)并发症和伴发病的诊断

对糖尿病的各种并发症及经常伴随出现的肥胖、高血压、血脂异常等也须进行相应检查和诊断以便及时治疗。

T1DM 应根据体征和症状考虑自身免疫性甲状腺疾病、系统性红斑狼疮等的筛查。

六、糖尿病的治疗

由于糖尿病的病因和发病机制尚未完全阐明,目前仍缺乏病因治疗。

糖尿病治疗的近期目标是通过控制高血糖和相关代谢紊乱以消除糖尿病症状和防止出现急性严重代谢紊乱;远期目标是通过良好的代谢控制达到预防和/或延缓糖尿病慢性并发症的发生和发展,维持良好健康和学习、劳动能力,提高患者的生活质量、降低病死率和延长寿命。保障儿童患者的正常生长发育。

近年循证医学的发展促进了糖尿病治疗观念的进步,糖尿病的控制已从传统意义上的治疗转变为系统管理,最好的管理模式是以患者为中心的团队式管理,团队主要成员包括全科和专科医师、糖尿病教员、营养师、运动康复师、患者及其家属等,并建立定期随访和评估系统。

近年来临床研究证实:使新诊断的糖尿病患者达到良好血糖控制可延缓糖尿病微血管病变的发生、发展;早期有效控制血糖可能对大血管有较长期的保护作用(代谢记忆效应);全面控制T2DM 的危险因素可明显降低大血管和微血管病变的发生风险和死亡风险。早期良好控制血糖尚可保护 β 细胞功能及改善胰岛素敏感性。故糖尿病管理须遵循早期和长期、积极而理性、综合治疗和全面达标、治疗措施个体化等原则。IDF 提出糖尿病综合管理 5 个要点(有"五驾马车"之称):糖尿病教育、医学营养治疗、运动治疗、血糖监测和药物治疗。

已有证据显示,将 HbA1c 降至 7% 左右或以下可显著减少糖尿病微血管并发症;如在诊断糖尿病后早期降低 HbA1c,可以减少慢性大血管病变风险。应对血糖控制的风险与获益、可行性和社会因素等进行综合评估,为患者制定合理的个体化 HbA1c 控制目标。对于大多数非妊娠成人,HbA1c 的合理控制目标为<7%。ADA 和 EASD 立场声明建议,对于某些患者(如病程短、预期寿命长、无明显的 CVD 等),在无明显的低血糖或其他不良反应的前提下,可考虑更严格的 HbA1c 目标(如 HbA1c 6.0%~6.5%)。而对于有严重低血糖病史,预期寿命有限,有显著的微血管或大血管并发症,或有严重的并发症,糖尿病病程长,并且尽管进行了糖尿病自我管理教育、合适的血糖监测、接受有效剂量的多种降糖药物包括胰岛素治疗仍然很难达标的患者,应采用较为宽松的 HbA1c 目标(如 HbA1c 7.5%~8%,或甚至更高些)。即糖尿病患者血糖控制目标应该遵循个体化的原则。

(一)糖尿病健康教育

糖尿病健康教育是重要的基础管理措施之一。每位糖尿病患者一旦诊断即应规范接受糖尿病教育,目标是使患者充分认识糖尿病并掌握糖尿病的自我管理能力。健康教育被公认是决定糖尿病管理成败的关键。良好的健康教育可充分调动患者的主观能动性,积极配合治疗,有利于疾病控制达标,防止各种并发症的发生和发展,降低医疗费用和负担,使患者和国家均受益。健康教育包括糖尿病防治专业人员的培训,医务人员的继续医学教育,患者及其家属和公众的卫生保健教育。应对患者和家属耐心宣教,使其认识到糖尿病是终身疾病,治疗需持之以恒,充分认识自身的行为和自我管理能力是糖尿病能否成功控制的关键。同时促进患者治疗性生活方式改变,定期辅导并应将其纳入治疗方案,让患者了解糖尿病的基础知识和治疗控制要求,学会自我血糖监测,掌握医学营养治疗的具体措施和体育锻炼的具体要求,使用降血糖药物的注意事项,学会胰岛素注射技术,从而在医务人员指导下长期坚持合理治疗并达标,坚持随访,按需要调整治疗方案。同时,糖尿病健康教育应涉及社会心理问题,因为良好情感状态与糖尿病治疗效果密切相关。劝诫患者戒烟和烈性酒,讲求个人卫生,预防各种感染。

(二)医学营养治疗

医学营养治疗是糖尿病基础管理措施,是综合管理的重要组成部分。对医学营养治疗的依从性是决定患者能否达到理想代谢控制的关键影响因素。其主要目标是:纠正代谢紊乱、达到良好的代谢控制、减少 CVD 的危险因素、提供最佳营养以改善患者健康状况、减缓 β 细胞功能障碍的进展。总的原则是确定合理的总能量摄入,合理、均衡地分配各种营养物质,恢复并维持理想体重。

1.计算总热量

首先按患者性别、年龄和身高查表或用简易公式计算理想体重[理想体重(kg)=身高(cm)-105],然后根据理想体重和工作性质,参照原来生活习惯等,计算每天所需总热量。成年人休息状态下每天每千克理想体重给予热量 105~126 kJ,轻体力劳动 126~147 kJ,中度体力劳动 147～167 kJ,重体力劳动 167 kJ 以上。儿童、孕妇、乳母、营养不良及伴有消耗性疾病者应酌情增加,肥胖者酌减,使体重逐渐恢复至理想体重的±5%左右。

2.膳食搭配

膳食中碳水化合物所提供的能量应占饮食总热量的 50%～60%。不同种类碳水化合物引起血糖增高的速度和程度有很大不同,可用食物生糖指数(GI)来衡量。GI 指进食恒量的食物(含 50 g 碳水化合物)后,2～3 小时的血糖曲线下面积相比空腹时的增幅除以进食 50 g 葡萄糖后的相应增幅。GI≤55%为低 GI 食物,55%～70%为中 GI 食物,GI≥70%为高 GI 食物。低GI 食物有利于血糖控制和控制体重。应限制含糖饮料摄入;可适量摄入糖醇和非营养性甜味剂。肾功能正常的糖尿病个体,推荐蛋白质的摄入量占供能比的 10%～15%,成人每天每千克理想体重 0.8～1.2 g;孕妇、乳母、营养不良或伴消耗性疾病者增至 1.5～2.0 g;伴糖尿病肾病而肾功能正常者应限制至 0.8 g,尿素氮已升高者应限制在 0.6 g 以下;蛋白质应至少有 1/3 来自动物蛋白质,以保证必需氨基酸的供给。膳食中由脂肪提供的能量不超过总热量的 30%,其中饱和脂肪酸不应超过总热量的 7%;食物中胆固醇摄入量<300 mg/d。

此外,各种富含食用纤维的食品可延缓食物吸收,降低餐后血糖高峰,有利于改善糖、脂代谢紊乱,并促进胃肠蠕动、防止便秘。提倡食用绿叶蔬菜、豆类、块根类、谷物、含糖成分低的水果等。

3.糖尿病的营养补充治疗

没有明确的证据显示糖尿病患者群维生素或矿物质的补充是有益的(如果没有缺乏)。不建议常规补充抗氧化剂如维生素 E、维生素 C 和胡萝卜素,因为缺乏有效性和长期安全性的证据。目前的证据不支持糖尿病患者补充 n-3(EPA 和 DHA)预防或治疗心血管事件的建议。没有足够的证据支持糖尿病患者常规应用微量元素如铬、镁和维生素 D 以改善血糖控制。没有足够的证据支持应用肉桂或其他中药/补充剂治疗糖尿病。

4.饮酒

成年糖尿病患者如果想饮酒,每天饮酒量应适度(成年女性每天饮酒的酒精量≤15 g,成年男性≤25 g)。饮酒或许使糖尿病患者发生迟发低血糖的风险增加,尤其是应用胰岛素或促胰岛素分泌剂的患者。教育并保证让患者知晓如何识别和治疗迟发低血糖。

5.钠摄入

普通人群减少钠摄入每天<2 300 mg 的建议对糖尿病患者也是合适的。对糖尿病合并高血压的患者,应考虑进一步减少钠的摄入。

6.合理分配

确定每天饮食总热量和糖类、蛋白质、脂肪的组成后,按每克糖类、蛋白质产热 4 kcal,每克脂肪产热 9 kcal,将热量换算为食品后制订食谱,并根据生活习惯、病情和配合药物治疗需要进行安排。可按每天三餐分配为 1/5、2/5、2/5 或 1/3、1/3、1/3。

以上仅是原则估算,在治疗过程中要根据患者的具体情况进行调整。如肥胖患者在治疗措施适当的前提下,体重不下降,应进一步减少饮食总热量;体形消瘦的患者,经治疗体重已恢复者,其饮食方案也应适当调整,避免体重继续增加。

(三)运动治疗

体育运动在糖尿病患者的管理中占重要地位,尤其对肥胖的 T2DM 患者,运动可增加胰岛素敏感性,有助于控制血糖和体重。根据年龄、性别、体力、病情、有无并发症及既往运动情况等不同条件,在医师指导下开展有规律的合适运动,循序渐进,并长期坚持。建议糖尿病患者每周至少进行 150 分钟的中等强度的有氧体力活动(50%～70%最大心率),每周运动时间应该分布在 3 天以上,运动间隔时间一般不超过 2 天。若无禁忌证,应该鼓励 T2DM 患者每周至少进行 2 次阻力性肌肉运动。如果患者觉得达到所推荐的运动量和时间有困难,应鼓励他们尽可能进行适当的体育运动。运动前、中、后要监测血糖。运动量大或激烈运动时应建议患者调整食物及药物,以免发生低血糖。T1DM 患者为避免血糖波动过大,体育锻炼宜在餐后进行,运动量不宜过大,持续时间不宜过长。血糖＞14 mmol/L、有明显的低血糖症状或者血糖波动较大、有糖尿病急性并发症和心眼脑肾等严重慢性并发症者暂不适宜运动。

(四)病情监测

糖尿病病情监测包括血糖监测、其他 CVD 危险因素和并发症的监测。

血糖监测基本指标包括空腹血糖、餐后血糖和 HbA1c。HbA1c 是评价长期血糖控制的金指标,也是指导临床调整治疗方案的重要依据之一,推荐糖尿病患者开始治疗时每 3 个月检测 1 次 HbA1c,血糖达标后每年也至少监测 2 次。也可用糖化血清清蛋白来评价近 2～3 周的血糖控制情况。建议患者应用便携式血糖计进行自我监测血糖(SMBG),以了解血糖的控制水平和波动情况,指导调整治疗方案。自我血糖监测适用于所有糖尿病患者,尤其对妊娠和胰岛素治疗的患者更应加强自我血糖监测。SMBG 的方案、频率和时间安排应根据患者的病情、治疗目标和治疗方案决定。

患者每次就诊时均应测量血压;每年至少 1 次全面了解血脂及心、肾、神经、眼底等情况,以便尽早发现问题并给予相应处理。

(五)高血糖的药物治疗

1.口服降糖药物

高血糖的药物治疗多基于 2 型糖尿病的两个主要病理生理改变——胰岛素抵抗和胰岛素分泌受损。口服降糖药物根据作用效果的不同,可以分为促胰岛素分泌剂(磺脲类、格列奈类、DPP-Ⅳ 抑制剂)和非促胰岛素分泌剂(双胍类、噻唑烷二酮类、α 糖苷酶抑制剂)。磺脲类药物、格列奈类药物直接刺激胰岛素分泌;DPP-Ⅳ 抑制剂通过减少体内 GLP-1 的分解而增加 GLP-1 增加胰岛素分泌的作用;噻唑烷二酮类药物可改善胰岛素抵抗;双胍类药物主要减少肝脏葡萄糖的输出;α 糖苷酶抑制剂主要延缓碳水化合物在肠道内的吸收。

(1)二甲双胍:目前临床上使用的双胍类药物主要是盐酸二甲双胍。双胍类药物主要药理作用是通过减少肝脏葡萄糖的输出和改善外周胰岛素抵抗而降低血糖。许多国家和国际组织制定的糖尿病指南中推荐二甲双胍作为 2 型糖尿病患者控制高血糖的一线用药和联合用药中的基础用药。临床试验显示,二甲双胍可以使 HbA1c 下降 1%～2%并可使体重下降。单独使用二甲双胍类药物不导致低血糖,但二甲双胍与胰岛素或促胰岛素分泌剂联合使用时可增加低血糖发生的危险性。二甲双胍的主要不良反应为胃肠道反应。双胍类药物罕见的严重不良反应是诱发乳酸酸中毒。因此,双胍类药物禁用于肾功能不全[血肌酐水平男性＞1.5 mg/dL,女性＞1.4 mg/dL 或肾小球滤过率＜60 mL/(min·1.73 m²)]、肝功能不全、严重感染、缺氧或接受大手术的患者。在做造影检查使用碘化造影剂时,应暂时停用二甲双胍。

(2)磺脲类药物:磺脲类药物属于促胰岛素分泌剂,主要药理作用是通过刺激胰岛 β 细胞分泌胰岛素,增加体内的胰岛素水平而降低血糖。临床试验显示,磺脲类药物可以使 HbA1c 降低 1%～2%,是目前许多国家和国际组织制定的糖尿病指南中推荐的控制 2 型糖尿病患者高血糖的主要用药。目前在我国上市的磺脲类药物主要为格列苯脲、格列苯脲、格列齐特、格列吡嗪和格列喹酮。磺脲类药物如果使用不当可以导致低血糖,特别是在老年患者和肝、肾功能不全者;磺脲类药物还可以导致体重增加。有肾功能轻度不全的患者,宜选择格列喹酮。患者依从性差时,建议服用每天一次的磺脲类药物。

(3)噻唑烷二酮类药物:噻唑烷二酮类药物主要通过增加靶细胞对胰岛素作用的敏感性而降低血糖。目前在我国上市的噻唑烷二酮类药物主要有罗格列酮和吡格列酮。临床试验显示,噻唑烷二酮类药物可以使 HbA1c 下降 1%～1.5%。噻唑烷二酮类药物单独使用时不导致低血糖,但与胰岛素或促胰岛素分泌剂联合使用时可增加发生低血糖的风险。体重增加和水肿是噻唑烷二酮类药物的常见不良反应,这种不良反应在与胰岛素联合使用时表现更加明显。噻唑烷二酮类药物的使用还与骨折和心力衰竭风险增加相关。在有心力衰竭(纽约心力衰竭分级Ⅱ以上)的患者、有活动性肝病或转氨酶增高超过正常上限 2.5 倍的患者,以及有严重骨质疏松和骨折病史的患者中应禁用本类药物。

(4)格列奈类药物:为非磺脲类的胰岛素促泌剂,我国上市的有瑞格列奈,那格列奈和米格列奈。本类药物主要通过刺激胰岛素的早期分泌而降低餐后血糖,具有吸收快、起效快和作用时间短的特点,可降低 HbA1c 0.3%～1.5%。此类药物需在餐前即刻服用,可单独使用或与其他降糖药物联合应用(磺脲类除外)。格列奈类药物的常见不良反应是低血糖和体重增加,但低血糖的发生频率和程度较磺脲类药物轻。

(5)α糖苷酶抑制剂:通过抑制碳水化合物在小肠上部的吸收而降低餐后血糖。其适用于以碳水化合物为主要食物成分和餐后血糖升高的患者。国内上市的α糖苷酶抑制剂有阿卡波糖,伏格列波糖和米格列醇。α糖苷酶抑制剂可使 HbA1c 下降 0.5%～0.8%,不增加体重,并且有使体重下降的趋势,可与磺脲类、双胍类、噻唑烷二酮类或胰岛素合用。α糖苷酶抑制剂的常见不良反应为胃肠道反应。服药时从小剂量开始,逐渐加量是减少不良反应的有效方法。单独服用本类药物通常不会发生低血糖;合用α糖苷酶抑制剂的患者如果出现低血糖,治疗时需使用葡萄糖、牛奶或蜂蜜,而食用蔗糖或淀粉类食物纠正低血糖的效果差。

(6)二肽基肽酶-Ⅳ抑制剂(DPP-Ⅳ抑制剂):DPP-Ⅳ抑制剂通过抑制二肽基肽酶-Ⅳ而减少 GLP-1 在体内的失活,增加 GLP-1 在体内的水平。GLP-1 以葡萄糖浓度依赖的方式增强胰岛素分泌,抑制胰高血糖素分泌。目前国内上市的 DPP-Ⅳ抑制剂为西格列汀。在包括中国 2 型糖尿病患者在内的临床试验显示 DPP-Ⅳ抑制剂可降低 HbA1c 0.5%～1.0%。DPP-Ⅳ抑制剂单独使用不增加低血糖发生的风险,不增加体重。目前在我国上市的西格列汀在有肾功能不全的患者中使用时应注意减少药物的剂量。

(7)GLP-1 受体激动剂:GLP-1 受体激动剂通过激动 GLP-1 受体而发挥降低血糖的作用。GLP-1 受体激动剂以葡萄糖浓度依赖的方式增强胰岛素分泌、抑制胰高血糖素分泌并能延缓胃排空和通过中枢性的抑制食欲而减少进食量。目前国内上市的 GLP-1 受体激动剂为艾塞那肽,需皮下注射。在包括中国 2 型糖尿病患者在内的临床试验显示 GLP-1 受体激动剂可以使 HbA1c 降低 0.5%～1.0%。GLP-1 受体激动剂可以单独使用或与其他口服降糖药物联合使用。GLP-1 受体激动剂有显著的体重降低作用,单独使用无明显导致低血糖发生的风险。GLP-1 受体激动剂的常见胃肠道不良反应,如恶心,程度多为轻到中度,主要见于刚开始治疗时,随治疗时间延长逐渐减少。

2.胰岛素治疗

胰岛素治疗是控制高血糖的重要手段。1型糖尿病患者需依赖胰岛素维持生命,也必须使用胰岛素控制高血糖。2型糖尿病患者虽然不需要胰岛素来维持生命,但由于口服降糖药的失效或出现口服药物使用的禁忌证时,仍需要使用胰岛素控制高血糖,以减少糖尿病急、慢性并发症发生的危险。在某些时候,尤其是病程较长时,胰岛素治疗可能会变成最佳的,甚至是必需的保持血糖控制的措施。

开始胰岛素治疗后应该继续坚持饮食控制和运动,并加强对患者的宣教,鼓励和指导患者进行自我血糖监测,以便于胰岛素剂量调整和预防低血糖的发生。所有开始胰岛素治疗的患者都应该接受低血糖危险因素、症状和自救措施的教育。

胰岛素的治疗方案应该模拟生理性胰岛素分泌的模式,包括基础胰岛素和餐时胰岛素两部分的补充。胰岛素根据其来源和化学结构可分为动物胰岛素、人胰岛素和胰岛素类似物。胰岛素根据其作用特点可分为超短效胰岛素类似物、常规(短效)胰岛素、中效胰岛素、长效胰岛素(包括长效胰岛素类似物)和预混胰岛素(包括预混胰岛素类似物)。临床试验证明,胰岛素类似物与人胰岛素相比控制血糖的能力相似,但在模拟生理性胰岛素分泌和减少低血糖发生的危险性方面胰岛素类似物优于人胰岛素。

(1)胰岛素的起始治疗:①1型糖尿病患者在发病时就需要胰岛素治疗,而且需终身胰岛素替代治疗。②2型糖尿病患者在生活方式和口服降糖药联合治疗的基础上,如果血糖仍然未达到控制目标,即可开始口服药物和胰岛素的联合治疗。一般经过较大剂量多种口服药物联合治疗后 HbA1c 仍>7%时,就可以考虑启动胰岛素治疗。③对新发病并与1型糖尿病鉴别困难的消瘦的糖尿病患者,应该把胰岛素作为一线治疗药物。④在糖尿病病程中(包括新诊断的2型糖尿病患者),出现无明显诱因的体重下降时,应该尽早使用胰岛素治疗。⑤根据患者的具体情况,可选用基础胰岛素或预混胰岛素起始胰岛素治疗。

胰岛素的起始治疗中基础胰岛素的使用:①基础胰岛素包括中效人胰岛素和长效胰岛素类似物。当仅使用基础胰岛素治疗时,不必停用胰岛素促分泌剂。②使用方法:继续口服降糖药物治疗,联合中效或长效胰岛素睡前注射。起始剂量为 0.2 U/kg 体重。根据患者空腹血糖水平调整胰岛素用量,通常每3~5天调整一次,根据血糖的水平每次调整1~4 U 直至空腹血糖达标。如3个月后空腹血糖控制理想但 HbA1c 不达标,应考虑调整胰岛素治疗方案。

胰岛素的起始治疗中预混胰岛素的使用:①预混胰岛素包括预混入胰岛素和预混胰岛素类似物。根据患者的血糖水平,可选择每天一到二次的注射方案。当使用每天两次注射方案时,应停用胰岛素促泌剂。②使用方法包括以下2条。每天一次预混胰岛素:起始的胰岛素剂量一般为每天 0.2 U/kg,晚餐前注射。根据患者空腹血糖水平调整胰岛素用量,通常每3~5天调整一次,根据血糖的水平每次调整1~4 U 直至空腹血糖达标。每天两次预混胰岛素:起始的胰岛素剂量一般为每天 0.4~0.6 U/kg,按1:1的比例分配到早餐前和晚餐前。根据空腹血糖,早餐后血糖和晚餐前后血糖分别调整早餐前和晚餐前的胰岛素用量,每3~5天调整一次,根据血糖水平每次调整的剂量为1~4 U,直到血糖达标。1型糖尿病在蜜月期阶段,可以短期使用预混胰岛素2~3次/天注射。

(2)胰岛素的强化治疗。

1)多次皮下注射:①在上述胰岛素起始治疗的基础上,经过充分的剂量调整,如患者的血糖水平仍未达标或出现反复的低血糖,需进一步优化治疗方案。可以采用餐时+基础胰岛素或每天三次预混胰岛素类似物进行胰岛素强化治疗。②使用方法包括以下2条。餐时＋基础胰岛素：根据睡前和三餐前血糖的水平分别调整睡前和三餐前的胰岛素用量，每3～5天调整一次，根据血糖水平每次调整的剂量为1～4 U,直到血糖达标；每天3次预混胰岛素类似物：根据睡前和三餐前血糖水平进行胰岛素剂量调整，每3～5天调整一次，直到血糖达标。

2)持续皮下胰岛素输注(CSII)：①是胰岛素强化治疗的一种形式，更接近生理性胰岛素分泌模式，在控制血糖方面优于多次皮下注射且低血糖发生的风险小。②需要胰岛素泵来实施治疗。③主要适用人群如下：1型糖尿病患者；计划受孕和已妊娠的糖尿病妇女；需要胰岛素强化治疗的2型糖尿病患者。

3)特殊情况下胰岛素的应用：对于血糖较高的初发2型糖尿病患者，由于口服药物很难使血糖得到满意的控制，而高血糖毒性的迅速缓解可以部分减轻胰岛素抵抗和逆转β细胞功能，故新诊断的2型糖尿病伴有明显高血糖时可以使用胰岛素强化治疗。方案可以选择各种胰岛素强化治疗方案。如多次皮下注射、胰岛素泵注射等。应注意加强血糖的监测，及时调整胰岛素剂量，使各点血糖在最短时间接近正常，同时尽量减少低血糖的发生。

4)胰岛素注射装置：可以根据个人需要和经济状况选择使用胰岛素注射笔(胰岛素笔或者特充装置)、胰岛素注射器或胰岛素泵。

(六)T2DM高血糖的管理策略和治疗流程

应依据患者病情特点结合其经济、文化、对治疗的依从性、医疗条件等多种因素，制定个体化的治疗方案，且强调跟踪随访，根据病情变化调整治疗方案，力求达到安全平稳降糖、长期达标。

生活方式干预是T2DM的基础治疗措施，应该贯穿于糖尿病治疗的始终。如果单纯生活方式干预血糖不能达标，应开始药物治疗。选择降糖药物应考虑有效性、安全性及费用。首选二甲双胍，且如果没有禁忌证，其应一直保留在治疗方案中；不适合二甲双胍治疗者可选择其他种类药物。如单独使用二甲双胍治疗血糖未达标，可加用其他种类的降糖药物。基线HbA1c很高的患者(如≥9.0%)，也可直接开始两种口服降糖药联合，或胰岛素治疗。两种口服药联合治疗而血糖仍不达标者，可加用胰岛素治疗(每天1次基础胰岛素或每天1～2次预混胰岛素)或采用3种口服药联合治疗。如血糖仍不达标，则应将治疗方案调整为多次胰岛素治疗或CSII。

在选择治疗药物时也可根据患者血糖特点，如空腹血糖高时可选用双胍类、磺脲类和中长效胰岛素；餐后血糖升高为主时可选用格列奈类和/或α-糖苷酶抑制剂、短效及超短效胰岛素；DPP-Ⅳ抑制剂及GLP-1受体激动剂降低餐后血糖同时可降低空腹血糖，并且低血糖风险小。

(七)手术治疗糖尿病

近年证实减重手术可明显改善肥胖T2DM患者的血糖控制，甚至可使部分糖尿病患者"缓解"，术后2～5年的T2DM缓解率可达60%～80%。故近年IDF和ADA已将减重手术(代谢手术)推荐为肥胖T2DM的可选择的治疗方法之一；我国也已开展这方面的治疗。2013版《中国2型糖尿病防治指南》提出减重手术治疗的适应证：体重指数(BMI)>32 kg/m²为可选适应证，28～32 kg/m²且合并糖尿病、其他心血管疾病为慎选适应证。但目前各国有关手术治疗的BMI切点不同，应规范手术的适应证，权衡利弊，避免手术扩大化和降低手术长、短期并发症发生的风险，并加强手术前后对患者的管理。目前还不适合大规模推广。

(八)胰腺移植和胰岛细胞移植

单独胰腺移植或胰肾联合移植可解除对胰岛素的依赖，改善生活质量。治疗对象主要为T1DM患者，目前尚局限于伴终期肾病的T1DM患者；或经胰岛素强化治疗仍难达到控制目标,且反复发生严重代谢紊乱者。然而,由于移植后发生的免疫排斥反应,往往会导致移植失败,故必须长期应用免疫抑制剂。

同种异体胰岛移植可使部分 T1DM 患者血糖水平维持正常达数年。但供体来源的短缺和需要长期应用免疫抑制剂限制了该方案在临床上的广泛推广。且移植后患者体内功能性胰岛细胞的存活无法长期维持,移植后随访 5 年的患者中不依赖胰岛素治疗的比率低于 10%。近年还发现采用造血干细胞或间充质干细胞治疗糖尿病具有潜在的应用价值,但此治疗方法目前尚处于临床前研究阶段。

(九)糖尿病慢性并发症的防治原则

糖尿病慢性并发症是患者致残、致死的主要原因,强调早期防治。T1DM 病程≥5 年者及所有 T2DM 患者确诊后应每年进行慢性并发症筛查。现有证据显示:仅严格控制血糖对预防和延缓 T2DM 患者,特别是那些长病程、已发生 CVD 或伴有多个心血管危险因子患者慢性并发症的发生发展的作用有限,所以应早期和积极全面控制 CVD 危险因素。

在糖尿病合并高血压患者的血压目标值方面各指南有所不同。JNC8 将 60 岁以下糖尿病高血压患者的血压目标值设定为<18.7/12.0 kPa(140/90 mmHg)。2013 年和 2014 年美国糖尿病学会(ADA)糖尿病诊疗指南将糖尿病患者的血压目标值设定为<18.7/10.7 kPa(140/80 mmHg),而欧洲心脏病学会(ESC)和欧洲糖尿病学会(EASD)联合发布的《2013 糖尿病、糖尿病前期和心血管疾病指南》则将这些目标值设定为<18.7/11.3 kPa(140/85 mmHg),《2013 年中国 2 型糖尿病防治指南》在这一指标上与 ADA 指南保持一致。血压≥18.7/12.0 kPa(140/90 mmHg)者,除接受生活方式治疗外,还应立即接受药物治疗,并及时调整药物剂量使血压达标。糖尿病并高血压患者的药物治疗方案应包括一种血管紧张素转化酶抑制剂(ACEI)或血管紧张素受体拮抗剂(ARB)。如果一类药物不能耐受,应该用另一类药物代替。避免 ACEI 和 ARB 联用。为使血压控制达标,常需联用多种药物(最大剂量的 2 种或多种药物)。如果已经应用 ACEI、ARB 类或利尿剂,应监测血肌酐/估计肾小球滤过率(eGFR)和血钾水平。糖尿病并慢性高血压的孕妇,为了母亲长期健康和减少胎儿发育损害,建议血压目标值为 14.7～17.2/8.7～10.5 kPa(110～129/65～79 mmHg)。妊娠期间,ACEI 和 ARB 类均属禁忌。

治疗和管理血脂异常的目的是预防心血管终点事件的发生。LDL-C 是首要的治疗靶标,如果不能检测 LDL-C,那么总胆固醇应作为治疗的靶标。其他如 non-HDL-C 和 Apo B 也可作为次要的治疗和管理靶标。

心血管风险增加的 T1DM 及 T2DM 患者(10 年风险>10%),考虑阿司匹林一级预防治疗(剂量 75～162 mg/d)。这包括大部分>50 岁男性或>60 岁女性,并至少合并一项其他主要危险因素(CVD 家族史、高血压、吸烟、血脂异常或蛋白尿)。CVD 低危的成年糖尿病患者(10 年 CVD 风险<5%,如<50 岁男性或<60 岁女性且无其他主要 CVD 危险因素者)不应推荐使用阿司匹林预防 CVD,因为出血的潜在不良反应可能抵消了其潜在益处。

严格的血糖控制可预防或延缓 T1DM 和 T2DM 蛋白尿的发生和进展。已有微量清蛋白尿而血压正常的早期肾病患者应用 ACEI 或 ARB 也可延缓肾病的进展;一旦进展至临床糖尿病肾病期,治疗的重点是矫正高血压和减慢 GFR 下降速度。ACEI 或 ARB 除可降低血压外,还可减轻蛋白尿和使 GFR 下降延缓。糖尿病肾病(Ⅳ期)饮食蛋白量为每天每千克体重 0.8 g,以优质动物蛋白为主;GFR 进一步下降后减至 0.6 g 并加用复方 α-酮酸。尽早使用促红细胞生成素纠正贫血,治疗维生素 D-钙磷失平衡可明显改善进展期患者的生活质量和预后。糖尿病肾病肾衰竭者需透析或移植治疗。

综合眼科检查包括散瞳后眼底检查、彩色眼底照相,必要时行荧光造影检查。有任何程度黄斑水肿、严重 NPDR 或任何 PDR 的患者,应该立即转诊给有治疗糖尿病视网膜病变丰富经验的眼科医师。高危 PDR、临床明显的黄斑水肿和部分严重 NPDR 患者,进行激光光凝治疗可以降低失明的危险。糖尿病黄斑水肿是抗血管内皮生长因子(VEGF)治疗的指征。由于阿司匹林不增加视网膜出血的风险且有心脏保护作用,视网膜病变的存在不是阿司匹林治疗的禁忌证。重度 NPDR 应尽早接受视网膜光凝治疗;PDR 患者存在威胁视力情况时(如玻璃体积血不吸收、视网膜前出现纤维增殖、黄斑水肿或视网膜脱离等)应尽早行玻璃体切割手术,争取尽可能保存视力。

所有 T2DM 确诊时和 T1DM 确诊 5 年后应该使用简单的临床检测手段(如 10 g 尼龙丝、音叉振动觉检查等)筛查糖尿病周围神经病变,只有当临床表现不典型时才需要进行电生理学检查;此后至少每年检查一次。除非临床特征不典型,一般不需要进行电生理学检查或转诊给神经病学专家。目前糖尿病周围神经病变尚缺乏有效治疗方法,早期严格控制血糖并保持血糖稳定是防治糖尿病神经病变最重要和有效的方法;其他如甲钴胺、α-硫辛酸、前列腺素类似物、醛糖还原酶抑制剂、神经营养因子等有一定的改善症状和促进神经修复的作用;对痛性糖尿病神经病变可选用抗惊厥药(卡马西平、普瑞巴林和加巴喷丁等)、选择性 5-羟色胺和去甲肾上腺素再摄取抑制剂(度洛西汀)、三环类抗忧郁药物(阿米替林、丙米嗪)减轻神经病变相关的特定症状,改善患者的生活质量。

对所有糖尿病患者每年进行全面的足部检查,以确定溃疡和截肢的危险因素。足部检查应该包括视诊、评估足动脉搏动、保护性感觉丢失的检查(10 g 单尼龙丝＋以下任何一项检查:128 Hz 音叉检查振动觉,针刺感,踝反射或振动觉阈值)。对所有糖尿病患者都应给予糖尿病足自我保护的教育并提供一般的足部自我管理的教育。对于足溃疡及高危足患者,尤其有足溃疡或截肢病史者,推荐多学科管理。吸烟、有 LOPS、畸形或既往有下肢并发症者,应该转诊给足病专家进行持续性预防治疗和终身监护。首次筛查外周动脉病变时,应该包括跛行的病史并评估足动脉搏动。明显跛行或踝肱指数异常者,应该进行进一步的血管评估。对高危足应防止外伤、感染,积极治疗血管和神经病变。对已发生足部溃疡者要鉴别溃疡的性质,给予规范化处理,以降低截肢率和医疗费用。对高足压患者的治疗,除根据引起足压增高的原因给予相应处理外,国外的临床经验已证明,治疗性鞋或鞋垫使压力负荷重新分配,有预防足溃疡发生的作用,尤其是对曾发生过足溃疡和有足畸形的患者效果更好。

所有糖尿病患者应行心理和社会状态评估和随访,及时发现和处理抑郁、焦虑、饮食紊乱和认知功能损害等。

(十)糖尿病合并妊娠及 GDM 的管理

糖尿病合并妊娠及 GDM 均与先兆子痫、大于胎龄儿、剖宫产及肩难产等母婴并发症有关,故整个妊娠期糖尿病控制对确保母婴安全至关重要。由于胎儿发生先天性畸形危险性最大的时期是停经 9 周前及受孕 7 周内,因而糖尿病妇女应在接受胰岛素治疗使血糖控制达标后才受孕。受孕前应进行全面检查,由糖尿病医师和妇产科医师共同评估是否合适妊娠。尽早对 GDM 进行诊断,确诊后即按诊疗常规进行管理。医学营养治疗原则与非妊娠患者相同,务使孕妇体重正常增长。应选用胰岛素控制血糖;虽然国外有文献报道二甲双胍和格列本脲应用于妊娠期患者有效、安全,但我国目前尚未批准任何口服降糖药用于妊娠期高血糖的治疗。密切监测血糖,

GDM 患者妊娠期血糖应控制在餐前及餐后 2 小时血糖值分别≤5.3、6.7 mmol/L,特殊情况下可测餐后 1 小时血糖(≤7.8 mmol/L);夜间血糖不低于 3.3 mmol/L;妊娠期 HbA1c 宜<5.5%。糖尿病合并妊娠患者妊娠期血糖控制应达到下述目标:妊娠早期血糖控制勿过于严格,以防低血糖发生;妊娠期餐前、夜间血糖及 FPG 宜控制在 3.3～5.6 mmol/L,餐后峰值血糖5.6～7.1 mmol/L,HbA1c<6.0%。无论 GDM 或糖尿病合并妊娠,经过饮食和运动管理,妊娠期血糖达不到上述标准时,应及时加用胰岛素进一步控制血糖。

密切监测胎儿情况和孕妇的血压、肾功能、眼底等。计划怀孕或已经怀孕的女性糖尿病患者应该进行综合性眼科检查,综合评价糖尿病视网膜病发生和/或发展风险。妊娠前 3 个月应进行眼科检查,随后整个妊娠期间和产后 1 年密切随访。根据胎儿和母亲的具体情况,选择分娩时间和方式。产后注意对新生儿低血糖症的预防和处理。GDM 患者应在产后 6～12 周用 OGTT 及非妊娠糖尿病诊断标准筛查是否有永久性糖尿病,如果血糖正常,应至少每 3 年进行一次糖尿病筛查。

(十一)围术期管理

糖尿病与手术应激之间有复杂的相互影响:糖尿病血管并发症可明显增加手术风险,糖尿病患者更易发生感染及伤口愈合延迟;而手术应激可显著升高血糖,甚至诱发糖尿病急性并发症,增加术后病死率。择期手术前应尽量将空腹血糖控制<7.8 mmol/L 及餐后血糖<10 mmol/L;接受大、中型手术者术前改为胰岛素治疗;并对可能影响手术预后的糖尿病并发症进行全面评估。需急诊手术而又存在酸碱、水电解质平衡紊乱者应及时纠正。术中、术后密切监测血糖,围术期患者血糖控制在 8.0～10.0 mmol/L 较安全。

(十二)免疫接种

年龄≥6 个月的糖尿病患者每年都要接种流感疫苗。所有≥2 岁的糖尿病患者须接种肺炎球菌多糖疫苗。年龄>65 岁的患者如果接种时间超过 5 年者需再接种一次。再接种指征还包括肾病综合征、慢性肾脏疾病及其他免疫功能低下状态,如移植术后。年龄在 19～59 岁的糖尿病患者如未曾接种乙肝疫苗,应该接种。年龄≥60 岁的糖尿病患者如未曾接种乙肝疫苗,也可以考虑接种。

(王　颖)

第二节　糖尿病乳酸酸中毒

体内的碳水化合物代谢产生两种乳酸同分异构体,即左旋乳酸(L-乳酸)和右旋乳酸(D-乳酸)(图 4-1)。因此,乳酸性酸中毒应分为 L-乳酸性酸中毒和 D-乳酸性酸中毒两类。但是,一般情况下的乳酸性酸中毒仅指 L-乳酸性酸中毒。机体乳酸产生过多和/或其清除减少引起血 L-乳酸明显升高(≥5 mmol/L),导致代谢性酸中毒(血碳酸氢盐≤10 mmol/L,动脉血气 pH≤7.35),称为 L-乳酸性酸中毒(简称乳酸性酸中毒),而 D-乳酸性酸中毒是指血清 D-乳酸≥3 mmol/L 的临床状态。血乳酸增高而无血 pH 降低称为高乳酸血症。在糖尿病基础上发生的乳酸性酸中毒称为糖尿病乳酸性酸中毒(DLA),也应包括糖尿病 L-乳酸性酸中毒(常见)和糖尿病 D-乳酸性酸中毒(少见)两种。糖尿病乳酸性酸中毒的发病率在 0.25%～4.00%,多发生于服用大量苯乙双胍伴肝肾功能不全和心力衰竭等的糖尿病患者,虽不常见,但后果严重,死亡率高。

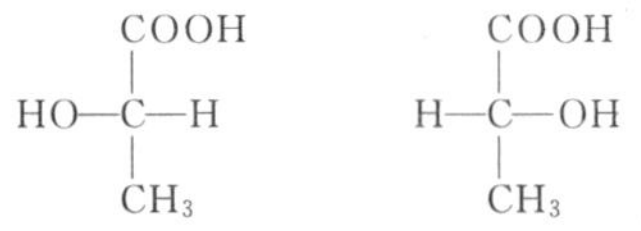

$$\begin{matrix} \text{COOH} & \qquad & \text{COOH} \\ \text{HO—C—H} & \qquad & \text{H—C—OH} \\ \text{CH}_3 & \qquad & \text{CH}_3 \end{matrix}$$

L-乳酸　　　　　　D-乳酸

图 4-1　乳酸的同分异构体

一、病因与分类

乳酸性酸中毒可分为 L-乳酸性酸中毒和 D-乳酸性酸中毒两类,其病因与分类,见表 4-3。

表 4-3　乳酸性酸中毒的病因与分类

L-乳酸性酸中毒(常见)	药物
组织缺氧型	双胍类
心力衰竭	果糖
心源性休克	山梨醇/木糖醇
窒息	反转录蛋白酶抑制剂(AIDS)
脓毒败血症	中毒
非组织缺氧型	甲醇/乙二醇
糖尿病	一氧化碳中毒
恶性肿瘤	D-乳酸性酸中毒(少见)
肝衰竭	生成过多
肾衰竭	胃肠手术
严重感染	短肠综合征
先天性代谢疾症	肠外营养
1 型糖原贮积症	代谢障碍(亚临床酸中毒)
丙酮酸脱氢酸缺陷症	糖尿病
丙酮酸羟化酶缺陷症	新生儿
果糖 1,6-二磷酸酶缺陷症	严重缺血缺氧
线粒体呼吸链病	创伤

(一)L-乳酸和 D-乳酸的来源和代谢不同

1.L-乳酸来源与代谢

正常人血清中的 L-乳酸来源于细胞代谢,以左旋乳酸为主,葡萄糖分解代谢生成的丙酮酸大部分经三羧酸循环氧化供能,但在缺氧或氧利用障碍时,大部分丙酮酸则在乳酸脱氢酶的作用下还原为乳酸。机体内产生乳酸的部位主要为红细胞(无线粒体)、骨骼肌、皮肤和神经等代谢活跃的组织;在氧供不充足时,人体绝大多数组织都能通过糖酵解途径生成乳酸。当人体在剧烈运动时,组织处于相对缺氧的生理状态;一些疾病(休克、心功能不全造成组织低灌注及窒息或严重贫血造成低氧状态)也可导致机体处于缺氧的病理状态,均可使体内无氧糖酵解增强,乳酸生成增多。

2.D-乳酸来源与代谢

人类缺乏 D-乳酸脱氢酶,仅能通过 D-α-羟酸脱氢酶生成丙酮酸(图 4-2)。由甲基乙二醛途径生成的 D-乳酸很少,仅 11~70 nmol/L,尿 D-乳酸<0.1 μmol/h。但在某些情况下,肠道细菌可产生大量 D-乳酸,使血清 D-乳酸升高数百至数千倍。此外,外源性 D-乳酸或 L-乳酸可来源于发酵食品(如腌菜和酸奶等)。D-乳酸在组织中的转运依赖于质子-依赖性单羧酸盐转运体(MCT 1~8),表达 MCT 的组织很多,如视网膜、骨骼肌、肾脏、肝脏、脑组织、胎盘、血细胞、毛细血管内皮细胞、心肌细胞和肠黏膜细胞等。

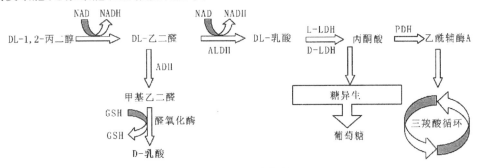

图 4-2 乙二醇代谢

注:glycol:乙二醇;ADH:alcohol dehydrogenase,醇脱氢酶;ALDH:aldehyde dehydrogenase,醛脱氢酶;GSH:reduced glutathione,还原型谷胱甘肽;PDH:pyruvate dehydrogenase,丙酮酸脱氢酶;L-LDH:L-lactate dehydrogenase,L-乳酸脱氢酶;D-LDH:D-lactate dehydrogenase,D-乳酸脱氢酶

(二)肝/肾是利用和清除 L-乳酸的主要器官

正常情况下,肝脏可利用机体代谢过程中产生的乳酸为底物,通过糖异生合成葡萄糖,即所谓的 Cori 循环,或转变为糖原加以储存,少量乳酸经肾自尿液排出,机体乳酸的产生和利用之间保持平衡,血乳酸浓度相对恒定。若血乳酸明显升高,大大超过肝脏的处理能力,同时超过乳酸肾阈值(7.7 mmol/L),则可通过肾脏由尿中排泄,因此在肝肾功能不全时,易出现高乳酸血症,严重时可发生乳酸性酸中毒。

乳酸产生过多见于:①休克和左心功能不全等病理状态造成组织低灌流;②呼吸衰竭和严重贫血等导致动脉血氧合降低,组织缺氧;③某些与糖代谢有关的酶系(葡萄糖-6-磷酸脱氢酶、丙酮酸羧化酶和丙酮酸脱氢酶等)的先天性缺陷。乳酸清除减少主要见于肝肾功能不全。临床上,大多数的乳酸性酸中毒患者均不同程度地同时存在着乳酸生成过多及清除的障碍。

(三)缺氧/疾病/药物/中毒引起 L-乳酸性酸中毒

L-乳酸性酸中毒可分为组织缺氧型(A 类)和非组织缺氧型(B 类)两类。

1.组织缺氧型乳酸性酸中毒(A 类)

A 类常见于心力衰竭、心源性休克、窒息、一氧化碳中毒或脓毒败血症等,此时因缺氧导致了大量乳酸产生,远超过机体的清除能力,同时也可能伴有清除能力下降。T2DM 患者常并发心血管疾病,因此也可表现为此类。在各种休克的抢救过程中,常需使用较大剂量的儿茶酚胺类升压药。许多缩血管药物可恶化组织灌注,细胞缺血、缺氧更为严重。细胞内,尤其是线粒体的呼吸链缺氧可导致严重的高乳酸血症。有些患者的血乳酸升高不明显,但乳酸/丙酮酸或乳酸/酮体总量比值明显升高,这部分患者的死亡率更高。乳酸/丙酮酸比值升高及高乳酸血症持续的时间越长,多器官衰竭和死亡的概率也越高。

2.非组织缺氧型乳酸性酸中毒(B 类)

B 类即无明显低氧血症或循环血量不足。B 类又可分为 B-1、B-2 和 B-3 型。

(1)B-1 型:见于糖尿病、恶性肿瘤、肝功能衰竭、严重感染及肾衰竭等情况。

(2)B-2 型:多由于药物及毒物引起,主要见于双胍类口服降糖药、果糖、山梨醇、木糖醇、甲醇和乙二醇等的中毒。用反转录蛋白酶抑制剂治疗 HIV 感染时,常发生继发性脂肪营养不良(外周性脂肪萎缩伴中枢性肥胖)和肝损害,患者往往还并发乳酸性酸中毒(NRTI-LD 综合征)。长期使用抗反转录病毒治疗时,还可发生严重的多器官衰竭-乳酸性酸中毒综合征。有人用大剂量硫胺(维生素 B_1)治疗取得较好效果。

(3)B-3 型:由于先天性代谢疾病所致,常见者为葡萄糖-6-磷酸酶缺陷(Ⅰ型糖原贮积症)、丙酮酸脱氢酸缺陷、丙酮酸羟化酶缺陷、果糖 1,6-二磷酸酶缺陷及线粒体呼吸链的氧化磷酸化障碍等情况。细胞的氧化磷酸化在线粒体呼吸链上进行。参与呼吸链氧化磷酸化的酶类很多,这些酶可因先天性缺陷或后天性病变及毒物中毒而发生功能障碍。这类疾病是线粒体病中的一种类型——线粒体呼吸链病(MRCD)。线粒体呼吸链可为局限性(如仅发生于肝脏)或泛发性(肝、脑和肌肉细胞等)。局限于肝脏的线粒体呼吸链病的最优治疗是肝移植,但必须选择好肝移植的受体对象。

此外,无论是儿童或成年人的短肠综合征患者均易发生乳酸性酸中毒,其发生机制未明。

二、常见诱因和临床表现

糖尿病存在乳酸利用缺陷。当感染、糖尿病酮症酸中毒、高渗性高血糖状态或缺氧时容易造成乳酸堆积和乳酸性酸中毒。糖尿病患者易发生糖尿病乳酸性酸中毒是因为:①糖尿病患者常伴有丙酮酸氧化障碍及乳酸利用缺陷,平时即有血乳酸轻度升高,因此在存在乳酸性酸中毒诱因时,更易发生乳酸性酸中毒;②糖尿病性急性并发症如感染、脓毒血症、糖尿病酮症酸中毒(DKA)和非酮症高渗性糖尿病昏迷等时可造成乳酸堆积,因此乳酸性酸中毒可与糖尿病酮症酸中毒或非酮症高渗性糖尿病昏迷同时存在;③糖尿病患者可合并心、肝、肾脏疾病和/或并发心、肝、肾脏损害,可造成组织器官血液灌注不良和低氧血症;同时由于糖化血红蛋白增高,血红蛋白携氧能力下降,更易造成局部缺氧,这些均可引起乳酸生成增加。此外,肝脏及肾脏功能障碍又可影响乳酸的代谢、转化及排出,进而导致乳酸性酸中毒。

(一)双胍类药物诱发 L-乳酸性酸中毒

糖尿病患者常服用双胍类药物,因其能增强糖的无氧酵解,抑制肝脏和肌肉对乳酸的摄取,抑制糖异生作用,故有致乳酸性酸中毒的作用,特别是高龄,合并心、肺、肝和肾疾病的糖尿病患者长期、大剂量服用苯乙双胍(用量 >100 mg/d)时,易诱发乳酸性酸中毒,但在国内因苯乙双胍导致乳酸性酸中毒的报道较少,其原因可能与用量较小有关。二甲双胍仅使血乳酸轻度升高,多 <2 mmol/L,二甲双胍致乳酸性酸中毒的发生率与死亡率分别为 $0.0\sim0.8/1\,000$ 和 $0.000\sim0.024/10\,000\,000$,仅为苯乙双胍的 1/20,两者的差异可能与二甲双胍的半衰期(1.5 小时)较苯乙双胍明显缩短(12 小时)有关。有研究表明,与接受其他降糖药治疗的糖尿病患者相比,服用二甲双胍的患者的血乳酸水平和乳酸性酸中毒的发病率并无显著差异。Pongwecharak 等在泰国南部的 Hatyai 观察了门诊糖尿病患者的二甲双胍使用情况,有 80% 以上的患者存在该药的禁忌证(如慢性肝病、心力衰竭和慢性肾病),但并未增加乳酸性酸中毒的发生率,说明二甲双胍引起的乳酸性酸中毒并非常见。

鉴于苯乙双胍易诱发糖尿病乳酸性酸中毒,目前临床上已基本不用,而以二甲双胍代替。如用苯乙双胍,每天剂量最好≤75 mg。

糖尿病患者使用二甲双胍前,应首先评价肾功能,评价的方法如下:①如果血清肌酐高于96.5 μmol/L,即列为二甲双胍的禁忌证;②因为肾功能正常者使用该药也可诱发高乳酸血症,ALT 和 BMI 是引起高乳酸血症的独立相关因素,ALT 和 BMI 越高,发生高乳酸血症的可能性越大,因此应同时考查 ALT 和 BMI 状况;③肾小球滤过率(GFR)60～90 mL/min 者可以使用二甲双胍,但应减量,并避免使用经肾排泄的其他药物。

(二)缺氧/感染/糖尿病酮症酸中毒/高渗性高血糖状态/肺心病/酗酒/一氧化碳中毒诱发糖尿病乳酸性酸中毒

糖尿病伴有感染、各种休克、脓毒败血症、糖尿病酮症酸中毒和高渗性非酮症高血糖性昏迷综合征等急性并发症的糖尿病患者,常因微循环障碍、组织器官灌注不良、组织缺氧、乳酸生成增加和排泄减少而诱发糖尿病乳酸性酸中毒。糖尿病患者合并大血管和微血管慢性并发症,如心肌梗死、糖尿病肾病和脑血管意外,可造成或加重组织器官血液灌注不良,出现低氧血症及乳酸清除减少,导致乳酸性酸中毒。

此外,糖尿病合并严重肺气肿、肺心病、肺栓塞和白血病等也可引起组织缺氧,使血乳酸升高。或因酗酒、一氧化碳中毒、水杨酸、儿茶酚胺、硝普钠和乳糖过量诱发乳酸性酸中毒。二甲双胍中毒可因诱发顽固性 L-乳酸性酸中毒而导致死亡。

(三)糖尿病乳酸性酸中毒的表现常被基础疾病/糖尿病酮症酸中毒/高渗性高血糖状态掩盖

在临床上,糖尿病乳酸性酸中毒不如糖尿病酮症酸中毒常见,主要发生于长期或过量服用苯乙双胍(降糖灵)并伴有心、肝和肾疾病的老年糖尿病患者,在发病开始阶段,这些基础疾病的症状常掩盖了糖尿病乳酸性酸中毒的症状,以致难以确定。其临床症状和体征无特异性。一般发病较为迅速,主要表现为不同程度的代谢性酸中毒的临床特征,当血乳酸明显升高时,可对中枢神经、呼吸、消化和循环系统产生严重影响。

乏力、食欲降低、嗜睡、腹痛、头痛、血压下降、意识障碍、昏迷及休克是糖尿病乳酸性酸中毒的常见表现。轻症可仅有乏力、恶心、食欲降低、头昏、嗜睡和呼吸稍深快。中至重度可有腹痛、恶心、呕吐、头痛、头昏、疲劳加重、口唇发绀、无酮味的深大呼吸至潮式呼吸、血压下降、脱水表现、意识障碍、四肢反射减弱、肌张力下降、体温下降和瞳孔扩大,最后可导致昏迷及休克。值得注意的是糖尿病酮症酸中毒及高渗性非酮症高血糖性昏迷综合征的患者,尤其是老年患者也常同时并发乳酸性酸中毒,导致病情更加复杂和严重,治疗更加困难。糖尿病乳酸性酸中毒是糖尿病最严重的并发症之一,病死率高达50%。血乳酸越高,病死率越高。血乳酸>9.0 mmol/L 者病死率高达80%;血乳酸>15 mmol/L,罕有抢救成功的患者。在治疗过程中血乳酸持续升高不降者,其存活后的预后也差。

三、诊断和鉴别诊断

(一)不能用糖尿病酮症酸中毒或高渗性高血糖状态解释的意识障碍提示糖尿病乳酸性酸中毒

临床上糖尿病患者出现意识障碍和昏迷,并有服用苯乙双胍史及伴有肝肾功能不全和慢性缺氧性疾病者,而不能用糖尿病酮症酸中毒或高渗性非酮症高血糖性昏迷综合征解释者,应高度怀疑本病的可能性,尽快做血乳酸测定以确诊。

(二)根据血乳酸明显升高和代谢性酸中毒确立诊断

诊断糖尿病乳酸性酸中毒的要点如下。①糖尿病:患者已经诊断为糖尿病或本次的临床资料能确立糖尿病的诊断;②血乳酸明显升高:血乳酸≥5 mmol/L 者可诊断为乳酸性酸中毒,血乳酸/丙酮酸≥30;血乳酸>2 mmol/L 但小于 5 mmol/L 者可诊断为高乳酸血症;③代谢性酸中毒:动脉血气 pH<7.35,血 HCO_3^-<10 mmol/L,阴离子隙>18 mmol/L;④排除糖尿病酮症酸中毒和尿毒症。因此,为了早期明确诊断,应进行如下检测。

1.必检项目

作为代谢性酸中毒的病因鉴别依据,血糖、血酮体、尿酮体和血渗透压为必检项目。糖尿病乳酸性酸中毒时,血糖多偏低或正常,血酮体及尿酮体一般正常,若患者进食少及反复呕吐时,也可略高;若与糖尿病酮症酸中毒并存时,则可明显升高。血浆渗透压正常或略高。血 Na^+ 和 K^+ 正常或稍高,血 Cl^- 正常。尿素氮和肌酐(Cr)常升高。血白细胞计数轻度增多。

2.阴离子隙和清蛋白校正的阴离子隙

应用碱缺乏(BD)和阴离子隙诊断乳酸性酸中毒不准确。阴离子隙的正常值为 10～12 mq/L,其预测乳酸性酸中毒的敏感性为 63%,特异性为 80%。在不能测定乳酸的情况下,清蛋白校正的阴离子隙(ACAG)预测乳酸性酸中毒有一定价值,其敏感性达 94.4%,但特异性不足 30%。阴离子隙 = $[Na^+]-(Cl^-+HCO_3^-)$;计算的 ACAG(Figge 方程)=(4.4 -[测定的清蛋白(g/dL)])×2.5 + AG。清蛋白和乳酸校正的阴离子隙(ALCAG)={[4.4 - 测定的清蛋白(g/dL)]×0.25}+AG-[血乳酸(mmol/L)]。因此,阴离子隙和清蛋白校正的阴离子隙主要用于乳酸性酸中毒(尤其是 D-乳酸性酸中毒)的排除诊断。由于 AG、ACAG 和 BD 预测乳酸性酸中毒的敏感性不高,尤其存在低蛋白血症时仅能作为诊断的参考依据,因此应该强调直接测定血清乳酸含量。

3.血乳酸测定

正常情况下,乳酸是体内葡萄糖无氧酵解的终产物。正常情况下,机体代谢过程中产生的乳酸可由肝脏代谢及肾脏排泄,血乳酸为 0.5～1.6 mmol/L(5～15 mg/dL),≤1.8 mmol/L。糖尿病乳酸性酸中毒时,血乳酸≥5 mmol/L,严重时可高达 20～40 mmol/L,血乳酸/丙酮酸≥30,血乳酸浓度显著升高是诊断糖尿病乳酸性酸中毒的决定因素。2 mmol/L<血乳酸<5 mmol/L,可认为是高乳酸血症。但是,通常用于检测 L-乳酸的方法不能测出 D-乳酸,因此,当血清乳酸值与临床表现不符时,应考虑 D-乳酸性酸中毒可能。

4.血气分析

动脉血气 pH<7.35,常在 7.0 以下,血 HCO_3^-<10 mmol/L,碱剩余(BE)为负值,缓冲碱(BB)降低,实际碳酸氢盐(AB)与标准碳酸氢盐(SB)均减少,阴离子间隙(AG)>18 mmol/L。

(三)L-乳酸性酸中毒与 D-乳酸性酸中毒鉴别

如果乳酸性酸中毒的临床表现典型,阴离子隙和清蛋白校正的阴离子隙均明显升高,但血清乳酸不升高或仅轻度升高时,应想到 D-乳酸性酸中毒可能。胃肠手术(尤其是空肠-回肠旁路术)后,容易发生 D-乳酸性酸中毒(血清 D-乳酸≥3 mmol/L)。由于手术切除了较多的肠段,摄入的碳水化合物不能被及时消化吸收,潴留在结肠。结肠的厌氧菌(主要是乳酸杆菌)将这些碳水化合物分解为右旋乳酸(D-乳酸)。D-乳酸具有神经毒性,可引起中毒性脑病。在肾功能正常情况下,中毒性脑病症状较轻,且具有一定自限性;但严重肾衰竭患者可能出现 D-乳酸性酸中毒。此外,血清 D-乳酸升高而未达到 3 mmol/L 的现象称为亚临床 D-乳酸性酸中毒,多见于严重的糖尿病肾病、缺血缺氧或创伤性休克。

(四)糖尿病乳酸性酸中毒与糖尿病酮症酸中毒/酒精性酮症酸中毒/高渗性高血糖状态/低血糖症鉴别

1.糖尿病酮症酸中毒或糖尿病酮症酸中毒合并糖尿病乳酸性酸中毒

糖尿病酮症酸中毒患者有血糖控制不良病史,临床表现有明显脱水、呼气中可闻及酮味、血糖高、血酮明显升高及血乳酸<5 mmol/L,可资鉴别。另一方面,糖尿病酮症酸中毒合并糖尿病乳酸性酸中毒的情况并不少见,应引起高度重视。当糖尿病酮症酸中毒抢救后酮症已消失,而血pH 仍低时要考虑糖尿病乳酸性酸中毒的合并存在。

2.高渗性高血糖状态或高渗性高血糖状态合并糖尿病乳酸性酸中毒

其多见于老年人,起病较慢,主要表现为严重的脱水及进行性的精神障碍,血糖、血钠及血渗透压明显升高,但血 pH 正常或偏低,血乳酸正常。同样应注意少数患者也可同时伴有糖尿病乳酸性酸中毒,如果在无酮血症时,碳酸氢盐≤15 mmol/L,应该考虑到同时合并糖尿病乳酸性酸中毒的可能。

3.低血糖症

低血糖症也可有神志改变,但有过量应用降糖药和进食不及时等病史,出现饥饿感和出冷汗等交感神经兴奋症状,血糖≤2.8 mmol/L,补糖后症状好转,血乳酸不高,可资鉴别。

4.酒精性酮症酸中毒

有长期饮酒史,血阴离子间隙增大,动脉血 CO_2 分压降低而血酮和 β-羟丁酸/乙酰乙酸比值升高。酒精性糖尿病酮症酸中毒患者有长期饮酒史,血阴离子隙和血清渗透压隙增大,动脉血 CO_2 分压($PaCO_2$)降低而血酮和 β-羟丁酸/乙酰乙酸比值升高。有的患者伴有肝功能异常、乳酸性酸中毒、急性胰腺炎、Wernicke 脑病和心力衰竭。

四、预防及治疗

糖尿病乳酸性酸中毒是糖尿病急性并发症之一。其在临床中发病率较低,易误诊,但一旦发生,病情严重,预后差,死亡率高达 50%,因为这些患者多伴有肝肾功能不全、感染和休克等严重并发症,目前尚无满意的治疗方法,加强糖尿病的宣传教育,加强医师与患者间的联系,注重预防,早期发现,及时治疗。

为安全考虑,在临床中严格掌握双胍类药物的适应证和禁忌证,尽可能不用苯乙双胍。糖尿病患者若并发心、肝和肾功能不全,或在缺氧、过度饮酒和脱水时,应尽量避免使用双胍类药物。美国糖尿病协会已建议当血肌酐(Cr)>125 μmol/L 时,应避免使用双胍类药物。使用双胍类药物时,应定期监测肝肾功能。

(一)去除糖尿病乳酸性酸中毒诱因并治疗原发病

目前仍缺乏统一的诊疗指南,其治疗很不规范,疗效差异大。在连续监测血乳酸,及时判断疗效的前提下,进行如下治疗。

1.诱因和原发病治疗

一旦考虑糖尿病乳酸性酸中毒,应立即停用双胍类等可导致乳酸性酸中毒的药物、保持气道通畅和给氧。对于由肺部疾病导致缺氧者,应针对原发病因及时处理,必要时作气管切开或机械通气,以保证充分氧合;如血压偏低、有脱水或休克,应补液扩容改善组织灌注,纠正休克,利尿排酸,补充生理盐水维持足够的心排血量与组织灌注,必要时可予血管活性药及行中心静脉压监护,但尽量避免使用肾上腺素或去甲肾上腺素等强烈收缩血管药物,以防进一步减少组织的灌注量。补液量应根据患者的脱水情况和心肺功能等情况来决定;如病因不明的严重乳酸性酸中毒患者,应着重先考虑有感染性休克的可能,及早行病原体培养,并根据经验,尽早选用抗生素治疗。

西柚子汁似乎可改善胰岛素抵抗,降低体重,但可能增加二甲双胍致乳酸性酸中毒的风险。

2.糖尿病酮症酸中毒和高渗性高血糖状态治疗

当糖尿病酮症酸中毒或高渗性高血糖状态患者合并高乳酸血症时,一般按糖尿病酮症酸中毒或高渗性高血糖状态的治疗即可,高乳酸血症将在治疗过程中自然消退;如果糖尿病酮症酸中毒或高渗性高血糖状态患者合并有严重的乳酸性酸中毒,则应该在治疗的同时更积极地处理原发病、改善循环、控制血糖和维持水电解质平衡,但补碱的原则仍与糖尿病酮症酸中毒相同,禁忌大量补充碱性溶液。

3.糖尿病治疗

控制血糖采用小剂量胰岛素治疗,以 0.1 U/(kg·h)速度持续静脉滴注,不但可降低血糖,而且能促进三羧酸循环,减少乳酸的产生并促进乳酸的利用,如血糖正常或偏低,则应同时予葡萄糖及胰岛素,根据血糖水平调整糖及胰岛素比例。监测血钾和血钙,视情况酌情补钾和补钙,以防低血钾和低血钙。

(二)纠正酸中毒并维持水电解质平衡

1.纠正酸中毒

目前对乳酸性酸中毒使用碱性药物仍有争议。一般认为过度的血液碱化可使氧离曲线左移,加重组织缺氧,而且可以使细胞内液和脑脊液进一步酸化和诱发脑水肿,并无确切证据表明静脉应用碳酸氢钠可降低死亡率,故补碱不宜过多和过快。当 pH<7.2 和 HCO_3^-<10.05 mmol/L 时,患者肺脏能维持有效的通气量以排出蓄积的二氧化碳,以及肾功能足以避免钠水潴留,应及时补充 5%碳酸氢钠 100~200 mL(5~10 g),用生理盐水稀释到 1.25%的浓度。酸中毒严重者(血 pH<7.0,HCO_3^-<5 mmol/L)可重复使用,直到血 pH 达>7.2,则停止补碱。24 小时可用碳酸氢钠 4.0~170.0 g。如补碱过程中血钠升高,可予呋塞米,同时也将有助于乳酸及药物的排泄。若心功能不全或不能大量补钠,可选择使用三羟甲基氨基甲烷(THAM),应注意不可漏出血管。二氯乙酸盐(DCA)可通过增加氧摄取,激动丙酮酸脱氢酶复合物,促进乳酸氧化,降低血乳酸,缓解酸中毒症状,对多种原因引起的乳酸性酸中毒有较好的疗效,日剂量在 100~1 500 mg/kg,短期应用无不良反应。

2.透析疗法

透析疗法多用于伴肾功能不全或严重心力衰竭及血钠较高的危重患者,应使用不含乳酸钠的透析液,可清除药物,加快乳酸的排泄,可采用血液透析或腹膜透析。

3.支持和对症处理

积极改善心功能、护肝、保护肾功能及加强营养和护理等综合治疗。

(王 颖)

第三节 糖尿病酮症酸中毒

糖尿病酮症酸中毒是在胰岛素绝对或者相对缺乏的情况下,伴或不伴一些诱发因素而引起的一种糖尿病的急性并发症。它是糖尿病最常见的急性并发症,是胰岛素作用不足而引起的组织细胞不能利用葡萄糖的严重代谢紊乱状态。化验血糖异常升高,血 pH 降低,HCO$_3^-$降低,血酮体上升,尿酮体阳性。临床可表现为口渴饮水不止、尿频量多、恶心呕吐、腹痛、烦躁、意识模糊、脱水状态以致昏迷,有的还可发生休克,或继发急性肾衰,或并发心脑血管急症,所以,在胰岛素产生以前,其死亡率非常高。主要发生于 1 型糖尿病患者,在感染等应激情况下,2 型糖尿病也可发生,是重症糖尿病患者的主要死亡原因。

糖尿病酮症酸中毒根据其主症,可以归属于中医学"消渴病"继发的"呕吐""腹痛""厥脱"等病证,属于"消渴病急症"范畴,与东汉张仲景《金匮要略》所谓"厥阴消渴"非常类似。《金匮要略·消渴小便不利病脉证并治》指出:"厥阴之为病,消渴,气上撞心,心中疼热,饥而不欲食,食则吐蛔。下之利不止",原文中所论是糖尿病酮症酸中毒的典型表现,进一步可发生神昏厥脱之变,消渴、呕吐、腹痛诸证难止,故云"下之利不止"。因糖尿病酮症酸血糖高而细胞内无法利用葡萄糖,必须用胰岛素治疗,中西医结合治疗,往往能取得更好的疗效。

一、病因病机

(一)现代医学对糖尿病酮症酸中毒的认识

糖尿病酮症酸中毒的发生常有多方面诱因,泌尿系统感染,肺炎、皮肤感染等严重感染,过量饮酒,老年人发生急性心肌梗死,妊娠后期胰岛素用量未相应增加剂量,糖尿病降糖药用量不足,或忽然停药,不遵禁忌,任意放开饮食,或误用、过用氢氯噻嗪、糖皮质激素等药物,或有脑中风、心力衰竭、外伤、烧伤、手术、胰腺炎等应激因素,均可诱发糖尿病病情加重,引发糖、脂肪、蛋白质三大物质急性代谢紊乱。表现为血中葡萄糖和酮酸物质大量堆积,而细胞内处于严重饥饿状态,能量不能为机体利用,所以此时必须补充外源性胰岛素。

(二)中医学有关糖尿病酮症酸中毒的认识

中医学认为消渴病的基本病机特点是内热伤阴,内热伤阴耗气,日久可出现气阴两虚,或阴阳两虚。如加以外感温热、湿热、热毒之邪,都可能更伤阴液;调养失宜,或失于治疗,或治疗用药不当,如过用燥烈药石、过用利尿、攻下之剂,或患有其他疾病,或发生外伤等,均有可能影响血糖控制,加重内热伤阴病机,内热化燥,进一步损伤阴液,导致阴虚液竭之变局。肾阴受伤,阴虚内热而肝旺,肝气横逆而犯脾胃,肾不能主一身之气化而化生浊毒,进一步则可阻滞气机,蒙蔽清窍,故可见"呕逆""神昏";燥热伤阴,阴亏液竭,气脱亡阳,进一步又可发生"厥证""脱证"危证。气虚阴竭,又可加重血瘀,可成为发生胸痹心痛和中风的基础。单纯中药难以控制糖尿病酮症酸中毒,但中药配合补液疗法、胰岛素疗法则有利于症状改善,并可巩固疗效,预防心脑血管并发症。

二、诊断与鉴别诊断

(一)诊断标准

糖尿病酮症酸中毒,除可表现为糖尿病原有三多症状加重,还可表现为恶心、呕吐、腹痛、意识模糊、反应迟钝以致昏迷。呼吸可慢(或快)而深,呼出的气体有烂苹果味。严重脱水的患者还可表现为休克等。合并感染可有高热。诊断主要是根据相关化验检测结果:①尿酮体化验强阳性,而尿糖化验强阳性。②血糖化验异常增高,16.7 mmol/L。③血酮定性强阳性,定量大于5 mmol/L。④二氧化碳结合力、血 pH、血气分析 HCO_3^- 等,早期代偿期可正常,失代偿期二氧化碳结合力可降至 13.5 mmol/L,甚至低于 8 mmol/L,血 pH 低于 7.35,甚至低于 7.1,血气分析 HCO_3^- 常低于 16 mmol/L,可降至 15~10 mmol/L 以下。⑤电解质:血钠可下降,血钾早期可低,晚期尿少者可升高。⑥肾功能:可有异常。⑦血渗透压可轻度升高(正常值 280~300 mOsm/L)。

血酮化验是最有力的诊断依据,但符合以上两个条件,也可基本明确糖尿病酮症诊断。加上4 这个条件则可诊断为糖尿病酮症酸中毒。

(二)鉴别诊断

糖尿病酮症酸中毒与糖尿病非酮症性高渗综合征、乳酸性酸中毒,都属于糖尿病急性代谢紊乱,症状类似,诱发原因相类,应注意鉴别。糖尿病酮症酸中毒对于有糖尿病史的患者来说,如果出现糖尿病原有症状加重,或出现胃肠道症状,结合血糖、尿糖、尿酮体检测,确立诊断并不困难,但对于无明确糖尿病史,首次因意识障碍来就诊的患者,就非常有必要提高对本症的认识。一般地说,当患者出现进行性意识障碍和昏迷,有定位体征和明显脱水表现时;当感染、心肌梗死、手术等应激状态下出现多尿症状加重时;当摄入过多含糖食物、饮料,或输入葡萄糖、应用激素、普萘洛尔等有升高血糖作用的药物后,出现多尿和意识改变时;当由于呕吐、腹泻等因素致体内水量不足,或有利尿剂、脱水药应用病史,出现神志障碍以致昏迷时;无论有无糖尿病病史,均应怀疑到糖尿病酮症酸中毒,及时进行尿糖、尿酮体、血糖、血酮体、尿素氮、二氧化碳结合力、心电图,以及血钾、钠、氯等检查,以避免漏诊。

应该指出的是:糖尿病患者饥饿性酮症比较多见。这是因为控制饮食,或过度限制碳水化合物而进食肉类为主,均可能导致体内血液中酮体产生增多。通常饥饿性酮症有控制主食的病史,尿中虽酮体阳性,但尿糖含量不甚高,不是强阳性,血糖化验不甚高,未达到 16.7 mmol/L(300 mg/dL)高的水平。

三、治疗

(一)基础治疗

糖尿病酮症酸中毒预防的关键在于谨遵医嘱,严格地控制饮食,多饮水,禁酗酒,避免应用对糖尿病控制不利的药物。一旦出现症状加重,如饮水量增多,尿量增多,体重明显减轻,或出现恶心、食欲缺乏等症状,就应想到糖尿病酮症,及时检测血糖、尿糖、尿酮体,并饮用足够量的水、牛奶、果汁、肉汤等,以防止可能发生的脱水。

1.相关检测

对于明确诊断的糖尿病酮症患者,应予规律治疗,以防病情恶化,应及时进行各种必要的监测和化验。一般说,入院以后,体重最好每 6 小时测量 1 次;液体出入量,每 1~2 小时记录 1 次,患者已发生昏迷、尿失禁者,可留置导尿管;血压、脉搏、呼吸、神志,每 1~2 小时测 1 次,体温,每 8 小时测 1 次；血酮体，频繁反复检测多次；末梢血或静脉血糖，每 1～2 小时检测 1 次；血钾每 2～4 小时检测 1 次；血钠、氯、尿素氮、HCO_3^-，每 4 小时检测 1 次；动脉血气分析，入院即刻查 1 次，必要时复查，直到血 pH>7.1；血磷、镁、钙，入院即刻查 1 次，如果降低，4 小时后复查 1 次，然后每 8 小时复查 1 次；心电图即刻描记 1 次，血钾异常应重复检查多次。以上各项监测虽有嫌烦复，但对于患者来说，都是必要的。

2.饮食治疗

糖尿病酮症酸中毒的饮食治疗，糖、蛋白质、脂肪三大营养素搭配务求合理。如果患者未出现昏迷，酮症存在，食欲不佳，则应在膳食方面供给患者易于消化的含碳水化合物的食物(如水果汁、蜂蜜水等)，在接受胰岛素疗法的情况下，每天所进碳水化合物总量一般不应少于 200 g。酮症酸中毒病情稳定后，可以加粥、烂面条等主食，但要严格限制每天脂肪和蛋白质的摄入量，以防体内产生新的酮体，使病情反复。患者尚未出现昏迷，可以进食水果和蔬菜类、鲜豆类、干豆类、牛奶、硬果类，这样不但可供应热量及碱性食物，更有中和酮体、减轻酸中毒的作用。而对于糖尿病酮症酸中毒重症昏迷不能进食者，则应鼻饲给予全流质易消化的饮食，以保证生命所需要的营养，防止因继续动用大量脂肪参加代谢而加重酸中毒。

(二)现代医学治疗

1.支持疗法

糖尿病酮症酸中毒作为急症，治疗效果很大程度上取决于开始发病的 6～12 小时的处理是否得当。支持疗法，对抢救生命意义重大。对低血压或休克者，应及时补液，给予血浆扩容剂(如各种胶体液)、血管活性药物等。对腹痛突出，存在胃麻痹扩张者，应下胃管排空胃内容物。

2.补液

补液的目的是迅速恢复循环血容量，防止心脑肾灌注不足，并缓慢纠正人体细胞内液体丢失。本症的治疗原则是尽快补液以补充血容量，纠正脱水，补液扩充血容量。补液总量和补液速度要根据脱水量与心、肾功能情况决定。一般采用静脉持续滴注 0.9%氯化钠溶液，一天补充 4 000～6 000 mL，治疗补液头两小时，每小时输入 1 000 mL，此后根据失水的程度，第 3～4 小时输入 1 000 mL，在 12 小时内应输入估计失水量的一般，另一半在 24～48 小时补足，包括治疗过程中继续丢失的失水量。血糖降低到 13.9 mmol/L(250 mg/dL)时，可通过 5%葡萄糖注射液和葡萄糖氯化钠注射液补液。心功能不全者，则补液速度不可过快。

3.胰岛素疗法

补充胰岛素是纠正本病的关键，目前多采用小剂量持续静脉滴注疗法，剂量按照 0.1 U/(kg•h) 的速度输入，或每小时 4～6 U 加到输入的生理盐水中，可根据血糖具体情况，调整胰岛素输入速度。在补充胰岛素过程中，应每小时用快速法监测血糖一次如果静脉滴注胰岛素 2 小时，血糖下降未达到滴注前血糖的 30%，则胰岛素滴入速度可加倍，达到目标后再减速。血糖下降也不宜过快，以血糖每小时下降 3.9～6.1 mmol/L 为宜，否则易引起脑水肿。血糖降至 13.9 mmol/L (250 mg/dL)左右，则改用 5%葡萄糖注射液继续输注，在 5%葡萄糖注射液中，按 2∶1(葡萄糖 g∶胰岛素 U)加入胰岛素。有条件时，最好采用胰岛素泵治疗。病情稳定时，改为胰岛素常规皮下注射。

4.补钾

在开始胰岛素及补液治疗后，若患者的尿量正常，血钾低于 5.2 mmol/L 即应静脉补钾，一般在每升输入溶液中加氯化钾 1.5～3.0 g，以保证血钾在正常水平。治疗前已有低钾血症，尿量≥40 mL/h时,在补液和胰岛素治疗同时必须补钾。严重低钾血症可危及生命,若发现血钾<3.3 mmol/L,应优先进行补钾治疗,当血钾升至3.5 mmol/L时,再开始胰岛素治疗,以免发生心律失常、心脏骤停和呼吸肌麻痹。

5.纠正酸中毒

目前一般不主张常规补碱,但当血pH≤7.0伴明显酸中毒症状时,可以考虑用碳酸氢钠适当补碱、纠酸。每次可给予5%碳酸氢钠200 mL静脉滴注,当血渗透压很高时,可考虑配用1.25%碳酸氢钠等渗溶液输注。注意当血pH恢复到7.1,则停止补碱。

6.消除各种诱因和伴随症

糖尿病酮症并发感染,应选用强有效的抗生素;合并心脑血管病、创伤、烧伤、胰腺炎者,应积极治疗心脑血管病,救治创伤等。

(三)中药辨证治疗

单纯中药难以控制糖尿病酮症酸中毒,但中药配合补液疗法、胰岛素疗法则有利于症状改善,并可巩固疗效,减少复发。

1.肺胃热盛

(1)临床表现:烦渴多饮,尿频量多,烦躁气急,胃中灼热,上腹部疼痛,自觉有气上冲,饥而不欲食,食则呕吐,大便偏干,舌红苔黄,脉弦细数,或弦滑。

(2)治法:清肺泄胃,生津止渴。

(3)方药:白虎汤合玉女煎加味。

(4)典型处方:生石膏30 g,知母10 g,生地黄10 g,麦冬10 g,太子参10 g,甘草5 g,粳米10 g,牛膝10 g。每天1剂,水煎服。

(5)临床应用:白虎汤是医圣张仲景《伤寒论》和《金匮要略》中治疗气分热盛证的名方,《伤寒论·辨阳明病脉证并治》曰:"若渴欲饮水,口干舌燥者,白虎加人参汤主之"。《金匮要典》批注"此肺胃热盛伤津,故以白虎清热,人参生津止渴,盖即所谓上消膈消之证"。合用玉女煎起到清胃泻火、养阴生津的功效。口渴严重者,可改太子参为西洋参,加强清热生津止渴功效。

2.气阴两伤,胃热内盛

(1)临床表现:口渴多饮,尿频量多,神疲乏力,口干舌燥,恶心呕吐,形体虚弱,气短言微,舌质红,苔黄干,或少苔,脉象细数无力。

(2)治法:益气养阴,清热和胃。

(3)方药:竹叶石膏汤加味。

(4)典型处方:竹叶12 g,生石膏25 g,知母15 g,麦冬12 g,清半夏12 g,陈皮9 g,沙参15 g,生山药15 g,天花粉25 g,芦根12 g,枇杷叶12 g,苏叶6 g,黄连9 g,甘草6 g。每天1剂,水煎服。

(5)临床应用:竹叶石膏汤是医圣张仲景《伤寒论》治疗"大病瘥后,虚羸少气,气逆欲吐"的名方,有益气养阴之用,兼可清余热和胃气。若气阴大伤,虚象突出者,可用西洋参6～9 g,另煎兑服。胃热化生浊毒,呕吐甚,大便干者,可加熟大黄9～12 g,以泄热和胃。

3.气阴两虚,湿热中阻

(1)临床表现:烦渴多饮,或口渴不欲饮,纳食不香,尿多,或小便不爽,恶心欲呕,或呕吐不止,脘腹胀满、疼痛痞塞,大便不畅,舌红,舌苔黄腻,脉濡细数,或弦滑数。

(2)治法:益气养阴,清化湿热。

(3)方药:芩连平胃散加味。

(4)典型处方:葛根 25 g,黄芩 9 g,黄连 9 g,苏叶 6 g,苍术、白术各 12 g,清半夏 12 g,陈皮 9 g,沙参 15 g,厚朴 12 g,芦根 12 g,枇杷叶 12 g,甘草 6 g。每天 1 剂,水煎服。

(5)临床应用:芩连平胃散是名方平胃散加黄芩、黄连,有较好的清热化湿、健脾调中的作用,非常适合治疗消渴病湿热中阻证。气阴受伤者,随方加入西洋参 6~9 g,另煎兑服,太子参 15 g,麦冬 12 g,五味子 6 g,以益气养阴防脱。

4.阴虚火炽,浊蒙清窍

(1)临床表现:口渴多饮,尿频量多,心烦不宁,甚至神昏谵语,躁扰不安,胸腹灼热,面红目赤,舌红苔干,或舌苔黄燥,脉象细数,或弦数。

(2)治法:育阴清热,醒神开窍。

(3)方药:清宫汤加味。

(4)典型处方:生地黄 25 g,玄参 25 g,知母 15 g,麦冬 12 g,沙参 15 g,黄连 9 g,连翘 12 g,莲子心 12 g,生山药 15 g,天花粉 25 g,竹叶 12 g,郁金 12 g,石菖蒲 12 g,丹参 12 g,甘草 6 g。每天 1 剂,水煎服。

(5)临床应用:清宫汤为清心开窍之方,治疗糖尿病酮症,应重用养阴增液药物。临床上也可用清开灵注射液 40 mL 或醒脑静注射液 20 mL 加生理盐水内静脉滴注。或用安宫牛黄丸 1 丸,口服或鼻饲。安脑丸 1~2 丸,也可鼻饲。若气阴两虚,虚象突出者,也可用西洋参 6~9 g,另煎兑服。有高热痉厥症状者,更可灌服紫雪散。

5.阴虚液竭,真阴欲脱

(1)临床表现:烦渴饮水不解,尿频量多,口干舌燥,眼窝陷下,皮肤干燥,体重锐减,神疲乏力,舌红,苔燥,脉细数。

(2)治法:益阴增液,益气固脱。

(3)方药:增液汤、生脉散加味。

(4)典型处方:生晒参 12 g,生地黄 25 g,玄参 25 g,知母 15 g,麦冬 12 g,五味子 9 g,山茱萸 30 g,沙参 15 g,生山药 15 g,天花粉 25 g,甘草 6 g。每天 1 剂,水煎服。

(5)临床应用:增液汤是温病名方,重在养阴增液,生脉散为古方,重在益气生津固脱,两方合用,最适合治疗液竭气脱之证。山茱萸有收敛之用,张锡纯最擅长用之治疗急症,可以固脱。临床上也可再加用西洋参 6~9 g,另煎兑服,更可给予生脉注射液、参麦注射液 40 mL 静脉滴注。

6.阴竭阳脱、气绝神亡

(1)临床表现:神志昏蒙,表情淡漠,或躁扰不宁,四肢厥冷,大汗淋漓,舌苔少,脉微欲绝。

(2)治法:育阴回阳,益气固脱。

(3)方药:参附龙牡汤、生脉散加味。

(4)典型处方:生晒参 12 g,炮附子 6 g,知母 15 g,麦冬 12 g,五味子 9 g,山茱萸 30 g,沙参 15 g,生山药 15 g,天花粉 25 g,生龙骨、生牡蛎各 25 g,甘草 6 g。每天 1 剂,水煎服。

(5)临床应用:参附龙牡汤重在益气回阳固脱,生脉散重在益气生津固脱,两方合用,适合治疗液竭阳脱危证。临床上也可给予生脉注射液、参麦注射液、参附注射液静脉滴注。也有疗效。

(朱道斋)

第四节　糖尿病周围神经病变

糖尿病周围神经病变,属糖尿病神经病变范畴,其典型表现为肢体麻木、疼痛,并可伴有四肢冷凉、皮肤蚁行感,晚期患者肢体肌肉可发生萎缩,导致功能失用。糖尿病神经病变与糖尿病肾病、眼病,被人们习惯上称为"三联病症",而糖尿病周围神经病变则是糖尿病神经病变中最为常见的,发病率为 30%～90%。

糖尿病周围神经病变相关论述,早在《黄帝内经》时代,《素问·通评虚实论》就曾把消瘅与痿、厥、扑击、偏枯等并称,《古今录验方》更明确指出肾消病"但腿肿脚先瘦小",这些皆为糖尿病周围神经病变的有关记载。但纵观古今所论,本症当属于消渴病继发麻木、痿证、厥证等病证,现代临床可根据其主症诊断其为"消渴病·麻木""消渴病·痿证""消渴病·厥证",吕仁和教授习惯统称之为"消渴病痹痿",以其普遍存在血脉痹阻的病机,时振声教授认为当属"血痹"。

一、病因病机

(一)现代医学对糖尿病周围神经病变发病机制的认识

1.代谢异常

(1)山梨醇——肌醇代谢异常:周围神经组织山梨醇、果糖堆积,肌醇含量和 Na^+-K^+-ATP 酶活性降低,轴流运输及轴突生长障碍,神经传导速度减慢,高血糖竞争性地抑制一种特异性的钠依赖载体(此载体可调控肌醇运输系统),使细胞摄取肌醇减少,Na^+-K^+-ATP 酶功能缺损又可使上述钠依赖载体活性下降,进一步减少肌醇摄取,形成恶性循环。另外,依赖 Na^+ 梯度的其他生命活动也发生障碍,Na^+-K^+-ATP 酶活性降低,引起许多生化和生理学异常,这些异常影响所有底物和代谢产物通过细胞膜。后期代谢和电解质不平衡最终导致周围神经结构改变,发生临床糖尿病神经病变。施万细胞与有髓鞘及无髓鞘的神经轴突有密切的解剖学关系,它促使髓磷脂合成,可以对朗飞氏结的质量供应还有作用,因此雪旺氏细胞的损害会导致脱髓鞘,减慢神经的传导速度和轴索毁坏。

(2)脂质代谢障碍:脂肪酸合成途径的第一阶段是辅酶 A 的乙酰化,乙酰化必需醋硫激酶,其酶的活性在糖尿病时是低下的,约降低 30%,而在雪旺氏细胞内积存着过量的脂质,反映了雪旺氏细胞内脂质代谢异常,也是引起神经损害的因素。

2.血管障碍学说

糖尿病患者的微血管病变几乎可发生于所有的脏器,微血管病变与血糖控制水平相关,提示血糖控制不良是糖尿病神经病变发生的病理基础,而微血管病变则可能是糖尿病神经病变恶化的重要原因。Wolfman 等强调血管硬化为糖尿病神经障碍的原因,在这些患者中毛细血管基膜增多,动脉硬化,细动脉硬化,毛细血管基膜增多伴缺血性因素存在。这些病变可引起毛细血管的通透性异常和某些物质中渗漏至血管周围(正常情况下,完整的血管-神经障碍可防止这种渗漏)。渗漏的物质中,毒性化学物质进入神经内膜间隙,使神经元和神经膜细胞与毒性化学物质的接触,损害了后者的结构与功能的完整性,导致脱髓鞘与神经元终止,Gasser 指出由于缺血可能出现蚁走感觉等。

3.蛋白非酶糖基化

节段性脱髓鞘的严重程度和范围与高血糖的水平和持续时间相关,持续的高血糖状态可引起蛋白质普遍糖基化,神经髓鞘蛋白及其所致异常交联,可能影响微管依赖性神经结构与功能。如细胞支架作用,轴流转运和神经递质的分泌,从而参与糖尿病神经病变。

4.免疫因素

Brownlee 等观察到:糖尿病患者周围神经髓鞘蛋白结合的 IgG 和 IgM 分别为非糖尿病患者的 4 倍及 14 倍,血浆蛋白长期不断地蓄积于血管壁,可以逐渐使轿管闭塞而加重神经损害。

5.维生素缺乏学说

有学者总结外国专家研究结果:认为糖尿病神经病变的多发性神经炎,有类似维生素 B_1 缺乏时的表现,从血中维生素 B_1 浓度低,尿中维生素 B_1 排泄量少等,有时也考虑维生素 B_1 代谢障碍为其原因,鬼头昭三认为维生素 B_1 缺乏的人易患糖尿病。

6.静脉血气变化

糖尿病周围神经病变患者中 2,3-二磷酸甘油酸降低,是背静脉血氧分压及氧饱和度增高,二氧化碳下降。其机制可能为糖尿病周围神经病变患者常伴随自主神经损害,当支配末梢组织微循环的高感神经受损害和/或功能异常,可导致血管钙缩功能失调,加之微血栓形成,微循环瘀血或动脉硬化,均可使动静脉短路,而引起上述结果。动静脉短路可使末梢组织与血液间的物质交换减少,组织摄氧减少;导致血氧亲和力增高,红细胞向血组织释氧减少;引起血流动力学异常,引起神经疼痛,水肿和骨关节病。组织缺氧和红细胞释氧异常可致组织慢性缺氧,促成或加重大小血管损害,使周围神经病变进一步恶化。

另外,糖尿病合并末梢神经炎者血清硼和锰水平较无合并末梢神经炎者显著增高。而锰能抑制神经末梢的突触释放神经介质,并可抑制 ATP 酶,而 ATP 酶能直接参与突触中儿茶酚胺的贮存和释放,这些酶的改变可能妨碍组织的代谢,引起神经组织的变性及突触介质功能紊乱,以此推断锰的升高与糖尿病末梢神经炎有一定的关系。硼酸所参与儿茶酚胺及肾上腺素结合,并阻止其氧化过程。

归纳之,糖尿病周围神经病变发病,与糖尿病患者代谢异常、微血管障碍、神经髓鞘蛋白非酶性糖基化、免疫因素、B 族维生素缺乏、静脉血气变化,微量元素变化(如锰水平增高)等多方面有关。目前比较受重视的发病机制有两种观点:一种认为与多元醇代谢的激活和糖尿病神经病变的发生和发展有密切关系。由于长期血糖升高,激活了多元醇代谢途径,使细胞内山梨醇增多,抑制了肌醇摄取,导致 Na^+-K^+-ATP 酶活性下降,神经细胞水肿、坏死、神经纤维脱髓鞘、轴索变性及神经传导速度减慢。另一种认为,高血糖可引起神经周围滋养血管的管壁狭窄,基膜增厚,血管内皮细胞肿胀导致循环障碍。另外糖尿病患者的血液呈高黏状态及血小板高聚集,易形成血栓,这些变化引起神经内膜缺血缺氧而影响神经功能。至于糖尿病周围神经病变的病理改变,则主要表现在神经组织和神经滋养血管两方面,神经组织病变特征是节段性脱髓鞘、雪旺氏细胞损害及不同程度的轴突变性,髓鞘再生,可形成葱皮分层样结构。

(二)中医学对糖尿病周围神经病变病因病机的认识

中医学认为,糖尿病周围神经病变的发病机制与消渴病日久,内热伤阴耗气,阴虚、气虚、气阴两虚甚至阴阳俱虚,气虚帅血无力血瘀,阴虚脉络不荣血瘀,阳虚温通无力血瘀,或加以气滞、痰湿、湿热阻痹血瘀,经络痹阻,气血不能濡养四肢,阳气不能布达四末所致。而且也常常与消渴病日久,损伤肝肾,肝肾亏虚,筋骨失养有关。络脉痹阻是糖尿病周围神经病变的典型病变。临床所见该病也常有表现为风寒湿邪气留滞,阻痹经脉气血,加重糖尿病周围神经病变的症状,或气血不能布达于四肢,导致经脉拘挛者。另外,中医学有"久病入络"之说,糖尿病日久,在正虚的基础上,痰湿瘀血等病理产物聚集于肢体络脉,导致气血不能达于四末,也是糖尿病周围神经病变发生的重要机制。

二、诊断与鉴别诊断

(一)诊断标准

参照钱荣立教授主编《糖尿病临床指南》(2000年北京医科大学出版社第一版),糖尿病周围神经病变的诊断要点有三:明确的糖尿病病史,具备周围神经病变的症状与体征,肌电图神经传导速度检查等有阳性发现,可以除外其他引起周围神经病变的原因。

至于糖尿病周围神经病变的具体表现,有两种情况比较多见。其中,远端原发性感觉神经病变是糖尿病周围神经病变最常见的类型,症状以感觉障碍为主,多从下肢开始,由足趾向上发展,上肢累及较晚。短袜及手套形分布的感觉障碍为典型表现。而对称性运动神经病变,症状以下肢远端对称性无力为常见,相当于消渴病继发痿证,与远端原发性感觉神经病变表现不同。

关于糖尿病周围神经病变的临床分期,吕仁和教授曾提出以下意见。①早期可以症状不明显,肢体麻木,疼痛范围较局限,一般不影响工作和生活能力,肌电图检查感觉和运动速度可稍减慢。②中期则会表现为典型的肢体麻木、疼痛症状,疼痛可为闪电痛、刺痛、烧灼痛,并可伴有四肢冷凉、皮肤蚁行感、袜套感,但肌肉一般无萎缩,工作生活能力常受到影响,神经传导速度检查常提示神经元受损。③晚期患者上下肢均可出现麻木、疼痛等症状,肌肉可发生萎缩,以致肢体废用,丧失工作和生活能力,神经传导速度常提示神经元严重受损,肌电图也提示有明显异常。

为了为临床治疗和随访提供定量判断的依据,国外学者更提出Toronto临床评分系统,可以参考。该系统分症状分、反射分、感觉试验分三项。①症状分:足部疼痛、发麻、针刺感、无力、共济失调、上肢症状,出现一项记1分,无症状为0分。②反射分:膝反射、踝反射,出现一侧反射消失记2分,减退1分,正常0分,最高分4分。③感觉实验分,每出现一次异常记1分,无异常0分。经临床评分,患者得分越高,提示神经功能损害越严重。总分最高19分。

至于其相关的理化检查,则包括电生理检查等。①电生理检查:采用肌电图测定糖尿病患者运动和感觉神经传导速度可早期检出或周围神经病变,运动和感觉神经传导速度减慢是糖尿病周围神经病变的早期特征,下肢较上肢、远端较近端更为明显。②振颤量阈值测定:振颤量阈值的测定通常采用C128音叉,用被检查的特定部位感到振动的阈值与检查者手所感觉的余振时间的差值来判定,由于不太准确,所以最好用电气C128音叉变更振幅的半定量方法测定。振颤觉异常不是单一神经障碍,而是混合性障碍,可敏锐地反映代谢异常引起的血糖值的变化,对于血糖控制较神经传导速度有良好的相关性。当血糖控制两周,血糖值可见大幅度降低。③皮肤温度感觉测定仪:可以检测患者皮肤对寒热温度的感知能力,也有利于判断周围神经病变是否存在。

(二)鉴别诊断

糖尿病周围神经病变首先应与糖尿病周围血管病变鉴别。二者皆可表现为肢体麻木、冷凉、疼痛等,但糖尿病周围神经病变可见肢体麻木、疼痛症状,疼痛多为闪电痛、刺痛、烧灼痛,并可伴有四肢冷凉、皮肤蚁行感、袜套感,晚期肌肉可发生萎缩,以致肢体废用,丧失工作和生活能力,神经传导速度常提示神经元受损,肌电图提示异常。而糖尿病周围血管病变典型表现为间歇性跛行,疼痛症状较为突出,可表现为夜间静息痛,抬高肢体加重,下垂肢体减轻,伴有肢端皮肤颜色改变,桡动脉或足背动脉搏动微弱,甚或无脉,血管彩色多普勒检查、下肢血流图检查等血管外科检查,提示动脉粥样硬化斑块形成,血管狭窄,血流量不足则可以确诊。另外,糖尿病脑血管病变也可表现为肢体麻木,甚至肢体冷凉、疼痛、肌肉萎缩,但糖尿病脑血管病变多表现为单侧肢体麻木,脑 CT 检查和经颅彩色多普勒检查有利于确诊。

三、治疗

(一)基础治疗

(1)合理安排饮食,保持营养均衡和全面,适当运动,培养良好的生活方式。

(2)其他:体育疗法,家庭按摩等,属无创性治疗,不会增加体表感染的机会,值得提倡。存在感觉障碍者,应避免参加有潜在受伤危险的各种活动和劳作,指甲不要剪得过短,洗脚水不要过烫,要选择宽松舒适、通气性能好的鞋袜,时刻注意各种不易察觉的损伤,以免诱发下肢溃疡、感染以致坏疽。

(二)现代医学治疗

1.控制血糖

国外有大量研究提示血糖控制不佳是疼痛性 DPN 的主要病因。S.O.Oyibo 等以 24 小时持续血糖监测系统分别对疼痛性及无痛性 DPN 患者的血糖水平进行追踪监测,发现血糖水平波动可作用于损伤的传入纤维,加重疼痛症状,维持血糖稳定对该病有利。糖尿病控制和并发症研究所研究表明严格控制血糖能减少 60% 的 DPN 发病率。

2.止痛药物研究进展

(1)抗抑郁药:Goodnick PJ 研究发现 DPN 引起疼痛可能与去甲肾上腺素及血清素(5-羟色胺)水平有关,TCAs 可抑制突触对去甲肾上腺素及血清素重摄取,提高痛阈值,对电击样或针刺样痛疗效较佳,其中以丙咪嗪疗效最佳。新型抗抑郁药文拉法新有一定疗效,且无 TCAs 的产生心理依赖和升高空腹血糖的不良反应。新药安非拉酮属于氨基酮类抗抑郁药,是一种神经元去甲肾上腺素再吸收抑制剂和弱多巴胺再吸收抑制剂。Semenchuk MR 等对 41 名患者进行的随机双盲交叉试验中显示 150~300 mg/d 的安非拉酮可有效缓解疼痛,其疗效优于安慰剂组,且不良反应小。

(2)抗癫痫药:苯妥英钠与卡马西平疗效欠佳,不良反应明显,临床使用受限。Miroslav Backonja 等证实新一代制剂加巴喷丁在成人剂量 1 800~3 600 mg/d 时对糖尿病神经性疼痛及其他原因引起的神经痛均有效,可缓解灼痛、掣痛和感觉过敏,其疗效与抗抑郁药阿米替林相当,且不良反应少。但 Brian Hemstreet 等则认为加巴喷丁作为临床一线药物,目前研究依据尚不足。Cheung H 等发现新药拉莫三嗪可通过阻断电压敏感性钠离子通道稳定细胞膜和抑制突触前谷氨酸盐释放。Eisenberg E 等在一次针对 59 名糖尿病性神经痛患者进行的随机双盲对照的试验中证实,每天 200 mg、300 mg 和 400 mg 剂量组的疗效均较安慰剂理想,耐受性也佳。

(3)非甾体抗炎药

非甾体抗炎药可抑制前列腺素合成,部分药物尚可抑制醛糖还原酶活性,对浅表性疼痛效佳。Cohen KL 等报道布洛芬 600 mg 每天一次和舒林酸 200 mg 每天 2 次可有效缓解 DPN 疼痛。但非甾体抗炎药具有肾毒性,对于糖尿病患者,尤其合并肾脏损伤者,尽量避免使用。

(4)辣椒辣素:为红辣椒提取物,Hautkappe 等在其文献综述中指出辣椒辣素可使皮肤对有害理化物质刺激脱敏及耗竭 P 物质及其他神经递质,对典型的 C 纤维性疼痛如灼痛、刺痛和感觉迟钝等有效,可局部止痛持续数天,且无任何毒副作用,可广泛应用于糖尿病、类风湿关节炎、肿瘤和手术所致的疼痛,还有一定的抗炎作用。但研究普遍缺乏"烧灼样安慰剂"对照,从而影响临床疗效的评价。

(5)钠通道阻滞剂:Stracke H 及 Oskarsson P 等有报告利多卡因及美西律对糖尿病性疼痛有效,起始剂量为 150 mg/d,最大剂量 600～900 mg/d。但使用时须严密监测心电图,不宜长期服用。

(6)阿片类药物:曲马朵是由人工合成的非麻醉类止痛药,作用于中枢。Harati Y 等通过临床随机对照试验证实,该药对糖尿病性疼痛疗效可维持半年,但恶心、呕吐等不良反应明显,不宜长期使用。

3.针对发病机制的治疗

(1)醛糖还原酶抑制剂:Yagihashi S 等的动物实验提示醛糖还原酶抑制剂可降低神经组织内山梨醇的含量,使神经内膜血流恢复正常,加快神经传导速度。该类药的临床研究在欧美国家已开展近 30 年,但因试验设计不合理,或入围患者选择不当,致使其疗效无法得到肯定,至今在欧美国家还未获准临床使用。但近年来在日本,由 Hotta N 等人进行的多中心安慰剂对照双盲平行试验表明醛糖还原酶抑制剂类药 Fidarestat 可改善糖尿病患者自发性疼痛和感觉倒错等症状。但该结果还须进一步证实。

(2)抗氧化剂:自由基介导的氧化应激反应是糖尿病神经血管损伤的主要原因,动物实验证明 α-硫辛酸能有效预防 DPN 引起的神经血管异常,使已降低的神经传导速度、神经血流量和谷胱甘肽水平恢复正常,并可减少体外神经组织的脂质过氧化。Ziegler 等通过 α-硫辛酸治疗糖尿病神经病变研究对 328 名 DPN 患者随机分成 3 个剂量的治疗组和一个对照组,给予 α-硫辛酸和安慰剂持续静脉滴注 3 周,结果显示剂量在 600 mg/d 时治疗有效而安全。据 Ruhnau KJ 等人报道连续口服该药三周同样有效。

(3)改善神经营养障碍。①神经营养因子:神经营养因子包括神经生长因子、神经营养因子-3、胰岛素生长因子等。近年研究发现神经营养因子缺乏与 DPN 的发病有关,补充外源性神经营养因子可减轻神经损害。人类重组神经生长因子是唯一的已用于临床试验治疗 DPN 的神经营养因子。Vinik AI 等人的实验数据显示神经生长因子水平降低可导致与疼痛和热感觉有关的小纤维功能受损。Elias KA 等人以动物实验证实人类重组神经生长因子虽不能改善感觉神经传导速度和运动神经传导速度,但可保护和改善 C 型神经纤维的功能。Apfel SC 等通过 Ⅱ 期临床观察 250 名 DPN 患者在接受人类重组神经生长因子治疗 6 个月后,冷、热、痛觉均有改善,而其他只有改善趋势,证实了人类重组神经生长因子可选择性改善小纤维感觉功能。该研究同时表明人类重组神经生长因子对交感性糖尿病性多发性神经病患者也安全有效。因此神经生长因子将有可能成为治疗 DPN 的一线用药。②弥可保(甲钴酰胺):弥可保是维生素 B_{12} 的衍生物,参与核酸、蛋白质和脂质的代谢,在合成轴突的结构蛋白中起重要作用,也参与修复损伤的神经纤维,增加神经传导速度。段滨红等以弥可保治疗 57 名 DPN 患者,先肌内注射后改为口服,结果疼痛改善率超过 90%;运动神经传导速度和感觉神经传导速度也较治疗前明显改善($P<0.05$),提示该药治疗疼痛性 DPN 安全有效,采用序贯疗法效果更佳。盛春燕等研究证实高同型半胱氨酸水平为糖尿病微血管病变的危险因素,叶酸、维生素 B_6、维生素 B_{12} 参与高同型半胱氨酸的代谢过程,补充叶酸、维生素 B_6、维生素 B_{12} 可起到干预作用。

(三)中药治疗

1.气虚血瘀,经脉痹阻

(1)临床表现:倦怠乏力,肢体无力,麻木、疼痛,四肢不温,气短懒言,动则汗出,或口干不欲多饮,食少便溏,或大便努责不下、小便清长,舌淡苔白,脉细缓或细弱。

(2)治法:益气活血,通阳开痹。

(3)方药:补阳还五汤等方化裁。

(4)典型处方:生黄芪30 g,当归12 g,桃仁12 g,红花9 g,赤芍、白芍各25 g,川牛膝、怀牛膝各15 g,木瓜15 g,丹参15 g,鬼箭羽15 g,桂枝6 g,黄连6 g,水蛭12 g,土元9 g,地龙15 g。每天1剂,水煎服。

(5)临床应用:糖尿病周围神经病变患者气虚血瘀证甚为常见,补阳还五汤有益气活血、通络开痹之功,可谓对证良方。以血得热则行,得寒则凝,故用桂枝,以糖尿病阴虚内热病机贯穿病程始终,又佐黄连等。以肢体络脉瘀阻不通,所以当用水蛭、土元、地龙等通络搜风之品。同时可配合丹参注射液、川芎嗪注射液静脉滴注,或服用蚓激酶等。如更兼气郁,可以四逆散方化裁;如兼湿热下注,可以四妙散化裁;肢体沉重、痰湿阻滞者,可用二陈汤化裁;肢体抽掣疼痛,或伸屈不利,可用祝老四藤一仙汤(络石藤、忍冬藤、鸡血藤、钩藤、威灵仙等),重用藤类药物舒筋活络;腰膝酸痛,下肢无力,可用吕仁和教授脊瓜汤(狗脊、木瓜等)加味,兼补肝肾,强筋壮骨。

2.气阴两虚,经脉痹阻

(1)临床表现:倦怠乏力,肢体无力,麻木、疼痛、蚁行感,或灼热疼痛,口干咽燥,多饮多尿,便干尿赤,五心烦热,舌黯红,苔薄白,脉细弱或细数。

(2)治法:益气养阴,活血开痹。

(3)方药:生脉散、至阴稀莶汤、顾步汤等方化裁。

(4)典型处方:生黄芪30 g,沙参15 g,石斛15 g,玄参25 g,玉竹15 g,稀莶草15 g,当归12 g,川芎12 g,炮穿山甲12 g,赤芍、白芍各25 g,川牛膝、怀牛膝各15 g,木瓜15 g,桃仁12 g,红花9 g,丹参15 g,鬼箭羽15 g,桂枝6 g,忍冬藤25 g,黄连6 g,生甘草6 g,水蛭12 g,地龙15 g。每天1剂,水煎服。

临床应用:糖尿病周围神经病变,气阴两虚血瘀者,也非常多见,治以益气养阴、活血通络,用至阴稀莶汤、顾步汤等方化裁,观察有效。兼湿热下注者,可取法四妙丸意,或加入土茯苓、萆薢、苍术、白术、生薏苡仁等祛湿之品。同时也可配合脉络宁注射液、生脉注射液静脉滴注。兼有胃肠结热,大便数天不行者,可配合调胃承气汤,或加用大黄、枳实、炒莱菔子等通腑泄热。气血亏虚,头晕心悸,爪甲色淡者,可用当归补血汤加党参、鸡血藤、熟地黄等补气养血。

3.阴虚血少,经脉痹阻

(1)临床表现:口干咽燥、头晕耳鸣、腰膝酸软无力,手足麻木,灼热疼痛,五心烦热,皮肤蚁行感,灼热感,舌黯红,苔薄黄,或少苔,脉弦细数或沉细数。

(2)治法:滋阴和营,活血开痹。

(3)方药:归芍地黄汤、杞菊地黄汤、补肝汤、芍药甘草汤等方化裁。

(4)典型处方:生地黄30 g,沙参15 g,石斛15 g,桃仁12 g,红花9 g,赤芍、白芍各25 g,川牛膝、怀牛膝各15 g,木瓜15 g,玄参25 g,丹参15 g,鬼箭羽15 g,忍冬藤25 g,黄连6 g,当归12 g,鳖甲12 g,炮穿山甲9 g,土鳖虫9 g,甘草6 g。每天1剂,水煎服。

(5)临床应用:糖尿病周围神经病变有时也可表现为阴虚血少证。常兼有胃肠结热和肝经郁热证候,兼胃肠结热者,加大黄、天花粉等清泄结热,兼肝经郁热,口苦咽干,目眩者,加柴胡、黄芩等清解郁热。常可随方加入忍冬藤、红藤等,清热兼可舒筋通络。临床上也可配合脉络宁注射液、清开灵注射液静脉滴注。肢体灼热疼痛,干燥者,更可配用黄柏15 g,红藤30 g,大黄30 g,芒硝15 g,甘草10 g,红花15 g,水煎适当温度下外洗。继发肢体皮肤丹毒,红肿灼热者,可用黄连粉、大黄粉、三七粉,局部湿敷。

4.阴阳俱虚,经脉痹阻

(1)临床表现:神疲乏力,四肢冷痛,腰膝乏力,肢体麻木疼痛,甚至肌肉萎缩,不任步履,头晕健忘,共济失调,口干咽燥,多饮尿频,大便不调,舌体胖大有齿痕苔黄,或舌黯红苔白水滑,脉沉细无力。

(2)治法:滋阴助阳,活血开痹。

(3)方药:地黄饮子、壮骨丸、金匮肾气丸等方化裁。

(4)典型处方:生黄芪30 g,生地黄、熟地黄各12 g,山茱萸12 g,鹿角片12 g,淫羊藿10 g,丹参15 g,鬼箭羽15 g,桃仁12 g,红花9 g,赤芍、白芍各25 g,狗脊15 g,川牛膝、怀牛膝各15 g,木瓜15 g,桂枝6 g,黄连6 g,薏苡仁25 g,生甘草9 g。每天1剂,水煎服。

(5)临床应用:阴阳俱虚者,不仅存在气虚血瘀,阳虚寒凝也致血瘀,所以治法当重视通阳,应适当选用温通之品。但糖尿病毕竟是以内热伤阴为基本病机,所以不能过用温燥。今用地黄饮子、壮骨丸、肾气丸等化裁,重用黄芪补气活血,鹿角片补肾助阳,生地黄、熟地黄、山茱萸滋阴补肾,阴中求阳、阳中求阴之意。随方加入丹参、鬼箭羽、桃仁、红花等活血化瘀,桂枝通阳活血,黄连坚阴清热,互用互制,取中和之旨。临床上还可随方适当加用虫类搜剔药物。更兼风寒湿三气杂至者,则仿三痹汤、独活寄生汤,祛风、除湿、散寒,可选用羌活、独活、防风、防己、薏苡仁、桂枝、川乌、麻黄、乌梢蛇、白花蛇、千年健、寻骨风、海桐皮、海风藤、络石藤、青风藤等味药。

(五)其他治疗

1.中成药

木丹颗粒(糖末宁),每次7 g,每天3次,饭后服用。该药是营口奥达制药有限公司产品,作为国家食品和药品监督管理局批准的糖尿病周围神经病变治疗用药,主要适用于糖尿病周围神经病变中医辨证为气虚络阻证,临床表现为四肢麻木,或四肢疼痛,倦怠乏力、神疲懒言、自汗、肌肤甲错、面色晦黯,舌体胖大,舌质黯,或有瘀斑,或舌下青筋紫黯怒张,舌苔薄白,脉弦涩或细涩者。

2.中药外治

(1)千里健步散变通方:适合于糖尿病周围神经病变肢体冷凉、疼痛甚者。可用制川乌、制草乌、追地风、透骨草、苏木、红花、炙乳香、炙没药等,水煎适当温度下外洗,皮肤甲错、干燥者,更可加芒硝,同煎外洗,有润燥功用。

(2)忍冬苏木散:适合于糖尿病周围神经病变肢体麻木、疼痛,有灼热感,或冷凉不突出者。可用忍冬藤、黄柏、蒲公英、透骨草、追地风、苏木、桃仁、红花等,水煎适当温度下外洗,皮肤湿痒或流水糜烂者,加地肤子、白鲜皮、苦参、枯矾、五倍子等,枯矾可以收湿。

3.针灸治疗

足三里、阳陵泉、丰隆、胰俞、肾俞、脾俞、三阴交等,平补平泻。或用当归注射液,足三里,穴位注射。

（孔　岩）

第五节 糖尿病心脏病

糖尿病心脏病是糖尿病最重要的并发症之一,包括糖尿病心脏微血管病变、大血管病变、心肌病变、心脏自主神经功能紊乱所致的心律失常及心功能不全等。其早期发病较为隐匿,易被忽视,一旦出现症状,则治疗效果较非糖尿病心脏病差,其死亡率是非糖尿病患者的2倍。目前,糖尿病心脏病这一病名已为许多国内外的内分泌代谢病专家所公认,已见于世界卫生组织糖尿病手册及国外糖尿病、内分泌专著中。相当于中医学"消渴病"继发的"胸痹心痛""心悸""怔忡""支饮""水肿"等,临床可以统称之为"消渴病心病"。

糖尿病心脏病的发病率高,从世界范围看,糖尿病对人类健康的影响正变得日益严重,糖尿病发病率的增加普遍受到人们的重视,特别是近年来发展中国家糖尿病发病率明显上升,其速度超过经济发达国家。自胰岛素问世及抗生素的应用之后,糖尿病昏迷和感染的发生率和死亡率都有明显的下降,相反,难治的心血管并发症却明显增多。糖尿病心血管病变包括糖尿病大血管病变即糖尿病冠状动脉粥样硬化性心脏病,糖尿病微小血管病变和糖尿病性心肌病,以及糖尿病自主神经功能紊乱引起的心律失常、心功能不全、高血压等。其中以糖尿病性冠状动脉粥样硬化性心脏病为主。

一、病因与发病机制

(一)现代医学对糖尿病心脏病病因和发病机制的认识

1.高血糖

高血糖引起大血管病变的机制不甚清楚,可能是糖基化终末产物的产生、多羟基化合物的增多和蛋白激酶C活化作用等的结果,这些产物增加氧化应激性从而导致能破坏许多生物分子的过氧亚硝酸盐形成,所以美国心脏协会建议糖尿病合并冠状动脉粥样硬化性心脏病患者血红蛋白A1c在正常值以上不能超过1%。高血糖也可引起血液中可溶性E_2选择素和血管细胞黏附分子21增加,从而使粥样斑块大量形成。许多前瞻性研究揭示高血糖可致大血管病变,这种影响在血糖还没有达到糖尿病血糖水平时已经开始,尤其是餐后血糖与死亡率独立相关,与空腹血糖比较,餐后血糖是较好的死亡预测因子。非糖尿病患者餐后血糖较高的心血管死亡率明显增加,这就暗示胰岛素抵抗时或高血糖时就会有动脉粥样硬化形成及大血管病变发生,甚至先于微血管病变之前。但是,UKPDS结果显示降低HbA1c并没有降低大血管病变事件,而对微血管病变有影响。

2.高胰岛素血症

胰岛素对动脉壁既有血管舒张作用又有血管收缩作用,血管舒张作用是通过内皮细胞产生的一氧化氮所介导的,一氧化氮抑制血管平滑肌细胞从中层到内膜的迁移和增殖、减少血小板黏附和聚集。另外,胰岛素也能增强血小板源性生长因子及其他促有丝分裂生长因子对血管平滑肌细胞增殖的作用,刺激血管平滑肌细胞纤溶酶原激活剂抑制物21和细胞外基质的产生。高胰岛素血症打破了血栓形成和溶解之间的平衡,引起一氧化氮减少、信号转导失调、一氧化氮合酶功能降低、精氨酸缺乏等。反过来,内皮依赖性舒张功能紊乱将导致不能有效产生一氧化氮的胰岛素产生增多,但仍能刺激血管平滑肌细胞正常增殖,从而导致胰岛素增加而无血管舒张作用。纤溶酶原激活剂抑制物减弱纤维蛋白溶解,导致不稳定斑块形成。

3.血脂紊乱

血脂紊乱包括三种主要成分:高甘油三酯、低高密度脂蛋白胆固醇和高低密度脂蛋白胆固醇。高甘油三酯血症是极低密度脂蛋白胆固醇过度增加伴有胰岛素抵抗状态的结果,极低密度脂蛋白颗粒由载脂蛋白和甘油三酯组成。血中自由脂肪酸和葡萄糖水平增加、肝中甘油三酯水平增加和脂蛋白酯酶水平降低可使已形成的极低密度脂蛋白颗粒清除受损(因为脂蛋白酯酶需要正常功能的胰岛素),分解极低密度脂蛋白功能丧失、肝脂肪酶活性增加和肝脏合成高密度脂蛋白颗粒功能紊乱均可导致低高密度脂蛋白胆固醇。高低密度脂蛋白胆固醇主要表现在小而密成分变化包括胆固醇酯减少和载脂蛋白 B 增加,更易被氧化,更具致动脉粥样硬化性。另外,脂蛋白在糖尿病中是增加的,成分与低密度脂蛋白相似之外还携带载脂蛋白,具有致血栓形成和动脉粥样硬化作用,被认为是冠脉事件的一种危险因子。

4.凝血异常

糖尿病性大血管血栓形成主要涉及三种成分:血小板、凝血蛋白和血管壁。糖尿病患者血小板处于一种活化状态,能产生大量的血栓素 A2 并易于聚集。凝血异常还包括血管性假血友病因子、纤维蛋白原、D_2-二聚体、凝血酶和Ⅶ因子等。

5.炎症

病理和临床大量研究显示炎症与急性冠状动脉综合征密切相关,故有人提出冠状动脉粥样硬化性心脏病(尤其急性冠状动脉综合征)是一种炎症过程。可见炎症在急性冠状动脉综合征斑块破裂中的地位,从而认为炎性因子 C 反应蛋白、白细胞介素-26 等为急性冠状动脉综合征的危险因子。炎症和胰岛素抵抗与冠状动脉粥样硬化性心脏病密切相关。

6.代谢紊乱

在正常情况下,心肌活动所需的能量以游离脂肪酸和葡萄糖为主,但在缺血缺氧情况下心肌不能进行游离脂肪酸的 β 氧化,细胞所需能量大部分来源于葡萄糖的无氧酵解,任何限制葡萄糖获得和利用的因素都将影响心功能。糖尿病心肌糖分解受抑制的关键部分就在于由于柠檬酸盐堆积所导致的糖分解酶——磷酸果糖激酶的抑制。以柠檬酸浓度的增加、糖分解的抑制等为特征的一系列反应始于脂肪组织游离脂肪酸的大量动员,血中游离脂肪酸浓度的升高增加了心肌对它的摄取和氧化,β 氧化加强导致柠檬酸的堆积,除抑制糖分解外,磷酸果糖激酶活性抑制还能增加葡萄糖-6-磷酸的浓度,使底物转向糖原的合成。糖代谢中另一受累对象是酶复合物即丙酮酸脱氢酶。糖尿病心肌脂肪酸代谢加强,增加心肌乙酰辅酶 A 和 NADH/NAD$^+$ 比值,降低丙酮酸脱氢酶活性,减少丙酮酸的氧化。总之,糖尿病心肌组织脂肪酸氧化代谢率升高导致组织中柠檬酸堆积,磷酸果糖激酶通路受抑制,底物转向糖原合成途径,而且线粒体乙酰 CoA/CoA 比值增加,抑制丙酮酸脱氢酶活性,葡萄糖和丙酮酸氧化程度降低。同时脂肪酸氧化的加强促进心肌长链脂酰肉碱、长链脂酰辅酶 A、柠檬酸、葡萄糖-6-磷酸和糖原等浓度的增加,进一步推动糖尿病心肌病进展。

7.钙的超负荷

细胞质 Ca^{2+} 浓度的改变是启动心肌兴奋-收缩和复极-舒张两个偶联的枢纽。跨膜浓度和电压梯度趋动 Ca^{2+} 通过 Ca^{2+} 通道进入胞浆,同时通过肌浆网、肌纤维膜、线粒体膜上 Ca^{2+} 逆浓度的主动转运将 Ca^{2+} 转运至胞浆外从而降低胞浆中的浓度。胞浆内钙的超负荷可激活肌动蛋白,导致心肌舒张功能障碍,而心肌组织中钙超负荷与一种或多种钙转运体功能受损有关。

(1)电压依赖的 Ca^{2+} 通道磷酸化延长:电压依赖的 Ca^{2+} 通道磷酸化后促进去极化状态下该通道开放,Ca^{2+} 内流。糖尿病心肌组织肌纤维膜上使 Ca^{2+} 通道去磷酸化的蛋白磷酸酶活性明显降低,通道磷酸化时间延长,从而导致 Ca^{2+} 内流增加。

(2)肌纤维膜上 Na^+-Ca^{2+} 交换减少:正常的肌纤维收缩和舒张每交替一次,大约6 mmol/L钙通过 Na^+-Ca^{2+} 交换出入细胞。Na^+-Ca^{2+} 交换的能量间接来自 Na^+-K^+-ATP 酶,Na^+-K^+ 泵通过 Na^+-K^+-ATP 酶分解 ATP 实现排 Na^+ 摄 K^+,维持细胞内低 Na^+,有利于 Ca^{2+} 的外排。糖尿病大鼠的心肌纤维膜上 Na^+-K^+-ATP 酶活性明显降低,从而加剧细胞内 Ca^{2+} 的蓄积。

(3)Ca^{2+} 泵活性降低:Ca^{2+} 泵主要存在于心肌纤维膜、肌浆网膜上,前者将 Ca^{2+} 排出细胞,后者将 Ca^{2+} 摄入肌浆网,以降低肌浆中 Ca^{2+} 浓度。心肌中钙主要通过肌浆网钙泵将钙转运出胞浆,因此肌浆网钙泵的异常可引起心肌收缩和舒张功能的异常。糖尿病大鼠心肌纤维膜、肌浆网膜 Ca^{2+} 泵活性均低于正常对照组。长链乙酰酯能够抑制多种膜转运器,如肌浆网钙泵、肌纤维膜上的 Na^+-K^+ 泵及线粒体上的腺苷酸转运酶。有人报道由1型糖尿病分离得到的肌浆网中长链乙酰肉碱含量较正常增加 $30\%\sim50\%$,用肉碱或甲基 Palmoxirate(一种肉碱棕榈酰转移酶抑制剂)治疗减少组织长链乙酰肉碱的含量,能够增加肌浆网钙的转运,提示这些长链酯类在糖尿病心肌中的聚集与肌浆网钙转运的异常有关。另外,Ca^{2+} 泵活性降低还与 Ca^{2+} 泵 mRNA 表达降低有关,也与磷脂甲基化的调节有关,肌浆网中磷脂甲基化反应促进心肌收缩,而在糖尿病中心肌该反应是受抑制的。

(4)心肌纤维膜成分的改变:糖尿病大鼠心肌纤维膜胆固醇与总磷脂的比例升高,膜的流动性发生改变,膜上所含酶的活性由于微环境改变而发生变化。磷脂酰乙醇胺 N-甲基化引起的磷脂酰胆碱/磷脂酰乙醇胺比值的增高,是影响糖尿病心脏细胞膜结构和功能的另一膜因素,磷脂中磷脂酰乙醇胺和磷脂酰甘油降低,但溶血磷脂酰胆碱明显增高,后者改变膜电位,也可抑制 Na^+-K^+-ATP 酶,不利于 Ca^{2+} 的外排。

8.K^+ 流的改变

Qin 等用 RNA 酶保护分析法和 Western 印迹研究糖尿病大鼠左心室肌 K^+ 通道基因表达和分布密度,发现糖尿病大鼠早在发病 14dK 通道 Kv2.1、Kv4.2 和 Kv4.3 已明显减少,K^+ 流受抑制,电生理学异常导致心室功能降低。糖尿病还影响动作电位使之持续时间延长,右心室、左心室尖外心肌和左心室底内心肌的 ITO(暂时外向电流),IK(延迟整流电流)和 IKI(内向整流电流)复极化 K^+ 流不同程度减少,说明不同区域离子通道表达受糖尿病影响不同,导致动作电位延长和随后 QT 间期延长。K^+ 流改变的具体机制尚不明了,可能与蛋白激酶 C 活性调节及其大多数亚型含量升高有关。

9.心肌中肾素血管紧张素系统的激活

心肌局部存在的肾素血管紧张素系统调节心血管功能,促进心肌细胞、血管平滑肌细胞生长。糖尿病时心肌局部交感神经活性增加,激活心脏肾素血管紧张素系统。Kajstura 等证实链脲佐菌素糖尿病小鼠心肌存在肾素血管紧张素的激活和细胞的凋亡,转基因后该类小鼠心肌可观察到胰岛素生长因子-1通过削弱 p53 的功能,减少血管紧张素Ⅱ(ATⅡ)产生及其1类受体(AT1)的活性,从而减少氧化应激、心肌细胞死亡,延缓糖尿病心脏病的发展。糖尿病诱导3天后心肌细胞凋亡达高峰,同时 ATⅡ、肾素、AT1 增加,而血管紧张素转换酶和 ATⅡ的2类受体(AT2)不变。使用 AT1 拮抗剂能抑制 AT1 和血管紧张素原,从而减少 ATⅡ的合成和细胞的死亡,因此糖尿病心肌病可看作依赖 ATⅡ的过程。

10.非酶促蛋白糖基化作用

心肌内所有细胞都可能受非酶促蛋白糖基化作用的影响,非酶促蛋白糖基化作用可使脂蛋白、凝血蛋白、酶、纤维蛋白原、胶原和 DNA 改变形式。与糖化胶原结合的脂蛋白,在动脉内膜的停留时间延长,同时其在动脉内膜氧化敏感性升高;血红蛋白糖化使血红蛋白氧亲和力增加,氧解离下降、细胞缺氧;胶原糖基化后对胶原酶的敏感性下降,导致胶原之间及与其他结构蛋白的交联增加,降低动脉管壁的顺应性;昆布氨酸的糖化作用促进基底膜病变的发展、增厚。人类单核细胞表面具有糖基化终末产物特异性受体,糖基化终末产物与其受体结合后可促使单核细胞释放多种细胞因子及生长因子如肿瘤坏死因子-β、白细胞介素-1、血小板衍生性生长因子、胰岛素生长因子-1 等,增加内皮细胞通透性及单核细胞趋化性,并促进血管增生。其中胰岛素生长因子-1 不仅促进胰岛素诱导血管平滑肌细胞变性和增生,还能使血管内皮细胞合成蛋白多糖增加。

11.肌球蛋白变化

糖尿病心肌病变发展过程中肌原纤维重建原因之一是肌球蛋白同工酶的分布改变。肌球蛋白为心肌粗、细肌丝的结构和功能蛋白,有 V1(αα)、V2(αβ)、V3(ββ)三种同工酶。V1 为钙刺激的高活性的 ATP 酶,收缩快速,但耗能多;V3 为钙刺激的低活性的 ATP 酶,收缩缓慢而持久,但耗能少;V2 介于两者之间。糖尿病伴心脏舒缩功能障碍大鼠心室肌球蛋白 ATP 酶活性明显下降,同工酶 V1 减少,V3 增多。胰岛素的治疗可以逆转这种障碍。

(二)中医学对糖尿病心脏病病因病机的认识

糖尿病心脏病在中医学中,既属消渴病,又属心病。唐·王焘在《外台秘要》中引《古今录验》云:"渴而饮水多,小便数,无脂似麸片甜者,皆是消渴病也"是论消渴病。而历代医家所述的消渴继发心痛、胸痹等皆属心病范畴。《灵枢·本脏》:"心脆则善病消瘅热中",《灵枢·邪气脏腑病形》:"心脉微小为消瘅"。张仲景在《伤寒论》中也有"消渴,气上撞心,心中疼热"的记载。心主神明,主血脉。巢元方在《诸病源候论》中指出:"消渴重,心中痛",说明了心与消渴病发病的内在联系。北京中医医院魏执真教授长期从事心血管病与糖尿病的临床科研工作,在整理古代文献的基础上,参照现代医学有关知识,结合临床实际,对糖尿病心脏病进行了临床证候学研究。结果发现:糖尿病心脏病病位始终不离于心,在漫长病程中出现的心悸、眩晕、胸痹、水肿等表现,实际上均属心病范畴,所以主张将糖尿病心脏病中医病名统称为"消渴病心病"。明确此病名,意义有三:①该病名提示糖尿病心脏病病位在心;②该病名提示临床治疗中,除应针对消渴病外,应始终顾护到心;③该病名可以概括糖尿病心脏病发生发展的全过程,经分期辨证可较好地阐明病程中出现的纷繁复杂的证候,便于指导本病的防治。

分析糖尿病心脏病病因,则可以归纳为以下几方面:①七情郁结,情志不遂,肝气郁滞,气机不畅,气为血帅,气滞血瘀,心脉受阻;过食伤脾。②过食膏粱厚味,损伤脾胃,脾失健运,津不气化而聚之生痰,痰浊阻遏心阳致胸阳不振,心脉痹阻。③四时失调,心阳本虚,感四时不正之气,尤以冬春感寒易致本病。④禀赋薄弱,素体心阳不足,易感虚邪贼风,两虚相得而致病,阴虚之体则炼液成痰,痰阻心脉,而致血流瘀滞。

糖尿病心脏病主要病机特点如下。①气阴两伤,心脉痹阻:消渴病久则阴伤及气,气阴皆虚,气虚则行血无力,阴虚则虚火灼津为痰,从而导致瘀血、痰浊等实邪痹阻心脉则胸中刺痛,舌紫黯有瘀斑,脉涩或结代。②肝肾阴虚:消渴病日久或失治,损伤肝肾之阴津,虚火上扰则心烦、心悸,甚则灼津熬血,痰瘀等实邪又可痹阻心脉而发病。③心脾阳虚:消渴病虽是以阴虚为本,但阴阳互根互用,阴损及阳,心阳不振,复受寒邪,以致阴寒盛于心胸,阳气失展,寒凝血脉,营血运行失常。脾阳虚则运化失常,以致有痰瘀之邪内阻而病。④心肾阳虚:心阳亏虚,失于温振鼓动,进而心阳虚衰,可见心悸、怔忡、胸闷、气短、脉虚细迟或结代;阳虚生内寒,寒凝心脉,不通而痛。同时肾阳亏虚,不能温煦心阳,或心阳不能下交于肾,日久致心肾阳衰,阳不化阴,阴寒弥漫胸中,饮阻心脉;肾不纳气,肺气上逆或心肾阳虚,而致饮邪上凌心肺,则见喘息不得平卧,甚则气喘鼻煽、张口抬肩、四肢逆冷青紫、尿少、水肿,重则虚阳欲脱而见大汗淋漓、四肢厥冷、脉微欲绝等。由上可见,消渴病心病,其病位在心,发病与肝、肾、脾(胃)诸脏有关,是在气血阴阳失调基础上,出现心气、心阴、心血、心阳不足和虚衰,导致气滞、血瘀、痰浊、寒凝等痹阻心脉,基本病机是气阴两虚,痰瘀互结,心脉痹阻。

消渴病心力衰竭(糖尿病心功能不全)的病因病机,是因阴虚燥热之消渴病未及时治疗致使气阴不断耗伤,进而涉及于心,使心脏气阴耗伤,心体受损,心用失常,心脉瘀阻。若再进一步发展而使心用由虚损至衰微,血脉瘀阻加重,致使其他脏腑血脉也瘀阻不通,进而影响到其他脏腑的功能,于是出现更复杂更严重的消渴病心力衰竭病。如果影响于肺,出现肺脉瘀阻,肺之肃降和通调水道的功能失司,则出现三焦不利,水饮停聚上逆,凌心射肺,可见心悸、气短,严重者咳喘不能平卧、水肿、尿少。若影响于肝脾出现肝脾经瘀阻,可见心悸、气短严重,甚则胁肋胀痛、胁下痞块、脘腹胀满、下肢水肿、大便溏或不爽、尿少。影响于肾则肾脉瘀阻,开合失司更致尿少、水肿、动则喘甚,同时头晕、目眩、腰膝酸软乏力、面目黧黑、肢凉。肾脏受累说明病已进入心力衰竭晚期,再进一步发展则是阴竭阳绝,阴阳离绝的脱证。

二、临床特点

(一)糖尿病性冠状动脉粥样硬化性心脏病的临床特点

(1)部分糖尿病患者心肌梗死的部位与冠状动脉狭窄的部位不一致,这种现象的原因何有认为是糖尿病对自主神经损害造成冠状动脉痉挛的结果。另外,糖尿病患者容易发生血栓。

(2)糖尿病患者无痛性心肌梗死多见,约占30%。患者合并心肌梗死常在体检时心电图有异常 Q 波被发现。朱伯卿等报道,糖尿病组无痛性心肌梗死占35.5%,非糖尿病组为17.6%,并且糖尿病患者中无痛性心肌梗死心电图 ST 段抬高值的总和及 ST 段抬高持续天数都比非糖尿病组明显,多数学者认为其无痛与糖尿病者自主神经损害有关。

(3)糖尿病合并心肌梗死预后不良:糖尿病合并心肌梗死时,梗死面积一般较大,易发生严重的心功能不全,心源性休克,心脏破裂、猝死和严重的心律失常。Singer 报道,228 例 2 型糖尿病合并急性心肌梗死,死亡率为27%,非糖尿病患者为17%,高龄患者死亡率更高。Framingham 心脏研究中追随观察结果,糖尿病合并冠状动脉粥样硬化性心脏病死亡率很高,是非糖尿病患者的 2 倍,心肌梗死再发率也是非糖尿病患者的 2 倍,心功能不全发生率为 4 倍。糖尿病合并心肌梗死之所以预后不良,是由于糖尿病患者的冠状动脉多支狭窄,易发生冠状动脉血栓,加上心肌内小动脉广泛狭窄,侧支循环障碍,造成大面积心肌梗死的结果。

(二)糖尿病性心肌病的临床特点

1972 年 Rubler 最先发表了长期患糖尿病患者尸检发现心肌有弥漫性小灶坏死和纤维化,心脏没有冠状动脉硬化狭窄而心电图有 ST 改变,超声心动图示有心室肥厚(尤其是室间隔)、EF 下降、左心室舒张压上升和容量减少。末期出现心脏扩大,心功能不全,被称为糖尿病性心肌病。

另外,糖尿病心脏病临床表现尚有以下特点。

1.休息时心动过速

由于糖尿病早期可累及迷走神经,以致交感神经处于相对兴奋状态,故心率常有增快倾向。凡在休息状态下的心率每分钟大于90次者应怀疑自主神经功能紊乱,此种心率增快常较固定,不易受各种条件反射的影响,如患者深呼吸时的心率差异常减小,从卧位快速起立时的心率加速反射也减弱,有时心率每分钟可达130次,此时更提示迷走神经损伤。

2.直立性低血压

当患者从卧位起立时如收缩期血压下降>4.0 kPa(30 mmHg),舒张压下降>2.7 kPa(20 mmHg)称直立性低血压。其主要机制仍由于血压调节反射弧中传出神经损害所致。糖尿病伴神经病变者不论传入、传出或中枢神经损害时,血浆中去甲肾上腺素浓度很低,有时仅为正常值的1/3以下,站立时则血压不能上升,以致失去代偿机制而发生直立性低血压,尤其当交感神经损伤时则儿茶酚胺分泌更少而未能调节。因此直立性低血压属于糖尿病神经病变中晚期表现,当口服降压药、利尿剂、三环抗抑郁剂、血管扩张剂等后更易发生。

3.猝死

糖尿病心脏病者偶因各种应激、感染、手术、麻醉等均可导致猝死,临床上呈严重心律失常或心源性休克而迅速死亡。

三、诊断标准

(一)糖尿病伴发冠状动脉粥样硬化性心脏病的诊断

在排除了其他器质性心脏病的条件下,糖尿病患者有如下证据时即可诊断:曾出现心绞痛、心肌梗死或心力衰竭,心电图检查有缺血表现,具有严重的心律失常,X线、心电图、超声心动图和心向量提示心脏扩大,CT检查心脏形态、心功能、心肌组织检查和心肌灌注的定量分析确定有冠状动脉粥样硬化性心脏病,MRI提示大血管病变和清楚的心肌梗死部位,放射性核素可显示心梗部位并早期诊断冠状动脉粥样硬化性心脏病。

(二)糖尿病伴发心肌病的诊断

病程在5年以上的糖尿病患者,排除了其他原因引起的心肌病后,有如下表现时可诊断:心脏扩大、心力衰竭、房性和/或室性奔马律、心绞痛和心律失常,经放射性核素和MRI检查提示心肌病的存在,存在心肌内小冠状动脉和微血管广泛的病变,心肌有纤维化、灶性坏死、糖蛋白、脂蛋白和钙盐沉积等。

(三)糖尿病伴发心脏自主神经病变的诊断

糖尿病患者静息心率大于90次/分,或不易受各种条件反射影响的固定心率,有体位直立性低血压,易发生无痛性心肌梗死,伴有面颊和上肢多汗、厌食、恶心、尿潴留、大便失禁等内脏神经损害,深呼吸时每分钟心率差≤10次,立卧位时每分钟心率差≤10次,乏氏动作反应指数≤1.1为异常,30/15心搏时心率比值≤1.03,卧立位时收缩压下降>4.0 kPa,或舒张压下降≥2.7 kPa。

1.休息时心率

心血管为自主神经病变休息时心率多大于90次/分。

2.深呼吸时心搏间距变化测定

用Ⅱ导联心电图记录单次尽可能深吸、深呼气时R-R间期改变,分别计算出深吸与深呼时每分钟心率之差(即呼吸差)。正常人50岁以下者深吸气时迷走神经受抑制而心率加速,R-R间期最短;深呼气时,迷走神经兴奋而心率减慢,R'-R'间期延长,大者相差大于 15 次/分,50 岁以上者则此差数减至大于 10 次/分,糖尿病患者伴自主神经损伤者,早期有迷走神经损害,平时心率较快,深呼气时不易减慢,深吸气时增速不多,呼吸差小于 10 次/分,反映迷走神经功能损害。

3.乏氏动作反应指数测定

患者于深吸气后掩鼻闭口用力作呼气动作即乏氏动作,15 秒钟后放松自然呼气 10 秒钟,同时用Ⅱ导心电图描记,测定在乏氏动作时最短的 R-R 间期,与乏氏动作后最长的 R-R 间期的比值例数(即 R'-R'/R-R),即是乏氏动作反应指数。由于乏氏动作时心率加速(间期最短),而呼气放松后心率减慢(R'-R'间期延长),乏氏动作反应指数大于 1.21 为正常值,>1.11 至小于 1.20 为可疑,<1.10 为阳性,见于糖尿病伴迷走神经损害者。

4.立卧位心搏间距(立卧差)测定

记录平卧位Ⅱ导联心电图后,再记录患者 5 秒钟内迅速起立后的心电图 30 次心搏。测定立位与卧位时 R-R 间期,算出立位与卧位每分钟心率之差,即立卧差。正常人于立位时心率立即加速(交感神经兴奋,儿茶酚胺释放),立卧位差常大于 15 次/分;糖尿病患者伴自主神经功能紊乱者常加速不明显,立卧位差则小于 15 次/分。

5.30/15 比值的测定

即站立后第 30 次与第 15 次心搏 R-R 间期比例测定。正常人站立后第 30 次心搏心率已明显减慢,心搏间距延长,而第 15 次心搏间距较短,故 30/15 比值大于 1.03,糖尿病患者伴自主神经损害(尤其是迷走神经者)心搏间距变化不明显,30/15 比值常小于 1.00。

6.卧立位血压改变测定

糖尿病患者从卧位迅速起立后,如收缩压下降<4.0 kPa(30 mmHg)和/或舒张压下降>2.7 kPa(20 mmHg),则称为直立性低血压,见于糖尿病晚期伴有自主神经(尤其是交感神经)功能异常者。

7.握拳升压试验

正常人肌肉运动或用力握拳时可使心率加速,心搏出量上升,收缩压可上升大于 2.1 kPa(16 mmHg);如上升 1.5~2.0 kPa(11~15 mmHg)为疑似异常;如上升≤1.3 kPa(10 mmHg)为异常,提示交感神经兴奋性减低,糖尿病患者则提示自主神经功能异常。

四、治疗

(一)基础治疗

糖尿病患者在严格控制血糖的同时,应控制好血压,戒烟戒酒,控制体重,控制脂肪饮食,以减少导致动脉粥样硬化的因素,减少冠状动脉粥样硬化性心脏病发生的机会。糖尿病患者已患冠状动脉粥样硬化性心脏病的,应定期复查血糖、血脂、心电图、超声心动图、心阻抗图等,避免情绪激动、过分劳累、饮酒、饱食、受寒等可能诱发心梗的因素。糖尿病性冠状动脉粥样硬化性心脏病已发生心梗者,应高度警惕再梗死,必须合理控制血糖,纠正脂质代谢紊乱,并长期坚持服用肠溶阿司匹林等抑制血小板活性的药物。心梗急性期,患者应绝对卧床,大小便也应在床上进行,避免活动诱发心肌耗氧量增多,伤人性命。患者应注意保持大便通畅,可预防性地服用缓泻药物,如麻仁滋脾丸、新清宁片、通便灵、番泻叶泡茶等,以避免因大便用力,诱发病情突然恶化。

饮食治疗,首先应控制总热量,限制脂肪摄入量,限制胆固醇摄入量;碳水化合物以高纤维素食物为宜;有饥饿感时,随时可用富含维生素 C、维生素 E 和镁的绿色蔬菜来补充,可适当多吃山楂、海带等。

(二)西医治疗

糖尿病心脏病发生心绞痛、心律失常、心力衰竭、心梗的处理与非糖尿病患者,并无差异,但需注意用药对糖尿病的影响,糖尿病患者应谨防发生低血糖、低血钾、低血压、高脂蛋白血症等。

1.直立性低血压的治疗

其可酌情选用氢化可的松和短效升压药的麻黄素、育亨宾碱、麦角胺等,应从小剂量用起,并密切注意这类药物的不良反应。

2.心绞痛的治疗

扩张冠状动脉、减少心肌耗氧量是内科治疗心绞痛的重要措施。外科则多采用经皮穿刺冠状动脉腔内血管成形术和冠状动脉搭桥术,在内科常选用的药物中主要包括硝酸酯类和钙通道阻滞剂。β受体阻滞剂虽可减慢心率降低心肌耗氧量,虽有引起糖耐量异常的说法,但目前有日益受到重视的趋势。

(1)硝酸酯类:硝酸甘油,0.3～0.6 mg,口服或舌下含化,每4～6小时一次。异山梨酯,5～10 mg口服、咀嚼或舌下含化,每4～6小时一次。应注意青光眼患者慎用,目前多主张用缓释或控释剂型。

(2)钙通道阻滞剂:硝苯地平,10～20 mg,口服或舌下含化,每天3～4次。硫氮草酮,60～90 mg,口服,每天3～4次。维拉帕米,40～80 mg,口服,每天3～4次。其缓释或控释剂,如拜新同、氨氯地平被普遍推崇,每天1次服药即可。

(3)充血性心力衰竭的治疗对糖尿病心脏病所致的充血性心力衰竭,强心、利尿剂均不属禁忌,但也绝非首选。血管扩张剂和血管紧张素转换酶抑制剂疗效较为肯定,因此,应予足够重视。

(4)血管扩张剂:硝酸甘油、硝普钠及肼屈嗪等主要通过降低心脏前后负荷,减少心肌耗氧量。治疗充血性心力衰竭,可用硝酸甘油5～10 mg加250 mL或500 mL液体缓慢静脉滴注,但宜严格检测血压。

(5)血管紧张素转换酶抑制剂:卡托普利12.5～50.0 mg,口服,每天2次;或依拉普利5～20 mg,每天1～2次。可治疗糖尿病心脏病心力衰竭。其中,前者半衰期短,对糖尿病肾病也有一定疗效。目前最受重视。

(6)β受体阻滞剂:倍他乐克6.25～25.00 mg,口服,每天2次。一般应从小剂量用起,同时注意血压与心率。

(7)其他:阿司匹林近年越来越受到国内外医学界关注,许多循证医学研究证据显示,该药可以防治糖尿病的心血管急性事件发生率。

3.急性心梗的治疗

糖尿病患者发生心梗者,常诱发血糖升高,以致发生酮症酸中毒,因此,应注意使用适当剂量的胰岛素,使血糖维持在5.5～8.3 mmol/L(100～150 mg/dL)。血糖过高和过低均可导致患者病情加重以致诱发严重并发症危及生命。胰岛素的用法,一般以小剂量(1～4 U/h)加入生理盐水中静脉滴注。其他如扩血管疗法(硝酸甘油静脉滴注)、溶栓疗法(链激酶、尿激酶和组织纤溶酶原激活剂)、极化疗法与非糖尿病患者并无区别。在急性期同样地应预防严重心律失常、心力衰竭、心源性休克的发生,恢复期则应加倍警惕可能发生的再次梗死。

(三)中医辨证论治

糖尿病心脏病的中医辨证论治,以其临床主症,可分别参照"胸痹""心悸""心力衰竭"进行辨证论治。魏执真教授认为:糖尿病冠状动脉粥样硬化性心脏病中医病名可称为"消渴病胸痹",糖尿病心律失常可称"消渴病心悸",糖尿病心力衰竭可称"消渴病心力衰竭病"等,三者可统称为"消渴病心病"。由于该病与非糖尿病心脏病比较,在病因、病机、主症、舌象、脉象及证型方面均有不同特点,所以主张临床上应抓住糖尿病心脏病的特点,提高选方用药的针对性。

1.消渴病胸痹(糖尿病冠状动脉粥样硬化性心脏病、糖尿病心肌病心绞痛)

消渴病胸痹的辨证治疗,应针对前述消渴病胸痹的病机,分心气阴两虚、郁瘀阻脉和心脾两虚、痰气阻脉两种证型进行。

(1)心气阴虚,郁瘀阻脉。

1)临床表现:心痛时作,心悸气短,胸闷憋气,疲乏无力,口干欲饮,大便偏干。舌质黯红或嫩红裂,少苔或薄白苔,脉细数或细弦数。

2)治法:益气养心,理气通脉。

3)方药:通脉理气汤(太子参、麦冬、五味子、生地黄、天花粉、白芍、香附、香橼、佛手、丹参、川芎、三七粉)。

(2)心脾不足,痰气阻脉。

1)临床表现:心痛时作,心悸气短,乏力,胸胁苦满,脘腹痞胀,二便不爽,纳谷不佳。舌胖质淡黯,苔白厚腻,脉沉细而滑或弦滑。

2)治法:疏气化痰,益气通脉。

3)方药:疏化活血汤(苏梗、香附、乌药、川厚朴、陈皮、半夏、草豆蔻、太子参、白术、茯苓、川芎、丹参、白芍)。

2.消渴病心悸(糖尿病心律失常)

消渴病心悸的辨证治疗,可分为阴热类(快速类)和阴寒类(缓慢类)两大类,再进一步辨证分为十种证型、三种证候进行辨证论治。其中,各个证型中都可能出现的三种证候,包括气机郁结,神魂不宁,风热化毒等。此分述如下。

(1)心气阴虚,血脉瘀阻,瘀郁化热。

1)临床表现:心悸,气短,疲乏无力,胸闷或胸痛,面色少华,急躁怕热。舌质黯红,碎裂,苔黄,脉数、疾、促、细。

2)治法:益气养心,理气通脉,凉血清热。

3)方药:清凉滋补调脉汤(太子参、麦冬、五味子、丹参、川芎、香附、香橼、佛手、牡丹皮、赤芍、黄连、葛根、天花粉)。

(2)心脾不足,湿停阻脉,瘀郁化热。

1)临床表现:心悸,气短,疲乏无力,胸闷或有疼痛,口苦,食欲缺乏,脘腹痞满,大便溏,黏而不爽。舌苔白厚腻或兼淡黄,舌质黯红,脉数、疾、促、滑。

2)治法:理气化湿,凉血清热,补益心脾。

3)方药:清凉化湿调脉汤(苏梗、陈皮、半夏、白术、茯苓、川厚朴、香附、乌药、川芎、牡丹皮、赤芍、黄连、太子参、白芍)。

(3)心气衰微,血脉瘀阻,瘀郁化热。

1)临床表现:心悸,气短,疲乏无力,胸闷或有疼痛,劳累后心悸,气短尤甚。舌胖淡黯或黯红,苔薄,脉促代。

2)治法:补气通脉,凉血清热。

3)方药:清凉补气调脉饮(生黄芪、太子参、人参、麦冬、五味子、丹参、川芎、香附、香橼、佛手、牡丹皮、赤芍、黄连)。

(4)心阴血虚,血脉瘀阻,瘀郁化热。

1)临床表现:心悸,气短,胸闷,胸痛,面色不华,疲乏无力,大便秘结。舌质红黯碎裂,薄白或少苦。脉涩而数。

2)治法:滋阴养血,理气通脉,清热凉血。

3)方药:清凉养阴调脉汤(太子参、麦冬、五味子、白芍、生地黄、丹参、川芎、香附、香橼、佛手、牡丹皮、赤芍、黄连)。

(5)心气阴虚,肺瘀生水,瘀郁化热。

1)临床表现:心悸,气短,胸闷,胸痛,咳喘,甚而不能平卧,尿少,水肿。舌质红黯,苔薄白或薄黄。脉细数。

2)治法:补气养心,肃肺利水,凉血清热。

3)方药:清凉补利调脉饮(生黄芪、太子参、麦冬、五味子、丹参、川芎、桑白皮、葶苈子、泽泻、车前子、牡丹皮、赤芍、黄连)。

(6)心脾气虚,血脉瘀阻,血流不畅。

1)临床表现:心悸,气短,胸闷或胸痛,乏力,怕热,不怕冷,肢温不凉。舌质淡黯,苔薄白。脉缓而细弱。

2)治法:健脾补气,活血升脉。

3)方药:健脾补气调脉汤(太子参、生黄芪、白术、陈皮、半夏、茯苓、羌活、独活、防风、升麻、川芎、丹参)。

(7)心脾气虚,湿邪停聚,心脉受阻。

1)临床表现:心悸,气短,胸闷或胸痛,乏力,不怕冷,肢温,脘腹胀满,食欲缺乏,大便不实不爽,头晕而胀。舌苔白厚腻,质淡黯。脉缓而弦滑。

2)治法:化湿理气,活血升脉。

3)方药:理气化湿调脉汤(苏梗、陈皮、半夏、白术、茯苓、川厚朴、香附、乌药、羌活、独活、川芎、丹参、太子参)。

(8)心脾肾虚,寒邪内生,阻滞心脉。

1)临床表现:心悸,气短,胸闷,胸痛,乏力,怕冷,肢冷,便溏,腰腿酸软无力或可伴头晕耳鸣,阳痿等。舌质淡黯,苔薄白或白滑。脉迟。

2)治法:温阳散寒,活血升脉。

3)方药:温阳散寒调脉汤(生黄芪、太子参、白术、茯苓、附片、肉桂、鹿角、桂枝、川芎、丹参、干姜)。

(9)心脾肾虚,寒痰瘀结,心脉受阻。

1)临床表现:心悸,气短,乏力,胸闷,胸痛,怕冷或不怕冷,肢温或肢冷。舌质淡黯,苔薄白。脉结(缓而间歇或迟而间歇)、结代。

2)治法:温补心肾,祛寒化痰,活血散结。

3)方药:温化散结调脉汤(生黄芪、太子参、白术、茯苓、肉桂、鹿角、干姜、白芥子、莱菔子、陈皮、半夏、川芎、三七粉)。

(10)心肾阴阳俱虚,寒湿瘀阻,心脉涩滞。

1)临床表现:心悸,气短,胸闷,胸痛,乏力,大便偏干。舌黯红或兼碎裂,苔薄白。脉细涩。

2)治法:滋阴温阳,化湿散寒,活血通脉。

3)方药:滋养温化调脉汤(生黄芪、太子参、白术、茯苓、陈皮、半夏、干姜、肉桂、阿胶、当归、白芍、生地黄、川芎、丹参)。

3.消渴病心力衰竭病(糖尿病心脏病心功能衰竭)

消渴病心力衰竭病临床常见以下几种类型。

(1)心气阴衰,血脉瘀阻,肺气受遏。

1)临床表现:心悸,气短,气喘,活动多则出现。舌质黯红少津,苔薄白。脉细数。

2)治法:益气养心,活血通脉。

3)方药:生黄芪、太子参(或人参)、麦冬、五味子、丹参、川芎、香附、香橼、佛手、白芍、天花粉等。

(2)心气阴衰,血脉瘀阻,肺失肃降。

1)临床表现:心悸,气短,咳喘,不能平卧,尿少,水肿。舌质黯红,苔薄白,脉细数。

2)治法:益气养心,活血通脉,泻肺利水。

3)方药:生黄芪、太子参(或人参)、麦冬、五味子、丹参、川芎、桑白皮、葶苈子、泽泻、车前子、白芍、天花粉等。

(3)心气衰微,血脉瘀阻,肝失疏泄,脾失健运。

1)临床表现:心悸,气短,胁肋胀痛,肋下痞块,脘腹胀满,肢肿,尿少,大便溏或不爽。舌质黯红,苔薄白。脉细数。

2)治法:益气养心,活血通脉,疏肝健脾。

3)方药:生黄芪、太子参、麦冬、五味子、丹参、川芎、香附、白术、茯苓、川楝子、泽泻、桃仁、红花、车前子、白芍、天花粉。

(4)心气衰微,血脉瘀阻,肾失开合。

1)临床表现:心悸,气短,咳喘不能平卧,尿少,水肿,头晕,耳鸣,腰酸腿软,面目黧黑,甚而肢凉怕冷。舌质淡瘦,脉细数。

2)治法:益气通脉,补肾利水。

3)方药:生黄芪、太子参、麦冬、五味子、丹参、川芎、生地黄、山萸肉、附子、葫芦巴、肉桂、车前子、泽泻。

(四)其他疗法

1.中成药

丹参舒心胶囊2粒,一天2次;丹参滴丸2粒,一天3次;通心络胶囊2粒,一天3次。丹参注射液静脉滴注,可用于糖尿病合并冠状动脉粥样硬化性心脏病血脉瘀滞者。糖尿病冠状动脉粥样硬化性心脏病心律失常、心功能不全,气阴不足者,可用生脉注射液静脉滴注。阳虚欲脱者,可用参附注射液静脉滴注。而速效救心丸,麝香保心丹,舌下含化,更可以用于冠状动脉粥样硬化性心脏病心肌缺血急救。

2.针灸疗法

针刺取穴:内关,心俞,巨阙,脾俞,胰俞,足三里。平补平泻手法。心神不宁者,配合神门;心绞痛配合厥阴俞、膈俞、膻中;心力衰竭配合膏肓俞、厥阴俞。心绞痛反复发作者,也可取麝香壮骨膏,外贴至阳穴。

(朱道斋)

第六节　糖尿病合并肺结核

　　糖尿病患者容易发生结核菌感染,其中以肺结核较为多见。其发病率为非糖尿病患者的2～4 倍,每天应用胰岛素在 40 单位以上者,增高 3 倍,消瘦者比肥胖者增高 2 倍。而且,肺结核易成干酪样溶解扩散和空洞形成,又使糖尿病得以加重。研究发现,糖尿病合并肺结核中,88%是以糖尿病先于肺结核,二者同时发现者次之,少数是以肺结核先于糖尿病。因此,平时加强锻炼,增强体质,定期做 X 线片及痰培养检查,以便早期发现,早期治疗。

一、病因及发病

　　糖尿病患者存在着糖、蛋白质、脂肪代谢紊乱,机体防御功能明显降低,易于发生结核菌的感染。①高血糖状态使血浆渗透压升高,损害中性粒细胞和单核-吞噬细胞的各种功能,使其移动性、趋化性、吞噬性、黏附性降低,结核菌容易入侵;②蛋白质代谢紊乱,体内蛋白合成减少,分解加快,使免疫球蛋白、补体等生成能力减弱,淋巴细胞转化明显降低,T 淋巴细胞、B 淋巴细胞和抗体数量减少,细胞和体液免疫功能减退,抵抗力降低,易致结核菌感染或结核病恶化;③糖、脂肪代谢紊乱,血糖及组织内糖量增高,游离脂肪酸增加,血液黏度增加,微循环障碍,组织内果糖、山梨醇蓄积,为结核菌的滋生提供了营养来源,有利于结核菌生长繁殖;④代谢紊乱导致肝功能受损,使胡萝卜素转化为维生素 A 的功能减退,造成维生素 A 缺乏,致使呼吸道黏膜上皮完整性受损,防御功能下降,利于结核病的发病;⑤糖尿病酮症酸中毒也有利于结核菌的繁殖。

(一)肺结核对糖尿病的影响

　　肺结核主要影响糖尿病患者的糖代谢,从而使隐性糖尿病发展为临床糖尿病、加重糖尿病或诱发酮症酸中毒等。可能与下列因素有关:①肺结核所致发热等中毒症状可使胰岛细胞营养不良和萎缩,胰岛周围硬化,胰腺功能调节障碍,胰岛素受体功能降低,影响胰岛分泌功能;②某些抗结核药物如异烟肼、利福平、吡嗪酰胺等对糖代谢或降糖药有一定影响。

(二)中医学对糖尿病合并肺结核病因病机的认识

　　糖尿病合并肺结核早在我国古代医籍中就有记载,如刘完素《三消论》云:消渴病患者可转变为"肺痿劳嗽",并认为主要是由于消渴久致气阴两虚,正气不足,"痨虫"感染所致。

　　肺结核属于中医学的肺痨范畴。中医对于本病的病因病机,早就有详尽的论述。自晋代起就认识到本病具有传染性,认为瘵虫传染是形成本病的唯一因素。如《肘后备急方·治尸注鬼注方》中载"累年积日,渐就顿滞,以致于死,死后复传之旁人,乃至灭门"。明确指出,直接接触本病病患者,致"瘵虫"侵入人体而为本病。又指出,正气虚衰,年老体弱是形成本病的内因。又如《中藏经·传尸》指出:"人正气血衰弱,脏腑虚羸……或因酒食而迁……或问病吊丧而……钟此病之气,染而为疾"。指出正气先虚,抗病力弱而致,"瘵虫"乘虚而入伤人。"痨虫"侵犯人体,主要病变部位在肺,继之脾胃,甚则传遍五脏。其病理性质以阴虚为主,并可导致气阴两虚,甚则阴损及阳。因肺为娇脏,喜润恶燥,肺体受病,阴分受伤,故阴虚肺燥之候,表现为"阴虚者,十常八九,阳虚者,十之一二"(《医门法律·虚劳门》),而见咳嗽、咯血、潮热、盗汗等症。一般说来,初起肺阴受耗,肺失滋润,表现为肺阴亏损之候,继则肺肾同病,兼及心肝,而致阴虚火旺或因肺脾同病,导致气阴两伤,后期肺脾肾三脏交亏,阴损及阳,可趋于阴阳两虚的严重局面。

二、临床表现

糖尿病并发肺结核多见于男性患者,发病年龄多在 40～60 岁。糖尿病未经控制或控制不满意者易发生肺结核。先患糖尿病后并发肺结核的患者,可有高热,发病急骤,以炎症表现为主,类似肺炎,病情进展迅速,症状难以控制。肺结核并发糖尿病的患者,症状较缓和,缓慢起病,中低度发热,类似结核病恶化及复发情况。糖尿病并发肺结核其临床症状表现各不相同,取决于糖尿病病情的轻重。大多数患者先有体重下降,原先控制稳定的血糖出现波动,半数患者有多饮、多食、多尿及消瘦,其他还有盗汗、食欲缺乏等。呼吸系统的症状有咳嗽、咯痰、咯血、胸痛等。其中,咯血较多见,可大量咯血,甚至窒息而死。另有半数患者因糖及维生素代谢障碍,而出现神经痛、神经炎、皮肤干燥、会阴瘙痒及体表疖肿。10%～20%的患者可无呼吸道症状,结核病灶位于肺深部,故体征及症状不明显,在病变严重以前难以诊断,易造成误诊。

三、实验室检查

血常规多无明显改变;血糖与尿糖依糖尿病控制情况而不同;血沉多增快,与肺结核的病变情况有关。

痰结核菌检查:糖尿病合并肺结核患者中,痰结核菌阳性者多,有报告两病并存者,痰中排菌率为 66.5%～99.2%,高于单独肺结核病患者。

胸部 X 线片检查:对检出肺结核有重要价值。它可发现肺部病变,根据影像学改变推断结核病变的性质,可决定病灶的部位与范围。糖尿病并发肺结核者其胸部 X 线片表现无特异性,可有渗出、增殖、干酪等病变,其中以干酪病变最为多见,渗出性干酪病变次之,单纯渗出病变与纤维增生少见。空洞的出现率较高,可达 75%。病变侵及两肺者多于单侧肺,或侵犯单侧肺的1～2 个肺叶或肺段,病变范围较广,融合病变多见。

四、治疗

(一)基础治疗

1.饮食治疗

糖尿病合并肺结核的饮食治疗方面,相互矛盾,糖尿病要求控制饮食,而肺结核是一种慢性消耗性疾病,它的饮食治疗原则是充足的热量,保证蛋白质、维生素、无机盐,特别是钙元素的供给。因此,治疗时要两者兼顾,协同治疗。糖尿病合并肺结核属轻症患者,病变范围不大,无结核中毒症状,除抗结核治疗外,尚不需要胰岛素治疗者,可以采用饮食控制与口服降糖药治疗。对肺结核病变广泛,有结核中毒症状者,需用胰岛素控制糖尿病,饮食控制不宜过严,应该适当提高一点热量的摄入,如对从事轻体力肥胖劳动者,可按每千克体重 126 kJ 供给,略高于糖尿病的105 kJ。其次,对于蛋白质的摄入,如果肾脏无疾病,可以比糖尿病患者略高,按每千克体重1.2 g蛋白质计算,并且优质蛋白质要占 50%以上。第三,钙能促进钙化。因此,提倡喝牛奶,晒太阳,也可摄入一些钙元素补充剂。另外,忌辛辣、刺激性食物;多吃膳食纤维,保持大便通畅;多吃新鲜蔬菜,保证维生素的供给;提倡少量多餐,多餐制可以兼顾两种疾病的饮食治疗。

2.运动治疗

进展期病变患者宜避免中、重度体力劳动,注意休息;好转期及稳定期患者可从事轻度体力活动。

(二)现代医学治疗

1.降糖治疗

糖尿病治疗对于代偿良好,病变范围不大,结核症状轻者可通过控制饮食,口服降糖药进行治疗;代偿不良,结核病变广泛伴有中毒症状者除控制饮食外,须用胰岛素治疗,待症状好转时有可能改用降糖药。临床上因该病发现较晚,病变广泛,故绝大多数应用胰岛素进行控制。但此类患者体重多较轻,易对胰岛素过敏,血糖控制不宜过严,故一般血糖控制在正常或稍高水平,以防低血糖。

2.抗结核治疗

肺结核治疗原则应遵循早期、联合、适量、规律、全程五个方面,整个治疗方案分强化和巩固两个阶段。常用药物有异烟肼(H),成人剂量为 300 mg/d;儿童剂量为每天 5~10 mg/kg,最大剂量每天不超过 300 mg。利福平(R),成人剂量为 8~10 mg/kg;体重在 50 kg 及以下者为 450 mg/d,50 kg 以上者为 600 mg。乙胺丁醇(E),成人剂量为 0.75~1.00 g/d,每周 3 次用药为 1.00~1.25 g/d。吡嗪酰胺(Z)成人剂量为 1.5 g/d,每周 3 次用药为 1.5~2.0 g/d;儿童每天 30~40 mg/kg。链霉素(S),肌内注射,每天量为 0.75 g,每周 5 次,间歇用药每次为 0.75~1.00 g,每周 2~3 次。

肺结核治疗可采用标准化治疗方案,上述药物联合用药,一般选择其中 3 种药物早上顿服,8 周后依药物敏感试验,选其中 2 种敏感药物继续使用。近年来提出的 6 个月短程化疗,对治疗糖尿病合并的肺结核的经验尚待积累,疗程以稍长为宜。标准化治疗方案如下。

1.初治涂阳肺结核治疗方案

含初治涂阴有空洞形成或粟粒型肺结核。

(1)每天用药方案。①强化期:异烟肼、利福平、吡嗪酰胺和乙胺丁醇,顿服,2 个月。②巩固期:异烟肼、利福平,顿服,4 个月。简写为:2HRZE/4HR。

(2)间歇用药方案。①强化期:异烟肼、利福平、吡嗪酰胺、乙胺丁醇,隔天 1 次或每周 3 次,2 个月。②巩固期:异烟肼、利福平,隔天 1 次或每周 3 次,4 个月。简写为 2H3R3Z3E3/4H3R3。

2.复治涂阳肺结核治疗方案

(1)每天用药方案。①强化期:异烟肼、利福平、吡嗪酰胺、链霉素和乙胺丁醇,顿服,2 个月。巩固期:异烟肼、利福平和乙胺丁醇,顿服,4~6 个月。②巩固期治疗 4 个月时,痰菌未阴转,可继续延长治疗期 2 个月。简写为:2HRZSE/4~6HRE。

(2)间歇用药方案。①强化期:异烟肼、利福平、吡嗪酰胺、链霉素和乙胺丁醇,隔天 1 次或每周 3 次 2 个月。②巩固期:异烟肼、利福平和乙胺丁醇,隔天 1 次或每周 3 次,6 个月。简写为 2H3R3Z3S3E3/6H3R3E3。

3.初治涂阴肺结核治疗方案

(1)每天用药方案。①强化期:异烟肼、利福平、吡嗪酰胺,顿服,2 个月。②巩固期:异烟肼、利福平,顿服,4 个月。简写为 2HRZ/4HR。

(2)间歇用药方案。①强化期:异烟肼、利福平、吡嗪酰胺,隔天 1 次或每周 3 次,2 个月。②巩固期:异烟肼、利福平,隔天 1 次或每周 3 次,4 个月。简写为:2H3R3Z3/4H3R3。

在抗结核治疗时,要注意抗结核药的不良反应,应用异烟肼、利福平者要注意肝损害,定期查肝功能;应用链霉素要注意耳鸣、听力及眩晕等不良反应;应用乙胺丁醇要注意视力、视野。服异烟肼者可同时口服 B 族维生素以防末梢神经炎。

3.手术治疗

化疗后空洞未能闭合者可行外科手术治疗。

(三)中医辨证论治

肺结核是具有传染性的慢性消耗性疾病。中医认为,其病因为感染"瘵虫",但其发病与否与机体正气强弱有密切关系。阴虚为本病之主要病机,起始为肺阴亏虚,进而阴虚火旺,或气阴双亏,久延病重,阴损及阳,终至阴阳双亏,其病位主要在肺,进而影响脾肾,最终传遍五脏。治疗用药上以补虚复其元,杀虫以绝其根为原则。辨证以阴阳为纲,结合脏腑虚实,补虚重点在肺,同时予以补脾益气,以滋阴为主,同时火旺兼以清火,气虚予以益气。若阴阳两虚则当滋阴补阳。切忌大苦之品虚其中,大热之品竭其内,应以甘平滋阴法为肺痨之主要治法,滋腻药腻脾碍胃,影响食欲,故不应用之。此外杀痨虫也很重要,常用药有大蒜、黄连等。

1.肺阴亏虚

(1)临床表现:干咳,痰少黏白,或带血丝,色鲜红,口干咽燥,午后手足心热,皮肤干灼,或有少量盗汗,舌质红,苔薄,脉细数。

(2)治法:滋阴润肺。

(3)方剂:月华丸加减。

(4)典型处方:沙参 12 g,麦冬 15 g,天冬 15 g,生地黄 10 g,熟地黄 10 g,百部 15 g,川贝母 12 g,阿胶(烊化)10 g,三七粉(另)3 g,茯苓 20 g,山药 20 g,白菊花 15 g,桑叶 10 g,白及 15 g。每天 1 剂,水煎服。

(5)应用体会:本证为糖尿病合并肺结核属肺阴亏虚而咳嗽痰血者。咳甚者加苦杏仁、桑白皮以止咳;痰中带血丝者可加仙鹤草、藕节、白茅根、蛤粉以和络止血;低热者,可酌加银柴胡、地骨皮以清热除蒸;惊悸者加茯神、远志、柏子仁、酸枣仁以养心安神。

2.阴虚火旺

(1)临床表现:咳呛气急,痰少质黏,或吐稠黄痰,咳血反复发作,血色鲜红,午后潮热,骨蒸盗汗,五心烦热,口渴,心烦,胸闷掣痛,形体日渐消瘦,舌质红或绛,苔薄黄或剥,脉弦细数。

(2)治法:滋阴降火。

(3)方剂:秦艽鳖甲散加减。

(4)典型处方:百合 20 g,麦冬 15 g,玄参 10 g,生地黄 10 g,熟地黄 10 g,鳖甲 15 g,知母 10 g,秦艽 15 g,银柴胡 15 g,地骨皮 20 g,青蒿 10 g,川贝母 12 g。每天 1 剂,水煎服。

(5)应用体会:糖尿病合并肺结核属阴虚火旺者,临床上不少见。若咳嗽痰黏色黄者有加栀子、紫珠草、大黄炭、茜草炭等以凉血止血;若出血紫成块,伴胸痛者可加三七、血余炭、花蕊石、广郁金等以化瘀和络止血;盗汗甚者加乌梅、煅龙骨、煅牡蛎、麻黄根以敛营止汗。

3.气阴两虚

(1)临床表现:咳嗽气短,咯痰清稀,偶有咯血,神疲乏力,自汗盗汗,或有腹胀,便溏,或午后潮热,热势一般不剧烈,舌质嫩红,苔薄或剥,脉细数无力。

(2)治法:益气养阴。

(3)方剂:保真汤加减。

(4)典型处方:黄芪 30 g,党参 15 g,白术 15 g,茯苓 20 g,炙甘草 6 g,天冬 15 g,麦冬 15 g,生地黄 10 g,熟地黄 10 g,当归 12 g,白芍 10 g,地骨皮 15 g,黄柏 15 g,知母 10 g,白及 15 g,百部 15 g。每天 1 剂,水煎服。

(5)应用体会:糖尿病合并肺结核气阴两虚者,非常多见。治疗在益气养阴的基础上,应重视清热、滋肾,同时要注意健脾。咳血甚者可酌加阿胶、仙鹤草、三七粉以养血止血;如便溏、腹胀、食欲缺乏等脾虚症状明显者,可加薏苡仁、扁豆等以健脾,并去生地黄、熟地黄、麦冬、阿胶等滋腻之品;若咳甚者加紫菀、款冬花、枇杷叶以温肺止咳;夹有痰湿者,可配半夏、陈皮、茯苓以健脾祛痰。

4.阴阳两虚

(1)临床表现:咳逆喘息少气,咯痰色白,形寒自汗,声嘶音哑,形体消瘦,或有水肿,或五更泄泻,心慌、唇紫、肢冷、大肉脱尽,男子滑精、阳痿,女子经少、经闭,舌质淡而少津,苔光剥,脉微数或虚大无力。

(2)治法:滋阴补阳。

(3)方剂:补天大造丸加减。

(4)典型处方:人参 10 g,黄芪 30 g,山药 30 g,枸杞 15 g,龟甲 15 g,鹿角 15 g,紫河车 10 g,白术 20 g,当归 12 g,酸枣仁 20 g,熟地黄 10 g。每天 1 剂,水煎服。

(5)应用体会:本证多为疾病的后期,应本着"有胃气则生"的原则,用药时时顾及胃气,密切注意患者的食欲情况,临床上可根据阴阳虚损之偏而用药有所侧重。本证虽为虚证,但常见有实邪,故补虚不忘祛邪杀虫。若阳虚血瘀水停者,可用真武汤合五苓散加减;五更泄泻者配用煨豆蔻、补骨脂以补火暖土;心慌甚可酌加酸枣仁、远志以静心安神;若肾虚气逆喘息可加冬虫夏草、诃子肉以补肾纳气。

(四)其他治疗

1.针灸疗法

(1)体针疗法:多选手太阴经穴及背俞穴为主。阴虚多用针法,阳虚多用灸法。常选尺泽、肺俞、膏肓俞、大椎、三阴交、太溪等穴;若潮热者,加鱼际、劳宫、太溪;盗汗者加阴郄、复溜;咯血者加中府、孔最、膈俞;音哑加太渊;若阳虚者可选加脾俞、肾俞、关元,背部俞穴可用瘢痕灸法。

(2)穴位注射:可选结核、中府、大椎、膏肓俞、曲池、足三里。采用维生素 B_1 注射液,或链霉素 0.2 g,每次选择 2～3 穴,轮流使用。若大咯血者,可选止红(在前臂内侧中线曲泽穴下 4 寸)、孔最,配合尺泽、曲泽。第一天选止红、尺泽;第 2 天选孔最、曲泽交替使用,采用脑垂体后叶素 0.2～0.4 mL,每天 1～2 次,交替取穴,4 天为一个疗程。

2.推拿及按摩疗法

(1)肺阴亏虚:揉按、点按肺俞、结核、百劳循背俞施搓运夹法,同时点按心俞、膏肓。揉拿手三阴法,点按内关、太渊等穴;再施梳胁开胸顺气法。

(2)阴虚火旺:于背部轻推慢揉,点按肺俞、百劳。用双龙点肾法,梳胁开胸顺气法,揉拿手三阴法,点按劳宫、鱼际、内关、神门,用提拿足三阴法,提拿足三阳法,点按足三里、三阴交、太溪穴。

(3)气阴耗伤:于背部施以揉按及搓运,再点按肺俞、脾俞、大椎、风门、结核穴。以梳胁开胸顺气法,点按太溪、三阴交;用揉拿手三阴法,同时点按百劳、列缺、手五里、间侠、鱼际、神门,再施推脾运胃法,点按中脘。

3.外治法

根据内病外治的原理,大多在肺经的特定穴位上施以药物的局部治疗法。例如,用生膏将猫眼草、蟾蜍皮、木鳖子、独角莲、守宫、乳香、没药在香油中熬枯去渣,加黄丹收膏,待温加入麝香,摊在布上或纸上备用,用时将此膏置微火烤软。外敷至结核病灶在前胸后背体表相应部位上及大椎、肺俞、膻中等穴,隔 5 天换药 1 次,二个月为一个疗程。本方有消肿散结拔毒散疡之功。适应于浸润型血行播散型肺结核。另外可用硫黄末 7 g,肉桂末、冰片各 3 g,鲜大蒜 1 只(约 10 g)。将大蒜捣碎与药末搅匀,敷于双侧涌泉穴,用纱布固定,每隔 24～48 小时交换,一般 3～4 次,用于老年人肺结核阴阳双虚之咯血者,本方具有温阳壮肾引火归元之功。

4.雾化吸入法

大蒜 30～50 g,捣碎,放入雾化器内,通过雾化吸入,每次 30～60 分钟,每周 2 次,3 个月为一个疗程。适用于各型肺结核。

(孔 岩)

第七节 糖尿病合并肺部感染

糖尿病患者对感染的易感性高于非糖尿病患者,其中,肺部感染是最常见的一种。而感染又可诱发或加重糖尿病,往往使糖尿病患者的血糖难以控制,更可成为糖尿病酮症酸中毒等急性并发症的重要和常见诱因。年龄、病程、血糖及糖尿病并发症是糖尿病合并肺部感染的高危因素。因此,积极治疗糖尿病,积极控制感染具有重要的临床意义。

一、病因及发病

(一)现代医学对该症病因和发病机制的认识

1.高血糖状态

高血糖状态是加重肺部感染的重要基础,由于血糖长期处于高浓度水平,血浆渗透压升高,延缓淋巴细胞分裂,抑制中性粒细胞和单核-巨噬细胞系统的功能,使肺部清除病原微生物能力下降,尤其在酮症酸中毒时更容易并发肺部感染。

2.机体免疫功能降低

高血糖引发的一系列代谢改变是免疫功能下降的主要原因,如 NK 细胞活性和 CD＋4/CD＋8 下降。当免疫失调后可导致局限性呼吸道的免疫缺陷,由于免疫功能失衡,脂肪酸缺乏,肺泡巨噬细胞中合成的溶菌酶减少,使之对细菌杀灭能力降低,从而易反复引起呼吸道的感染。糖尿病患者的免疫功能下降是高血糖的继发改变,血糖水平越高肺部感染的发生率也相应增加。

3.肺部微血管病变

糖尿病可以引起肺部中、小血管功能和形态异常,使组织血流减少,导致肺组织缺氧及氧的弥散障碍,慢性缺氧引起肺组织结构改变又反过来加重缺氧。而低氧血症使肺毛细血管床减少,肺表面活性物质降低,导致通气/血流比例失调,更易导致肺部感染。

4.病原体

引起糖尿病患者肺部感染的病原体,包括细菌、真菌、衣原体、支原体、立克次体、病毒微生物等。细菌是肺部感染最常见的病原体,细菌性感染中,肺炎球菌一统天下的格局已被打破。其他革兰阳性球菌如金黄色葡萄球菌,革兰阴性杆菌如大肠埃希菌、肺炎克雷伯菌、绿脓杆菌引起的肺部感染已十分常见。除细菌外,其他病原体引起的肺部感染也令人注目。随着实验技术的提高,病毒、支原体、衣原体的检出率已有增加。由于广谱、超广谱抗菌药物的广泛应用,肺部真菌感染发病率也有上升趋势,有报告在医院内肺部感染中真菌所占比例高达6%。

(二)中医学对该病证病因病机的认识

糖尿病合并肺部感染相当于中医学"消渴病"合并的"风温肺热病"。本病的发生,多因消渴病日久,耗伤阴津,为阴虚燥热之体,感受风寒之邪从阳化热,邪热蕴肺或直接外感风热之邪从口鼻而入,侵犯肺脏而发病。其病变部位主要在肺,疾病性质属本虚标实。

一般说来,外感风热或风寒病邪,先犯肺卫,卫气郁闭,肺失清肃,所以早期可以表现为发热、恶寒、咳嗽、气急等肺卫表证。当外邪传里,热壅肺气,蒸液成痰,痰热郁阻,则见咳吐黄痰;邪热侵入营血,肺络损伤则见痰中带血。重者可从肺卫逆传心包。观察发现:邪热可在气分即解,使病情转向恢复阶段。但仍可有邪退正虚,气阴耗伤的症状。因此,疾病恢复期多以气阴两虚为主,常兼有痰热壅肺。如邪热不能解除,疾病进一步传变,邪热逆传心包,或热甚动风,则可表现神昏谵语、抽搐等症。严重者因邪热内陷,正虚不能祛邪,可导致正虚欲脱的变证,表现为四肢厥冷,冷汗淋漓,呼吸短促,脉微细而数等危象。

消渴病患者多内热伤阴耗气,可见阴虚热盛,或气阴两虚,一旦感受外邪,特别容易入里化热成毒,形成热毒病邪,热邪灼津伤气,既可加重气阴之虚,又可铄津为痰或与宿痰相结,化为痰热。热毒的存在进一步侵害人体脏腑组织,产生腑实、阴伤、气虚、血瘀等一系列病理后果。总之,糖尿病合并肺部感染之病理常为痰、热、毒胶着为患,耗伤气阴;热病迁延,伤阴耗气,正气更虚,则抗邪无力,痰、热、毒壅滞肺中,无力排出,更伤气阴。如此恶性循环,疾病难于向愈。故邪实(痰热、热毒)正虚(气阴两虚)贯穿于整个病程中,并常相互兼夹,是其不同于非糖尿病患者肺部感染的证候特点。

二、临床表现

(一)临床表现

(1)早期:发病急,有寒战、高热,体温迅速上升,呈稽留热,伴头痛、全身肌肉疼痛、呼吸急促,常伴有发绀,炎症常波及胸膜,引起胸痛,随呼吸和咳嗽加剧。开始痰为黏液性,以后呈脓性或铁锈色。部分伴有消化道症状,如恶心、呕吐、腹胀、腹泻,或口唇或鼻周疱疹,严重者可伴神经系统症状,如烦躁、嗜睡谵妄和昏迷等。体征不明显,肺部轻度叩诊浊音、呼吸音减低和胸膜摩擦音。

(2)中期(实变期):糖尿病并发肺炎以革兰阴性杆菌感染者多见,并可迅速导致肺炎实变或支气管肺炎的融合性实变引起组织坏死或多发性空洞。当症状不典型时,体征为:肺部叩诊浊音,语颤音增强,可闻及支气管呼吸音。X线表现为大片均匀致密阴影。白细胞计数可升高$(20\sim30)\times10^9/L$或不升高。

(3)晚期(消散期):可闻及湿啰音,X线肺部阴影密度逐渐减低,透亮度逐渐增加,可见散在不规则的片状阴影,体征随病情逐渐恢复而减轻。

(二)实验室检查

1.外周血常规检查

(1)化脓性细菌感染,白细胞总数常可增高,其增高水平受感染的严重程度和机体反应等影响。轻度感染:白细胞可正常,但分类计数时可见分叶核粒细胞百分率有所增高。中度感染时白细胞

总数常大于 10×10^9/L,伴有轻度左移。重度感染时白细胞总数常明显增高,可达 20×10^9/L 以上,并伴有明显左移。极重度感染时患者白细胞总数不高,甚至降低,则核左移却很严重。

(2)病毒感染时,白细胞总数可正常或偏低。

2.血培养

血培养结果常为阴性,有时需反复培养才获阳性结果。若血培养阳性,则可确定肺部感染的病原学诊断。力争在抗生素使用之前做血培养及药物敏感试验。

3.痰液检查

痰液是气管、支气管和肺泡所产生的分泌物。肺部感染时要特别重视对痰的观察和检查,要注意痰的量、颜色、气味及性状等。及时做痰液涂片和痰培养,以便发现致病菌。注意在痰标本收集前,首先让患者用清水或生理盐水漱口数次,最好再用3%过氧化氢漱口一次,以除去口腔内的大量杂菌,让患者用力咳出气管深处的痰液1~2口,盛于洁净的容器内立即送检。若做细菌或真菌培养,则必须盛于无菌容器内送检。

4.C反应蛋白测定

C反应蛋白是在某些疾病时出现于血清中的一种特殊糖蛋白,它能与肺炎球菌菌体的C多糖起沉淀反应,属急性反应相物质。C反应蛋白具有活化补体和促进吞噬的功能,在非特异性抗感染方面可能起重要作用。因此,临床检测C反应蛋白可作为急性感染的一种非特异性标志物,对炎症(包括肺部炎症)的诊断及疗效观察有重要参考价值。

5.X线检查

胸部正侧位X线片有助于确定病变的存在范围、分布、程度及有无并发症等,表现为肺纹理增粗、紊乱及小结节状或斑片状阴影,累及肺段、肺叶。

三、诊断与鉴别诊断

(一)诊断标准

糖尿病的诊断依据是1997年ADA报告及1999年世界卫生组织咨询报告提出的诊断糖尿病的新标准;伴肺部感染诊断标准(《中国实用内科杂志》2000):①新近出现咳嗽、咯痰或原有呼吸道疾病症状加重,并出现脓痰,伴或不伴胸痛;②发热;③肺实变体征和/或湿啰音;④白细胞计数>10×10^9/L 或<4×10^9/L,伴或不伴核左移;⑤胸部X线片检查为片状、斑片状浸润性阴影或间质性改变,伴或不伴胸腔积液。符合以上①~④项中的任何1项加第⑤项,并除外肺水肿等即可确立诊断。

(二)鉴别诊断

糖尿病并发肺部感染常常症状不典型,应与下列疾病相鉴别。

1.与肺结核的鉴别

浸润性肺结核与糖尿病合并肺炎轻型易混淆,但前者发病缓慢,无明显的毒血症,病灶常位于肺尖、锁骨上、下或肺中下野。痰培养结核菌阳性,一般抗生素治疗无效,而抗结核治疗有效也有助于鉴别。

2.与肺癌的鉴别

约1/4支气管肺癌以肺炎的形式出现。常经抗菌药物治疗后久不消散,阴影逐渐明显。如果痰脱落细胞检查找到癌细胞,则诊断明确。若检查连续阴性,需作X线断层摄片和CT检查、纤维支气管镜刷取分泌物做细菌学检查,或作活组织病理检查。不少患者甚至在剖胸探查时方能最后确定诊断。X线、痰脱落细胞、纤维支气管镜检查可协助诊断。

四、治疗

(一)基础治疗

1.饮食治疗

糖尿病合并肺部感染患者,应进食易消化或半流质饮食,根据身高和标准体重计算总热量。但应考虑到,肺部感染患者大多有体温升高,咳嗽。据研究证实每一次咳嗽消耗 2 kJ,因此计算所需热量时可遵循总热量比单纯糖尿病稍高的原则进行计算配餐,并按时按量进餐。嘱患者在痰多黏稠时少食鱼肉类,尽量多食新鲜蔬菜。感染控制后,如果患者存在着低蛋白血症,则应改善机体营养状况,注意膳食平衡。因糖尿病患者存在着糖、蛋白质、脂肪三大营养物质的代谢紊乱,而低蛋白血症是糖尿病易患和加重感染的危险因素之一。

2.运动治疗

急性期应卧床休息。恢复期也应轻体力或休息,避免中、重度活动。

3.调摄与护理

糖尿病并发肺部感染大多为中老年患者,因呼吸道黏膜纤毛运动减弱,肺功能低下,咳嗽、咯痰无力,引起痰液黏稠,阻塞气道,使肺部感染迁延不愈。为有效地清除痰液,嘱其多饮水,每天总量不少于 1 500 mL;定期做深呼吸,并协助其翻身、拍背;必要时给予雾化吸入治疗。

(二)现代医学治疗

1.降糖治疗

糖尿病患者在肺部感染期间,原用降糖药不能控制血糖者,应改用胰岛素治疗;待感染控制后,则可继续应用原口服降糖药控制血糖。

2.抗感染治疗

糖尿病合并感染的治疗,选用足量、有效的抗生素积极控制感染,以免延误病情。

(1)关于药物敏感试验:用药前,应连续三次做痰涂片染色检查,以便确定敏感菌,指导用药。

(2)关于抗生素的选择:痰培养结果未回示以前,需根据临床经验选择药物。但应注意,用抗生素不宜频繁、盲目地更换,以免引起病原菌的耐药性,一般应用抗生素3~5天后才能见效。待痰培养结果回示后,须针对病原菌治疗。①肺炎链球菌感染:首选青霉素 G。青霉素 G 480~800 万 U/d,分 1~2 次静脉滴注。对青霉素过敏者可选用大环内酯类、喹诺酮类(左氧氟沙星、加替沙星等)、林可霉素类抗生素。对青霉素耐药者,应选用头孢菌素或加酶抑制剂的β-内酰胺类抗生素。抗菌药物标准疗程通常为 14 天,或在退热后 3 天停药或由静脉给药改为口服,维持数天。②葡萄球菌感染:国内研究表明,金葡菌对青霉素 G 的耐药率为 35%~85%,医院分离的金葡菌耐药率为 80%~90%,故青霉素 G 不做为首选用药。可选用加酶抑制剂的β-内酰胺类抗生素。③革兰阴性杆菌感染:可根据病情选用以下对革兰阴性杆菌作用强的抗生素。半合成广谱青霉素:氨苄西林、哌拉西林、羧苄西林等,一般剂量4~8 g/d,分 2~4 次静脉注射。氨基糖苷类抗生素,如庆大霉素、丁胺卡那霉素及妥布霉素等,其抗菌活性取决于血和组织的药物峰浓度,且具有抗生素后效应,一般剂量 1 mg/kg,每 8 小时静脉滴注 1 次。有肾功能不全的老年患者应慎用或适当减量。头孢菌素:目前临床上广泛使用,大多选用第二代和第三代头孢菌素如头孢克肟、头孢孟多、头孢噻肟、头孢哌酮、头孢曲松等,其对革兰阴性杆菌有很高的抗菌活性。氟喹诺酮类:对绝大多数革兰阴性杆菌有很强的抗菌活性,但容易诱导细菌产生多重耐药性。④衣/支原体肺炎:首选大环内酯类抗生素。①红霉素:用量为 50 mg/(kg·d),分 3~4 次整片吞服,连用 2 周。重症或不能口服者,可静脉给药。②罗红霉素:用量为 5~8 mg/(kg·d),分 2 次于早晚餐前服用,连用 2 周。如在第 1 个疗程后仍有咳嗽和疲乏,可用第 2 个疗程。③阿奇霉素:是一种氮环内酯类抗生素,结构与大环内酯类抗生素相似。口服吸收很好,最高血清浓度为 0.4 mg/L,能迅速分布于各组织和器官,对衣原体作用强,治疗结束后,药物可维持在治疗水平 5~7 天。成人每次 500 mg,每天 1 次;儿童 10 mg/kg,连用 3 天。重症可静脉给药,每天 1 次,每次 500 mg,药物浓度为 1~2 mg/mL,滴注 1~2 小时。

3.抗病毒治疗

对于病毒引起的肺部感染,治疗方面可选用中药针剂。常用品种包括:①清开灵注射液:用 20~60 mL 加入 0.9% 生理盐水中,静脉滴注,每天 1 次。②双黄连注射液:用 3 g 加入 0.9% 生理盐水中,静脉滴注,每天 1 次。③穿琥宁(炎琥宁)注射液:用 10~20 mL 加入 0.9% 生理盐水中,静脉滴注,每天 1 次。④鱼腥草注射液:每次 50~100 mL,静脉滴注,每天 1 次。⑤醒脑静注射液:用 20~40 mL 加入 0.9% 生理盐水中,静脉滴注,每天 1 次。

(三)中医辨证论治

1.风热犯肺

(1)临床表现:发热,微恶风寒,或有汗出,鼻流浊涕,咳嗽不爽、痰黄黏稠,咽喉疼痛,口干欲饮。舌苔薄黄,脉浮数。

(2)治法:透表解毒,清宣肺气。

(3)方剂:桑菊饮合银翘散加减。

(4)典型处方:桑叶 10 g,菊花 10 g,苦杏仁 12 g,桔梗 6 g,黄芩 10 g,金银花 15 g,连翘 12 g,荆芥 6 g,牛蒡子 10 g,薄荷 6 g。每天 1 剂,水煎服。

(5)应用体会:本证属卫表不和、肺失宣肃之卫分证,邪在卫分,病尚轻浅,治疗要点在于"宣""透"。咳嗽较甚者加前胡、苦杏仁、大贝、枇杷叶;痰多而黏者加瓜蒌皮、冬瓜仁、竹茹;胸痛者加郁金、枳壳;口干渴,舌红者,为热伤阴津,加麦冬、玄参、天花粉、白茅根;胸闷、舌苔黄腻者,加藿香、佩兰、六一散、枳壳;咽痛甚者,加射干、玄参、青果。

2.痰热壅肺

(1)临床表现:但热不寒,气急喘憋,鼻翼翕动,口渴烦躁,咳嗽频作,咯痰黄稠或带血。舌红苔黄,脉滑数。

(2)治法:清宣肺热,化痰降逆。

(3)方剂:麻杏石甘汤合千金苇茎汤加减。

(4)典型处方:麻黄 6 g,石膏 30 g(先煎),苦杏仁 10 g,甘草 6 g,桔梗 6 g,前胡 6 g,黄芩 10 g,芦根 30 g,川贝母 6 g,鱼腥草 30 g,冬瓜仁 10 g,瓜蒌仁 10 g。每天 1 剂,水煎服。

(5)应用体会:本证属卫气营血之气分证,表现以里热偏盛为特点。主要病机是邪热壅肺,灼津为痰,以致肺气郁闭,肃降无权,甚则热伤肺络。把好"气分"关,正确运用清气法,是阻断病势发展的关键,对缩短病程,提高疗效都至关重要。治疗上以清宣肺热,化痰降逆为主。若痰黄如脓或腥臭,酌加鱼腥草、薏苡仁、冬瓜子以清化痰热;咳血者加郁金、白茅根、藕节、茜草;若痰热伤津者,可加沙参、天冬、天花粉以养阴生津。

3.肺胃热盛

(1)临床表现:身热,午后为甚,心烦懊恼,口渴多饮,咳嗽痰黄,腹满便秘。舌红,苔黄或灰黑而燥,脉滑数。

(2)治法:宣肺化痰,泄热通腑。

(3)方剂:宣白承气汤加味。

(4)典型处方:苦杏仁 10 g,生石膏 30 g,瓜蒌 15 g,生大黄 10 g,浙贝母 15 g,漏芦 10 g,连翘 15 g,甘草 6 g。每天 1 剂,水煎服。

(5)应用体会:肺中热盛,热传阳明,可致肺胃热盛。若热郁胸膈,胸中懊恼而烦者,可配栀子、豆豉清宣透热;若热盛津伤者,可加沙参、麦冬、天花粉以养阴生津。治疗上需注意清热解毒法的应用,"毒"是温病重要的致病因素之一,"毒寓于邪,毒随邪入,热由毒生,变由毒起"。遣方用药时酌情加用解毒清热之中药,如穿心莲、蒲公英、玄参、板蓝根、鱼腥草、黄连、败酱草等。

4.热后阴伤

(1)临床表现:低热不退或午后潮热,咳嗽气促,动则乏力,心烦失眠,自汗,神疲,纳呆,舌红,苔黄,脉细数。

(2)治法:益气养阴,清肺化痰。

(3)方剂:竹叶石膏汤加减。

(4)典型处方:石膏 20 g(先煎),竹叶 6 g,沙参 10 g,太子参 15 g,石斛 15 g,麦冬 10 g,天花粉 12 g,川贝母 6 g,茯苓 10 g,陈皮 10 g。每天 1 剂,水煎服。

(5)应用体会:本证常见于疾病的恢复期,治疗上在清肺化痰养阴法的基础上,适当配伍活血通络之品,又可有助于病灶的消散吸收,药如桃仁、红花、郁金、旋覆花之类。若烦躁失眠者,加朱远志、朱莲心、酸枣仁以镇静养心安神;午后潮热者,加地骨皮、青蒿、鳖甲以养阴清热。

5.邪陷心包

(1)临床表现:高热不退,咳喘气急,喉中痰鸣,唇干舌燥,神昏谵语,或抽搐惊厥,舌红绛,苔黄厚,脉细数。

(2)治法:清心开窍,解毒化痰。

(3)方剂:神犀丹加减。可先服神犀丹或安宫牛黄丸 1 粒。

(4)典型处方:水牛角 30 g(先煎),生地黄 15 g,玄参 10 g,石菖蒲 9 g,金银花 15 g,连翘 12 g,板蓝根 15 g,天竺黄 6 g,竹沥 6 g,石斛 6 g,天花粉 10 g。每天 1 剂,水煎服。

(5)应用体会:素体正气不足,阴血内亏,肺经热毒炽盛,直趋心营,以致心肺同病,热伤营阴所致。治疗上以清心开窍,解毒化痰为主。若热痰盛者加竹沥、梨汁以清热化痰;抽搐惊厥者,加磁石,生石决明、钩藤以镇惊息风;高热不退者,加大青叶、板蓝根以清热解毒;昏迷者,加牛黄清心丸或安宫牛黄丸清心开窍。治疗上注意透热转气法的应用,"入营犹可透热转气"。药如豆豉、金银花、连翘、赤芍、牡丹皮、生地黄等。

6.邪陷正脱

(1)临床表现:高热骤退,汗出肢冷,呼吸迫促,面色苍白,神昏不清或谵语,舌质黯淡,脉微欲绝。

(2)治法:益气固脱,回阳救逆。

(3)方剂:参附汤合生脉散加味。可先用独参汤频频灌服。

(4)典型处方:人参 10 g,麦冬 10 g,附子 6 g,五味子 4 g,黄精 10 g,生龙骨、生牡蛎各 30 g,甘草 6 g。每天 1 剂,水煎服。

(5)应用体会:常用于年老体弱,或失治误治,忽视扶正,致阳气欲脱之危象。昏迷者,加石菖蒲醒神开窍;若面色青紫者加丹参、川芎以活血化瘀。

(四)其他治疗

1.针刺疗法

(1)体针疗法:临床上选穴多以手太阴、阳明经为主,根据病情之虚实分别用补、泻之法,常取肺俞、太渊、尺泽、鱼际、曲池、大椎、膏肓、太溪、脾俞、经渠等穴,酌情选用3~4穴,每天1次。若邪陷心包,选百会、人中、十宣、曲泽、委中、阳陵泉,用泻法;若邪陷正脱,急取神阙、关元艾灸以回阳救逆,酌取人中、十宣以开窍苏厥。

(2)耳针疗法:可选肺、神门、气管、肝、皮质下、心、肾上腺等,用中等刺激,留针10~20分钟,隔天1次,10次为一个疗程,并可用王不留行籽压贴耳穴。

(3)穴位注射疗法:选肺俞(双)、大椎、曲池、风门、定喘,或颈7至胸6夹脊穴。采用注射用水或维生素B6注射液,每次取穴2~3个,注射药物2~3 mL(大椎穴及夹脊穴1 mL),每天2次,连续7天,待体温正常,一般情况改善后,改为每天1次,直到症状体征消失、血常规恢复正常、X线复查肺部炎性阴影消散为止。如果治疗时间较长,中途也不能间断,直至注射到彻底痊愈。

2.贴敷外治

若炎症病灶吸收较慢,或伴胸痛,可在胸背部相当病灶部位采取药物贴敷或拔火罐等方法,促进炎症吸收。药用红藤、血竭、乳香、没药、白芥子等分为末,根据透视确定的部位,取适量药末,酌加饴糖调成糊状,敷于纱布上(4~5层),敷于啰音密集处,每天1次,连贴1周左右。或用大黄、芒硝等分研末,醋调外敷。或于病灶部位拔火罐,背部肺俞等处拔火罐等,有一定作用。

3.气雾吸入

对于肺部感染,药物气雾吸入是一种较理想的给药方法。抗生素在2~5 mL生理盐水中的浓度:庆大霉素为40~12 mg,卡那霉素为250~500 mg,新霉素为50~400 mg,氯霉素为100~400 mg,多黏菌素B为10~50万单位,两性霉素B为5~10 mg等。治疗中有时适当联合用药可提高疗效、减少不良反应。如多黏菌素B气雾液中加入麻黄素可以预防多黏菌素引起的支气管痉挛。为避免抗生素与痰液中的DNA结合而灭活,可在气雾剂中加入蛋白分解酶。

(王　颖)

第八节　糖尿病胃肠病变

糖尿病胃肠病变发生率占糖尿病患者的1/2左右,有报道其中胃部病变占10%左右,腹泻和便秘各约占20%,因部分患者无临床表现,故临床就诊发病率比实际发病率低。

一、发病机制

(一)自主神经病变

内脏自主神经包括迷走神经和交感神经两种,糖尿病患者自主神经病变发生率为20%~40%,常与以下几方面相关:①迷走神经和交感神经节发生退行性变,进而引起胃肠蠕动功能和分泌功能下降,导致胃轻瘫、胃潴留、便秘等;同时,因为内脏神经节的病变,导致迷走神经与交感神经电偶联异常,电偶联增强时使肠蠕动增加,产生腹泻;电偶联减弱时,则表现为便秘。②胃肠暴发峰电位减弱,影响胃肠的协调性运动,导致便秘等发生。

目前,有多种关于自主神经病变学说。

1.多元醇通路学说

糖尿病时,多元醇通路活性增加,在醛糖还原酶作用下,产生一系列酶联反应,使神经细胞内山梨醇通路代谢上升,果糖生成增加,易致神经细胞水肿。

2.山梨醇-肌醇失常学说

糖尿病患者常有肌醇水平降低,代谢产物磷酸肌醇生成减少,致使神经元细胞膜上 K^+-Na^+-ATP 酶活性下降,Na^+ 在细胞内增加,导致神经节去极化减弱,神经传导速度下降或失去。

3.氧自由基学说

糖尿病患者糖代谢过程中可产生大量的超氧化物和过氧化氢,这些高度活性物质在神经组织中的增加使神经细胞膜磷脂内不饱和磷脂酸发生过氧化反应,导致一系列生化反应和结构改变,引起胃肠神经功能异常。

4.蛋白质非酶糖化学说

由于糖尿病晚期糖化终末产物(AGEs)生成增加,并参与修饰神经细胞内蛋白质表达,引起神经元细胞功能障碍。

(二)胃肠内分泌功能失调

1.胃泌素

胃泌素是一种简明结构的胃-肠-胰(GEP)激素,为血清中主要的循环激素之一,其生理作用包括促进胃酸分泌和营养胃黏膜并刺激胃黏膜生长、修复。当糖尿病患者伴有自主神经病变,迷走神经对胃泌素分泌调控作用减弱,致使出现高胃泌素血症,诱发胃炎和溃疡等。

2.胃动素

胃动素由 22 个氨基酸多肽组成,主要由十二指肠及空肠黏膜分泌,结肠和远端小肠也有少量分泌,在消化间期时血中含量最高,以促进胃肠内未消化食物残渣排空。糖尿病患者迷走神经病变时,胃动素分泌下降,导致胃动力障碍发生。

3.胰升糖素

胰升糖素是胰岛 A 细胞分泌的一种 29 氨基酸残基单链多肽,参与抑制胃、小肠。结肠张力及蠕动,抑制胆囊收缩和胰外分泌及抑制肠道对水、盐的吸收。自主神经病变引起其分泌量改变,容易导致腹泻和便秘等肠道并发症的发生。

4.胆囊收缩素(CCK)

由十二指肠和空肠黏膜中 I 细胞或 CCK 细胞分泌,有刺激胰岛素、胰消化酶合成和分泌、胆囊收缩、Oddi 括约肌舒张等作用,同时 CCK 也参与胃肠道功能调节。糖尿病自主神经病变时,胆囊收缩素分泌障碍,引起和加重相关消化系统症状或疾病。

5.胰多肽

胰多肽为 36 氨基酸多肽,由胰岛 PP 细胞分泌,是胰腺外分泌强抑制剂,对胰液外分泌起重要的负调控作用。糖尿病患者常有胃多肽分泌障碍。

6.生长抑素

其活性成分为小环状 14 肽,主要由神经核分泌合成,少量由胰岛 D 细胞分泌,参与抑制胃液、胃酸、胰液、肝胆汁、消化酶等分泌,抑制消化道多肽类激素的分泌,抑制胃肠蠕动和对葡萄糖、果糖的吸收。糖尿病患者大多有生长抑素分泌下降。

（三）胃肠微血管病变和血流变异常及血液理化改变

糖尿病患者微血管病变主要表现为血管基底膜糖蛋白沉积引起血管壁增厚，伴有内皮细胞增生，使血管管腔狭窄，形态扭曲，加上高血糖引起的血黏滞度升高和血小板、红细胞聚集增加，容易引起血流减慢，甚而导致血栓形成或血管闭塞，胃肠黏膜水肿、糜烂和溃疡。

胃肠微血管病变和血流变异常发生与蛋白激酶 C（PKC）活性增加有关。PKC 活化是糖尿病血管并发症的重要生化机制：①细胞内 PKC 通路参与血管功能调节，包括血管舒缩、通透性、基底膜再生、内皮细胞生长、血管再生、血流动力学和血凝机制等。②参与 NO 生成调节，一方面抑制 NO 合酶的活性，使 NO 生成减少；另一方面又可抑制 NO 介导的 cGMP 生成，导致微血管动力学改变。③通过调节 V-W 因子的分泌，增加 PAI-1 含量和活性，增强血小板功能，使糖尿病患者产生血液高凝和高黏滞度。

AGEs 在血管中长期蓄积，以共价键的形式与蛋白质相结合，在微血管和血流异常时，使胶原蛋白质和血浆蛋白质之间发生不可逆性交联，导致微血管基底膜增厚，血流更加异常，甚至于血管腔阻塞。

糖尿病血液易产生高凝状态，进一步加重了器官和组织的缺氧，这主要与血液理化改变有关，如高血脂、高血糖、低氧血症、血小板黏附增加等。

（四）幽门螺杆菌感染

有研究表明，糖尿病胃轻瘫患者幽门螺杆菌感染率为 75.56%，远高于糖尿病无胃轻瘫患者的幽门螺杆菌感染率的 43.85%，后者感染率与普通正常人群接近，提示幽门螺杆菌感染与糖尿病胃轻瘫相关。

（五）胆酸吸收障碍

因糖尿病患者胆汁酸吸收不良，排泄增加，加之其有刺激肠道蠕动作用，故常易导致腹泻。

（六）胰腺外分泌功能障碍

胰腺内分泌激素有促进胰腺腺泡生长的作用，特别是胰岛素。当胰岛素分泌不足时，糖尿病患者常有不同程度的外分泌功能障碍，表现为脂肪吸收不良性腹泻。

（七）酮症酸中毒

酮症酸中毒时，患者常伴有中毒产物增加、低氧血症、水电解质平衡紊乱等，使胃黏膜微发生循环障碍，产生缺血缺氧，引起胃黏膜广泛充血、水肿、糜烂、出血，甚至产生溃疡。

二、临床表现

（一）食管

大多数患者无食管症状，为亚临床表现。有症状者，与食管动力障碍有关，通常表现为胸骨后不适、反酸、嗳气，更有甚者发生吞咽困难。

（二）胃

1.糖尿病性胃轻瘫

1/3 左右的糖尿病患者出现胃轻瘫，老年糖尿病患者发病率更高，可达 70%。主要表现为胃动力障碍、排空延迟所致的上腹胀、早饱、嗳气或模糊不清的上腹不适感，严重者出现恶心、呕吐，表现为胃潴留、胃扩张等。Jones 等研究发现上腹饱胀感与胃轻瘫明显相关，且胃排空延迟，女性患者明显高于男性。

2.应激性溃疡

在应激状态(如感染、创伤、手术等)下,患者因胃黏膜缺血、血流量下降、胃黏膜黏液分泌下降、上皮更新速度减慢、前列腺素生成减少、胃酸作用等可导致上腹痛、呕吐咖啡色液体、黑便并伴有头晕、乏力出汗、口干等表现,严重者可发生失血性休克。

3.消化性溃疡

在糖尿病患者中,可发生消化性溃疡,主要为胃溃疡,十二指肠溃疡发生率低,这可能与低胃酸分泌有关。

(三)肠道

1.糖尿病性腹泻

糖尿病性腹泻主要与糖尿病所致内脏自主神经变性有关,也可因小肠内细菌异常繁殖所致。多表现为间歇性水样泻或脂肪泻,有时腹泻与便秘交替出现,也可表现为顽固性水样泻,往往无明显诱因且以夜间多发。大多数患者伴有周围神经性病变(包括肌张力下降、腱反射减弱、四肢末梢感觉异常等)和自主神经病变(瞳孔对光反射减弱、多汗、尿潴留、大便失禁等),多发生于长期胰岛素依赖型糖尿病患者,且血糖控制不良者。

2.糖尿病性便秘

糖尿病性便秘是糖尿病患者中常见的消化道症状之一,约 2/3 的糖尿病患者有便秘史,糖尿病并发广泛神经病变患者便秘发生率约 90%,主要因结肠动力障碍所致,有的患者表现为结肠扩张,甚至产生肠梗阻。

三、诊断与鉴别诊断

(一)诊断原则

有明确的糖尿病病史,需除外胃肠道自身的器质性病变、其他系统疾病和药物反应、精神因素等影响。

(二)食管运动障碍

通过食管测压确诊并需胸部 X 线或 CT、食管吞钡或胃镜检查除外食管本身及其周围占位性病变或者器质性病变,如食管炎、食管癌、纵隔肿瘤等。

(三)胃轻瘫

双核素固体和液体食物排空时间检查被认为是诊断本病的金标准,有报道 B 超和胃肠电图也可做出诊断,但首先需经上消化道钡餐或胃镜等检查排外消化道器质性病变和其他全身性疾病。

(四)应激性溃疡和消化性溃疡

其均需通过胃镜检查确诊。应激性溃疡镜下表现为胃窦或胃角及胃体充血、水肿、糜烂、出血;消化性溃疡应注意与胃癌、胃淋巴瘤等相鉴别。

(五)糖尿病性腹泻

因糖尿病性腹泻无特异性,故诊断需除外其他原因所致,如肠源性、胰源性、肝胆源性和其他全身性疾病。必要时行小肠镜或胶囊内镜检查除外小肠病变。

(六)糖尿病性便秘

诊断为排除性,钡剂灌肠、大肠镜检查除外结肠器质性病变,如克罗恩病、结肠炎、结肠癌等后方可确诊。

四、治疗

(一)治疗原则

由于糖尿病胃肠病变的发生与血糖控制不良、微循环病变、自主神经变性等密切相关,故治疗上需考虑:积极控制血糖,改善微循环,控制和改善内脏神经病变。

(二)食管运动障碍

(1)积极控制血糖。

(2)饮食治疗:采用低脂低糖高纤维素饮食。

(3)药物治疗:上腹烧灼感者,可加用抗酸剂(H_2受体拮抗剂或质子泵抑制剂);上腹饱胀感者,可加用胃动力药(如多潘立酮、莫沙比利等),若并发真菌感染需加用抗真菌药等。

(三)胃轻瘫

(1)控制血糖。

(2)饮食治疗。

(3)营养神经:可用 B 族维生素、肌醇片等。

(4)对症治疗:中枢和外周多巴胺受体拮抗剂,如甲氧氯普胺,一般采用 10～20 mg,每天 3 次;多潘立酮,常用剂量 10～20 mg,每天 3 次。胃动素受体激动剂,一般采用红霉素,200 mg,每天 1 次。

(5)呕吐剧烈伴有脱水患者,应积极纠正水电解质平衡。

(6)手术:Watkins 等发现胃切除术能明显缓解糖尿病胃轻瘫所致的难治性呕吐且无反弹。

(四)应激性溃疡

积极去除诱因,加用抗酸类针剂药物(H_2受体拮抗剂或质子泵抑制剂),病情严重者,应禁食、胃肠减压、补液、输血等抗休克治疗。

(五)消化性溃疡

治疗以抑酸、保护胃黏膜为主,有饱胀者,加用胃动力药(多潘立酮等),幽门螺杆菌阳性者,需根除治疗:一般采用质子泵抑制剂加甲硝唑、阿莫西林和克拉霉素等 3 种抗生素中的任意两种组成三联方案的 2 周疗法,青霉素过敏者,采用除外阿莫西林的三联方案,根治失败者,可加用铋制剂等组成四联用药方案。

(六)糖尿病性腹泻

除积极控制血糖、营养神经、饮食治疗外,并发感染者需加用抗生素,一般选用抗革兰阴性菌和厌氧菌类药物,如青霉素、甲硝唑等。其他药物治疗包括思密达、达吉胶囊、考来烯胺、生长抑素等。

(七)糖尿病性便秘

高纤维素饮食配合促动力药(西沙比利等)及改善大便性状类药物(福松等)进行治疗,效果欠佳和顽固性便秘者可结合直肠电生理反馈治疗。

五、预防

糖尿病胃肠病变患者应积极进行二级和三级预防,在积极控制血糖的情况下,尽量避免诱发因素,如感染、外伤等,同时患者应在医师的指导下合理饮食、用药控制体重等,以有效控制疾病进展。

(李秀真)

第九节 糖尿病肾病

糖尿病肾病即糖尿病肾小球硬化症,是糖尿病最典型的微血管并发症之一。由于缺少有效的治疗措施,随着病情进展,将会导致肾衰竭尿毒症,所以也是糖尿病最重要的致死原因之一。统计资料显示,30%~40%的1型糖尿病和10%~19%的2型糖尿病患者会发生糖尿病肾病。观察发现:糖尿病患者一旦出现微量蛋白尿,病情就将逐步进展至临床糖尿病肾病,而临床糖尿病肾病一旦发生,则几年之内肾小球滤过率就会逐渐下降直至发展为终末期肾病。在西方国家进行透析的肾病患者中已经有一半以上为糖尿病肾病患者,在全世界范围内已经成为家庭和社会的巨大的经济负担。而且,糖尿病患者微量清蛋白尿的出现,不仅标志着早期肾病的存在,而且极大地增加心血管疾病患病率及死亡危险性,因此必须给予高度重视。对于糖尿病肾病的治疗,现代医学主要是应用降糖、降压、控制蛋白摄入等措施,著名的 RENAAL 研究和 PRIME 研究,虽然取得了有意义的研究结果,但也只能使不足30%的糖尿病肾病患者终末期肾病危险率降低,使不足10%的早期糖尿病肾病患者进展到临床糖尿病肾病进程得以延缓。而且还存在高血钾、一过性肾功能不全、咳嗽等不良反应和花费较大等问题。因此,探索延缓糖尿病肾病进程的有效措施,是目前医学界研究的热点和难点问题,各国政府和医学界都非常重视糖尿病肾病的防治,寻求有效的糖尿病肾病干预措施。中国对中药防治糖尿病肾病研究也很重视,自"九五"开始,糖尿病肾病的中药治疗就被列为国家科技攻关和科技支撑计划重点项目。

糖尿病肾病早期,与糖尿病相比,缺少特异性症状,进入临床期则可表现为水肿、尿多浊沫,或夜尿频多,晚期可表现为食少恶心、大小便不通等尿毒症症状,是消渴病继发的"水肿""胀满""关格",与中医文献记载的"肾消"相关,吕仁和教授统称之为"消渴病肾病",吕教授带领的团队形成了中药防治糖尿病肾病的分期辨证治疗综合方案。

一、病因与发病机制

(一)现代医学对糖尿病肾病发病机制和病理的认识

1.糖尿病肾病发病机制

(1)血流动力学改变:糖尿病肾病早期,普遍存在肾小球高滤过、高灌注等血流动力的改变。这种高滤过、高灌注,可以刺激肾小球毛细血管系膜细胞及其基质增生,并由此成为结节性肾小球硬化形成的基础。研究发现:糖尿病早期甚至新诊断的1型糖尿病和某些2型糖尿病患者,肾小球滤过率增高(40%)和肾体积增大,Mogensen 证明糖尿病早期肾小球滤过率增高者易得糖尿病肾病。至于引起肾小球高滤过、高灌注的原因,包括高血糖、胰高血糖素和生长激素及高蛋白饮食等多个方面。

(2)蛋白非酶糖基化:高血糖可引起循环蛋白,如血红蛋白、血清清蛋白及包括细胞外基质和细胞膜成分的组织蛋白发生非酶糖化。高血糖时:葡萄糖＋蛋白→Schiff 碱基→Amadori 产物。正常基底膜和系膜基质含有胶原,胶原中赖氨酸及羟赖氨酸的 ε-氨基的糖化反应对葡萄糖最具特异性,血糖增高使赖氨酸或羟赖氨酸被糖化,糖化胶原的 Amadori 产物分子重排的已糖化赖氨酸或羟赖氨酸,通过葡萄糖分子氧基和邻近分子的另一个赖氨酸/羟赖氨酸 ε-氨基起反应。

胶原分子上所有的肽链都能参与葡萄糖介导的这种共价交联,形成一种异常而稳定的分子构型,不受正常赖氨酰氧化酶的影响也不易被氧化降解。糖尿病肾病病理特点为基底膜增厚和系膜基质增加,①基底膜胶原合成增加;②基底膜胶化胶原蛋白的降解减少。

(3)多元醇通道活性增加:正常与醛糖还原酶相关的多元醇通道相对是不活动的,血糖正常时葡萄糖很少受醛糖还原酶作用而减少,但在高血糖状态下,葡萄糖不需要胰岛素可自由进入晶状体、神经和血管壁等组织,葡萄糖浓度增加超过了糖原合成及葡萄糖氧化的能力,多元醇通道活化,葡萄糖成为醛糖还原酶的底物,使葡萄糖→山梨醇→果糖。山梨醇不易透出细胞膜而果糖又很少进一步代谢,结果细胞内山梨醇和果糖堆积:①细胞高渗肿胀和破坏;②多元醇含量增加,醛糖还原酶活性增高使醇糖和醛糖含量增加,醛糖增多使细胞外基质中胶原成分的非酶糖化作用增强,胶原增加;醇糖增多导致胶原水合增加,基底膜增厚;③引起肌醇代谢异常,肌醇为一种糖醇,其三维结构与葡萄糖极相似,正常细胞内普遍存在少量肌醇,来源于 1-磷酸葡萄糖与 1-磷酸肌醇的合成,肌醇直接参与膜磷脂酰肌醇池的合成与调节。多元醇通道活化→细胞内肌醇降解→细胞内肌醇减少→膜磷脂酰肌醇合成降低→细胞膜 Na^+-K^+-ATP 酶活性降低→细胞功能与结构异常。高血糖可通过活化多元醇通道改变肌醇代谢和干扰 Na^+-K^+-ATP 酶在肾小球内某一点或多处的正常调节作用,引起糖尿病肾病早期肾小球高滤过。

(4)肾小球滤过屏障的改变:组化分析发现,无论是 1 型糖尿病或 2 型糖尿病肾小球基底硫酸类肝素降低→基底膜阴电荷减少→肾小球滤过屏障改变,基底膜通透性增加→尿蛋白增加。

(5)细胞外基质及细胞因子参与:随着分子生物学的研究发展,近年认为在糖尿病肾病发生的细胞分子机制中,有细胞外基质及多种细胞生长因子参与。比较肯定的有:白细胞介素-1、白细胞介素-6、白细胞介素-8、转化生长因子、肿瘤坏死因子、血小板激活因子、血小板衍生性生长因子和胰岛素生长因子等,这些细胞生长因子从不同的作用环节引起系膜细胞增生、系膜增殖、细胞外基质增多,从而导致糖尿病肾病的发生,因此,如何在细胞生物化学及细胞因子水平阻断其对肾小球的损害,已越来越受到关注,并将成为今后糖尿病肾病防治及其机制研究的一个新领域。

肾小球系膜由系膜细胞和肾小球细胞外基质两部分组成,基底膜是特殊的细胞外基质,由 Ⅳ 胶原、层黏蛋白硫酸肝素糖蛋白组成。细胞外基质调节着系膜细胞的增生和分泌各种活性物质如纤维连接蛋白,层黏蛋白,Ⅰ 型、Ⅲ 型、Ⅳ 型胶原基质成分。糖尿病肾病时肾小球系膜细胞出现持续性分泌细胞外基质、系膜增生、肾小球肥大,最终致肾小球硬化。肾小球系膜细胞分泌多种细胞因子参与糖尿病肾病的发病机制,主要有以下几方面。①白细胞介素-1:肾小球系膜细胞及上皮细胞均可分泌白细胞介素-1,系膜细胞表面有白细胞介素-1 受体,白细胞介素-1 是一种调节宿主防御、炎症、损伤等多种过程的细胞因子。其作为辅助的有丝分裂原在有血清存在的情况下可刺激系膜细胞的生长,促进系膜细胞分泌 PCE2、白细胞介素-8、产生胶原蛋白、中性蛋白酶和超氧阴离子,导致肾小球细胞外基质的分泌增多和基底膜降解、破坏。②白细胞介素-6:刺激系膜细胞增生,导致细胞外基质增多。人类和大鼠系膜细胞均可分泌白细胞介素-6 和表达白细胞介素-6 mRNA,与系膜细胞增殖有关。③肿瘤坏死因子:促进系膜细胞合成 PG 和血小板激活因子使系膜细胞结构和形态改变;增加系膜细胞 cAMP 和 cGMP 的合成,导致细胞外基质分泌增加;增加系膜细胞白细胞介素-6、白细胞介素-8 mRNA 转录和系膜细胞的增殖;减少血浆酶原激活剂的合成,导致肾小球内血小板形成及纤维素样坏死;激活活性氧自由基和膜攻击补体成分,造成细胞膜的损失,导致肾小球结构和功能损害及细胞外基质分布异常导致糖尿病肾病。

④转化生长因子-β：调节细胞外基质的合成和降解，转化生长因子-β可增加几乎所有细胞外基质成分的 mRNA 表达，促进细胞外基质合成。调节细胞外基质与细胞之间的相互作用，细胞外基质对肾小球细胞的作用是通过其膜表面特异受体来完成的，转化生长因子-β能促进这些特异性受体 mRNA 的表达细胞外基质分泌。⑤血小板衍生性生长因子：血小板衍生性生长因子是多肽类生长因子中对系膜细胞促有丝分裂作用最强的。血小板衍生性生长因子直接作用于系膜细胞，释放生长因子而调节细胞外基质的代谢。血小板衍生性生长因子可明显增加肾小球内毛细血管压力。⑥胰岛素生长因子：包括胰岛素生长因子-Ⅰ、胰岛素生长因子-Ⅱ，胰岛素生长因子-Ⅰ使系膜细胞中Ⅵ胶原合成增加，血管紧张素Ⅱ（ATⅡ）可刺激系膜细胞增殖，胰岛素生长因子-Ⅰ可使 ATⅡ与系膜细胞上受体结合增强，细胞内钙含量上升，促进系膜细胞增殖及细胞外基质分泌增加，参与糖尿病早期肾小球滤过率升高及肾小球肥大。

（6）其他因素：如高血糖→前列腺素 PGE2、PGI2 合成增加→肾小球毛细血管扩张→肾脏高灌注→肾小球滤过率升高，高血压加速糖尿病肾病进展和功能恶化。

2.糖尿病肾病病理

糖尿病肾病在组织学基本病变为肾小球基底膜增厚和系膜基质的增生，依据病变特征又分为结节性肾小球硬化和弥漫性肾小球硬化两种病理类型。

（1）结节性肾小球硬化：为糖尿病肾病所特有，结节呈圆形或椭圆形的糖原染色阳性物，多发生于肾小球毛细血管的中央，其毛细血管被外推，有时扩张形成微血管瘤。早期糖尿病肾病结节性硬化少见。

（2）弥漫性肾小球硬化：病变广泛，肾小球基底膜增厚，系膜基质增多，系膜区扩大使肾小球略呈分叶状。糖尿病肾病各期患者普遍有不同程度的存在。

（3）肾小球渗出性损害。主要表现如下：①纤维素冠或透明冠，为嗜伊红性物质，多位于肾小球毛细血管的周缘部分内皮细胞与基底膜之间，而与肾小囊发生粘连。②肾囊小滴为小圆形团块状嗜酸性物质，沉着于壁层上皮细胞与球囊之间。

（4）肾小管-间质损害：肾小管常见空泡变性，有脂类沉着；可能影响对蛋白的再吸收。糖尿病肾病晚期可见小管萎缩，基底膜增厚。间质损害为水肿、淋巴细胞、单核细胞等的浸润，晚期可有纤维化出现。

（二）中医对糖尿病肾病病因的认识与"微型癥瘕"形成病机制论

糖尿病肾病属于"消瘅"范畴，"消瘅"病机《黄帝内经》谓之"气血逆留，髋皮充肌，血脉不行"所致。提示糖尿病肾病存在血瘀病机。《古今录验》"……三渴而饮水不能多，但腿肿，足先瘦小，阴痿弱，数小便者，此肾消病也。"提示肾消病位在肾，属于糖尿病肾病等多种并发症并存的情况。《景岳全书》指出："下消者，下焦病也，小便如膏如脂，面黑耳焦，日渐消瘦，其病在肾，故又名肾消也。"明确下消病位在肾。《证治要诀》指出："下消消肾，肾衰不能摄水，故小便虽多而不渴"。指出糖尿病肾病常见症状"小便虽多而不渴"，是肾衰固摄无权所致。《圣济总录》指出："此病久不愈，能为水肿痈疽之病"。《杂病源流犀烛》指出："有消渴后身肿者，有消渴面目足肿而小便少者"。皆是论消渴病继发水肿，是糖尿病肾病中期的常见症状。《圣济总录》还指出："消渴病，肾气受伤，肾主水，肾气虚衰，气化失常，开阖不利，水液聚于体内而出现水肿"。提示消渴病日久伤肾，肾虚气化不行，则可以导致水肿。

从今天的认识来看，糖尿病肾病作为消渴病的重要继发病证，仍然是消渴病日久，肾体受损，肾用失司所致。其病一旦形成，病情就会不断进展，由虚损渐成劳衰。其病因除与长期高血糖有关外,从实践中也观察到,与素体肾亏(禀赋不足,素体肾虚,或后天劳倦过度伤肾)、情志郁结(郁怒不解,思虑过度)、饮食失宜(过食肥甘厚味,醇酒辛辣之品,或偏食豆制品,或嗜咸味)、失治误治等密切相关。临床上经常可见到糖尿病患者因长期过食豆类食品,迅速进展为肾病导致血肌酐、尿素氮升高的情况,教训非常深刻。

吕仁和教授糖尿病肾病"微型癥瘕"形成病机制论认为:消渴病日久,体质因素加以情志、饮食失调等,内热或伤阴,或耗气,或气阴两伤,或阴损及阳,久病致虚基础上,久病入络,气虚血瘀,痰郁热瘀互相胶结,则可在肾之络脉形成微型癥瘕,使肾体受损,肾用失司。"聚者,聚也,聚散而无常也;""瘕者,假也,假物以成形也;""积者,积也,积久而成形也;""癥者,征也,有形而可征也。"意思是说,癥瘕为病,初为瘕聚,有聚散无常、假物成形的特点,易治;终为癥积,有积久成形、有形可征的特点。糖尿病肾病发生发展的过程,实际上就是肾之络脉病变,微型"瘕聚",渐成"癥积"的过程。肾主藏精,肾气不固,精微外泄,则可见尿蛋白,或见夜尿频多等。肾主水,肾气不化,或阴损及阳,阳不化气,水湿气化不利,水液滞留,溢于肌肤,故可见水肿胀满。病情继续发展,肾体劳损,肾元虚衰,气血俱伤,气化不行,浊毒内留,则诸症峰起。终成肾元衰败,五脏俱病,升降失常,三焦阻滞,水湿浊毒泛滥,一身气机升降出入俱废,则为关格危证。病位以肾为中心,常涉及肝、脾诸脏,后期还会涉及心肺,导致五脏俱病。病性多虚实夹杂。早期气阴两虚为主,晚期则气血阴阳俱虚,浊毒内留。

发病之初,多气阴两虚,络脉瘀结。肾主水,司开阖,消渴病日久,肾阴亏损,阴损耗气,而致肾气虚损,固摄无权,开阖失司,尿频尿多,尿浊而甜。肝肾同源,精血互化,肝肾阴虚,精血不能上承于目而致两目干涩;阴虚火旺,灼伤目之血络,则眼底出血,视物模糊,肝肾阴虚,阴虚阳亢,头晕、耳鸣,血压偏高;肝肾阴虚,络脉瘀阻,筋脉失养,则肢体麻痛。

病程迁延,气阴不足的基础上,阴损及阳,脾肾渐虚,则水湿内停。脾肾气虚,甚或阳虚,气化不行,运化失职,水湿潴留,或加之血瘀水停,皆可致面足水肿,甚则胸腔积液、腹水,阳虚不能温煦四末,血脉不行,则畏寒肢冷、麻木疼痛。

病变晚期,肾体劳衰,肾用失司,肾元失司,一身气化不行,湿浊邪毒内停,五脏受损,气血阴阳衰败,气机升降失司,则变证蜂起。浊毒上泛,胃失和降,则恶心呕吐,食欲缺乏;脾肾衰败,浊毒内停,血液化生无源,则见面色萎黄,唇甲舌淡,血虚之候;水湿浊毒上犯,凌心射肺,则心悸气短、胸闷喘憋不能平卧;肾元衰竭,浊邪壅塞三焦,肾关不开,则少尿或无尿,已发展为关格病终末阶段。

二、诊断及鉴别诊断

(一)诊断标准

(1)有确切的糖尿病史。

(2)尿清蛋白排泄率:3个月内连续尿检查三次尿清蛋白排泄率介于 $20\sim200\ \mu g/min$($28.8\sim288.0\ mg/24.0\ h$),且可排除其他引起尿清蛋白排泄率增加的原因者,可诊断为早期糖尿病肾病。

(3)持续性蛋白尿:尿蛋白$>0.5\ g/24\ h$连续2次以上,并能排除其他引起尿蛋白增加的原因者,可诊断为临床糖尿病肾病。

临床凡糖尿病患者,病程较长,尿清蛋白排泄率、尿蛋白定量异常,或出现水肿、高血压、肾功能损害,或伴有糖尿病视网膜病变,都应考虑到糖尿病肾病诊断。

(二)鉴别诊断

糖尿病肾病临床上应与多种原发性、继发性肾小球疾病及心力衰竭、高血压病等所引起的肾脏损害相鉴别。

1.糖尿病合并泌尿系统感染

糖尿病合并泌尿系统感染,尤其是合并肾盂肾炎时,常有尿糖、尿蛋白阳性,与糖尿病肾病相似。但前者有尿频、尿急、尿痛、腰痛、少腹拘急等症状,尿检有白细胞,甚至大量脓球,清洁中段尿培养细菌数可连续数次,其中有慢性肾盂肾炎病史者,还可见肾脏体积缩小。而糖尿病肾病患者无尿频尿急等膀胱刺激征,尿中无白细胞,尿培养阴性,肾脏不缩小,早期甚至可增大,眼底检查常有糖尿病视网膜病变,常并发有其他糖尿病慢性血管神经并发症。

2.糖尿病合并原发性肾小球疾病

糖尿病合并慢性肾炎、肾病综合征,可发生于糖尿病病程较短的患者,可出现持续性蛋白尿、持续性镜下血尿,甚至肉眼血尿,尿红细胞形态学检查可证实为肾小球性血尿,或伴有红细胞管型。于各种感染后,旋即引起蛋白尿、血尿、水肿加重,或迅速出现肾功能减退、眼底检查呈肾炎改变,无糖尿病视网膜病变。糖尿病肾病则发生于糖尿病发病后多年,持续性蛋白尿,血尿少见,与感染关系不大,眼底检查常伴有糖尿病视网膜病变,肾活检病理检查则有助于最后确诊。表现为肾病综合征者,常对激素治疗反应敏感。

3.糖尿病合并高血压性肾损害

糖尿病合并高血压性肾损害,可发生于糖尿病病程较短,而有长期高血压病史的患者,可出现较少量的蛋白尿,一般无血尿,可伴有水肿,肾功能减退,眼底检查多呈动脉硬化眼底,无糖尿病视网膜病变,若有眼底出血,多呈火焰状出血。常常伴有高血压性心脏病、动脉硬化闭塞症等。

4.其他

目前,随着高尿酸血症发病率的提高,痛风性肾病发病率也在提高,所以也应该注意鉴别。其他如糖尿病合并继发性肾小球疾病,如狼疮性肾病、乙型肝炎相关性肾炎,糖尿病合并充血性心力衰竭,糖尿病合并肝硬化、肝肾综合征等,也可表现为蛋白尿、肾功能损害等,也应该与糖尿病肾病相鉴别。

(三)糖尿病肾病分期方案

目前国际上以丹麦学者 Mogensen 分期影响最大。学者认为:糖尿病肾病临床分期方案的提出,既要便于临床具体操作,又要与国际医学实现良好接轨,因此,必须结合临床实际,充分参考 Mogensen 糖尿病肾病分期意见。

1.Ⅰ期肾小球高滤过和肾脏肥大期

肾小球高滤过或肾脏肥大期,肾小球滤过率(GFR)增加,可达正常的140%,肾小球和肾脏体积增大同时伴有肾血流量和肾小球毛细血管灌注压增高。上述改变与血糖水平密切相关,经胰岛素治疗可以得到部分缓解。

2.Ⅱ期正常清蛋白尿期

正常清蛋白尿期,尿清蛋白排泄率(UAE)仍正常,肾小球组织结构发生改变,表现为肾小球基膜 GBM 增厚和系膜基质增加。此期 GFR 能维持在较高水平,运动后清蛋白尿是临床诊断本期的指标之一。

3.Ⅲ期早期糖尿病肾病

早期糖尿病肾病,尿清蛋白排泄率持续高于 $20\sim200\ \mu g/min$,或者 $30\sim300\ mg/24\ h$,这期患者血压开始升高,降压治疗可以减少尿清蛋白的排泄。肾脏组织学改变进一步加重,表现为GBM 增厚和系膜基质增加更加明显,可以出现肾小球结节样病变及肾小血管玻璃样变性。

4.Ⅳ期临床糖尿病肾病

临床糖尿病肾病,大量清蛋白尿和持续性尿蛋白升高,临床上表现为高血压、肾病综合征。部分患者伴有轻度镜下血尿,肾脏组织学改变出现典型的 K-W 及其 GFR 明显下降,肾功能损害进行性发展。

5.Ⅴ期终末期肾功能衰竭

终末期肾功能衰竭,尿蛋白排泄可减少,肾功能异常。

(1)Ⅰ期(肾小球高滤过和肾脏肥大期):肾小球滤过率增高,肾小球滤过率>150 mL/min,肾体积增大,尿无清蛋白,无病理组织学损害。肾血流量、肾小球毛细血管灌注及内压均增高,其初期改变为可逆性。

(2)Ⅱ期(正常清蛋白尿期):正常清蛋白尿期,尿清蛋白排泄率正常,肾小球组织结构发生改变,表现为肾小球基膜 GBM 增厚和系膜基质增加。此期 GFR 能维持在较高水平,运动后清蛋白尿是临床诊断本期的指标之一。

(3)Ⅲ期(早期糖尿病肾病):尿清蛋白排泄率持续在 $20\sim200\ \mu g/min$ 或 $30\sim300\ mg/24\ h$。肾脏组织学改变进一步加重,表现为肾小球基底膜增厚,系膜基质增加明显,出现肾小球结节型和弥漫型病变及小动脉玻璃样变,肾小球荒废开始出现。

(4)Ⅳ期(临床糖尿病肾病):大量清蛋白尿和持续性尿蛋白升高,临床上表现为高血压、肾病综合征。部分患者伴有轻度镜下血尿,肾脏组织学改变出现典型的 K-W 及其 GFR 明显下降,肾功能损害进行性发展。

(5)Ⅴ期(终末期肾功能衰竭):尿蛋白排泄可减少,肾功能异常。肾小球滤过率<10 mL/min。肾小球广泛荒废,血肌酐、尿素氮增高,伴严重高血压、低蛋白血症和水肿等。

三、中医辨证标准

糖尿病肾病证候学研究发现:糖尿病肾病早期普遍存在肾气不足,同时本虚证可兼有阴虚、阳虚,或阴阳两虚,辨证可分为三型,其中气阴两虚最为多见。标实证有血瘀、气滞、痰湿、热结、郁热、湿热之分,辨证可分为六候,其中血瘀普遍存在,热结、痰湿也比较为多见。糖尿病肾病中期,本虚证与早期相类。标实证除表现为早期六证外,还常表现为水湿、停饮证,共八证。而糖尿病肾病晚期肾元前衰、湿浊内生,普遍存在气血亏虚,本虚证可兼有阴虚、阳虚,甚或气血阴阳俱虚,三者均存在气血之虚,辨证可分为三型。标实证除可表现为早中期八证外,更可表现为湿浊内留、肝风内动、浊毒动血、浊毒伤神,患者普遍存在湿浊内留证候,辨证共分十二候。所以,糖尿病肾病不同阶段,辨证方案当有所区别。根据正虚定证型,以标实定证候的精神,我们把糖尿病肾病早期分为三型六候,中期分为三型八候,把晚期分为三型十二候。

(一)早期(消渴病·肾消病)

1.本虚证(三型)

(1)阴虚型(气虚、阴虚证同见):神疲乏力,腰膝酸软,四肢困倦,气短自汗,易感,口燥咽干,腰膝酸软,五心烦热,心烦失眠,午后发热,盗汗,尿频量多,口渴欲饮,舌质淡红,或舌红体瘦,苔薄黄或少苔,脉沉细或数。

(2)阳虚型(气虚、阳虚证同见):神疲乏力,心悸气短,夜尿频多,或有尿少水肿,腰膝冷痛,畏寒肢冷,阳痿早泄,手足背冷凉,大便溏稀,舌体胖大,有齿痕,舌苔白或灰腻水滑,脉沉细无力。

(3)阴阳俱虚型(气虚、阴虚、阳虚证同见):神疲乏力,气短懒言,口干咽燥,腰膝冷痛,怕冷怕热,阳痿早泄,妇女月经不调,或手足心热而手足背冷凉,大便时干时稀,舌体胖大,有齿痕,舌苔白或灰腻,脉沉细无力。

2.标实证(六候)

(1)血瘀证:唇舌紫黯,均腹腰背手足刺痛,肢体麻木,偏瘫,脉沉弦,或涩。

(2)气滞证:胸脘胀满,纳食不香,情志抑郁,腹满痛得矢气则舒,善太息,舌黯苔起沫,脉弦。

(3)痰湿证:形体肥胖,神疲喜卧,胸脘满闷,肢体困重,口淡口腻,舌苔白腻,脉滑。

(4)热结证:口渴多饮、多食、大便干结、小便频多、喜凉、舌红苔黄干,脉滑数而实。

(5)郁热证:胸胁满闷,太息频频,口苦咽干,头晕目眩,烦躁易怒,失眠多梦,小便黄赤,舌质红,苔薄黄,脉弦数。

(6)湿热证:头晕沉重,脘腹痞闷,四肢沉重,口中黏腻,大便不爽,小便黄赤,舌偏红,舌苔黄腻,脉滑数或濡数滑、弦滑。

(二)中期

(1)本虚证(三型,同早期)。

(2)标实证(八候,即早期六候加水湿证、停饮证)。①水湿证:面目及肢体水肿,或小便量少,四肢沉重,舌体胖大有齿痕,苔水滑,脉弦滑或沉。②停饮证:背部恶寒,咳逆倚息不得卧,或胸膺部饱满,咳嗽引痛,或心下痞坚,腹胀叩之有水声,舌苔水滑,脉沉弦或滑。

(三)晚期

1.本虚证(三型)

(1)阴虚型(气虚、血虚、阴虚同见):神疲乏力,口燥咽干,乏力体倦,头晕心悸,腰膝酸软,五心烦热、心烦失眠,多饮尿频,皮肤瘙痒,灼热干燥,或小腿抽筋,厌食,胃灼热,呕恶吐酸,舌略红瘦,苔薄黄或少苔,脉沉细或数。

(2)阳虚型(气虚、血虚、阳虚同见):神疲乏力,体倦懒言,畏寒肢冷,头晕心悸,腰膝冷痛,腹胀喜暖,厌食恶心,呕吐清水,大便稀溏,嗜卧,夜尿频多,小便清长,皮肤湿痒,舌胖大,舌质淡黯,脉沉细无力。

(3)阴阳俱虚型(气血阴阳俱虚):神疲乏力,头晕耳鸣,心悸气短,咽干口燥,口中尿味,心烦失眠,腰膝酸冷,手足心热而手足背寒,自汗盗汗,夜尿频多,或尿少水肿,厌食,恶心呕吐,大便时干时稀,舌体胖大,黯淡有齿痕,舌苔黄或灰腻,脉沉细或沉细而数。

2.标实证

(1)湿浊内留证:脘腹痞闷,食欲减退,恶心呕吐,口中黏腻,或有尿臭,皮肤瘙痒,头晕头沉,二便不畅,舌苔浊腻,脉滑。

(2)肝风内动证:肢体抽搐,甚则角弓反张,或手足震颤,手足抽筋,全身骨骼酸痛、乏力,舌淡,脉细弱或弦细。

(3)浊毒动血证:牙龈出血,皮下紫癜,呕血,咳血,吐血,便血。

(4)浊毒伤神证:表情淡漠,或躁扰不宁,嗜睡,甚则意识朦胧,昏不知人,神昏谵语。

四、治疗

(一)基础治疗

1.早期糖尿病肾病(Ⅲ期)

(1)心理教育:此期应使患者和家属了解,本症早期是糖尿病严重并发症的开始,将逐渐进展为肾衰尿毒症,以引起重视。同时应使患者和家属了解,早期患者合理防治,症状可以减轻,指标可以降低,甚至可恢复正常,以减轻心理负担。

(2)活动量:糖尿病肾病患者可进行轻体力活动或休息,但应避免重度活动。

(3)饮食治疗:糖尿病肾病患者应禁食豆类食品,并适当减少主食。增加优质蛋白质(牛奶、鸡蛋等)。每天蛋白质摄入总量应少于糖尿病饮食蛋白质供给量的20%。具体用量,可根据标准体重、体型等计算。

2.中期糖尿病肾病(Ⅳ1期)

(1)心理教育:此期应使患者及家属了解,病到中期病情已进入较严重的阶段。但也有可能存在可逆因素,如合并感染性疾病,或服用肾毒性药物、进食高蛋白饮食等。要使患者重视,认真配合医师治疗,努力解除不利因素,减轻肾脏负担,或可使已受伤害的肾脏恢复。

(2)活动量:糖尿病肾病缓慢进展的患者,可进行轻体力活动,但应量力而行,不能勉强行事。生活中坐、卧、立、走,以卧为优,因为卧位有利于肌肉放松,有利于改善肾血流量。

(3)饮食:总热量按体力活动强度及体型,标准体重计算。蛋白质摄入总量宜控制。忌食豆类食品,严格限制主食。优质蛋白应占蛋白质摄入总量的50%以上,以牛奶和鸡蛋最好;脂肪一般每天25~40 g,视体型增减。适当多给高碳水化合物食品,若血糖升高则调整胰岛素用量。有水肿者,应注意低盐饮食。

3.晚期患者(Ⅳ2期、Ⅳ3期、Ⅴ期)

(1)心理教育:糖尿病肾病晚期,已发展为肾衰甚至尿毒症,患者和家属普遍存在悲观情绪,所以医师必须综合分析,除外各种可逆因素,认真做出诊断。应科学地向患者及家属交代病情,简单明确地告知治疗方案,争取医患合作,稳定患者情绪,使其了解保持乐观情绪对提高生存质量、延长生存时间的重要意义。

(2)活动量:量力而行,平卧最好。静可做"内养功",动可做"气功八段锦"。因为"气功八段锦"姿势多变,锻炼过程中可快可慢,可多可少,可急可缓,可轻可重,再加上"内养功"的调息运气,容易放松入静,使全身的经络疏通,气血流畅,所以非常适宜于该期患者。

(3)饮食:饮食摄入总热量的计算同中期糖尿病肾病患者,蛋白质以牛奶和鸡蛋蛋白为主,植物蛋白应尽量减少。蛋白质供给量和蛋白质分配应根据内生肌酐清除率来确定:肌酐清除率(Ccr)40~50 mL/min,每天 45~40 g;Ccr>40 mL/min,每天 40~35 g;Ccr 15~30 mL/min,每天 35~30 g;Ccr 15 mL/min 以下,每天 20~30 g。饮食治疗原则:优质低蛋白饮食、适当碳水化合物低脂饮食、高钙低磷饮食、高纤维素饮食。

(二)现代医学治疗

1.早期糖尿病肾病(Ⅲ期)

(1)降糖药物:首选格列喹酮,若对血糖控制不理想,可加用拜糖平,或应用胰岛素治疗。

(2)降压药物:血压高者选用硝苯地平、卡托普利、科素亚等,血管紧张素转换酶抑制剂洛丁新和血管紧张素转换酶受体Ⅱ抑制剂氯沙坦等研究发现可延缓糖尿病肾病病理的进展。

(3)其他对症处理:如调节血脂药物治疗等。

2.中期糖尿病肾病(Ⅳ1期)

此期降糖药最好是应用胰岛素,以使血糖控制在良好水平,其他对症治疗与早期糖尿病肾病相同。水肿突出者,可选用呋塞米 20 mg,晨服,逐渐加大剂量。血钾偏低,用螺内酯 20 mg,晨服,必要时可两药合用,20 mg,1~2 次/天,或在应用呋塞米的同时,配合缓释钾补钾。而糖尿病肾病综合征的治疗,只能对症治疗,即利尿消肿,但治疗困难。所以常需先静脉滴注胶体液扩容,再静脉注射襻利尿剂(呋塞米或布美他尼等)才能获效。应用静脉胶体液时要注意:

(1)宜首选右旋糖酐-40(分子量 2.0~4.0 万道尔顿)或羟乙基淀粉(706 代血浆,分子量 2.5~4.5 万道尔顿)。此分子量的胶体物质既能扩容又能渗透性利尿,两者兼顾。

(2)要用含葡萄糖而不含氯化钠的胶体液,以免加重水钠潴留,不过此时必须加适量胰岛素入滴注瓶以帮助利用葡萄糖。

(3)若尿量每天少于 400 mL 时,要慎用或不用上述胶体液,以免造成渗透性肾损害。此外,患者必须严格采用低盐饮食(食盐每天 3 g)。如果患者水肿及体腔积液极重上述治疗无效时,还可用血液净化技术进行超滤脱水。若患者存在血容量不足,超滤前宜适量补充胶体液,并控制好超滤速度及脱水量,以避免发生低血压。

3.晚期糖尿病肾病(Ⅳ2期、Ⅳ3期、Ⅴ期)

(1)西药对症处理:糖尿病肾病肾功能不全患者,对症处理很重要,因为这不仅与提高患者生存质量、延长寿命有关,而且还可纠正某些慢性肾衰的可逆因素,有助于肾功能的保护。

抗心力衰竭:晚期糖尿病肾病引起心力衰竭的原因很多,如贫血、高血糖、感染、酸中毒、营养不良、水肿、失眠、电解质紊乱、精神紧张、过度活动、毒物蓄积、血糖过高或过低、气管痉挛、补液过快、补钠过多、停用强心利尿剂过早、饮食过饱、突然受惊等。心力衰竭的早期临床表现为心悸气短,肺底有湿啰音,或患者在睡梦中突然憋醒,坐位可缓解。一旦急性心力衰竭发生,应采用扩张血管、强心、利尿及消除各种诱因的治疗。强心药应用速效制剂如毛花苷 C 等,一般用半量。

降血压:高血压是糖尿病肾病患者病情进展的重要因素,处理不好,也可能成为脑出血及心功能衰竭的直接诱因。紧急处理先舌下含服硝酸甘油 0.6 mg,硝苯地平 20 mg,然后再按常规高血压处理。必要时可用硝酸甘油或压宁定静脉滴注。

抗感染:糖尿病肾病患者合并呼吸、泌尿及消化道感染,常是肾衰治疗的可逆因素,治疗宜积极。应选用不损害肾脏而且疗效好的药物,如青霉素、头孢哌酮等,尽早控制感染。禁用氨基苷类抗生素等肾毒性药物。对某些抗生素的应用,应根据肌酐清除率调整剂量。

抗贫血:肾性贫血有关患者生存质量,并可能成为心力衰竭、感染的重要因素,所以也应重视。可尽早注射促红细胞生成素,每次 2 000~3 000 单位,每周 2~3 次,血红蛋白升到 10 g/L,改为 1 周注射一次维持。贫血严重,必要时可输血。

纠正电解质紊乱:常见高钾、低钾、高磷、低钙等,应注意及时处理。低血钙症,可用 10%葡萄糖酸钙 10 mL,静脉滴注。

纠正酸中毒:可酌用 5%碳酸氢钠 100~250 mL,每周 2~3 次,静脉滴注,或用口服苏打片治疗。为防止发生低钙抽搐,可予 10%葡萄糖酸钙 10 mL 静脉输入。

(2)透析疗法:糖尿病肾病晚期治疗,透析是其有效途径之一。一般说来,透析时机宜稍早于非糖尿病患者。一般地说,血肌酐达到 530 μmol/L、肌酐清除率 15~20 mL/min,就应该考虑透析。

不卧床持续腹膜透析是糖尿病肾病首选的透析疗法,优点:①可避免循环负荷过重,减轻心脏负担;②清除血中分子量毒物;③胰岛素可从腹膜吸收,将胰岛素(按 4 g 葡萄糖加 1 IU 普通胰岛素)直接加入透析液中,可有效控制血糖;④提高透析液渗透压,纠正血容量过多,有效地控制血压;⑤对视力影响较血透少;⑥没有医院和机器的依赖性,可自行操作。缺点:①腹膜血管可因糖尿病而硬化,致毛细血管床面积减少,使透析效率降低;②腹透液中丢失蛋白较多,每天可达 10～20 g,易发生低蛋白血症;③易发生腹膜感染。腹透 1 年存活率 90%,2 年存活率 75%,5 年存活率 45%。

长期血透:糖尿病肾病血透 1 年存活率 85%,3 年存活率 60%,5 年存活率 45%。但血透有以下缺点:①患者常有心血管系统损害,透析期间易发生心力衰竭,心肌硬塞及脑血管意外;②肢体动脉硬化,动静脉瘘不易成功;③常用神经病变,术中易发生低血压;④患者高血糖时渗透压升高,术中渗透压降低过快易发生透析失衡症;⑤血透时需应用肝素,易引起视网膜出血。

肾移植,或胰-肾联合移植:肾移植是治疗终末期糖尿病肾病的有效方法,糖尿病肾衰患者的肾脏移植在近年已有较大进步,存活率及生存率均有所上升,肾移植对保护视力及减轻神经病变也有良好影响。肾移植后的死因主要为心血管病变和感染,但糖尿病肾病患者肾移植存活率较非糖尿病患者为低,5 年存活率尸体肾移植为 79%,活体肾移植为 91%,但单纯肾移植并不能防止糖尿病肾病再发生,已有报告将非糖尿病患者的肾移植给糖尿病患者后,移植肾再度发生糖尿病肾病而导致尿毒症。因此自 20 世纪 60 年代末开始了胰-肾双联合移植,肾移植患者和移植物的三年存活率,单纯肾移植分别为 71% 和 47%,胰-肾双移植分别为 70% 和 52%。因此,开展联合胰肾移植手术,有重要意义。

(三)中药辨证治疗

糖尿病肾病是消渴病内热伤阴耗气,阴损及阳,久病及肾,久病入络,肾之络脉"微型癥瘕"形成,肾体受损,肾用失司所致。早中期普遍存在肾气虚,肾之络脉瘀结,肾精不固,则精微下流,气化不行,则水湿内停,故可出现尿蛋白、水肿表现,为消渴病·尿浊、消渴病·水肿。治疗重在补肾化瘀散结。水饮内停者,利水化饮。晚期,病情再进一步发展,气阴两虚进展为气血阴阳俱虚,肾元虚衰,湿浊内留,三焦闭塞,五脏受累,气机逆乱,则可出现胀满,尿少、呕逆不能食、二便不畅危症。属于中医学消渴病·肾劳、消渴病·关格。以其肾脏真气已伤,单纯补肾终难取效。治疗重在和胃调中、泄浊解毒,养后天即所以补先天,存胃气即所以保肾元。

1.早中期

(1)本虚证(三型)。

1)阴虚型(气虚、阴虚证同见)。

治法:滋肾固肾,益气培元。

方药:四君子汤、参芪地黄汤、二至丸、金锁固精丸、清心莲子饮等方化裁。

典型处方:黄芪 15 g,沙参 15 g,玄参 25 g,黄精 15 g,生地黄 25 g,枸杞 15 g,当归 12 g,川芎 12 g,鬼箭羽 15 g,茯苓 15 g,白术 15 g,山药 15 g,葛根 25 g,丹参 15 g,莲子肉 15 g,地骨皮 25 g,土茯苓 30 g,生薏苡仁 30 g,夏枯草 15 g。每天 1 剂,水煎服。

临床应用:常适用于糖尿病肾病早中期气阴不足、肾虚证。少阴肾虚体质,肺肾阴虚者,配合麦味地黄丸;心肾阴虚者,配合天王补心丹;厥阴阴虚肝旺体质,肝肾阴虚者,配合杞菊地黄丸;厥阴阴虚肝旺体质,肝阳上亢病机突出者,可配合镇肝息风汤、建瓴汤,或加用磁石、黄芩、夏枯草、怀牛膝、钩藤等;兼胃肠结热,大便干结者,治当清泄热结,可配合增液承气汤、三黄丸加味,或加用生大黄等;兼肝经郁热,视物模糊者,治当解郁清热,可配合小柴胡汤,或加用柴胡、黄芩、草决明子等;兼血脉瘀阻,手足麻木疼痛,肌肤甲错,舌质紫黯,脉弦或涩者,治当活血化瘀,可配合桃红四物汤,或加用山楂、大黄、水蛭、姜黄、三七等。

2)阳虚型。

治法:温阳益气,固肾培元。

方药:四君子汤、济生肾气丸、人参汤、水陆二仙丹、五苓散等方化裁。

典型处方:黄芪15 g,当归12 g,川芎12 g,丹参15 g,鬼箭羽15 g,生地黄、熟地黄各12 g,山萸肉12 g,山药12 g,苍术15 g,白术15 g,茯苓15 g,枸杞15 g,黄精15 g,苏叶6 g,淫羊藿15 g,芡实12 g,金樱子9 g。每天1剂,水煎服。

临床应用:该方在补气的基础上温阳补肾,常用于久病肾虚,阳虚气弱之人。阳虚突出,畏寒,男子阳痿,妇女带下清稀,治当补肾壮阳,方可用五子衍宗丸、玄菟丸,药可加用菟丝子、沙苑子、枸杞、仙茅、淫羊藿加鹿茸片、露蜂房等;若证兼胃肠结热、大便干结者,治当清泄热结,药可加用熟大黄等;兼脾虚湿停、脘腹胀满者,可健脾化湿,药可加用苍术、白术、苏叶、藿香、佩兰等;脾肾阳虚,水饮内停,呕吐痰涎、清水,背寒,或眩晕,或脘腹痞满,或肠鸣辘辘,治当通阳化饮,可配合苓桂术甘汤,药可用猪苓、泽泻、土茯苓、石韦等;久病入络,手足麻木疼痛,舌质紫黯,脉弦或涩者,治当活血化瘀,配合桃红四物汤,或加用水蛭、地龙、姜黄、三七等,活血通络。

3)阴阳俱虚型。

治法:滋阴助阳,固肾培元。

方药:黄芪汤、金匮肾气丸、右归丸、二仙汤、玄菟丸、五子衍宗丸等方化裁。

典型处方:黄芪30 g,生地黄、熟地黄各12 g,山萸肉12 g,山药12 g,玄参15 g,知母15 g,当归12 g,川芎12 g,白术12 g,茯苓10 g,黄精15 g,鹿角片6 g,磁石25 g,牛膝15 g,枸杞15 g,地骨皮25 g,淫羊藿15 g。每天1剂,水煎服。

临床应用:该方滋阴助阳、益气补肾,在滋阴补气的基础上温阳,常用于久病及肾,阴阳俱虚之人。偏重于阴虚者,可加用黄柏、黄连等清热;阳虚突出,畏寒,男子阳痿者,治当补肾壮阳,可加用仙茅、巴戟天,甚至肉桂、炮附子等。若证兼胃肠结滞、大便干结者,可加用熟大黄等;兼脾虚湿停、脘腹胀满者,可加用苍术、白术、苏叶、藿香、佩兰等;兼脾肾阳虚、脘腹胀痛,泄泻,甚至完谷不化者,可配用附子理中丸,药可加炮附子、人参、苍术、白术、干姜、黄连等;脾肾阳虚,水饮内停,呕吐痰涎、清水,背寒,或水肿者,可配用五苓散,可加用猪苓、泽泻、桂枝、白术、冬瓜皮、玉米须等;络脉瘀结,出现多种并发症,见胸痛、胁痛、肢体偏瘫,手足麻木疼痛,肌肤甲错,舌质紫黯,脉弦或涩,可加用水蛭、僵蚕、地龙、姜黄、三七、鬼箭羽等,活血通络。

(2)标实证(六候)。

1)血瘀证。

治法:活血化瘀。

方药:桃红四物汤、下瘀血汤、丹参饮等方化裁。

典型处方:桃仁12 g,红花9 g,当归12 g,川芎12 g,赤芍25 g,山楂12 g,葛根25 g,丹参15 g,酒大黄9 g,水蛭12 g,姜黄12 g,三七粉3 g(分冲),鬼箭羽15 g。每天1剂,水煎服。

临床应用:该方活血化瘀,有散结通络作用,适用于糖尿病肾病血瘀证候突出者。气虚突出者,益气活血,方可用补阳还五汤,重用生黄芪30~60 g;兼阴虚者,治当重视养阴活血,可配合六味地黄丸,药可用生地黄、玄参、沙参、黄精等;少阳肝郁体质,或有气滞血瘀者,当行气活血,可加用柴胡、枳壳、郁金等;兼痰湿阻滞、肢体沉重、口中黏腻者,治当重视化痰活血,药可加僵蚕、清半夏、瓜蒌等;兼痰火阻滞、烦闷失眠、头晕者,治当化痰清火活血,可加用黄连、瓜蒌、清半夏、海蛤壳、僵蚕等;久病入络,或见肢体麻木、疼痛、偏瘫、痿痹者,可加用地龙、穿山甲等虫药和鸡血藤、忍冬藤等;有时用海藻、昆布、夏枯草、莪术、薏苡仁等软坚散结,也有疗效。

2)气滞证。

治法:理气开郁。

方药:四逆散、大七气汤、五磨饮子、柴胡疏肝散等方化裁。

典型处方:柴胡 9 g,赤芍、白芍各 15 g,当归 12 g,川芎 12 g,白术 12 g,茯苓 15 g,葛根 25 g,丹参 15 g,苏叶 6 g,土茯苓 25 g,姜黄 12 g,枳壳 9 g,荔枝核 15 g,鬼箭羽 15 g。每天 1 剂,水煎服。

临床应用:该方有理气开郁,行气散结作用,适用于糖尿病肾病气机阻滞病机突出者。虚气留滞、气虚突出者,治当益气,可加用生黄芪 15～30 g;兼痰湿阻滞、肢体沉重、口中黏腻者,治当重视化痰除湿、软坚散结,可加用僵蚕、清半夏、瓜蒌、海藻、昆布、夏枯草、薏苡仁等;久病入络,或见肢体麻木、疼痛、偏瘫、痿痹者,可加用水蛭、地龙等虫药。

3)痰湿证。

治法:化痰除湿。

方药:二陈汤、指迷茯苓丸、白金丸等方化裁。

典型处方:陈皮 9 g,清半夏 9 g,云苓 12 g,白术 12 g,茵陈 12 g,泽泻 12 g,桑白皮 15 g,当归 12 g,川芎 12 g,蝉蜕 9 g,僵蚕 12 g,姜黄 9 g,海藻 12 g,夏枯草 15 g,薏苡仁 25 g,甘草 6 g。每天 1 剂,水煎服。

临床应用:该方化痰除湿的同时,加用了当归、川芎、蝉蜕、僵蚕、姜黄、海藻、夏枯草、薏苡仁等散结之品,适用于糖尿病肾病肥胖体形属痰湿阻滞证候者。太阴脾虚体质,气虚突出者,治当重视健脾益气,方可用六君子汤,药可用苍术、沙参等;肝郁体质气郁痰阻者,当重视疏肝解郁,药可加枳壳、瓜蒌、荔枝核等;痰郁化火,心胸烦闷,头晕沉重,失眠多梦,四肢沉重,口干黏腻,舌红,苔腻而黄,脉象滑数,或弦滑而数者,治当化痰清火,方用温胆汤、礞石滚痰丸、导痰汤,药用黄连、栀子、瓜蒌、清半夏、陈皮、枳壳、大黄、胆南星、海蛤壳、僵蚕等,心胸烦闷、失眠多梦症状突出者,应重用清半夏 12～15 g,即《黄帝内经》半夏秫米汤和《金匮要略》瓜蒌薤白半夏汤之意;痰湿中阻、气机痞塞,脘腹胀满,恶心呕吐者,可加用苏叶、藿香、佩兰、灶心土等。

4)热结证。

治法:清泄结热。

方药:三黄丸、黄连解毒汤、增液承气汤、凉膈散等方化裁。

典型处方:生大黄 9 g,黄连 12 g,苏叶 6 g,生地黄 25 g,蝉蜕 9 g,僵蚕 9 g,姜黄 12 g,葛根 25 g,丹参 15 g,当归 12 g,川芎 12 g,玄参 25 g,知母 15 g,夏枯草 15 g。每天 1 剂,水煎服。

临床应用:该方由大黄黄连泻心汤和升降散加味而成,清泄热结的同时,有活血散结之用,适用于糖尿病肾病见胃肠热结证候者。若热毒壅盛,有疮疖、皮肤瘙痒、灼热,便干尿黄,舌质红,苔黄,脉数者,治当清热解毒,方可用野菊花、金银花、蛇莓、地肤子、猫爪草、土牛膝等;若兼肝经郁热,口苦咽干,胸胁脘腹胀满者,治当清泄肝胃郁热,方可用柴胡、黄芩、大黄、赤芍、白芍、枳壳等;肾阴虚兼胃肠结热,则当重视补肾阴,可加用女贞子、旱莲草、枸杞、黄精等。

5)郁热证。

治法:清解郁热。

方药:小柴胡汤、丹栀逍遥散化裁。

典型处方:柴胡 12 g,黄芩 9 g,栀子 6 g,夏枯草 15 g,牡丹皮 9 g,枳壳 9 g,赤芍 25 g,白芍 25 g,当归 12 g,川芎 12 g,葛根 25 g,丹参 15 g,天花粉 25 g,茵陈 12 g,草决明子 15 g,荔枝核 15 g,生薏苡仁 25 g,蛇莓 12 g,甘草 6 g。每天 1 剂,水煎服。

临床应用:该方有清解郁热、化瘀散结作用,适用于糖尿病肾病见肝经郁热证候者。用化瘀散结药物者,乃针对糖尿病肾病络脉瘀结病机而设。见胃肠热结,大便干结者,治可清泄胃热,可加用黄连、知母、姜黄、大黄等;兼肾阴亏虚,腰膝酸软者,当重视滋阴补肾,可加用枸杞、生地黄、玄参、知母、女贞子、旱莲草等。

6)湿热证。

治法:清热化湿。

方药:三仁汤、四妙散、茵陈蒿汤等方化裁。

典型处方:苍术 15 g,白术 15 g,苏叶 6 g,佩兰 6 g,茯苓 12 g,黄连 12 g,黄芩 9 g,薏苡仁 25 g,陈皮 9 g,川厚朴 9 g,茵陈 12 g,土茯苓 25 g,石韦 25 g。每天 1 剂,水煎服。

临床应用:该方由芳香化湿、苦寒清热和淡渗清利药物组成,适用于糖尿病肾病湿热内蕴证候者,常随方加入当归、川芎、丹参、姜黄等活血化瘀药物。湿热在中焦,黄连平胃散为主,湿热下注,四妙散为主,湿热影响三焦,可用三仁汤化裁。湿热阻于膜原,见恶寒发热、头身疼痛、胸脘痞闷、舌苔白如积粉者,可用柴胡达原饮加味。脾虚湿热邪内困,脘腹胀满,食欲缺乏,口渴不欲饮,恶心,四肢沉重,头晕头沉,舌苔白腻,脉象濡缓者,治当化湿醒脾,可加用苍术、白术、云苓、陈皮、藿香叶、佩兰、石菖蒲、草果、苏梗等,甚至用参苓白术散、七味白术散加苍术、黄连、苏叶等;胃热夹湿,大便干结,数天一行,舌质红,苔黄厚,脉滑数者,治当清泄,可加用生大黄、黄连、莱菔子等,或用升降散加味。

2.中期

本虚证三型和与早期相同的六个标实证候治疗可参考早期方案。

(1)水湿证。

1)治法:利水除湿。

2)方药:五苓散、五皮饮、导水茯苓汤等方化裁。

3)典型处方:陈皮 9 g,桑白皮 30 g,云苓 15 g,白术 12 g,猪苓 15 g,泽泻 12 g,当归 12 g,川芎 12 g,丹参 15 g,牡蛎 25 g(先煎),苏梗 6 g,枳壳 9 g,木香 6 g,槟榔 12 g,薏苡仁 25 g,土牛膝 25 g,猫爪草 15 g,土茯苓 30 g,石韦 30 g。每天 1 剂,水煎服。

4)临床应用:通行三焦,行气利水,是治疗水肿的方剂,用当归、川芎、丹参、牡蛎为化瘀散结之意,适用于糖尿病肾病中期水肿突出者。脾虚、气虚突出者,可重用黄芪,或加苍术等;腹胀甚、恶心、呕吐清水气滞水停者,可加重行气药用量,或加用炒莱菔子、大腹皮、砂仁等;恶心、呕吐症状突出者,治当和胃降逆,药可加用清半夏、苏叶、生姜等;胸闷气喘,咳逆倚息不得平卧者,可加用葶苈子、大枣、车前子等,泻肺利水;畏寒肢冷、背寒,或脘腹冷凉、痞满者,可加用桂枝、生姜等。

(2)停饮证。

1)治法:通阳化饮。

2)方药:苓桂术甘汤、茯苓甘草汤、木防己汤、葶苈大枣泻肺汤等方。

3)典型处方:陈皮9 g,清半夏9 g,猪苓15 g,云苓15 g,白术12 g,桂枝9 g,泽泻15 g,桑白皮15 g,当归12 g,川芎12 g,苏叶9 g,车前子15 g(包煎),石韦25 g,土茯苓25 g,薏苡仁25 g,炒葶苈子15 g,大枣6枚。每天1剂,水煎服。

4)临床应用:该方为通阳化饮之方,方意是遵照《金匮要略》"病痰饮者,当以温药和之"的意思。淡渗利水诸药中,加桂枝通阳,当归、川芎活血,应用车前子、石韦、炒葶苈子等有泻肺利水作用,对于心力衰竭所致的肺水肿有一定疗效。气短、胸闷、心慌,气虚症状突出者,治当重视益气养心,方可用生脉散或用升陷汤加味,药可加用黄芪、太子参、沙参等。胸闷、腹满、气滞水停者,当重视理气行水,药可加枳壳、大腹皮、木香、槟榔等。

3.晚期(消渴病·肾劳、消渴病·关格)

(1)本虚证三型。

1)阴虚型。

治法:益气养血,滋阴补肾。

方剂:当归补血汤、八珍汤、六味地黄汤、麦味地黄汤、归芍地黄汤、杞菊地黄汤、升降散、三黄丸等方化裁。

典型处方:黄芪15 g,沙参15 g,黄精15 g,生地黄25 g,当归12 g,川芎12 g,鬼箭羽15 g,茯苓15 g,葛根25 g,丹参15 g,石韦25 g,土茯苓30 g,生薏苡仁30 g,夏枯草15 g,熟大黄9 g。每天1剂,水煎服。

临床应用:适用于糖尿病肾病晚期气血不足、肾阴虚证。因该期有湿浊内留病机,所以方中用大黄泄浊解毒,恶心呕吐症状突出者,药可加用苏叶、黄连清热和胃。肺肾阴虚患者,可配合麦味地黄丸;心肾阴虚患者,可配合天王补心丹;肝肾阴虚患者,可配合杞菊地黄丸。心胸烦闷,恶心欲呕,头晕,便干者,可配合升降散加味。

2)阳虚型。

治法:益气养血,温阳补肾。

方药:当归补血汤、十全大补汤、济生肾气丸、人参汤、温脾汤、大黄附子汤等方化裁。

典型处方:黄芪15 g,当归12 g,川芎12 g,丹参15 g,苍术15 g,白术15 g,茯苓15 g,枸杞15 g,苏叶6 g,陈皮9 g,半夏12 g,淫羊藿15 g,大黄9 g。每天1剂,水煎服。

临床应用:该方适用于糖尿病肾病晚期气血不足、肾阳虚证。因有湿浊内留,所以必用大黄泄浊解毒,如大便偏稀,可用熟大黄,更配干姜、砂仁等;恶心、呕吐清水症状突出者,药可加用苏叶、生姜、吴茱萸温中和胃。肾阳虚症状突出的患者,可配合肾气丸;小便不利的患者,可配合济生肾气丸。畏寒肢冷,恶心,呕吐清涎,大便不通者,可配合大黄附子汤加味。阳虚突出,畏寒,男子阳痿,妇女带下清稀,治当补肾壮阳,方可用五子衍宗丸、玄菟丸,药可加用菟丝子、沙苑子、枸杞、仙茅、淫羊藿加鹿茸片、露蜂房等。

3)阴阳俱虚型。

治法:滋阴助阳,益气养血,补肾培元。

方药:当归补血汤、人参养荣汤、金匮肾气丸、右归丸、大补元煎、大黄甘草饮子等方化裁。

典型处方:黄芪30 g,生地黄、熟地黄各12 g,山萸肉12 g,山药12 g,当归12 g,川芎12 g,白术12 g,茯苓15 g,猪苓15 g,生薏苡仁25 g,黄精15 g,鹿角片6 g,枸杞15 g,陈皮9 g,半夏12 g,淫羊藿15 g,大黄9 g。每天1剂,水煎服。

临床应用:该方滋阴助阳、益气养血、补肾培元,适用于糖尿病肾病晚期尿毒症气血阴阳俱虚之人。若证兼胃肠结滞、大便干结者,可加用生大黄,再加蝉蜕、僵蚕、姜黄等;兼脾虚湿停、脘腹胀满、食欲缺乏者,可加用苍术、白术、苏叶、香橼、佛手、藿香、佩兰等;兼脘腹胀痛、泄泻者,可加用苍术、白术、干姜、黄连、砂仁等;阳虚水饮内停,呕吐痰涎、清水,背寒,或水肿者,可配用五苓散,可加用猪苓、泽泻、桂枝、白术、冬瓜皮、玉米须、石韦、土茯苓等。

(2)标实证十二候。

1)湿浊内留证。

治法:化湿泄浊。

方药:二陈汤、温胆汤等方化裁。

典型处方:陈皮9g,清半夏9g,云苓12g,苏叶6g,藿香6g,佩兰6g,当归12g,川芎12g,蝉蜕9g,僵蚕12g,姜黄9g,大黄9g,土茯苓25g,薏苡仁25g。每天1剂,水煎服。

临床应用:该方以二陈汤加苏叶、藿香、佩兰,化湿和胃的同时,加用了当归、川芎、蝉蜕、僵蚕、姜黄、大黄等,有活血化瘀、升清降浊的作用。几乎所有糖尿病肾病晚期患者,均可随方选用。兼气滞湿阻者,当重视理气,可加用枳壳、苏梗、香橼、佛手等;湿浊痰火相兼,心胸烦闷,脘腹痞满,口干黏腻,舌红苔腻而黄,脉象滑数者,方可用温胆汤加味。寒热错杂,心下痞满,呕恶心烦,舌苔黄白相间者,治当辛开苦降,方可用半夏泻心汤、黄连汤化裁。寒湿内结,大便不通,畏寒,脉沉弦者,方可用大黄附子汤加味;食谷则呕者,可用吴茱萸汤,散寒降逆。

2)肝风内动证。

治法:解痉息风。

方药:芍药甘草汤、驯龙汤、桂枝加龙骨牡蛎汤等方化裁。

典型处方:白芍25g,川牛膝、怀牛膝各15g,珍珠母25g(先煎),生薏苡仁25g,生龙骨25g(先煎),生牡蛎25g(先煎),甘草6g。每天1剂,水煎服。

临床应用:该方为《伤寒论》芍药甘草汤加介类潜镇息风药组成,功擅解痉,可缓急止痛,更加薏苡仁缓急解痉,对于糖尿病肾病肾衰低血钙症肢体抽筋,有良好疗效。肢体畏寒,骨骼疼痛者,可加入桂枝等,温经通络,或用川乌、草乌、白芷、细辛等,水煎外洗,有引火下行的功效。

3)浊毒动血证。

治法:凉血宁血。

方药:犀角地黄汤、大黄黄连泻心汤等方化裁。

典型处方:生地黄25g,白芍25g,大黄9g,三七粉6g(分冲),黄芩9g(先煎),侧柏叶12g,生龙骨25g(先煎),生牡蛎25g(先煎),仙鹤草30g。每天1剂,水煎服。

临床应用:该方有清热凉血、活血止血作用,适用于糖尿病肾病晚期浊毒内留、毒邪伤血的证候。"入血尤恐耗血动血,直须凉血散血",所以必用生地黄、白芍、大黄、三七粉等凉血、活血、止血之品。若表现为呕血者,可加用白及;若为皮下出血,可加用紫草、茜草根等。咳血加桑叶、桑白皮;尿血加白茅根、生地榆、大蓟、小蓟等。

4)浊毒伤神证。

治法:化浊醒神。

方药:大黄甘草饮子、菖蒲郁金汤、苏合香丸、玉枢丹等方化裁。

典型处方:陈皮9g,清半夏9g,云苓12g,石菖蒲12g,郁金15g,当归12g,川芎12g,丹参15g,大黄9g,苏叶6g,荷叶6g。每天1剂,水煎服。

临床应用:本方除湿浊而泄下解毒,方中用石菖蒲、郁金有化湿醒神的作用。加用当归、川芎可化瘀散结,加用苏叶、荷叶可醒脾化湿、升发清阳,适用于糖尿病肾病晚期尿毒症脑病神识异常者。临床除可以积极采取透析疗法外,也可给予清开灵、醒脑静注射液静脉滴注。恶心呕吐症状突出者,也可用玉枢丹内服。

(李秀真)

第十节 糖 尿 病 足

糖尿病足是指发生于糖尿病患者,与局部神经异常和下肢远端血管病变相关的足部感染、溃疡和/或深层组织破坏,它是糖尿病下肢神经病变和血管病变的结果。病变累及从皮肤到骨与关节的各层组织,严重者可发生局部或全足坏疽,需要截肢。国际糖尿病足工作组(IWGDF)将糖尿病足定义为糖尿病累及的踝以下全层皮肤创面,而与这种创面的病程无关。糖尿病患者因足病而造成截肢者比非糖尿病者高5～10倍,糖尿病足是引起糖尿病患者肢体残废的主要原因,严重地威胁着糖尿病患者的健康。

一、发病率和危险因素

(一)糖尿病足发病率与病期/年龄/吸烟/高血压/冠心病/血脂异常相关

2004年,全国14所三甲医院协作,对糖尿病足患者进行了调查,634例糖尿病足与周围血管病变患者中,男性占57.7%,女性42.3%;平均年龄(65.65±10.99)岁,70～80岁的足病发生率最高,达37.60%。这些患者大多有糖尿病并发症或者心血管病的危险因素,如吸烟率37%、高血压57%、冠心病28%和血脂异常29%;脑血管病26%;下肢动脉病27%;肾病40%;眼底病42%;周围神经病69%。386例合并足溃疡,47%为皮肤表面溃疡;35%的溃疡累及肌肉;18%的溃疡累及骨组织;70%合并感染。平均住院(25.70±19.67)天。我国北方地区的糖尿病足患者较南方地区更重,截肢率更高。最近报道的17家三甲医院联合调查了2007年1月至2008年12月期间住院的慢性足溃疡患者,结果发现住院慢性溃疡患者中糖尿病患者占到33%,是2006年多家医院调查住院慢性溃疡患者中糖尿病(4.9%)的8倍多。据国外调查,85%的糖尿病截肢起因于足溃疡。糖尿病患者截肢的预后较差,有学者报道了截肢患者随访5年,其死亡率将近40%。下肢血管病变、感染和营养不良是截肢的主要原因。

糖尿病足及截肢的治疗和护理给个人、家庭和社会带来沉重的经济负担。美国2007年的糖尿病医疗费用高达1 160亿美元,其中糖尿病足溃疡的治疗费用占33%。国内2004年调查的糖尿病足与下肢血管病变患者的平均住院费用约1.5万元。未来20年中,发展中国家T2DM的发病率将急剧升高,糖尿病足和截肢防治的任务繁重。

(二)神经病变/血管病变/足畸形/胼胝是糖尿病足的高危因素

病史和临床体检发现有下列情况(危险因素)时,应特别加强足病的筛查和随访:①既往足溃疡史;②周围神经病变和自主神经病变(足部麻木、触觉或痛觉减退或消失、足部发热、皮肤无汗、肌肉萎缩、腹泻、便秘和心动过速)和/或缺血性血管病(运动引起的腓肠肌疼痛或足部发凉);③周围血管病(足部发凉和足背动脉搏动消失);④足部畸形(如鹰爪足、压力点的皮肤增厚和Charcot关节病)和胼胝;⑤糖尿病的其他慢性并发症(严重肾脏病变,特别是肾衰竭及视力严重减退或失明）；⑥鞋袜不合适；⑦个人因素（社会经济条件差、独居老年人、糖尿病知识缺乏者和不能进行有效足保护者）。其中，糖尿病足溃疡最重要的危险因素是神经病变、足部畸形和反复应力作用（创伤），糖尿病足部伤口不愈合的重要因素是伤口深度感染和缺血。

二、发病机制

发病机制未完全阐明，糖尿病足与下列因素有密切关系。

（一）感觉神经病是糖尿病足的重要诱因

60％～70％的糖尿病患者有神经病变，多呈袜套样分布的感觉异常、感觉减退或消失，不能对不合适因素进行调整，如袜子过紧、鞋子过小和水温过高等。自主神经病使皮肤出汗和温度调节异常，造成足畸形、皮肤干燥、足跟烫伤、坏疽和皲裂，皮肤裂口成为感染的入口，自主神经病变常与 Charcot 关节病相关。运动神经病变引起跖骨和足尖变形，增加足底压力，还可使肌肉萎缩。当足底脂肪垫因变形异位时，足底局部的缓冲力降低，压力增大，指间关节弯曲变形，使鞋内压力增加导致足溃疡。

（二）下肢动脉闭塞引起足溃疡和坏疽

糖尿病患者外周血管动脉粥样硬化的发生率增加，血管疾病发生年龄早，病变较弥漫。下肢中、小动脉粥样硬化闭塞，血栓形成，微血管基底膜增厚，管腔狭窄，微循环障碍引起皮肤-神经营养障碍，加重神经功能损伤。足病合并血管病变者较单纯神经病变所致的足病预后差。缺血使已有溃疡的足病难以恢复。

（三）免疫功能障碍导致足感染

多核细胞的移动趋化功能降低，噬菌能力下降，感染使代谢紊乱加重，导致血糖增高，酮症又进一步损害免疫功能。80％以上的足病患者至少合并 3 种糖尿病慢性并发症或心血管危险因素。一旦发生足的感染，往往难以控制，用药时间长，花费大而疗效差。有时仅仅是皮肤水疱就可并发局部感染，严重者需要截肢（趾）。

（四）生长因子调节紊乱和慢性缺氧参与发病过程

糖尿病足溃疡患者一氧化氮合酶及精氨酸酶活性增加，而转化生长因子-β（TGF-β）浓度降低，一氧化氮合酶的代谢增强损伤组织，精氨酸酶活性增强使基质沉积。有学者发现，IGF-2 在正常人、糖尿病和糖尿病患者有并发症 3 组患者的上皮细胞中均可见，在溃疡边缘最明显，而IGF-1 在非糖尿病的上皮细胞可见，在糖尿病未损伤的皮肤颗粒层和棘层表达减少，而在溃疡的基底层缺乏，成纤维细胞缺乏 IGF-1。基底层和成纤维细胞缺乏 IGF-1 使溃疡延迟愈合。高血糖引起慢性缺氧，与大血管和微血管病变造成的慢性缺氧一起损害溃疡愈合，是糖尿病足溃疡经久不愈的原因之一。Catrina 等将皮肤细胞和从糖尿病足溃疡及非糖尿病溃疡的活检标本置入不同糖浓度和不同氧张力条件下培养，发现高糖阻止了细胞对缺氧的感知与反应。这种机制可能也是糖尿病足溃疡持久不愈的重要解释。糖尿病足的形成与转归见图 4-3。

三、分级和临床表现

神经病变、血管病变和感染导致糖尿病足溃疡和坏疽，根据病因或病变性质分为神经性、缺血性和混合性。根据病情的严重程度进行分级，使用标准方法分类以促进交流、随访和再次评估。

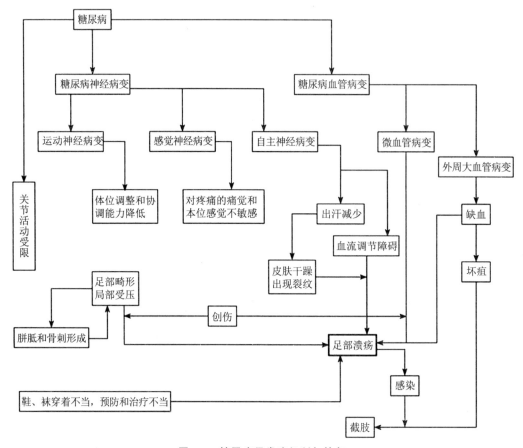

图 4-3 糖尿病足发病机制与转归

（一）根据病因分为神经性/神经-缺血性/单纯缺血性溃疡三类

最常见足溃疡的部位是前足底,常为反复机械压力所致,由于周围神经病变引起的保护性感觉缺失,患者不能感觉到异常的压力变化,没有采取相应的预防措施,发生溃疡后极易并发感染,溃疡难以愈合,最后发生坏疽。因此,足溃疡和坏疽往往是神经病变、压力改变、血液循环障碍和感染等多种因素共同作用的结果。

1. 神经性溃疡

神经病变起主要作用,血液循环良好。足病通常是温暖的,但有麻木感,皮肤干燥,痛觉不明显,足部动脉搏动良好。神经病变性足病的后果是神经性溃疡（主要发生于足底）和神经性关节病（Charcot 关节病）。

2. 神经-缺血性溃疡

神经-缺血性溃疡常伴有明显的周围神经病变和周围血管病变,足背动脉搏动消失。足凉而有静息痛,足部边缘有溃疡或坏疽。

3. 单纯缺血性溃疡

单纯缺血性溃疡较少见,单纯缺血所致的足溃疡无神经病变。糖尿病足溃疡患者初诊时约50％为神经性溃疡,50％为神经-缺血性溃疡。国内糖尿病足溃疡主要是神经-缺血性溃疡。

(二)临床应用多种糖尿病足分级/分期标准

1.Wagner 分级

Wagner 分级主要是依据解剖学为基础的分级,也是最常用的经典分级方法。Wagner 分级重点关注溃疡深度和是否存在骨髓炎或坏疽(图 4-4)。

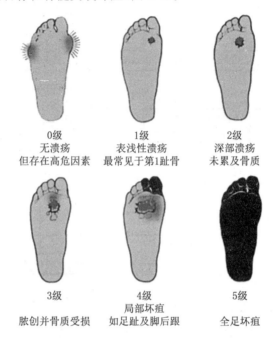

0级 无溃疡 但存在高危因素	1级 表浅性溃疡 最常见于第1趾骨	2级 深部溃疡 未累及骨质
3级 脓创并骨质受损	4级 局部坏疽 如足趾及脚后跟	5级 全足坏疽

图 4-4　糖尿病足溃疡的 Wagner 分级

1.鹰爪趾(呈鹰爪样足趾);2.凸出;3.蹈囊炎;4.蹈囊网状炎;

5.夏科关节/骨性突出;6.感觉异常,皮肤干燥,血管疾病

(1)0 级:存在足溃疡的危险因素。常见的危险因素为周围神经和自主神经病变、周围血管病变、以往足溃疡史、足畸形(如鹰爪足和夏科关节足)、胼胝、失明或视力严重减退、合并肾脏病变特别是肾衰竭、独立生活的老年人、糖尿病知识缺乏者和不能进行有效的足保护者。目前无足溃疡的患者应定期随访,加强足保护教育、必要时请足病医师给予具体指导,以防止足溃疡的发生。

(2)1 级:足部皮肤表面溃疡而无感染。突出表现为神经性溃疡,好发于足的突出部位,即压力承受点(如足跟部、足或趾底部),溃疡多被胼胝包围。

(3)2 级:表现为较深的穿透性溃疡,常合并软组织感染,但无骨髓炎或深部脓肿,致病菌多为厌氧菌或产气菌。

(4)3 级:深部溃疡常波及骨组织,并有深部脓肿或骨髓炎。

(5)4 级:局限性坏疽(趾、足跟或前足背),其特征为缺血性溃疡伴坏疽,常合并神经病变(无严重疼痛的坏疽提示神经病变),坏死组织表面可有感染。

(6)5 级:全足坏疽,坏疽影响到整个足部,病变广泛而严重。

2.Texas 分级与分期

Texas 分级与分期强调组织血液灌注和感染因素。德州大学分类是在解剖学分类的基础上加入了分期,无感染无缺血的溃疡(A 级)、感染溃疡(B 级)、缺血性非感染溃疡(C 级)、缺血性感染溃疡(D 级)。该分类分期方法评估了溃疡深度、感染和缺血程度,考虑了病因与程度两方面的因素。截肢率随溃疡深度和分期严重程度而增加,随访期间的非感染非缺血性溃疡无一截肢。溃疡深及骨组织者的截肢率高 11 倍。感染与缺血并存,截肢增加近 90 倍。从更好反映临床病情程度上考虑,推荐采用该分类方法,但在实际应用中,多数仍然采用 Wagner 分类。

3.Foster 分类

Foster 等提出一种简单易记的糖尿病足分类方法。①1 级:正常足;②2 级:高危足;③3 级:溃疡足;④4 级:感染足;⑤5 级:坏死足。3~5 级还可进一步分为神经性和缺血性。1~2 级主要是预防,3~5 级需要积极治疗。3 级神经性溃疡患者需要支具和特制鞋;4 级患者需要静脉用抗生素,缺血患者需要血管重建;5 级患者需要应用抗生素和外科处理,缺血患者需要血管重建。

我国习惯上将糖尿病足坏疽分为湿性坏疽和干性坏疽,国外则不如此分类。湿性坏疽指的是感染渗出较多的坏疽,其供血良好;干性坏疽是缺血性坏疽,由于动脉供血差,而静脉回流良好,因此坏疽呈干性。处理上,前者相对容易,以抗感染为主;后者必须在改善血液供应基础上采取局部措施。

4.PEDIS 分类

国际糖尿病足工作组从 2007 年起推荐采用 PEDIS 分类。P 指的是血液灌注,E 是溃疡面积,D 是溃疡深度,I 是感染,S 是感觉。该分类清楚地描述了足溃疡的程度和性质,特别适合用于临床科研。

四、辅助检查与诊断

(一)辅助检查协助糖尿病足诊断

糖尿病足的辅助检查主要包括足溃疡检查、影像检查、神经功能检查、动脉供血检查和足压力测定等。建立一种能够实际操作的、适合当地卫生医疗条件的筛查程序,登记每例糖尿病足患者。筛查能及时发现有危险因素的患者,筛查项目既包括糖尿病相关的全身性检查如眼底、血压、尿蛋白、神经功能和心血管系统等,也包括足的重点局部检查等。筛查本身不需要复杂的技术,但应该由训练有素的人员完成,需要对患者下肢和足病作出精确诊断。

电生理测定和定量检测振动觉与温度觉阈值对于糖尿病足的诊断有重要价值,但难以用于临床常规筛查。简单的音叉检查可用于诊断神经病变,缺血性糖尿病足应接受多普勒超声和血管造影。认真查找所有足溃疡及其可能的病因,评价神经病变、缺血性病变和感染因素的相对重要性,因为不同类型的防治方法是不同的。需要强调的是,临床上常规的物理检查基本能够帮助作出正确诊断和判断预后。如果患者的足背动脉和胫后动脉均搏动良好,皮肤温度正常,足的血供应无严重障碍。关键是要求患者脱鞋检查,而这点在繁忙的门诊往往难以做到。

合并感染时,需明确感染的程度、范围、窦道大小、深度及有无骨髓炎。通常情况下,一般体格检查很难判定足溃疡是否合并感染及感染的程度和范围。局部感染的征象包括红肿、疼痛和触痛。但这些体征可以不明显甚至缺乏;更可靠的感染表现是脓性分泌物渗出、捻发音(产气细菌所致)或深部窦道。应用探针探查感染性溃疡时,如发现窦道,探及骨组织,要考虑骨髓炎,并用探针取出溃疡深部的标本作细菌培养。新近的研究证实,探针触及骨组织基本上可以诊断为骨髓炎,具有很高的诊断敏感性和特异性。针吸取样具有特异性,但缺乏敏感性。皮肤表面溃疡培养的细菌常是污染菌,缺乏特异性。特殊检查的目的是确定有无深部感染及骨髓炎。X 线片发现局部组织内气体说明有深部感染,X 线片上见到骨组织被侵蚀,提示存在骨髓炎。判断困难时应行 MRI 检查。

(二)Charcot 关节病增加糖尿病足溃疡危险性

Charcot 关节病患者常有长期的糖尿病病史,且伴有周围神经病变和自主神经病变,如直立性低血压和麻痹性胃扩张。Charcot 关节病的病因未明,其起病与神经病变有关,诱因是创伤。创伤可较轻微,但可能伴有小骨折。Charcot 关节病好发于骨质疏松者。创伤后成骨细胞活性增加,骨组织破坏成小碎片,在修复过程中导致畸形,进而引起慢性关节病。反复损伤导致关节面与骨组织破坏,足溃疡危险性增加。急性 Charcot 关节病可与局部感染或炎症性关节病混淆。Charcot 关节病造成的畸形和功能丧失是可预防的,因此需要及早发现和早期治疗。在 X 线片上,可见到 Charcot 关节病的特征性改变,但病变早期很难识别。由于局部血流增加,骨扫描常显示早期骨摄入^{99m}Tc 增加;MRI 能早期发现应力性骨损伤。

(三)影像检查显示糖尿病足的性质与程度

一般表现为动脉内膜粗糙,不光滑,管壁增厚。管腔不规则、狭窄伴节段性扩张,管径小,管腔内有大小不等的斑块或附壁血栓。血管迂曲狭窄处的血流变细,频谱增宽;严重狭窄处可见湍流及彩色镶嵌血流,血流波形异常。收缩期峰值流速增快,狭窄远端的血流减慢;静脉血流障碍。

X 线检查和核素扫描显示局部骨质破坏、骨髓炎、骨关节病、软组织肿胀、脓肿和气性坏疽等病变。足骨骨髓炎可行^{99m}Tc-ciprofloxacin 闪烁扫描检查,以确定病变的程度与性质。

(四)神经系统检查评价足保护性感觉

较为简便的方法是采用 10 g 尼龙丝检查。取 1 根特制的 10 g 尼龙丝,一头接触于患者的大足趾、足跟和前足底外侧,用手按住尼龙丝的另一头,并轻轻施压,正好使尼龙丝弯曲,患者足底或足趾此时能感到足底尼龙丝,则为正常,否则为异常。异常者往往是糖尿病足溃疡的高危者,并有周围神经病变。准确使用 10 g 尼龙丝测定的方法为:在正式测试前,在检查者手掌上试验 2～3 次,尼龙丝不可过于僵硬;测试时尼龙丝应垂直于测试处的皮肤,施压使尼龙丝弯曲约 1 cm,去除对尼龙丝的压力;测定下一点前应暂停 2～3 秒,测定时应避开胼胝,但应包括容易发生溃疡的部位;建议测试的部位是大足趾,跖骨头 1、2、3、5 处及足跟和足背。如测定 10 个点,患者仅感觉到 8 个点或不足 8 个点,则视为异常。另一种检查周围神经的方法是利用音叉或 Biothesiometer 测定振动觉。Biothesiometer 的功能类似于音叉,其探头接触于皮肤(通常为大足趾),然后调整电压,振动觉随电压增大而增强,由此可以定量测出振动觉。

神经电生理检查可了解神经传导速度和肌肉功能。甲襞微循环测定简便、无创,出结果快,但特异性不高,微循环障碍表现如下:①管襻减少,动脉端变细、异形管襻及襻顶淤血(>30%);②血流速度缓慢,呈颗粒样、流沙样或为串珠样断流;③管襻周边有出血和渗出。

目前有多种糖尿病足分类和计分系统,多数已经得到临床验证,使用方便。简单的分类计分主要用于临床诊疗,而详细的分类和计分系统更适合于临床研究。

周围感觉定性测定很简单,如将音叉或一根细的不锈钢小棍置于温热水杯中,取出后测定患者不同部位的皮肤感觉,同时与正常人(检查者)的感觉进行比较。定量测定是利用皮肤温度测定仪如红外线皮肤温度测定仪,这种仪器体积小,测试快捷、方便,准确性和重复性均较好。

现已研制出多种测试系统测定足部不同部位的压力,如 MatScan 系统或 FootScan 系统等。这些系统测定足部压力的原理是让受试者站在有多点压力敏感器的平板上,或在平板上行走,通过扫描成像,传送给计算机,在屏幕上显示出颜色不同的脚印,如红色部分为主要受力区域,蓝色部分为非受力区域,以了解患者有无足部压力异常。此法还可用于步态分析,糖尿病足的步态分析可为足部压力异常的矫正提供依据。

（五）血管检查确定缺血性足病的程度与范围

踝动脉-肱动脉血压比值（ABI）是非常有价值的反映下肢血压与血管状态的指标，正常值0.9～1.3；<0.9 为轻度缺血，0.5～0.7 为中度缺血，<0.5 为重度缺血。重度缺血容易发生下肢（趾）坏疽。正常情况下，踝动脉收缩压稍高于或相等于肱动脉，如果踝动脉收缩压过高[高于29.3 kPa(220 mmHg)或 ABI>1.3]，应高度怀疑下肢动脉粥样硬化性闭塞。此时，应测定足趾血压。足趾动脉较少发生钙化，测定踝动脉或足趾动脉需要多普勒超声听诊器或特殊仪器（仅能测定收缩压）。如果用多普勒超声仍不能测得足趾收缩压，则可采用激光测定。多功能血管病变诊断仪检查包括趾压指数（TBI，即趾动脉压/踝动脉压比值）和踝压指数（ABI，即踝动脉压/肱动脉压比值）。评判标准：以 ABI 或 TBI 值为标准，<0.9 为轻度供血不足；0.5～0.7 易出现间歇性跛行；0.3～0.5 可产生静息性足痛；<0.3 提示肢端坏疽的可能性大。如果有足溃疡，这种溃疡在周围血供未得到改善之前不能愈合。

血管超声和造影检查均可用于了解下肢血管闭塞程度、部位和有无斑块，既可为决定截肢平面提供依据，又可为血管旁路手术做准备。糖尿病患者下肢动脉血管造影的特点是下肢动脉病变的患病率高和病变范围广。如果严重足坏疽患者行踝以下截肢手术后，创面持久不愈，应该采用血管减数造影，明确踝动脉以下血管是否完全闭塞。踝动脉以下血管闭塞者应从膝以下截肢。有的患者长期夜间下肢剧痛，其最常见的病因是动脉闭塞。

踝部血管网（内踝血管网、外踝血管网和足底深支吻合）是否开通及其开通血管的数目影响足溃疡的预后。畅坚等发现，当3组踝部血管网均参与侧支形成时，足溃疡引起的截肢率明显降低；较少的踝部血管网参与侧支循环是与糖尿病足截肢率和大截肢率相关密切的危险因素。

经皮氧分压（transcutaneous oxygen tension，TcPO$_2$）的测定方法为采用热敏感探头置于足背皮肤。正常人足背皮肤氧张力>5.3 kPa(40 mmHg)。TcPO$_2$<4.0 kPa(30 mmHg)提示周围血液供应不足，足部易发生溃疡或已有的溃疡难以愈合。TcPO$_2$<2.7 kPa(20 mmHg)者的足溃疡无愈合可能，需要进行血管外科手术以改善周围血供。如吸入100%氧气后，TcPO$_2$ 提高1.3 kPa(10 mmHg)，说明溃疡的预后较好。

五、预防

糖尿病足的处理涉及糖尿病专科、骨科、血管外科、普通外科、放射科和感染科等多个专科，需要医师和护士的密切配合，在国外，还有专门的足病师。糖尿病足患者的相关知识教育十分重要，可降低患病率，预防严重并发症，避免截肢。糖尿病足防治中需要多学科合作、专业化处理和预防为主。糖尿病足部溃疡和截肢的预防开始于糖尿病确诊时，且应坚持始终。患者每年应检查1次，如有并发症，则应每季度检查1次。如有足部溃疡，应立即治疗使溃疡愈合。

（一）足部护理和定期检查是预防的关键措施

具体的足部保健措施如下：①避免赤脚行走。②每天以温水洗脚和按摩，局部按摩不要用力揉搓。洗脚时，先用手试试水温，以免水温高而引起足的烫伤。洗脚后用毛巾将趾间擦干。足部用热水袋保暖时，切记用毛巾包好热水袋，不能使热水袋与患者皮肤直接接触。③修剪趾甲或厚茧、鸡眼时，避免剪切太深或涂擦腐蚀性强的膏药。④出现皮肤大疱和血疱时，不要用非无菌针头等随意刺破，应在无菌条件下处理。请专业人员修剪足底胼胝。⑤足部皮肤干燥时可涂擦少许油脂。⑥鞋跟不可过高，宜穿宽大（尤其是鞋头部）透气的软底鞋。有足病危险因素尤其是有足底压力异常者应着特制的糖尿病鞋,使足底压力分布科学合理,避免局部高压,降低足溃疡的发生。避免异物进入鞋内。

(二)矫正足压力异常和增加足底接触面积有良好预防效果

尽量减少局部受压点的压力和局部的机械应力,避免发生局部压力性溃疡。

六、治疗

糖尿病足溃疡不愈主要与神经血管病变和早期处理不当有关,患者的感染、截肢和死亡概率明显增加。糖尿病足的治疗包括基础治疗和局部治疗。基础治疗包括控制血糖和血压、纠正血脂异常和营养不良及戒烟等。局部治疗包括抗感染、改善下肢供血、局部减压和促进创面愈合,严重足病需要进行外科手术治疗,甚至截肢。

(一)控制代谢紊乱是足病处理的基础治疗

糖尿病治疗的基本原则和方法与一般糖尿病相同,但是需要注意的是足部严重感染时,患者的能量消耗大,所以饮食治疗在一段时期内可以适当放宽。应用胰岛素使血糖控制在正常或接近正常范围内。由于患者往往合并有多种糖尿病慢性并发症,如自主神经病、肾病和心血管疾病,特别需要注意在血糖监测的基础上调整胰岛素剂量,注意教育和管理患者的饮食,避免低血糖症。营养不良如低蛋白血症、贫血和低脂血症常见于严重足病的患者,是足溃疡乃至截肢的重要因素,因此应加强支持治疗,必要时输注血浆、清蛋白或复方氨基酸液。营养不良和低蛋白血症所致水肿的治疗主要是纠正营养不良状态,必要时采用利尿剂治疗。

高血压和血脂异常的治疗原则与一般糖尿病相似。但是,严重足病患者往往因营养不良而合并有低脂血症。

(二)神经性溃疡处理的关键是减轻局部压力

90%的神经性溃疡可以通过保守治疗而愈合。处理的关键是减轻局部压力,如特殊的矫形鞋或全接触石膏托(TCC)。处理胼胝可以减轻局部压力和改善血液循环,是促使神经性溃疡愈合的有效手段。糖尿病患者的胼胝处理需要专业化,如果胼胝中间有溃疡,应该将溃疡周围的胼胝予以剔除,因为局部隆起的过度角化组织不利于溃疡愈合。

(三)多种措施改善下肢血液供应

一般用扩张血管、活血化瘀、抗血小板和抗凝等药物改善微循环功能:①口服前列腺素 E_1 (PGE_1)制剂的临床疗效确切。脂微球包裹的前列腺素 E_1(PGE_1)制剂:具有作用时间长和靶向性好的优势,可扩张血管,改善循环功能。一般以 $10\sim20$ μg 加入生理盐水 $250\sim500$ mL 中静脉滴注,1 次/天,2~4 周为 1 个疗程。②西洛他唑和沙格雷酯:治疗轻中度的下肢动脉病变均有一定的疗效。③右旋糖酐-40:250~500 mL 静脉滴注,1 次/天。④山莨菪碱(654-2):使小静脉舒张,减少毛细血管阻力,增强微血管自律运动,加快血流速度;减轻红细胞聚集,降低血液黏滞度,减少微小血栓的形成,同时还降低微血管的通透性,减少渗出。但该药可诱发尿潴留及青光眼,应用时应注意观察。由于新近已经有多种疗效较为确切和不良反应小的抗血小板和扩血管药物,山莨菪碱制剂临床上已经很少应用。

介入治疗已经广泛地应用于治疗下肢动脉闭塞症。膝以下的动脉闭塞一般可采用深部球囊扩张术。膝以上的局限性动脉狭窄可采用支架植入治疗。尽管部分患者在接受介入治疗后有发生再狭窄的可能,但不妨碍血管介入治疗糖尿病合并下肢动脉闭塞症,因为介入治疗后的血管开通和下肢循环的改善可促使足溃疡愈合和避免截肢。手术后患肢可形成侧支循环,从而避免下肢的再次截肢。但是,10%～15%的患者治疗效果不理想,仍然需要截肢。截肢手术后要给予康复治疗,帮助患者尽快利用假肢恢复行走。由于一侧截肢后,另一侧发生溃疡或坏疽的可能性增加,因而必须对患者加强有关足保护的教育和预防。

一些研究认为,自体骨髓或外周血干细胞移植能促进缺血下肢的新生血管生成,适用于内科疗效不佳、下肢远端动脉流出道差而无法进行下肢搭桥的患者及年老体弱或伴发其他疾病不能接受手术的患者,这种方法操作简单,无明显不良反应,具有良好的应用前景。根据中华医学会糖尿病学分会的立场声明,干细胞移植治疗糖尿病等下肢动脉缺血性病变的安全性和有效性需要更有力的循证医学证据来验证和支持,目前尚未将干细胞移植治疗作为糖尿病下肢血管病变的常规治疗。

(四)根据病情处理糖尿病足溃疡

根据溃疡的深度、面积大小、渗出物多少及是否合并感染来决定换药的次数和局部用药。如神经-缺血性溃疡通常没有大量渗出物,因此不能选用吸收性很强的敷料;如合并感染而渗出较多时,敷料选择错误可以使创面泡软,病情恶化,引起严重后果。一般可以应用负压吸引治疗(VAC)清除渗液。或者应用具有强吸收力的藻酸盐敷料。为了保持伤口湿润,可选择水凝胶敷料处理干燥的伤口,逐步清创。尽量不要选择棉纱敷料,否则会引起伤口干燥和换药时疼痛。合并感染的伤口应该选择银离子敷料。

1.伤口床一般处理

在溃疡的治疗中起重要作用。治疗原则是将慢性伤口转变为急性伤口。利用刀和剪等手术器械清除坏死组织是正确治疗的第一步。缺血性溃疡和大面积溃疡需要逐步清除坏死组织。缺血性溃疡伤口干燥,需要用水凝胶湿润,蚕食清创。需要在充分的支持治疗下进行彻底清创。坏死的韧带和脂肪需要清除,骨髓炎时需要通过外科手术清除感染骨。无感染和肉芽组织生长良好的大面积溃疡可以进行皮瓣移植治疗。

当发生严重软组织感染,尤其是危及生命的感染时,清创、引流和控制感染是第一位的。在清除感染组织后应解决局部供血问题。如果清创面积大,而解决局部缺血不及时有力,有可能造成大面积组织坏死甚至坏疽,此时必须根据下肢血管造影结果尽早决定截肢平面。经典的足溃疡感染征象是局部红肿热痛、大量渗出、皮肤色泽变化和溃疡持久不愈合。糖尿病患者由于存在血管神经并发症,感染的临床表现可能不明显。

处理溃疡时,局部应用生理盐水清洁是正确的方法,避免用其他消毒药物,如雷氟诺尔等。厌氧菌感染可以局部使用过氧化氢溶液,然后用生理盐水清洗。局部庆大霉素等抗生素治疗和654-2治疗缺乏有效的循证医学根据。严重葡萄球菌感染时,可以局部短期用碘伏直至出现肉芽组织生长。

2.抗感染治疗

合并有严重感染、威胁肢体和生命的感染,即有骨髓炎和深部脓肿者,常需住院治疗。在血糖监测的基础上胰岛素强化治疗。可采用三联抗生素治疗,如静脉用第二代和第三代头孢菌素、喹诺酮类抗菌药和克林霉素等。待细菌培养结果出来后,再根据药物敏感试验选用合适的抗生素。表浅的感染可采取口服广谱抗生素,如头孢霉素加克林达霉素。不应单独使用头孢霉素或喹诺酮类药物,因为这些药物的抗菌谱并不包括厌氧菌和一些其他革兰阳性细菌。深部感染治疗应首先静脉给药,以后再口服维持用药数周(最长达12周)。深部感染可能需要外科引流,包括切除感染的骨组织和截肢。在治疗效果不满意时,需要重新评估溃疡情况,包括感染的深度、微生物的种类、药物敏感和下肢血液供应情况,以及时调整治疗措施。

国际糖尿病足工作组推荐的静脉联合应用抗生素治疗的方案如下:①氨苄西林/头孢哌酮(舒巴坦);②替卡西林/克拉维酸;③阿莫西林/克拉维酸;④克林霉素加一种喹诺酮;⑤克林霉素和第二代或第三代头孢类抗生素;⑥甲硝唑加一种喹诺酮。多重耐药增加和耐甲氧西林的金黄色葡萄球菌(MRSA)的增加意味着需要选择新的抗生素。

3.辅助药物和其他措施

难以治愈的足溃疡可采用生物制剂或生长因子类物质治疗。Dermagraft 含有表皮生长因子、胰岛素样生长因子、角化细胞生长因子、血小板衍生生长因子、血管内皮生长因子、α-转运生长因子和β-转运生长因子,以及基质蛋白如胶原1和胶原2、纤维连接素和其他皮肤成分,是一种人皮肤替代品,可用以治疗神经性足溃疡,促进溃疡愈合,改善患者的生活质量。愈合困难的足溃疡宜采用自体血提取的富含血小板凝胶治疗。这种凝胶不仅具有加速止血和封闭创面的特点,而且含有丰富的生长因子,能加速创面愈合。

2011 年,国际糖尿病工作组公布新版糖尿病足溃疡感染诊治指南,专家小组复习了 7 517 篇文献,其中 25 篇属于随机对照研究,4 篇为队列研究。专家组的结论是,已经报道的多种治疗方法如创面用抗生素、新型敷料、高压氧、负压吸引、创面用生物合成材料(包括血小板和干细胞在内的细胞材料),以及激光、电磁和微波等措施,只有负压吸引技术有足够的循证医学证据证明其有效性,高压氧治疗也有统计学意义的治疗效果。其他措施均缺乏循证依据。

高压氧治疗有利于改善缺氧状况,当下肢血管闭塞时,氧合作用指数下降,血乳酸升高,且代偿性血管舒张等加重水肿。此时若在 3 个绝对大气压下吸入 100% 氧气可提高组织氧含量,降低血乳酸。高压氧适用于 Wagner 分级中 3、4 级或较严重、不易愈合的 2 级溃疡,但高压氧治疗的长期效果不明。对于非厌氧菌的严重感染患者,尤其是合并肺部感染者不宜用高压氧治疗。用带有真空装置的创面负压治疗有较好疗效,并对创面负压治疗的适应证、方法和评估作出了详细规定。

(五)严重糖尿病足需要外科处理

1.严重足趾-跖趾关节感染

严重足趾-跖趾关节感染一般需要进行半掌或其他方式截肢。截肢前需要进行下肢血管造影检查,以了解血管病变水平。年轻患者的截肢位置应尽可能低,尽可能保留肢体功能。而老年患者的重点是保存生命,保证截肢创面的一期愈合。截肢手术后要给予康复治疗。老年糖尿病足患者合并多种疾病,发生急性下肢动脉栓塞的风险高,需要及时给予溶栓治疗。

当糖尿病足感染或坏疽影响到足中部和后跟,必须在截肢或保守治疗中进行选择。Caravaggi等报道,采取夏科关节手术(跗中切断术),经过 1 次或 2 次手术后取得了良好效果。该种手术可以避免足病变患者大截肢。如果患者的病变严重,应该行重建手术,如血管置换、血管成形或血管旁路术。但糖尿病患者下肢血管重建(特别是血管成形)术有争议。坏疽患者在休息时有疼痛及广泛的病变不能手术者要给予截肢。截肢前应行血管造影,以决定截肢水平。重建术包括受损关节的复位及融合术,但不能用于有坏疽或感染未控制者。术后约需 5 个月的时间达到固定,此期间患肢避免负重,术后加强一般治疗和支持治疗。全层皮肤缺损较大的溃疡可考虑皮肤移植,但要求伤口无坏死组织及感染,无暴露的肌腱、骨或关节,无不可清除的瘘或窦道。

2.难治性溃疡

难治性溃疡可以采用外科手术治疗。手术的目的是减少足部畸形,改善足的外观,减轻疼痛,改善血液循环,减少溃疡形成,避免或减少截肢范围,尽量保留功能。趾伸肌腱延长术主要适用于跖趾关节过伸畸形或背侧脱位者。屈肌腱移位术主要适用于可屈性锤状趾畸形矫正。趾间关节成形术主要适用于固定性锤状趾畸形伴趾背或趾尖胼胝形成的治疗。跖骨头截骨短缩跖趾关节成形术主要适用于固定性锤状趾畸形伴跖趾关节脱位、跖底胼胝或溃疡的治疗。但是,这种治疗有严重的局部并发症。有学者认为,如果足跟溃疡能被避免,肌腱延长手术是治疗糖尿病前足和第1足趾处神经性溃疡的可选择方法。坏疽患者在休息时有疼痛及广泛的病变不能手术者,要给予有效的截肢。

3.神经压迫

感觉运动性周围神经病变患者常合并有神经压迫,下肢神经手术减压可降低高危糖尿病足和深部窦道的发生率。

4.夏科关节病

夏科关节病的治疗主要是长期制动。患者可以用矫形器具,鞋子内用特殊的垫子。如足底反复发生溃疡,可以给予多种适用于神经性糖尿病足溃疡和夏科关节的关节石膏支具,以减轻局部压力,同时又可在支具上开窗,使溃疡面暴露易于换药。支具不但可以使病变关节制动,还可以改变和纠正神经病变所致的足部压力异常。外科手术治疗夏科关节病是治疗的重要手段。手术方式包括切除踝骨和踝关节的残余物、松弛软组织、足的重排列和固定。6周后除去手术处理的固定物,再用石膏支具6周。3个月后,以矫正器替代石膏支具并让患者穿特制的鞋。

5.血管严重缺血

血管严重缺血治疗主要有经皮腔气囊血管成形术(PTA)和分流术(BGP)两种。前者是用带扩张球的导管逆行插入病变的血管以成形血管。当管腔完全闭塞或狭窄长度>10 cm,严重肝肾功能障碍时禁用该方法。BGP是用血管重建的方法恢复肢体灌注指数,多采用逆向隐静脉分流术,流入动脉多为周围动脉,流出动脉为足背动脉,适用于丧失行走能力的患者及不愈合的溃疡或坏疽。禁忌证为严重末端肢体缺血、器质性脑病长期卧床和膝部严重屈曲挛缩等。对于不稳定型心绞痛或充血性心力衰竭和急性肾功能不全的患者,应待病情稳定后再进行手术。总体上,糖尿病患者的下肢动脉闭塞性病变往往是多节段和远端病变更重,膝以下的动脉狭窄一般采取深部球囊扩张治疗。

6.钙化性小动脉病

钙化性小动脉病(calcific arteriolopathy,CAP)又称钙化性尿毒症性小动脉病(CUA),是动脉钙化的严重并发症。糖尿病是引起动脉钙化和CAP的常见原因,如果体格检查时发现局部组织缺血、淤血、血管扩张、小动脉钙化结节形成、四肢近端皮肤溃疡和组织坏死等,应想到CAP可能,并采用合适的影像检查予以证实。

（陆春晖）

第五章

下丘脑-垂体疾病

第一节　腺垂体功能减退症

　　腺垂体功能减退症指由不同病因引起腺垂体全部或大部分受损,导致一种或多种腺垂体激素分泌不足或绝对缺乏所致的临床综合征。腺垂体功能减退症是临床上较常见的内分泌疾病,其病因和临床表现多种多样。发生在成年人的腺垂体功能减退症又称为西蒙病。妇女因产后大出血引起腺垂体缺血性坏死所致的腺垂体功能减退症由英国医师 Sheehan 在 1953 年最先报道,称为希恩综合征,其临床表现最为典型。严重的患者可在某些诱因促发下,或因治疗不当而诱发垂体危象。该病发病年龄以 21～40 岁最为多见,也可发生于儿童期。本节主要介绍成人腺垂体功能减退症。

一、病因与发病机制

　　腺垂体功能减退症是一种多病因的疾病。按照发病部位不同,一般将由腺垂体本身病变引起者称为原发性,由下丘脑、中枢神经系统病变及垂体门脉系统受损等导致的各种释放激素分泌不足引起者称为继发性。常见的病因为垂体瘤及产后垂体缺血性坏死。在发达国家,Sheehan 综合征发生率较低,仅占垂体功能低下患者的 5%。在发展中国家,过去 Sheehan 综合征较为多见,近年来由于医疗水平的提高,在城市中该病因所引起者已减少,但在农村和偏远地区仍非少见。目前,垂体瘤是造成腺垂体功能减退症的最常见病因,约占该病的 50%。

(一)垂体、下丘脑等附近肿瘤

　　体积较大的腺瘤常压迫正常垂体组织,或压迫到垂体柄而妨碍垂体正常组织的血液供应,或影响下丘脑释放或抑制激素的分泌而造成腺垂体功能减退。如巨大的垂体瘤、颅咽管瘤、脑膜瘤、松果体瘤、下丘脑、视交叉附近的胶质瘤和错构瘤等。转移癌、白血病、淋巴瘤和组织细胞增多症引起的本症少见。部分患者的垂体肿瘤切除后,其腺垂体功能减退症状可以恢复,但如病程较长,正常垂体组织已发生不可逆变化,则不可恢复。由垂体肿瘤发生急性出血导致垂体卒中而引起的功能减退也不少见。成人最常见者为垂体腺瘤,其造成的腺垂体功能减退症常同时伴有肿瘤分泌的激素水平升高及其相应靶腺器官功能亢进的表现。

(二)产后腺垂体萎缩及坏死

　　产后腺垂体萎缩及坏死常由与分娩相关的产后大出血(胎盘滞留、前置胎盘)、产褥感染、羊水栓塞或感染性休克等病因所引起,垂体血管痉挛或发生弥散性血管内凝血(DIC),继而垂体门脉系统缺血而导致垂体坏死。病变发生的病理基础目前认为仍然与妊娠时的生理改变相关。在妊娠时,雌激素刺激垂体分泌催乳素增加,垂体明显增生肥大,较孕前增长 2~3 倍。增生肥大的垂体受蝶鞍骨性限制,在急性缺血肿胀时极易损伤,加以垂体门脉血管无交叉重叠,缺血时不易建立侧支循环,因此当发生分娩大出血,供应垂体前叶及垂体柄的动脉发生痉挛而闭塞,使垂体门脉系统缺血而导致垂体坏死萎缩。另外的观点认为,垂体坏死的发生与 DIC 有关,子痫、羊水栓塞、胎盘早期剥离和产褥热等都可以引起弥散性血管内凝血。由于神经垂体的血流供应不依赖门脉系统,故产后出血所引起者一般不伴有神经垂体坏死。腺垂体缺血性坏死也可发生于有血管病变的糖尿病或妊娠期糖尿病患者,其他血管病变如结缔组织病、镰形细胞性贫血、颞动脉炎、海绵窦栓塞、颈动脉瘤等也可引起本病。

(三)手术、创伤或放射性损伤

严重颅脑外伤可直接损伤到垂体组织或造成垂体柄断裂,引起腺垂体功能减退,可同时累及神经垂体而并发尿崩症。手术切除,如垂体瘤术后等发生的急性垂体前叶功能减退往往由于垂体或垂体柄损伤所致。垂体瘤放疗或鼻咽癌等颅底及颈部放疗后均可引起本症。在放疗若干年后,部分患者可出现垂体功能减退。文献报道垂体手术加放射治疗(简称放疗)5 年内垂体功能减退的发生率高达 67.55%。本病也可见于电离辐射 10 年后,可能由门脉血管炎所致。近年来随着显微外科、立体定向外科技术的发展,放疗中垂体正常组织受损的机会明显减少,从而垂体功能减退症的发生率及严重性也有明显改善。

(四)感染和浸润性疾病

各种病毒性、结核性、化脓性脑膜炎、脑膜脑炎、流行性出血热、病毒、真菌和梅毒等均可直接破坏腺垂体或影响下丘脑,引起下丘脑-垂体损伤而导致功能减退。结节病、组织细胞增多症、嗜酸性肉芽肿病、白血病、血色病及各种脂质累积病,甚至转移性肿瘤(较常见的有乳癌和肺癌)侵犯到下丘脑和脑垂体前叶也可引起腺垂体功能减退。

(五)自身免疫病

自 1962 年首次报道淋巴细胞性垂体炎以来,已有近百例此类患者,好发于女性,男女比例约为 1:7,多发生于妊娠期或产后,是一种自身免疫病,也可伴有其他内分泌腺体的自身免疫性损伤(如甲状腺炎、肾上腺炎、卵巢炎、睾丸炎、萎缩性胃炎和淋巴细胞性甲状旁腺炎等)。病变垂体有大量淋巴细胞和浆细胞浸润,偶见淋巴滤泡形成,初有垂体肿大,继而纤维化和萎缩等。其临床表现类似垂体肿瘤。

(六)遗传性(先天性)腺垂体功能减退

临床报道较罕见,主要有两种。一种是由于调节垂体发育的基因突变或缺失导致垂体先天性发育不良。在腺垂体的胚胎发育中,由于同源框转录因子突变导致一种或多种垂体分泌的激素异常。PIT1 基因显性突变引起生长激素(GH)、催乳素(PRL)和促甲状腺激素(TSH)缺乏,POUF1 的突变可致严重的腺垂体功能减退。另一种是由于先天性下丘脑、垂体或其附近的脑组织畸形累及垂体所致,其特点是有新生儿低血糖,出生时矮小,鞍鼻,外生殖器小,伴多种垂体前叶激素缺失,完全性 GH 缺如,可伴视神经发育不全,下丘脑垂体发育异常等。

(七)特发性腺垂体功能减退症

确切病因尚不明确,可能是由于某种自身免疫现象引起,有些患者具有遗传背景。发病多与营养、心理、精神和环境因素有关。

(八)其他

一些血管病变也可累及垂体前叶,如广泛性动脉硬化,糖尿病性血管病变可引起垂体缺血坏死,颞动脉炎、海绵窦血栓常导致垂体缺血,引起垂体梗死。

二、临床表现

本病的临床症状可分为与病因有关的表现和腺垂体功能减退的表现。本病患者如未获得及时诊断和治疗,发展至后期容易在各种诱因的促发下发生垂体危象。

(一)与病因有关的临床表现

因原发病不同临床表现多变。Sheehan 综合征患者有难产而产后大出血、休克或其他感染等并发症。产后患者极度虚弱,无乳汁分泌,可有低血糖症状,产后全身状态恢复差,无月经来潮。

垂体内或其附近肿瘤引起者可出现压迫症状,症状随被压迫的组织功能损伤情况而定。最常见为头痛和视神经交叉受压引起的视野缺损。X 线片显示蝶鞍扩大,床突被侵蚀与钙化点等病变,有时可出现颅内压增高的症状。病变累及下丘脑时可出现下丘脑综合征,如厌食或多食,睡眠节律改变,体温异常等。垂体瘤或垂体柄受损,门脉阻断时,由于多巴胺作用减弱,PRL 分泌增多,女性呈乳溢、闭经与不孕,男性诉阳痿。

其他由手术、感染和创伤等引起者各有其相关病史及表现。

(二)腺垂体功能减退的表现

腺垂体功能减退的临床表现取决于患者的发病年龄、性别、腺垂体组织的毁坏程度、各种垂体激素减退的速度及相应靶腺萎缩的程度。一般认为,腺垂体组织毁坏 50% 以下时,可无任何临床表现;破坏 75% 时,症状明显;达 95% 时,则出现完全性、持续性严重的腺垂体功能减退表现。但上述关系并非绝对。

腺垂体激素分泌不足的表现大多是逐步出现,催乳素(PRL)和生长激素(GH)是最易累及的激素,其次为促性腺激素(LH 和 FSH)及促甲状腺激素(TSH)。促肾上腺皮质激素(ACTH)缺乏较少见。以 Sheehan 综合征为例,最早是 PRL 分泌不足而出现产后无乳、乳房萎缩,以及 GH 分泌不足出现乏力、低血糖。这是因为 PRL 和 GH 不经过靶腺,而是直接作用于器官组织的缘故。继之,LH 和 FSH 分泌不足,出现闭经、不孕、性欲减退、乳房及生殖器官萎缩等。最后,往往于若干年后才出现 TSH 和 ACTH 的分泌不足的症状。ACTH 明显不足时可危及生命,而促性腺激素不足不易引起人们的注意。因此,相当一部分轻症患者仅表现为疲乏无力、体力衰退、胃纳减退、月经少和产后无乳等不易引人注意的症状,若干年后因应激诱发危象而就诊。

1.促性腺激素和催乳素分泌不足综合征

女性患者产后无乳,乳腺萎缩,长期闭经与不孕为本症的特征。毛发常脱落,尤以腋毛、阴毛为明显,眉毛稀少或脱落。女性生殖器萎缩,宫体缩小,会阴部和阴部黏膜萎缩,常伴阴道炎。男性胡须稀少,伴阳痿,睾丸松软缩小,体力衰弱,易于疲乏,精神不振等症状。性欲减退或消失,如发生在青春期前可有第二性征发育不全。雌激素不足还会导致骨质疏松,并增加冠状动脉疾病的危险性。雄激素不足使肌肉萎缩、无力。

2.促甲状腺激素分泌不足综合征

促甲状腺激素分泌不足综合征属继发性甲状腺功能减退,临床表现常较原发性甲状腺功能减退症轻,患者常诉畏寒、乏力、皮肤干燥而粗糙、苍黄、弹性差、少光泽和少汗等,但出现典型的黏液性水肿者较少。较重患者可有食欲减退、便秘、反应迟钝、表情淡漠和记忆力减退等。部分患者可出现精神异常,表现为幻觉、妄想、木僵或躁狂,严重者可发生精神分裂症等。

3.促肾上腺皮质激素分泌不足综合征

促肾上腺皮质激素分泌不足主要影响糖皮质激素,表现为继发性皮质醇分泌不足,而盐皮质激素醛固酮所受影响较小。早期或轻症患者的症状往往不明显。患者常见症状有极度疲乏,体力衰弱。有时,食欲缺乏、恶心、呕吐、体重减轻、脉搏细弱、血压低和体质孱弱。患者的机体免疫力、防御和监护系统功能较差,故易发生感染。重症患者有低血糖症发作,对外源性胰岛素的敏感性增加。肤色变浅,面容及乳晕等处苍白,这是由于促肾上腺皮质激素-促脂素(ACTH-βLPH)中黑色素细胞刺激素(MSH)分泌减少所致,与原发性肾上腺皮质功能减退症的皮肤色素沉着迥然不同。

4.生长激素(GH)不足综合征

本病患者生长激素缺乏在儿童可引起生长障碍,表现为矮小症。但是成人生长激素不足,由于没有特征性临床表现,过去一直未受到应有的重视。垂体腺瘤及其手术和放射治疗,以及其他原因所导致垂体功能减退,生长激素是最易累及的激素,许多患者甚至在垂体其他激素分泌减少不是很明显时,实际上已伴有垂体 GH 的缺乏。生长激素不足表现为身体组分的改变,包括肌肉组织异常减少,肌肉张力和运动能力常常减弱,以及腹部脂肪组织增加,引起腰围/臀围比率增加;骨密度尤其是小梁骨减少;血总胆固醇、低密度脂蛋白胆固醇水平升高;心理和行为异常;同时可使成年人纤溶酶原活性抑制剂(PAI-1)的活性增加和血纤维蛋白原升高,从而增加动脉血栓形成的概率。患者心血管疾病的发生率增高,寿命缩短。

(三)垂体危象

腺垂体功能减退危象多发生在较严重的患者。由于机体对各种刺激的应激能力下降,各种应激,如感染、劳累、腹泻、呕吐、失水、饥饿、受寒、停药、创伤、手术、麻醉及服用镇静催眠类药物、降血糖药物等常可诱发垂体危象及昏迷。临床上可分以下几种类型。

1.低血糖性昏迷

此型最常见,在糖皮质激素和生长激素同时缺乏的患者更易发生。其原因可能是自发性的,即由于进食少引起,或由于胰岛素所诱发。

2.感染性昏迷

患者由于机体抵抗力低下,易发生感染,且感染后易发生休克、昏迷。体温可高达 40 ℃,脉搏往往不相应地增加,血压降低。

3.低体温性昏迷

此类危象常发生于冬季,起病缓慢,逐渐进入昏迷,体温很低,可在 26～30 ℃。

4.水中毒性昏迷

由于患者缺乏皮质醇,利尿功能减退,常因摄入水过多发生,细胞外液呈低渗状态,引起细胞内水分过多,细胞代谢和功能发生障碍。患者表现为淡漠、嗜睡、恶心、呕吐、精神紊乱和抽搐,最后陷入昏迷。

5.低钠性昏迷

因胃肠紊乱、手术、感染等所致钠丢失而机体无法代偿,患者可出现周围循环衰竭、昏迷等。

6.镇静、麻醉药物性昏迷

患者对镇静、麻醉剂甚为敏感,一般常用剂量即可使患者陷入昏睡,甚至昏迷。

7.垂体卒中

垂体卒中由垂体肿瘤急性出血所致,起病急,患者突发严重头痛、颈项强直、眩晕和呕吐,很快陷入昏迷。

临床上往往呈混合型,表现为精神失常、谵妄、高热或低温、恶心、呕吐、低血糖症状、低血压、昏厥、昏迷和惊厥等一系列症状。

三、实验室检查

下丘脑、垂体与靶腺激素测定有助于了解内分泌功能,兴奋试验进一步明确相应靶腺激素的储备及反应性,可帮助判断病变部位在下丘脑或垂体。

(一)下丘脑-垂体-性腺轴功能检查

女性需测定血促卵泡激素(FSH)、黄体生成激素(LH)及雌二醇(E_2);男性测定血 FSH、LH 和睾酮(T)。由于 FSH 和 LH 都是脉冲式分泌的,所以单次测定并不能反映垂体的功能状态。临床上性腺功能低下的患者,如女性检测其 E_2 水平低下,男性 T 水平降低,但 FSH 和 LH 水平在正常范围或偏低,则提示垂体储备能力降低。黄体生成激素释放激素(LHRH)兴奋试验有助于定位诊断,方法为静脉注射 LHRH $100\sim200$ μg 后于 0 分钟、30 分钟、45 分钟和 60 分钟分别抽血测 FSH、LH,在 $30\sim45$ 分钟时出现分泌高峰为正常。如反应较弱或高峰延迟出现提示病变位于下丘脑,如对 LHRH 无反应,则提示病变部位在腺垂体。

(二)下丘脑-垂体-甲状腺轴功能检查

激素测定包括 TSH、T_3、T_4、FT_3 和 FT_4,此病由于是垂体 TSH 减少引起 T3、T4、FT3、FT4 水平低下,可与原发性甲状腺功能减退相区别,后者 TSH 增高。疑为下丘脑病变所致时,需做促甲状腺释放激素(TRH)兴奋试验进行鉴别。

(三)下丘脑-垂体-肾上腺皮质轴功能检查

24 小时尿游离皮质醇及血皮质醇均低于正常时血 ACTH 仍在正常范围或降低。24 小时尿游离皮质醇测定优于单次血清皮质醇测定。CRH 兴奋试验有助于判断病变部位,静脉注射 CRH 1 $\mu g/kg$ 后,垂体分泌 ACTH 功能正常者,15 分钟 ACTH 可达高峰,ACTH 分泌功能减退患者则反应减退或无反应。

(四)生长激素测定

80%以上的腺垂体功能减退患者 GH 储备降低。由于正常人 GH 的分泌呈脉冲式,有昼夜节律,且受年龄、饥饿和运动等因素的影响,故一次性测定血清 GH 水平并不能反映 GH 的储备能力。血清 IGF-1 浓度也是反映生长激素水平的有价值指标。胰岛素、精氨酸等兴奋试验有助于评估垂体的储备能力。为确诊有无成人生长激素缺乏,应行 2 项 GH 兴奋试验,其中胰岛素低血糖试验虽最为可靠,但需谨慎进行,尤其对于严重腺垂体功能减退症患者、60 岁以上且存在心脑血管潜在疾病的患者不宜采用。进一步行生长激素释放激素(GHRH)兴奋试验有助于明确病变部位。

(五)催乳素测定

垂体组织破坏性病变时血清催乳素水平降低,而下丘脑疾病由于丧失多巴胺对 PRL 的抑制,催乳素很少降低,反而是升高的,因而催乳素的测定往往对病变的定位有帮助。TRH 及甲氧氯普胺兴奋试验可判断垂体分泌催乳素储备能力。

此外,本病患者生化检查常可发现低血糖,血钠、血氯常偏低,血钾大多正常。血常规检查多呈正常细胞正常色素型贫血,少数患者为巨幼红细胞型,一般为每立方毫米 300 万～400 万,白细胞总数偏低,分类计数中淋巴细胞及嗜酸性粒细胞常偏高。

四、影像学检查

高分辨率 CT 或 MRI(必要时进行增强)是首选方法。蝶鞍的头颅 X 线和视野测定提示有无肿瘤存在。无高分辨率 CT 或 MRI 时,可采用蝶鞍多分层摄片。怀疑鞍旁血管异常或血管瘤时可行脑血管造影。

五、诊断与鉴别诊断

本病诊断包括病因确定和对内分泌功能状态的评价,主要根据临床表现结合实验室功能检测和影像学检查,但须与以下疾病鉴别。

(一)神经性厌食

神经性厌食好发于年轻女性,表现为厌食、对体形观念异常、患者消瘦、乏力和畏寒,常伴有抑郁、固执,并出现性功能减退,闭经或月经稀少,第二性征发育差,乳腺萎缩,阴毛、腋毛稀少等症状。实验室检查除性腺功能减退(促性腺激素和性激素下降)较明显外,其余的垂体功能基本正常。

(二)多靶腺功能减退

患者由于多个垂体激素的靶腺出现功能低下易与本症混淆。如 Schimidt 综合征患者,常有皮肤色素加深及黏液性水肿。但本症患者往往皮肤苍白,黏液性水肿罕见。实验室检查可发现垂体激素水平升高有助于鉴别。

此外,本病在临床上还需注意与原发性甲状腺功能减退症、慢性肾上腺皮质功能减退症及一些慢性消耗性疾病相鉴别。本病误诊的原因往往是只注意到本病的某一较突出的症状,而忽略了整体病情的全面考虑。尤其部分患者因应激发生垂体危象昏迷而首次就诊,易误诊为脑血管外、脑膜炎和心源性疾病等。当临床上遇到原因不明的昏迷患者,应考虑到腺垂体功能减退的可能,进行详细的病史询问和全面的体检。

六、治疗

首先积极行病因治疗,如颅内肿瘤,可行手术切除或放射治疗,因感染引起者,选用有效安全的抗生素治疗。防治产后大出血及产褥热等均可防止本病的发生。近年来,在积极推广妇幼卫生和围产期保健的基础上,发病率已显著下降。垂体瘤手术、放疗中也须注意预防此症。

(一)营养及护理

患者以高热量、高蛋白质及富含维生素的膳食为宜,饮食中适量注意钠、钾和氯的补充。尽量预防感染、劳累等应激刺激。若严重贫血,则可给予输血,加强支持治疗。

(二)激素替代治疗

本病一经诊断,需马上开始进行激素替代治疗。理论上以选择腺垂体激素最为合理,但此类激素属于肽类,不易补充,且价格高,长期应用易产生相应抗体而失效,故目前本病仍以靶腺激素替代治疗为主。根据检查结果,在了解患者肾上腺皮质、甲状腺和性腺激素水平减退情况的基础上,选择相应的激素替代治疗。由于替代激素的药代动力学与自身分泌的激素特性之间存在差异,以及各种病因的病理生理情况不同,要求替代激素的选择和给药方法必须个体化。临床上多为混合型,因此大多应用多种靶腺激素生理性剂量联合替代治疗。

1.补充糖皮质激素

糖皮质激素是需要首先补充的激素,尤其应优先于甲状腺激素,以免诱发肾上腺危象。首选氢化可的松,也可选用可的松、泼尼松等(需经肝脏转化为氢化可的松)。剂量应个体化,一般所需剂量为氢化可的松每天12.5~37.5 mg,或泼尼松每天2.5~7.5 mg,服用方法应模仿生理分泌的时间,以每天上午8:00服全日量2/3、下午14:00服1/3较为合理。应注意,剂量需随病情而调节,当有感染、创伤等应激时,应加大剂量。根据应激刺激的大小,临时增加剂量,轻度应激(如感冒、轻度外伤)原口服剂量加倍;中度应激(如中等手术、较重创伤等)增用氢化可的松100 mg/d,静脉滴注,分2~3次给药;重度应激(大手术、严重感染和重度外伤等)增用氢化可的松200~400 mg/d,静脉滴注,分3~4次静脉滴注。应激消除后在数天内逐渐递减至平时剂量。

在皮质激素替代治疗过程中,需要定期监测患者的体质指数、腰围、血压、血糖、血电解质及血脂水平,警惕皮质激素过量引起代谢紊乱。疗效的判定主要根据临床表现评估。测定血浆ACTH、皮质醇和尿游离皮质醇对疗效评估无意义。

2.补充甲状腺激素

该激素的补充须从小剂量开始逐渐增加剂量,以免起始剂量过大而加重肾上腺皮质负担,诱发危象。可用干甲状腺片,从每天10~20 mg开始,数周内逐渐增加到60~120 mg,分次口服。如用左甲状腺素(LT4),开始每天25 μg,每1~2周增加25 μg直至每天用量75~100 μg。对老年、心脏功能欠佳者,如初始应用大量甲状腺激素,可诱发心绞痛。对同时伴有肾上腺皮质功能减退者,应用甲状腺激素宜慎重,最好同时补充小量糖皮质激素及甲状腺激素。应强调的是,本病与原发性甲状腺功能减退治疗有所不同,应先补充肾上腺皮质激素,然后再用甲状腺激素或两种药物同时使用,这对于低体温的患者尤为重要。若单用甲状腺激素,可加重肾上腺皮质功能不全,甚至诱发垂体危象。当遇有严寒或病情加重时,应适当增加甲状腺激素用量,但同时也要相应调整皮质激素用量,以免导致肾上腺皮质功能不全。监测血清FT3、FT4水平来调节剂量,使FT4水平在正常值范围的上半部分,TSH水平对继发性甲状腺功能减退判断替代治疗剂量是否合适没有帮助。

3.补充性激素

育龄期妇女可采用人工月经周期治疗,己烯雌酚0.5~1.0 mg或炔雌醇每天口服0.02~0.05 mg,连续服用25天,在最后5天(21~25天),同时每天加用甲羟孕酮(甲羟孕酮)4~8 mg口服,或每天加黄体酮10 mg肌内注射,共5天。停药1周。在停用黄体酮后,患者可出现撤退性子宫出血。现也有多种固定配方的雌孕激素制剂便于患者使用。雌孕激素周期使用可维持第二性征和性功能。如患者有生育要求,可用人绝经期促性素(HMG)或绒毛膜促性素(HCG)以促进生育。如下丘脑疾病引起者还可用LHRH(以微泵做脉冲式给药),以促进排卵。男性患者可用雄性激素补充,有益于促进第二性征发育,改善性欲,增强体力。常用十一酸睾酮胶囊(如安特尔)口服,通常起始剂量每天120~160 mg连续服用2~3周,然后服用维持剂量,每天40~120 mg,应根据个体反应适当调整剂量。也有针剂十一酸睾酮注射液(如思特珑)每月1次,肌内注射250 mg。

4.补充生长激素

补充生长激素过去一直未受到应有的重视,近十余年来,对于腺垂体功能减退症患者进行生长激素治疗有相当多的文献报道。1996年,美国食品和药品监督管理局已正式批准基因重组人生长激素(rHGH)用于治疗成人生长激素缺乏症(AGHD)。但至今 GH 替代治疗剂量尚无统一的标准,具有高度个体化的特点。rHGH 能提高患者的生活质量、显著改善骨密度及降低心血管疾病的危险,但是否会导致肿瘤的复发及恶性肿瘤的发生目前尚存争议。

(三)病因治疗

病因治疗包括垂体瘤手术切除或放疗等。

(四)垂体危象处理

去除诱因,适当加强营养,注意保暖,避免应激刺激,纠正水和电解质紊乱。对于可疑患者慎用或禁用巴比妥类安眠药、氯丙嗪等中枢神经抑制药、吗啡等麻醉剂,尽可能限制胰岛素和口服降糖药的使用。

1.补液

周围循环衰竭患者需及时补充生理盐水,对于低血糖患者需快速静脉注射 50% 葡萄糖溶液 40～60 mL,继以 10% 葡萄糖生理盐水静脉滴注。液体中加入氢化可的松,每天 100～200 mg,或用地塞米松注射液做静脉或肌内注射,也可加入液体内滴入。

2.低温或高热

低温者须注意保暖,可用热水浴疗法,或用电热毯等使患者体温逐渐回升至 35 ℃ 以上,并给予小剂量甲状腺激素(需注意与糖皮质激素同用)。高热者用物理降温,并及时去除诱因,药物降温需慎用。

3.水中毒

水中毒可口服泼尼松 10～25 mg,或可的松 50～100 mg,或氢化可的松 40～80 mg,每 6 小时1 次。不能口服者可补充氢化可的松 50～200 mg(或地塞米松 1～5 mg)缓慢静脉注射。

七、预后

极重症患者可因产后大出血休克或重度感染而死亡;轻症患者可带病生活数十年,但体质虚弱,体力明显下降,由于表现不明显,易延误诊断。经确诊并予以适当治疗者可维持较好的生活质量。

(秦会娟)

第二节　神经性厌食症和神经性贪食症

神经性厌食症(AN)和神经性贪食症(BN)是以古怪的进食状态为特点的常见综合征。AN 和 BN 是同一种慢性进食障碍的两种不同临床表现的疾病。虽然这两个综合征的临床表现和结局是有区别的,但是,这些特点指出了两种疾病的病因是相同的。他们都是恐惧肥胖。因此,这些患者把这种摄食作为他们生活中的焦点。

AN 和 BN 两种病的主要特点是某些青少年的特殊的心理变态,以瘦为美的躯体形象障碍,而采取拒食、导吐和腹泻方法减少体重,使自体出现极度的营养不良和消瘦、闭经甚至死亡。AN 患者严格地控制食物的摄取,BN 患者则失去对进食的控制,以至于以拒食、导吐来补偿。

1689 年,由 Morton 首次报告 1 例 17 岁骨瘦如柴继发闭经的女孩,此女孩由于精神过度焦虑以致引起进食障碍。1873年,Goll把具备上述临床表现的精神性消耗症命名为"神经性厌食症"。1930年,Berkman强调指出,AN及BN的生理性异常是由于精神心理紊乱引起的。目前,估计在英国的青少年女性中AN有1%的发病率,南非的在校女孩2.9%患AN。AN及BN患者多见于富裕家庭中的青春女性,较高发病的年龄段为13~14岁及17~18岁,白种人比黑种人多。国外资料报道,青少年及青年女性AN患病率分别为1%和10%;BN患者的患病率可达4%及10%。实际上BN患者大部分有AN的病史,跳芭蕾舞女孩发病率可高达20%。在AN患者中,男性仅占5%~10%。

一、病因与发病机制

多年来,内分泌及精神病学家分析认为,本病是遗传、家庭和社会文化背景多方面共同作用的结果。

(一)社会文化背景的影响

在20世纪中叶,许多学者开始注意到AN的流行多为青年女性,多见于发达国家和中上层人群,多见于某些特殊行业(如芭蕾舞演员、模特)。流行病学的特征提示社会文化因素可能起着重要作用。由于社会的发展,人们的审美观发生变化。青春期的少女思想活跃,追求苗条,加之在男性为主导的社会中,女性很容易以男性的审美观约束自己。于是在女性中节食就开始流行。AN的发病率也逐年增高。

(二)精神及心理因素

流行病学发现80%以上的AN患者在月经来潮的7年内发病。在青春期生理上发生各种变化(如月经来潮、乳房隆起和臀围增大等),若一个少女不能适应这一变化,心理压力过重就可能发生AN。这些患者多具有性格孤僻、内向和上进心强,或者精神创伤(如失恋、学习成绩下降等)引起失落感都可成为诱发因素。患者对自我体象评价障碍、失真。有人提出,AN、BN是不典型的精神病。在AN、BN的家庭中,情感性疾病发生率高,其发生率与原发性精神病家庭相似。AN、BN患者普遍存在着抑郁,这一症状是无法单从饮食障碍所致的营养不良解释。所以,情感障碍很可能是原发的,甚至是病因。

(三)生物学因素

遗传因素对本症可能有一定作用,比较一致地认为下丘脑的功能异常与本病的发生有关。人的摄食行为受下丘脑摄食中枢及饱食中枢的控制。虽然下丘脑功能紊乱是AN、BN的病因目前尚难肯定,但临床的证据表明与原发于下丘脑的功能紊乱有关。约有20%的患者,闭经为首发症状,闭经的发生说明下丘脑-垂体-性腺轴功能紊乱;抗利尿激素分泌不稳定;垂体兴奋试验提示垂体激素储备功能正常,但反应延迟。

二、临床表现

(一)神经性厌食

1.心理变态及精神异常

(1)AN患者多否认自己有病,拒绝治疗,此表现令人费解。

(2)自我体象判断障碍,以致判断严重失误。虽然体形已很消瘦,但仍觉得自己体形在继续发胖。

(3)性格孤僻,精神抑郁,不信任别人,难以与人交往,情绪低落,往往有自杀倾向。

(4)精力与体重下降程度不相称,虽极度消瘦仍能坚持日常工作。

2.厌食

日进食量≤150 g,严重者仅以少量的蔬菜或菜汤度日,AN 患者在整个病程中表现失去食欲,无饥饿感,或拒绝、忽视饥饿感;严格地控制自己食物的摄取,以尽量限制热量的摄入。其实,AN 患者不时地控制饮食,已在此病发作前一年就发生了。

3.消瘦

在发病后数月内体重下降,多在标准体重 15% 以下。AN 患者还参加超重的运动,更有助于体重的下降。部分患者可发展成恶病质。若合并发作性贪食者,体重也可正常或偏胖。

4.消化道症状

AN 患者经常诉说腹痛、腹胀、餐后早饱和胃肠排空减慢导致便秘,也有因用泻药引起腹泻者。少数 AN 者伴有发作性贪食也可导致胃扩张或胃破裂,或食后后悔而自引催吐。

5.营养不良及低代谢

皮肤干燥、毳毛增多,皮肤皱褶多深。对 AN 患者进行冷水试验,血管对降体温异常敏感,呈现雷诺现象。用 CT 检测发现,皮下脂肪的丢失大于深部脂肪的丢失。因此,AN 者怕冷,体温可低于 36 ℃。基础代谢率较病前明显降低。呼吸缓慢、低血压;左心室排血量减少,二尖瓣反流。由于严重的营养不良,常出现四肢水肿,半数患者发生肌肉无力。累及周围神经病变者也有报道。

6.闭经及第二性征退化

几乎 100% 的 AN 患者发生闭经。多数患者闭经发生在厌食及消瘦之后,但也有少数发生在厌食前。性功能减退,阴毛、腋毛脱落,乳房、子宫萎缩,阴道涂片雌激素呈中度或高度低落。

7.可伴有低血糖、多尿

抵抗力明显降低,常伴发感染。

(二)神经性贪食

1.贪食

BN 这个术语包含着极度饥饿感,贪婪的食欲,对多食行为具有不可被冲击的力量。通常也发生在 AN 的女性中,在短时间内可怕地摄取大量的食物,食后又以多种方式导吐,呕吐出大量的胃内容物的一种综合征。BN 患者要满足饥饿感就不停地吃,1~2 小时吃 1 次,每次可获热量 4 810 kJ(1 150 kcal)。每天食物大量地被消化,可摄取热量高达 20 920 kJ(5 000 kcal)。在病程中,平均每天热量获得 14 230 kJ(3 400 kcal)。主要食物为冰激凌、面包、薯片、糕点、果仁及软饮料等。通常一顿饭一种食物。经常一个人晚上到外边吃,通常都是暴饮暴食高热量食品。BN 者暴食后经常用牙刷、手指等物引吐。部分 BN 者用吐根,吐根可引起肌病和心血管病。这些患者恐惧肥胖,将引吐作为控制体重的一种方式,直到都吐出来才感到满意。在一部分 BN 患者中可能有偷吃的行为,而 AN 患者则不发生这种行为。其他控制体重的方式,如过度锻炼、利尿剂及泻药的使用也是常见的。

2.恐惧症

患者害怕身体变胖,对肥胖具有恐惧感。非贪食性神经性厌食由害怕胖而表现在控制饮食上有惊人毅力以致拒食。相反 BN 患者对摄食失去控制的能力,表现贪婪的食欲,而暴饮暴食;食后引吐、催吐及服用泻药。

3.心理、精神异常

AN 与 BN 的家庭背景差不多,其发病与家庭状况有关。BN 患者的母亲多半有肥胖,BN 患者对吃食物的驱动力是不可抗拒的,对吃东西的想法是持续的,甚至在梦中都是以吃为中心。要满足吃的欲望就不停地吃,以致有偷吃行为、精神压抑、强迫观念等。

4.其他表现

BN患者体重减轻不严重,有的呈肥胖型;有的患者面部呈满月面伴腮腺的增大,瘢痕体质及龋齿。BN患者通常不消瘦,因此,发生闭经者少见,偶有月经过少。常伴腹泻、腹胀、腹鸣及便秘,因频繁剧烈的呕吐而致低钾血症、肌无力及痉挛。

三、实验室与辅助检查

在严重的AN患者中血液生化学变化明显,BN患者变化较小。

(一)贫血、白细胞计数减少及骨髓有不同程度抑制

血纤维蛋白水平降低,低钾血症及血脂异常。部分AN患者IgG、IgM降低。

(二)血管紧张素水平在血浆及脑脊液中均升高

血浆锌、钙降低,发中锌、钙正常。铁结合力降低,但血清铁正常。血清淀粉酶升高,BN比AN患者更常见。

(三)内分泌激素水平与功能试验

在AN及BN患者中,也有两个热点的问题:①需要证实下丘脑神经-垂体轴的功能如何;②在AN及BN人群伴闭经者需证实有无各靶腺的原发性功能紊乱(表5-1)。

表5-1　AN与BN患者内分泌激素水平与功能试验

	AN	BN
下丘脑垂体功能		
LHRH		
LH	↓	↓
FSH	↓	↓
GH	↑→	↑→
PRL	→	↓→
IGF	↓	↓
TRH	→延迟	→延迟
CRH	→↓	→↓或有反应
血管紧张素	调节异常	
甲状腺		
T4	↓	→
T3	↓	→↓
rT3	↑	0
肾上腺		
Cor	→↑	→↑
尿Fcor	↑	→↑
地塞米松试验	不正常	不正常

续表

	AN	BN
卵巢、睾丸		
雌二醇	↓	→↓
雌酮	↓	→↓
孕酮	↓	→↓
睾酮	↓	→↓

注:↓减少;↑升高;→正常。

AN 患者约有半数伴有继发性闭经及发作性多食,随着体重的快速下降,垂体对外源性 LHRH 反应异常,下丘脑对氯米芬试验无反应。当体重增加时,上述反应常逆转为正常。用少量的 LHRH 治疗可以看到垂体的储备功能。在 AN 时下丘脑为什么表现 LHRH 不足目前尚不清楚。

(四)心电图检查

心电图检查可见心率减慢、低电压、Q-T 间期延长,ST 段非特异性改变,出现 U 波及心律失常。

(五)X 线检查

X 线检查可发现骨质疏松和肾结石。

(六)脑电图检查

有的 AN 患者伴有癫痫发作,呈现异常脑电图。随着饮食正常后脑电图异常可恢复正常。有人认为是由于饥饿引起血中特异氨基酸减少,而这些氨基酸正是保持脑功能的必要神经递质。另外,饥饿引起微量元素,如锌、铜、硒和镁的不足,影响脑中酶、激素功能。缺锌的症状与 AN 症状极为相似,也表现为厌食,发音变粗,精神抑郁等表现。

(七)影像学检查

头颅 CT 和 MRI 检查无下丘脑、垂体占位性病变。可有脑萎缩,脑室扩大。

四、诊断

(一)AN 的诊断标准

(1)拒绝维持体重高于同年龄、同身高正常儿童及青少年的低限值,致体重低于预期体重的 85%。

(2)尽管低体重,仍惧怕体重增加变胖。

(3)自我体象评价障碍,以致判断严重失误(尽管骨瘦如柴,仍认为太胖)。

(4)继发闭经,即连续 3 个月未自行来月经。

国内有人认为年龄≤25 岁的女性;厌食、每天进食量<150 g 及体重减轻在标准体重 80%以下;伴严重的营养不良,不伴有内科及精神科疾病者,应考虑有 AN 诊断的可能,AN 可分成约束型和贪食清除型。

(二)BN 的诊断标准

(1)反复发作性大吃,即在固定的时间内进食量远远多于同等情况下一般人的进食量;发作期不能控制进食种类及进食量;也无法控制自己停止饮食。

（2）反复使用不正当的方法防止体重增加（如导吐、泻药、利尿剂、灌肠、减肥药及有意地禁食或过度锻炼）。

（3）平均每周至少2次发作贪食及不正当地清除胃内容物行为，连续3个月以上。

（4）自我体象评价障碍。

（5）在AN发作期，无BN的表现。

BN分为清除型及非清除型。前者应用各种方法清除胃内容物；后者用饥饿感或过度锻炼来消除多食的后果。若体重降到预期体重的85%以下，应属于AN的贪食清除型。

五、治疗

AN与BN的治疗无特效的治疗方法。目前，主要靠精神行为治疗与饮食治疗，佐以药物治疗。

（一）精神行为治疗

（1）要诚恳、耐心、严肃的态度对待患者，充分取得患者信任。

（2）调节好家庭关系，帮助建立与他人的良好关系。

（3）做好细微的心理工作，纠正患者对体重与进食的错误认识和顽固的偏见。

（二）饮食治疗

以良好的精神行为治疗为基础，进行合理的饮食治疗会迅速获得明显效果。护理及饮食比药物更重要。

1.AN

儿童按正常体重生长曲线，成人用体质指数作为治疗指标。治疗目标是每周体重增加 225～1 350 g。治疗开始时在维持体重所需要的基础上，每天加 2 134 J(510 cal)热量的食物。体重增长期每天每千克体重需要 293～418 J(70～100 cal)热量；体重维持期需要 167～251 J(40～60 cal)热量。另一方法是在维持标准体重所需要的热量上加 10%～20%。

对严重营养不良及危及生命者可用鼻饲或静脉营养方法。给患者液体食物可使之多进热量。

2.BN

BN患者饮食调配应注意多变换食物种类。应以碳水化合物为主，间断吃些蔬菜和水果以延长进食时间，以适当脂肪食延后胃排空时间。BN者应坐位进食，进热食，做进餐记录。

（三）药物治疗

治疗AN的药物主要针对患者对食物的焦虑，改善胃排空的功能及恢复下丘脑-垂体-性腺轴的功能。体重恢复后，抑郁症常可改善，故应观察一阶段后再决定是否用抗抑郁药物治疗。

1.抗精神抑郁药

（1）氯丙嗪：能阻断中枢多巴胺受体的抗精神病药，一般每次 20～100 mg，每天 2～3 次。目前认为，AN的心理异常可能是中枢神经系统多巴胺活性增强的结果，服后对饮食的焦虑减轻。

（2）丙米嗪：为三环抗抑郁药，每次 25～35 mg，每天 3 次。抑郁症在 AN 患者中相当普遍。部分 AN 患者在恢复正常饮食后，仍有抑郁症，丙米嗪能防止 AN 正常饮食后仍处在抑郁状态。

（3）劳拉西泮：为短效的苯二氮䓬类，每次 0.5～1.0 mg 或奥沙西泮 15 mg 服用。此药有抗焦虑，增强食欲的作用。

2.促进胃肠运动药

（1）多巴胺受体阻滞剂，如甲氧氯普胺。

（2）胆碱能制剂，如氯贝胆碱。服用后促进胃排空，缓解餐后饱胀、胃部不适等症状。

3.锌制剂（硫酸锌）

锌缺乏症与 AN 的临床症状相似，以硫酸锌每天 45～90 mg，治疗 8～16 个月后，部分患者月经来潮。

4.促黄体素释放激素（LHRH）

泵输注，每 90 分钟自动皮下注射 12.5 mg。经短期治疗后，食欲得到改善，体重增加，精神好转，月经来潮。

（涂　晶）

第三节　尿　崩　症

尿崩症是由于抗利尿激素（ADH）分泌和释放不足，或肾远曲小管、集合管上皮细胞对 ADH 失去反应所导致的以多尿、低比重尿和低渗尿为特征的临床综合征。由于下丘脑-神经垂体病变导致 ADH 分泌不足者称为中枢性尿崩症（CDI），肾脏病变导致 ADH 受体不敏感或受体后信息传导障碍者称为肾性尿崩症（NDI）。

一、发病机制

抗利尿激素也称为精氨酸升压素（AVP），是自由水排泄的主要决定因素。抗利尿激素由下丘脑的视上核及室旁核合成，然后经由核神经元的轴突向下延伸进入垂体后叶，并以囊泡形式存储到神经垂体束末梢中，在血浆渗透压升高等刺激下，神经冲动下传至神经垂体的神经末梢，囊泡以胞吐方式将 AVP 释放到血液循环中发挥抗利尿作用。

研究表明，视上核与室旁核合成的最初产物为 AVP 的前体分子（AVP-NPⅡ），包括信号肽、AVP 序列、神经垂体后叶素转运蛋白Ⅱ（NPⅡ）序列及一个由 39 个氨基酸残基组成的多肽。信号肽在信号肽酶作用下从前体裂解下来后，AVP 和 NPⅡ结合形成分泌颗粒沿着轴突向垂体后叶运输。AVP 和 NPⅡ基因异常可导致产生变异型 AVP-NPⅡ蛋白，变异型 AVP-NPⅡ蛋白生物活性下降，而且不被正常降解而具有毒性，可导致细胞死亡。AVP 和 NPⅡ基因异常为常染色体显性遗传，其引起的尿崩症属中枢性尿崩症之一。

AVP 的受体是一类 G 蛋白偶联受体，根据其结构和功能情况，分为 V1、V2 受体，V1 受体主要分布于血管和垂体 ACTH 细胞，介导血管收缩，促进 ACTH 释放；V2 受体主要分布于肾小管，参与调节体内水代谢。抗利尿激素与肾脏远曲小管和集合管细胞膜上的 V2 受体结合后，使 Gs 蛋白与腺苷酸环化酶偶联，导致细胞内的 cAMP 增加，从而激活蛋白激酶 A。蛋白激酶 A 活化水通道蛋白 2（AQP-2），使其附着在管腔膜上，形成水通道，使水分顺着渗透压差从管腔进入渗透压较高的肾间质中，从而保留水分，浓缩尿液。当抗利尿激素缺乏时，管腔膜上的水通道蛋白可在细胞膜的衣被凹陷处集中，后者形成吞饮小泡进入胞浆，导致管腔膜上的水通道消失，对水再吸收作用消失。近年来发现肾小管上皮细胞膜上至少存在 5 种水通道蛋白，其中水通道蛋白 2（AQP-2）基因突变导致 AQP-2 生成减少或活性下降是肾性尿崩症的主要原因之一，其他水通道蛋白突变也可能导致肾性尿崩症。AVP 分泌的调节简述如下。

（1）血浆渗透压感受性调节动物研究显示下丘脑前部的终板血管器（OVLT）和穹隆下器细胞是主要的渗透压感受器。渗透压感受器以阈值或调定点形式控制 AVP 分泌。当禁水或失水时，血浆渗透压在调定点以上时，渗透压感受器细胞内水分外移，细胞脱水，导致神经冲动传导至视上核和室旁核，引起 AVP 释放及血浆 AVP 上升，使肾脏重吸收水增多，尿量减少，体液平衡得以维持或恢复。

（2）容量或血压感受性调节冠状动脉，主动脉，颈动脉窦和心房中存在压力感受器，血容量或血压发生剧烈变化时，压力感受器受刺激，发出神经冲动经由迷走神经和舌咽神经投射到下丘脑，从而促进 AVP 合成和释放，使血管收缩，产生升压作用。妊娠期，血压或血容量大幅度降低时，容量感受器调定点可下降。

（3）化学感受性调节颈动脉体存在化学感受器，当血氧分压低于 8.0 kPa（60 mmHg）或二氧化碳分压升高时，化学感受器兴奋，神经冲动传入下丘脑，促进 AVP 释放增加。

（4）神经介质和药物调节下丘脑乙酰胆碱、组织胺、缓激肽、去甲肾上腺素、前列腺素、血管紧张素Ⅱ等神经介质和神经肽调节 AVP 合成分泌，同时尼古丁、吗啡、长春新碱、环磷酰胺、氯贝丁酯、氯磺丙脲、氯丙嗪、苯妥英钠及一些三环类抗惊厥药和抗抑郁药也可影响 AVP 释放。

（5）糖皮质激素具有拮抗 AVP 的作用，其增高 AVP 释放渗透压阈值。此外，糖皮质激素也能直接作用于肾小管，降低水的通透性，促进水的排泄。因此，尿崩症患者若合并糖皮质激素缺乏，则尿量减少，在糖皮质激素替代治疗后，尿量增多，症状加重。

综上所述，当某种原因导致下丘脑视上核、室旁核合成分泌 AVP 和 NPⅡ减少或异常，或视上核、室旁核的神经元到垂体后叶的轴突通路受损及垂体后叶受损时便引起中枢性尿崩症。而肾脏 AVP 受体或水通道蛋白作用减少引起肾性尿崩症。

二、病因

（一）中枢性尿崩症

中枢性尿崩症是指各种病因导致的下丘脑视上核和室旁核 AVP 合成、分泌与释放受损，具体病因如下。

1.特发性中枢性尿崩症

无明确病因的中枢性尿崩症定义为特发性尿崩症。现研究发现，特发性尿崩症患者血液循环中存在针对下丘脑神经核团的自身抗体，导致下丘脑视上核及室旁核细胞功能损伤，Nissil 颗粒耗尽，AVP 合成释放减少。采用针对 AVP 分泌细胞的抗体进行免疫组化染色和成像技术研究发现，特发性尿崩症发病率占中枢性尿崩症的 30% 左右。淋巴细胞性垂体炎患者存在针对 AVP 分泌细胞的抗体，可归为特发性尿崩症。

2.继发性中枢性尿崩症

肿瘤、手术和外伤是导致下丘脑垂体后叶损害的常见原因。其中，肿瘤所致的中枢性尿崩症约占 25%，常见肿瘤包括颅咽管瘤、生殖细胞瘤、松果体瘤和垂体瘤等。手术导致的尿崩症占中枢性尿崩症发病率的 20% 左右，经蝶手术腺瘤切除术术后发生中枢性尿崩症概率为 10%～20%，而传统开颅手术切除大腺瘤术后中枢性尿崩症发病概率为 60%～80%，但其中大部分为一过性中枢性尿崩症。如手术造成正中隆突以上的垂体柄受损，则可导致永久性中枢性尿崩症。头部外伤或蛛网膜下腔出血导致的尿崩症占中枢性尿崩症的 15% 左右，其他引起中枢性尿崩症的原因包括肉芽肿、结节病、组织细胞增多症、脑炎、结核、梅毒、动脉瘤和淋巴瘤等。

3.遗传性中枢性尿崩症

约 10%的中枢性尿崩症为家族遗传性尿崩症,可为 X 连锁隐性、常染色体显性或常染色体隐性遗传。研究表明,染色体 20p13 上的 AVP-NP Ⅱ 基因突变可导致 AVP-NP Ⅱ 变异蛋白产生,其对 AVP 神经元细胞具有毒性并破坏神经元。此外,编码 wolframin 四聚体蛋白的 WFS1 基因突变也可引起中枢性尿崩症。wolframin 作为一种新型的内质网钙通道蛋白存在于胰岛 β 细胞和下丘脑视上核和室旁核神经元中。WFS1 基因突变导致的尿崩症可以是 Wolfram 综合征或称 DIDMOAD 综合征的一部分,其临床综合征包括尿崩症、糖尿病、视神经萎缩和耳聋,极为罕见。AVP 前体基因突变,AVP 载体蛋白基因突变可产生无活性 AVP,也可导致中枢性尿崩症。

（二）肾性尿崩症

肾性尿崩症病因有遗传性和获得性两种。

1.遗传性肾性尿崩症

约 90%遗传性肾性尿崩症与 X 染色体 q28V2 受体基因突变有关,由于为 X 性连锁隐性遗传,大多患者为男性。女性携带者通常无症状,少数携带者尿渗透压下降。迄今为止,超过 200 个 V2 受体突变位点被报道。另外,10%遗传性肾性尿崩症是由于染色体 12q13 编码 AQP-2 的基因突变所致,可为常染色体隐性或显性遗传。

2.继发性肾性尿崩症

多种疾病导致的肾小管损害可导致肾性尿崩症,如多囊肾、阻塞性尿路疾病、镰状细胞性贫血、肾淀粉样变、慢性肾盂肾炎、干燥综合征、骨髓瘤等。代谢紊乱如低钾血症、高钙血症也可致肾性尿崩症。多种药物可导致肾性尿崩症,如锂盐、地美环素、两性霉素 B、西多福韦、庆大霉素、诺氟沙星、奥利司他等。其中用于治疗精神性疾病的锂盐可导致尿素转运蛋白和 AQP-2 减少,是最多见的引起肾性尿崩症的药物。

（三）妊娠性尿崩症

妇女妊娠时,血容量增加 1.4 倍,血浆渗透压降低 8～10 mmol/L,妊娠期分泌更多抗利尿激素,但胎盘会产生氨肽酶,这种酶水平第 10 周可增高,第 22～24 周达高峰。氨肽酶可降解 AVP 和缩宫素,由于 AVP 降解增多,患者出现尿崩症症状,在妊娠中晚期开始有多尿、口渴,直至妊娠终止。有人认为此类患者未妊娠时即有很轻的中枢性尿崩症,每天尿量为 2.0～2.5 L,妊娠时尿量可增加至 5～6 L/d。

三、临床表现

尿崩症的主要症状是多尿,同时伴有烦渴与多饮。一般起病缓慢,也有突然起病者。患者每天尿量多为 2.5～20.0 L,超过 20 L 的较少,同时夜尿显著增多。患者尿比重多在 1.001～1.005,不超过 1.010。多数患者因口渴中枢完整,除了因饮水、小便次数多、夜尿增多影响生活质量外,可正常生活。长期多尿可导致膀胱容量增大,因此排尿次数有所减少。若患者因呕吐、意识丧失、短期内断绝饮水供应或口渴障碍不能充分补充水分,可导致脱水和严重高钠血症,进一步损伤中枢神经系统,引发昏迷、癫痫、颅内出血等严重后果。

不同病因所致的尿崩症有不同的临床特点。遗传性中枢及肾性尿崩症常幼年起病,表现为尿布更换频繁,喝奶增加,若治疗不及时,饮水量不充分,可出现脱水及高钠血症,严重者可出现高渗性脑病,表现为呕吐、发热、呼吸困难、抽搐,重者昏迷死亡。如能幸存,多存在智力和体格发育迟缓,成年后多尿症状可减轻。

肿瘤导致的中枢性尿崩症有头痛、视野缺损等占位效应,若影响到下丘脑可产生睡眠障碍、体温改变、进食增加等下丘脑综合征表现。生殖细胞瘤可有性早熟。若压迫腺垂体可出现激素分泌低下表现,如畏寒、食欲缺乏、乏力等。若合并糖皮质激素或甲状腺激素缺乏则多尿症状减轻,使用上述激素替代后,多尿症状可加重。

下丘脑或垂体部位的手术、肿瘤及炎症等,导致中枢性尿崩症同时可能损伤下丘脑渴感中枢。由于渴感障碍,中枢性尿崩症患者不能及时摄入足够水分,极易导致严重脱水和高钠血症。慢性高钠血症可出现为淡漠、嗜睡、抽搐等。肿瘤还可能同时破坏下丘脑渗透压感受器,若强制摄入大量水分,可导致水中毒和低钠血症,出现头痛、恶心、呕吐、精神错乱、惊厥、昏迷,甚至死亡。

颅脑手术或外伤性中枢性尿崩症可为一过性尿崩症、永久性尿崩症或典型三相变化:多尿-抗利尿-多尿。第一期多尿是由于垂体柄阻断,AVP运输障碍,可在术后头2天发生,维持1天至数天。第二期抗利尿期是由于储存在神经垂体中的AVP释放入血,患者尿量减少,可维持1~2天。由于储存神经垂体的AVP分泌不受渗透压感受器调控,若此期大量输液可能会导致水中毒。第三期多尿期在储存AVP释放完毕后出现。多数三相性尿崩症在手术损伤导致的下丘脑垂体柄出血控制、炎性水肿消退后可恢复正常。少数患者由于手术导致视上核-神经束损毁,AVP分泌细胞坏死、萎缩,转为永久性尿崩症。

尿崩症患者合并妊娠时,由于糖皮质激素分泌增加,拮抗AVP作用,可使尿崩症的病情加重,分娩后尿崩症病情减轻。妊娠尿崩症多在妊娠中晚期出现多尿、低比重尿、烦渴、多饮、恶心、乏力等症状,主要由于氨肽酶分泌在中晚期更明显。

部分患者症状较轻,每天尿量在2.5 L左右,如限制水分致严重脱水时,尿比重为1.010~1.016,尿渗透压可超过血浆渗透压,达290~600 mOsm/(kg·H₂O),称为部分性尿崩症。

甲状腺功能低下时,尿溶质的排泄减少,也可使多尿症状减轻。

四、实验室和辅助检查

(一)实验室检查

1.尿液检查

尿量超过2.5 L,可达10 L,中枢性尿崩症比重常在1.005以下,肾性尿崩症尿比重在1.010以下。部分性尿崩症患者尿比重有时可达1.016。

2.血、尿渗透压测定

患者血渗透压正常或稍高[血渗透压正常值为290~310 mOsm/(kg·H₂O)],中枢性尿崩症尿渗透压多低于200 mOsm/(kg·H₂O),尿渗透压/血渗透压比值<1.5。肾性尿崩症尿渗透压多低于300 mOsm/(kg·H₂O),尿渗透压/血渗透压比值<1.0,但严重脱水或部分性尿崩症患者可正常。

3.血生化检查

中枢性尿崩症患者严重脱水可导致血钠增高,尿素氮、肌酐升高。继发于肾脏疾病的肾性尿崩症也可出现尿素氮、肌酐、胱抑素升高或酸碱平衡障碍。

4.血浆AVP测定(放射免疫法)

正常人血浆AVP(随意饮水)为2.3~7.4 pmol/L,禁水后可明显升高。中枢性尿崩症患者AVP水平下降,禁水后无明显变化。肾性尿崩症患者AVP水平增高,禁水时可进一步升高。由于血浆 AVP 不稳定,且大多与血小板结合,致测定准确度不高。现推荐测定 Copeptin 反映 AVP 水平。Copeptin 来源于 AVP 前体,前血管升压素原。由于血浆 Copeptin 稳定,故测定准确度高、敏感性好。

5.AVP 抗体和抗 AVP 细胞抗体测定

其有助于特发性尿崩症的诊断。

(二)禁水-升压素试验

禁水-升压素试验是尿崩症的确诊试验。试验原理为禁饮时血容量下降,血浆渗透压升高,刺激下丘脑 AVP 合成及垂体后叶释放 AVP 增加,使肾脏水重吸收增加,尿量减少,尿渗透压、尿比重升高,而血浆渗透压和血容量保持稳定。尿崩症患者因 AVP 缺乏或受体后通道障碍导致禁饮时远端肾小管对水分的重吸收障碍,尿量不减少,尿渗透压、尿比重没有明显升高。禁水试验可鉴别尿崩症与精神性烦渴多饮;阴性者,皮下注射血管升压素,可鉴别中枢性或肾性尿崩症。

试验方法:试验前先测体重、血压、心率、血尿渗透压。试验后不能喝水和进食,禁饮时间视患者多尿程度而定,一般试验前晚 8～10 pm 开始禁水,尿量大于 10 000 mL/24 h 者,可于清晨 0 点或 2 点开始禁饮。禁饮开始后每小时留尿,测尿量、比重、和尿渗透压,同时测体重和血压,当尿渗透压(或尿比重)达到平顶,即继续禁饮不再增加尿量时,此时再抽血测血渗透压、尿渗透压,然后皮下注射血管升压素 5 U,注射后仍继续每小时留尿,测尿量、尿比重、尿渗透压共 2 次,停止试验。禁水总时间 8～18 小时,但如患者排尿量甚多,虽禁饮不到 18 小时,体重已较原来下降 3%～5% 或血压明显下降,也应停止试验。

临床意义:正常人不出现明显的脱水症状,禁饮以后尿量明显减少,尿比重>1.020,尿渗透压一般>800 mOsm/L。精神性烦渴,禁饮前尿比重低,尿渗透压<血渗透压,但禁水-升压素反应如正常人。完全性中枢性尿崩症患者禁水后尿量仍多,尿比重多数<1.010,尿渗透压<血渗透压,部分性中枢性尿崩症患者尿比重有时可>1.010,但<1.016,尿渗透压>血渗透压。注射血管升压素后,部分性尿崩症患者尿渗透压增加达注射前的 10%～50%,完全性尿崩症增加 50% 以上。肾性尿崩症患者注射血管升压素后尿量不减少,尿比重、渗透压不增加。

(三)高渗盐水试验

正常人静脉滴注高渗盐水(2.5%～3.0% 氯化钠注射液)后,血浆渗透压升高,AVP 分泌增多,尿量减少,尿比重增加。中枢性尿崩症患者滴注高渗盐水后尿量不减少,尿比重不增加,注射升压素后,尿量明显减少,尿比重明显升高。肾性尿崩症则尿量减少。试验过程中注意血压监测,高血压和心脏病患者慎行此项检查。

(四)其他检查

继发性尿崩症需确立病因或原发病。考虑继发性中枢性尿崩症需要进行颅脑和垂体 MRI、CT 或 X 线检查。MRI 对颅内肿瘤、感染、血管性病变都有很好的鉴别能力,而且可以发现垂体容积、垂体柄状态、垂体后叶高信号区变化。垂体后叶高信号区消失是中枢性尿崩症的特征性变化,有助于中枢性尿崩症诊断。继发性肾性尿崩症需要进行肾脏 B 超、CT,肾脏 ECT,血气分析等检查。考虑肾淀粉变时可行肾脏病理检查。

针对 *AVP*(包括 AVP-NPⅡ)基因、AVP 受体基因、*AQP-2* 基因等突变分析可明确部分遗传性尿崩症的分子机制。对 X 连锁的隐性遗传携带者胎儿进行基因检测有助于早期发现患儿,及时治疗,避免夭折。

五、诊断和鉴别诊断

(一)诊断

典型的尿崩症诊断不难,根据临床表现和禁水升压素试验及血尿渗透压测定多可明确诊断。尿崩症诊断成立后,应进一步确立中枢性或肾性,确立尿崩症的病因或原发病,确立为部分性尿崩症或完全性尿崩症。其中禁水-升压素试验是确定诊断、鉴别中枢性尿崩症和肾性尿崩症,区分部分性或完全性的关键。

(二)鉴别诊断

尿崩症应与下列以多尿为主要表现的疾病相鉴别。

1.精神性烦渴

精神性烦渴可出现类似尿崩症症状,如烦渴、多饮、多尿与低比重尿等,但 AVP 并不缺乏,禁水-升压素试验正常。如果发现患者上述症状与精神因素相关,并伴有其他神经官能症状,可排除尿崩症。

2.糖尿病

糖尿病有多尿、烦渴症状,但血糖升高,尿糖阳性,容易鉴别。

3.慢性肾脏疾病

慢性肾脏疾病可影响肾脏浓缩功能而引起多尿、口渴等症状,同时也可引起 AVPV2 受体和AQP-2 合成障碍导致肾性尿崩症,主要鉴别有赖于禁水-升压素试验。

4.干燥综合征

除明显口干、多饮、多尿外,同时合并眼干和其他外分泌腺及腺体外其他器官的受累而出现多系统损害的症状,其血清中有多种自身抗体和高免疫球蛋白血症,免疫学检查有助于诊断。

5.高尿钙症

高尿钙症见于甲状旁腺功能亢进症、结节病、维生素 D 中毒、多发性骨髓瘤、癌肿骨转移等病,有原发病症状和禁水-升压素试验有助鉴别。

6.高尿钾症

高尿钾症见于原发性醛固酮增多症、失钾性肾病、肾小管性酸中毒、Fanconi 综合征、Liddle 综合征、Bartter 综合征等,测定血尿电解质和禁水-升压素试验有助于诊断。

7.颅脑手术后液体滞留性多尿

颅脑手术时,患者因应激而分泌大量 AVP,当手术应激解除后,AVP 分泌减少,滞留于体内的液体自肾排出,如此时为平衡尿量而输入大量液体,即可导致持续性多尿而误认为尿崩症。限制液体入量,如尿量减少血钠仍正常,提示为液体滞留性多尿;如尿量不减少且血钠升高,给予 AVP 后尿量减少,血钠转为正常,尿渗透压增高,则符合损伤性尿崩症的诊断。此外,尿崩症患者因血液浓缩和 AVP V1 受体功能障碍而致尿酸清除减少,血尿酸升高,而液体滞留性多尿及精神性多饮患者血液被稀释,尿酸清除正常,所以尿酸无升高。据报道,血尿酸>50 μg/L 有助于两者的鉴别,并强烈提示为损伤性尿崩症。

六、治疗

(一)一般治疗

患者应摄入足够水分,并根据季节和气候进行调整,在可能导致水源供应障碍的场合应携带水。若患者同时存在渴感中枢障碍或渗透压感受器受损,应合并使用 AVP 替代治疗的同时通过血钠、血浆渗透压、尿量确定饮水量。若要经历手术及麻醉,应告知手术和麻醉医师尿崩症病史,以保证手术和麻醉期间足够液体输入,同时术中密切观察生命体征、血浆渗透压、血钠水平和尿量以调节液体输入量。宜低盐饮食,避免使用溶质性利尿剂,限制咖啡、茶和高渗饮料的摄入。

(二)去除诱因

部分获得性中枢性尿崩症和肾性尿崩症在原发病因解除后,多饮、多尿症状可缓解或减轻。如合并脑炎、脑膜炎、结核、真菌感染等,抗感染、抗病毒等,相应治疗可改善症状。下丘脑-垂体肿瘤通过手术治疗后,多尿症状缓解。淋巴性垂体炎采用激素治疗后,多数患者多尿症状减轻。肾盂肾炎、尿路梗阻疾病、药物导致的肾性尿崩症通过控制感染、解除梗阻、停用药物可缓解多尿症状。因此,应积极治疗获得性尿崩症的原发病。

(三)中枢性尿崩症可使用 AVP 替代疗法

1.1-脱氨-8-右旋-精氨酸血管升压素

1-脱氨-8-右旋-精氨酸血管升压素(DDAVP)是目前最常用的抗利尿剂替代方案。DDAVP 为天然精氨盐升压素的结构类似物,是对天然激素的化学结构进行两处改动而得,即 1-半胱氨酸脱去氨基和以 8-D-精氨酸取代 8-L-精氨酸。通过上述结构改变,DDAVP 的血管加压作用只有天然 AVP 的 1/400,而抗利尿增强 3 倍,抗利尿/升压作用比从天然 AVP 的 1:1 变为 2 400:1,抗利尿作用强,升压作用弱,是目前最理想的抗利尿剂。DDAVP 有口服、肌内注射、鼻喷 3 种给药方式。常用为口服制剂,用法为每天 1~3 次,每次 0.1~0.4 mg。剂量应个体化,具体剂量可根据尿量确定,调整药物剂量使尿量控制在 1.0~2.5 L。过量使用可导致水中毒,因此对于婴幼儿、渴感中枢障碍、渗透压感受器受损的患者还需要通过血钠、血浆渗透压、每天液体出入量精确调整药物剂量和饮水量,维持渗透压平衡。由于价格高,也可采取睡前口服以减少夜尿,改善睡眠,白天通过饮水维持血浆渗透压。

2.垂体后叶素

作用仅维持 3~6 小时,皮下注射,每次 5~10 U,每天需要多次注射,主要用于脑损伤或神经外科术后尿崩症的治疗,长期应用不便。

3.鞣酸升压素油剂

每毫升油剂含 AVP 5 U,深部肌内注射,从 0.1 mL 开始,可根据每天尿量情况逐步增加到每次 0.5~0.7 mL,注射一次可维持 3~5 天。长期应用可产生抗体而减轻疗效,过量可引起水中毒。

(四)中枢性尿崩症可选用的其他药物

1.氢氯噻嗪

每次 25 mg,每天 2~3 次,可使尿量减少约一半。其作用机制可能是由于尿中排钠增加,体内缺钠,肾近曲小管水重吸收增加,到达远曲小管的原尿减少,因而尿量减少。长期服用可引起缺钾、高尿酸血症等,应适当补充钾盐。

2.卡马西平

其治疗机制可能为增加肾远曲小管 cAMP 的形成,也可能增加 AVP 释放。用量为每次 0.125~0.250 g,每天 1~2 次,服药后 24 小时起作用,尿量减少。不良反应为低血糖、白细胞计数减少或肝功能损害,与氢氯噻嗪合用可减少低血糖反应。

3.氯磺丙脲

其治疗机制可能为刺激 AVP 合成和释放,同时有改善渴感中枢的功能,可用于合并有渴感障碍的中枢性尿崩症患者。用法为每次 0.125～0.250 g,每天 1～2 次,250 mg/d。不良反应为低血糖、白细胞计数减少、肝功能损害等。

4.氯贝丁酯

其治疗机制可能是增加 AVP 释放,与 DDAVP 合用可减少 DDAVP 耐药发生。用量为每次 0.2～0.5 g,每天 3 次。长期应用有肝损害、肌炎及胃肠道反应等不良反应。

由于 AVP 制剂的广泛使用,上述药物已经较少用于中枢性尿崩症的治疗。

(五)肾性尿崩症治疗

肾性尿崩症治疗困难,主要依赖充分水分摄入来预防脱水。少数患者对大剂量 AVP 有反应。低钠饮食和氢氯噻嗪对肾性尿崩症有帮助。在肾性尿崩症中,氢氯噻嗪抗利尿作用可能由于细胞外液容量体积减小,GFR 下降,肾近曲小管钠和水重吸收增加,到达远曲小管的原尿减少,从而降低尿量。此外,还发现氢氯噻嗪可增加 AQP2 表达。长期服用可引起缺钾、高尿酸血症等,应适当补充钾盐或合用保钾利尿剂。具体用法为每次 25 mg,每天 2～3 次,可使肾性尿崩症尿量减少约一半。同时使用非甾体类消炎药物,如吲哚美辛、布洛芬等可增加氢氯噻嗪疗效,这类药物可能是通过抑制肾脏中前列腺素合成,从而使腺苷环化酶活性增强,cAMP 生成增多而使 AVP 作用增强,但应注意长期使用的胃肠道不良反应。

吲达帕胺作用机制类似于氢氯噻嗪,每次 2.5～5.0 mg,每天 1～2 次。阿米洛利,氨苯蝶啶也可用于肾性尿崩症的治疗,机制不完全清楚,作用类似于氢氯噻嗪,可和氢氯噻嗪联用,防治低钾血症出现。

遗传性肾性尿崩症根据 V2 受体变异程度分为 5 种类型,其中二型变异 V2 受体仅有 1 个氨基酸错配,错误折叠的 V2 受体蛋白被陷于内质网中,使用 V2 受体拮抗剂可作为分子伴侣和错误折叠的受体结合,从而改变受体构象并稳定其结构,然后该受体可以通过内质网运输到质膜,被抗利尿激素激活发挥抗利尿作用。

(六)颅脑外伤或术后尿崩症治疗

未使用利尿剂情况下,颅脑外伤或手术后出现严重多尿(>250 mL/h)提示尿崩症可能。在第一期多尿期,需防止脱水和高钠血症,除适当补充液体,可根据病情注射垂体后叶素,每次 5～10 U,第二次升压素注射应在第一次升压素作用消失后使用。在第二期多尿期,则要控制补液量,以免引起水中毒。第三期多尿期,可用垂体后叶素或 DDAVP 治疗。外伤或手术后尿崩症多为一过性,可由于神经轴突末梢与毛细血管联系重建而自行缓解恢复。转为永久性尿崩症者需要长期服用 DDAVP。

(七)妊娠伴尿崩症治疗

妊娠中晚期出现多尿、多饮时应考虑尿崩症诊断。由于妊娠妇女不适合行禁水-升压素试验,诊断依赖临床表现、实验室检查和试验性治疗。若尿比重为 1.001～1.005,尿渗透压低于 200 nmol/L,并低于血浆渗透压,尿崩症可能性大。首选药物为 DDAVP,因其不被血浆中的氨肽酶降解。DDAVP 具有 5%～25% 的缩宫素活性,需注意子宫收缩状况。分娩后,血浆中的氨肽酶活性迅速下降,患者的多尿症状可明显减轻或消失,应及时减量或停药。若肾性尿崩症合并妊娠,可谨慎使用氢氯噻嗪,并注意补钾,维持电解质平衡。

(李 磊)

第四节 侏 儒 症

一、垂体性侏儒症

垂体性侏儒症是指在青春期生长发育以前,因下丘脑-垂体功能缺陷,生长激素释放激素(GHRH)-生长激素(GH)-生长介素(SM)任一环节分泌缺乏或生物效应不足所致的生长发育障碍,又称 GH 缺乏症(GHD)。按病因可分为特发性和继发性两类;按病变部位可分为垂体性和下丘脑性两种;按受累激素的多少可分为单一性 GH 缺乏和伴垂体其他激素缺乏症的不同类型。

(一)病因及发病机制

1.特发性

特发性占 60%～70%,男性多见,原因不明,可分为单一性 GH 缺乏和伴垂体其他激素缺乏症的不同类型。

2.继发性

继发于下丘脑-垂体及其附近肿瘤、感染、创伤和手术等。使下丘脑-腺垂体或垂体门脉系统中断,GHRH 不能到达腺垂体,致 GH 释放减少。儿童期长期大剂量应用肾上腺皮质激素也可引起。

3.遗传性

遗传性可分为遗传性单一 GH 缺乏,遗传性多种腺垂体激素缺乏,GH 增多性侏儒症(如 Laron 综合征)等。

(二)临床表现

1.生长迟缓

大多数患儿出生时身高、体重正常,1～2 岁后生长节律逐渐变慢,与同龄正常人平均身高的差距随年龄增长而越来越明显。至成年时低于 130 cm。骨龄延迟 2 年以上,身体比例似儿童,即上半身长于下半身。垂体性矮小者的智力与年龄相符,学习成绩与同龄者无差别。垂体性矮小症者的身材矮小,匀称协调,至成人后仍保持儿童外貌和矮小体型,皮肤较细腻而干燥,有皱纹,皮下脂肪丰满,身高不到 130 cm。

2.骨骼发育不全长

骨短小,骨化中心发育迟缓,骨龄相当于身高年龄,比年龄晚 4 年以上。骨骼延迟融合,常至 30 岁仍不融合,有的患者甚至终身不融合。

3.性器官不发育

至青春期后仍无第二性征出现,男性生殖器小似幼儿,睾丸小而软,常伴有隐睾;女性有原发性闭经,乳房不发育,臀部不发达,无女性体型,无腋毛及阴毛,外阴幼稚,子宫小。

4.特殊面容

面容幼稚,皮下脂肪丰富,成年后呈特征性"老小孩"模样。

5.智力

智力与年龄相等,虽然身材短小,性器官发育不良,但智力发育正常,学习成绩与同龄同学相仿。但久病后可有少数患者出现抑郁、反应迟钝和长期血糖偏低可使智力减退。

6.垂体病变表现

特发性患者无垂体压迫症状表现,如由肿瘤引起,可有垂体、垂体周围组织或下丘脑受压的临床表现,如头痛、视力下降或视野缺损、尿崩、嗜睡、肥胖及垂体功能低下等表现。

(三)实验室检查

1.一般常规检查

其主要包括血常规、尿常规及相关生化检查以了解全身基本情况。注意有无血吸虫病和肠寄生虫病。由于 GH 分泌呈脉冲式,峰值与谷值相差较大,故不能仅靠基础 GH 值来诊断本病。一般可根据需要和重点怀疑的病因选择必要的检查,如 T_3、T_4、FT_3、FT_4、TSH、ACTH、皮质醇、LH、FSH、PRL、睾酮和雌二醇等。

2.糖代谢紊乱

在口服糖耐量试验(OGTT)中,不少患者在服糖后 2～3 小时血糖偏低。部分患者可表现为糖耐量减退。OGTT 示糖尿病样曲线,血浆胰岛素分泌反应较正常差。用 GH 治疗后,糖耐量改善,胰岛素分泌增加。

3.垂体功能检查

对垂体性矮小症的诊断,常须做 GH 兴奋试验,如胰岛素低血糖试验、精氨酸兴奋试验、左旋多巴试验和可乐定试验等,一般选择两项。精氨酸和精氨酸与 GHRH 序贯联合试验。血清 IGF-1、IGFBP-3 测定对本病诊断也有一定帮助。

(1)胰岛素低血糖-GH 刺激试验。①原理:低血糖刺激脑内葡萄糖受体,激活单胺类神经元通过 α 受体促进 GHRH 分泌,同时抑制 SS 分泌;②方法:普通胰岛素 0.1 U/kg 体重加入 2 mL 生理盐水中 1 次静脉注射。采血测 GH 的同时测血糖,血糖低于 2.78 mmol/L 或比注射前血糖值降低 50% 以上为有效刺激。试验前试验后 30 分钟、60 分钟和 90 分钟采血测 GH、血糖;③结果判断:刺激后 GH 峰值 10 μg/L 以上时为正常反应,<5 μg/L 为反应低下。

(2)左旋多巴-GH 刺激试验。①原理:左旋多巴通过刺激 GHRH 促进 GH 的分泌;②方法:患者餐后服左旋多巴制剂 500 mg,体重 15～30 kg 者服 250 mg;服药前及服药后 30 分钟、60 分钟、90 分钟和 120 分钟分别采血测 GH 值;③结果判断:正常人 60～120 分钟时 GH ≥7 μg/L,垂体性矮小者无反应。于口服左旋多巴前 20 分钟内上下楼梯 20 次左右可提高试验的反应性,称运动-左旋多巴试验。

4.其他检查

特发性侏儒症垂体可缩小,或垂体不发育;肿瘤引起者可有蝶鞍扩大,鞍上钙化;骨化中心发育迟缓,骨龄幼稚,一般延迟 4 年以上,有 TSH 和 GnH 缺乏者至 30 岁骨骺仍不融合。

(四)诊断依据

垂体性矮小症主要依据其临床特点和血清 GH 明显降低作出诊断,必要时可进行 GH 兴奋试验,如血清 GH 仍无明显升高(<7 μg/L)则符合本病的诊断。在临床上,本病须与其他疾病相鉴别。

1.全身性疾病所致的矮小症

患者在儿童时期患有心、肝、肾、胃和肠等慢性疾病或各种慢性感染,如结核病、血吸虫病和钩虫病等都可因生长发育障碍而致身材矮小。

2.呆小症(克汀病)

甲减发病于胎儿或新生儿,可引起患者的生长发育障碍。患儿除身材矮小外,常伴甲减表现及智力低下。

3.Turner 综合征

Turner 综合征为性染色体异常所致的女性分化异常,其性染色体核型常为45,XO。除身材矮小外,伴有生殖器官发育不全,原发性闭经,也可伴有颈蹼、肘外翻、盾形胸等畸形,患者血清GH 正常。

4.青春期延迟

生长发育较同龄儿童延迟,常到16～17岁以后才开始第二性征发育,智力正常,无内分泌系统或慢性疾病依据。一旦开始发育,骨骼生长迅速,性成熟良好,最终身高可达正常人标准。

5.Laron 矮小症

患者的血清GH 免疫活性测定正常或升高,但 IGF-1 低下(由于 GH 受体缺陷)。先天性IGF-1 抵抗患者的血清 GH 基础值及兴奋试验均为正常反应。

(五)治疗

肿瘤引起者或有明显病因者应进行病因治疗。特发性病因不明者应进行内分泌治疗。垂体性侏儒症的治疗目的是使患儿尽量达到正常身高。

1.GH 治疗

对 GHD 最理想的治疗是用 GH 替代治疗。早期应用可使生长发育恢复正常。身高及体重增加,使骨纵向生长,但骨龄及性征不变。rhGH 治疗剂量多按临床经验决定。近年来用药剂量已至每周 0.5～0.7 U/kg 体重。增加剂量会提高生长反应。多数认为,每天给药疗效优于每周注射治疗,间歇治疗(治疗 6 个月停药 3～6 个月)治疗效果不如连续治疗好。临睡前注射使血中GH 浓度如正常入睡后升高,采用夜晚注射具有更佳的效果。

2.GHRH 治疗

目前认为,GHRH 治疗仅应用于 GH 分泌障碍较轻的下丘脑性 GHD 患儿,但其剂量、用药途径,包括鼻吸用药及注射频率尚未确定,严重的 GHD 儿童仍用 rhOH 治疗。

3.性激素

多年来临床试用合成类固醇来促进患儿的生长,常用人工合成的蛋白同化苯丙酸诺龙,对蛋白质合成有强大的促进作用,能促进骨的纵向生长,对性征和骨骼融合影响小。一般,14 岁开始治疗,剂量为每月 1.0～1.5 mg/kg 体重,每 1～2 周肌内注射 1 次,连用 3 个月后停用 3 个月,共用1～3 年。女性患者剂量不宜过大。治疗 2～3 年后生长减慢,并最终因骨骺融合而停止生长,开始治疗时一般 1 年可增高 10 cm 左右。

4.绒促性素(HCG)

在接近发育年龄后开始应用,每周 2 次,每次 500～1 000 U,以后可增至 1 500～2 000 U,连用2～3 个月为 1 个疗程,停药 3 个月后再开始第二个疗程,可用 4～6 个疗程,对性腺及第二性征有促进作用。多与雄性激素交替使用。

5.甲状腺素

对于伴有甲状腺功能低下者应用甲状腺片,在补足 GH 的同时,补充小量的甲状腺片,有促进生长和骨骺融合的作用,剂量从每天 15 mg 开始,1～2 周后加量至 30～60 mg 维持,并长期应用。

6.其他

部分 GHD 患者可有多发性垂体激素缺乏。GH 治疗可使潜在的下丘脑性甲减病情加重。若患儿对 GH 反应不理想,或血清 T_4 水平降至正常值以下,应及时补充甲状腺素。确有肾上腺皮质功能减退者应长期补充可的松。必要时,可给小剂量的促性腺激素或性激素以诱发青春发育。近年来,又研制了可口服或鼻内吸入的 GHRH 制剂,它们的促 GH 分泌作用是特异的,不激活垂体的腺苷环化酶,不抑制 GH 的分泌。但其效果有待进一步观察。

二、特殊类型侏儒症

(一)原基因性侏儒症

原基因性侏儒症属遗传性疾病,可能由隐性基因遗传。患儿在出生时即有体重轻、瘦小,酷似早产儿,出生后生长缓慢,比同龄儿童小,全身成比例的矮小,骨骼、骨骼比例、外貌、智力和性发育与年龄大致一致。成年以后呈特征性的"缩小成人"。各内分泌腺功能、激素水平正常。个别患者可能有"鸟头"等其他畸形。

(二)家族性侏儒症

本病身材矮小,骨骼比例、骨龄、智力、牙龄成熟和性发育等与年龄一致,内分泌功能正常,家族中有类似患者。

(三)体质性矮小症

本病患者的身高和性发育比正常儿童略晚 2～3 年,而有的同正常人无区别,为矮小的成年人,一旦青春期发动,身高、体格发育及性发育迅速加快,最终一切同正常人,仅在家族中有类似生长发育延迟的家族史。

(王　佳)

第五节　巨人症与肢端肥大症

一、巨人症

(一)病因及发病机制

本病主要是由于腺垂体 GH 细胞瘤或细胞增生发生在青少年期,由于骨骺未融合,在大量生长激素的作用下,引起机体迅速生长而形成巨人症。在少年期起病的巨人症患者,有的患者在骨骺融合后可继续发展,成为肢端肥大性巨人症。该病在本质上与肢端肥大症为发病时间不同,而病因及发病机制一致。

(二)临床表现

本病较少见,病程可分为形成期和衰退期两个阶段,临床特点如下。

1.形成期

(1)过度生长:从儿童期起生长非常迅速,至 20 岁时身高可超过 2 m。由于骨龄多延迟,骨骺一直不融合,可持续至 30 岁,此时身高可达 2.5 m,肌肉发达,臂力过人,由于四肢生长快,指距大于身长,内脏器官如心、肝、脾、胃、肠、胰和肾均呈肥大。

(2)内分泌代谢变化:①大部分患者由于促性腺激素不足,引起性腺发育不良,男性表现睾丸、阴茎小,女性表现为乳房、阴道发育不良,阴毛稀少;②甲状腺和肾上腺早期功能正常,晚期可有继发性减低;③糖代谢的形成期糖耐量一般在正常范围内,部分患者晚期可有糖耐量减低甚至发生糖尿病。

2.衰退期

患者生长至最高峰期以后,逐渐开始过早衰退,表现为精神不振、疲乏无力、肌肉松弛、毛发脱落、性腺萎缩、性欲减退、不孕、智力低下、体温低、心率慢、血糖异常及合并显性糖尿病。此期历时 4～5 年后,患者一般早年死亡,平均寿命 20 岁左右。由于抵抗力下降,患者多因感染而死亡。

(三)实验室检查

GH 明显升高,大多数患者在 10 μg/L 以上,个别高达 100 μg/L,且不被高血糖所抑制;血磷、血钙升高,尿钙排泄增加;基础代谢率升高。

(四)诊断依据

凡具备以下特点可确诊:①过度生长或合并肢端肥大;②蝶鞍扩大,骨龄延迟;③GH 在 20 μg/L 以上且不被高血糖抑制;④12 岁以后仍有高血磷。

(五)治疗

同肢端肥大症。

有人主张女性患者身高超过 1.65 m 者即应开始性激素治疗,14 岁以后再用性激素治疗一般疗效不满意。

二、肢端肥大症

肢端肥大症是由于腺垂体持久地分泌过多生长激素(GH)引起的疾病,其病理基础为垂体前叶 GH 瘤或垂体 GH 细胞增生,但肿瘤或增生的病因未明。也有少数为下丘脑分泌生长激素抑制激素(SS)不足所致。多在青春期以后骨骼已融合者表现为肢端肥大症,发展慢,以骨骼、软组织、内脏的增生肥大为主要特征;少数患者起病于青春期,至成人后继续发展形成肢端肥大性巨人症。本症早期体格、内脏普遍性肥大,垂体前叶功能亢进,晚期多有体力衰退,腺垂体受 GH 瘤压迫而引起继发性垂体前叶功能减退,尤其是促性腺激素受累最为明显。

(一)病因及发病机制

1.垂体前叶 GH 瘤

本病多数为 GH 腺瘤,少数为腺癌,肿瘤导致 GH 分泌过多。很多证据支持垂体腺瘤为单克隆来源。一些证据提示,约 40% 的 GH 瘤与体细胞的 G 蛋白(Gs)异常有关。

2.增生

垂体前叶 GH 细胞增生。

3.下丘脑功能紊乱

下丘脑分泌 GIH 不足或 GHRH 过多,也可引起肢端肥大症。

4.异源性 GHRH 分泌综合征

近几年来,报道了数例无垂体肿瘤,但有胰腺、肺、肾上腺、乳腺、卵巢和神经节等部位肿瘤的肢端肥大症患者。经过手术切除这些肿瘤后,GH 过度分泌状况及由此产生的临床表现(如过度出汗、肥胖和关节增大)随之缓解。这些垂体外肿瘤大多数能分泌 GHRH。

(二)临床表现

1.特殊体貌

(1)头面部:面部增长变阔,眉弓及双颧隆突,巨鼻大耳,厚唇肥舌,下颌突出,牙列稀疏,鼻旁窦与喉头增大,言语不清,浊音明显。

(2)四肢:手指足趾明显增粗,肥大,掌跖肥厚,渐觉手套、鞋子小。

(3)其他:全身皮肤粗厚,多汗,多脂,皮肤毛孔增大,胸椎后凸,脊柱活动受限,胸廓增大,晚期因骨质疏松而成佝偻。因肋骨与肋软骨交界处增生而成明显串珠样改变。

2.内分泌代谢变化

(1)甲状腺:约20%的患者有弥漫性甲状腺肿大,个别呈结节样肿大,基础代谢率增高,但^{131}I吸收率、T_3 和 T_4 正常,少数患者有甲状腺功能亢进症表现。晚期可因垂体功能低下出现继发性甲减。

(2)肾上腺:皮质肥大而髓质正常,皮质束状带及网状带增生,个别可有腺瘤形成,尿 17-酮升高,17-羟正常。女性可有多毛和阴蒂增大,但一般无肾上腺皮质功能亢进表现。晚期也可出现继发性肾上腺皮质功能减退症。

(3)性腺:男性睾丸肥大,疾病早期性欲亢进,但以后多逐渐减退,发展成阳痿。女性性欲减退、月经紊乱,闭经不孕。性腺功能减退主要是垂体肿瘤压迫所致,促性腺激素的分泌减少。

(4)催乳:肢端肥大症患者有 20%～50%PRL 水平升高,催乳者占 4%左右。男性可有乳房发育。高 PRL 血症可能是由于肿瘤压迫垂体柄及垂体门脉系统,使 PRL 抑制素不能到达腺垂体而导致腺垂体分泌 PRL 增加,也可能是由于同时合并有 PRL 瘤所致。另外,GH 的分子结构同 PRL 存在一定的同源性,故 GH 有溢乳活性。

(5)糖代谢:肢端肥大症患者常伴有糖代谢异常。50%患者表现为糖耐量减低,25%～35%出现继发性糖尿病。

3.内脏肥大

在过度 GH 的作用下,心、肝、肾、胃和肠等脏器均呈肥大性改变,尤其是心血管系统病变如心脏肥大、高血压、高血脂、动脉硬化及心力衰竭是本病致死致残的主要原因之一。

4.肿瘤压迫症状

(1)头痛:约 60%的患者诉头痛,多为两颞侧或额部的胀痛。后期肿瘤增大致颅内压升高,可有全头痛,并伴有恶心、呕吐和视盘水肿等颅内高压表现。

(2)视力障碍及视野缺损:40%左右的患者存在视力改变,以视野缺损多见,最常见的视野缺损为双眼颞侧半盲(视交叉中心受压)、单眼颞侧半盲或全盲,久之另一眼颞侧半盲(视交叉前方受压)、双眼同侧半盲(视交叉后方受压)等。常由肿瘤对视神经或血管的压迫,视神经萎缩导致。

(3)下丘脑受损症状:若肿瘤增大,下丘脑受压时即有尿崩症、嗜睡、多食和肥胖等表现。

(三)实验室检查

1.血清 GH 测定

人 GH 呈脉冲式分泌,具昼夜节律分泌特征,受运动、应激及代谢变化的影响,正常人一般在 5 μg/L 以内。肢端肥大症患者的 GH 分泌丧失昼夜节律性,血 GH 基础值增高,可在 15 μg/L 以上,活动期可高达 100～1 000 μg/L,且不受高血糖抑制,甚至高血糖抑制后反常升高。

2.血 IGF-1 测定

GH 通过促进肝脏合成 IGF-1,而一般认为肢端肥大的临床表现主要是由于 IGF-1 的作用增强所致;IGF 呈持续性分泌,半衰期长,不受取血时间、进餐与否、睾酮和地塞米松等的影响;因此血清 IGF-1 水平是反映慢性 GH 过度分泌的最优指标。当血清 IGF-1 水平高于同性别、同年龄的正常人均值 2 个标准差以上时,判断为血清 IGF-1 水平升高。

3.其他垂体激素测定

ACTH、TSH 多为正常,PRL 正常或升高,GnRH 下降。血 PRL 升高提示肿瘤分泌 PRL 或压迫了垂体柄。

4.钙、磷测定

少数患者血清钙、磷升高,尿排钙增多,尿磷减少,AKP 一般正常。PTH 和降钙素水平正常。若有持续高钙血症者应警惕合并甲状旁腺功能亢进或多发性内分泌腺瘤的可能。

5.其他靶腺激素测定

约 50%的患者有基础代谢率升高,但 T_3、T_4、血皮质醇、17-羟和 17-酮均正常,疾病晚期可有各种促激素及相应靶腺激素水平低下。

6.血糖

本病患者血糖可高于正常,可出现糖耐量曲线异常,甚至出现显性糖尿病的血糖改变。

7.血 IGF 结合蛋白-3(IGFBP-3)

IGFBP-3 的分子量为 $150 \times 10^3 D$ 的三元复合物,由于 IGFBP-3 是由 GH 通过 IGF-1 诱导产生的,因此 IGFBP-3 的浓度有助于肢端肥大症和巨人症的生化评估。大多数正常成人的血 IGFBP-3 浓度为 2~4 mg/L,而病情活动的本病患者常超过 10 mg/L。

8.血 GH 结合蛋白(GHBP)持续低血 GHBP 水平

其提示肢端肥大症处于活动期。

9.口服葡萄糖抑制试验

该试验为临床确诊肢端肥大症和巨人症最常用的试验,也为目前判断各种药物、手术及放射治疗疗效的金标准。患者口服 75 g 葡萄糖,分别于口服葡萄糖前 30 分钟,服葡萄糖后 30 分钟、60 分钟、90 分钟和 120 分钟采血测 GH 浓度。正常人于服糖 120 分钟后,GH 降至 2 μg/L 或更低。多数肢端肥大症患者 GH 水平不降低,呈矛盾性升高,GH 水平对葡萄糖无反应或部分被抑制。

10.影像学表现

巨人症 X 线检查示全身骨骼均匀性增长变粗,二次骨化中心出现及愈合均可延迟,但骨皮质与骨松质密度及结构一般正常。该病在颅骨及手足骨具有较典型的 X 线表现。前者表现为内外板增厚、以板障增厚为著;后者以末节指骨丛增生呈花簇状为特征,可并有手足骨增粗、骨皮质增厚、关节间隙增宽和掌骨与近侧指骨头部小的外生骨疣。其他尚可见椎体增大、椎体边缘骨质增生,肋骨呈串珠样改变。MRI 和 CT 扫描可了解垂体 GH 腺瘤的大小和腺瘤与邻近组织的关系,MRI 优于 CT。

(四)诊断依据

肢端肥大症凭临床征象及 X 线表现即能确诊,不必再行其他影像学检查来协助诊断。但因其大部分患者是垂体肿瘤所致,为了发现较小的垂体肿瘤,应尽早行垂体 CT 或 MRI 检查。

凡有以下表现者证明病情处于活动期:①肢端呈进行性增大;②视野呈进行性缩小;③持久或进行性头痛加重;④糖耐量试验异常或合并糖尿病;⑤GH 水平明显升高,且不被高血糖抑制;⑥高血磷或高血钙;⑦基础代谢升高;⑧多汗、溢乳。

（五）治疗

主要治疗方案是手术、放射、药物和联合治疗。本病的治疗需要多学科专家小组权衡利弊和风险，制定个体化治疗方案，并遵循规范的治疗流程：多数患者将手术作为一线治疗，如果手术未能治愈，则可接受药物治疗。如果最大剂量的 SSA 或多巴胺受体激动药仍不能充分地控制病情，则应根据疾病的临床活动性和生化指标，考虑进行放射治疗，或者再次手术。肢端肥大症的治疗目的主要是根除 GH 瘤，解除垂体肿瘤对正常组织的压迫症状，减少生长激素的过度分泌，以及对糖尿病等内分泌紊乱的相应治疗和处理。

1. 手术治疗

大部分垂体 GH 腺瘤的首选治疗方法。主要手术方法为经蝶窦腺瘤切除术，主要适用于肿瘤较小者，经 CT 扫描定位并诊断为微腺瘤者，术后并发症少。部分患者可达根治效果。对于向鞍上或鞍外生长的巨大肿瘤、有严重而发展迅速的视力障碍和垂体卒中，可考虑采用经额入路方式摘除垂体肿瘤。确诊患者原则上均适于手术治疗；部分患者经药物治疗后可适合手术治疗，改善手术效果。手术禁忌证：①鼻部感染、蝶窦炎和鼻中隔手术史（相对）；②巨大垂体腺瘤明显向侧方侵入海绵窦、颅中窝，向额叶底、向鞍背后方斜坡发展者（相对）；③有凝血机制障碍或其他严重疾病而不能耐受手术者。

2. 放射治疗

目前，不建议作为垂体 GH 腺瘤的首选治疗方法，最常用于术后病情缓解不全和残余肿瘤的辅助治疗。目前，采用垂体放射治疗方法有超高压放射治疗、α 粒子放射治疗、伽马（γ）刀、^{90}Y 丸植入治疗或立体成像放射治疗（SCRT）等。其中，以 SCRT 效果最好，治疗效果与手术相近。垂体放射治疗的主要不良反应是在放射治疗后可出现垂体前叶功能减退症，有时，对视交叉和下丘脑腹侧有损害。垂体放射的剂量为 4～5 周给予 40～50 Gy，每周放疗 5 天。

3. 药物治疗

药物治疗包括生长抑素类似物（SSA）、多巴胺受体激动药及 GH 受体拮抗剂。SSA 是目前药物治疗的首选，在本病治疗中的 5 个阶段均发挥作用：一线治疗；术前治疗，以缩小肿瘤体积；肿瘤切除后残余肿瘤的辅助治疗；放射治疗后的过度治疗；并发症治疗。

（1）多巴胺能药物：多巴胺能药物对正常人可兴奋 GH 的释放，对肢端肥大症患者可使血浆 GH 下降。约半数肢端肥大症患者的 GH 分泌可被多巴胺及其激动药所抑制，其抑制机制尚不清楚。临床上应用的多巴胺能激动药有溴隐亭、长效溴隐亭、培高利特（硫丙麦林）、麦角乙胺、卡麦角林及 CV209-502。国内主要应用溴隐亭，一般小剂量渐加至每次 5 mg，每天 3～4 次。可有恶心、呕吐、腹痛和直立性低血压等不良反应，治疗一段时间后可消失。溴隐亭只是通过抑制 GH 的分泌而起治疗作用，并不破坏肿瘤，所以停药后，患者 GH 可迅速上升，肿瘤增大，若同时用放射治疗，复发率要低得多。故建议应用溴隐亭治疗同时给予放射治疗。

（2）SSA：生长抑素对 GH 释放具有抑制作用，可抑制垂体瘤分泌 GH。天然生长抑素的半衰期太短，并有抑制胰岛素、胰高血糖素和促胃液素等多种激素的分泌，停用后 GH 分泌有反跳，不适于临床应用。八肽生长抑素类似物（奥曲肽）是一种长效生长抑素类似物，对 GH 的释放抑制作用强而持久，适合临床应用治疗肢端肥大症。起始剂量 50 μg，每天 2～3 次，以后根据血 GH 水平调整剂量，最高剂量可达每天 1 500 μg，治疗 1～2 周后多数患者症状可明显改善，GH 浓度不同程度地减少，75% 患者可达正常值。

（3）赛庚啶：是 9-羟色胺拮抗剂，20 世纪 90 年代用于治疗肢端肥大症，其药理机制不十分清楚。可能使血 GH 水平降低,推测可能是通过直接抑制垂体分泌 GH,也可能作用于下丘脑,减少 GHRH 的分泌或增加 GH 释放抑制激素的分泌。一般,每天服用 4~32 mg,可使症状好转,糖代谢有所改善,但对较严重者及伴有重型糖尿病者的效果不满意。

(4)性激素:性激素有对抗 GH 的外周作用,并且还可抑制 GH 的释放,对部分患者的病情有一定程度的缓解。常用甲羟孕酮 10 mg,每天 3~4 次,可与雌激素交替使用。雌激素不能减少 GH 的分泌,但长期使用可使症状有所改善。

(5)其他治疗:合并糖尿病等按并发症予以相应治疗。疾病晚期并发垂体前叶功能减退时应以相应激素进行替代治疗。

(李 磊)

第六节 高催乳素血症

高催乳素血症是各种原因引起的垂体催乳素细胞分泌过多,导致血液循环中催乳素(PRL)升高为主要特点,表现为非妊娠期或非哺乳期溢乳,月经紊乱或闭经。高催乳素血症在生殖功能失调中 9%~17%。

一、PRL 生理功能

催乳素(PRL)是垂体前叶分泌的一种多肽激素,由于人催乳素单体的糖基化及单体的聚合呈多样性,所以人催乳素在体内以多种形式存在,包括小分子催乳素、糖基化催乳素、大分子催乳素、大大分子催乳素,其生物活性与免疫反应性由高至低以此类推。由于催乳素在体内呈多样性,因此出现血催乳素水平与临床表现不一致的现象。有些女性尽管体内血催乳素水平升高,但却无溢乳、月经失调等症状;而部分女性尽管血催乳素不升高,但出现溢乳、月经失调等症状。前者可能是大分子或大大分子催乳素增加所致,后者可能是小分子催乳素的分泌相对增加,而大分子或大大分子催乳素分泌相对减少所致。

催乳素的生理作用极为广泛复杂。在人类,主要是促进乳腺组织的发育和生长,启动和维持催乳、使乳腺细胞合成蛋白增多。催乳素能影响下丘脑-垂体-卵巢轴,正常水平的 PRL 对卵泡发育非常重要,然而过高水平 PRL 血症不仅对下丘脑 GnRH 及垂体 FSH、LH 的脉冲式分泌有抑制作用,而且还可直接抑制卵泡发育,导致排卵障碍,影响卵巢合成雌激素及孕激素,临床上表现为月经稀发或闭经。另外,PRL 和自身免疫相关。人类 B、T 细胞、脾细胞和 NK 细胞均有 PRL 受体,PRL 与受体结合调节细胞功能。PRL 在渗透压调节上也有重要作用。

二、PRL 生理变化

(一)昼夜变化

PRL 的分泌有昼夜节律,睡眠后逐渐升高,直到睡眠结束,因此,早晨睡醒前 PRL 可达到一天24 小时峰值,醒后迅速下降,上午 10 点至下午 2 点降至一天中谷值。

(二)年龄和性别的变化

由于母体雌激素的影响,刚出生 1 周的婴儿血清 PRL 水平高达 $100~\mu g/L$ 左右,4 周之后逐渐下降,3~12个月时 PRL 降至正常水平。青春期 PRL 水平轻度上升至成人水平,可能与雌激素分泌相关。成年女性的血 PRL 水平始终比同龄男性高。妇女绝经后的 18 个月内,体内的 PRL 水平逐渐下降 50%,但接受雌激素补充治疗的妇女下降较缓慢。在高 PRL 血症的妇女中,应用雌激素替代疗法不引起 PRL 水平的改变。

(三)月经周期中的变化

在月经周期中 PRL 水平有昼夜波动,但周期性变化不明显,卵泡期与黄体期相仿,没有明显排卵前高峰,正常 PRL 值<25 μg/L。

(四)妊娠期的变化

孕 8 周血中 PRL 值仍为 20 μg/L,随着孕周的增加,雌激素水平升高刺激垂体 PRL 细胞增殖和肥大,导致垂体增大及 PRL 分泌增多。在妊娠末期血清 PRL 水平可上升 10 倍,超过 200 μg/L。正常生理情况下,PRL 分泌细胞占腺垂体细胞的 15%~20%,妊娠末期可增加到 70%。

(五)产后催乳过程中的变化

分娩后血 PRL 仍维持在较高水平,无哺乳女性产后 2 周增大的垂体恢复正常大小,血清 PRL 水平下降,产后 4 周血清 PRL 水平降至正常。哺乳者由于经常乳头吸吮刺激,触发垂体 PRL 快速释放,产后 4~6 周哺乳妇女基础血清 PRL 水平持续升高。6~12 周基础 PRL 水平逐渐降至正常,随着每次哺乳发生的 PRL 升高幅度逐渐减小。产后 3~6 个月基础和哺乳刺激情况下 PRL 水平的下降主要是由于添加辅食导致的哺乳减少。如果坚持哺乳,基础 PRL 水平会持续升高,并有产后闭经。

(六)应激导致 PRL 的变化

PRL 的分泌还与精神状态有关,激动或紧张时催乳素明显增加。许多生理行为可影响体内催乳素的水平。高蛋白饮食、性交、哺乳及应激等均可使催乳素水平升高。情绪紧张、寒冷、运动时垂体释放的应激激素包括 PRL、促肾上腺皮质激素(ACTH)和生长激素(GH)。应激可以使得 PRL 水平升高数倍,通常持续时间不到 1 小时。

三、病因

(一)下丘脑疾病

下丘脑分泌的催乳素抑制因子(PIF)对催乳素分泌有抑制作用,PIF 主要是多巴胺。颅咽管瘤压迫第三脑室底部,影响 PIF 输送,导致催乳素过度分泌。其他肿瘤如胶质细胞瘤、脑膜炎症、颅外伤引起垂体柄被切断、脑部放疗治疗破坏、下丘脑功能失调性假孕等影响 PIF 的分泌和传递都可引起催乳素的增高。

(二)垂体疾病

垂体疾病是高催乳素血症最常见的原因。垂体催乳细胞肿瘤最多见,空蝶鞍综合征、肢端肥大症、垂体腺细胞增生都可致催乳素水平的异常增高。按肿瘤直径大小分微腺瘤(肿瘤直径<1 cm)和大腺瘤(肿瘤直径≥1 cm)。

(三)其他内分泌、全身疾病

原发性和/或继发性甲状腺功能减退症,如假性甲状旁腺功能减退、桥本甲状腺炎、多囊卵巢综合征、肾上腺瘤、GH 腺瘤、ACTH 腺瘤等,以及异位 PRL 分泌增加如未分化支气管肺癌、胚胎癌,子宫内膜异位症、肾癌可能有 PRL 升高。肾功能不全、肝硬化影响到全身内分泌稳定时也会出现 PRL 升高。乳腺手术、乳腺假体手术后、长期乳头刺激、妇产科手术如人工流产、引产、死胎、子宫切除术、输卵管结扎术、卵巢切除术等 PRL 也可异常增高。

(四)药物影响

长期服用多巴胺受体拮抗剂如吩噻嗪类镇静药(氯丙嗪、奋乃静)、儿茶酚胺耗竭剂抗高血压药(利舍平、甲基多巴)、甾体激素类(口服避孕药、雌激素)、鸦片类药物(吗啡)、抗胃酸药[H_2-R 拮抗剂-西咪替丁(甲氰咪胍)、多潘立酮(吗丁啉)],均可抑制多巴胺转换,促进 PRL 释放。药物引起的高 PRL 血症多数血清 PRL 水平在 100 μg/L 以下,但也有报道长期服用一些药物使血清 PRL 水平升高达 500 μg/L,而引起大量催乳、闭经。

(五)胸部疾病

胸部疾病,如胸壁的外伤、手术、烧伤、带状疱疹等也可能通过反射引起 PRL 升高。

(六)特发性高催乳素血症

催乳素多为 60~100 μg/L,无明确原因。此类患者与妊娠、服药、垂体肿瘤或其他器质性病变无关,多因患者的下丘脑-垂体功能紊乱,从而导致 PRL 分泌增加。其中大多数 PRL 轻度升高,长期观察可恢复正常。血清 PRL 水平明显升高而无症状的特发性高 PRL 血症患者中,部分患者可能是巨分子 PRL 血症,这种巨分子 PRL 有免疫活性而无生物活性。临床上当无病因可循时,包括 MRI 或 CT 等各种检查后未能明确催乳素异常增高原因的患者可诊断为特发性高催乳素血症,但应注意对其长期随访,对部分伴月经紊乱而 PRL 高于 100 μg/L 者,需警惕潜隐性垂体微腺瘤的可能,应密切随访,脑部 CT 检查发现许多此类疾病患者数年后常发展为垂体微腺瘤。

四、临床表现

(一)溢乳

患者在非妊娠和非哺乳期出现溢乳或挤出乳汁,或断奶数月仍有乳汁分泌,轻者挤压乳房才有乳液溢出,重者自觉内衣有乳渍。分泌的乳汁通常是乳白、微黄色或透明液体,非血性。仅出现溢乳的占27.9%,同时出现闭经及溢乳者占75.4%。这些患者血清 PRL 水平一般都显著升高。部分患者催乳素水平较高但无溢乳表现,可能与其分子结构有关。

(二)闭经或月经紊乱

高水平的催乳素可影响下丘脑-垂体-卵巢轴的功能,导致黄体期缩短或无排卵性月经失调、月经稀发甚至闭经,后者与溢乳表现合称为闭经-溢乳综合征。

(三)不孕或流产

卵巢功能异常、排卵障碍或黄体不健可导致不孕或流产。

(四)头痛及视觉障碍

微腺瘤一般无明显症状;大腺瘤可压迫蝶鞍隔出现头痛、头胀等;当腺瘤向前侵犯或压迫视交叉或影响脑脊液回流时,也可出现头痛、呕吐和眼花,甚至视野缺损和动眼神经麻痹。肿瘤压迫下丘脑可以表现为肥胖、嗜睡、食欲异常等。

(五)性功能改变

部分患者因卵巢功能障碍,表现低雌激素状态,阴道壁变薄或萎缩,分泌物减少,性欲减低。

五、辅助检查

(一)血清学检查

血清 PRL 水平持续异常升高,>1.14 nmol/L(25 μg/L),需除外由于应激引起的 PRL 升高。FSH 及 LH 水平通常偏低。必要时测定 TSH、FT₃、FT₄、肝、肾功能。

(二)影像学检查

当血清 PRL 水平高于 4.55 nmol/L(100 μg/L)时,应注意是否存在垂体腺瘤,CT 和 MRI 可明确下丘脑、垂体及蝶鞍情况,是有效的诊断方法。其中 MRI 对软组织的显影较 CT 清晰,因此对诊断空蝶鞍症最为有效,也可使视神经、海绵窦及颈动脉清楚显影。

(三)眼底、视野检查

垂体肿瘤增大可侵犯和/或压迫视交叉,引起视盘水肿;也可因肿瘤损伤视交叉不同部位而有不同类型视野缺损,因而眼底、视野检查有助于确定垂体腺瘤的部位和大小。

六、诊断

根据血清学检查 PRL 持续异常升高,同时出现溢乳、闭经及月经紊乱、不孕、头痛、眼花、视觉障碍及性功能改变等临床表现,可诊断为高催乳素血症。诊断时应注意某些生理状态如妊娠、哺乳、夜间睡眠、长期刺激乳头、性交、过饱或饥饿、运动和精神应激等,PRL 会有轻度升高。因此,临床测定 PRL 时应避免生理性影响,在 10～11 时取血测定较为合理。PRL 水平显著高于正常者一次检查即可确定,当 PRL 测定结果在正常上限 3 倍以下时至少检测 2 次,以确定有无高 PRL 血症。诊断高催乳素血症后必须根据需要做必要的辅助检查,以进一步明确发病原因及病变程度,便于治疗。

七、治疗

应该遵循对因治疗原则。控制高 PRL 血症、恢复女性正常月经和排卵功能、减少乳汁分泌及改善其他症状(如头痛和视功能障碍等)。

(一)随访

对特发性高催乳素血症、催乳素轻微升高、月经规律、卵巢功能未受影响、无溢乳且未影响正常生活时,可不必治疗,应定期复查,观察临床表现和 PRL 的变化。

(二)药物治疗

垂体 PRL 大腺瘤及伴有闭经、催乳、不孕不育、头痛、骨质疏松等表现的微腺瘤都需要治疗,首选多巴胺激动剂治疗。

1.溴隐亭

溴隐亭为麦角类衍生物,为非特异性多巴胺受体激动剂,可直接作用于垂体催乳素细胞,与多巴胺受体结合,抑制肿瘤增殖,从而抑制 PRL 的合成分泌,是治疗高催乳素血症最常用的药物。为了减少药物不良反应,溴隐亭治疗从小剂量开始渐次增加,即从睡前 1.25 mg 开始,递增到需要的治疗剂量。如果反应不大,可在几天内增加到治疗量。常用剂量为每天 2.5～10.0 mg,分 2～3 次服用,大多数患者每天 5.0～7.5 mg 已显效。剂量的调整依据是血 PRL 水平。达到疗效后可分次减量到维持量,通常每天 1.25～2.50 mg。溴隐亭治疗可以使 70%～90% 的患者获得较好疗效,表现为血 PRL 降至正常、催乳消失或减少、垂体腺瘤缩小、恢复规则月经和生育。若 PRL 大腺瘤在多巴胺激动剂治疗后血 PRL 正常而垂体大腺瘤不缩小,应重新审视诊断是否为非 PRL 腺瘤或混合性垂体腺瘤、是否需改用其他治疗(如手术治疗)。溴隐亭治疗高 PRL 血症、垂体 PRL 腺瘤不论降低血 PRL 水平还是肿瘤体积缩小,都是可逆性的,只是使垂体 PRL 腺瘤可逆性缩小,长期治疗后肿瘤出现纤维化,但停止治疗后垂体 PRL 腺瘤会恢复生长,导致高

PRL 血症再现,因此需长期用药维持治疗。

溴隐亭不良反应主要有恶心、呕吐、眩晕、疲劳和直立性低血压等,故治疗应从小剂量开始,逐渐增加至有效维持剂量,如患者仍无法耐受其胃肠道反应,可改为阴道给药,经期则经肛门用药。阴道、直肠黏膜吸收可达到口服用药同样的治疗效果。约 10% 的患者对溴隐亭不敏感、疗效不满意,对于药物疗效欠佳,不能耐受药物不良反应及拒绝接受药物治疗的患者可以更换其他药物或手术治疗。

新型溴隐亭长效注射剂克服了因口服造成的胃肠道功能紊乱,用法是 50～100 mg,每 28 天一次,是治疗催乳素大腺瘤安全有效的方法,可长期控制肿瘤的生长并使瘤体缩小,不良反应较少,用药方便。

2.卡麦角林和喹高利特

若溴隐亭不良反应无法耐受或无效时可改用具有高度选择性的多巴胺 D_2 受体激动剂卡麦角林和喹高利特,它们抑制 PRL 的作用更强大而不良反应相对减少,作用时间更长。对溴隐亭抵抗(每天 15 mg 溴隐亭效果不满意)或不耐受溴隐亭治疗的 PRL 腺瘤患者改用这些新型多巴胺激动剂仍有 50% 以上有效。喹高利特每天服用一次 75～300 μg;卡麦角林每周只需服用 1～2 次,常用剂量 0.5～2.0 mg,患者顺应性较溴隐亭更好。

3.维生素 B_6

作为辅酶在下丘脑中多巴向多巴胺转化时加强脱羟基及氨基转移作用,与多巴胺受体激动剂起协同作用。临床用量可达 60～100 mg,每天 2～3 次。

(三)手术治疗

若溴隐亭等药物治疗效果欠佳者,有观点认为由于多巴胺激动剂能使肿瘤纤维化形成粘连,可能增加手术的困难和风险,一般建议用药 3 个月内实施手术治疗。经蝶窦手术是最为常用的方法,开颅手术少用。手术适应证包括以下几点。①药物治疗无效或效果欠佳者。②药物治疗反应较大不能耐受者。③巨大垂体腺瘤伴有明显视力视野障碍,药物治疗一段时间后无明显改善者。④侵袭性垂体腺瘤伴有脑脊液鼻漏者。⑤拒绝长期服用药物治疗者。⑥复发的垂体腺瘤也可以手术治疗。

手术后,需要进行全面的垂体功能评估,存在垂体功能低下的患者需要给予相应的内分泌激素替代治疗。

(四)放射治疗

放射治疗分为传统放射治疗和立体定向放射外科治疗。传统放射治疗因照射野相对较大,易出现迟发性垂体功能低下等并发症,目前仅用于有广泛侵袭的肿瘤术后的治疗。立体定向放射外科治疗适用于边界清晰的中小型肿瘤。放射治疗主要适用于大的侵袭性肿瘤、术后残留或复发的肿瘤;药物治疗无效或不能坚持和耐受药物治疗不良反应的患者;有手术禁忌或拒绝手术的患者及部分不愿长期服药的患者。放射治疗疗效评价应包括肿瘤局部控制及异常增高的PRL 下降的情况。通常肿瘤局部控制率较高,而 PRL 恢复至正常则较为缓慢。即使采用立体定向放射外科治疗后,2 年内也仅有 25%～29% 的患者 PRL 恢复正常,其余患者可能需要更长时间随访或需加用药物治疗。传统放射治疗后 2～10 年,有 12%～100% 的患者出现垂体功能低下;1%～2% 的患者可能出现视力障碍或放射性颞叶坏死。部分可能会影响瘤体周围的组织而影响垂体的其他功能,甚至诱发其他肿瘤,损伤周围神经等,因此,放射治疗一般不单独使用。

（五）其他治疗

由于甲状腺功能减退、肾衰竭、手术、外伤、药物等因素引起的高催乳素血症，则对因进行治疗。

八、高催乳素血症患者的妊娠相关处理

（一）基本的原则

基本的原则是将胎儿对药物的暴露限制在尽可能少的时间内。

（二）妊娠期间垂体肿瘤生长特点

妊娠期间 95% 微腺肿瘤患者、70%～80% 大腺瘤患者瘤体并不增大，虽然妊娠期催乳素腺瘤增大情况少见，但仍应该加强监测，垂体腺瘤患者怀孕后未用药物治疗者，约 5% 的微腺瘤患者会发生视交叉压迫，而大腺瘤出现这种危险的可能性达 25%，因此，于妊娠 20 周、28 周、38 周定期复查视野，若有异常，应及时行 MRI 检查。

（三）垂体肿瘤妊娠后处理

在妊娠前有微腺瘤的患者应在明确妊娠后停用溴隐亭，因为肿瘤增大的风险较小。停药后应定期测定血 PRL 水平和视野检查。正常人怀孕后 PRL 水平可以升高 10 倍左右，患者血 PRL 水平显著超过治疗前的 PRL 水平时要密切监测血 PRL 及增加视野检查频度；对于有生育要求的大腺瘤妇女，需在溴隐亭治疗腺瘤缩小后再妊娠较为安全。目前认为溴隐亭对妊娠是安全的，但仍主张一旦妊娠，应考虑停药。所有患垂体 PRL 腺瘤的妊娠患者，在妊娠期需要每 2 个月评估一次。妊娠期间肿瘤再次增大者给予溴隐亭仍能抑制肿瘤生长，一旦发现视野缺损或海绵窦综合征，立即加用溴隐亭可望在 1 周内改善缓解，但整个孕期须持续用药直至分娩。对于药物不能控制者及视力视野进行性恶化时，应该经蝶鞍手术治疗需要并根据产科原则选择分娩方式。高 PRL 血症、垂体 PRL 腺瘤妇女应用溴隐亭治疗，怀孕后自发流产、胎死宫内、胎儿畸形等发生率在 14% 左右，与正常妇女妊娠情况相似。

（四）垂体肿瘤哺乳期处理

没有证据支持哺乳会刺激肿瘤生长。对于有哺乳意愿的妇女，除非妊娠诱导的肿瘤生长需要治疗，一般要到患者想结束哺乳时再使用 DA 激动剂。

临床特殊情况的思考和建议如下。

（1）溴隐亭用药问题：在初始治疗时，血 PRL 水平正常、月经恢复后原剂量可维持不变 3～6 个月。微腺瘤患者即可开始减量；大腺瘤患者此时复查 MRI，确认 PRL 肿瘤已明显缩小（通常肿瘤越大，缩小越明显），PRL 正常后也可开始减量。减量应缓慢分次（2 个月左右一次）进行，通常每次 1.25 mg，用保持血 PRL 水平正常的最小剂量为维持量。每年至少 2 次血 PRL 随诊，以确认其正常。在维持治疗期间，一旦再次出现月经紊乱或 PRL 不能被控制，应查找原因，如药物的影响、怀孕等，必要时复查 MRI，决定是否调整用药剂量。对小剂量溴隐亭维持治疗 PRL 水平保持正常、肿瘤基本消失的患者 5 年后可试行停药，若停药后血 PRL 水平又升高者，仍需长期用药，只有少数患者在长期治疗后达到临床治愈。

（2）视野异常治疗问题：治疗前有视野缺损的患者，治疗初期即复查视野，视野缺损严重的在初始治疗时可每周查 2 次视野（已有视神经萎缩的相应区域的视野会永久性缺损）。药物治疗满意，通常在 2 周内可改善视野；但是对药物反应的时间，存在个体差异，视力视野进行性恶化时应该经蝶鞍手术治疗。

（3）手术治疗后随访问题：手术后 3 个月应行影像学检查，结合内分泌学变化，了解肿瘤切除

程度。视情况每半年或一年再复查一次。手术成功的关键取决于手术者的经验和肿瘤的大小,微腺瘤的手术效果较大腺瘤好,60%~90%的微腺瘤患者术后 PRL 水平可达到正常,而大腺瘤患者达到正常的比例则较低。手术后仍有肿瘤残余的患者,手术后 PRL 水平正常的患者中,长期观察有 20%患者会出现复发,需要进一步采用药物或放射治疗。

(李 磊)

第七节 垂 体 瘤

一、概述

垂体瘤是一组来源于垂体和胚胎期颅咽管囊残余鳞状上皮细胞的肿瘤,约占全部颅内肿瘤的 15%,多在尸检时被发现。其中大多数是来自腺垂体的垂体腺瘤,来自神经垂体的肿瘤极少见。根据肿瘤大小可将垂体瘤分为微腺瘤(直径<10 mm)和大腺瘤(直径≥10 mm)两类。绝大多数垂体瘤是良性肿瘤。

二、病因及发病机制

垂体瘤的病因和发病机制尚未完全阐明,多种因素参与肿瘤形成。垂体瘤的发病可能与下列因素有关。

(一)基因功能异常

基因功能异常包括癌基因的激活及抑癌基因的失活。40%的生长激素(GH)分泌型肿瘤存在 $Gs\alpha$ 基因突变(R201C/H;Q277A),导致 cAMP 水平升高,PKA 活化,使 cAMP 反应原件结合蛋白(CREB)激活,从而促进生长激素细胞增殖。McCune-Albright 综合征是一种罕见的垂体激素过度分泌综合征,包括骨纤维发育不良、皮肤色素沉着、生长激素细胞增生、甲状腺功能亢进、皮质醇增多等。在该综合征患者的内分泌和非内分泌组织中可检测到 $Gs\alpha$ 基因突变。在侵袭性催乳素瘤和远处转移的垂体癌中,发现 Ras 基因突变,推测 Ras 基因突变在恶性肿瘤的形成和生长中发挥重要作用。垂体瘤转化基因(PTTG)在所有垂体瘤中高表达,尤其是催乳素瘤。

(二)其他

垂体富含碱性成纤维细胞生长因子(bFGF),它可刺激垂体细胞有丝分裂。垂体腺瘤表达 FGF-4,转染 FGF-4 能刺激肿瘤血管生成。外周靶腺功能不全、补充雌激素、辐射等因素也可能参与垂体肿瘤的发生。

三、病理生理

垂体瘤因其病理类型和激素分泌状态不同而呈现不同的病理生理变化和临床特征。GH 分泌型肿瘤可分泌过量 GH,发生于青春期前,骨骺未融合者引起巨人症;发生于青春期,骨骺已融合者为肢端肥大症。催乳素(PRL)分泌型肿瘤可分泌过量 PRL,通过抑制促性腺激素释放激素(GnRH)的分泌,减少黄体生成素(LH)和卵泡刺激素(FSH)的释放,造成患者性腺功能减退。促肾上腺皮质激素(ACTH)分泌型肿瘤分泌过量 ACTH,造成肾上腺皮质激素过度分泌,从而导致皮质醇增多症。促甲状腺激素(TSH)分泌型肿瘤很少见,可引起甲状腺激素过量分泌,造成甲状腺功能亢进症。另外,垂体肿瘤局部浸润,可引起肿瘤的占位效应。无功能腺瘤或促性腺激素分泌型肿瘤,常以肿瘤的占位效应为首发表现。其他垂体腺瘤可能来源于嗜酸性干细胞、催乳素生长激素细胞、嗜酸性粒细胞、混合型生长激素和催乳素细胞或其他激素细胞等。鞍区病变的占位效应取决于肿物的大小、解剖位置和扩展方向。侵袭性肿瘤主要向组织较疏松、局部压力较低的区域生长,常侵犯鞍上及鞍旁区。肿瘤最终会侵犯骨质,造成相应的临床表现。

四、临床表现

垂体腺瘤的临床表现常与激素的异常分泌和垂体肿物局部扩张有关。若垂体癌发生颅外转移,可产生相应的临床表现,较为罕见。

(一)肿瘤的占位效应

1.头痛

蝶鞍内肿瘤的主要特征是头痛。鞍内肿瘤生长造成鞍内压力的微小变化即可使硬脑膜受牵拉而产生头痛。头痛的严重程度与腺瘤的大小及局部扩张情况无必然联系。鞍膈或硬脑膜轻度受累即可引起持续性头痛。多巴胺受体激动剂或生长抑素类似物在治疗较小的功能性垂体肿瘤时常可使头痛得到显著改善。突发的严重头痛伴恶心、呕吐及意识状态改变可能是由于垂体腺瘤出血梗死引起,急需手术治疗。

2.视神经结构受累

肿瘤向鞍上侵犯压迫视交叉,会导致视野缺损。患者可表现为双颞侧上方视野缺损或双颞侧偏盲,进而鼻侧视野受累,严重时可导致失明。另外,视神经受到侵犯或脑脊液回流障碍也会导致视力减退。长期视交叉受压会导致视盘苍白。

3.垂体柄受压

垂体柄受压可阻断下丘脑激素及多巴胺到达垂体,导致垂体功能减退症。生长激素缺乏和低促性腺激素型性腺功能减退症较常见。而催乳素细胞失去多巴胺抑制,PRL水平会轻度升高(一般<200 ng/mL)。多巴胺受体激动剂可以降低PRL水平,并使催乳素瘤体积减小,但不能缩小非催乳素分泌型肿瘤的体积,故应注意鉴别以免延误病情。对大腺瘤患者进行垂体减压术,其中约半数患者腺垂体功能减退症可得到改善。垂体肿瘤很少会直接引起中枢性尿崩症,后者如若发生,应怀疑有无颅咽管瘤或其他下丘脑病变存在。

4.其他

肿瘤向侧方侵袭累及海绵窦,可造成第Ⅲ、第Ⅳ、第Ⅵ对脑神经及第Ⅴ对脑神经的眼支及上颌支麻痹。患者可出现不同程度复视、上睑下垂、面部感觉减退等。垂体肿瘤侵犯鞍底可使蝶窦受累。若侵袭性肿瘤侵犯颚顶,可引起鼻咽部的梗阻、感染或脑脊液漏,但此情况较少发生。罕见颞叶和额叶受累,患者可出现沟回癫痫、人格障碍或嗅觉缺失。侵袭性垂体肿瘤直接侵犯下丘脑可能导致重要的代谢异常,包括体温异常、食欲异常、睡眠障碍、中枢性尿崩症、口渴、性早熟或性腺功能减退等。

(二)激素的分泌异常

功能性垂体瘤可分泌不同的垂体激素,导致相应的临床表现。激素分泌型腺瘤的特点是激素呈自主分泌,失去正常的反馈调节。一般而言,垂体肿瘤越大,其分泌的激素越多。但激素分泌量与肿瘤大小并不总是一致。此外,无功能腺瘤可能因其压迫周围的垂体组织只表现为垂体功能减退的症状,而无激素过度分泌表现。

五、实验室及影像学检查

(一)实验室检查

实验室检查主要包括检测腺垂体激素的分泌情况。如前所述,若鞍区占位没有明显的激素过多分泌而又使垂体柄受压,则可能导致垂体功能减退,如生长激素缺乏、促性腺激素缺乏等,同时可能导致 PRL 水平升高。功能性垂体瘤一般都有激素高分泌的生化表现,应行相应的激素检查。当怀疑垂体腺瘤时,初步的激素检查应包括以下几方面:①血清 PRL;②胰岛素样生长因子-1(IGF-1);③血皮质醇分泌昼夜节律/24 小时尿游离皮质醇/隔夜小剂量地塞米松抑制试验;④FSH、LH、睾酮;⑤甲状腺功能。

(二)影像学检查

1.磁共振(MRI)检查

MRI 对垂体的评估优于其他显像技术,目前已成为垂体肿瘤首选影像诊断方法。如怀疑垂体肿瘤或其他鞍旁肿物,应进行垂体 MRI 而非全脑 MRI,因为常规脑部 MRI 精确度不足以发现小的垂体肿瘤。垂体 MRI 可清晰地显示下丘脑轮廓、垂体柄、垂体、海绵窦、蝶窦及视交叉。正常垂体表面呈平坦或轻度凹陷,而在青春期和妊娠期会轻度凸出。垂体高度在成人约 8 mm,儿童约 6 mm,在青春期、妊娠和产后会暂时的生理性增大。妊娠时,垂体通常不超过 12 mm,垂体柄直径不超过 4 mm。垂体密度在 MRI 显像上轻度不均。在 T_1 加权显像上,由于包含神经分泌颗粒和磷脂的原因,神经垂体成像明亮,成为垂体后叶高信号区。而腺垂体信号强度与脑组织相似。在 MRI 上,骨质显像低信号,蝶窦所含气体显像无信号,鞍背脂肪可显像明亮。T_2 加权显像常被用于显示血液或囊液等。使用钆造影剂增强显像后,正常垂体信号显著增强。增强MRI 主要用于发现垂体微腺瘤及了解海绵窦内部情况。

在 T_1 加权显像上,垂体瘤较周围正常组织信号低,而在 T_2 加权显像上信号加强。应注意垂体瘤大小、范围及周围组织结构受累情况。较大肿瘤中出现低信号区提示坏死或囊性变,出现高信号区提示出血。垂体微腺瘤常常较难被发现,若出现垂体不对称提示微腺瘤可能。

鞍区占位性病变通常在行头部 MRI 检查时偶然被发现,其中多数是垂体腺瘤。而 MRI 也可较好地分辨垂体腺瘤和其他颅内肿物,包括颅咽管瘤、脑膜瘤、囊肿和转移瘤等。

2.计算机断层扫描(CT)

CT 可用来显示骨质结构及骨质破坏情况。同时也可显示肿瘤(如颅咽管瘤、脑膜瘤等)的钙化。

(三)眼科检查

由于视交叉易受扩张的肿物压迫而产生相应症状,若患者鞍区占位性病变毗邻视交叉,则应进行视野评估、视觉检测等。

(四)病理检查

对经鼻蝶窦手术获取的肿瘤标本进行病理检查可明确肿瘤类型及临床诊断,为进一步治疗提供依据。

六、诊断及鉴别诊断

垂体瘤的诊断依赖典型的临床表现、影像学及实验室检查发现。由于垂体腺瘤的治疗和预后与其他非垂体肿物截然不同,故鉴别诊断尤为重要。鞍区占位病变多是垂体腺瘤,如若 MRI 发现鞍区占位病变,诊断应首先考虑垂体腺瘤。

(一)垂体增大

妊娠可致催乳素细胞增生,长期原发性甲状腺或性腺功能减退可分别致促甲状腺细胞及促性腺激素细胞增殖。异位 CHRH 或 CRH 分泌会导致生长激素细胞或促肾上腺皮质激素细胞增生。上述情况均可导致垂体增大。

(二)Rathke 囊肿

胚胎发育过程中 Rathke 囊闭锁障碍可导致 Rathke 囊肿的发生。其尸检检出率约 20%。患者通常没有症状,部分患者依囊肿位置及大小不同可出现不同程度的头痛及视力障碍,女性患者可出现闭经。垂体功能减退及脑水肿较少见。MRI 可鉴别垂体腺瘤和 Rathke 囊肿。

(三)颅咽管瘤

颅咽管瘤为鞍旁肿瘤,常发生在垂体柄附近,可向鞍上池扩展,具有局部侵袭特性,但很少发生恶变。肿瘤起源于 Rathke 囊残迹的鳞状上皮,一般较大,呈囊性,常有钙化。颅咽管瘤约占全部颅内肿瘤的 3%,常在儿童或青春期被诊断。患者主要表现为颅内压增高,可出现头痛、喷射性呕吐、视盘水肿和脑积水等。患者还可出现视神经萎缩、视野缺损、腺垂体功能减退症、尿崩症等。其中尿崩症往往是颅咽管瘤最早出现的特征,这与垂体腺瘤不同,可资鉴别。另外,颅咽管瘤在 MRI 上与正常垂体组织之间有界限,多数患者 CT 显像可出现特征性絮状或凸起的钙化,也可同垂体瘤相鉴别。

(四)淋巴细胞性垂体炎

本病多见于妊娠和产后女性,其病因不明,可能与自身免疫因素有关。该病的特征为垂体弥漫性淋巴细胞或浆细胞浸润,可造成暂时或永久性的垂体功能减退。偶尔可出现孤立性垂体激素缺乏,提示可能存在选择性特定类型垂体细胞自身免疫病变。患者还可出现头痛、视野缺损、高催乳素血症等。MRI 显示垂体包块,常与垂体腺瘤难以区别。神经垂体高密度亮点消失支持淋巴细胞性垂体炎的诊断。红细胞沉降率(ESR)常常加快。糖皮质激素治疗有效。

(五)脊索瘤

脊索瘤是一种起源于胚胎脊索的肿瘤。它有局部侵袭性和转移性,进展迅速,常表现为斜坡骨质侵蚀,有时可有钙化。患者可出现头痛、视力障碍、垂体功能低下等。

(六)脑膜瘤

肿瘤通常界限清晰,体积较颅咽管瘤小。鞍上脑膜瘤可直接侵犯垂体,也有报道称鞍旁脑膜瘤可合并功能性垂体腺瘤。部分患者可出现交叉综合征,表现为双眼视力下降,严重者甚至失明。另外,还可出现高催乳素血症、头痛、视力障碍等。鞍区脑膜瘤与无功能垂体腺瘤往往较难鉴别。MRI 上 T$_1$ 加权显像显示脑膜瘤为均一密度,比垂体组织密度低,增强扫描可显示明显强化。CT 可示硬脑膜钙化。

(七)神经胶质瘤

神经胶质瘤来源于视交叉或视束,常常波及视神经,导致失明。肿瘤主要发生于儿童,80% 在 10 岁以下。成人发病者肿瘤的侵袭性更强,约 1/3 伴有神经纤维瘤病。肿瘤可产生局部占位效应,包括视力障碍、间脑综合征、中枢性尿崩症、脑积水等。鞍内起源者罕见,但可引起高催乳素血症,应与催乳素瘤相鉴别。

（八）鞍旁动脉瘤

患者可表现为眼痛、频发头痛、突发脑神经麻痹等。由于鞍旁动脉瘤破裂出血可导致严重后果,故术前诊断尤为重要,垂体瘤患者应仔细排查有无鞍旁动脉瘤。诊断有赖于 MRI 和血管造影。

（九）下丘脑错构瘤

下丘脑错构瘤为神经元和神经胶质细胞非新生物样过度生长,可来源于星形胶质细胞、少突胶质细胞或分化不一的神经元。肿瘤可分泌下丘脑激素,包括 GnRH、GHRH 和 CRH 等,引起儿童性早熟、痴笑样癫痫、精神性运动迟缓、生长异常或肢端肥大症等。MRI 对错构瘤诊断价值有限。

（十）垂体转移癌

垂体肿瘤有时来源于其他部位肿瘤转移,常见的原发肿瘤包括乳腺癌、肺癌、胃肠道肿瘤等。垂体转移瘤约半数来源于乳腺癌。由于影像学较难区别垂体转移癌和垂体瘤,确诊需要术后病理检查。

七、治疗

垂体瘤的治疗目标是缓解局部压迫、维持正常垂体激素水平、保护正常垂体细胞功能、防止腺瘤复发。目前垂体瘤的治疗方法包括手术、放疗和药物治疗。应根据肿物性质、大小、局部压迫等情况综合判断选择合适的治疗方案。

（一）手术治疗

除催乳素瘤外,手术治疗通常是垂体瘤的首选治疗方式。手术治疗的目标是降低过度分泌的激素水平、去除肿物对周围组织结构的压迫、预防肿瘤进一步增大;同时,应尽可能保护残余垂体内分泌功能。

（二）放射治疗

单用放射治疗很少能使肿瘤完全缓解,因此很少作为垂体肿瘤的首选治疗方式,主要作为手术及药物治疗的辅助治疗。主要指征包括顽固性激素过度分泌、垂体肿瘤切除不全、有手术禁忌或术后肿瘤复发可能性大者。复发的皮质醇增多症较适合放疗,尤其是年轻患者。而催乳素瘤一般药物治疗有效,很少使用放疗。放疗的起效时间一般较长,有时需数年,立体定位技术的使用已大大缩短这一时间。立体定向放射是利用外部电离辐射束和立体定位系统,用高能放射线损伤或摧毁靶区域从而达到治疗目的,主要包括伽马刀、直线加速器和高能质子束。其中,伽马刀立体定向放射治疗最为常用。放疗的短期并发症主要包括一过性恶心、乏力、头痛、脱发等。$50\%\sim70\%$ 的患者后期可发生腺垂体功能减退,垂体后叶功能受损少见。放疗后应终身随访并进行垂体前叶激素水平测定。

（三）药物治疗

根据垂体肿瘤类型选用不同的药物治疗。多巴胺受体激动剂作为催乳素瘤的主要治疗方法,可使 PRL 水平迅速下降,并可缩小肿瘤体积。它还可用于肢端肥大症的治疗。常用多巴胺受体激动剂有溴隐亭、卡麦角林等。生长抑素类似物可抑制多种激素分泌,如 GH 和 TSH 等,目前已被用于治疗肢端肥大症和 TSH 分泌型肿瘤。另外,GH 受体拮抗剂（培维索孟）可阻断 GH 生物学作用,也可用于肢端肥大症的治疗。抑制类固醇生物合成的药物可用于皮质醇增多症的辅助治疗,如酮康唑、甲吡酮、米托坦等。米非司酮可拮抗皮质醇作用,也可用于皮质醇增多症的治疗。ACTH瘤和无功能腺瘤一般对药物治疗无效,应选择手术和/或放疗。

八、预后

由于多数垂体瘤是良性肿瘤,生长缓慢。早期治疗可缩小肿瘤体积,缓解占位效应,并使激素水平得到恢复。患者常需终身随访及治疗。垂体瘤手术前视力受损严重者,术后恢复的可能性较小。无功能腺瘤的临床转归一般较好。垂体癌预后不佳。

(李秀真)

第八节　空泡蝶鞍综合征

一、病因和发病率

空泡蝶鞍综合征(ESS)是指由于蛛网膜下腔突入鞍内,并被脑脊液填充,致使蝶鞍重建和体积扩大,使垂体扁平的一种解剖学变异。

由于鞍膈先天性闭锁不全所致的原发性空泡蝶鞍综合征是常见的解剖变异,尸检发现,其发生率5%～23%,是蝶鞍扩大最常见的原因。空泡蝶鞍也常见于垂体切除术或垂体部位放疗之后,产后垂体梗死也可出现空蝶鞍。另外垂体PRL瘤和GH瘤可发生亚临床出血后梗死,牵拉鞍上脑池,使之嵌入到鞍内。因此,任何导致空泡蝶鞍的情况均不能除外同时存在垂体肿瘤的可能。

二、临床表现

(一)症状和体征
患者多为中年肥胖女性,许多患者有高血压和良性颅内压增高。约有48%患者有头痛,常因此而行颅脑X线检查,但头痛并不一定就是空泡蝶鞍所致。严重的临床表现很少见。罕有自发性脑脊液鼻漏和视野缺损。

(二)实验室检查
垂体前叶功能试验指标几乎都是正常的,但部分患者可伴有高催乳素血症。宜进行内分泌激素的测定以排除垂体前叶功能减退症或激素分泌过多性垂体微腺瘤。

三、诊断

空泡蝶鞍综合征的诊断很容易由MRI得以确诊。MRI显示出鞍膈疝及鞍窝内有脑脊液征象。

四、治疗

空泡蝶鞍综合征的治疗主要根据临床表现,无任何症状的成年患者不必治疗,但需严密观察和随访,儿童患者必须定期追踪内分泌功能改变和视野变化。一旦发现有脑脊液鼻漏、视力障碍、颅内压增高者应立即进行手术。一般手术方式可采用经额进入途径,或采用经蝶进入途径的空鞍包裹术。目前还可采用鼻腔镜手术治疗。经手术治疗,多数患者临床症状均有不同程度改善,空泡蝶鞍合并垂体肿瘤可先经蝶手术切除肿瘤再修补空泡蝶鞍,手术激素检测正常。垂体功能低下时应用相应靶腺激素替代治疗。Sheehan 综合征患者发生产后垂体功能减退症,要强调糖皮质激素和甲状腺激素的替代治疗。

(李秀真)

<h1 align="center">第九节 Kallmann 综合征</h1>

一、概述

Kallmann 综合征(KS)又称性幼稚嗅觉丧失综合征,是一种先天性促性腺功能低下或合并有嗅觉缺失联合出现的病征。其发病率男性为 1∶10 000,女性为 1∶50 000,男性为女性的 5～6 倍,X 连锁形式最常见,可呈家族性发病,也可散发。1856 年 Maestre de saniuan 就开始报道存在性功能低下伴嗅觉障碍这一疾病。1944 年美国纽约的精神病遗传学家 Kallmann 首先报道了 3 个家族中的 12 例类无睾症,其中9 例伴有嗅觉缺失,并开始提出这是一种遗传性疾病,此后各国相继有多个家族性和散发患者报道。Hamihonul等根据嗅觉障碍程度将 KS 综合征分为Ⅰ型(嗅不出任何气味)和Ⅱ型(可嗅出部分强烈的刺激味)。KS 最主要的特点为促性腺激素分泌不足的性腺减退症,嗅觉减退或身体发育不全,第二性征不明显。

二、病因与发病机制

KS 的发病原因分为自发性和遗传性两种,后者具有常染色体显性、常染色体隐性、X 染色体隐性遗传等多种遗传方式。

KS 患者在出现第二性征低下、性功能障碍的同时常伴有嗅觉缺失的发生机制,与其先天性解剖学基础有关,即嗅觉器官与分泌 GnRH 的神经元组织学来源相同。KS 性腺功能低下是继发于下丘脑的促性腺激素释放激素(GnRH)不足或缺乏的结果,而嗅觉障碍则是由于嗅球、嗅束形成障碍所致。有研究表明,分泌 GnRH 的神经细胞和嗅神经细胞在发育过程中共同起源于嗅基板,即头外胚层散在性增厚部分,以后可形成嗅上皮,嗅神经细胞从嗅基板周围伸出轴突穿过筛状板和脑膜组织到达嗅球,与僧帽细胞的树突形成突触,而 GnRH 神经细胞则沿嗅神经迁移,穿过嗅球定位于下丘脑。因此,GnRH 神经细胞和嗅神经细胞轴突存在一条共同的迁移途径。正常情况下,在胚胎早期就有 *Kallmann* 基因(*KAL* 基因)表达,并翻译出一种与细胞黏附有关的 KAL 蛋白,后者在嗅神经轴突延长,嗅球和嗅束形成及 GnRH 神经细胞迁移过程中起重要作用。在 Kallmann 综合征时,由于胚胎早期 *KAL* 基因突变,不能翻译出 KAL 黏附蛋白,影响上述神经细胞迁移及嗅球、嗅束的形成,进而引起性腺功能低下及嗅觉障碍。

三、病理

(一)*KAL-1* 与 X 连锁型 KS

1992 年 Bick 等首次报道*KAL-1* 基因是 X 连锁型 KS 的易感基因,由 14 个外显子组成,基因全长 120～200 kb。*KAL-1* 基因编码 680 个氨基酸残基组成的神经发育调节蛋白,即嗅因子(anosmin.1),其分子富含半胱氨酸区、乳清酸性蛋白(WAP)区、4 个 III 型纤连素样(Fn III)重复序列。嗅因子具有抗丝氨酸蛋白酶及细胞黏附分子功能、调控神经轴突向外生长和识别靶组织或靶细胞的功能,并参与 GnRH 分泌神经元和嗅觉神经元的迁移。*KAL-1* 基因突变多见于基因编码嗅因子的 4 个 Fn III 序列内,但未发现突变热点,也未发现表型关联,此进一步显现 KS 的遗传异质性。

(二)*FGFR1* 与常染色体显性遗传型 KS

成纤维细胞生长因子受体 1(*FGFR1*)基因也称 KAL-2,定位于 8q12,毗邻 GnRH 编码基因,包含18 个外显子,全长达 57.7 kb。其编码蛋白 FGFR1 为一种跨膜蛋白受体,一旦 FGFR1 发生构象改变即可激活受体内信号传导。已知 FGF 在胚胎神经细胞发育中具有重要作用,其参与 GnRH 神经元和嗅神经发育。FGFR1 缺陷可造成 GnRH 神经迁移及嗅球发育异常。目前研究已证实KAL-2 突变可致常染色体显性遗传型 KS 及 nlHH,其临床表型可类似 KAL-1 基因缺陷,除不同程度发育缺陷外,也可伴有嗅觉障碍等其他先天缺陷。

(三)*PROK2/PROKR2* 与常染色体隐性遗传型 KS

PROK2 基因定位于 3p21,包含 3 个外显子,基因全长 13.4 kb,其编码蛋白由 108 个氨基酸残基组成。PROK2 受体(*PROKR2*)基因定位于 20p13,包含 2 个外显子,基因全长 12.33 kb,编码 G 蛋白偶联激联肽受体 2,f1 由 3 384 个氨基酸残基组成,被视为 KS 的又一候选基因。其表型可为不同程度的嗅觉障碍和性发育缺陷,但未见报道类似其他遗传模式 KS 的其他畸形。迄今为止尚无功能突变效应研究报道。

四、临床表现

KS 的临床表现差异甚大,不同分子缺陷可致相似临床表现,而同一缺陷其表现却又不尽相同。主要表现如下。

(1)无性发育或发育不良,表现为性幼稚体型,缺乏第二性征,青春期男孩睾丸容积常<4 mL,阴茎长度<5 cm,阴囊发育幼稚,无性毛发育。骨龄落后,臂长可大于身长,并缺乏青春期生长加速。

(2)嗅觉丧失或减弱,X 连锁 KS 患者几乎均有不同程度的嗅觉缺陷。

(3)合并多种先天畸形,如色盲、听力减退、高腭弓、腭裂、齿发育缺陷、隐睾或睾丸萎缩、肾脏发育不全和较常见的运动共济失调、先天性心脏病等。

(4)头颅 MRI 可见缺乏嗅球和嗅管及不同程度的大脑嗅沟发育不全。

(5)实验室检查可见外周血 LH、FSH 和性激素(雌二醇或睾酮)水平低下,男孩有抗苗氏管抑制激素(AMH)增高和抑制素 B(Inh B)降低等。

五、治疗与预后

(一)GnRH 肌内注射法

戈那瑞林(LHRH)每天 100～200 μg,或隔天用 200 μg 肌内注射,连续 60～90 天为 1 个疗程,休息 1 个月后再重复应用。初次用药时应观察患者是否有药物不良反应,若有必须考虑用其他方法。可以通过第二性征的改善来进行疗效判断。

（二）GnRH 脉冲式皮下给药

GnRH 脉冲式皮下给药是最接近生理效应的治疗方案，其方法是将含 1 500～2 000 μg 的戈那瑞林（LHRH）粉剂用 6～7 mL 注射液混匀后，经自动脉冲给药泵按程序给药，每 90 分钟注射 60～70 μL，每 24 小时 16 脉冲，每次换药可维持 6～7 天，然后重复下一次循环。1 个疗程至少半年至 1 年。

（三）HCG 和 FSH 或 HMG 联合用药

第 1 个月用 HCG 2 000 U，肌内注射，每周 2～3 次，然后用 FSH 或 HMG 150 U，肌内注射，每周20 次，连续3～6个月，年龄大者可持续 1 年。以上治疗方法的目的主要是促进青春期启动，使性器官与第二性征正常发育，并获得生育能力。青春期以前 GnRH 类药物治疗可刺激睾丸的发育，促进第二性征的出现及产生生精功能，但青春期以后治疗效果较差，且年龄愈大疗效愈差。因此寻找 KS 致病基因的特征，建立早期、快速、敏感的检测方法，全面开展产前筛查，早期发现、早期治疗才是防治此病的有效方法。本病预后主要取决于如何采用适当的激素替代治疗，并可望诱导青春发育和保存生育功能。

（涂　晶）

第六章

甲状腺疾病

第一节　亚临床甲状腺功能亢进症

一、定义

亚临床甲状腺功能亢进症是一种 fT_3、fT_4 正常,而 TSH 低于正常的一种特殊类型的甲状腺功能亢进症。其临床表现不明显或非特异性,容易被忽视。随着甲状腺功能检测方法的进展和就诊意识的提高,亚临床甲状腺功能亢进症的患者日益增多。关于亚临床甲状腺功能亢进症可否作为一种疾病实体看待及其诊断治疗策略如何,国外文献争议甚多。由于亚临床甲状腺功能亢进症对心脏、骨骼甚至神经系统等具有潜在危害,正确处理显然具有重要临床意义。

二、流行病学

历时 20 年的英国 Whickhan 调查随访发现,有 2%～3% 的人群 TSH 受抑制但无明显临床症状。丹麦一组 480 例住院老年患者分析结果表明,亚临床甲状腺功能亢进症占 10.2%。在美国 1988－1994 年第三次全国健康及营养状况调查中,亚临床甲状腺功能亢进症仅占 0.8%。但最近美国科罗拉多流行病研究发现,所有成人的亚临床甲状腺功能亢进症发病率为 2.1%,其中 20% 是由于服用 L-T_4 所致。亚临床甲状腺功能亢进症发病率男性多于女性,黑种人多于白种人,老年人多于年轻人。有报道 60 岁以上老人亚临床甲状腺功能亢进症甚至高达 20% 以上。在碘摄入异常的地区,亚临床甲状腺功能亢进症也较常见。内源性亚临床甲状腺功能亢进症发病主要和饮食中碘的摄入及甲状腺自身抗体的存在有关。我国水源性高碘地区亚临床甲状腺功能亢进症发病率为 1.12%,75% 的患者 TRAb 阳性。

三、病因

(一)外源性亚临床甲状腺功能亢进症

外源性亚临床甲状腺功能亢进症是指由药物(主要包括超生理剂量的甲状腺激素、胺碘酮及干扰素等)引起的亚临床甲状腺功能亢进症。另外,多结节性甲状腺肿患者服用碘剂而引起的甲状腺炎也可以表现为亚临床甲状腺功能亢进。L-T_4 替代治疗是外源性亚临床甲状腺功能亢进症最常见的原因。

(二)内源性亚临床甲状腺功能亢进症

内源性是指由于甲状腺疾病(主要包括 Graves 病、多结节性甲状腺肿及自主功能性甲状腺腺瘤)而引起的亚临床甲状腺功能亢进症。内源性亚临床甲状腺功能亢进症的发生与内源性甲状腺激素的产生有关。当甲状腺肿增大或自主性结节变大、变多时,发生亚临床甲状腺功能亢进症的风险逐渐增加。

四、临床表现

亚临床甲状腺功能亢进症临床症状多不明显或呈非特异性,可能有轻微精神症状或情绪紊乱,老年人也可能稍有抑郁、焦虑或类似轻型"淡漠型甲状腺功能亢进症"。近年来 Munte 等对实验性亚临床甲状腺功能亢进症患者进行视觉搜寻试验,即令受试者扫视多项目阵列以发现遗漏或多余的特征,同时描记相关脑电位,测试反应时间。发现亚临床甲状腺功能亢进症患者有认知方面的脑电活动异常。此外,由于心悸、乏力、不耐疲劳等症状均无特异性,亚临床甲状腺功能亢进症易被忽略或归于神经衰弱或老年体衰。

亚临床甲状腺功能亢进症可以无任何症状,也可以有轻微的非特异性症状(如乏力、失眠等),或表现出某些隐蔽的甲状腺毒症的症状和体征。亚临床甲状腺功能亢进症的主要危害是引起骨骼系统、心血管系统及代谢等方面的异常。

(一)心血管系统

英格兰、威尔士两地 10 年的队列研究,发现 TSH＜0.5 mIU/L 病死率增加 2.2 倍,心血管死亡增加 3.3 倍。Auer 等及 Sawin 等的研究均认为亚临床甲状腺功能亢进症是心房纤颤的危险因素,亚临床甲状腺功能亢进症者房颤发生率达 12.7%,接近于临床甲状腺功能亢进症的 13.8%。目前认为亚临床甲状腺功能亢进症是心房颤动发生的危险因素之一。同时还发现亚临床甲状腺功能亢进症的其他一些心血管系统的异常。应用多普勒超声心动仪研究发现心脏收缩功能相关参数左心室心肌重量(LVM)、室间隔厚度(IVS)、左心室后壁厚度(LVPW)、左心室射血分数(LVEF)等增加,而反映舒张功能的等容舒张时间(IVRT)延长、E/A 比值减少,并出现心率变异(HRV)异常(可较敏感地反映心脏自主神经病变)和早期心脏迷走神经调节功能受损。亚临床甲状腺功能亢进症可能影响心脏形态和功能,包括房性期外搏动增加、左心室心肌重量增加(由于室中隔和室后壁厚度增加)、左心室收缩功能增强、舒张功能受损。年龄在 60 岁或以上的患者中,单纯的低血清 TSH 可以增加死亡率,尤其是循环和心血管系统疾病导致的死亡。

(二)骨骼系统

女性亚临床甲状腺功能亢进症患者绝经前大多不存在骨代谢异常,也无骨密度(BMD)改变,但绝经后尤其最初几年,骨量丢失处于高危状态,亚临床和临床甲状腺功能亢进症的骨转换率均增高。尿钙排泄增多,骨吸收大于骨生成,骨量持续丢失,发生骨质疏松危险性增加。Kumeda 等研究发现亚临床甲状腺功能亢进症者骨吸收参数(尿胶原吡啶啉、尿脱氧吡啶啉)和骨生成参数(骨源性碱性磷酸酶,BALP)均增加,BALP 与 TSH 水平呈负相关,提示要恢复正常骨转换,使 TSH 水平正常化十分重要。对绝经后内源性亚临床甲状腺功能亢进症者进行随访,发现每年骨量丢失大约 2%。用[131]I 放射治疗有自主功能的甲状腺结节使 TSH 正常后,可阻止骨量丢失。亚临床甲状腺功能亢进症发生骨质疏松的风险可能是增加的。

(三)代谢和血液生化改变

亚临床甲状腺功能亢进症可能伴有某些少见的代谢和血液生化改变,包括静息时能量消耗、性激素结合球蛋白浓度及反映骨转换的指标(如骨钙素、尿吡啉啶和尿脱氧吡啶酚)轻度增加,血清总胆固醇和低密度脂蛋白胆固醇轻度降低,但这些改变似乎无临床意义。

(四)神经精神系统

亚临床甲状腺功能亢进症患者可能表现出某些神经精神症状如恐惧、敌意、疑病、思想难以集中,典型甲状腺功能亢进症缓解后的亚临床甲状腺功能亢进症患者常有抑郁表现,约 25% 的患者表现出神经心理功能的不健全。有人报道,年龄在 55 岁或以上的内源性亚临床甲状腺功能亢进症患者发生智力减退和阿尔茨海默病的风险增加,特别是 TPO 抗体阳性者。

五、诊断

亚临床甲状腺功能亢进症的实验室诊断十分关键,应确保检验的准确性和可重复性。美国达成的共识认为,TSH 的检验敏感性至少应达 0.02 mIU/L。临床上诊断亚临床甲状腺功能亢进症应符合以下条件:①血清 TSH 水平低于正常参考值下限,fT$_3$、fT$_4$ 在正常参考值范围内。②排除可引起血清 TSH 暂时降低的其他原因:如甲状腺功能亢进症治疗过程,正常妊娠,正常甲状腺功能病态综合征,下丘脑、垂体功能障碍,以及应用呋塞米、多巴胺、糖皮质激素等药物。③内源性亚临床甲状腺功能亢进可查到明确的甲状腺病因;外源性亚临床甲状腺功能亢进症与服用过量的 L-T$_4$ 有关。怀疑亚临床甲状腺功能亢进症应做详细的甲状腺体检及影像学检查,测定 TGAb、MCA、TPOAb 和 TRAb,必要时进行细针抽吸活组织检查常可作出病因诊断。此外,依 TSH 水平还可分类诊断 TSH 显著降低的和 TSH 轻度降低的亚临床甲状腺功能亢进症。有认为其界定分别是 TSH<0.1 mIU/L 和 TSH 0.10~0.45 mIU/L。而完全无临床表现,仅有低 TSH,除外垂体病变及其他原因者才诊断为亚临床甲状腺功能亢进症。

六、鉴别诊断

亚临床甲状腺功能亢进症须和下列 TSH 浓度低于正常但甲状腺激素水平正常的情况相鉴别:①非甲状腺疾病,主要见于一些严重疾病,可能是由于疾病导致中枢性的 TSH 抑制(例如,生长抑素和其他一些神经递质),以及某些因素干扰了外周甲状腺激素的代谢和 T$_4$ 向 T$_3$ 的转化(如可的松)。②中心性(继发性)甲状腺功能减退(甲减)。③妊娠(3 个月末),主要是由于此时人绒毛膜促性腺激素分泌达到峰值,可以抑制 TSH 的产生达几周。④老龄,由于老年人甲状腺素清除率减少,导致 TSH 受抑制。

七、治疗

(一)处理原则

亚临床甲状腺功能亢进症一般不需要积极的治疗,饮食治疗加上应激因素的去除,可以缓解亚临床甲状腺功能亢进症的症状。如果有治疗指征存在,可以给予相应治疗。亚临床甲状腺功能亢进症治疗指征主要包括以下几方面:①老龄。②甲状腺毒症(即使很轻微)。③骨质疏松危险因素。④房性心律失常。⑤较大甲状腺肿的存在。治疗方法要根据治疗的有效性、潜在的风险来选择。因临床症状不明显,甲状腺激素靶器官的损害证据不足,有些 Graves 病早期的患者可能转归正常呈自限性。故早期治疗的风险可能大于益处,建议暂不治疗,但应密切随访。

(二)外源性亚临床甲状腺功能亢进症的治疗

如果亚临床甲状腺功能亢进症是由于服用过量甲状腺素引起,则甲状腺素的量应该减少,但甲状腺癌患者服用过量甲状腺素应该排除在外,因为 TSH 被抑制对甲状腺癌患者是有利的。以下征象提示甲状腺激素替代过量:①新出现的心房颤动、心绞痛和心功能不全。②骨密度丢失加速。③月经稀少、闭经和不孕。④非特异性症状如疲劳、大便次数增多和心悸的出现。⑤血清 T_3 浓度在正常高值。其他药物引起的亚临床甲状腺功能亢进症一般是暂时性的,不需要特殊治疗,但仍需密切观察。对于干扰素引起的甲状腺功能失调包括亚临床甲状腺功能亢进症,有人主张密切观察血清 TSH 和甲状腺功能,而不需要其他特殊治疗。

(三)内源性亚临床甲状腺功能亢进症的治疗

建议内源性亚临床甲状腺功能亢进症患者如果没有结节性甲状腺疾病或甲状腺激素过量引起的并发症,一般不需要治疗,但甲状腺功能应每 6 个月检查一次,如果患者有可疑的症状如疲劳等出现,6 个月后的复查仍然符合亚临床甲状腺功能亢进症的表现,则可以进行治疗。开始可以用小剂量抗甲状腺药物如甲巯咪唑 5~10 mg/d 治疗 6~12 个月。打算妊娠的患者,则推荐使用丙硫氧嘧啶 50 mg,每天 2 次,主要是因为妊娠期间用甲巯咪唑可能会导致一种少见的先天性皮肤发育不全(一种头皮缺陷)的发生。如果患者伴房颤,建议首先使用抗甲状腺药物(如甲巯咪唑)尽快使血清 TSH 恢复正常,由于房颤有发生栓塞的危险,故主张同时加用抗凝剂(如华法林),但亚临床甲状腺功能亢进症患者对抗凝剂更加敏感,故要密切观察,如果血清 TSH 恢复正常后 4 个月内未能转为窦性心律,可以考虑心脏复律。

(四)持续亚临床甲状腺功能亢进症的治疗指征

持续亚临床甲状腺功能亢进症的治疗指征包括以下几方面:①绝经后骨质疏松。②风湿性心脏瓣膜病伴左心房扩大或房颤。③新近出现的房颤或反复的心律失常。④充血性心力衰竭。⑤心绞痛。⑥不孕或月经紊乱。⑦非特异症状如疲劳、神经质、抑郁或胃肠疾病,尤其是 60 岁以上患者(考虑试验性治疗)。

八、预后

亚临床甲状腺功能亢进症的自然病程尚不清楚。总的来说,亚临床甲状腺功能亢进症进展到典型甲状腺功能亢进症的可能性较小;如果 TSH 持续被抑制,则进展到典型甲状腺功能亢进症的可能性较大;而 TSH 部分受抑制的患者,TSH 常可以自行恢复正常。有人对 60 岁以上亚临床甲状腺功能亢进症患者进行了 4 年的随访观察,发现仅有 2% 进展为临床甲状腺功能亢进症,很多人在 4 年后 TSH 都恢复了正常。

(朱道斋)

第二节　亚临床甲状腺功能减退症

亚临床甲状腺功能减退症(subclinical hypothyroidism,SCH,亚临床甲减)以往也称轻度甲状腺功能减退症、甲状腺储备功能受损或临床前甲状腺功能减退症。它是甲状腺功能减退症的早期阶段。随着血清促甲状腺激素放射免疫测定技术的不断改进,其诊断率越来越高。近年来,亚临床甲减对人类的潜在危害已被许多研究证实,尤其对脂代谢、心血管系统等危害较大。

一、定义

亚临床甲减为血清 TSH 升高、fT_3 和 fT_4 水平正常,而且无明显甲减症状、体征的一种状态。这虽然是大多数学者接受的定义形式,但仍有异议。一些学者认为该定义为一个生化指标的界定,比较含糊,可以指轻度甲状腺功能下降,也可以指早期的、代偿性的、症状极少的甲减临床前期。还有学者指出并不是所有的 TSH 升高、fT_4 正常的人均为无症状期,其中约 30% 人群有甲减的症状和体征。另有学者将 TSH、fT_4 正常,但其 TSH 对 TRH 的反应增大者也归于亚临床甲减的范畴。

二、流行病学

世界各地对亚临床甲减在普通人群中的患病率的报道不一,在 1.1%～9.0%,随年龄增加而逐渐增加,女性多于男性,男女比例约为 1:2,其中老年女性最多见。在老年人群中发病率为 5.0%～10.0%,而在 60 岁以上女性中发病率最高,可达 20.0%,>74 岁的男性发病率约为 16%,而同龄组女性发病率则约为 21%。美国全国抽样调查结果显示,亚临床甲减总患病率为 4.3%,白种人女性患病率为 6.0%,白种人男性患病率为 3.7%,60 岁以上老年女性的患病率达 20.0%。英国东北部调查结果类似,成年女性患病率7.5%,成年男性患病率为 2.8%。韩国人群调查显示,亚临床甲减的总患病率为 6.4%。在所有亚临床甲减患者中,TSH 小于 10 mU/L 者占 75.0%,甲状腺自身抗体阳性者占 50.0%～80.0%,即大部分亚临床甲减患者自身抗体阳性而且其 TSH 水平仅轻度升高。每年大约 5.0% 的亚临床甲减会发展成为临床甲减,在老年人(≥65 岁)中更为明显,约 80.0% 患者在 4 年内发展成临床甲减。

三、病因、分类与分期

亚临床甲减的发病与很多因素有关,主要是自身免疫性甲状腺炎及临床甲减治疗不足,另外还有如甲状腺功能亢进症治疗后或颈部有外照射史,服用含碘药物(如胺碘酮等),服用免疫调节剂,患有其他自身免疫病(如 1 型糖尿病),产后甲状腺炎等,但大多数无明显的危险因素。

一些学者依据发病原因的不同将亚临床甲减分为 5 类:①轻度未发现的甲状腺功能减退(慢性自身免疫性甲状腺炎,颈部外照射,其他原因)。②临床甲减治疗不足。③甲状腺功能亢进症治疗过度。④短暂的甲状腺功能紊乱。⑤确定 TSH 在正常参考范围内时,被排除在上限之外的甲状腺正常者。同时还将功能减退的全过程分为 4 期:①第一期 TRH 兴奋实验阳性,TSH 位于正常上限,fT_4 正常;②第二期 TSH 在 5～10 mU/L;③第三期 TSH 明显增高,超过 10 mU/L;第四期明显甲减(TSH 升高、fT_4 下降)。显然,目前公认的亚临床甲减患者指第二、三期甲状腺功能减退。

四、对机体的影响

(一)对血脂的影响

亚临床甲减可使血浆总胆固醇(TC)水平、低密度脂蛋白胆固醇(LDL-C)及脂蛋白(a)水平明显升高,而高密度脂蛋白胆固醇(HDL-C)及 TG(TG)水平无明显变化。经左甲状腺素(L-T_4)治疗后,当 TSH 下降至正常范围时,脂代谢紊乱可基本得到纠正。

(二)对心血管系统的影响

对亚临床甲减患者进行超声多普勒检查,未发现有心脏结构的异常,但左心室收缩和舒张功能存在轻度异常。具体表现为左心室收缩时间延长,而且 TSH 水平越高,延长的时间越长。左心室等容舒张期时间也明显延长,射血前期时间明显延长。9%的亚临床甲减患者合并心包积液。最近,越来越多的研究显示,亚临床甲减患者内皮依赖性血管舒张功能降低,提示亚临床甲减患者存在血管内皮功能受损。

(三)对神经、肌肉的影响

亚临床甲减状态下可有骨骼肌的轻度受损。Uzzan 等观察到亚临床甲减患者肌酸激酶增高,其浓度与 TSH 水平呈正相关。并且亚临床甲减患者运动后血乳酸水平明显高于对照组,考虑亚临床甲减状态下存在着骨骼肌能量代谢障碍,及早应用 L-T_4 替代治疗,可纠正这种代谢障碍。

(四)其他

亚临床甲减患者抑郁症发生率明显增高,情感和认知障碍发生率也较高。L-T_4 替代治疗后,某些心理指标如记忆力、认知力等可明显改善。亚临床甲减母亲所生的儿童与健康母亲所生的儿童相比,智商评分较低。亚临床甲减母亲所生的儿童也可能发生神经、心理发育延迟或异常。另外,亚临床甲减的妊娠妇女可导致流产、早产、难产、先天畸形并增加围产期死亡率。

五、诊断与鉴别诊断

符合血清 TSH 升高而 fT_4 正常,就可以诊断为亚临床甲减,因 fT_3 的下降比 fT_4 晚,所以可不考虑在内。但必须排除非亚临床甲减所致 TSH 升高的情况,如临床甲状腺功能减退患者 L-T_4 替代剂量不足、严重疾病恢复期患者暂时性 TSH 升高、破坏性甲状腺炎恢复期,未经治疗的原发性肾上腺皮质功能不全、注射 TSH 者、慢性肾病、循环 TSH 抗体存在及 TSH 受体突变而失去活性等。

六、治疗

有关亚临床甲减是否需要替代治疗已争论多年。越来越多的研究表明,亚临床甲减高 TC 血症、高 LDL-C 血症及高脂蛋白(a)血症经 L-T_4 替代治疗后,TC、LDL-C 及脂蛋白(a)明显降低。因此,Molnr 等认为及时、有效地进行治疗可以阻止心血管系统的损伤,进而阻止心血管系统疾病的发生。而反对者认为相当多的患者经治疗后并没有感到健康状况比以前更好,如治疗通常需终身服药,治疗可引起明显的不良反应(亚临床甲状腺功能亢进症)。

目前大家推荐的经验是符合以下 3 个指标就需要治疗:①高胆固醇血症。②血清 TSH>10 mU/L。③甲状腺自身抗体阳性。美国内分泌学会和甲状腺病专家小组建议采用 L-T_4 替代治疗,可改善血脂异常,保护心功能,阻止动脉粥样硬化发生与发展,以及阻止发展成临床甲减。最近有学者报道,L-T_4 替代治疗不仅可以改善亚临床甲减患者脂代谢紊乱,而且还可改善血管内皮功能。其疗效与血清 TSH 及 fT_4 水平有关。L-T_4 替代治疗效果是肯定和有效的,治疗中每 4~6 周测定血清 TSH 值,同时调整 L-T_4 的剂量,以防止亚临床甲状腺功能亢进症的发生。

对于 TSH 为 5~10 mU/L 的患者,是否需要治疗可参考以下情况:①年轻、甲状腺相对大且甲状腺自身抗体阳性者需要治疗。②吸烟者需要治疗,因为吸烟是亚临床甲减向临床甲减发展的一个危险因素。③存在双向精神失常者需要治疗,因亚临床甲减可加重精神失常症状。④冠心病伴甲状腺自身抗体阴性者不宜予以替代治疗,但要监测 TSH 水平,定期随访观察,如果病情有进展则必须治疗。⑤儿童、青少年、妊娠妇女及不孕的妇女需要治疗。

(朱道斋)

第三节　成人甲状腺功能减退症

一、流行病学

甲状腺功能减退症(简称甲减)是常见的内分泌疾病,可以发生于各个年龄。非缺碘地区甲减患病率为 0.3%～1.0%,60 岁以上的可达 2%。甲减发病以女性多见[男女比例为 1∶(4～5)],随着年龄的增长,发病率逐渐增加。临床甲减患病率男性为 0.1%,女性为 1.9%。英国一项大型流行病学调查发现,自发性甲减每年发病率女性为每年 3.5/1 000.0 人,男性每年 0.8/1 000.0 人。

二、病因与发病机制

甲减的病因比较复杂,以原发性多见,其次为垂体性,其他较少见。原发性甲减中又以慢性淋巴细胞性甲状腺炎最常见。

(一)原发性甲减

TT_4 水平降低,在下丘脑-垂体-甲状腺轴的负反馈调节作用下,TSH 水平升高,这是原发性甲减的特点。

自身免疫性甲状腺炎致甲减,可分为甲状腺肿型甲状腺炎和萎缩型甲状腺炎。自身免疫性甲状腺炎血清甲状腺自身抗体阳性,主要包括甲状腺球蛋白抗体(TGAb)、甲状腺过氧化物酶抗体(TPOAb)。细胞因子 IL-2、TNF-α 治疗可导致一过性自身免疫性甲减,病因可能与 TPOAb 相关。

甲状腺手术、放射性[131]I 治疗和抗甲状腺功能亢进症药物是引起医源性甲减的主要原因。甲状腺大部切除术后甲减发生率,毒性/非毒性结节性甲状腺肿患者(15%)低于 Graves 病患者(术后 10 年后高达 40%);同样,放射性[131]I 治疗后甲减发生率,毒性结节性甲状腺肿(6%～13%)低于 Graves 病患者(治疗后 10 年后高达 70%)。因鼻咽癌、喉癌等头颈部肿瘤行外照射治疗引起的甲减发生率为 25%～50%,该比例与放射的时间、剂量、范围及随访年限等因素相关。抗甲状腺功能亢进症药物过量导致的甲减一般为可逆性,减量或停药后多可恢复。摄入富碘饮食(如海藻、海带)、含碘药物(如碘化钾、放射性显影剂)过多可引起甲减,原因为碘过多导致 Wolff-Chaikoff 效应"脱逸"不能。另外,锂盐抑制碘转运和甲状腺激素释放,长期锂盐治疗可导致 50%患者出现甲状腺肿,20%患者出现甲减。

亚急性甲状腺炎(简称亚甲炎)、无痛性甲状腺炎、产后甲状腺炎引起的甲减因多数为自限性病程,又称"一过性甲减"。一般认为,亚甲炎的发病与病毒或细菌感染有关,起病前 1～3 周常有病毒性感染的证据,颈前区疼痛或发热为首发症状,典型患者病程可经历甲状腺毒症期、甲减期和恢复期。无痛性甲状腺炎(亚急性淋巴细胞性甲状腺炎)以青中年女性患者较多,分为散发型和产后型两种,其临床表现和实验室检查特点与亚甲炎很相似,但甲状腺区无疼痛。该病的病因可能与自身免疫有关,但具体尚不明确,有研究者认为它可能是介于亚甲炎与慢性淋巴细胞性甲状腺炎的中间形式。产后甲状腺炎是发生在产后的一种自身免疫性甲状腺炎(产后 1 年内发生率为 4%~6%),与妊娠期母体免疫功能紊乱相关,甲状腺可出现轻中度肿大,但无触痛,病程呈自限性,预后良好。

(二)中枢性甲减

中枢性甲减是由于下丘脑-垂体或其邻近部位病变引起的 TRH 或 TSH 产生和分泌减少所致的甲状腺功能减退,也包括 TSH 生物活性下降引起的甲状腺功能减退。其中由垂体疾病引起的 TSH 分泌减少称为继发性甲减,由下丘脑疾病引起的 TRH 分泌减少称为三发性甲减。本病较少见,可发生于任何年龄,发病率为 1:(80 000~120 000),无性别差异。

各种破坏下丘脑-垂体或门脉系统正常结构和/或损害其功能的病变均可致中枢性甲减,故其病因繁多。以垂体受累为主的病变直接损伤 TSH 分泌细胞致 TSH 缺乏,以下丘脑受累为主的病变则因 TRH 缺乏而致 TSH 分泌障碍或生物活性下降引起中枢性甲减。但二者常同时受累,因而临床上常难区分病因在下丘脑抑或垂体。其主要发病机制如下:①TSH 分泌细胞破坏或萎缩:通常由垂体占位性病变引起,也可能由感染或炎症等导致。②TRH 分泌不足或缺陷:可能与下丘脑-垂体门脉系统的血流中断有关。③先天性遗传因素:TSH 分泌细胞发育或其分泌的 TSH 生物活性的先天缺陷。④TSH 分泌功能缺陷:夜间分泌峰明显降低。

(三)"外周型"甲减

"外周型"甲减为下丘脑-垂体-甲状腺以外病因导致的甲减,较为少见。可能的机制为甲状腺激素受体 TRβ1 染色体突变,不能传递正常的信号,甲状腺激素抵抗,导致靶组织出现甲状腺激素缺乏的症状和体征,常仅在成年期出现。实验室检查的特征是血清 TSH、TT_3、TT_4 均不同程度升高。

三、病理

原发性甲减由于甲状腺激素减少,对垂体的反馈抑制减弱导致 TSH 细胞增生肥大。嗜碱性细胞变性,久之腺垂体增生肥大,甚至发生腺瘤,可同时伴有高催乳素血症。垂体性甲减患者在致病因子作用下垂体萎缩,也可发生肿瘤或肉芽肿等病变。

甲状腺萎缩性病变多见于慢性淋巴细胞性甲状腺炎,早期腺体有大量淋巴细胞、浆细胞等炎症性浸润,腺泡受损为纤维组织取代,滤泡萎缩,上皮细胞扁平,泡腔内充满胶质。地方性甲状腺肿患者由于缺碘,甲状腺肿大可伴大小不等结节;慢性淋巴细胞性甲状腺炎后期也可伴结节;药物性甲减患者甲状腺可呈代偿性弥漫性肿大。

四、临床表现

(一)原发性甲减

原发性甲减最早症状是出汗减少、不耐寒、动作缓慢、精神萎靡、疲乏、嗜睡、智力减退、体重增加、大便秘结等。

1.低代谢症群

疲乏、行动迟缓,嗜睡、记忆力明显减退,注意力不集中。因末梢血液循环差和机体产热减少,患者异常怕冷、无汗,体温低于正常。

2.黏液性水肿面容

表情淡漠,面颊及眼睑虚肿,垂体性黏液性水肿有时颜面胖圆,犹如满月。面色苍白,贫血或带黄色或陈旧性象牙色,有时可有颜面皮肤发绀。由于交感神经张力下降对 Mller 肌的作用减弱,故眼睑常下垂形或眼裂狭窄。部分患者有轻度突眼,可能和眼眶内球后组织有黏液性水肿有关,但对视力无威胁。鼻、唇增厚,舌大而发声不清,言语缓慢,音调低沉,头发干燥、稀疏、脆弱、睫毛和眉毛脱落(尤以眉梢为甚),男性胡须生长缓慢。

3.皮肤

患者常因贫血致皮肤苍白。因甲状腺激素缺乏使皮下胡萝卜素变为维生素 A 及维生素 A 生成视黄醛的功能减弱,血浆胡萝卜素的含量升高,常使皮肤呈现特殊的姜黄色,且粗糙、少光泽、干而厚、冷、多鳞屑和角化,尤以手、臂、大腿为明显,可有角化过度的皮肤表现。有非凹陷性黏液性水肿,有时下肢可出现凹陷性水肿。皮下脂肪因水分的积聚而增厚,2/3 的患者可出现体重增加。指甲生长缓慢,厚脆,表面常有裂纹。腋毛和阴毛脱落。

4.精神神经系统

甲状腺激素是维持神经系统正常功能及神经元正常兴奋性最重要的激素之一,脑细胞的很多代谢过程需要 T_3 调节,如果 T_3 缺乏将导致脑功能下降,出现精神迟钝,嗜睡,理解力和记忆力减退。视力、听觉、触觉、嗅觉均迟钝,伴有耳鸣,头晕。有时可呈神经质,发生妄想、幻觉、抑郁或躁狂。严重者可有精神失常,呈木僵、痴呆、昏睡状,20%～25%重病者可出现惊厥。久病未获治疗及刚接受治疗的患者易患精神病。一般认为精神症状与脑细胞对氧和葡萄糖的代谢减低有关。偶有小脑综合征,有共济失调等表现。还可有手足麻木,痛觉异常。

5.肌肉与骨骼

肌肉与骨骼主要表现为肌肉软弱无力。咬肌、胸锁乳突肌、股四头肌及手部肌肉可出现进行性肌萎缩,叩诊锤叩之有"肌丘"现象(肌肉局部肿胀)。肌肉收缩后迟缓延迟,深腱反射的收缩期多正常或延长,但迟缓期特征性延长,常超过 350 毫秒(正常 240～320 毫秒),其中跟腱反射的迟缓时间延长更明显,对本病有重要诊断价值。黏液性水肿患者可伴有关节病变,偶有关节腔积液。

6.心血管系统

脉搏缓慢,心动过缓,心音低弱,心排血量减低,常为正常的一半。由于组织耗氧量和心排血量的减低相平行,故心肌耗氧量减少,很少发生心绞痛。心力衰竭一旦发生,洋地黄疗效常不佳且易中毒,原因是药物在体内的半衰期延长,而且心肌纤维延长伴有黏液性水肿。全心扩大较常见,约 30%严重患者常伴有心包积液,心包积液中蛋白含量高,有胆固醇结晶,由于心包积液发生缓慢,一般不发生心脏压塞。中、老年妇女可有血压增高。久病者易并发动脉粥样硬化及冠心病,发生心绞痛和心律不齐。

7.消化系统

由于消化系统平滑肌张力减弱,胃肠蠕动缓慢,排空时间延长,可导致胃纳不振,畏食,腹胀,便秘,鼓肠,甚至发生巨结肠症及麻痹性肠梗阻。50%患者胃酸缺乏或无胃酸,血清抗胃壁细胞抗体阳性。肝功能中 AST、LDH 及 CPK 可增高。甲减患者消化系统吸收不良可导致叶酸、维生素 B_{12} 缺乏。

8.内分泌系统

肾上腺皮质功能一般比正常低,血、尿皮质醇降低,ACTH 分泌正常或降低,ACTH 兴奋反应延迟,但无肾上腺皮质功能减退的临床表现。原发性甲减伴特发性自身免疫性肾上腺皮质功能减退症和 1 型糖尿病称为多发性内分泌功能减退综合征(Schmidt 综合征)。长期患本病且病情严重者,垂体和肾上腺功能降低可能发生,在应激或快速甲状腺激素替代治疗时上述病情可加速产生。

9.呼吸系统

呼吸浅而弱,对缺氧和高碳酸血症引起的换气反应减弱,肺功能改变可能是甲减患者昏迷的主要原因之一。

10.血液系统

甲减患者中 2/3 可有轻、中度正常色素或低色素小红细胞型贫血,少数(约 14%)有恶性贫血(大红细胞型)。贫血原因:①甲状腺激素缺乏导致血红蛋白合成障碍。②肠道吸收铁障碍引起铁缺乏。③肠道吸收叶酸障碍引起叶酸缺乏。④恶性贫血是自身免疫性甲状腺炎伴发的器官特异性自身免疫病。血沉可增快。Ⅷ 和 Ⅸ 因子的缺乏导致机体凝血机制减弱,故易有出血倾向。

11.黏液性水肿昏迷

昏迷为黏液性水肿最严重的表现,多见于年老长期未获治疗者。大多在冬季寒冷时发病,受寒及感染是最常见的诱因,其他如创伤、手术及使用镇静剂等均可促发。临床表现为嗜睡,四肢松弛、反射消失,低体温(<35 ℃),呼吸徐缓,心动过缓,心音微弱,血压下降,甚至昏迷、休克,并可伴发心、肾衰竭而危及生命。

(二)中枢性甲减

原发性甲减的常见临床表现也可出现,如易疲乏、怕冷、便秘、皮肤干燥和腱反射迟缓、颜面及眼睑皮肤水肿、毛发稀疏等,但总的说来中枢性甲减的临床表现较轻,且常不伴有甲状腺肿大。另外中枢性甲减尚有如下特点:①常有下丘脑-垂体病变本身所致症状如头痛、视力受损、向心性肥胖、溢乳等。②多合并下丘脑-垂体-肾上腺轴、下丘脑-垂体-性腺轴异常,表现出性欲减退、闭经、皮肤苍白、头晕或低血压等。③可出现下丘脑-神经垂体受损症状如多饮多尿。④原发性甲减中常见的体重增加、血脂增高者较少,而体重减轻、血脂正常者较多。⑤黏液性水肿、心包积液极少见。

五、辅助检查

(一)实验室检查

1.一般检查

(1)血红蛋白和红细胞:由于甲状腺激素不足,影响促红细胞生成素(EPO)的合成而骨髓造血功能减低,可致轻、中度正常细胞型正常色素性贫血;由于月经量多而致失血及铁缺乏可引起小细胞低色素性贫血;少数由于胃酸减少,缺乏内因子和维生素 B_{12} 或叶酸可致大细胞性贫血。

(2)生化指标:甲减患者血总胆固醇、TG 和 LDL-C 升高,β-脂蛋白增高,HDL-C 降低。同型半胱氨酸增高,血清 CK、LDH 增高。

(3)其他:基础代谢率降低,常在 30%～45% 以下;血中胡萝卜素增高;尿 17-酮类固醇、17-羟皮质类固醇降低;糖耐量试验呈低平曲线,胰岛素释放反应延迟。

2.甲状腺激素测定

(1)血清 TT_4 和 TT_3:T_4 正常值为 5～12 μg/dL,甲减患者 TT_4 常小于 4 μg/dL。较重甲减患者的血清 TT_3 和 TT_4 均降低,而轻型甲减、中枢性甲减的 TT_3 不一定下降,故诊断轻型甲减、亚临床甲减和中枢性甲减时 TT_4 较 TT_3 敏感。

(2)血清 fT_4 和 fT_3：fT_4 正常值为 0.9～2.0 ng/dL，fT_3 正常值为 0.10～0.44 ng/dL。原发性甲减患者一般两者均下降，轻型甲减、甲减初期多以 fT_4 下降为主。中枢性甲减 fT_3 一般在正常水平，fT_4 对诊断中枢性甲减准确性最高，其他指标缺乏足够的敏感性或特异性。

(3)血清 TSH：原发性甲减 TSH 和甲状腺激素有着非常好的负相关关系，它比 fT_4 更能敏感地反映甲状腺的储备功能，血清 sTSH(敏感 TSH)和 uTSH(超敏 TSH)测定是诊断甲减的重要指标。中枢性甲减 TSH 约 35％患者不能测得，41％属正常，25％轻度增高。尽管 TSH 水平往往正常，有时甚至高于正常，但其生物活性减低，这一改变可能源于 TRH 缺乏所致的 TSH 结构异常。

(4)TGAb 和 TPOAb：在自身免疫性甲状腺炎中，两种抗体的滴度很高，阳性率几乎达 100％。亚临床型甲减患者存在高滴度的 TGAb 和 TPOAb，预示为自身免疫性甲状腺病(AITD)，进展为临床型甲减的可能性大；50％～90％的 Graves 病患者也伴有滴度不等的 TGAb 和 TPOAb，同样，持续高滴度的 TGAb 和 TPOAb 常预示日后发生自发性甲减的可能性大。

3.动态试验

(1)TRH 兴奋试验：原发性甲减时血清 T_4 降低，TSH 基础值升高，对 TRH 的刺激反应增强。继发性甲减者的反应不一致，如病变在垂体，多无反应(呈现一条低平曲线，增高小于 2 倍或者增加小于等于 4.0 mU/L)；如病变来源于下丘脑，则多呈延迟反应(出现在注射后 60～90 分钟，并持续高分泌状态至 120 分钟)。然而，两者的区别可能只是在理论上存在，实际上这两个部位往往同时受到影响，因此作为鉴别诊断价值不大。除了用于甲减病因的鉴别诊断，TRH 兴奋试验也可用于甲减或轻度临界性甲减患者的病情追踪观察。

(2)垂体分泌功能检测：中枢性甲减者极少不伴有性腺轴功能障碍，因此促黄体激素释放激素(LHRH)兴奋试验和血浆性激素水平测定可作为本病的辅助诊断指标，但对青春期前患儿意义不大。必要时宜进行生长激素、抗利尿激素和催乳素的测定。

(3)过氯酸钾排泌试验：此试验适应于诊断酪氨酸碘化受阻的某些甲状腺疾病，阳性见于甲状腺过氧化物酶(TPO)缺陷所致甲减和 Pendred 综合征。

(二)心电图改变

心电图示低电压，窦性心动过缓，T 波低平或倒置，偶有 P-R 间期延长(A-V 传导阻滞)及 QRS 波时限增加。有时可出现房室分离节律、Q-T 间期延长等异常。

(三)影像学检查

头颅平片、CT、磁共振或脑室造影有助于鉴别垂体肿瘤、下丘脑或其他引起甲减症的颅内肿瘤。甲状腺核素扫描检查是发现和诊断异位甲状腺(舌骨后、胸骨后、纵隔内甲状腺、卵巢甲状腺等)的最佳方法；先天性一叶甲状腺缺如患者的对侧甲状腺因代偿而显像增强。

(四)脑电图检查

轻度甲减患者即可有中枢神经系统的功能改变。35％的患者有脑电图改变，以弥散性背景性电波活动为最常见。甲减患者的睡眠异常主要表现在慢波的减少，发生黏液性水肿性昏迷时可出现三相波，经替代治疗后可恢复正常。

六、诊断

(一)症状和体征

临床上结合下列典型症状和体征，应考虑甲减可能：①怕冷、低体温、动作迟缓、精神萎靡、顽固性便秘。②皮肤苍白或姜黄色,表情淡漠。③唇厚、发声不清、声音低哑。④头发干燥稀疏,眉毛、睫毛脱落。

(二)实验室检查

血清 TSH 升高、fT_4 升高,诊断甲状腺激素抵抗;TSH 升高、fT_4 正常,诊断亚临床甲减;TSH 升高、fT_4 减低,诊断原发性甲减。TSH 减低或正常或稍增高(小于正常上界的 2 倍),TT_4、fT_4 减低,考虑中枢性甲减可能,必要时行 TRH 兴奋试验进一步明确。按照甲减的一般诊断流程(图 6-1),多数甲减可以作出定位诊断。

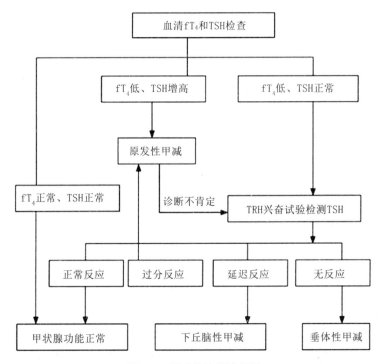

图 6-1 甲减的诊断流程图

(三)病因诊断

在确诊甲减及明确定位的基础上,应尽可能地作出病因诊断。具体措施如下:①详细询问病史:如近期生育史,是否暴露于碘过多环境,有无自身免疫性甲状腺病家族史、服用抗甲状腺药物、甲状腺手术史或^{131}I 治疗史等,中枢性甲减要有下丘脑-垂体部位的肿瘤或其他病变史,以及出血、手术、放疗史(罕见的特发性者除外);②全面体格检查:如体温、皮肤黏膜色泽、毛发分布、甲状腺触诊、心肺听诊、神经反射等对甲减病因的判断非常重要;③结合辅助检查:如血清 TPOAb 阳性提示慢性自身免疫性甲状腺炎,有时下丘脑和垂体性甲减的鉴别十分困难,可以借助头颅 CT、MRI 或 SPECT 检查及做 Pit-1 基因突变分析提供依据。异位甲状腺可以通过甲状腺核素扫描检查发现。

七、鉴别诊断

(一)原发性甲减与中枢性甲减鉴别

原发性甲减与中枢性甲减鉴别见表 6-1。

表 6-1　中枢性甲减与原发性甲减的区别

	中枢性甲减	原发性甲减
临床表现		
垂体激素缺乏症状	联合垂体激素缺乏表现(闭经、不孕、低血糖、低钠血症、厌食、体重减轻、尿崩症等)	少见
甲状腺肿	少见	通常存在
TSH	低、正常、轻度升高(低于2倍)	通常高于 4.5 mU/L
抗甲状腺抗体	无	有
TRH 兴奋试验	异常	正常

(二)甲减与其他疾病鉴别

1.低 T_3 综合征

低 T_3 综合征又称为甲状腺功能正常的病态综合征(euthyroid sick syndrome,ESS),指非甲状腺疾病原因引起的伴有低 T_3 的综合征。常见的病因有严重全身性疾病、创伤、心理应激等,反映了机体内分泌系统对疾病的适应性改变。主要表现在血清 TT_3、fT_3 水平降低,血清 rT_3 增高,血清 T_4、TSH 正常,病情危重时也可出现 T_4 水平降低。ESS 发生的机制:①5' 脱碘酶活性抑制,在外周组织中 T_4 向 T_3 转换减少;②T_4 的内环脱碘酶被激活,T_4 转换为 rT_3 增加,故血清 T_3 降低,血清 rT_3 增高。

2.贫血

有 25%～30% 的甲减患者表现贫血,结合甲减特有的症状、体征及实验室检查特点,与其他原因导致的贫血应不难鉴别。

3.浆膜腔积液

甲减发生浆膜腔积液的原因是由于淋巴回流缓慢、毛细血管通透性增加、淋巴细胞分泌高亲水性的黏蛋白和黏多糖,引起腹水、心包积液、胸腔积液和关节腔积液,应注意与其他原因引起的浆膜腔积液相鉴别。

4.特发性水肿

甲减患者的成纤维细胞分泌透明质酸和黏多糖,具有亲水性,阻塞淋巴管,引起黏液性水肿,多数表现为非凹陷性水肿。特发性水肿多数表现为凹陷性水肿,其确切的发病原因尚不十分清楚,可能为水盐代谢紊乱导致细胞外液在皮下间隙有异常增多。常见于育龄期女性,水肿多为轻中度,往往呈周期性、自限性特点。患者常有自主神经功能失调,可有程度不同的神经过敏、情绪不安、多汗、潮热等表现,常于精神创伤、环境变更后起病。

5.垂体瘤

原发性甲减病程较长者,TRH 分泌增加可以导致高催乳素血症、溢乳,垂体 TSH 细胞增生肥大致蝶鞍增大,应注意与垂体催乳素瘤相鉴别,可行垂体 MRI 进一步明确。

八、治疗

各种类型的甲减的治疗目标是恢复和维持正常的甲状腺功能。理论上,中枢性甲减特异性疗法(口服 TRH 或 TSH)是理想的,但由于其成本昂贵及使用范围小,目前已被弃用。

(一)甲状腺素替代治疗

1.甲状腺激素制剂

甲减的替代治疗所采用的甲状腺激素制剂目前有 3 种,干燥甲状腺片、左甲状腺素(L-T_4)和三碘甲腺原氨酸(T_3)。干燥甲状腺片为动物甲状腺(主要是猪和牛)提取物,含有 T_3 和 T_4,制作方便,价格便宜,但效价不稳定,常因制剂批次不同导致患者体内 T_4 浓度波动。L-T_4 是人工合成的甲状腺制剂,药物进入人体后,部分在外周转化为 T_3,该制剂效价稳定,静脉用制剂可用于黏液性水肿昏迷的抢救,目前临床应用最为广泛(干燥甲状腺片和 L-T_4 的剂量转化可参考表 6-2)。三碘甲腺原氨酸也是人工合成的甲状腺激素制剂,效价稳定,但因对心血管系统影响较大,目前临床上很少应用。

表 6-2 干甲状腺粉片与 TH 纯制剂对等剂量表

干甲状腺粉片(mg)	L-T_4(μg)	L-T_3(μg)
15	25	12.5
30	50	25
60	100	50
90	150	75
120	200	100
180	300	150

2.L-T_4 替代治疗的方法

治疗的目标是将患者血清 TSH 和甲状腺激素水平恢复至正常范围,同时防止过度替代导致的房颤、骨质疏松症、心绞痛等不良反应。具体原则如下。

(1)剂量个体化:治疗剂量应根据患者病情、年龄、体重、合并用药等情况个体化制定。成年患者 L-T_4 替代剂量 50~200 μg/d,平均 125 μg/d,按体重计算的剂量为 1.6~1.8 μg/(kg·d);老年患者则需要较小剂量,大约 1.0 μg/(kg·d);妊娠时为保障胎儿正常发育,剂量需要增加 30%~50%;甲状腺癌患者为防止复发,剂量较大,为 2.2 μg/(kg·d)。L-T_4 最好饭前服用,与其他药物的服用间隔应当>4 小时,因为一些药物和食物会影响 T_4 吸收和代谢。需要增加剂量的情况有以下几种。①合并用药:苯巴比妥、苯妥英、利福平、舍曲林。②合并用药:考来烯胺、硫糖铝、氢氧化铝凝胶、硫酸亚铁、碳酸钙、膳食纤维补充剂。③妊娠、雌激素治疗。④甲状腺手术或放射性[131]I 治疗。需要增加剂量的情况有高龄、合并严重缺血性心脏病。

(2)小剂量起始,逐渐加量:甲减替代治疗从起始剂量到达完全替代的时间取决于年龄、体重、病情、合并疾病等多种因素。小于 50 岁既往无心脏疾病者可尽快达到完全替代剂量;>50 岁患者服药前需常规评估心脏情况,一般从 25~50 μg/d 起始,每 1~2 周增加 25 μg,直到达标;缺血性心脏病患者起始剂量宜小,调整剂量宜慢,防止诱发和加重心脏病情。

(3)定期复查,及时调量:补充甲状腺素,重建下丘脑-垂体-甲状腺轴平衡的时间需要4~6周,故治疗初期,每 4~6 周复查一次激素水平作为调整剂量的依据。完全替代后,可6~12 个月复查一次,但出现病情变化应及时复查。

(4)不良反应:有些患者 L-T_4 用量过大时可出现甲状腺功能亢进的表现,应及时减量。服用 L-T_4 还可能诱发心脏疾病。一旦发现应立即停药,可用 β 受体阻滞剂、扩血管药等药治疗。停药一周后再考虑从小剂量开始服用。主要的原因如下:①甲减患者心室功能受损,不能适应补

充 $L\text{-}T_4$ 后组织耗氧量增加的需求。②甲减可引起脂类代谢紊乱,脂肪合成与分解均降低,体脂比例升高,导致动脉粥样硬化的风险增加。③甲状腺激素增加室上性心律失常的发生率。④甲减还与血凝状态改变、血小板黏着度及纤维蛋白溶解活性相关。$L\text{-}T_4$ 过量可能导致的不良反应还包括骨质疏松症和肌肉功能受损。因为 $L\text{-}T_4$ 过量时,致骨骼肌为主的外周组织蛋白分解加速,尿酸含量增加,尿氮排泄增加,肌肉收缩无力;骨骼蛋白分解,血钙升高,发生骨质疏松。

(二)甲状腺功能减退并发症的治疗

合并高脂血症的患者,可予调脂治疗。合并心包积液的患者,应及时补充甲状腺素,当甲状腺功能恢复正常时,大部分患者的心包积液量会随之减少,若心包积液仍不能消退或出现心脏压塞,可行心包穿刺,必要时考虑心包切开手术。合并心力衰竭,应慎重使用洋地黄,因心脏对洋地黄耐受性差,且甲减时洋地黄分解代谢缓慢,易发生洋地黄中毒。

(三)黏液性水肿昏迷的抢救

黏液性水肿昏迷又称为甲状腺功能减退性昏迷或甲减危象,是长期未正规治疗的甲减患者晚期阶段,是内分泌系统常见的急危重症,预后差,死亡率高达 60%,一经诊断应全力抢救。

(1)全身支持治疗低体温的处理。只能保温,不能加温,因为用热水袋、电热毯等办法加温会增加外周血管扩张,加重低血容量性休克;吸氧,维持呼吸道通畅,必要时气管切开、机械通气;严密监测液体出入量及电解质动态变化,警惕容量过多、低钠血症;糖皮质激素静脉滴注增加应激能力,常用剂量为氢化可的松 200~300 mg/d 持续静脉滴注,待病情稳定后逐渐减量。

(2)补充甲状腺激素。首选 T_3 静脉注射,每 4 小时 10 μg,直至症状改善,清醒后改口服;或 $L\text{-}T_4$ 首次静脉注射 300 μg,以后每天 50 μg,至患者清醒后改口服;若无静脉制剂,可用 $L\text{-}T_4$ 口服片剂鼻饲,首次 100~200 μg,以后每天 50 μg,至患者清醒后改口服。

(3)控制感染,积极寻找诱因,积极治疗原发病。

(朱道斋)

第四节　甲状腺激素抵抗综合征

一、概念

甲状腺激素抵抗综合征又称甲状腺激素不应症或甲状腺激素不敏感症,它是由 Refetoff 于 1967 年首先报道。本病以家族性发病为多见,少数患者呈散发性。在本病中甲状腺激素本身的结构、转运和降解代谢及透过周围组织的能力均正常,循环中也无甲状腺激素的拮抗物存在。其病因可能是甲状腺激素作用位点异常,或甲状腺激素与受体结合后的某些作用环节有缺陷。甲状腺激素受体或受体后缺陷导致体内靶组织器官对甲状腺激素的反应性降低,从而产生一系列病理生理的变化。因此,本病属受体缺陷性疾病。迄今为止,国外已报道本症数百例。国内尚无正式报道。本病并非罕见,只是易与一些常见的甲状腺疾病相混淆,临床上常被误诊和漏诊。

二、临床表现和分型

本病以家族性发病者居多,散发性患者约占 1/3。发病年龄大都在儿童及青年,年龄最小者为新生儿。男女两性均可罹患。由于垂体和外周组织对甲状腺激素不反应的程度有很大差异，临床表现多种多样。典型表现包括甲状腺轻度肿大，身材矮小，智力发育落后，计算力差，骨骺发育延迟及点彩状骨骼，骨骼畸形，如翼状肩胛、脊柱畸形、鸽胸、鸟样面容、舟状颅及第四掌骨短等。尚有部分患者有先天性耳聋、少动、缄默、先天性鱼鳞癣、胱氨酸尿等。若发病年龄迟，则无听力障碍。若成年后起病，则无上述骨骼畸形。由于本病起病年龄不同，靶器官不反应程度各异，其临床表现有极大差别，个别患者表现不典型，以致无任何临床证据，只能依赖实验室生化检查才能作出诊断，此种情况被称化学性甲状腺激素抵抗综合征。目前有报道本病患者注意力不集中，多动症患病率增加。多数文献将该病分为 3 类，其中包括 5 种类型。

（一）全身性甲状腺激素抵抗综合征

垂体和周围组织皆受累，依病情又分为两型，即甲状腺功能正常型（简称代偿型）和甲状腺功能减退型（简称甲减型）。

1.代偿型

本型病情较轻，多数为家族性发病，少数为散发者。家系调查发现患者双亲非近亲结婚，属常染色体显性遗传；由于未观察到男性遗传给男性子代，故不能排除 X 伴性遗传的可能性。本型患者垂体和外周组织对甲状腺激素不敏感的程度较轻，甲状腺的功能被高浓度 T_3、T_4 代偿而维持正常的状态。本型的临床特征是血中甲状腺素浓度增高，而临床甲状腺功能表现正常，其智力正常，没有感觉神经性聋哑，无骨骺愈合延迟，有不同程度的甲状腺肿大和骨化中心的延迟。血清中 T_3、T_4、FT_3、FT_4 均增高，TS 基础值增高或正常。TSH 昼夜节律正常，对 TRH 反应正常或升高，但 TSH 分泌不受高浓度 T_3 或 T_4 所抑制。

2.甲减型

Refetoff 等 1967 年首次描述的家族性患者属本型，本型属常染色体隐性遗传。临床特征是血中甲状腺激素浓度显著性增高而伴有甲减表现。此种甲减与克汀病及黏液性水肿有区别，即代谢方面的临床表现不突出，可有智力发育落后，尤其对计算感到困难，尚有骨骼成熟的落后及点彩样骨骼，骨骼发育延迟。有时尚有一些无法解释的异常表现，如翼状肩胛、脊柱畸形、鸽胸、鸟样颜面、第四掌骨短及舟状颅等。此外，尚可有先天性聋哑、少动、缄默、眼球震颤。本型甲状腺肿大除基础代谢率正常外，其余的甲状腺功能实验均符合甲亢，其中包括血清蛋白结合碘、T_3、T_4、FT_3、FT_4 均显著升高，血清 TSH 可测到，TRH 兴奋试验后可使 TSH 分泌增加，外源性给予大量 T_3 后却不能抑制 TSH 的分泌，反而使 TSH 对 TRH 反应增强。

（二）选择性外周组织对甲状腺激素抵抗综合征

本病特征仅为外周组织受累，对甲状腺激素不敏感，而垂体不受累，对甲状腺激素反应正常。临床表现可有甲状腺肿大，无神经性耳聋及骨骺愈合延迟，血甲状腺激素和 TSH 正常但伴临床甲状腺功能减退，给予较大剂量甲状腺激素治疗可使病情好转，此病常易误诊。

（三）选择性垂体对甲状腺激素抵抗综合征

本型特征为垂体受累，对甲状腺激素反应不敏感，而外周组织不受累，对甲状腺激素反应正常。临床表现为明显的甲亢伴血中 TSH 浓度增高，但无垂体 TSH 肿瘤的证据。根据 TSH 对 TRH 及 T_3、T_4 反应性不同分为以下两型。

1.自主型

本病患者临床表现和实验室生化检查均符合典型甲亢，但伴血清 TSH 升高，垂体分泌 TSH 对 TRH 无显著反应，给高浓度 T_3 或 T_4 轻微抑制 TSH 浓度，予地塞米松也轻微降低 TSH 浓度,但无垂体肿瘤证据。临床表现为甲状腺肿大,甲亢表现,但无神经性耳聋、骨骺愈合延迟。

2.部分型

本型患者临床表现为实验室生化检查符合甲亢,且 TSH 升高,垂体分泌 TSH 对 TRH、T_3 有反应,但垂体对 TRH 兴奋反应部分地被 T_3、T_4 抑制。临床表现同自主型。

三、发病机制

甲状腺激素抵抗综合征的确切发病机制尚不十分清楚。Refetoff 最初提出 3 种可能的发病机制:①甲状腺激素与 TBG 结合过多,造成有效的甲状腺激素不足。②甲状腺激素分子结构异常。③甲状腺激素不能自由进入靶组织。早期的研究均不支持这些推断,所以推测其发病原因可能是受体方面的缺陷。

Oppenheimer 等首先证实了大鼠肝、肾细胞核中存在高亲和力、有限结合容量的 T_3 特异性受体,以后在多种动物和人的组织细胞中发现了核 T_3 受体。T_3 与核受体结合是产生效应的始动环节,受体被 T_3 占据的饱和度、受体的容量、受体的亲和力都与细胞效应密切相关。不同组织中甲状腺激素受体(TRS)的亲和常数 Ka 相近,而 TRS 数量差异很大,如人外周血淋巴细胞和皮肤成纤维细胞均是对甲状腺激素敏感的靶细胞,但它们的每个细胞的受体数量却不相同,分别为 100~300 个和 3 000~5 000 个。发育成熟的各种组织的 TRS 数量与该组织对甲状腺激素的反应性密切相关。本病的发病机制与 TRS 缺陷有关,其缺陷的表现形式有多种。研究证明该病患者外周血中淋巴细胞 TRS 对 T_3 的亲和力仅为正常人的1/10,伴有 TRS 数量增加、结合容量增高。皮肤成纤维细胞的 TRS 缺陷表现为受体之间存在负协同效应,受体对激素的亲和力与饱和度呈函数关系,即随受体结合激素的增加,Ka 值降低。由此推测本病患者可能存在两种TRS,其中异常的受体可抑制 T_3 核受体复合物与染色质 DNA 的合成。也有研究显示,患者淋巴细胞结合甲状腺素的 Ka 值正常,但结合容量相当低,提示家族性生化缺陷可能是 TRS 蛋白的轻度缺乏。还有一些研究发现,某些患者不存在淋巴细胞或成纤维细胞 TRS 的异常。但不能排除这些患者其他靶组织如垂体、肝、肾、心等存在 TRS 缺陷。另一种可能是缺陷不在受体水平,而在受体后水平。1986 年用分子生物学方法克隆出 TRS,此后有关 TRS 的研究进展十分迅速。

随着分子生物学技术的应用,对 TRS 基因结构的研究逐步深入,近几年来对本病的研究十分活跃。目前对它的认识已进入基因水平,初步揭示了其发病机制的分子缺陷及突变本质。在甲状腺激素抵抗综合征中 GRTH 患者最多,临床和实验室资料较完整,故对其受体基因的分析研究也较深入。此型患者受体基因改变仅出现在 TRβ 上,尚未发现有 TRα 基因异常。

大多数 GRTH 患者的遗传方式为常染色体显性遗传,基因分析发现是由于 TRβ 基因发生点突变所致,碱基替换多出现于 TRβ 的 B 结合区的中部及羟基端上,即外显子 6、7、8 上,导致受体与 β 亲和力减低。患者多为杂合子,说明一条等位基因的点突变即可引起甲状腺激素抵抗。少数 GRTH:患者遗传方式是常染色体隐性遗传,基因分析发现为 TRβ 基因的大片缺失,出现在受体 DNA 结合区 T_3 结合区上,患者均为纯合子,而仅有一条 TRβ 等位基因缺失的杂合子家族成员不发病。这些结果说明,在 GRTH 患者发病机制中最为重要的是点突变受体的显性抑制作用,而不是正常功能受体的数量减少。临床上患者的表现之所以复杂多样,可能是因为基因突变或缺失的多变性,导致了受体对 T_3 亲和力和/或对 DNA 结合力各不相同及受体表达和功能状态有年龄相关性和/或组织特异性的缘故。

对 PRTH 患者的研究也发现了 33～13 基因的突变,点突变出现在外显子 8 上,但是否这些突变就是 PRTtt 的病因尚未确立。一些学者认为 PRTH 系选择性 TRβ 缺陷所致,因为 TRβ 仅分布于垂体及某些神经组织中。由于 TRβ 与 IR 岛来源于一个基因 33313,这种异常可能是由于 mRNA 转录后过程异常所致。PRTH 发病的另一种可能的原因是非受体因素,即垂体中使 T₄ 脱碘生成 T₃ 的特异 Ⅱ 型 5' 脱碘酶有缺陷。PerRTH 是由于 TRα₁ 异常或 TRα₂ 异体过度表达等多种原因所致。

甲状腺激素抵抗综合征起先被认为是各有特征性改变的,然而临床表现的多样性及 GRTH 与 PRTH 基因突变的相似,改变了这种观点。目前认为本病可能是 TRα 基因表达的多方面失调所致。总之,尽管本病确切的病因尚未完全明了,但已肯定甲状腺激素抵抗综合征发生在受体分子水平上,是一种典型的受体病。

四、诊断和鉴别诊断

本病临床差异较大,表现复杂多样,因此诊断常较困难。对有甲状腺轻度肿大、甲状腺素水平增高、临床甲状腺功能正常或反之有甲减表现者均应疑及本病。如 T₃、T₄ 浓度增高,而 TSH 浓度正常或升高者,说明 T₃、T₄ 对 TSH 分泌的负反馈作用减弱或消失,此类患者须进行 TRH 兴奋试验,以提高本病诊断率。测定血清性激素结合球蛋白(SHBG)可作为靶器官对甲状腺激素敏感性的一项体外试验,因为本病 SHBG 是正常的,而甲亢患者的 SHBG 是升高的。如患者有明显家族发病倾向,甲状腺轻度肿大,T₃、T₄、FT₃、FT₄ 增高伴 TSH 水平升高,智力低下,骨骺成熟延迟,点彩状骨骼及先天性聋哑则属典型患者。STRH 须与下列疾病区别。

(1)普通甲亢:T₃、T₄、FT₃ 及 FT₄ 增高是甲亢最常见现象,但它对 TSH 的分泌呈明显负反馈作用,其 TSH 水平明显减低甚至测不到。而 SRTH 患者 TSH 水平多数明显升高。

(2)垂体性甲亢垂体性甲亢:是由 TSH 瘤引起的,其特征是 TSH 分泌过多伴甲亢的临床表现。TSH 瘤引起的 TSH 分泌是自主性的,TSH 分泌既不受 T₃、T₄ 反馈性调节的抑制作用,也不受 TRH 兴奋作用的调节。蝶鞍分层摄影、TRH 兴奋试验对两者有重要鉴别价值。

(3)遗传性或获得性甲状腺结合蛋白增多症:甲状腺结合蛋白有 3 种,即甲状腺结合球蛋白(TBG)、甲状腺结合前清蛋白(TBPA)和清蛋白(ALb),其中以 TBG 最重要,它可结合 70%～75% 的 T₃ 和 T₄。遗传性 TBG 增高或雌激素水平增高均可引起高 T₃、T₄ 现象,然而这些患者 FT₃、FT₄ 浓度正常,因此不难鉴别。当然,甲状腺激素抵抗综合征最可靠的诊断方法是采用分子生物学技术,从分子水平上检查证实甲状腺激素受体及其基因结构的缺陷。

五、治疗

成人 SRTH 的代谢表现很少需要特殊处理,但由于对儿童的生长发育、智力的提高影响很大,因此应予以矫正。本病治疗是十分困难的,由于临床类型不同,表现又错综复杂,因此治疗方法不一致。对于高激素血症的本身无须治疗,但可能诱发 TSH 分泌细胞的功能亢进。抗甲状腺药物可阻断甲状腺激素的合成,使血中甲状腺激素水平下降,TSH 水平升高,但基于 SRTH 患者不是由于甲状腺素水平升高所引起,而是受体缺陷造成的,因此,甲状腺素水平升高具有代偿意义,如用抗甲状腺药物,可使甲减临床症状加重,垂体 TSH 分泌细胞增生,使甲状腺肿大程度加重,对青少年生长发育的损害是不可逆的,所以,多数学者不主张应用抗甲状腺药物。只有对部分靶器官不反应型者,可在严密观察下试用抗甲状腺药物。甲状腺激素的使用要根据患病的类型和病情而定,而且应视患者对甲状腺激素的反应加以调整。GRTH 患者一般不需治疗,只是在少数情况下可给予外源性 T_4 或 T_3,这对婴幼儿患者尤其有益,他们需要提高甲状腺激素浓度以保障智力和体力的发育,并能减弱 TSH 的分泌,从而使甲状腺肿大大减轻。天然的甲状腺激素常常无效,一般应用右旋 T_4,每天 2 次,每次 2~3 mg;应用 T_3 的一种代谢产物——三碘甲腺乙酸也有效。对 PRTH 的患者必须进行治疗,至少应控制类似甲亢的症状。应用抗甲状腺药物或[131]I 治疗是合理的,但其弊利关系已如上述,因此,须持谨慎态度。糖皮质激素可选择性抑制 TSH 分泌,但长期应用易发生不良反应。给予普萘洛尔 40~160 mg/d,有助于阻断甲状腺素过多的外周效应,从而减轻临床症状。采用多巴胺协同剂溴隐亭 2.5 mg~7.5 mg/d,有时有效。生长抑制激素(SS)可选择性抑制 TSH 的分泌。三碘甲腺苷酸的结构与 T_3 相似,有对垂体 TSH 分泌的负反馈作用,且无高代谢的不良反应,也可应用。对 PerRTH,应补充甲状腺激素以缓解甲减症状。

(李秀真)

第五节　甲状腺炎症

一、急性化脓性甲状腺炎

(一)定义

急性化脓性甲状腺炎(acute suppurative thyroiditis,AST)是甲状腺非特异性感染性疾病,是细菌或真菌经血液循环、淋巴道或邻近化脓病变蔓延侵犯甲状腺引起急性化脓性炎症,其中以邻近化脓性病灶蔓延最多见。

(二)病因

甲状腺本身因位置的特殊性及丰富的血供、组织内高浓度的碘等因素对感染有明显的抵抗力,但是一些情况下,也会发生感染。大部分患者来源于上呼吸道、口腔或颈部软组织化脓性感染的直接扩散,如急性咽炎、化脓性扁桃体炎等。少数患者继发于败血症或颈部开放性创伤。营养不良的婴儿、糖尿病患者、体质虚弱的老人或免疫缺陷患者为好发人群。

感染好发于甲状腺左叶,常见于结节性甲状腺肿,也可以发生在正常的腺体。引起急性甲状腺炎的常见细菌有链球菌、葡萄球菌、肺炎球菌、沙门菌、类杆菌、巴斯德菌、结核菌等。而免疫功能受损的患者,如恶性肿瘤及接受放疗的患者发生真菌感染的概率较大,常见菌种如粗球孢子菌、曲霉菌、白色念珠菌、诺卡菌等。病原菌可经血液、淋巴管、邻近组织器官感染蔓延或医源性途径如穿刺操作进入甲状腺。

(三)病理

起病前已有结节性甲状腺肿者易产生脓肿,如甲状腺本来正常者,广泛化脓多见。脓液可浸润颈部深层组织,甚至进入纵隔,破入气管、食管。典型的急性甲状腺炎的组织学变化为甲状腺内大量中性粒细胞浸润、组织坏死;甲状腺滤泡破坏,血管扩张充血,有时可见细菌菌落。炎症后期恢复阶段有大量纤维组织增生。

(四)临床表现

一般急性起病,具有化脓性感染的共同特征。甲状腺肿大、疼痛,局部发热、触痛,常为一侧肿大,质地较硬。因甲状腺有包膜,即便有脓肿形成,局部波动感可不明显。有时伴耳、下颌或头枕部放射痛。早期颈前区皮肤红肿不明显,触痛显著。可有声嘶、呼吸不畅、吞咽困难,头后仰或吞咽时出现"喉痛"。通常无甲亢和甲减的症状和体征。可有畏寒、寒战、发热、心动过速等全身症状。

(五)实验室检查

1.一般检查

外周血提示白细胞计数升高、伴核左移,血培养可阳性,血沉增快。

2.甲状腺相关检查

甲状腺摄碘率、甲状腺功能正常;甲状腺核素扫描可见局部放射性低减区;细针穿刺细胞学检查可吸出脓液,镜检可见大量脓细胞、坏死细胞及组织碎片。

3.其他检查

B超显示甲状腺肿大,有大小不等的低回声、无回声区,或大面积液性暗区(图 6-2);颈部 X 线片提示左侧软组织包块;食管钡餐有助于发现来源于梨状窝的瘘管(图 6-3)。CT 扫描可评价邻近组织及感染向其他间隙蔓延的情况。

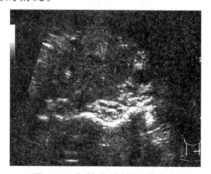

图 6-2 急性化脓性甲状腺炎

超声显示低回声区,提示甲状腺内存在一脓肿

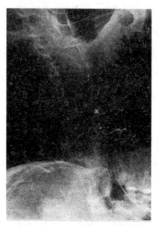

图 6-3 食管吞钡显示梨状隐窝瘘管(侧位)

(六)诊断与鉴别诊断

1.诊断

对急性起病,颈前区疼痛肿块患者应考虑急性甲状腺炎的可能性,结合临床表现、实验室检查进行诊断与鉴别诊断(图6-4)。诊断依据如下:①全身败血症症状,白细胞及中性粒细胞总数增高。②原有颈部化脓性感染,之后出现甲状腺肿大、疼痛。③B超引导下行细针穿刺细胞学检查及脓液培养可进一步明确诊断。

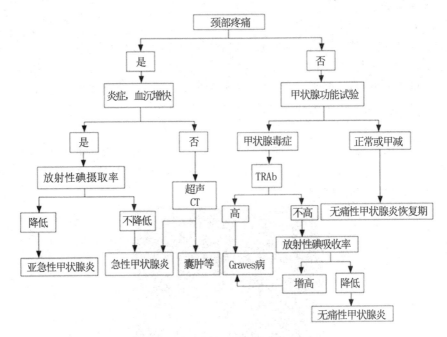

图 6-4　甲状腺炎诊断流程图

2.鉴别诊断

(1)亚急性甲状腺炎。鉴别要点:①亚甲炎甲状腺疼痛较轻,血沉明显升高,白细胞计数正常或轻度升高,甲状腺功能早期可升高。②亚甲炎甲状腺摄碘率降低,急性甲状腺炎摄碘率正常。若诊断有困难,可结合甲状腺细针穿刺活检。

(2)甲状腺肿瘤:应注意与甲状腺腺瘤、囊肿、甲状腺癌急性出血等情况相鉴别。迅速增长的未分化甲状腺癌也可出现颈前区疼痛、触痛等症状,但一般患者年龄较大,甲状腺穿刺液细菌培养阴性,抗生素治疗无效,甲状腺活检可明确诊断。

(七)治疗

一般对症处理包括卧床休息、补液、退热等。甲状腺局部处理原则为早期冷敷,晚期热敷。根据药敏结果,予以有效的抗生素、抗真菌药物抗感染治疗。必要时行外科探查和切开引流,清除炎性坏死甲状腺组织防止感染进一步扩散。

(八)预后

绝大多数患者经合理有效的抗感染治疗,预后良好,无后遗症。少数患者形成慢性甲状腺脓肿。若未治疗或治疗不彻底,甲状腺脓肿向周围组织穿破可形成严重并发症,如纵隔脓肿或气管/食管瘘,严重者脓肿可压迫气管导致窒息。

二、亚急性甲状腺炎

(一)定义

亚急性甲状腺炎(简称亚甲炎)由 De Quervain 于 1940 年首先描述,又称 de Quervain 甲状腺炎、巨细胞性甲状腺炎、肉芽肿性甲状腺炎,是一种可自行恢复的甲状腺非细菌感染性疾病,多认为是病毒(包括流感病毒、柯萨奇病毒、腮腺炎病毒等)感染后引起的变态反应,以短暂疼痛的破坏性甲状腺组织损伤伴全身炎性反应为特征,是最常见的甲状腺疼痛性疾病。放射性痛和转移性痛为其特征,伴有甲状腺功能亢进症状、促甲状腺素水平降低、甲状腺摄碘率降低和红细胞沉降率升高等。

(二)流行病学

临床发病率约为 4.9/10.0 万,占甲状腺疾病的 0.5%～6.2%。男女发病比例为 1∶(3～6),30～50 岁女性发病率最高。

(三)病因

亚甲炎的病因尚不明确,多由病毒感染或病毒感染后变态反应引发。研究表明,多种病毒如柯萨奇病毒、腮腺炎病毒、流感病毒、腺病毒感染与本病有关,患者血液中常可检出这些病毒的抗体。而甲状腺组织切片中很少找到病毒包涵体或培养出病毒,因此甲状腺本身的病变可能不是病毒直接侵袭所致。该病也可发生于非病毒感染(如 Q 热或疟疾等)之后。遗传因素可能参与发病,有与人白细胞抗原(HLA)B35 相关的报道。疾病活动期,患者血清中可检测到多种甲状腺自身抗体,可能继发于甲状腺滤泡破坏后的抗原释放。为非特异性表现,因此亚甲炎不是一种自身免疫病。偶有报道用干扰素治疗丙型肝炎可引起亚甲炎。

(四)临床表现

(1)该病有季节发病趋势,不同地理区域有发病聚集倾向。起病形式及病情程度不一。

(2)常在病毒感染后 1～3 周发病,半数患者有近期上呼吸道感染病史。体温不同程度升高,起病 3～4 天达高峰。可伴有肌肉疼痛、咽痛等,颈部淋巴结可肿大。

(3)甲状腺区特征性疼痛及肿大逐渐或突然发生,放射性痛及转移性疼痛为其特征性表现。转颈、吞咽动作可加重,常放射至同侧耳、咽喉、下颌、颏、枕、胸背部等处。疼痛为迁移性,初始可表现为一叶疼痛,继而扩展或转移至另一叶。也有少数患者首先表现为孤立无痛性硬结节或声音嘶哑。甲状腺弥漫或不对称性轻、中度增大,伴或不伴结节,质地较硬,触痛明显,无震颤及血管杂音。病变局部无红、热等类似于急性化脓性甲状腺炎的表现。

(4)与甲状腺功能变化相关的临床表现。①初期(甲状腺毒症阶段):历时 3～8 周;50%～75% 的患者出现甲状腺毒症的临床表现,但容易被甲状腺疼痛或触痛所掩盖;无突眼及胫骨前黏液性水肿。偶有报道本病患者表现为低钾性麻痹,因而误诊为甲状腺功能亢进症,其同样为细胞外钾向细胞内转移所致。②中期(甲状腺功能减退阶段):约 25% 的患者在甲状腺激素合成功能尚未恢复之前进入此阶段,出现水肿、怕冷、便秘等症状,历时数月。③后期(甲状腺功能恢复阶段):多数患者短时间(数周至数月)恢复正常功能。在甲状腺毒症向甲减转变过程中,可能检测到 TSH 和 fT$_4$ 同时降低的情况,因而可能误诊为中枢性甲减。

(五)辅助检查

1.血细胞沉降率(ESR)

病程早期显著增快,可达 100 mm/h;>50 mm/h 时是对本病的有力支持,但 ESR 不增快也不能除外本病。

2.甲状腺功能

血清中 TT_3、TT_4 增高,与甲状腺摄碘率降低呈双向分离是其特点,可与甲亢鉴别。随着甲状腺滤泡上皮细胞破坏加重,储存激素殆尽,可出现一过性甲减。当炎性反应消退,甲状腺滤泡上皮细胞恢复,甲状腺激素水平及甲状腺摄碘率逐渐恢复正常。

3.摄碘率及甲状腺核素显像

早期甲状腺对碘无摄取或摄取低下,24 小时摄碘率小于 5%。甲状腺显像受炎性反应严重程度影响,当炎性反应累及整个甲状腺时,表现为整个颈部放射性本底明显增高,甲状腺模糊、轮廓不清。当病变只累及甲状腺某一部位时,甲状腺显影可见局部呈放射性稀疏、缺损区。

4.甲状腺超声检查

灵敏度较高,但特异性较差。病初因甲状腺滤泡水肿、破坏,超声检查可见片状规则低回声区,病灶以中心部位最低,边界模糊不清,后方回声稍增强,所有回声减低部位均有明显压痛。在恢复期由于淋巴细胞和浆细胞的浸润及一定程度纤维化性增生,超声可见甲状腺内不均匀回声增强并伴有小片状低回声区或伴轻微血运增加的等回声区。彩色多普勒血流显像(CDFI)检查发现异常回声周边有较丰富的血流信号,而内部血流信号较少,甲状腺上动脉流速增高不明显。与之不同,肿瘤则表现为异常回声区内部血流信号丰富,边缘缺乏。

5.甲状腺针吸细胞学检查(FNAC)

以滤泡细胞破坏为特征,可见分叶细胞、单核细胞、多核巨细胞浸润,微脓肿形成和纤维化。病程晚期往往见不到典型表现,纤维化病变明显时也可出现"干抽"现象。FNAC 不作为诊断本病的常规检查,当诊断困难或合并其他甲状腺疾病时可考虑应用。

6.其他

该病导致甲状腺滤泡细胞破坏及甲状腺球蛋白(TG)水解,致使血清 TG 水平明显增高,与甲状腺破坏程度一致,且恢复很慢。C 反应蛋白可增高。少数患者轻度贫血,血小板升高,早期白细胞可增高。甲状腺球蛋白抗体(TGAb)、甲状腺过氧化物酶抗体(TPOAb)阴性或水平很低。在疾病后期甚至恢复后,TGAb、TPOAb 可一过性升高,但并不导致持续自身免疫反应。CT 与 MRI 可发现甲状腺肿大、结节,增强后组织呈不均匀改变,但灵敏度较低,主要用于排除其他疾病,不作为常规检查项目。

(六)诊断

依据病史、症状、体征和实验室检查,一般诊断多无困难,但不典型患者常易误诊,国内报道误诊率为 12%～48%。

(1)甲状腺肿大、疼痛、质硬、触痛,常伴上呼吸道感染的症状和体征(发热、乏力、食欲缺乏、颈淋巴结肿大等)。

(2)血沉增快。

(3)甲状腺摄碘率受抑制。

(4)一过性甲状腺毒症。

(5)血清 TGAb 和/或 TPOAb 阴性或低滴度。

(6)FNAC 或活组织检查可见多核巨细胞或肉芽肿改变。

符合上述 4 项即可诊断亚甲炎。对于临床表现不典型者,应进行 FNAC 以明确诊断,尤其病变局限于单个结节或者单个侧叶者。有淋巴瘤或未分化癌误诊为亚甲炎的患者报道。

(七)鉴别诊断

除急性化脓性甲状腺炎和结节性甲状腺肿出血以外,诊断该病时还需与以下疾病鉴别。

1.桥本甲状腺炎

少数患者可以有甲状腺疼痛、触痛,活动期 ESR 可轻度升高,并可出现短暂性甲状腺毒症和摄碘率降低,但该病无全身症状。既往患有甲状腺肿或自身免疫性甲状腺病、具有高滴度 TG-Ab 和/或 TPO-Ab 有助于疼痛性桥本甲状腺炎的诊断。两病可合并存在,FNAC 可明确诊断。

2.甲状腺癌

快速生长可出现局部疼痛,但无全身中毒症状,甲状腺质硬、表面不光滑,活动度差,可出现区域淋巴结肿大,FNAC 可见肿瘤细胞。

(八)治疗

1.早期治疗

早期治疗以减轻炎性反应及缓解疼痛为目的。轻症可用阿司匹林(1～3 g/d,分次口服)、非甾体抗炎药(如吲哚美辛 75～150 mg/d,分次口服)等。

2.急性期

急性期首选肾上腺皮质激素类药物,初始剂量:泼尼松 30～40 mg/d,维持 1～2 周,根据症状、体征及血沉的变化缓慢减少剂量,总疗程 6～8 周。过快减量、过早停药可使病情反复,根据红细胞沉降率调整激素用量,当红细胞沉降率下降或恢复正常时,泼尼松开始减量。

糖皮质激素使用注意事项如下。

(1)糖皮质激素虽适用于疼痛剧烈、体温持续显著升高、水杨酸或其他非甾体抗炎药物治疗无效者,可缓解疼痛(24～48 小时),但是并不能在早期或晚期防止甲状腺功能异常。

(2)有报道以甲状腺摄碘率恢复正常作为糖皮质激素停药指征的观察组较以血沉降至正常作为停用指征的对照组复发率低。文献报道霍奇金淋巴瘤误诊为亚甲炎的患者应用激素后疼痛症状也可得到缓解,因此需警惕。

(3)部分患者对糖皮质激素治疗的反应不敏感,需考虑以下处理:①加用非甾体抗炎药。②反复发作者宜增加糖皮质激素原有剂量。③超声检查,必要时行 FNAC 和 CT 检查,除外其他甲状腺疾病如甲状腺癌或脓肿。

3.甲状腺毒症明显者

甲状腺毒症明显者,可以使用 β 肾上腺素能受体阻滞剂。病程中当甲状腺滤泡组织遭受破坏后,释放大量甲状腺素,可出现一过性"甲状腺功能亢进期",可不处理或给予小剂量普萘洛尔,不用抗甲状腺功能亢进药物,症状缓解即停药,一般 2～3 周症状消失。甲状腺激素可应用于甲减症状明显、持续时间久者;由于 TSH 降低不利于甲状腺细胞恢复,故宜短期、小剂量使用,而大量应用甲状腺激素可能过度抑制 TSH,永久性甲减需长期替代治疗。

(九)预后

亚甲炎常在几周或几个月内自行缓解,整个病程为 6～12 个月。复发者罕见(2%～4%)。5%～10%的患者发生永久甲减,需终身替代治疗。文献报道超声检查所测低回声区体积并不能预测持续性甲减的发生。少数患者在本病之后又发生了 Graves 病。

三、慢性淋巴细胞性甲状腺炎

(一)定义与流行病学

慢性淋巴细胞性甲状腺炎(chronic lymphocytic thyroiditis,CLT)又称自身免疫性甲状腺炎,是一种以自身甲状腺组织为抗原的慢性炎症性自身免疫病。包括两种类型:一为甲状腺肿型,即桥本甲状腺炎(Hashimoto thyroiditis,HT);另一为甲状腺萎缩型,即萎缩性甲状腺炎(atrophic thyroiditis,AT);临床上以 HT 常见。近年来 CLT 发病有增多趋势,在人群中的发病率可高达 22.5/10.0 万~40.7/10.0 万,西方国家 CLT 占甲状腺疾病的 10%,我国所占比例为 3%左右。各年龄段均可发病,但以 30~50 岁多见,90%发生于女性,且有家族多发倾向。

(二)病因与发病机制

病因目前尚不清楚,一般认为本病的发病是由多方面因素引起的。

1.遗传因素

CLT 具有一定的遗传倾向,10%~15%的 CLT 患者有家族史,目前肯定的遗传易感基因包括人类白细胞抗原(HLA)和细胞毒性 T 淋巴细胞相关抗原-4(CTLA-4)。

2.自身免疫因素

本病是公认的器官特异性自身免疫病,特征是存在甲状腺过氧化物酶抗体(TPOAb)和甲状腺球蛋白抗体(TGAb)。TPOAb 通过抗体介导的细胞毒(ADCC)作用和补体介导的细胞毒作用影响甲状腺激素的合成。CLT 患者中 TGAb IgG 亚群的分布以 IgG1、IgG2、IgG4 为主,高滴度 IgG1、IgG2 的存在提示由亚临床甲减发展至临床甲减的可能。TSH 受体刺激阻断性抗体(TSBAb)占据 TSH 受体,也是甲状腺萎缩和功能低下的原因。

3.环境因素

(1)高碘:长期摄入高碘可导致甲状腺球蛋白的碘化增加,致使其抗原性增加而诱发免疫反应。

(2)硒缺乏:硒在甲状腺抗氧化系统和免疫系统及甲状腺激素的合成、活化、代谢过程中发挥重要的作用,硒缺乏可降低谷胱甘肽过氧化物酶的活性,导致过氧化氢浓度升高而诱发炎症反应。

(3)感染:感染可诱导自身抗原表达。受感染的病毒或细菌又因含有同甲状腺抗原类似的氨基酸序列,可通过"分子模拟"激活特异性 CD_4^+ T 淋巴细胞,该细胞促使 CD_8^+ T 淋巴细胞及 B 淋巴细胞浸润甲状腺,CD_8^+ T 细胞可直接杀伤甲状腺细胞,B 细胞则产生抗甲状腺抗体导致甲状腺细胞的破坏。

(4)其他:应用胺碘酮、IFN-α 治疗、锂盐、吸烟等都与本病的发展有关。

4.凋亡

也有研究表明,CLT 甲状腺细胞的破坏可能是浸润淋巴细胞局部释放的细胞因子所诱导的 Fas 死亡路径分子的不恰当表达和凋亡调控蛋白 Bcl-2 下调所致细胞凋亡的结果。

(三)病理

CLT 腺体呈弥漫性肿大,色白或灰白,质地较硬韧,表面不平可稍呈结节状或可见一个至多个结节,切面均匀可呈分叶状。镜检可分为以下几方面。①淋巴细胞型:滤泡上皮细胞多形性,有中至大量的淋巴细胞浸润。②嗜酸性粒细胞型:较多的胞浆丰富而红染的嗜酸性粒细胞及大量淋巴细胞浸润。③纤维型:显著的纤维化和浆细胞浸润。

(四)临床表现

本病的临床表现多种多样,可以甲状腺功能正常,也可表现为甲状腺功能减退、甲状腺功能亢进、颈痛和发热类似亚急性甲状腺炎症表现、有临床表现但甲状腺功能正常的假性甲状腺功能亢进或假性甲状腺功能减退、亚临床甲状腺功能减退、甲状腺弥漫性肿大、结节性肿大或只见甲状腺单个结节等多种类型。

1.病史及症状

多见于30～50岁女性,起病隐匿,发展缓慢病程较长,主要表现为甲状腺肿大,多数为弥漫性,少数可为局限性,部分以颜面、四肢肿胀感起病。

2.体格检查

甲状腺呈弥漫性或局限性肿大,质较硬但不坚且伴有韧感,边界清楚,无触痛,表面光滑,部分甲状腺可呈结节状,颈部淋巴结不肿大,部分可有四肢黏液性水肿。

(1)典型患者的临床表现:①发展缓慢,病程较长,早期可无症状,当出现甲状腺肿时,病程平均已达2～4年。②常见症状为全身乏力,许多患者没有咽喉部不适感,10%～20%患者有局部压迫感或甲状腺区的隐痛,偶尔有轻压痛。③甲状腺多为双侧对称性、弥漫性肿大,峡部及锥状叶常同时增大,也可单侧性肿大。甲状腺往往随病程发展而逐渐增大,但很少压迫颈部出现呼吸和吞咽困难。触诊时,甲状腺质地坚韧,表面可光滑或细砂粒状,也可呈大小不等的结节状,一般与周围组织无粘连,吞咽运动时可上下移动。④颈部淋巴结一般不肿大,少数患者也可伴颈部淋巴结肿大,但质软。

(2)不典型表现:值得注意的是,CLT的临床表现往往并不典型,或与其他甲状腺疾病或自身免疫病合并存在,主要的不典型表现有以下几点。①桥本甲亢:即 Graves 病和 CLT 合并存在,也可相互转化,患者可有甲亢的临床表现,高滴度 TGAb 和 TPOAb,可有 TSH 受体抗体(TSAb)阳性,甲状腺的^{131}I 吸收率增高,并且不受 T_3 所抑制,病理学同时有 Graves 病和 CLT 特征性改变。②突眼型:以浸润性突眼为主,可伴有甲状腺肿。甲状腺功能正常,TGAb、TPOAb 阳性,部分患者可测到 TSAb 及致突眼免疫球蛋白。③类亚急性甲状腺炎型:临床表现类似亚急性甲状腺炎,起病急,甲状腺增大伴疼痛,^{131}I 吸收率测定正常,T_3、T_4 正常,TGAb、TPOAb 高滴度阳性。④青少年型:CLT 约占青少年甲状腺肿大的 40%。青少年型 CLT 的甲状腺功能正常,TGAb、TPOAb 滴度较低,临床诊断比较困难。有部分患者甲状腺肿大较缓慢,称青少年增生型。甲状腺组织内缺乏嗜酸性粒细胞,往往无全身及其他局部症状,出现甲减的患者可影响生长发育。⑤伴发甲状腺肿瘤型:CLT 多伴发甲状腺癌,甚至为甲状腺癌的前兆,常表现为孤立性结节、质硬,TGAb、TPOAb 滴度较高,结节可能部分为甲状腺瘤或甲状腺癌,周围部分为 CLT。

故临床遇到下列情况时,应考虑合并肿瘤的可能,进行 FNAC 或切除活检:①甲状腺痛明显,甲状腺素治疗无效。②甲状腺素治疗后腺体不缩小反而增大。③甲状腺肿大伴颈部淋巴结肿大且有压迫症状。④腺体内有单个冷结节,不对称,质硬。⑤纤维化型(萎缩型):病程较长的患者,可出现甲状腺广泛或部分纤维化,表现为甲状腺萎缩,质地坚硬,TGAb 和 TPOAb 可因甲状腺破坏、纤维化而不高,甲状腺功能也减退,组织切片显示与 CLT 相同。常误诊为原发性甲减或甲状腺癌,是导致成年人黏液性水肿的主要原因之一。⑥伴发其他自身免疫病:表现为多发性自身免疫病,如 CLT 伴白癜风、艾迪生病、糖尿病、恶性贫血、斑秃(图 6-5)、特发性甲状旁腺功能低下、重症肌无力、系统性红斑狼疮等疾病,也有人称"自身免疫性多腺体衰竭综合征"或"多腺芽肿衰竭综合征"。如多发性内分泌腺瘤综合征Ⅱ型(艾迪生病,AITD,1型糖尿病,性腺功能减退症)的表现之一。⑦桥本脑病:严重而罕见,临床表现可为以下2种类型。血管炎型以脑卒中样发作反复出现为特征。弥漫性进展型可出现意识障碍、精神错乱、嗜睡或昏迷。脑脊液检查异常,表现为蛋白含量升高,单核细胞增多。甲状腺抗体阳性,尤其是 TPOAb 滴度高。甲状腺激素水平一般正常或偏低。脑电图可出现异常。本病治疗以皮质激素效果好,甲状腺素也有较好的疗效。

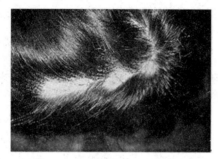

图 6-5　桥本甲状腺炎合并斑秃

(五)辅助检查

1.实验室检查

(1)早期甲状腺功能可正常,桥本甲亢者甲状腺功能轻度升高,随着病程进展,T_3、T_4 可下降,TSH 升高,TPOAb、TGAb 阳性,二者(放射免疫双抗体测定法)大于 50% 有诊断意义,但自身抗体阴性不能否定 CLT 的诊断。

(2)过氯酸钾排泌试验约 60% 阳性。

(3)血清丙种球蛋白增高,清蛋白下降。

2.病理检查

FNAC 或病理切片,可见淋巴细胞和浆细胞,甲状腺滤泡上皮细胞可表现增生、缩小、萎缩、结构破坏及间质纤维组织增生等不同改变。有时 HE 切片难以区别良、恶性,需采用免疫组化法染色进行鉴别。FNAC 创伤小,不易造成穿刺道癌细胞脱落转移及容易被医师和患者接受的优点,是美国《甲状腺结节和分化型甲状腺癌诊治指南》中 A 级推荐方法,认为是最准确、最有效的方法,结果可分为良性、恶性、可疑恶性和不能诊断 4 种,对甲状腺疾病的敏感性达 86%,精确率75%,但也存在一定的假阴性率,特别是对于甲状腺滤泡性疾病不能诊断。另外,细针穿刺细胞学检查必须具有以下 3 个条件:①样本的量足够。②由经验丰富的细胞学家读片。③穿刺到所指定的病变部位,否则常可误诊或漏诊。

3.影像学检查

(1)甲状腺超声:峡部增厚,弥漫性低回声内出现短线状强回声并形成分隔状或网格状改变,对本病诊断具有较高的特异性。

(2)甲状腺放射性核素显像:表现为显影密度不均,呈不规则的稀疏与浓集区,边界不清或为"冷"结节。

(3)甲状腺摄碘率:此病后期甲状腺摄 ^{131}I 率逐渐降低,出现明显甲减表现。

(4)CT 和 MRI 检查:除可了解甲状腺本身的情况外,还可明确其与周围组织的关系。CT扫描表现为甲状腺两叶对称性弥漫性增大或一叶腺体增大更为明显,密度均匀,明显减低,接近软组织密度,无腺内更低密度结节影及钙化影,边界清楚,增强扫描呈均匀强化。

(六)诊断

目前对 CLT 的诊断标准尚未统一,应用最多的还是 1975 年 Fisher 提出的 5 项诊断指标:①甲状腺弥漫性肿大,质坚韧,表面不平或有结节。②TGAb、TPOAb 阳性。③血 TSH 升高(正常者<10 ng/dL)。④甲状腺扫描有不规则浓聚或稀疏。⑤过氯酸钾排泌试验阳性。5 项中具有 2 项可拟诊,具有 4 项者可确诊。这个标准在多数情况下是适用的,诊断正确率为70%~90%。

一般在临床中只要具有典型 CLT 临床表现,血清 TGAb、TPOAb 阳性即可临床诊断为 CLT。但具有典型表现者较少,非典型患者常被误诊为甲状腺其他疾病,据统计手术治疗的 CLT 术前误诊率为 75%~100%,因此对临床表现不典型者,需要有高滴度的抗甲状腺抗体测定方能诊断。对这些患者如查血清 TGAb、TPOAb 为阳性,应给予必要的影像学检查协诊,并给予甲状腺素诊断性治疗,必要时应以 FNAC 或冷冻切片组织学检查确诊。

(七)鉴别诊断

该病需与以下疾病相鉴别。

1.Riedel 甲状腺炎

Riedel 甲状腺炎又称慢性纤维性甲状腺炎,可有不同程度的甲状腺肿大,甲状腺结构破坏被大量纤维组织取代。病变常超出甲状腺,侵袭周围组织,产生压迫症状,如吞咽、呼吸困难、声嘶、喉鸣等。压迫症状与甲状腺肿大程度不成正比。T_3、T_4、TSH、^{131}I摄取率大多正常。当病变侵犯甲状腺两叶时,T_3、T_4、TSH、^{131}I摄取率低于正常。主要确诊依赖于病检。

2.弥漫性毒性甲状腺肿(Graves 病)

桥本甲亢与 Graves 病临床均可见代谢亢进等表现,桥本甲亢的临床症状较轻微,不伴或较少出现突眼和胫前黏液性水肿。桥本甲亢患者可检出高效价的 TGAb 和 TPOAb,T_3、T_4 轻度升高;Graves 病也可出现 TGAb 和 TPOAb,但滴度较低,T_3、T_4 明显升高。放射性核素显像桥本甲亢时甲状腺显影密度不均,呈不规则的浓集和稀疏;Graves 病时甲状腺呈均匀的放射性浓集区。甲状腺摄碘率桥本甲亢时正常或增高,但可被 T_3 抑制;而 Graves 病患者的摄碘率明显增高,且不能被 T_3 抑制。

3.甲状腺癌

CLT 中甲状腺癌的发生率为 5%~17%,比普通人群高 3 倍。二者均可有甲状腺结节样改变,但甲状腺癌结节质硬、固定,肿大的甲状腺或甲状腺结节在近期内显著增大,压迫喉返神经、声音嘶哑是甲状腺癌的晚期特征。甲状腺癌核素显像显示局部改变,而 CLT 核素显像的改变呈弥漫性。

4.甲状腺恶性淋巴瘤

病理学家观察到几乎所有恶性淋巴瘤患者的甲状腺组织都存在不同程度的 HT 表现。也有认为重度慢性淋巴细胞性甲状腺炎可向恶性淋巴瘤转变。多数甲状腺恶性淋巴瘤的肿块增大迅速,颈淋巴结肿大,很快出现压迫症状,甲状腺扫描为冷结节,两者鉴别并不困难。然而 HT 合并恶性淋巴瘤,尤其是无肿块的甲状腺恶性淋巴瘤的区别较难,需做病理学检测。

(八)治疗

从临床经验看,半数以上 CLT 患者不需要治疗,部分患者需应用甲状腺激素替代治疗,只有少数情况需要外科处理。

1.内科治疗

(1)限碘:限制碘摄入量在安全范围(尿碘 $100\sim200$ $\mu g/L$)有助于阻止甲状腺自身免疫破坏进展。

(2)随诊观察:①甲状腺功能正常者。②合并亚临床甲减(仅有 TSH 升高),TSH$<$10 mU/L。

(3)甲状腺激素替代治疗:①合并亚临床甲减,TSH$>$10 mU/L。②合并临床甲减[TSH 升高且 T_3 和/或 T_4 降低]者。甲状腺激素替代治疗通常予 L-T_4 $50\sim100$ $\mu g/d$,逐步增至 $200\sim300$ $\mu g/d$,直至腺体缩小,TSH 降至正常,然后逐步调整至维持量。

(4)合并甲亢者:一般不用抗甲状腺药物,为控制甲亢症状可用 β 受体阻滞剂(如普萘洛尔)治疗,个别甲亢症状不能控制者可适当应用小剂量抗甲状腺药物,但时间不宜太长,并根据甲状腺功能监测情况及时调整剂量或停药,以免导致严重甲减。

(5)甲状腺迅速肿大、伴局部疼痛或压迫症状时,可给予糖皮质激素治疗(泼尼龙 30 mg/d,分 3 次口服,症状缓解后逐渐减量,代之以 L-T_4 口服)。

(6)细胞因子调节、基因治疗、补硒治疗等方法也为本病治疗展示了新的途径,但还未广泛应用于临床。

2.外科治疗

长期以来对 CLT 是否需要外科治疗一直存在争议。一种观点认为 CLT 是自身免疫病,呈慢性经过,发展趋势是永久性甲减,任何不恰当的手术治疗都将加速甲减的进程,手术并不能从根本上治疗 CLT,因此主张首选药物治疗。另一种观点则认为切除部分甲状腺组织可降低免疫负荷,增加药物治疗效果,并取得病理诊断或早期发现并发癌,如果手术方式选择恰当,甲状腺功能减退发生率仅为4.7%～9.7%,手术治疗安全可行。目前多数学者认为对 CLT 手术指征应适当放宽,特别是对年轻女性,但应合理选择手术方式,即遵循个体化治疗方案。

手术指征:①甲状腺肿大,压迫症状明显,如呼吸困难,给予甲状腺素治疗 $2\sim3$ 个月后无效(结节或甲状腺缩小不明显并有压迫症状)。②增大的甲状腺影响美容。③甲状腺结节大于 2 cm,扫描为冷结节、质硬高度怀疑癌(结节迅速增大、单发实性结节、结节有钙化或针吸怀疑有癌细胞)。④甲状腺疼痛明显,尤其是复发性疼痛,对症处理无效者。⑤并发甲亢反复发作,或并发重度甲亢者。

手术方式的选择应根据手术目的和冷冻切片检查结果确定,可遵循如下原则。

(1)单纯性 CLT,至少需完整保留一侧腺叶,或仅作峡部切除以缓解压迫症状。

(2)并发重度甲亢者,可做双侧甲状腺次全切除术。

(3)并发甲状腺腺瘤或结节性甲状腺肿者,需切除可见病灶,并尽量多保留甲状腺组织。

(4)CLT 并甲状腺癌的手术方式,既要考虑甲状腺癌的根治性原则,又要兼顾 CLT 的特殊性:①术前针吸细胞学检查或术中冷冻切片检查明确诊断并发甲状腺癌者,根据甲状腺癌的根治性原则选择手术方式。②术中冷冻切片排除并发甲状腺癌者,施行峡部和可疑结节切除术。③术中冷冻切片不能确诊或术中冷冻切片漏诊,术后石蜡切片确诊并发甲状腺癌者,根据甲状腺癌的根治性原则再手术。

(李秀真)

第六节 甲状腺结节

一、概述

甲状腺结节是临床常见疾病。流行病学调查显示,在一般人群中采用触诊的方法,甲状腺结节的检出率为 3%～7%,采用高分辨率超声,其检出率可达 19%～67%。甲状腺结节在女性和老年人群中多见。虽然甲状腺结节的患病率很高,但仅有约 5%的甲状腺结节为恶性,因此甲状腺结节处理的重点在于良恶性的鉴别。

二、病因及分类

多种甲状腺疾病都可以表现为甲状腺结节,包括局灶性甲状腺炎症、甲状腺腺瘤、甲状腺囊肿、结节性甲状腺肿、甲状腺癌、甲状旁腺腺瘤或囊肿、甲状舌管囊肿等。此外,先天性一叶甲状腺发育不良而另一叶甲状腺增生,以及甲状腺手术后及放射性碘治疗后残留甲状腺组织的增生也可以表现为甲状腺结节。

常见病因如下:①局灶性甲状腺炎。②多结节性甲状腺肿的显著部分。③甲状腺囊肿,甲状旁腺囊肿,甲状舌管囊肿。④一叶甲状腺发育不良。⑤术后残留甲状腺的增生或瘢痕形成。⑥放射性碘治疗后残留甲状腺组织的增生。⑦良性腺瘤:滤泡性、单纯型、胶样型(大滤泡型)、胎儿型(小滤泡型)、胚胎型(梁状型)、Hurther 细胞(嗜酸性粒细胞型);甲状旁腺腺瘤;其他少见类型如畸胎瘤、脂肪瘤、血管瘤等。⑧甲状腺恶性肿瘤:乳头状甲状腺癌、滤泡状甲状腺癌、甲状腺髓样癌、未分化甲状腺癌、转移癌、甲状腺肉瘤、甲状腺淋巴瘤。

三、诊断

甲状腺结节诊断的首要目的是确定结节为良性还是恶性,可以通过询问病史、物理检查、甲状腺细针穿刺细胞学检查及超声、扫描等确定诊断(图 6-6)。

(一)病史及体格检查

目前已知的影响结节良恶性的因素包括年龄、性别、放射线照射史、家族史等。儿童及青少年甲状腺结节中恶性的比率明显高于成人。年龄＞60 岁者恶性的比率增加,且未分化癌的比例明显增高。成年男性甲状腺结节的患病率较低,但恶性的比例高于女性。与甲状腺癌发生相关的最重要的危险因素为放射线暴露,既往有头颈部放射照射史及核素辐射史者,甲状腺结节和甲状腺癌的发生率明显增高。患者的家族史对甲状腺结节的判定也有一定的帮助,有甲状腺肿家族史和地方性甲状腺肿地区居住史者甲状腺肿的发生率较高。有甲状腺癌家族史及近期出现的甲状腺结节增长较快,或伴有声音嘶哑、吞咽困难和呼吸道梗阻者提示可能为恶性。

大多数甲状腺结节患者没有临床症状,仅表现为无痛性颈部包块,合并甲状腺功能异常时,可出现相应的临床表现,部分患者由于结节侵犯周围组织出现声音嘶哑、压迫感、呼吸/吞咽困难等压迫症状。甲状腺的肿块有时较小,不易触及,容易漏诊。检查时要求患者充分暴露颈部,仔细触诊。正常的甲状腺轮廓视诊不易发现,若看到甲状腺的外形常提示甲状腺肿大。触诊检查时要注意甲状腺的大小、质地、有无肿块及肿块的数目、部位、边界、活动度、肿块有无压痛及颈部有无肿大的淋巴结等,提示恶性病变的体征包括结节较硬,与周围组织粘连固定,局部淋巴结肿大等。

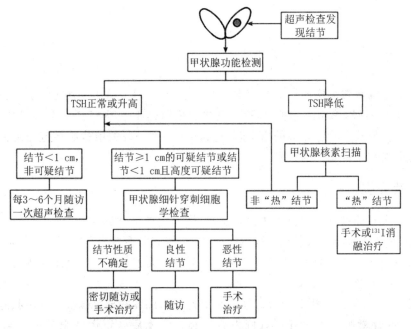

图 6-6　甲状腺结节的临床评估和处理流程

(二)实验室检查

甲状腺结节患者均应行甲状腺功能检测。血清促甲状腺激素(thyroid stimulating hormone, TSH)水平降低提示可能为自主功能性或高功能性甲状腺结节,需行甲状腺核素扫描进一步判断结节是否具有自主摄取功能,功能性或高功能性甲状腺结节中恶性的比例极低。甲状腺自身抗体阳性提示存在桥本甲状腺炎,但不排除同时伴有恶性疾病,因乳头状甲状腺癌和甲状腺淋巴瘤可与桥本甲状腺炎并存。甲状腺球蛋白(thyroglobulin, Tg)是甲状腺产生的特异性蛋白,由甲状腺滤泡上皮细胞分泌,多种甲状腺疾病可引起血清 Tg 水平升高,包括分化型甲状腺癌、甲状腺肿、甲状腺组织炎症或损伤、甲状腺功能亢进症等,因此血清 Tg 测定对甲状腺结节的良恶性鉴别没有帮助,临床主要用于分化型甲状腺癌手术及清甲治疗后的随访监测。分化型甲状腺癌行甲状腺全切及^{131}I清甲治疗后,体内 Tg 很低或测不到,在随访过程中如果血清 Tg 升高提示肿瘤复发。降钙素由甲状腺滤泡旁细胞(C 细胞)分泌,降钙素升高是甲状腺髓样癌的特异性标志,如疑及甲状腺髓样癌应行血清降钙素测定。

(三)超声检查

高分辨率超声检查是评估甲状腺结节的首选方法,可以探及直径 2 mm 以上结节,已在甲状腺结节的诊断过程中广泛使用。颈部超声可确定甲状腺结节的大小、数量、位置、囊实性、形状及包膜是否完整、有无钙化、血供及与周围组织的关系等情况,同时可评估颈部有无肿大淋巴结及淋巴结的大小、形态和结构特点,是区分甲状腺囊性或实性病变的最好无创方法。此外对甲状腺良恶性病变的鉴别也有一定价值。以下超声征象提示甲状腺癌的可能性大:①实性低回声结节。②结节内血供丰富。③结节形态和边缘不规则,"晕征"缺如。④微小钙化。⑤同时伴有颈部淋巴结超声影像异常,如淋巴结呈圆形、边界不规则、内部回声不均或有钙化、皮髓质分界不清、淋巴门消失等。在随访过程中超声检查还可以较客观地监测甲状腺结节大小的变化。较小而不能触及的结节可在超声引导下进行细针穿刺。甲状腺癌术后患者定期颈部超声检查可以帮助确定有无局部复发。

(四)甲状腺核素显像

甲状腺核素显像适用于评估直径>1 cm 的甲状腺结节,根据对放射性核素的摄取情况,甲状腺结节可以分为"热"结节、"温"结节、"冷"结节。除极少数的滤泡状甲状腺癌外,绝大多数可自主摄取放射性核素的"热"结节均为良性病变。放射性核素的摄取与周围组织相似或略高于周围组织的"温"结节通常也为良性。甲状腺恶性肿瘤通常表现为放射性核素摄取极低的"冷"结节,但冷结节中只有不足 20% 为恶性,80% 以上为良性,如甲状腺囊性病变、局灶性甲状腺炎等都表现为"冷"结节。核素显像在甲状腺结节良恶性鉴别中的作用有限,一般临床考虑甲状腺结节为高功能者首选核素扫描,否则核素扫描不作为甲状腺结节的首选检查。

有些化学物质与癌组织的亲和力较高,经同位素标记后用于亲肿瘤甲状腺显像,如 ^{99m} 锝-甲氧基异丁基异腈(^{99m} Tc-MIBI)、^{201} 铊(^{201} Tl)、^{131} 铯(^{131} Cs)等。虽然它们与恶性肿瘤的亲和力较高,扫描常呈阳性(即浓聚放射性物质),但并不是特异性的。有些代谢较活跃的组织(如自主功能性甲状腺腺瘤)或富含线粒体的组织(如桥本甲状腺炎的嗜酸性变细胞)也可呈阳性。因此,对这些亲肿瘤现象的结果必须结合其他资料综合分析。

PET/CT 显像是目前较为先进的核医学诊断技术,^{18} F-FDG 是最重要的显像剂。PET 显像能够反映甲状腺结节摄取和代谢葡萄糖的状态,但并非所有的甲状腺恶性结节都在 ^{18} F-FDG PET 显像中表现为阳性,某些良性结节也会摄取 ^{18} F-FDG,因此单纯依靠 ^{18} F-FDG PET 显像也不能准确鉴别甲状腺结节的良恶性。

(五)放射学诊断

CT 和 MRI 作为甲状腺结节的诊断手段之一,可以显示结节与周围解剖结构的关系,明确病变的范围及其对邻近器官和组织的侵犯情况,如对气管、食管等有无压迫和破坏,颈部淋巴结有无转移等,但它们在评估甲状腺结节的良恶性方面并不优于超声。CT 和 MRI 对微小病变的显示不及超声,但对胸骨后病变的显示较好。

(六)甲状腺细针抽吸细胞学检查

甲状腺细针抽吸细胞学检查(fine needle aspiration biopsy,FNAB)是甲状腺结节诊断过程中的首选检查方法,该方法简便、安全、结果可靠,对甲状腺结节的诊断及治疗有重要价值,被视为术前诊断甲状腺结节的金标准,通常分为恶性、可疑恶性、不确定性及良性。甲状腺细针穿刺对甲状腺乳头状癌、甲状腺髓样癌和未分化甲状腺癌等具有可靠的诊断价值,由于甲状腺滤泡状癌和滤泡细胞腺瘤的区别为有无包膜和血管浸润,因此细胞学检查一般无法区分甲状腺滤泡状癌和滤泡状腺瘤。

凡直径>1 cm 的甲状腺结节,均可考虑 FNAB 检查。直径小于 1 cm 的甲状腺结节,如存在下述情况可考虑超声引导下细针穿刺:①超声提示结节有恶性征象。②伴颈部淋巴结超声影像异常。③童年期有颈部放射线照射史或辐射暴露史。④有甲状腺癌病史或家族史。⑤^{18} F-FDG PET 显像阳性。

甲状腺粗针穿刺也可以获得组织标本供常规病理检查所用。如细胞学不能确定诊断且结节较大者可行粗针穿刺病理检查,但不足之处是创伤较大。

(七)分子生物学检测

经 FNAB 仍不能确定良恶性的甲状腺结节,对穿刺标本或外周血进行甲状腺癌的分子标志物检测,如 BRAF 突变、Ras 突变、RET/PTC 重排等,能够提高诊断准确率。BRAF 基因突变和 RET/PTC 重排对甲状腺乳头状癌的诊断具有较好的特异性。RAS 基因突变虽然对甲状腺乳头状癌和甲状腺滤泡状癌并非特异,但其同样具有临床意义。如细胞学检查为"滤泡性病变"同时伴 RAS 突变阳性,提示为滤泡变异型乳头状甲状腺癌或甲状腺腺瘤。RET 基因突变与遗传性甲状腺髓样癌的发生有关。

四、治疗

甲状腺结节的临床评估和处理流程。这里主要讨论良性甲状腺结节的治疗原则,甲状腺癌的治疗见后文。一般来说,良性甲状腺结节可以通过以下方式处理。

(一)随访观察

多数良性甲状腺结节仅需定期随访,无须特殊治疗,如果无变化可以长期随访观察。少数情况下可选择下述方法治疗。

(二)手术治疗

良性甲状腺结节一般不需手术治疗。手术治疗的适应证包括以下几种:①出现与结节明显相关的局部压迫症状。②合并甲状腺功能亢进,内科治疗无效。③结节位于胸骨后或纵隔内。④结节进行性生长,临床考虑有恶变倾向或合并甲状腺癌高危因素者。因外观或思想顾虑过重影响正常生活而强烈要求手术者,可作为手术的相对适应证。

(三)甲状腺激素抑制治疗

良性病变可直接行甲状腺激素抑制治疗,也可用于随访过程中结节增大者。TSH 抑制治疗的原理是,应用 L-T_4 将血清 TSH 水平抑制到正常低限或低限以下,从而抑制和减弱 TSH 对甲状腺细胞的促生长作用,达到缩小甲状腺结节的目的。在抑制治疗过程中结节增大者停止治疗,直接手术或重新穿刺。抑制治疗 6 个月以上结节无变化者也停止治疗,仅随访观察。长期甲状腺激素抑制治疗可引发心脏不良反应(如心率增快、心房颤动、左心室增大、心肌收缩性增强、舒张功能受损等)和骨密度降低。男性和绝经前女性患者可在治疗起始阶段将 TSH 控制于 <0.1 mU/L,1 年后若结节缩小则甲状腺激素减量使用,将 TSH 控制在正常范围下限。绝经后女性治疗目标为将 TSH 控制于正常范围下限。在治疗前应权衡利弊,不建议常规使用 TSH 抑制疗法治疗良性甲状腺结节,老年、有心脏疾病及骨质疏松者使用甲状腺激素抑制治疗更应慎重。

(四)^{131}I 治疗

^{131}I 主要用于治疗有自主摄取功能并伴有甲状腺功能亢进症的良性甲状腺结节。妊娠期或哺乳期是 ^{131}I 治疗的绝对禁忌证。^{131}I 治疗后 2~3 个月,有自主功能的结节可逐渐缩小,甲状腺体积平均减少 40%;伴有甲状腺功能亢进症者在结节缩小的同时,甲状腺功能亢进症症状、体征可逐渐改善,甲状腺功能指标可逐渐恢复正常。如 ^{131}I 治疗 4~6 个月后甲状腺功能亢进症仍未缓解、结节无缩小,应结合患者的临床表现和相关实验室检查结果,考虑再次给予 ^{131}I 治疗或采取其他治疗方法。^{131}I 治疗后,约 10% 的患者于 5 年内发生甲减,随时间延长甲减发生率逐渐增加。因此,建议治疗后每年至少检测一次甲状腺功能,如监测中发现甲减,要及时给予 L-T_4 替代治疗。

（五）其他治疗

治疗良性甲状腺结节的其他方法还包括超声引导下经皮无水酒精注射、经皮激光消融术等。采用这些方法治疗前,必须先排除恶性结节的可能性。

（章慧玲）

第七节　单纯性甲状腺肿

单纯性甲状腺肿多见于高原、山区地带。本病属世界性疾病,据世界卫生组织估计全世界有10 亿人口生活于碘缺乏地区,有地甲肿患者 2 亿～3 亿。我国目前有约 4.25 亿人口生活于缺乏地区,占全国人口的 40%,20 世纪 70 年代的粗略统计,有地甲肿患者 3 500 万人,是发病最多的地方病。

一、病因

（1）碘缺乏:可以肯定碘缺乏是引起本病的主要因素,外环境缺碘时,机体通过增加激素合成,改变激素成分,提高肿大甲状腺组织对正常浓度促甲状腺素（TSH）的敏感性来维持甲状腺正常功能,这是机体代偿性机制,实际上是甲状腺功能不足现象。但是,这种代偿功能是有一定限度的,当机体长期处于严重缺碘而不能获得纠正时,就会因代偿失调发生甲状腺功能低下。青春期、妊娠期、哺乳期、绝经期妇女,全身代谢旺盛,对激素需要量相对增加,引起长期 TSH 过多分泌,促使甲状腺肿大,这种情况是暂时性的。

（2）化学物质致生物合成障碍:非流行地区是由于甲状腺激素生物合成、分泌过程中某一环节的障碍,过氯酸盐、硫氰酸盐等可妨碍甲状腺摄取无机碘化物,磺胺类药、硫脲类药、含有硫脲的萝卜、白菜等能阻止甲状腺激素的生物合成,引起甲状腺激素减少,也会增加 TSH 分泌增多促使甲状腺肿大。

（3）遗传性先天性缺陷:遗传性先天性缺陷,缺少过氧化酶、蛋白水解酶,也会造成甲状腺激素生物合成、分泌障碍,导致甲状腺肿大。

（4）结节性甲状腺肿继发甲亢:结节性甲状腺肿继发甲亢其原因尚不清楚。目前认为是由于甲状腺内自主功能组织增多,在外源性碘摄入条件下发生自主性分泌功能亢进。所以,甲状腺内自主功能组织增强是继发甲亢的基础。文献报道,绝大多数继发甲亢患者在发病前甲状腺内有结节存在,结节一旦形成即永久存在,对碘剂、抗甲状腺药物治疗无效。因此,绝大多数甲状腺结节有变为自主分泌倾向。据 N.D.查尔克斯报道,结节性甲状腺肿（结甲）66% 在功能组织内有自主区域,给予大剂量碘可能发展为 Plummer 病（结甲继发甲亢）。Plummer 病特有征象为功能组织是自主的,既不被 T_3、T_4 抑制,也不被 TSH 刺激,一旦供碘充足,就无节制的产生过多甲状腺激素。总之,摄取碘过多是继发甲亢发生的外因,甲状腺本身存在的结节,自主性功能组织增强,是继发甲亢发生的内因,外因通过内因而起作用,此时继发甲亢明显而持久。

（5）甲状腺疾病与心血管疾病的关系:甲状腺疾病与心血管疾病的关系早已被人们注意。多数人推荐,对所有后半生心脏不好的患者,血清 T_3、T_4 测定作为常规筛选过程。继发甲亢时儿茶酚胺产生增加,引起心肌肥厚、扩张、心律不齐、心肌变性,导致充血性心力衰竭,是患者死亡的原因。继发甲亢治愈后,心脏病的征象随之消失。有人认为,继发甲亢仅是原发心脏病的加剧因素。

(6)结甲合并高血压:结甲合并高血压发病率较高,继发甲亢治愈后血压多数能恢复正常。伴有高血压结甲患者,血液中有某种物质可能是 T_3,高血压是 T_3 毒血症的表现。T_3 毒血症是结甲继发甲亢的早期类型。T_3 引起高血压可能是通过抑制单胺氧化酶、N-甲基转移酶以减少儿茶酚胺的分解速度,使中枢、周围神经末梢儿茶酚胺蓄积,甲状腺激素可能增强心血管组织对儿茶酚胺的敏感性,T_3 可通过加压胺的作用使血压增高。T_3 增多,可能为病史较久的结甲自主性功能组织增加,摄碘量不足时优先分泌 T_3 之故。说明结甲合并高血压是隐性继发甲亢的表现形式。

(7)患者长期处于缺碘环境中,患病时间长,在此期间缺碘环境改变或给予某些治疗可使病理改变复杂化。由于机体长期严重缺碘,合成甲状腺激素不足,促使垂体前叶 TSH 反馈性增高,甲状腺滤泡上皮增生,胶质增多,胶质中存在不合格甲状腺球蛋白。缺碘暂时缓解时甲状腺滤泡上皮细胞可重新复原,但增多的胶质并不能完全消失。若是缺碘反复出现,则滤泡呈持续均匀性增大,形成胶质性弥漫性甲状腺肿。弥漫性增生、复原反复进行时,在甲状腺内有弥漫性小结节形成,这些胶质性结节胶质不断增多而形成潴留性结节。在肿大甲状腺内某些区域对 TSH 敏感性增高呈明显过度增生,这种局灶性增生发展成为可见的甲状腺结节,结节中央常因出血、变性、坏死发生中央性纤维化,并向包膜延伸形成纤维隔,将结节分隔成大小不等若干小结节,以右侧为多。在多数结节之间的甲状腺组织仍然有足够维持机体需要的甲状腺功能,在不缺碘的情况下一般不引起甲状腺功能低下(甲减),但处于临界点的低水平。结甲到晚期结节包膜增厚,血管病变,结节间甲状腺组织被结节压迫,发生血液供应障碍而变性、坏死、萎缩,失去功能,出现甲减症状。

(8)甲状腺激素过多、不足均可引起心血管病变,年老、久病的巨大结节性甲状腺肿患者,由于心脏负担过重,也可致心脏增大、扩张、心力衰竭。

(9)结甲钙化发生率为 $85.0\%\sim97.8\%$,也可发生骨化。主要是由于过度增生、过度复原反复进行,结节间血管变性、纤维化、钙化。甲状腺组织内出血、供血不良、纤维增生是构成钙化的重要因素。

(10)结甲囊性变发生率为 22%,是种退行性变。按囊内容物分为胶性、血性、浆液性、坏死性、混合性。

(11)结甲继发血管瘤样变是晚期结甲的退行性变,手术发现率为 14.4%。结节周围或整个腺体被扩张交错的致密血管网所代替,与海绵状血管瘤相似,有弹性感,加压体积略缩小,犹如海绵,无血管杂音,为无功能冷结节。

(12)结甲继发甲状腺炎。化脓性甲状腺炎见于结节坏死、囊肿合并感染,溃破后形成瘘管。慢性淋巴性甲状腺炎为免疫性甲状腺炎病理改变,病变分布极不均匀,主要存在于结节周围甲状腺组织中。

(13)结节巨大包块长期直接压迫,引起气管软骨环破坏、消失,由纤维膜代替,或软骨环变细、变薄,弹性减弱,导致气管软化。发生率为 2.7%。

二、诊断

(1)结节性甲状腺肿常继发甲减症状,临床表现皮肤苍白或蜡黄、粗糙、厚而干、多脱屑,四肢冷,黏液性水肿。毛发粗,少光泽,易脱落,睫毛、眉毛稀少,是由于黏多糖蛋白质含量增加所致。甲状腺肿大,且为多结节型较大甲状腺肿,先有甲状腺肿以后继发甲减。心肌收缩力减退,心动过缓,脉率缓慢,窦性心动过缓,低电压 T 波低平,肠蠕动变慢,故患者厌食、便秘、腹部胀气、胃酸缺乏等。肌肉松软无力,肌痉挛性疼痛,关节痛,骨密度增高。跟腱反射松弛时间延长。面容愚笨,缺乏表情,理解、记忆力减退。视力、听力、触觉、嗅觉迟钝,反应减慢,精神失常,痴呆,昏睡等。性欲减退,阳痿,月经失调,血崩,闭经,易流产,肾上腺功能减退,呼吸、泌尿、造血系统均有改变。在流行区任何昏迷患者,若无其他原因解释都应考虑甲减症所致昏迷。基础代谢率(BMR)-50%~-20%。除脑垂体性甲减症外,血清胆固醇值均有显著增高。甲状腺^{131}I 摄取率显著降低。血清 FT_3 值低于 3 pmol/L,FT_4 值低于 9 pmol/L。TSH 可鉴别甲减的原因。轻度甲减 TSH 值升高。若 FT_3 值正常、TSH 值升高,甲状腺处于代偿阶段。TSH 值低或对促甲状腺激素释放激素(TRH)无反应,为脑垂体性甲减。甲状腺正常,TSH 偏低或正常,对 TRH 反应良好,为下丘脑性甲减。血清甲状腺球蛋白抗体(ATG)、甲状腺微粒抗体(ATM)阳性反应为原发性甲减。有黏液性水肿可除外其他原因甲减。甲减症经 X 线检查心脏扩大、心搏缓慢、心包积液,为黏液性水肿型心脏病。心电图检查有低电压、Q-T 间期延长、T 波异常、心动过缓、心肌供血不足等。

(2)结节性甲状腺肿合并高血压除有血压增高、甲状腺肿大、压迫症状外,还有心悸、气短、头晕等,无眼球突出、震颤。收缩压≥23.1 kPa(160 mmHg),舒张压≥12.7 kPa(95 mmHg),符合二者之一者可诊断为结甲合并高血压症,血压完全恢复正常水平为痊愈,收缩压、舒张压其中一项在可疑高血压范围为好转。

(3)临床上以 X 线片检查结节性甲状腺肿钙化较为方便可靠,并能显示钙化形态。以往甲状腺钙化被认为是良性结节退化,由于乳头状癌也可发生钙化,故引起学者们的重视。甲状腺癌钙化率约62.5%。良性肿瘤多呈斑片状、团块状、颗粒大、密度高、边缘清楚,圆形或弧形钙化表示肿块有囊性变。乳头状癌中有砂粒瘤形成,可发生在腺泡内或间质中,常见于乳头尖端,可能是乳头尖端组织发生纤维性变、透明样变。由于体液内外环境改变,表现为细胞外液相对碱性,降低了细胞呼吸,二氧化碳产物减少,可能改变钙、磷的浓度,产生钙盐沉积。近年来,提出糖蛋白理论,认为粘蛋白是一种糖蛋白,它对钙有很大亲和力,故甲状腺癌的钙化率相当高。钙化颗粒大小与肿瘤分化程度有关,颗粒越粗大肿瘤分化越好。砂粒样钙化为恶性肿瘤所特有,多是乳头状癌。粗大钙化中有 1/10~1/5 是恶性肿瘤,其中滤泡癌占比例较大。髓样癌是粗大钙化、砂粒钙化混合存在。坚硬如石的钙化、骨化灶直接长期压迫磨损气管壁,致无菌坏死,引起气管软化。胸骨后的钙化影像可作为诊断胸内甲状腺的佐证之一。

(4)结节性甲状腺肿囊变率57.9%。由于长期缺碘,甲状腺组织过度增生、过度复原,发生血管改变,出血、坏死导致功能丧失,形成囊肿。囊肿越大,对甲状腺破坏也越大,是不可逆的退行性变。囊肿生长较快,结节内出血可迅速扩大产生周围器官压迫症状,以呼吸系统症状最显著。结节内急性出血囊肿发生都很突然,增长迅速,伴有疼痛、颈部不适,触之张力大,有压痛。B 超检查为实性或囊性,在鉴别诊断上有肯定的价值。针吸细胞学检查、X 线片均为重要诊断方法。

(5)结节性甲状腺肿合并血管瘤样退行性变的诊断,主要靠手术中观察、病理学检查。临床表现多种多样,常见有海绵状血管瘤样变、静脉瘤样变,手术前难以正确诊断。

三、治疗

(一)碘治疗

因长期严重缺碘的继发性病变,破坏甲状腺组织,导致机体代偿功能失调而发生甲减。由于机体碘摄入不足,产生甲状腺激素量不足,应当给予足量碘治疗,可获得治愈。必要时辅以甲状腺激素治疗,心脏病患者初治剂量宜小,甲状腺片 20～40 mg/d 或优甲乐 50～100 μg/d,根据治疗效果增加至甲状腺片80～240 mg/d或优甲乐 100～300 μg/d。治疗 2～3 周症状消失后,再适当减少剂量以维持。结节性甲状腺肿合并高血压,手术前给利血平、甲巯咪唑 3～5 天,手术后未用降压药者有效率97.5%。手术后无效患者,高血压可能非结节性甲状腺肿所致。结节性甲状腺肿继发钙化用碘盐治疗,不能使甲状腺缩小而使钙化加重,不行手术切除很难治愈。结节性甲状腺肿继发囊性变碘剂治疗无效,还有可能发生多种并发症,并有发生癌变可能性,感染发生率3.18%,恶变率 2%～3%。结节性甲状腺肿继发血管瘤样变不能被碘剂、其他药物治愈,放疗也难以奏效。

(二)手术治疗

(1)由于结节性甲状腺肿多数为大小不等结节、囊肿坏死、化脓成瘘等致甲状腺组织损害,使甲状腺功能不足,可以手术将压迫甲状腺组织的无功能结节切除,清除炎性病变,剩余甲状腺组织可以复原。手术后辅以甲状腺片或优甲乐治疗,以弥补甲状腺功能不足,对残留的小结节也有抑制作用以预防复发。将压迫甲状腺的结节,损害甲状腺组织的脓肿、瘘管尽量切除干净,但必须最大限度保留甲状腺结节、脓肿周围的甲状腺组织。有些患者手术后可出现永久性甲减。近年来,采用带血管同种异体甲状腺移植、胎儿甲状腺组织移植,有一定效果。但是技术复杂,难以达到长远疗效,还是应用药物替代治疗为宜。

(2)结节性甲状腺肿继发钙化,不行手术切除难以治愈。若整个腺叶钙化或钙化位于气管壁处时,应行包括钙化全部甲状腺肿的大部分切除,不可将钙化灶挖出,钙化灶、腺肿部分切除,难免造成较大的、坚硬的、无法结扎缝合的渗血创面。结节性甲状腺肿的血管变化以动脉变性、钙化最常见,常为甲状腺动脉颗粒状钙盐沉积、内弹力膜断裂、毛细血管广泛玻璃样变。由于血管钙化、变脆、易断裂,手术中处理血管,尤其动脉不可过分用力钳夹,以防动脉被夹断。结扎动脉用线、用力要合适,以防割断钙化血管。

(3)结节性甲状腺肿继发囊性变,囊肿直径不超过 1 cm 可以观察,直径超过 3 cm 以上穿刺抽液治疗易复发可行手术切除,较大囊性结节 5%～23%为恶性,故应尽早手术切除。手术方式的选择视具体情况而定,手术中要注意保留甲状腺后包膜,以避免切除甲状旁腺,损伤喉返神经。

(4)结节性甲状腺肿继发血管瘤样变手术切除是唯一的治疗方法,手术中应防止大出血,手术中应先谨慎结扎甲状腺主要动脉、静脉,然后做包膜内甲状腺次全切除,可避免切除肿瘤时出血较多的危险。

(章慧玲)

第八节　高碘性甲状腺肿

环境缺碘可引起甲状腺肿大,环境含碘过高也能使甲状腺肿大。高碘性甲状腺肿又称高碘致甲状腺肿,就是由于机体长期摄入超过生理需要量的碘所引起的甲状腺肿。大多数是服用高碘食物或高碘水所致,属于地方性甲状腺肿的特殊类型,也有长期服用含碘药物所致的甲状腺肿称为散发性高碘性甲状腺肿。

一、流行病学

(一)地方性高碘甲状腺肿

长期服用海产品或含碘量高的深井水引起的甲状腺肿,根据高碘摄入的途径,地方性高碘甲状腺肿可分为食物性及水源性两类。

1.食物性高碘甲状腺肿

含碘丰富的海产品,主要是海藻。国内的报道,山东日照县沿海居民常年服用含碘量较高的海藻类食物,其甲状腺肿发病率增高。广西北部湾沿海的居民高碘甲状腺肿,成人患病率高达7.5%,中小学生患病率为38.4%,据了解由食用含碘量高的海橄榄嫩叶及果实所致。

2.水源性高碘性甲状腺肿

水源性高碘性甲状腺肿是我国首次于1978年在河北省黄骅市沿海居民中发现。该地区居民原来吃含碘量不高的浅井水时甲状腺肿的患病率不高,后来改吃含碘量较高的深井水后甲状腺肿患病率增高达7.3%。此种高碘性甲状腺肿与海水无关,很可能是古代海洋中富碘的动、植物残体中的碘,经无机化溶于深层水中形成。除沿海地区外我国也首次报道了内陆性高碘性甲状腺肿,新疆部分地区居民饮水含碘量高,居民高碘甲状腺肿患病率为8.0%。山西省孝义市、河北高碑店市也有饮用高碘水所致的甲状腺肿发病率增高的报道。内陆高碘甲状腺肿流行区域系古代洪水冲刷,含碘丰富的水沉积于低洼地区。

(二)散发性(非地方性)高碘甲状腺肿

母亲在妊娠期服用大量碘剂所生婴儿可患先天性甲状腺肿。甲状腺功能正常的人,长期接受药理剂量的碘化物,如含碘止咳药物,则有3%～4%的人可发展为有或无甲状腺功能低下(甲低)的甲状腺肿。综合国内外报道,应用碘剂(含碘药物)后出现甲状腺肿时间短,一般数周,长者达30年,年龄自新生儿到70岁,但半数以上为20岁以下年轻人,每天摄碘量为1～500 mg。

二、发病机制

碘过多引起甲状腺肿大的机制,目前所知甚少。一般认为主要由于碘阻断效应所致。无论是正常人或各种甲状腺疾病患者,给予大剂量的无机碘或有机碘时,可以阻止碘离子进入甲状腺组织,称为碘阻断现象。碘抑制了甲状腺内过氧化酶的活性,从而影响到甲状腺激素合成过程中原子碘的活化、酪氨酸的活化及其碘的有机化过程。甲状腺激素合成过程中,酪氨酸的碘化过程其酪氨酸与碘离子必须在过氧化酶的两个活性基上同时氧化才能结合,当碘离子过多时,过氧化酶的两个活性基,均被碘占据了。于是造成酪氨酸的氧化受阻,产生了碘阻断,不能形成一碘酪氨酸和二碘酪氨酸,进而使 T_3 及 T_4 合成减少。另外碘还有抑制甲状腺分泌(释放)甲状腺素的作用。其机制至今未完全阐明,有两种学说,一般认为过量的碘化物抑制谷胱甘肽还原酶,使甲状腺组织内谷胱甘肽减少,影响蛋白水解酶的生成,因而抑制了甲状腺素的释放。另有人认为是由于过量的碘化物抑制了甲状腺滤泡细胞内第二信使 cAMP 的作用所致,并提出这种作用的部位是在细胞膜上腺苷酸环化酶的激活。甲状腺素合成和释放的减少,反馈地使脑腺垂体分泌更多的 TSH,使甲状腺增生、肥大,形成高碘性甲状腺肿。

需要指出的是,碘阻断及碘对甲状腺分泌甲状腺素的抑制作用都是暂时的,而且机体可逐渐调节适应,这种现象称为"碘阻断的逸脱"。因此,我们见到许多甲状腺功能正常而患其他疾病的患者需要服用大量碘剂时,大多数并不产生甲状腺肿大,而且血中甲状腺素的水平也在正常范围。多数人认为在甲状腺本身有异常的患者,如慢性淋巴细胞性甲状腺炎(桥本甲状腺炎)、甲亢合并有长效甲状腺素(LATs)、甲状腺刺激抗体、抗微粒体抗体或甲状腺抑制抗体存在时,以及一些未知的原因,机体对碘阻断和对甲状腺分泌甲状腺素的抑制作用失去了适应能力,则可导致甲状腺功能减退症状的发生及引起"碘性甲状腺肿",即"高碘性甲状腺肿"。

三、病理表现

高碘性甲状腺肿,腺体表面光滑,切面呈胶冻状,琥珀色,有的略呈结节状。光镜下见甲状腺滤泡明显肿大,上皮细胞呈柱状或上皮增生 2～4 层,有新生的筛孔状小滤泡。有的滤泡上皮断裂,滤泡融合、胶质多,呈深红色,上皮扁平。来惠明等用小鼠成功地复制了高碘性甲状腺肿的动物模型。电镜下可见极度扩大的泡腔中有中等电子密度的滤泡液,滤泡上皮细胞扁平,核变形,粗面内质网极度扩张,线粒体肿胀,溶酶体数量增多,细胞微绒毛变短且减少。

四、临床表现

高碘性甲状腺肿的临床表现特点为甲状腺肿大,绝大多数为弥漫性肿大,常呈 Ⅰ～Ⅱ 度肿大。两侧大小不等,表面光滑,质地较坚韧,无血管杂音,无震颤,极少引起气管受压的表现,但新生儿高碘性甲状腺肿可压迫气管,重者可致窒息而死。高碘性甲状腺肿可继发甲亢,部分患者也可出现甲状腺功能减退症状,但黏液性水肿极少见。

实验室检查:尿碘高,24 小时甲状腺摄碘率低,常在 10% 以下。过氯酸钾释放试验阳性(>10%)。血浆无机碘及甲状腺中碘含量均显著增高。血清中 T_3 稍高或正常,T_4 稍低或正常,T_3/T_4 比值增高。血清 TSH 测定大多数在正常范围,只有部分增高。

五、诊断

对有甲状腺肿大表现,有沿海地区或长期服用海产品或含碘高的深井水或含碘药物史,甲状腺摄碘率下降,过氯酸钾释放试验阳性,尿碘高即可诊断。

六、预防和治疗

对散发性高碘甲状腺肿,尽量避免应用碘剂或减少其用量并密切随访。对地方性高碘性甲状腺肿,先弄清楚是食物性还是水源性。对食物性者改进膳食,不吃含碘高的食物;对水源性者应离开高碘水源居住,或将高碘水用过滤吸附、电渗析法降碘后饮用。

治疗上一般多采用适量的甲状腺素制剂,以补充内生甲状腺素的不足,抑制过多的 TSH 分泌,缓解甲状腺增生。常用剂量:甲状腺素片,每次 40 mg,2～3 次/天,口服。或左甲状腺素片(优甲乐)50～150 μg,1 次/天,口服,可使甲状腺肿缩小或结节缩小,疗程 3～6 个月。停药后如有复发可长期维持治疗。

对腺体过大产生压迫症状,影响工作和生活,或腺体上有结节疑有恶性变或伴有甲亢者,应采用手术治疗。术后为防止甲状腺肿复发及甲状腺功能减退可长期服用甲状腺素。对有心血管疾病的患者及老年人应慎重应用甲状腺制剂。

(王 芳)

第九节 甲状腺腺瘤

一、病因

甲状腺腺瘤(简称甲瘤)是甲状腺组织的一种良性内分泌肿瘤,甲状腺局灶(小叶)区域增生,可以扩大并伴有进行性生长成为腺瘤。这种腺瘤,虽然开始依赖 TSH,但最终达到自主性生长。一个良性腺瘤伴有大小不同、组织学表现各异的滤泡细胞,分为滤泡状、乳头状囊性腺瘤及大滤泡状腺瘤。这些病变是腺瘤性甲状腺肿的多样性变化而不是各自特殊疾病。

二、诊断

甲瘤诊断的重要性在于如何从甲状腺结节中将甲瘤鉴别出来并排除甲癌。即使有经验的医师,采取常规检查、触诊、[131]I甲状腺扫描等,诊断不符合率可达 23.6%。单发、多发结节的判断,临床、手术、病理之间误差率也在 37.5%～50.0%。因此,提高甲瘤诊断符合率,正确判断单发、多发、囊性、实性,对治疗有重要意义。近年来诊断技术的发展,已使甲瘤诊断,甲瘤、甲癌的鉴别诊断水平大有提高。B 超诊断甲状腺肿块囊性、实性结节正确率达 100%,单发、多发结节99.4%,可显示 0.5 cm 以上病变,对鉴别甲瘤、甲癌有帮助,诊断甲瘤符合率达 94.0%。甲瘤为瘤体形态规则、边界清楚、有完整包膜,内部为均质低回声,不完全囊性图像,图像囊、实相间提示甲癌可能性 27.5%,完全囊性均为良性病变,部分囊性甲瘤 82.35%,甲癌 11.75%。B 超在定性诊断方面不及针吸活检,故不能作为最终诊断,可作为筛选性检查。针吸活检(FNA)未见有针道癌转移的报道,并发症也极少,临床应用日趋广泛。FNA 诊断甲瘤、甲癌准确率为 90%,冰冻切片为 95%,两者无显著差异。FNA 假阳性率为 0.0～3.3%,假阴性率为 1%～10%。造成假阴性原因有针头未穿刺到癌灶部位,以及单从细胞学角度不易鉴别甲瘤与甲癌。若固定专人抽吸、专人看片、若见到异型细胞及滤泡样瘤细胞要反复穿刺检查,可提高 FNA 的诊断符合率。FNA 作为一种补充诊断技术,还需结合临床与其他检查综合判断。冰冻切片与针吸活检鉴别甲瘤、甲癌的可信性均在 90% 左右。FNA 有假阴性和假阳性结果,而 FS 无假阳性结果,假阴性率为 5%。FS 可作为 FNA 的一种补充。甲状腺扫描可了解甲状腺肿块的功能和形态,而不能定性诊断。甲状腺淋巴造影为侵入性检查,准确率为 70%,且有并发症,已很少应用。甲癌的红外热象图表现为高温结节。流式细胞分析技术,分析 DNA 含量,倍体情况有助于鉴别,但技术要求太高不易推广。总之,在众多的甲瘤诊断技术中,FNA 为一种快速、安全、有效的诊断技术,优于其他检查。

三、治疗

甲瘤治疗涉及诊断的可靠性和病因等问题。过去认为 TSH 的慢性刺激是导致甲瘤增长的主要原因,甲状腺素可阻断其刺激达到治疗目的。但治疗效果并非理想,因为并不能改变甲瘤的自然病程,表明 TSH 刺激并不是导致甲瘤增长的主要原因。在激素治疗中甲瘤增大要警惕甲癌可能,甲瘤与甲状腺炎性疾病难以鉴别时,可试用激素治疗 1~3 个月。甲状腺单纯性囊肿可应用囊肿针吸注射治疗,利用刺激性药物造成囊内无菌性炎症,破坏泌液细胞,达到闭塞、硬化囊肿目的。常用硬化药物有四环素、碘酊、链霉素加地塞米松等。由于非手术治疗效果不确切,部分甲瘤可以恶变为甲癌,而手术切除效果确切,并发症少,所以多数学者推荐手术切除。腺瘤摘除可避免作过多的甲状腺体切除便于基层开展,由于隐匿性甲癌发生率日渐增多可达 15.7%,加上诊断技术的误差,若仅行腺瘤摘除,手术后病检为甲癌时则需再次手术,也要增加手术并发症。另外,腺瘤摘除手术后有一定复发率,尤其是多发腺瘤。因此,持腺瘤摘除观点者已逐渐减少。目前从基层医院转来需再次手术的患者看,在基层医院作腺瘤摘除的人不在少数。现在多数学者推荐做腺叶切除术,这样可避免因手术不彻底而行再次手术,腺瘤复发率极低。即使手术后发现为甲癌,大多数情况下腺叶切除已充分包括了整个原发癌瘤,可视为根治性治疗。部分学者推荐同时切除甲状腺峡部腺体,如因多中心性癌灶对侧腺叶需要再次手术时,可不要解剖气管前区。折中观点认为,甲瘤伴囊性变或囊腺瘤,发生甲癌的可能性低,浅表囊腺瘤可行腺瘤摘除,而对实性甲瘤则行腺叶切除。不论怎样还是行保留后包膜的腺叶切除为宜。单侧多发甲瘤行腺叶切除,双侧多发甲瘤行甲状腺次全切除,多发甲瘤也有漏诊甲癌可能,应予注意。自主功能性甲瘤宜行腺叶切除,因为有恶变成癌的可能。巨大甲瘤并不多见。瘤体上达下颌角,下极可延伸至胸骨后,两侧叶超过胸锁乳突肌后缘。手术中出血多,操作困难,可能损伤周围重要结构。因此,手术中应注意:采用气管内插管麻醉,切口要足够大,避免损伤颈部大血管;胸骨后甲状腺的切除可先将上部切除,再将手指向外侧伸入胸骨后将腺体托出,直视下处理下极血管,切除全部腺体,可不必切开胸骨;缝合腺体背面包膜时不宜过深,以避免损伤喉返神经;对已存在气管软化、狭窄者,应做预防性气管切开或悬吊。巨大腺瘤切除后常规行气管切开,对手术后呼吸道管理颇有好处。妊娠期甲瘤少见,除非必要手术应推迟到分娩以后。

（王　芳）

第十节　甲状腺癌

甲状腺癌是最常见的内分泌系统恶性肿瘤,内分泌恶性肿瘤中占 89%,占内分泌恶性肿瘤病死率的 59%,占全身恶性肿瘤的 0.2%(男性)~1%(女性),约占甲状腺原发性上皮性肿瘤的 1/3。国内的普查报道,其发生率为 11.44/10.00 万,其中男性为 5.98/10.00 万,女性为 14.56/10.00 万。甲状腺癌的发病率一般随年龄的增大而增加,女子的发病率约较男子多 3 倍,地区差别也较明显,一般在地方性甲状腺肿的流行区,甲状腺癌的发病率较高,而在地方性甲状腺肿的非流行区则甲状腺癌的发病率相对较低。近年来统计资料显示,男性发病率有逐渐上升的趋势,可能与外源性放射线有关。甲状腺癌的发病率虽不是很高,但由于其在临床上与结节性甲状腺肿、甲状腺腺瘤等常难以鉴别,在具体处理时常感到为难,同时,在诊断明确的甲状腺癌进行手术时,究竟应切除多少甲状腺组织,以及是否行颈淋巴结清扫及方式等方面尚存在诸多争议。

一、病因

与其他肿瘤一样,甲状腺癌的发生与发展过程至今尚未完全清楚。现代研究表明,肿瘤的发生与原癌基因序列的过度表达、突变或缺失有关。在甲状腺滤泡细胞中有多种原癌基因表达,对细胞生长及分化起重要作用。最近从人甲状腺乳头状癌细胞中分离出所谓 ptc 癌基因,被认为是核苷酸序列的突变,有研究发现,ptc 癌基因位于Ⅱa型多发性内分泌瘤(MEN-Ⅱa)基因染色体 11 的近侧长臂区,其机制尚不清,ptc 基因仅出现于少数甲状腺乳头状癌。H-ras、K-ras 及 N-ras 等癌基因的突变形式已被发现于多种甲状腺肿瘤。在髓样癌组织中发现高水平的 H-ras、c-myc 及 N-myc 等癌基因的表达,$p53$ 多见于伴淋巴结或远处转移的甲状腺癌灶,但这些癌基因也可在其他癌肿或神经内分泌疾病中被检出。实际上甲状腺癌的发生和生长是复杂的生物过程,受不同的癌基因和多种生长因子的影响,同时还有其他多种致癌因素的作用。已知的可能致甲状腺癌的因素包括以下几种。

(一)缺碘

缺碘一直被认为与甲状腺的肿瘤发生有关,但这种观点在人类始终未被证实。一些流行病学调查资料提示,甲状腺癌不仅在地方性甲状腺肿地区较多发,即使沿海高碘地区,也较常发。地方性甲状腺肿地区所发生的多为甲状腺滤泡或部分为间变癌,而高碘地区则多为乳头状癌;同时在地方性甲状腺肿流行区,食物中碘的增加降低了甲状腺滤泡癌的发病率,但乳头状癌的发病却呈上升趋势,其致癌因素有待研究。

(二)放射线的影响

放射线致癌的机制被认为是放射线诱导细胞突变,并促使其生长,在亚致死量下可杀灭部分细胞而致减少 TSH 分泌,反馈到脑垂体的促甲状腺细胞,增加 TSH 的产生,从而促进具有潜在恶性的细胞增殖、恶变。Winships 等收集的 562 例儿童甲状腺癌,其中 80% 过去曾有射线照射史,其后许多类似的报道相继出现。放射线作为致甲状腺癌的因素之一,已经广为接受。放射线致癌与放射方式有关,放射线致癌皆产生于 X 线外照射之后;从放疗到发病的时间不一,有报道最短为 2 年,最长 14 年,平均 8.5 年。

(三)家族因素

在一些甲状腺癌患者中,可见到一个家庭中一个以上成员同患甲状腺乳头状癌者,Stoffer 等报道,甲状腺乳头状癌家族中 3.5%～6.2% 同患甲状腺癌;而甲状腺髓样癌,有 5%～10% 甚至 20% 有明显家族史,是常染色体显性遗传,多为双侧肿瘤。

(四)甲状腺癌与其他甲状腺疾病的关系

这方面尚难肯定。近年关于其他甲状腺病合并甲状腺癌的报道很多,据统计甲状腺腺瘤有 4%～17% 可以并发甲状腺癌;一些甲状腺增生性病变,如腺瘤样甲状腺肿和功能亢进性甲状腺肿,分别有约 5% 及 2% 合并甲状腺癌。另有报道,桥本甲状腺炎的甲状腺间质弥漫性局灶性淋巴细胞浸润超过 50% 的患者易伴发甲状腺乳头状癌。但甲状腺癌与甲状腺疾病是否有因果关系尚需进一步研究。

二、病理和临床表现

甲状腺癌按细胞来源可分为滤泡源性甲状腺癌和 C 细胞源性甲状腺癌两类。前者来自滤泡上皮细胞，包括乳头状癌、滤泡状癌和未分化癌等类型；后者来自滤泡旁（C）细胞，称甲状腺髓样癌。乳头状癌和滤泡状癌又可归于"分化性癌"，与未分化癌相区别。不同类型的甲状腺癌，其生物学行为包括恶性程度、发展速度、转移规律和最终预后等有较大差别，且病理变化和临床联系密切。

（一）乳头状癌

1.病理

乳头状癌为甲状腺癌中最常见类型，一般占总数的 75％。此外，作为隐性癌，在尸检中屡被发现，一般占尸检的 6％～13％，表明一定数量的病变，可较长时期保持隐性状态，而不发展为临床癌。乳头状癌根据癌瘤大小、浸润程度，分隐匿型、腺内型和腺外型三种类型。

小的隐匿型（直径≤1 cm），病变局限，质坚硬，呈显著浸润常伴有纤维化，状似"星状瘢痕"，故又称为隐匿硬化型癌，常在其他良性甲状腺疾病手术时偶尔发现。

大的直径可超过 10 cm，质硬或囊性感，肿瘤呈实质性时，切面粗糙、颗粒状、灰白色，几乎无包膜，约半数以上可见钙化的砂粒体。镜下癌组织由乳头状结构组成，乳头一般皆细长，常见三级以上分支，有时也可粗大，间质水肿。乳头的中心为纤维血管束，覆盖紧密排列的单层或复层立方或低柱状上皮细胞。细胞大小不均匀，核间变一般不甚明显。

乳头状癌最重要的亚型是乳头状微小癌、滤泡状癌及弥漫性硬化型癌。新近的世界卫生组织分型，将乳头状微小癌代替隐匿型癌。该型指肿瘤直径＜1 cm。其预后好，很少发生远处转移。

对甲状腺乳头状癌的病理组织学诊断标准，近年已基本取得一致意见，即乳头状癌病理组织中，虽常伴有滤泡癌成分，有时甚至占较大比重，但只要查见浸润性生长且有磨砂玻璃样核的乳头状癌结构，不论其所占成分多少，均应诊断为乳头状癌。

2.临床表现

甲状腺乳头状癌，好发于 20～40 岁，儿童及青年人常见，女性发病率明显高于男性。70％儿童甲状腺癌及 50％以上成人甲状腺癌均属此型。肿瘤多为单发，也有多发，不少患者与良性肿瘤难以区别，无症状，病程长，发展慢。肿瘤质硬，不规则，表面不光滑，边界欠清，活动度较差。呈腺内播散而成多发灶者可达 20％～80％。淋巴转移为其特点，颈淋巴结转移率为 50％～70％，而且往往较长时间局限于区域淋巴结系统。病程后期可发生血行转移。肺和其他远处转移少于 5％。有时颈淋巴结转移可作为首发症状。由于生长缓慢，早期常可无症状，若癌组织侵犯周围组织，则出现声音嘶哑、呼吸困难、吞咽不适等症状。

（二）滤泡状癌

1.病理

滤泡状癌占全部甲状腺癌的 11.6％～15.0％，占高分化癌中第二位。大体形态上，当局部侵犯不明显时，多不易与甲状腺腺瘤区别。瘤体大小不一，圆形或椭圆形，分叶或结节状，切面呈肉样，褐红色，常被结缔组织分隔成大小不一的小叶。中心区常呈纤维化或钙化。较大的肿瘤常合并出血、坏死或静脉内癌栓。

镜下本型以滤泡状结构为其主要组织学特征，瘤细胞仅轻或中度间变，无乳头状形成，无淀粉样物。癌细胞形成滤泡状或腺管状,有时呈片状。最近,世界卫生组织病理分类将胞浆内充满嗜酸性红染颗粒的嗜酸性粒细胞癌也归入滤泡癌中。

滤泡状癌多见于中老年女性,病程长,生长慢,颈部淋巴转移较少。而较早出现血行转移,预后较乳头状癌差。

2.临床表现

此癌 40～60 岁多见。与乳头癌相比,男性患病相对较多,男与女之比为 1：2,患病年龄以年龄较大者相对为多。一般病程较长,生长缓慢,少数近期生长较快,常缺乏明显的局部恶性表现,肿块直径一般为数厘米或更大,多为单发,少数可为多发或双侧,实性,硬韧,边界不清,较少发生淋巴结转移,血行转移相对较多,主要转移至肺,其次为骨。

(三)甲状腺髓样癌

在胚胎学上甲状腺滤泡旁细胞与甲状腺不是同源的。甲状腺髓样癌起源于甲状腺滤泡旁细胞,故又称滤泡旁细胞癌或 C 细胞癌,可分泌降钙素,产生淀粉样物质,也可分泌其他具有生物活性物质,如前列腺素、5-HT、促肾上腺皮质激素、组胺酶等。

甲状腺髓样癌分为散发型(80%～90%)、家族型(8%～14%)及多发性内分泌瘤(少于10%)三种。甲状腺髓样癌可以通过常染色体显性遗传发展为不同的类型。甲状腺髓样癌是甲状腺癌的一个重要类型,较少见,恶性度中等,存活率小于乳头状瘤,而远大于未分化癌。早期诊断、治疗可改善预后,甚至可以治愈。甲状腺髓样癌的发病率占甲状腺癌的 3%～10%,女性较多,中位年龄在 38 岁左右,其中散发型年龄在 50 岁;家族型年龄较轻,一般不超过 20 岁。

其发病机制、病理表现及临床表现均不同于一般甲状腺癌,独成一型。

1.病理

瘤体一般呈圆形或卵圆形,边界清楚,质硬或呈不规则形,伴周围甲状腺实质浸润,切面灰白色、浅色、淡红色,可伴有出血、坏死、纤维化及钙化,肿瘤直径平均 3～4 cm,小至数毫米,大至10 cm。镜下癌细胞多排列成实体性肿瘤,偶见滤泡,不含胶样物质。癌细胞呈圆形或多边形,体积稍大,大小较一致,间质有多少不等的淀粉样物质,番红花及刚果红染色皆阳性。淀粉样物质为肿瘤细胞产生的降钙素沉积,间质还可有钙沉积,似砂粒体,还有少量浆细胞和淋巴细胞,常见侵犯包膜和气管。在家族性甲状腺髓样癌中,总是呈现双侧肿瘤且呈多中心,大小变化很大,肿瘤具有分布在甲状腺中上部的特点。在散发性甲状腺髓样癌中一般局限于一叶,双侧多中心分布者低于 5%。

2.临床表现

所有的散发型甲状腺髓样癌及多数家族型甲状腺髓样癌都有临床症状和体征。通常甲状腺髓样癌表现为颈部肿块,70%～80%的散发型患者,因触及无痛性甲状腺结节而发现,近 10%可侵及周围组织出现声嘶、呼吸困难和吞咽困难。临床上男女发病率大致相仿。家族型为一种常染色体显性遗传性疾病,属多发性内分泌肿瘤 II 型(MEN-II),它又分为 IIa 型和 IIb 型,占10%～15%,发病多在 30 岁左右,往往累及两侧甲状腺。临床上大多数为散发型,发病在 40 岁以后,常累及一侧甲状腺。MTC 恶性程度介于分化型癌与未分化型癌之间,早期就发生淋巴结转移。临床上,MTC 常以甲状腺肿块和淋巴结肿大就诊,由于 MTC 产生的 5-HT 和前列腺素的影响,约 1/3 患者可发生腹泻和面部潮红的类癌综合征。本病可合并肾上腺嗜铬细胞瘤,多发性唇黏膜神经瘤和甲状腺瘤等疾病。有 B 型多发性内分泌瘤(MEN-II)和髓样癌家族史患者,不管触及甲状腺结节与否,应及时检测基础的五肽胃泌素激发反应时血清降钙素水平,以早期发现本病,明显升高时常强烈提示本病存在。此外,甲状腺结节患者伴 CEA 水平明显升高,也应考虑此病存在可能,甲状腺结节细针穿刺活检或淋巴结活检常可作出明确诊断。

(四)甲状腺未分化癌

未分化癌为甲状腺癌中恶性程度最高的一种,较少见,占全部甲状腺癌的 5%～14%,主要是指大细胞癌、小细胞癌和其他类型癌(鳞状细胞癌、巨细胞癌、腺样囊性癌、黏液腺癌及分化不良的乳头状癌、滤泡状癌等)。未分化癌以老年患者居多,中位年龄为 60 岁,女性中常见的是小细胞弥漫型,男性常是大细胞型。

1.病理

未分化癌生长迅速,往往早期侵犯周围组织。肉眼观癌肿无包膜,切面呈肉色、苍白,并有出血、坏死。镜下组织学检查未分化癌可分为大细胞型及小细胞型两种。前者主要由巨细胞组成,但有梭形细胞,巨细胞体积大,奇形怪状,核大、核分裂多;后者由圆形或椭圆形小细胞组成,体积小,胞浆少、核深染、核分裂多见。有资料提示表明,有的未分化癌中尚可见残留的形似乳头状或滤泡状的结构,提示这些分化型的甲状腺癌可能转变为未分化癌,小细胞型分化癌与恶性淋巴瘤在组织学上易发生混淆,可通过免疫过氧化酶染色作出鉴别。

2.临床表现

该病发病前常有甲状腺肿或甲状腺结节多年,在巨细胞癌此种表现尤为明显。肿块可于短期内急骤增大,发展迅速,形成双侧弥漫性甲状腺巨大肿块,质硬、固定、边界不清,往往伴有疼痛、呼吸或吞咽困难,早期即可出现淋巴结转移及血行播散。细针吸取细胞学检查可作出诊断,但需不同位置穿刺,因癌灶坏死、出血及水肿会造成假阴性。

三、诊断

声嘶、吞咽困难、哮喘、呼吸困难和疼痛是常见的症状。甲状腺癌的诊断是一个困难而复杂的问题,临床上甲状腺癌多以甲状腺结节为主要表现,而甲状腺多种良性疾病也表现为甲状腺结节,两者之间无绝对的分界线。对一个甲状腺结节患者,在诊断的同时始终存在着鉴别诊断的问题,首先要确定它是非癌性的甲状腺结节、慢性甲状腺炎或良性腺瘤,还是甲状腺癌;其次由于不同的甲状腺癌、同种甲状腺癌的不同分期其治疗方法及预后差异很大,诊断时还要决定它是哪种甲状腺癌及它的病期(包括局部生长情况、淋巴结转移范围和有无远处转移)。由于目前所具备的辅助检查绝大多为影像学范围,对甲状腺癌的诊断并无绝对的诊断价值,而细胞组织学检查虽有较高的诊断符合率,但患者要遭受一定的痛苦,且因病理取材、检验师的实践经验等影响,存在一定的假阴性。故而,常规的询问病史、体格检查更显出其重要性。通过详细地询问病史、仔细体检获得一个初步的诊断,再结合必要的辅助检查以取得进一步的佐证是诊断甲状腺癌的正确思路。

(一)诊断要点

1.临床表现

患者有甲状腺结节性肿大病史,如有下述几点临床表现者,应考虑甲状腺癌的可能:①肿块突然迅速增大变硬。②颈部因其他疾病而行放射治疗者,尤其是青少年。③甲状腺结节质地硬、不平、固定、边界不清、活动差。④有颈部淋巴结肿大或其他组织转移。⑤有声音嘶哑、呼吸困难、吞咽障碍。⑥长期水样腹泻、面色潮红、伴其他内分泌肿瘤。

2.辅助检查

进一步明确结节的性质可行下列检查。

(1)B超检查:应列为首选。B超探测来区别结节的囊性或实性。实性结节形态不规则、钙化、结节内血流信号丰富等则恶性可能更大。

(2)核素扫描:对实性结节,应常规行核素扫描检查,如果为冷结节,则有10%～20%可能为癌肿。

(3)X线检查(包括CT、MRI):主要用于甲状腺癌转移的发现、定位和诊断。在甲状腺内发现砂粒样钙化灶,则提示有恶性的可能。

(4)针吸细胞学检查:诊断正确率为60%～85%,但最终确诊应由病理切片检查来决定。

(5)血清甲状腺球蛋白测定:采用放射免疫法测定血清中甲状腺球蛋白(Tg),在分化型腺癌其水平明显增高。

实际上,部分甲状腺结节虽经种种方法检查,仍无法确定其良恶性,需定期随访、反复检查,必要时可行手术探查,术中行快速冰冻病理学检查。

(二)甲状腺癌的临床分期

甲状腺癌的临床分期以往较杂,现统一采用国际抗癌学会关于甲状腺癌的TNM临床分类法,标准如下。

1.T——原发癌肿

(1)T_0:甲状腺内无肿块触及。

(2)T_1:甲状腺内有单个结节,腺体本身不变形,结节活动不受限制,同位素扫描甲腺内有缺损。

(3)T_2:甲状腺内有多个结节,腺体本身变形,腺体活动不受限制。

(4)T_3:甲状腺内肿块穿透甲状腺包膜,固定或侵及周围组织。

2.N——区域淋巴结

(1)N_0:区域淋巴结未触及。

(2)N_1:同侧颈淋巴结肿大,能活动。

1)N_{1a}:临床上认为肿大淋巴结不是转移。

2)N_{1b}:临床上认为肿大淋巴结是转移。

(3)N_2:双侧或对侧淋巴结肿大,能活动。

1)N_{2a}:临床上认为肿大淋巴结不是转移。

2)N_{2b}:临床上认为肿大淋巴结是转移。

(4)N_3:淋巴结肿大已固定不动。

3.M——远处转移

(1)M_0:远处无转移。

(2)M_1:远处有转移。

根据原发癌肿、淋巴结转移和远处转移情况,临床上常把甲状腺癌分为四期。①Ⅰ期:$T_{0\sim2}$ N_0M_0(甲状腺内仅一个孤立结节)。②Ⅱ期:$T_{0\sim2}$ $N_{0\sim2}M_0$(甲状腺内有肿块,颈淋巴结已肿大)。③Ⅲ期:$T_3N_3M_0$(甲状腺和颈淋巴结已经固定)。④Ⅳ期:$T_xN_xM_1$(甲状腺癌合并远处转移)。

四、治疗

甲状腺癌除未分化癌外,主要的治疗手段是外科手术。其他,如放射治疗、化学治疗、内分泌治疗和中医中药治疗等,仅是辅助性治疗措施。

(一)手术治疗

1.乳头状腺癌

手术切除是最佳方案。手术是分化型甲状腺癌的基本治疗方法,术后辅助应用核素,甲状腺素及外照射等综合治疗。手术能根治性切除原发灶和转移灶,达到治愈目的。甲状腺乳头状腺癌为临床上最常见的高分化型腺癌,具有恶性程度低、颈淋巴结转移率高等特点,在根治性切除的原则下,应兼顾功能与美观。手术治疗包括3个方面。

(1)原发灶切除范围:目前尚存在争论,主要是行甲状腺全切除或腺叶加峡部切除。

主张全切除的主要理由:①对侧多中心或微小转移灶可达 20%～80%,全切除可消除潜在复发。②有利于术后放射性碘检测复发或转移灶并及时治疗。③全切除可避免1%高分化癌转变为未分化癌。④全切除可增加甲状球蛋白检测复发或转移灶的敏感性。

持反对观点者认为,全切除会增加手术后并发症,喉返神经损伤及甲状腺功能减退发生率为23%～29%,其次对侧微小转移灶,可长期处于隐匿状态,未必发展成临床肿瘤,一旦复发再切除也不影响预后。

目前多数学者认为,病灶限于腺叶内,对侧甲状腺检查无异常,行患侧腺叶、峡部加对侧次全切除,疗效与全切除术差不多,而术后并发症明显减少,是比较合理的术式。这种术式优点是可以避免因全甲状腺切除后所引起的永久性甲状腺功能减退的后遗症,又可减少或避免喉返神经及甲状旁腺损伤机会。如术中探查患侧腺叶已累及对侧或双侧腺叶均存在病灶,则改行甲状腺全切除术。Sarde 等报道,采用甲状腺近全切除术,喉返神经及甲状旁腺损伤发生率明显降低至4.0%和3.2%,或许是取代全切除术的一种较好的术式。

(2)颈淋巴结切除:乳头状腺癌颈淋巴结转移率为50%～70%。淋巴结转移是否影响预后曾有不同看法。甲状腺癌协作组大宗患者表明,淋巴结转移影响预后。颈淋巴结阳性的患者行颈淋巴结清扫术已达成共识。以往很多人主张包括原发灶在内的经典式颈淋巴结清扫术,曾作为根治性手术的一个重要组成部分,通过实践目前已被改良或功能性颈清扫术所取代。因这种手术同样能达到治疗目的,且能兼顾功能与美容,特别为年轻女子所乐于接受。但胸锁乳突肌、副神经和颈内静脉三者究竟能保留多少,则需视肿瘤大小、局部浸润和淋巴结转移等情况而定。颈淋巴结的清扫范围主要包括气管旁(气管食管沟及胸骨柄上区)及颈内静脉区淋巴结链。对乳头状腺癌无淋巴结转移的患者,预防性颈淋巴结清扫并不能改善预后,国内外多数学者均不主张采用。

近年来大宗回顾性研究资料提示,预防性颈淋巴结清扫组和对照组的预后无明显差异,甲状腺乳头状癌的淋巴结转移趋向局限在淋巴结内,即使以后发现淋巴结肿大时再手术,也不影响预后。

(3)对局部严重累及的乳头状癌的处理:有些乳头状癌局部浸润广泛,可累及气管、食管、喉返神经、双侧颈内静脉等。如患者全身情况允许,应争取行扩大手术。如双侧喉返神经受侵,可将入喉端找出与迷走神经中的喉返束直接吻合,效果良好。如气管侵累,要根据侵累范围,行全喉或部分气管切除修补。一侧颈内静脉受累,可予以切除;若双侧受累、确实无法保留,则一侧颈内静脉切除后行静脉移植,也可采用保留双侧颈外静脉代替颈内静脉回流。如果 CT 或 MRI 证实上纵隔有肿大淋巴结,也可将胸骨劈开至第二肋间平面,显露上纵隔再沿颈内静脉向下解剖,把部分胸腺和纵隔淋巴结一并切除,有时癌肿和气管固定,或累及食管肌层,只要未破坏气管壁和侵入食管腔内,可将癌肿从气管前筋膜下钝性剥离,并将食管肌层切除,仍可取得满意效果。

2.滤泡性腺癌

原发癌的治疗原则基本上同乳头状癌,颈淋巴结的处理与乳头状癌不同,因本型甚少发生淋巴结转移,所以除临床上已出现颈淋巴结转移时需行颈淋巴结清除术外,一般不做选择性颈清术。

3.髓样癌

MTC对放疗和化疗均不敏感,主要用外科治疗。彻底手术是一种行之有效的办法,不少患者可因此治愈。采取甲状腺全切除,加淋巴结清扫术,但散发性甲状腺髓样癌也可根据探查情况行患侧腺叶加峡部切除。由于髓样癌隐匿性淋巴结转移癌发生率较高,即使无淋巴结转移也应做根治性颈淋巴结清扫;至于采取传统性或功能性颈清扫术,需视病灶及淋巴结浸润和转移程度而定。术中同时探查甲状旁腺,肿大时应予切除。术前发现合并嗜铬细胞瘤者,应先行肾上腺切除,否则术中会继发高血压,影响手术顺利进行,术后应定期复查血清降钙素、癌胚抗原,并做胸部X线片、CT、MRI等检查以早期发现颈部、前纵隔淋巴结和其他脏器的复发或转移。

4.未分化癌

由于恶性程度高,就诊时多属晚期,已无手术指证,近年也采用手术、化疗、放疗等联合治疗本病。目前在延长存活率上尚无明显改善。但对局部控制癌肿还是有效的,可以降低死于局部压迫或窒息的危险。

(二)外放射治疗

不同病理类型的甲状腺癌放射治疗的敏感度不同,其中尤以未分化癌最为敏感,而其他类型癌较差。未分化癌由于早期既有广泛浸润或转移,手术治疗很难达到良好的疗效,因而放射治疗为其主要的治疗方法。即使少数未分化癌患者做手术治疗,也仅可达到使肿瘤减量的目的,手术后仍可继续放射治疗,否则复发率较高。部分有气管阻塞的患者,只要条件允许,仍可行放射治疗。分化型腺癌首选手术根治而无须放疗。对无法完全切除的髓样癌,术后可行放疗,虽然本病放疗不甚敏感,但放射治疗后,肿瘤仍可缓慢退缩,使病情得到缓解,有的甚至完全消除。甲状腺癌发生骨转移并不多见,局部疼痛剧烈,尤其在夜间。放射治疗可迅速缓解其症状,提高患者生活质量。

(三)放射性碘治疗

手术后应用放射性碘治疗可降低复发率,但不延长生命。应用放射性碘治疗甲状腺癌,其疗效完全视癌细胞摄取放射性碘的多少而定;而癌细胞摄取放射性碘的多少,多与其分化程度成正比。未分化癌已失去甲状腺细胞的构造和性质,摄取放射性碘量极少,因此疗效不良;对髓样癌,放射性碘也无效;分化程度高的乳头状腺癌和滤泡状腺癌,摄取放射性碘量较高,疗效较好;特别适用于手术后45岁以上的高危患者、多发性乳头状腺癌癌灶、包膜有明显侵犯的滤泡状腺癌及已有远处转移者。

如果已有远处转移,对局部可以全部切除的腺体,不但应将患者的腺体全部切除,颈淋巴结也应加以清除,同时还应切除健叶的全部腺体。这样才可用放射性碘来治疗远处转移。腺癌的远处转移,只能在切除全部甲状腺后才能摄取放射性碘。但如果远处转移摄取放射性碘极微,则在切除全部甲状腺后,由于垂体前叶促甲状腺激素的分泌增多,反而促使远处转移的迅速发展。对这种试用放射性碘无效的患者,应早期给予足够量的甲状腺素片,远处转移可因此缩小,至少不再继续迅速发展。

(四)内分泌治疗

分化型甲状腺癌做次全、全切除者应该口服甲状腺素,以防甲状腺功能减退及抑制 TSH。乳头状和滤泡状癌均有 TSH 受体,TSH 通过其受体能影响分泌型甲状腺癌的功能及生长,一般剂量掌握在保持 TSH 低水平,但以不引起甲亢为宜。一般用甲状腺片每天 80~120 mg,也可选用左甲状腺素片每天100 μg,并定期检测血浆 T_3、T_4、TSH,以此调整用药剂量。甲状腺癌对激素的依赖现象早已被人们认识。某些分化性的甲状腺癌可受 TSH 的刺激而生长,故 TSH 可促使残留甲状腺增生、恶变,抑制 TSH 的产生,可减少甲状腺癌的复发率。任何甲状腺癌均应长期用抑制剂量的甲状腺素作维持治疗。对分化好的甲状腺癌尤为适用,其可达到预防复发的效果。即使是晚期分化型甲状腺癌,应用甲状腺素治疗,也可使病情有所缓解,甚至在治疗后病变消退。

(五)化学治疗

近年来化学治疗的疗效有显著提高。但至今尚缺少治疗甲状腺癌的有效药物,故而化疗的效果尚不够理想。目前临床上主要用化疗治疗复发者和病情迅速进展的患者。对分化差或未分化的甲状腺癌,尚可选作术后的辅助治疗。曾用于甲状腺癌的单药有多柔比星(阿霉素)、放线菌素 D(更生霉素)、甲氨蝶呤等。单药治疗的效果较差,故现常采用联合化疗,以求提高疗效。

五、预后

甲状腺癌的生物学行为存在巨大差异,发展迅速的低分化癌,侵袭性强,可短期致人死亡,而发展缓慢的高分化癌患者往往可长期带瘤生存。高分化型甲状腺癌,特别是乳头状癌术后预后良好,弥漫性硬化型乳头状癌预后较差,有时呈侵袭性。因此不能认为甲状腺乳头状癌的临床过程总是缓和的,各种亚型的组织学特点不同,其生物学特性有显著差异。对甲状腺癌预后的判断,常采用年龄、组织学分级、侵犯程度(即肿瘤分期)和大小分类方法及其他预测肿瘤生物学行为的指标。①癌瘤对放射性碘摄取能力:乳头状、滤泡状或乳头滤泡混合型癌能摄取碘者比不能摄取的预后要好。②腺苷酸环化酶对 TSH 有强反应的癌其预后似较低反应者好。③癌瘤DNA 呈双倍体比异倍体预后要好。④癌瘤细胞膜表皮生长因子(EGF)受体结合 EGF 的量越高,预后越差。

(王　芳)

第七章

甲状旁腺疾病

第一节　原发性甲状旁腺功能亢进症

一、甲状旁腺功能亢进症分类

甲状旁腺功能亢进症(简称甲旁亢)可分为原发性、继发性、三发性和假性四类。

(一)原发性甲旁亢

原发性甲旁亢是由于甲状旁腺本身病变引起的甲状旁腺激素(PTH)合成、分泌过多。

(二)继发性甲旁亢

继发性甲旁亢是由于各种原因所致的低钙血症,刺激甲状旁腺,使之增生肥大,分泌过多的PTH所致,见于肾功能不全、骨质软化症和小肠吸收不良或维生素D缺乏与羟化障碍等疾病。

(三)三发性甲旁亢

三发性甲旁亢是在继发性甲旁亢的基础上,由于腺体受到持久和强烈的刺激,部分增生组织转变为腺瘤伴功能亢进,自主地分泌过多的PTH,常见于肾脏移植后。

(四)假性甲旁亢

假性甲旁亢是由于某些器官,如肺、肝、肾和卵巢等的恶性肿瘤,分泌PTH多肽物质,致血清钙增高。

二、病因及病理

原发性甲状旁腺功能亢进症(简称原发性甲旁亢)是由于甲状旁腺本身病变引起的甲状旁腺素合成、分泌过多,从而引起钙、磷和骨代谢紊乱的一种全身性疾病,表现为骨吸收增加的骨骼病变、泌尿系统结石、高钙血症和低磷血症等。其病理表现如下所述。

(一)甲状旁腺腺瘤

甲状旁腺腺瘤大多单个腺体受累,少数有2个或2个以上腺瘤。2个腺体异常,2个腺体正常的情况不到3%,多发性腺瘤为1%~5%。病变腺体中会存在部分正常组织或第二枚腺体正常者,可诊断为腺瘤。腺瘤大小相差悬殊。偶尔病变腺体很大,但血清钙及PTH不高,这种腺体通常有囊性变。腺瘤常呈椭圆形、球形或卵圆形。色泽特点似鲜牛肉色,切除时呈棕黄色。

(二)甲状旁腺增生

原发性增生占 7%～15%。所有腺体都受累(不论数目多少),但可以某腺体增大为主。原发性增生有两种类型,即透明主细胞和主细胞增生。肉眼所见腺体呈暗棕色,形状常不规则,有伪足。镜下所见腺体主要由大量透明细胞组成,偶尔含主细胞。主细胞或水样透明细胞增生也伴有间质脂肪、细胞内脂质增多,常保存小叶结构,手术至少要活检一个以上的腺体,若第二枚腺体也有病变,则能确立原发性增生的诊断;相反如第二枚腺体正常,则增大的腺体为腺瘤。本病并非四枚腺体都同样大小,某些腺体可明显增大,某些腺体可仅稍大于正常。仅根据大小来确定甲状旁腺是否正常并不可靠。

(三)甲状旁腺腺癌

甲状旁腺腺癌少见。细胞排列成小梁状并为厚的纤维索所分割,细胞核大,深染,有核分裂象,镜下可见有丝分裂及无细胞小梁,伴有大的多形性主细胞。甲状旁腺癌呈典型的灰白色,坚硬,可有包膜和血管的浸润或局部淋巴结和远处转移(以肺部最常见,其次为肝和骨骼)。手术时可见结节周围有明显的局部反应,喉返神经、食管及气管常遭侵犯。若怀疑癌肿者不得切开活检。偶见甲状旁腺癌有较强的侵袭性,在首次手术时已发现有远处转移。在癌肿中有丝分裂象的增多和腺体基质纤维化的增加可能比肿瘤的浸润表现得更为明显。

(四)骨骼病理

早期仅有骨量减少,以后骨吸收日渐加重,可出现畸形、骨囊性变和多发性病理性骨折,易累及颅骨、四肢长骨和锁骨等部位。镜下见骨内膜和骨外膜的骨吸收部位增多,破骨细胞数量增加,骨皮质哈佛管腔变大且不规则,骨皮质明显变薄。骨形成部位也增多,矿化骨体积减小,但矿化沉积速率仅轻度下降。病程长和/或病情重者,在破坏的旧骨与膨大的新骨处形成囊肿状改变,囊腔中充满纤维细胞、钙化不良的新骨及大量毛细血管,巨大多核的破骨细胞衬于囊壁,形成纤维性囊性骨炎,较大的囊肿常有陈旧性出血而呈棕黄(棕色瘤)色。

三、临床表现

悲叹、呻吟、结石和骨病(moans,groans,stones and bones,4S)是本病的典型症状。以往的甲旁亢(PT)主要是骨骼和泌尿系统病变,患者可有多种症状和体征,包括复发性肾石病、消化性溃疡、精神改变及广泛的骨吸收。目前,大多数患者在发现时没有症状或诉说的症状相当含糊。精神神经的症状较前多见(尤其在老年患者)。约 50% 无症状 PT 患者只表现为血清钙、磷生化改变和血 PTH 升高。具有显著高钙血症的患者可表现出前述高钙血症的症状和体征。

临床症状可分为高血清钙、骨骼病变和泌尿系统等三组,可单独出现或合并存在。一般,进展缓慢,常数月或数年才引起患者的注意,甚至不能叙述明确的发病时间。在极少数情况下,该病可以突然发病,患者可有严重的并发症,如明显的脱水和昏迷(高钙血症性甲状旁腺危象)。

(一)高钙血症

正常情况下,与正常的血清钙水平对应的是正常的 PTH 水平。并且,低血清钙常伴有 PTH升高,而高血清钙常伴 PTH 降低。PT 时 PTH 升高,但血清钙也高。血清钙增高所引起的症状可影响多个系统。中枢神经系统方面有淡漠、消沉、性格改变、反应迟钝、记忆力减退、烦躁、过敏、多疑多虑、失眠、情绪不稳定和衰老加速等。偶见明显的精神症状,如幻觉、狂躁,甚至昏迷。某些患者在甲状旁腺切除后,神经精神表现可逆转。近端肌无力、易疲劳和肌萎缩也可完全消失,一般无感觉异常。消化系统表现一般不明显,可有腹部不适及胃和胰腺功能紊乱。高血清钙致神经肌肉激惹性降低,胃肠道平滑肌张力降低,蠕动缓慢,引起食欲缺乏、腹胀和便秘,可有恶心、呕吐、反酸和上腹痛。高血清钙可刺激促胃液素分泌,胃酸增多,10%~24%患者有消化性溃疡,随着手术治疗后高血清钙症被纠正,高胃酸、高促胃液素血症和消化性溃疡也缓解。钙离子易沉着于有碱性胰液的胰管和胰腺内,激活胰蛋白酶原形成胰蛋白酶,5%~10%患者有急性或慢性胰腺炎发作。临床上慢性胰腺炎为甲旁亢的一个重要诊断线索,一般胰腺炎时血清钙降低,如患者血清钙正常或增高,应追查是否存在甲旁亢。高血清钙还可引起心血管症状,如心悸、气短、心律失常、心力衰竭及眼部病变(如结合膜钙化颗粒、角膜钙化及带状角膜炎)等。

(二)骨骼系统表现

1.骨骼广泛脱钙

骨骼受累的主要表现为广泛的骨关节疼痛,伴明显压痛。绝大多数患者有脱钙,骨密度低。开始症状是腰腿痛,逐渐发展到全身骨及关节,活动受限,严重时不能起床,不能触碰,甚至在床上翻身也引起难以忍耐的全身性疼痛。轻微外力冲撞可引起多发性病理性骨折,牙齿松动脱落,重者有骨畸形,如胸廓塌陷变窄、椎体变形、骨盆畸形、四肢弯曲和身材变矮。有囊样改变的骨骼常呈局限性膨隆并有压痛,好发于颌骨、肋骨、锁骨外 1/3 端及长骨。易误诊为有巨细胞瘤,该处常易发生骨折。病程长、肿瘤体积大及发病后仍生长发育的儿童或妊娠哺乳者骨病变更为严重。骨髓被纤维结缔组织填充而出现继发性贫血和白细胞计数减少等。80%以骨骼病变表现为主或与泌尿系统结石同时存在,但也可以骨量减少和骨质疏松为主要表现,而纤维性囊性骨炎罕见。

2.骨质软化

骨质软化呈广泛性骨密度减低,程度不等,重者如软组织密度,骨皮质变薄、骨髓腔增大。骨小梁模糊不清,同时可合并长骨弯曲变形、三叶骨盆,双凹脊椎,胸部肋骨变形,致胸廓畸形,可有假骨折线形成。

3.骨膜下骨质吸收

骨膜下骨质吸收常发生于双手短管状骨,表现为骨皮质外缘呈花边状或毛刺状,失去骨皮质缘的光滑锐利外观,严重者呈局限性骨缺损。骨皮质内缘也可有类似改变,为骨内膜下骨质吸收的表现。骨膜下骨质吸收是甲旁亢的可靠征象,但要注意以下两点:①轻型或早期患者可无此表现;②继发性甲旁亢(特别是肾性骨营养不良症)可有此种表现,诊断时应加以排除。

骨质吸收也可见于关节软骨下、锁骨近端或远端的软骨下骨、后肋上、下缘骨膜下及指(趾)末节丛状部等处。掌指骨骨膜下骨质吸收以摄放大像(小焦点 0.3 mm)或普通照片用放大镜观察显示更清楚。

4.骨囊性病变

骨囊性病变包括破骨细胞瘤(或棕色瘤)和皮质囊肿。前者为较大的骨质密度减低区,圆形或不规则形,与正常骨分界清楚,可发生于骨盆骨,长骨,下颌骨和肋骨等处,直径为 2~8 cm,常为多发。手术切除甲状旁腺腺瘤后,此种病变可以消退,仅在原囊壁处残留条状高密度影。皮质囊肿为骨皮质膨起的多发小囊性改变。棕色瘤为甲旁亢的特异表现,具有较高的诊断价值,但常被误诊为骨巨细胞瘤、骨囊肿或骨纤维异常增生症。棕色瘤发生在骨软化的背景上,常呈分叶状,发生在长骨骨干呈多发性,有时棕色瘤巨大,伴骨折。当甲旁亢的病因去除后,棕色瘤可消失。这些特点可与骨肿瘤或骨的肿瘤样病变相区别。

5.颅骨颗粒状改变

在骨密度减低的情况下,颅骨出现大小不等、界限不清的颗粒状高密度影,使颅骨呈现密度不均的斑点状,并夹杂小圆形低密度区,以额骨明显。颅骨外板模糊不清。

6.病理性骨折

骨折往往发生在骨棕色瘤部位,有时表现为明显弯曲变形,有如小儿的青枝骨折,常见为四肢长骨、肋骨、脊椎骨、锁骨和骨盆骨,常为反复多发骨折,骨折处有骨痂生成。

7.牙周硬板膜消失

牙周硬板膜为牙的骨衣,为高密度白线样结构围绕在牙根周围,甲旁亢患者此膜消失。此征象并非本病的特征性表现,畸形性骨炎、佝偻病和维生素 D 缺乏症也可有此表现。

(三)泌尿系统表现

长期高钙血症可影响肾小管的浓缩功能,同时尿钙和磷排量增多,因此,患者常有烦渴、多饮和多尿。可反复发生肾脏或输尿管结石,表现为肾绞痛或输尿管痉挛的症状,血尿或砂石尿等,也可有肾钙盐沉着症。结石一般由草酸钙或磷酸钙组成。结石反复发生或大结石形成可以引起尿路阻塞和感染,一般手术后可恢复正常,少数可发展为肾功能不全和尿毒症。肾钙质沉着也可引起肾功能下降和磷酸盐滞留。原发性甲旁亢患者肾石病的发生率国外为 57%~90%(国内为41%~49%)。单纯肾石病而无骨病变的甲旁亢患者甚少见。

(四)软组织钙化(肌腱、软骨等处)

软组织钙化可引起非特异性关节痛,常先累及手指关节,有时主要在近端指间关节,皮肤钙盐沉积可引起皮肤瘙痒。新生儿出现低钙性手足抽搐应检查其母有无甲旁亢。软骨钙质沉着病和假痛风在原发性甲旁亢中较常见。对这些患者要仔细筛选。偶尔假痛风可以作为本病的首发表现。在老年人中常存在有其他疾病(如高血压、肾功能减退、抑郁症),选择手术治疗要慎重。

(五)特殊临床类型

1.急性型

少数甲旁亢发病急剧或病程凶险,血清钙迅速升高达 4.25 mmol/L 伴肾功能不全。患者食欲极差,顽固性恶心、呕吐、便秘、腹泻或腹痛、烦渴、多尿、脱水、氮质血症、虚弱无力、易激惹和嗜睡,最后高热、木僵、抽搐和昏迷,病死率达 60%。

2.无症状型

约 1/3 患者属此型,或仅有一些非本病特有的症状,经检查血清钙而发现本病。有些婴儿因低钙性搐搦症而发现为本病。

3.自发缓解型

甲状旁腺腺瘤发生梗死,PTH 分泌锐减,高血清钙症状消失或有暂时性甲旁减症状,血、尿的钙和磷水平恢复正常,但仍有纤维囊性骨炎表现。

4.儿童型

儿童型少见,多数为腺瘤。临床表现模糊,如乏力、生长延缓、反复恶心、呕吐和性格改变等。关节炎较多见,肾结石及消化性溃疡较多,血清钙水平较高。3/4 患者血清钙在3.75 mmol/L(15 mg/dL)以上。

5.母亲型

原发性甲旁亢不影响妇女受孕,但妊娠对母亲和胎儿均不利。母亲高钙血症导致新生儿血清钙低的情况罕见。患有甲旁亢的母亲,其产儿有低钙血症。而有家族性良性高钙血症母亲的婴儿也有低钙血症的报道。新生儿的低钙血症是源自患无症状型甲状旁腺瘤的母亲所致,妊娠期的甲旁亢患者胎儿病死率达 17%(1/6),并可危及母亲的安全。妊娠的甲旁亢患者手术治疗时机应在孕6个月时较安全合适。对母亲和胎儿造成死亡危险的因素是严重的高钙血症。

在妊娠期间,高血清钙有所下降,给本病的诊断带来一定困难,但羊水中总钙和离子钙仍明显升高。其分娩的新生儿易发生低钙性搐搦症。如忽视妊娠期营养补充或合并有慢性腹泻、吸收不良等情况时,母亲易伴发维生素D缺乏症。另外,妊娠期遇有应激情况时,又极易加重甲旁亢病情甚至导致高血清钙危象的发生。

6.正常血清钙型

患者血清总钙正常,但离子钙升高。这些患者的病情多较轻,有些患者可能合并有佝偻病或骨软化症,故血清钙可正常。

7.多发性内分泌肿瘤综合征(MEN)

MEN-Ⅰ型中约有4/5患者,MEN-Ⅱ型中约有1/3患者伴有甲状旁腺腺瘤或增生。其临床表现依累及的内分泌腺而异。

8.青少年型

长骨的干骺端钙化过度,类骨质钙化不良,其表现与佝偻病类似,常发生四肢弯曲畸形和青枝骨折。本型的血、尿生化检查所见与一般原发性甲旁亢相同。

四、诊断

(一)基本诊断依据

原发性甲旁亢的诊断主要依靠临床和实验室资料。临床上遇有以下情况者,应视为本病的疑诊对象。

(1)屡发性、活动性泌尿系统结石或肾钙盐沉积症者。

(2)原因未明的骨质疏松,尤其伴有骨膜下骨皮质吸收和/或牙槽骨板吸收及骨囊肿形成者。

(3)长骨骨干、肋骨、颌骨或锁骨巨细胞瘤,特别是多发性者。

(4)原因未明的恶心、呕吐,久治不愈的消化性溃疡,顽固性便秘和复发性胰腺炎者。

(5)无法解释的精神神经症状,尤其是伴有口渴、多尿和骨痛者。

(6)阳性家族史者及新生儿手足搐搦症者的母亲。

(7)长期应用抗惊厥药或噻嗪类利尿剂而发生较明显的高血清钙症者。

(8)高尿钙伴或不伴高钙血症者。

(二)定位诊断

PT的定位诊断对于PT的手术治疗非常重要。诊断方法包括B超、CT、MRI、数字减影血管造影和核素扫描等。对有经验的外科医师第一次手术探查的成功率为90%～95%。第一次颈部探查前的定位诊断主要是仔细的颈部扪诊,符合率约为30%。高分辨B超可显示甲状旁腺腺瘤,其阳性率也较高。如第一次手术失败,则再次手术前的定位诊断尤其重要。

1.颈部超声检查

B超(10 Hz)可显示较大的病变腺体,定位的敏感性达89%,阳性正确率达94%。假阴性的原因是位置太高或太低,或藏在超声暗区,腺体太小等。检查时,患者取仰卧位,颈部后伸,肩部垫枕,做纵切面及横切面检查,对每枚腺体做3个方位测定。有时颈部斜位、头转向左或右侧,可帮助显露腺体。

2.放射性核素检查

(1)[123]I和[99m]Tc-sestamibi减影技术可发现82%的病变。

(2)^{99m}Tc和^{201}Tl双重核素减影扫描(与手术符合率可达92%)可检出直径>1 cm的病变,对于甲状腺外病变也特别敏感,阳性率为83%,敏感性为75%。

3.颈部和纵隔CT检查

颈部和纵隔CT能发现纵隔内病变,对位于前上纵隔腺瘤的诊断符合率为67%。可检出直径>1 cm的病变。对手术失败的患者,可利用高分辨CT检查以排除纵隔病变。

4.选择性甲状腺静脉取血测免疫反应性甲状旁腺激素(iPTH)

血iPTH的峰值点反映病变甲状旁腺的位置,增生和位于纵隔的病变则双侧甲状腺上、中、下静脉血的iPTH值常无明显差异。虽为创伤性检查,但特异性强、操作较易,定位诊断率为70%~90%。国内用此方法定位正确率为83.3%。

5.选择性甲状腺动脉造影

选择性甲状腺动脉造影对其肿瘤染色的定位诊断率为50%~70%。动脉造影可能发生严重的并发症,主要为短暂的脊髓缺血或脊髓损伤的危险性,有报道发生偏瘫、失明。因此,这项检查应慎用,造影剂的剂量不可过大、浓度不可过高和注射速度不可过快。手术探查前1小时静脉滴注亚甲蓝5 mg/kg,可使腺体呈蓝色,有助于定位。再次探查的患者,也可选择有创性检查方法:①静脉插管,在两侧不同水平抽血查PTH;②动脉造影,可显示增大的腺体,有70%~85%患者可定位。

(三)诊断标准

(1)具备以下第①~⑧项即可诊断:①血清钙经常>2.5 mmol/L,且血清蛋白无显著变化,伴有口渴、多饮、多尿、尿浓缩功能减退、食欲缺乏、恶心、呕吐等症状;②血清无机磷低下或正常下限(小于1.13 mmol/L);③血氯上升或正常上限(>10⁶ mmol/L);④血ALP升高或正常上限;⑤尿钙排泄增加或正常上限(>200 mg/d);⑥复发性两侧尿路结石,骨吸收加速(广泛的纤维囊性骨炎,骨膜下骨吸收,齿槽硬线消失,病理骨折,弥漫性骨量减少);⑦血PTH增高(>0.6 μg/L)或正常上限;⑧无恶性肿瘤。若偶然合并恶性肿瘤,则手术切除后上述症状依然存在。

(2)具备以下第①~③项及第④项中的a即可诊断,兼有第④项b及第⑤项可确诊,第⑥项可作为辅助诊断:①周身性骨质稀疏,以脊椎骨及扁平骨最为明显;②颅骨内外板模糊不清,板障增厚呈毛玻璃状或颗粒状改变;③纤维囊性骨炎样改变,可成网格状及囊状改变;④骨膜下骨吸收:a.皮质的外缘密度减低或不规则缺失,呈花边状或毛糙不整,失去原有清晰的边缘;b.指骨骨膜下骨吸收最为典型,常见中指中节骨皮质外面吸收,出现微细骨缺损区;⑤软骨下骨吸收,锁骨外端、耻骨联合等处;⑥常伴有异位钙化及泌尿系统结石。

五、鉴别诊断

原发性甲状旁亢与下列疾病的诊断进行鉴别。

(一)高钙血症

1.多发性骨髓瘤

多发性骨髓瘤可有局部和全身性骨痛、骨质破坏及高钙血症。通常球蛋白、特异性免疫球蛋白增高、血沉增快和尿中本-周蛋白阳性,骨髓可见瘤细胞。血碱性磷酸酶(ALP)正常或轻度增高,血PTH正常或降低。

2.恶性肿瘤

(1)肺、肝、甲状腺、肾、肾上腺、前列腺、乳腺和卵巢肿瘤的溶骨性转移。骨骼受损部位很少在肘和膝部位以下,血磷正常,血 PTH 正常或降低,临床上有原发肿瘤的特征性表现。

(2)假性甲旁亢(包括异位性 PTH 综合征),患者不存在溶骨性的骨转移癌,但肿瘤(非甲状旁腺)能分泌体液物质引起高血清钙。假性甲旁亢的病情进展快,症状严重,常有贫血。体液因素包括 PTH 类物质、前列腺素和破骨性细胞因子等。

3.结节病

结节病有高血清钙、高尿钙、低血磷和 ALP 增高,与甲旁亢颇相似,但无普遍性骨骼脱钙,血浆球蛋白升高,血 PTH 正常或降低。类固醇抑制试验有鉴别意义。

4.维生素 A 或 D 过量

有明确的病史可供鉴别,此症有轻度碱中毒,而甲旁亢有轻度酸中毒。皮质醇抑制试验有助鉴别。

5.甲状腺功能亢进症

由于过多的 T_3 使骨吸收增加,约 20% 的患者有高钙血症(轻度),尿钙也增多,伴有骨质疏松。鉴别时甲状腺功能亢进症临床表现容易辨认,PTH 多数降低、部分正常。如果血清钙持续增高,血 PTH 也升高,应注意甲状腺功能亢进症合并甲旁亢的可能。

6.继发性甲旁亢

继发性甲旁亢原因很多,主要有以下几条。

(1)各种原因引起低血清钙和血磷高,皆可刺激甲状旁腺增生、肥大,分泌过多的 PTH。如慢性肾功能不全、维生素 D 缺乏,胃、肠道及肝胆、胰疾病,长期磷酸盐缺乏和低磷血症等。

(2)假性甲状旁腺功能减退(由于 PTH 效应器官细胞缺乏反应,血清钙过低、血磷过高),刺激甲状旁腺,使 iPTH 增高。

(3)降钙素过多,如甲状腺髓样癌分泌降钙素过多。

(4)其他原因,如妊娠、哺乳和皮质醇增多症等。

7.三发性甲旁亢

三发性甲旁亢是在继发性甲旁亢的基础上,甲状旁腺相对持久而强烈的刺激反应过度,增生腺体中的一个或几个可转变为自主性腺瘤,引起高钙血症。本病仅在久病的肾衰竭患者中见到。

8.假性甲旁亢

假性甲旁亢是由全身各器官,特别是肺、肾、肝等恶性肿瘤引起血清钙升高,并非甲状旁腺本身病变,常有原发恶性肿瘤的临床表现,短期内体重明显下降、血清 iPTH 不增高。

9.良性家族性高钙血症

在年轻的无症状患者或血 PTH 仅轻度升高者,高钙血症很可能是家族性低尿钙性高钙血症而不是原发性甲旁亢。但该病较少见,为常染色体显性遗传,无症状,高血钙,低尿钙小于 2.5 mmol/24.0 h(100 mg/24 h),血 PTH 正常或降低。

(二)骨骼病变

1.骨质疏松症

血清钙、磷和 ALP 都正常,骨骼普遍性脱钙。牙硬板、头颅和手等 X 线无甲旁亢的特

2.骨质软化症

血清钙、磷正常或降低,血 ALP 和 PTH 均可增高,尿钙和磷排量减少。骨 X 线有椎体双凹变形、假骨折等特征性表现。

3.肾性骨营养不良

骨骼病变有纤维性囊性骨炎、骨硬化、骨软化和骨质疏松四种。血清钙降低或正常,血清磷增高,尿钙排量减少或正常,有明显的肾功能损害。

4.骨纤维异常增生症(Albright 综合征)

骨 X 线片似纤维性骨炎,但只有局部骨骼改变,其余骨骼相对正常,临床有性早熟及皮肤色素痣。

(三)正常血清钙型原发性甲旁亢

现认为没有真正的正常血清钙性甲旁亢,这种患者可能发生在下列诸种情况中。

1.早期或轻型甲旁亢

早期或轻型甲旁亢只有血清钙离子的升高,或者 PTH 呈间歇性分泌状态,故其血清钙表现为间歇性增高,只有多次化验检查,才能发现血清钙升高。

2.钙和/或维生素 D 摄入不足

钙和/或维生素 D 摄入不足并发佝偻病或成人骨质软化症,此时 X 线片也很少发现纤维囊性骨炎的特点,造成 X 线片上的诊断困难。

3.病程长而严重的代谢性骨病患者

骨钙储存量已很少,即使在大量 PTH 的动员作用下,也难以有足量矿物质释放出来。此时表现为血清钙水平正常,而血清磷很低,与肾小管疾病所致低磷酸盐血症难以鉴别。但 2 和 3 两种情况在补充足量的钙及维生素 D 后,仍可出现高钙血症。

(四)原发性甲旁亢伴外胚层来源器官畸形

马方综合征患者兼有四肢长、蜘蛛样指(趾)、颚弓高、晶体脱位、漏斗胸、躯干瘦长、驼背及脊柱侧弯等骨骼畸形。可伴发外胚层来源器官的组织增生或肿瘤,如结节性硬化症多发性神经纤维瘤等。

(五)原发性甲旁亢伴某些免疫紊乱疾病

如副蛋白血症、单克隆 γ 病等。有报道用原发性甲旁亢患者的血浆可使正常人的 B 细胞增多,手术切除甲状旁腺腺瘤后,此效应消失,可能是患者的甲状旁腺产生了一种物质,兴奋了淋巴细胞的免疫能力。

(六)肾石病

本病尚需与肾石病鉴别,结石多为一侧,通常是草酸钙或磷酸钙结石。尿酸结石或胱氨酸盐结石较少见而且 X 线不显影。原发性甲旁亢者的结石在双侧肾盂中常呈鹿角形,且反复发作。

六、治疗

(一)一般治疗

1.多饮水

限制食物中钙的摄入量,如忌饮牛奶、注意补充钠、钾和镁盐等,并禁用噻嗪类利尿剂、碱性药物和抗惊厥药物。慢性高血清钙者,可口服 H_2 受体拮抗剂,如西咪替丁(甲氰咪胍),0.2 g,3 次/天;或肾上腺能阻滞剂,如普萘洛尔 10 mg,3 次/天;必要时加用雌激素、孕激素或结合雌激素治疗。

2.降钙素

鲑鱼降钙素 4~8 U/kg,肌内注射,每 6~12 小时 1 次,或酌情增减剂量。降钙素为人工合成的鲑鱼降钙素,每次 $50\sim100$ U,肌内注射,每天或隔天 1 次。依降钙素为合成的鳗鱼降钙素益钙宁,每支 20 U,每周肌内注射 1 次既可以抑制骨吸收,与二磷酸盐共用时还可急速降低血清钙。

3.磷酸盐

磷酸盐常用制剂有多种,可根据需要选用,如磷酸钠或磷酸钾,$1\sim2$ g/d。如血清钙升高较明显,宜用中性磷酸盐溶液治疗。中性磷酸盐溶液含磷酸氢二钠($Na_2HPO_4\cdot12H_2O$)和磷酸二氢钾($KH_2PO_4\cdot2H_2O$)。配制方法:磷酸氢二钠 96.3 g,磷酸二氢钾 10.3 g,混合后加水至 500 mL(每 10 mL 含元素磷215 mg),每天口服 $30\sim60$ mL。近年来发现,二磷酸酯与内生焦磷酸盐的代谢关系密切,二磷酸酯与骨组织的亲和力大,并能抑制破骨细胞的功能,可望成为治疗本病的较佳磷酸盐类。其中,应用较多的有羟乙二磷酸盐(EHDP)和双氯甲基二磷酸盐(Cl_2MDP)。据报道,其疗效和耐受性均优于中性磷酸盐。应用磷酸盐治疗期间,应注意肾功能变化和导致异位钙化的可能。

(二)高血清钙危象的治疗

1.高血清钙危象的临床特点

血清钙高于 3.75 mmol/L(15 mg/mL)时,可发生高血清钙危象,若抢救不及时,常突然死亡。如血清钙高于 3.75 mmol/L,即使无症状或症状不明显,也应按高血清钙危象处理。在高血清钙患者出现恶心、呕吐,应警惕发生危象可能。

2.高血清钙危象的诊断

诊断 PT 高血清钙危象要有 3 个条件:①存在 PT;②血清离子钙水平超过 1.87 mmol/L[正常人血清离子钙水平为(1.18 ± 0.05)mmol/L,甲旁亢血清离子钙水平大于或等于1.28 mmol/L];③临床出现危象症状。

3.高血清钙危象的治疗

(1)输液:高血清钙危象者因畏食、恶心、呕吐常伴有脱水,加重高血清钙及肾功能不全,故迅速扩充血容量至关重要。恢复血容量、增加尿量和促使肾脏排钙,静脉输注生理盐水,补充钠盐,产生渗透性利尿作用,随着尿钠的排出,钙也伴随排出体外。需输注大量 5% 葡萄糖生理盐水,输液量控制在每 4 小时 1 000 mL。第 1 天需输注生理盐水 $4\sim8$ L,最初 6 小时输入总量的 $1/3\sim1/2$,小儿、老年人及心、肾和肺衰竭者应慎用,并将部分生理盐水用 5% 葡萄糖液代替。

(2)利尿:血清钙过高,每天尿量过少者在补充血容量后予以利尿,使尿量保持在 100 mL/h 以上。可选用呋塞米 $20\sim40$ mg,$3\sim4$ 次/天,或 $40\sim100$ mg 静脉注射。呋塞米能提高大量输液的安全性,既可避免发生心力衰竭、肺水肿,又可抑制肾小管重吸收钙,有利于降低血清钙,利尿排钙。也可选用其他利尿剂,如依地尼酸(利尿酸钠)$50\sim200$ mg 静脉推注等,血清钙过高患者每 $1\sim2$ 小时可以重复注射。但应避免使用噻嗪类利尿剂。利尿仅能暂时降低血清钙,故应与其他治疗措施结合使用。

(3)补充电解质:每天监测血、尿电解质,以决定钠、钾、镁的补充量。治疗期间应每 $4\sim6$ 小时测定血清钙、镁、钠和钾,注意维持电解质平衡。一般情况下,每排尿 1 000 mL 需补充 20 mmol/L 氯化钾和 500 mmol/L 氯化钠。

(4)磷酸盐:每 6 小时口服 1 次,每次 $20\sim30$ mL,可供 $230\sim645$ mg 元素磷,使血清钙下降。如果急需降低血清钙,可静脉注射中性磷溶液,其配方为 $Na_2HPO_4$0.081 g 分子,KH_2PO_4 0.019 g分子,加蒸馏水到 1 000 mL,每升含磷元素 3.1 g,常用量为每 $6\sim8$ 小时静脉输入 500 mL。

血清磷高于 0.97 mmol/L(3 mg/dL)者慎用,静脉注射过量磷酸盐可引起严重低血清钙。口服磷酸盐时禁服抗酸剂,以防与磷酸盐结合而妨碍吸收。若降低血清钙的效果不佳,可改用磷酸盐灌肠或静脉滴注。应用期间要监测血清钙磷和肾功能,防止低钙血症和异位钙化的发生。

(5)依地酸二钠(EDTA 钠盐):仅在严重高血清钙或一般治疗无效时应用,常用量 50 mg/kg,加入 5%葡萄糖液 500 mL 中静脉滴注,4~6 小时滴完。也可用硫代硫酸钠 1.0 g 加入生理盐水 100 mL 中静脉滴注,紧急情况下可直接以 5%浓度静脉推注。输液过程中要监测血清钙。

(6)二氯甲酯(二磷酸酯):可抑制破骨细胞活性,降低血清钙,对 PTH 或 cAMP 水平无影响,可口服或静脉注射,1 600 mg/d 或 1~5 mg/kg。

(7)西咪替丁(甲氰米胍):慢性 PT 高血清钙者可用西咪替丁治疗,用于急性原发性甲旁亢危象,西咪替丁 200 mg 每 6 小时 1 次,可阻止 PTH 的合成和/或释放,降低血清钙,也可作为甲旁亢患者手术前的准备,或不宜手术治疗的甲状旁腺增生患者,或甲状旁腺癌已转移或复发的患者。服用西咪替丁后血浆肌酐上升,故肾功能不全或肾病继发甲旁亢高血清钙患者要慎用。

(8)透析:首选血液透析,无条件时也可采用腹膜透析,但必须采用无钙透析液。

(9)普卡霉素(光辉霉素):降低血清钙作用可能与减缓肠钙吸收、抑制 PTH 对骨骼的溶解作用,或与抗肿瘤作用有关。常用量 10~25 μg/kg,用适量生理盐水稀释后静脉滴注,若 36 小时后血清钙下降不明显,可再次应用。每周 1~2 次,用药后 2~5 天血清钙可降到正常水平。长期使用时,每周不得超过 2 次,必要时可与其他降血清钙药同用。应用期间,必须严密观察血清钙、磷变化和本药对骨髓、肝和肾等的毒性作用。此药为抗癌药,可抑制骨髓,对肝、肾毒性大,应慎用。

(10)糖皮质激素:病情允许时可口服,紧急情况下可用氢化可的松或地塞米松静脉滴注。

(11)降钙素:有助于降低血清钙,理论上 12 小时内可用 400~1 000 U。实际降钙素的剂量应根据病情、药源及经济情况,并结合患者对大量输液及利尿剂的反应而定。

(12)急诊手术:甲状旁腺危象多数是由腺瘤所致,且一般病程较晚,肿瘤体积较大,易定位,因而更趋向于作单侧探查。手术时机掌握在血清钙下降到相对安全的水平,或血清钙上升停止而开始下降,患者全身情况可以耐受手术时,施行急诊手术,一般效果良好。

(13)其他疗法:其他疗法有如下几种。①放射性保护有机磷制剂:WR-2721 具有迅速降低 PTH 分泌的作用,但有较明显的不良反应;②无升高血清钙的维生素 D 制剂:在慢性肾功能不全所致的甲旁亢中有较好的疗效,也可用于 PT 的治疗。另一方面,PT 患者体内存在高 PTH、低 25-(OH)D$_3$ 现象,提示 PT 患者伴有维生素 D 不足或缺乏;③二磷酸盐类:虽可迅速降低血清钙,但 3 个月后血清钙回升;④乙醇注射疗法:在 B 超引导下,将乙醇注入甲状旁腺腺瘤,在 36 小时或 24 小时内血清钙可以降到正常。每24 小时可注射 1~3 次,在高血清钙危象时更显有用,但长期疗效尚有待观察;⑤钙感受器激动剂。NPSR-568已用于 PT 的治疗,但尚需进一步观察临床疗效。

(三)手术治疗

1.手术指征

(1)对所有明显高血清钙者(若无禁忌证),均应作颈部探查,理由如下:①可以明确诊断;②难以预料靶器官损害;③该病会导致骨质改变加速,特别是老年妇女;④26%患者在 10 年内可发生并发症;⑤手术安全,手术成功率高达 95%。

(2)无症状的原发性甲旁亢需手术治疗的指征。一般认为,无症状而仅有轻度高钙血症的原发性甲旁亢患者需随访观察,如有以下情况则需手术治疗:①骨吸收病变的 X 线表现;②肾功能减退;③活动性尿路结石;④血清钙水平超过或等于 3 mmol/L(12 mg/dL);⑤血 iPTH 较正常增高 2 倍以上;⑥严重的精神疾病、溃疡病、胰腺炎和高血压等。

2.手术方式

射线引导下的甲状旁腺切除术可以治愈 95% 的患者,并大大降低了老式手术方式的危险性,故用福善美增加骨钙而放弃手术治疗的做法不妥。

(1)手术优点:射线引导下的微创性甲状旁腺切除术是近年来开展的新技术,可在局麻下施行。它的优点如下:①术前已知 4 个腺体中哪一个活性较高;②创伤小,对侧不受影响;③麻醉方式多为局麻;④切口只有 2.5 cm,为时 25 分钟(常规 1~2 小时),术后即可进食,第 2 天即可恢复日常工作;⑤耐受性好;⑥治愈率为 99%~100%(常规手术为 90%~96%);⑦价格低廉;⑧甲旁减的风险为零,术后并发症少。

(2)术前准备:对已确诊者,按一般术前处理即可。血清钙明显升高者,应先行内科治疗,将高血清钙控制在安全范围内,并加强支持治疗,改善营养,纠正酸中毒。其中要特别注意中性磷酸盐的补充,以增加骨盐沉积,缩短术后骨病和血生化的恢复时间。高钙血症易导致严重的心律失常,除采用有效措施降低血清钙外,还应根据病情和心律失常的性质给予相应治疗。

(3)手术步骤:手术常选用全身麻醉,横形切开颈部切口。在中线分离带状肌后,选择一叶甲状腺并向内侧翻转。清除甲状腺叶下方的组织直至气管以显示喉返神经和甲状腺下动脉。在大多数患者,喉返神经位于气管食管沟内,较少见的也可位于气管旁;在气管前侧方常见但特别容易造成损伤。喉返神经也可在颈部直接发出而不像往常那样环绕右锁骨下动脉。喉上神经外支是声带张力最重要的神经,它通常紧邻甲状腺上极血管束的内侧。游离甲状腺时应小心操作以免损伤该神经。可能存在 4 个以上的甲状旁腺,因此,颈部探查需要非常耐心。由于冰冻切片有助于判定甲状旁腺而需要一名有经验的病理学家的帮助。上甲状旁腺较易发现,通常位于甲状腺背侧表面的上 2/3 水平。下甲状旁腺较上甲状旁腺大,且位置常不固定,正常情况下可存在于自甲状腺上 1/2 水平至深入纵隔内。下甲状旁腺较上甲状旁腺位置更靠前。如果上甲状旁腺已被发现则应仔细检查另一侧的胸腺蒂并切除。从颈部切口可切除绝大多数位于纵隔内的甲状旁腺腺瘤。

(4)术中注意事项:①术中应做好高血清钙危象的抢救准备工作,包括各种降血清钙药物,进行血清钙、磷和心电图监测。②术中均应仔细探查所有的甲状旁腺,如属腺瘤,不论单发或多发,应全部切除,仅保留一枚正常腺体;如属增生,常为多枚腺体同时累及,故宜切除其中的三枚,第四枚切除 50% 左右,然后取小部分做甲状旁腺自体移植;如属异位腺瘤,多数位于纵隔,可沿甲状腺下动脉分支追踪搜寻。有时异位甲状旁腺包埋在甲状腺中,应避免遗漏。如属腺癌,则应作根治术。③首次手术未能发现病变而进行的二次颈部探查难度极大,所以应在首次手术时细心操作以避免二次手术。如果需二次手术,不仅甲状旁腺组织辨别更为困难,而且也更易损伤喉返神经。

3.术后处理

(1)手术成功:血磷常迅速恢复正常,血清钙和血 PTH 则多在术后 1 周内降至正常。伴有明显骨病者,由于术后钙、磷大量沉积于脱钙的骨组织,故术后数天内可发生手足搐搦症。有时血清钙迅速下降,可造成意外,故必须定期检查血生化指标。轻度低钙血症经钙盐补充和维生素 D 治疗可纠正,较重者应给予活性维生素 D 制剂如 $1\alpha\text{-}(OH)D_3$ 或 $1,25\text{-}(OH)_2D_3$。如低钙症状持续 1 个月以上,提示有永久性甲旁低。

(2)手术失败:患者如术后症状无缓解,血清钙和血 PTH 于 1 周后仍未能纠正,提示手术失败。其常见原因如下:①腺瘤为多发性,探查中遗漏了能自主分泌 PTH 的腺瘤,被遗漏的腺瘤可能在甲状腺、食管旁、颈动脉附近甚至纵隔;②甲状旁腺有五枚以上,腺体切除相对不足;③甲状旁腺腺癌复发或已有远处转移;④非甲状旁腺来源的异位 PTH 综合征(假性甲旁亢)。

(3)术后低钙血症:甲状旁腺手术后可出现低钙血症,轻者手足和面部发麻,重则手足搐搦。一般术前 ALP 很高,又有纤维性囊性骨炎者则术后会有严重的低钙血症,常降至 1.75 mmol/L(7 mg/dL),甚至 1 mmol/L(4 mg/dL)。

引起低钙血症的原因:①骨饥饿和骨修复,切除病变的甲状旁腺组织后,血中 PTH 浓度骤降,大量钙和磷迅速沉积于骨中,致血清钙降低;②甲状旁腺功能减退,切除功能亢进的甲状旁腺组织后,剩余的甲状旁腺组织的功能受到长期高血清钙的抑制而功能减退(多数为暂时性);③由于部分骨骼或肾对 PTH 作用的抵抗,发生于原发性甲旁亢合并有肾衰竭、维生素 D 缺乏、肠吸收不良或严重的低镁血症。如有持续性和顽固性低钙血症,应想到同时存在低镁血症(血清镁低于 0.5 mmol/L,即 1.0 mEq/L)的可能。镁 40~60 mmol(80~120 mEq)静脉滴注 8~12 小时,或 20% 硫酸镁分次深部肌内注射。如低钙血症由于低镁血症所致,当补充镁后,通常在 24~48 小时之内血清钙恢复正常。当 PTH 恢复正常分泌率,激素的周围反应也转正常。

低钙血症的症状:可开始于术后 24 小时内,血清钙最低值出现在手术 2~3 天后,可出现手足搐搦,持续 1~2 天甚至 3~4 个月。但这种现象不一定损伤了甲状旁腺,可因骨骼的"钙饥饿"状态,术后钙质向骨基质内沉积而引起低血清钙。大部分患者在 1~2 个月内血清钙可恢复至 2 mmol/L(8 mg/dL)以上。血磷浓度于术后近期进一步降低,尿磷排量甚少。

低钙血症的治疗:一般于低钙血症症状出现时,立即口服乳酸钙或葡萄糖酸钙(相当于元素钙 1~3 g)。口服 10% 氯化钙溶液,每数小时服 10 mL 也可逐渐恢复。手足抽搐明显者可以缓慢静脉注射 10% 葡萄糖酸钙 10~20 mL,有时需要补充镁盐以缓解肌肉抽搐。难治顽固性低钙血症可以静脉滴注葡萄糖酸钙[溶于 5% 或 10% 葡萄糖液内,钙可按 0.5~3 mg/(kg·h)给予],常可缓解症状和体征,补充钙量是否足够,视神经肌肉应激性和血清钙值两方面而定。同时补充维生素 D_2 或 D_3,开始剂量 3 万~5 万 U/d,以后酌情减少用量。1α-$(OH)D_3$ 和 1,25-$(OH)_2D_3$ 可在 24~96 小时内使血清钙升达正常,当合并有肾功能损害时,应优先采用此类药物。手术后完全恢复骨的正常矿化可能要 1~2 年,应持续补充钙剂及适量维生素 D 直至 X 线摄片骨密度正常后,才可停药。

七、预后

血清钙水平是极好的指标,可证明手术是否成功。手术结果一般在手术后可以立即判断出来。如术中未发现病变腺体,术后仍持续存在高血清钙;如腺瘤或癌肿已切除,在术后 24~48 小时内血清钙会下降 2~3 mg,然后在 3~4 天后恢复正常。手术切除病变的甲状旁腺组织后 1~2 周,骨痛开始减轻,6~12 个月明显改善。骨结构明显修复需 1~2 年或更久。如术前活动受限者,大都术后 1~2 年可以正常活动并恢复工作。手术成功切除则高钙血症纠正,不再形成新的泌尿系统结石。X 线检查显示有骨改变及 ALP 升高者,术后血清钙下降会更加严重,低血清钙重而持续时间长,需给予数周至数月或更久的钙及维生素 D 治疗。

PT 手术并发症很少,偶可发生甲状腺功能亢进症、胰腺炎,原因尚不清楚。胰腺炎临床表现很重。约 1/2 PT 患者手术后出现低血清镁,由于长期低血清钙合并低血清镁,使这种并发症的处理极为复杂。

(王 佳)

第二节 甲状旁腺功能减退症

一、概述

甲状旁腺功能减退症(甲旁减)是由于血中甲状旁腺激素(PTH)缺乏或 PTH 不能充分发挥其生物效应所致。主要改变是骨吸收障碍,骨钙释放受阻,肾小管重吸收钙减少,因而尿钙排出增多;同时肠道吸收钙也减少,最终导致血钙降低。甲状旁腺至靶组织细胞之间任何一个环节的缺陷,均可引起甲状旁腺功能减退。根据病理生理分为血清免疫活性 PTH(iPTH)减少、正常和增多性甲状旁腺功能减退症。临床上也可分为继发性、特发性和假性甲状旁腺功能减退症,其中以继发性甲状旁腺功能减退症较为常见,最多见者为甲状腺手术时误伤甲状旁腺所致;也可因甲状旁腺增生,手术切除腺体过多引起本病;因甲状腺功能亢进而作放射性碘治疗,或恶性肿瘤转移至甲状旁腺而导致本病者较少见。特发性甲状旁腺功能减退症属自身免疫病,可单独存在,也可与其他内分泌腺功能减退合并存在。

二、诊断依据

(一)病史

(1)由甲状腺或甲状旁腺手术引起者,一股起病较急,常于术后数天内发病,少数也可于术后数月开始逐渐起病。

(2)特发性者以儿童常见,也可见于成人。

(3)症状的轻重取决于低血钙的程度与持续时间。①神经肌肉应激性增加的表现:早期可仅有感觉异常、四肢麻木、刺痛和手足僵硬。当血钙明显下降(血总钙<1.80 mmol/L)时,常可出现典型的手足搐搦。发作时先有口周、四肢麻木和刺痛,继之手足僵硬,呈双侧对称性手腕及掌指关节屈曲,指间关节伸直,拇指内收,其余四指并拢呈鹰爪状;此时,双足常呈强直性伸展,足背呈弓形;严重时可累及全身骨骼肌和平滑肌,发生喉痉挛、支气管痉挛,甚至呼吸困难、发绀及窒息等。如累及心肌可发生心动过速等。②患者发作时可表现为精神异常如兴奋、焦虑、恐惧、烦躁不安,幻想、妄想和定向力失常等。慢性发作的患者,常有记忆力及智力减退。③除以上典型的发作表现外,部分患者可表现为局灶性癫痫发作,或类似癫痫大发作,甚至也可发展为癫痫持续状态。也有部分患者表现为舞蹈症。④发作常因寒冷,过劳、情绪激动等因素而诱发,女性在月经前后也易发作。

(二)查体

(1)病程较长者,多可发现皮肤粗糙、色素沉着,毛发脱落,指(趾)甲脆裂等改变。仔细检查眼晶状体,可发现不同程度白内障。小儿患者多有牙齿钙化不全、牙釉质发育不良,生长发育障碍,贫血等。

(2)神经肌肉应激性增高,常用下述方法检查。①面神经叩击试验:检查者用中指弹击耳前面神经外表皮肤,可引起同侧口角、鼻翼抽动,重者同侧面肌也可有抽动(弹击点应为自耳垂至同侧口角连线的外 1/3 与内 2/3 交界点);②束臂加压试验(陶瑟征 Trousseau 征):将血压计袖带包绕于上臂,将血压计气囊充气,使血压维持在收缩压与舒张压之间 2～3 分钟,同侧出现手搐搦为阳性。

上述试验有助于发现隐性搐搦。

(三)实验室及辅助检查

(1)血清钙降低,总钙<1.8 mmol/L,血清游离钙≤0.95 mmol/L,可出现症状。

(2)多数患者血清无机磷增高,可达 1.94 mmol/L,不典型的早期患者,血磷可以正常。

(3)血清碱性磷酸酶正常或稍低。

(4)血清免疫活性 PTH(iPTH)浓度,多数低于正常,也可在正常范围。

(5)尿钙、磷均下降。

(6)尿 cAMP 和羟脯氨酸减少。

(7)心电图:可呈现 QT 间期延长,T 波异常等低血钙表现。

(8)脑电图:表现为阵发性慢波,单个或多数极慢波。过度换气常可诱发异常脑电波。发作间歇期脑电图也可正常。

(9)X 线检查:头颅 X 线片或 CT,可见基底节钙化,骨质也较正常致密。骨骼 X 线片可见骨密度增加,牙周硬板加宽和长骨骨膜下新骨形成。

三、诊断及鉴别诊断

凡有反复发作手足搐搦伴低血钙者,均应疑及本病。甲状腺或甲状旁腺手术后发生者,诊断较易,特发性者,常由于起病缓慢,症状隐匿易被忽略,或被误诊为神经官能症、癫痫、脑风湿病、癔症、精神病及智力发育不全等。但如能多次测定血、尿钙及磷,则大多数可获确诊。诊断的主要依据有以下几点。

(1)慢性反复发作的手足搐搦,且排除呼吸性或代谢性碱中毒、低血钾、低血镁及癔症。

(2)低血钙、高血磷。

(3)除低血钙的其他原因,如肾功能不全、慢性腹泻、低蛋白血症和维生素 D 缺乏及碱中毒等。

(4)除外佝偻病及软骨病。

(5)血清 iPTH 多数显著低于正常。

四、防治

(一)手术操作应仔细

当进行甲状腺、甲状旁腺或颈部其他手术时,应细致操作,避免切除或损伤甲状旁腺及血运,防治甲旁减的发生。

(二)搐搦发作时的处理

立即静脉注射 10%葡萄糖酸钙 10 mL,每天 1～3 次。对有脑损伤、喉痉挛、惊厥的严重患者,可在静脉注射后采用 10%葡萄糖酸钙 60～70 mL,加入 5%～10%葡萄糖液 500～1 000 mL中,静脉滴注维持。如搐搦发作仍频繁,可辅以镇静剂、苯妥英钠等。

如属于术后暂时性甲旁减,一般在数天或 1～2 周内可渐恢复,只需补钙,不需过早补充维生素 D 制剂。如症状持续 1 月以上且血钙低,则考虑为永久性甲旁减,需补充维生素 D。

(三)间歇期的处理

1.饮食

高钙、低磷饮食。

2.钙剂应长期口服

以元素钙为标准,每天需 $1.00～1.58\ \mu g$,如葡萄糖酸钙、乳酸钙、氯化钙和碳酸钙中分别含元素钙 9％、13％、27％和 40％。氯化钙对胃的刺激性大,应加水稀释后服。碳酸钙在小肠内转换为可溶性钙后方可吸收,易导致便秘。钙剂宜每天分 3～4 次咬碎后服下。

3.维生素 D 及其衍生物

维生素 D_2 5 万～10 万 IU/d 或维生素 D_3 30 万 IU 肌内注射,1/2～1 个月注射 1 次;也可用双氢速甾醇(AT10),每毫升含 1.25 mg,每天 1 次,口服,以后渐增,每周根据血、尿钙调整,当血钙达 2.0 mmol/L 即不再增加。其作用较维生素 D_2 或 D_3 强,一般从小剂量开始,如 0.3 mg/d。如效果仍不佳,血钙仍低可用 $1,25(OH)_2D_3$(骨化三醇)$0.25\ \mu g$,每 2 天加 $0.25\ \mu g$,最大可用至 $1.0\ \mu g/d$。上述维生素 D 制剂过量,均可引起血钙过高症,导致结石及异位钙化,故在用药期间应每月或定期复查血钙、磷及尿钙,调整药量维持血钙在 2～2.5 mmol/L 为宜。

4.氯噻酮

每天 50 mg,口服,配合低盐饮食,可减少尿钙排出,提高血钙水平。

5.其他

血磷过高者,应辅以低磷饮食,或短期用氢氧化铝 1.0 g,每天 3 次,口服。少数患者经上述治疗后血钙正常,但仍有搐搦发作,应疑及同时有低镁血症的可能,经血镁测定证实后可肌内注射 25％硫酸镁 5 mL,每天 2 次,必要时也可用 50％硫酸镁 10 mL,加入 5％葡萄糖盐水 500 mL 中,静脉滴注。需注意监测血镁,以防过量。

6.甲状旁腺移植

近年有报告采用同种异体或胎儿甲状旁腺移植治疗本症,并于近期取得一定疗效,但其远期疗效尚需进一步研究。

（王　佳）

第三节　钙受体病与甲状旁腺素抵抗综合征

钙受体(calcium receptor,CaR)又称钙感受器(calcium sensor,CaS)或钙感受器受体(calcium-sensing receptor,CaSR),是一种以细胞外液钙离子为配体的受体蛋白。由于 CaR 是一种细胞外液钙离子浓度信号(相当于循环内分泌激素)的受体,CaR 病主要包括由于 CaR 基因突变所致的一组临床疾病,如家族性低尿钙性高钙血症、新生儿重症甲旁亢、遗传性高尿钙性低钙血症;PTH 抵抗综合征主要包括假性甲旁减和假-假性甲旁减。

一、家族性低尿钙性高钙血症和新生儿重症甲旁亢

家族性低尿钙性高钙血症(familial hypocalciuric hypercalemia,FHH)和新生儿重症甲旁

亢(neonatal severe hyperparathyroidism,NSHPT)的病因与 CaR 功能障碍有关。FHH 为常染色体显性或隐性遗传性疾病,其遗传缺陷是 CaR 发生突变或缺失。由于 CaR 结构与功能发生障碍,细胞外液中的 Ca^{2+} 变化不能通过 CaR 调节 PTH 的合成和分泌,从而导致 PTH 对钙浓度变化失敏或无反应。这些患者常有高钙血症,伴轻度高镁血症,血 PTH 正常或轻度升高,尿钙排出量低(尿 Ca^{2+}/尿肌酐清除率比值<0.01,尿钙<2.5 mmol/24.0 h),CT 和维生素 D_3 正常,且无临床症状。患者常伴软骨钙化和急性胰腺炎等并发症。有的患者可伴有遗传性间质性肺病。NSHPT 多表现为严重高钙血症,骨矿化不良,多发性骨折和骨畸形。由于 FHH 患者的后代常有 SNHPT 表现,所以一般认为,NSHPT 是 FHH 纯合子的一种表现型。现已发现的突变类型主要为胞膜外区的错义突变(如天冬氨酸和谷氨酸位点)。由于分子结构变化,钙结合位点减少或亲和力下降,导致细胞外 Ca^{2+} 的"调定点"右移,Ca^{2+} 浓度调定点升高,肾小管钙重吸收显著增加,血钙升高,尿钙减少。肾小管重吸收钙增加是 FHH 的重要特征,也是导致血钙升高和尿钙下降的重要原因,但其发病机制未明。肾小管上皮细胞膜的 CaR 突变使细胞外液 Ca^{2+} 浓度上升,肾曲小管腔内钙不断被过度重吸收。也有部分患者的病情较轻,常具有自限性,呈散发性分布。此外,影响 NSHPT 表现型的因素很多,如突变基因量、突变的部位和严重性、宫内时期的细胞外钙浓度(如母亲为高钙血症,患儿的病情相对较轻)、骨和肾对过量 PTH 刺激的敏感性等。因此,FHH(CaR 基因突变杂合子表现型)和 NSHPT(CaR 基因突变纯合子表现型)事实上同为 CaR 缺陷性代谢性骨病,在这种疾病谱中,临床表现可轻可重,具有自限性,轻者无症状,而重者可出现致命性高钙血症与肾损害不等。本病主要依赖 CaR 基因突变分析确立诊断。FHH 和 NSHPT 可表现为弥漫性甲状旁腺增生或甲状旁腺腺瘤,一般不会发生癌变。如为腺瘤,瘤外的甲状旁腺组织仍增生,手术切除后病情不见缓解为本综合征的另一特点。

血钙升高不明显者可用激发试验协助诊断。

本病治疗困难,手术切除增生甲状旁腺的效果也差。术后常发生甲旁减。如血钙仍明显升高,需考虑做甲状旁腺次全切除。术后用口服钙剂和维生素 D 治疗以维持正常血钙。

二、遗传性高尿钙性低钙血症

对 13 个家族的遗传性低钙血症患者的调查结果表明,常染色体显性遗传性低钙血症患者存在有 CaR 基因的突变,多数患者无临床症状,部分有手足搐搦,多为自发性,主要发生于新生儿期和 3 岁以前儿童。

血钙下降(血总钙 1.5~2.0 mmol/L)伴低镁血症和高尿钙症,血 PTH 多正常。尿钙增多是由于 CaR 有激活性突变,肾小管 Ca^{2+} 的重吸收明显减少所致,患者的尿浓缩功能障碍。用维生素 D 治疗后,尿钙显著增多,甚至发生肾结石症和肾功能损害。停止维生素 D 治疗后,肾功能可恢复,但肾结石症无改善,重症患者有口渴和多尿。现已发现和鉴定了十余种钙感受器突变类型,突变点多位于胞膜外区。与 FHH 和 NSHPT 相反,这类基因突变使钙浓度的调定点左移(下降),CaR 的功能增强(兴奋型基因突变),在较低的细胞外液 Ca^{2+} 浓度条件下即兴奋三磷酸肌醇(IP3),抑制 PTH 分泌,导致低钙血症。本症应与甲旁减鉴别。前者用过量维生素 D 治疗易导致肾损害和肾结石症。

三、甲状旁腺素抵抗综合征

甲状旁腺素抵抗综合征是由于外周靶细胞对 PTH 有抵抗而导致的一种遗传性疾病,由

Albright最早发现,又称为假性甲状旁腺功能减退症(pseudohypoparathyroidism,PSHP 或 PHP)。本病是一种先天性疾病,是常染色体或 X 性联遗传缺陷病。患者具有甲状旁腺功能低下低钙血症的生化特点;此外,尚有4个特点:①PTH 的靶组织对之不发生反应,PTH 分泌合成不是减少了,而使正常或代偿性增生;甲状旁腺不是萎缩或消失,常常是代偿性增生;②大部分患者是骨、肾对 PTH 无反应,部分患者只有骨或肾无反应;③患者常有躯体的先天发育异常,称为 Albright 遗传性骨病,其特点是侏儒、脸圆、粗短身材、拇指及第 4、5 掌骨或跖骨短矬及智力低。患者也可没有躯体畸形,常见皮下或颅内的软组织异位钙化;④注射有活性的 PTH 不能矫正血、尿钙磷的不正常。

(一)病理生理

PTH 对靶组织的作用需通过 PTH 受体-鸟嘌呤核苷酸结合蛋白(G 调节蛋白,GNBG)-腺苷酸环化酶(cAMP)系统进入靶组织内,再经蛋白激酶、底物磷酸化等程序才完成。因此,靶细胞内外的应答是肽激素发生效能的必要条件。由于应答过程中不同阶段的缺陷,假性甲旁减分为Ⅰ型和Ⅱ型。

1.假性甲旁减Ⅰ型

不能合成 cAMP,给以有活性的外源性 PTH 不能测出血尿中 cAMP 浓度升高,又分为Ⅰa 型和Ⅰb型。

PHP Ⅰa 型:G 调节蛋白活性不足。G 调节蛋白也是多种肽激素发挥生理作用所依赖的,因此Ⅰa 型患者还常常伴有其他肽激素的靶器官不反应症,包括 TSH 不敏感(表现为甲状腺功能减退)、ACTH 不敏感(常无临床表现)及 GnRH 不敏感(闭经)、ADH 不敏感(尿浓缩功能不佳或尿崩症)等。Ⅰa 型都有 Albright 遗传性骨病。

PHP Ⅰb 型:形态正常,没有遗传性骨病,只有对 PTH 抵抗。G 调节蛋白正常,活性 PTH 不能引起 cAMP 增高,认为是 PTH 受体的缺陷。

2.假性甲旁减Ⅱ型

PTH 作用于肾脏细胞可形成 cAMP,但 cAMP 未能形成肾脏的排磷效应,因而有高磷血症和低钙血症。患者尿中 cAMP 常高于正常。患者无特殊体型,但有低血钙症所导致的手足搐搦和其他症状、体征,故与特发性甲旁减很相似。

假-假性甲旁减(PPHP)是一种遗传性疾病。多数认为是性连锁显性遗传,但也有人认为属于常染色体显性或隐性遗传。一个家族也可出现 PHP 与 PPHP,因此认为 PHP 与 PPHP 有相同的发病机制,在一个广谱的症状群中有不同的表现。患者身材矮胖,圆面,短指(趾)畸形,皮下钙化斑与假性甲旁减相同。但是甲状旁腺功能检查均属正常,血/尿钙磷正常,对注射外源性 PTH 的反应与正常人反应也相同。有的患者在随诊观察中或身体需要钙量增加时,血尿生化可转变成为真正的假性甲旁减表现。本病无须特殊治疗。只需随访血钙变化。因无低钙血症,故无须用维生素 D 或其衍生物及钙剂治疗。

(二)临床类型

不同靶器官对 PTH 的不反应性和程度都可以不同,其病理生理改变及临床也各异。骨、肾都对 PTH 不发生反应型:是较多见而且典型的低血钙、高血磷,血尿中羟脯氨酸、骨钙素、钙磷镁都低。

肾对 PTH 不反应,而骨反应正常型:是 PHP 中的一种特殊类型,较少见。患者的肾脏对 PTH 无反应,排磷减少,因而有高磷血症。PTH 也不能使肾脏产生 1,25-$(OH)_2D_3$,因而肠道吸收钙减少,导致低钙血症。低钙血症引起 PTH 分泌增加,引起纤维囊性骨炎,称为假性甲状旁腺功能减退-功能亢进症。是否有骨对 PTH 不反应,而肾反应正常,尚不完全确定,临床上也不易诊断。

（三）治疗

其与甲旁减相似,低血钙的纠正较容易,用生理剂量或稍大剂量的维生素 D 或其活性代谢物可奏效。少部分患者增加钙摄入量,或使血液循环中钙离子浓度稍高之后,即可通过提高靶细胞内钙离子浓度促成 PTH 发挥生理效能。假性甲旁减Ⅰa 型如伴有甲状腺功能减低或性功能低下者,同时用替代治疗。

（王　佳）

第八章

肾上腺疾病

第一节 皮质醇增多症

一、概述

皮质醇增多症是由于肾上腺皮质分泌过量的糖皮质激素（主要是皮质醇）所致，主要临床表现为满月脸、多血质、向心性肥胖、皮肤紫纹、痤疮、高血压和骨质疏松等。病因有多种，因垂体分泌 ACTH 过多所致者称为库欣病。

二、病因与发病机制

(一)垂体性皮质醇增多症

垂体性皮质醇增多症即库欣病，因垂体分泌过量的 ACTH 引起。库欣病患者约占皮质醇增多症患者总数的 70%。70%～80%患者存在垂体 ACTH 微腺瘤（直径<10 mm），大部分患者发病位置在垂体，切除微腺瘤可治愈；其余为下丘脑功能失调，切除微腺瘤后仍可复发。ACTH 微腺瘤并非完全自主性，此组肿瘤分泌皮质醇可被大剂量地塞米松抑制。约 10%患者存在 ACTH 大腺瘤，可有蝶鞍破坏，并可侵犯邻近组织，极少数为恶性肿瘤，伴远处转移。少数患者垂体无腺瘤，而呈 ACTH 细胞增生，增生的原因尚不清楚，有些可能为下丘脑功能紊乱，CRH 分泌过多所致。此型患者肾上腺增生为双侧性，极少数为单侧性。

(二)异位 ACTH 综合征

垂体以外的肿瘤组织分泌过量有生物活性的 ACTH，使肾上腺皮质增生并分泌过量皮质醇，由此引起的皮质醇增多症为异位 ACTH 综合征。异位 ACTH 综合征占皮质醇增多症患者总数的 10%～20%。随着人们对本病认识的提高，本病的发生率会更高。异位分泌 ACTH 的肿瘤可分为缓慢发展型和迅速进展型两种。迅速进展型肿瘤瘤体大，恶性程度高，发展快，肿瘤较易发现。但常常因病程太短，典型的皮质醇增多症临床表现尚未显现患者已死亡。缓慢发展型肿瘤瘤体小，恶性程度低，发展慢，这类患者有足够的时间显现出典型的皮质醇增多症临床表现，临床上难以和垂体性皮质醇增多症鉴别。最常见的是肺癌（约占 50%），其次为胸腺癌和胰腺癌（各约占 10%）。

(三)原发性肾上腺皮质肿瘤

原发性肾上腺皮质肿瘤可为腺瘤(约占 20%)或腺癌(约占 5%)。这些肿瘤的生长和分泌功能为自主性,不受垂体 ACTH 的控制,此组肿瘤分泌皮质醇一般不被大剂量地塞米松抑制。肿瘤分泌大量皮质醇,反馈抑制垂体 ACTH 的释放,患者血中 ACTH 降低,肿瘤外同侧及对侧肾上腺皮质萎缩。引起皮质醇增多症的腺瘤一般较引起原发性醛固酮增多症者为大,直径多为2～5 cm。引起皮质醇增多症的皮质腺癌一般体积较大,晚期可转移至淋巴结、肝、肺等处。切面常具坏死、出血,往往也有核异型和核分裂,但是不能只根据细胞的形态来决定肿瘤是否为恶性,而必须看肿瘤细胞是否浸润或穿过包膜,或侵入淋巴结、血管中。

(四)肾上腺皮质结节样增生

根据发病机制及病理变化特点可分为以下几种。

1.不依赖 ACTH 性双侧肾上腺皮质小结节样增生

此病又称原发性色素性结节性肾上腺病或皮质增生不良症。此病少见,患者多为儿童或青年,一部分为家族性。肾上腺皮质总重量不大,有多个小结节。皮质醇分泌过量,超大剂量地塞米松不能将其抑制;血 ACTH 低或测不到。目前认为此病是一种肾上腺的自身免疫病。

2.不依赖 ACTH 性双侧肾上腺皮质大结节样增生

不依赖 ACTH 性双侧肾上腺皮质大结节样增生又称腺瘤样增生。表现为双侧性,体积可大于腺瘤,多个结节融合在一起。原因不明,多数学者认为是由于 ACTH 的过量分泌导致肾上腺皮质在增生的基础上形成结节。这些结节往往具有很强的自主性,血 ACTH 低或测不到,皮质醇的分泌一般不被大剂量地塞米松抑制。

三、临床表现与并发症

典型的患者比较容易诊断。患者有特殊的外貌,望诊即可明确诊断。有些患者需经过比较详细的实验室检查才能确诊。有些患者可在疾病早期以严重的生殖系统功能障碍为主,如女性出现闭经,男性出现勃起功能障碍。大多数患者因肥胖、乏力就诊。少数患者以高血压及糖尿病起病。以下分述各系统的表现。

(一)特征性外貌

患者大多呈特征性外观:满月面,向心性肥胖,腹部膨出,而四肢显得相对细小,锁骨上及颈背部有脂肪堆集,形成所谓水牛背。本病患者呈向心性肥胖者约占 60%,其余患者虽有不同程度肥胖,但不呈典型向心性,少数患者体形正常。大多数患者面部红润光泽,皮脂溢出现象明显,呈多血质外观。多血质外观的主要原因是由于蛋白质分解过度,皮肤变薄,血色易于显露。蛋白质分解过度使毛细血管壁抵抗力减低,皮肤容易发生瘀点及瘀斑。紫纹也为本病特征性表现之一,发生部位多见于下侧腹部、臀部、大腿部。紫纹的形状为中央宽、两端细,呈紫红或淡红色,常为对称性分布。

(二)心血管系统

约 75% 的皮质醇增多症患者有高血压。高血压的严重程度不一,50% 以上患者舒张压超过16.0 kPa(100 mmHg)。一般在疾病早期,血压只轻微升高。病程长者,高血压的发生率增加,且严重程度也成比例增加。长期高血压可导致心、肾、视网膜的病理变化,心脏可肥大或扩大,但心力衰竭并不多见。经适当治疗,病愈之后,血压下降或恢复正常。

(三)精神症状

约有 2/3 患者有精神症状。轻者表现为情绪不稳定、烦躁易怒、焦虑、抑郁、注意力不集中及记忆力减退,欣快感较常见,偶尔出现躁狂。患者大多有失眠或早醒。严重者可出现精神变态,包括严重忧郁、幻觉、幻想、妄想狂,甚至企图自杀。

(四)性腺功能障碍

女性多数有月经紊乱或闭经,且多伴有不孕。男性患者睾丸小而软,男性特征减少,性欲减退,勃起功能障碍及前列腺缩小。如肾上腺皮质雄性激素分泌增多,可导致痤疮、女子多毛,严重者表现为女性男性化。

(五)糖代谢紊乱

糖代谢紊乱为本病重要表现之一,约 70% 患者有不同程度的糖代谢紊乱。其中一部分患者空腹血糖即高于正常,其余患者糖耐量试验显示糖耐量减退。糖皮质激素过多所致糖尿病的特点是,即使血糖很高,发生酮症者甚少,患者对胰岛素不敏感,微血管病变极罕见。皮质醇增多症被控制后,糖耐量可恢复正常。

(六)电解质紊乱

大量的皮质醇有潴钠排钾作用,从而引起高血压、水肿、多尿、低血钾。但明显的低血钾性碱中毒主要见于肾上腺皮质癌和异位 ACTH 综合征,可能与其分泌大量具有盐皮质激素作用的去氧皮质酮有关。

(七)骨质疏松

由于皮质醇促进蛋白分解,骨基质减少,钙沉着受影响,导致骨质疏松。骨质疏松以胸椎、腰椎及骨盆最为明显,患者常诉腰痛及全身疼痛。骨质疏松严重者,可出现脊椎压缩性骨折。

(八)对感染抵抗力减弱

皮肤真菌感染多见。化脓性细菌感染不易局限化,感染后炎症反应往往不显著,发热不高,易于漏诊。

(九)皮肤色素沉着

皮肤色素沉着多见于异位 ACTH 综合征患者,因肿瘤产生大量的 ACTH、人 β-促脂解素、ACTH 前身物氨基端肽,其内均包含有促黑色素细胞活性的肽段,使皮肤色素明显加深。

四、诊断与鉴别诊断

(一)临床诊断

皮质醇增多症的诊断一般分两步:①确定是否为皮质醇增多症,必须有高皮质醇血症的实验室依据;②进一步检查明确皮质醇增多症的病因。患者若有满月面、向心性肥胖、水牛背、皮肤紫纹、多血质、皮肤薄等典型临床表现,则可为皮质醇增多症的诊断提供重要线索。有典型临床表现者约占 80%,其余的可只有其中的几项。有些患者表现不典型,须和其他疾病如单纯性肥胖、高血压、糖尿病、多囊性卵巢综合征等相鉴别。有典型临床表现者,也应除外因长期应用糖皮质激素或饮用乙醇饮料引起的类皮质醇增多症。

影像检查对皮质醇增多症的病因鉴别及肿瘤定位是必不可少的。首先应确定肾上腺是否有肿瘤。目前,肾上腺 CT 薄层扫描及 B 超检查已为首选。肾上腺放射性核素[131]I-胆固醇扫描对区别双侧肾上腺增生还是单侧肾上腺肿瘤有较大价值。若影像学检查提示肾上腺双侧增生,则应检查是否有垂体瘤或垂体以外的异位 ACTH 分泌瘤的可能。垂体 ACTH 瘤中 80%~90%

为微腺瘤,目前分辨率最好的蝶鞍CT的微腺瘤发现率为60%,蝶鞍MRI检查优于CT。放射介入技术的引入对皮质醇增多症的病因和定位诊断更为精确。选择性双侧岩下窦取血测定ACTH、肾上腺静脉取血测定皮质醇和醛固酮,以及分段取血测定ACTH技术能更加明确垂体ACTH瘤、异位ACTH瘤或肾上腺肿瘤的诊断。

(二)检验诊断

各型皮质醇增多症均有糖皮质激素分泌异常、皮质醇分泌增多,失去昼夜分泌节律,且不能被小剂量地塞米松抑制。24小时尿游离皮质醇和尿17-羟皮质类固醇排泄升高。血尿常规和生化测定可为本病的诊断提供线索,但确诊依赖皮质醇与ACTH的实验室结果与动态试验。

1.血液常规

皮质醇增多症患者的红细胞和血红蛋白增多,中性粒细胞增高,嗜酸性粒细胞、淋巴细胞减少。

2.血糖、电解质

皮质醇增多症患者的血清钾偏低,血糖偏高,葡萄糖耐量试验减退。

3.血、唾液皮质醇的测定及其昼夜节律变化

(1)测定方法:放射免疫分析、化学发光免疫分析。

(2)标本:血清、血浆、唾液。血清标本在室温下放置不宜超过8小时;如血清标本8小时内不能进行检测,则应置2~8 ℃保存,2~8 ℃冷藏不宜超过48小时。超过48小时不能检测的标本应置−20 ℃以下保存。避免反复冻融。

(3)参考范围:①血皮质醇在上午8时的参考值为140~690 nmol/L,下午4时:80~330 nmol/L;②唾液皮质醇为8.39~8.99 nmol/L,午夜超过7.5 nmol/L(0.27 μg/dL),清晨超过26.7 nmol/L(1.0 μg/dL)即可诊断;但各实验室应建立自己的正常值范围。

(4)临床诊断价值和评价:①皮质醇增多症患者血浆皮质醇水平增高。②血皮质醇浓度的变化有节律,一般上午最高,下午逐渐下降,夜间及清晨最低。皮质醇增多症时血中皮质醇虽基本维持正常的昼夜节律形式,但波动甚大,而基础水平高于正常。③因唾液中只存在游离状态的皮质醇,并与血中游离皮质醇浓度平行,且不受唾液流率的影响,故唾液皮质醇水平的昼夜节律改变和午夜皮质醇低谷消失是皮质醇增多症患者较稳定的生化改变。④血浆皮质醇水平实际上反映体内ACTH的水平。因此除近期服用氢化可的松或可的松外,影响血ACTH水平的因素如昼夜节律、应激状态、生活事件及激素类用药均可导致血浆皮质醇水平的异常波动。而血浆皮质醇的半衰期为80分钟,长于ACTH,因此血浆皮质醇对外来刺激反应稍滞后于ACTH。这可影响血浆皮质醇和ACTH同步测定的意义。⑤由于雌激素可诱导肝脏皮质醇结合蛋白合成增加,因此孕妇和口服避孕药者日间皮质醇水平往往可达50 μg/dL,但皮质醇和皮质类固醇结合球蛋白解离速度很快,故应以入睡后1小时皮质醇测定值为准。⑥甲状腺素可调节皮质醇的代谢速度,但不影响下丘脑-腺垂体-肾上腺轴的反馈,因此甲亢和甲减时均不影响血浆皮质醇的水平。⑦体重对皮质醇无很大影响,但严重营养不良可影响皮质醇的代谢,使血皮质醇水平升高。年龄与血浆皮质醇水平无关,但出生9个月到1年的婴儿体内尚未建立昼夜节律,且刚出生几天内血皮质醇水平低于皮质酮,故此时血浆皮质醇水平偏低。

4.24小时尿游离皮质醇

(1)检测方法:同血皮质醇。

(2)标本:24小时尿液。塑料容器中预先加入33%乙酸或盐酸20 mL,置冰块上,准确留取

24 小时尿,记录尿量,混合后用有盖试管取约 10 mL 置冰盒内送检。

(3)参考范围:88.3～257.9 nmol/24 h。

(4)临床诊断价值和评价:①体内的游离型和结合型皮质激素及它们的代谢产物 90％以上从尿中排泄,未被蛋白结合的部分(包括葡萄糖醛酸苷、硫酸酯和游离皮质醇)都从尿排出。尿游离皮质醇测定对诊断高皮质醇血症的患者灵敏度高,且患者与健康人的数值几乎没有重叠,仅 1％～2％可能有重叠,尿游离皮质醇排出与血皮质醇成正比。增多见于皮质醇增多症、甲状腺功能亢进、部分单纯性肥胖者及先天性肾上腺增多症。减少则见于肾上腺皮质功能减退、垂体前叶功能减退、甲状腺功能减退、全身消耗性疾病、恶病质和肝硬化等,结果＜27.6 nmol/24.0 h 可排除皮质醇增多症,但低值不能诊断皮质功能低下,因留取标本、肾脏疾病等因素可导致错误结果,应做兴奋试验。②24 小时尿游离皮质醇在诊断皮质醇症方面,其特异性及准确性远较 17-羟类固醇及 17-酮类固醇为优。24 小时尿游离皮质醇测定可以避免血皮质醇的瞬时变化,也可以避免血中皮质类固醇结合球蛋白浓度的影响,对皮质醇增多症的诊断有较大的价值,诊断符合率为 90％～100％。值得注意的是,非皮质醇增多症中也有 7％～8％患者的 24 小时尿游离皮质醇升高,且利尿剂和进高盐饮食,也可使尿游离皮质醇增高。

5.血浆 ACTH

(1)测定方法:放射免疫分析、化学发光免疫分析。

(2)标本:血清、血浆。血浆标本应用塑料管分装,不应用玻璃试管,血清标本在室温下保存不应超过 8 小时,2～8 ℃冷藏不应超过 48 小时,可在－20 ℃以下长期保存,避免反复冻融。血浆 ACTH 的半衰期仅为 8 分钟左右,在室温下不稳定,可被血细胞和血小板的酶降解,并可黏附于玻璃和塑料表面致使所测值偏低。

(3)参考范围:0.0～18.9 pmol/L。

(4)临床诊断价值和评价:皮质醇增多症可引起血中 ACTH 升高。患者处于如发热、疼痛、外伤等急性应激状态时,ACTH 分泌均会升高。而严重抑郁症,尤其是老年患者体内的 ACTH 水平也高于健康人。

6.尿 17-羟皮质类固醇(17-OHCS)

(1)方法:液相色谱法。

(2)标本:24 小时尿,以醋酸或盐酸 10 mL 防腐,记录尿量。

(3)参考范围:8 岁以下＜4.1 μmol/24.0 h 尿(1.5 mg/24.0 h 尿);8～12 岁＜12.4 μmol/24.0 h 尿(4.5 mg/24.0 h 尿);12～18 岁为 6.4～29.7 μmol/24 h 尿(2.3～10.9 mg/24.0 h 尿);成年男性为 8.3～33.2 μmol/24.0 h 尿(3.1～12.0 mg/24.0 h 尿);成年女性为 6.9～27.6 μmol/24.0 h 尿(2.5～10.0 mg/24.0 h 尿)。

(4)临床诊断价值和评价。

17-OHCS 增多见于:①库欣病、皮质醇增多症、异位 ACTH 肿瘤;②肾上腺性征异常综合征、11-β 羟化酶缺乏症;③甲状腺功能亢进症、肥胖症、手术、各种应激。

17-OHCS 减少见于:①肾上腺皮质功能减退(原发或继发)、艾迪生病,血浆 ACTH 升高,ACTH 刺激试验无反应或反应减低;②垂体功能减退症,如 ACTH 单独缺乏症、希恩综合征;③先天性肾上腺皮质增生症如 21-羟化酶缺陷症、17-羟化酶缺陷症;④医源性皮质功能减退症,如长期使用类固醇皮质激素、肾上腺皮质失用性萎缩;⑤其他原因,如甲状腺功能减退症、肝硬化、肾功能不全等。

(三)鉴别诊断

1.单纯性肥胖

肥胖可伴有原发性高血压、糖耐量减低、月经稀少或闭经,皮肤也可能出现皮纹、痤疮、多毛、24 小时尿 17-OHCS 和 17-KS 排出量比正常升高,与皮质醇增多症表现相似。但单纯性肥胖脂肪分布不是向心性,而是分布对称均匀,无皮肤菲薄及多血质改变,皮纹大多为白色,有时可为淡红色,但一般较细。血浆皮质醇、24 小时尿游离皮质醇、24 小时尿检查均在正常范围;小剂量地塞米松抑制试验大多能被抑制;X 线检查蝶鞍无扩大,也无骨质疏松;B 超检查双侧肾上腺无异常发现。

2.2 型糖尿病性肥胖

2 型糖尿病可有肥胖、高血压,检查有糖耐量降低、24 小时尿 17-OHCS 偏高,需与之鉴别。但与皮质醇增多症有下列不同:血浆皮质醇正常,正常昼夜节律存在;24 小时尿游离皮质醇正常;其肥胖也非向心性。

3.颅骨内板增生症

多见于女性,临床表现有肥胖、多毛症、高血压及神经精神症状,需与之鉴别。但与皮质醇增多症不同在于:其肥胖以躯干及四肢显著;无皮质醇分泌过多引起的代谢紊乱表现;颅骨 X 线片显示额骨及其他颅骨内板增生,而无蝶鞍扩大改变;无骨质疏松改变。

五、治疗

皮质醇增多症治疗的目标:①将每天皮质醇分泌量降至正常范围;②切除任何有害健康的肿瘤;③不产生永久性内分泌缺陷;④避免长期激素替代。

皮质醇增多症是由脑垂体 ACTH 分泌过多造成的,直接处理垂体似乎更合理,以使皮质醇增多症患者的临床征象、ACTH 和皮质醇的水平恢复到正常。实际上,除肾上腺皮质腺瘤手术切除有良好的效果外,还没有一种疗法是完美无缺的。当前的主要治疗手段包括手术、放疗及药物治疗。

(一)垂体性皮质醇增多症

垂体切除术主要用于那些具有较大垂体瘤的皮质醇增多症患者。如果保留垂体,可能会侵犯视神经或由于压迫周围组织造成神经学上的损伤。全垂体切除的不利之处为常规通过前额途径,是一个大手术,而且随着垂体的切除会导致垂体其他功能的低下。早在 1970 年经蝶垂体瘤摘除术开展前已广泛开展,该手术如果由有经验的外科医师施行,治愈率提高,并发症非常小,而且很少复发。

垂体手术前应先行垂体 CT 检查,做好垂体肿瘤的定位诊断。部分垂体较大腺瘤及可由 CT、MRI 定位的微腺瘤均可通过经鼻经蝶鞍垂体微腺瘤摘除。有人报道 CT 扫描未能找到垂体微腺瘤者,经鼻经蝶手术探查时,90% 患者仍能发现微腺瘤。术前测定岩窦下静脉血和周围静脉血 ACTH 比值,以及进一步测定双侧岩窦静脉血 ACTH 的差别,则能帮助确定是否存在垂体微腺瘤及定位垂体腺瘤。患者术后可能出现激素撤退症状,需补充生理剂量的肾上腺糖皮质激素直到下丘脑-垂体-肾上腺轴恢复正常;对于症状严重者,可短期静脉内使用超生理剂量的肾上腺糖皮质激素治疗。建议在术后第 1 周内停用肾上腺糖皮质激素或改用小剂量地塞米松,测定上午的血清皮质醇浓度以评估手术效果。如停用激素,必须密切观察患者是否出现肾上腺皮质功能不全症状。

垂体放射治疗一直是作为皮质醇增多症行肾上腺切除术后,对垂体肿瘤的一种补充治疗。对怀疑垂体肿瘤手术切除不彻底或晚期垂体肿瘤合并心肾功能不全、糖尿病、年老体弱者,也可考虑放射治疗。垂体放射治疗的类型有两种,一种是外照射,通常采用高能直线加速器治疗,也可应用^{60}Co行大剂量垂体照射,此法虽然有一定的疗效,但远期并发症多,如放射性脑病、脑软化等;另一种是内照射,将^{198}Au或^{90}Y植入垂体内行内照射,有效率为65%,一般对垂体功能无明显不良影响。总之,垂体放疗照射定位不精确,照射剂量无法准确控制,容易损伤垂体周围组织,疗程长,疗效出现慢,并发症多,常不被患者所接受。近年来,国内、外兴起的立体定向放射外科治疗技术为垂体腺瘤的治疗开辟了新途径。立体定向放射外科是利用立体定向的方法,选择性地确定正常及病变组织的颅内靶点,使用大剂量管束电离射线,精确地集中照射靶点而产生局灶性组织破坏,达到治疗疾病的目的。

对皮质醇增多症,在有条件的地区应首选针对垂体ACTH瘤进行治疗,可采用经鼻、经蝶手术或立体定向放射治疗。对垂体手术疗效不满意者或影像学无垂体瘤表现的患者,可针对ACTH的靶器官肾上腺进行手术治疗,通常采取一侧肾上腺全切、另一侧大部切除＋垂体放射治疗。这样一方面去除皮质醇的来源,使皮质醇增多症得到缓解;另一方面保留的部分肾上腺仍具有分泌功能,可免除长期替代治疗。垂体肿瘤的积极治疗或放疗又可以预防术后Nelson综合征的发生。常将两侧肾上腺手术分两期进行,先行病变明显的一侧肾上腺全切除,再观察随访。此法既明确了诊断,又可经腰部切口手术,手术风险小。如术后内分泌症状基本缓解,可继续随访;如临床症状和实验室检查指标显示皮质醇增多仍很明显,则应择期对另一侧肾上腺再行大部切除(80%)。有学者主张,在双侧肾上腺全切除后再行部分肾上腺组织自体移植术。但因难以做到带血管蒂移植,往往以组织块种植为主,所以成活率不高。随着临床移植技术的提高,近年来肾上腺组织自体种植的成活率已有所提高。有报道显示,种植成活的肾上腺组织也能有效地分泌部分皮质激素,至少能减少糖皮质激素的替代治疗量。

(二)肾上腺病变的处理

1.肾上腺肿瘤

肾上腺肿瘤包括肾上腺皮质腺瘤和腺癌。

腺瘤的治疗方法简单,只要诊断明确,可行腺瘤切除。术前定位明确者经腰部第10或11肋间切口,术前定位不明确者可经腹切口行双侧肾上腺探查。腺瘤大多有包膜,容易分离,可完整摘除。如边界不清,可行同侧肾上腺切除术。目前,大多数肾上腺腺瘤可行经腹或经后腹腔途径的腹腔镜手术。腹腔镜手术具有创伤小、恢复快等优点,已逐步替代开放性手术成为肾上腺手术的金标准。腺瘤多数为单侧性,而对侧肾上腺往往是萎缩的,所以术后恢复期激素的调整非常重要。由于术中解决应激状态及术后的替代治疗常使用大剂量糖皮质激素,使下丘脑及垂体进一步遭受抑制,所以术后在了解肾上腺皮质功能的条件下,逐渐减少激素用量。单侧肾上腺切除者术中给予氢化可的松100 mg静脉滴注,术后维持1～2天。若对侧肾上腺萎缩者,则在补充皮质激素的同时应用ACTH。一侧全切另一侧部分切除者,应用氢化可的松从300 mg/d逐步减量,一周后改为口服泼尼松,25 mg/d,逐步减量到12.5 mg/d,视情况维持2～3周。在停止替代治疗前应全面了解肾上腺皮质功能,如化验尿17-OHCS、17-KS及血尿皮质醇等。如一年以上肾上腺功能仍不能恢复者,恐怕需要终身替代治疗。双侧肾上腺全切除者需终身服用皮质激素。

肾上腺皮质腺癌也以手术治疗为主,越早越好,早期尚未转移者疗效为佳。对肿瘤局限于肾上腺区域者,行单侧肾上腺根治性切除术;若肿瘤已发生远处转移,原发肿瘤组织和转移处均应尽力切除,这样可提高药物治疗和局部放疗的效果。对肿瘤小、边界清晰者,可经腰背切口。肿瘤较大、界限不清或有浸润者,可取胸腹联合切口或单侧肋缘下弧形切口,将肿瘤、肾上腺、同侧淋巴结一并切除。对侵犯肾脏、下腔静脉壁或腔静脉有瘤栓者,应做同侧肾切除、腔静脉壁的部分切除和腔静脉瘤栓取出术。肾上腺皮质癌发展快,淋巴转移早,发现时约 2/3 患者已有周围组织的浸润,患者术后 5 年存活率仅 25%,预后差。

2.原发性肾上腺皮质增生

这类患者往往血 ACTH 降低,而影像学检查又无法发现肾上腺区域明显的占位性病变。有学者认为对这类患者应首先行病变严重(即体积较大侧)一侧肾上腺全切除术,如症状缓解满意,则可继续随访观察;如症状仍较严重,可再行另一侧肾上腺大部切除术。此类患者术后预后比较好,常不需终身激素替代措施。

(三)异位 ACTH 综合征

对于异位 ACTH 综合征,首选的治疗方法是切除原发肿瘤,切断异位 ACTH 分泌的来源。但往往明确诊断时,肿瘤已无法切除。此时,一方面可行肿瘤的化疗、放疗,另一方面可应用药物治疗减轻皮质醇增多症的症状。在以下情况,也可选用双侧肾上腺全切或一侧全切、另一侧次全切以缓解症状:①异位 ACTH 综合征诊断明确,但未找到原发肿瘤;②异位 ACTH 肿瘤已广泛转移,无法切除,而高皮质醇血症症状严重;③异位 ACTH 肿瘤已经找到,但无法切除,患者情况尚能接受肾上腺手术。

(四)药物治疗

药物治疗是皮质醇增多症治疗的一个重要方面,但只是一种辅助治疗,适用于衰弱或新近心肌梗死不能手术者,以及垂体、异位 ACTH 肿瘤或肾上腺肿瘤未能成功切除者。影响肾上腺分泌的有酮康唑、氨鲁米特、美替拉酮和米妥坦;影响 ACTH 分泌的有赛庚啶和溴隐亭。无论是作用于垂体或肾上腺,均需长期服药,且有一定的不良反应,不能达到完全治愈的效果。

1.皮质醇合成抑制剂

(1)酮康唑:是咪唑类似物,对碳链酶及 17-羟化酶均有抑制作用。每次 0.3 g,每天 3 次口服。皮质醇水平降至正常后适当减量。不良反应包括肾上腺皮质功能不足、肝功能异常和肝脏毒性反应。

(2)氨鲁米特:是格鲁米特的衍生物,主要作用是阻断胆固醇向孕烯醇酮的转变,同时也阻断甲状腺素的合成。每次 0.25 g,每天 3 次口服。用药 1 周后,皮质醇增多症的临床表现可获得不同程度的缓解。不良反应包括头痛、头晕、皮疹及胃不适等。

(3)美替拉酮:甲吡酮,为 11β-羟化酶的抑制剂。价格高,国内很少应用。用法:每天 1～2 g,分 4 次口服。

2.ACTH 抑制剂

(1)赛庚啶:为 5-羟色胺受体拮抗剂。垂体性皮质醇增多症患者 ACTH 分泌增加可能与5-羟色胺的紊乱有关。Krieger 等首先提出用赛庚啶治疗皮质醇增多症,每天服用 24 mg,3～6 个月后可见血浆 ACTH 及皮质醇下降,临床症状缓解,但不是全部患者都有效。文献曾报道40 例,取得满意缓解的达 60%。在体外已证实,该药对肿瘤或分泌 ACTH 的异位肿瘤有直接效应。用法:每次 8 mg,每天 3 次口服,连续 6 个月以上。不良反应包括嗜睡、口干、恶心、眩晕等,大剂量时可出现精神错乱和共济失调。

（2）甲磺酸溴隐亭：为多巴胺受体激动剂，大剂量能抑制 CRF、ACTH 分泌。一项研究中，口服 2.5 mg 溴隐亭之后，13 例患者中有 6 例血浆 ACTH 和皮质醇明显下降。1 例异位 ACTH 分泌的支气管类癌患者，ACTH 也被抑制。用法：5～10 mg，每天分 3～4 次口服。不良反应包括口干、恶心、呕吐、便秘、头晕、直立性低血压、失眠、小血管痉挛等。

（秦会娟）

第二节　原发性醛固酮增多症

一、概述

醛固酮增多症分为原发性和继发性两大类。原发性醛固酮增多症（以下简称原醛症）指肾上腺皮质自主性分泌过多醛固酮，病因多数为单侧肾上腺腺瘤，较少为双侧肾上腺皮质增生。继发性醛固酮增多症的病因在于肾上腺皮质以外的因素，如血容量减少或肾脏缺血等原因引起肾素-血管紧张素系统活动增强，导致继发性醛固酮分泌增多。

二、病因与发病机制

(一)醛固酮瘤

醛固酮瘤也叫 Conn 综合征，占原醛症的 35%，以单侧肾上腺腺瘤最多见，双侧或多发性腺瘤较少，本病患者可为一侧腺瘤伴对侧增生。腺瘤直径多为 1～2 cm，有完整包膜，切面呈金黄色，腺瘤同侧和对侧肾上腺组织可以正常、增生或伴结节形成，也可发生萎缩。醛固酮瘤的成因不明，患者血浆醛固酮浓度与血浆 ACTH 的昼夜节律平行，而对血浆肾素的变化无明显反应。在产生醛固酮瘤中，有一种特殊类型，称为肾素反应性腺瘤，此种腺瘤在立位动态试验中的反应不同于一般醛固酮腺瘤，而与特发性增生型原醛症相同，即站立位所引起的血浆肾素变化使血醛固酮明显升高。

(二)特发性醛固酮增多症(特醛症)

近年来国内、外文献报道的特醛症有增多趋势，约占本病 60%。特醛症患者肾上腺病变为双侧球状带细胞增生，有时可伴有结节。低血钾较轻，血浆肾素活性不如醛固酮瘤患者那么低，立位时稍见升高。肾上腺全切除不能治愈特醛症的高血压，而醛固酮瘤切除后血压可很快降至正常。特醛症病因不明，发病机制可能是由某种肾上腺外的可兴奋醛固酮分泌的因子所引起；另一种看法认为，特醛症是患者对血管紧张素Ⅱ敏感性增高的结果。有一种特殊类型，称为原发性增生，其病理变化为双侧性肾上腺结节样增生，在病理生理上却不同于伴肾上腺增生的特醛症而类似腺瘤，对兴奋肾素-血管紧张素系统的试验及抑制性试验均无反应。

(三)糖皮质激素可抑制性醛固酮增多症

糖皮质激素可抑制性醛固酮增多症是一种特殊类型的原醛症，较罕见，约占 1%。有显著的家族发病倾向，可能为常染色体显形遗传，肾上腺呈大、小结节性增生，血浆醛固酮浓度与血浆 ACTH 的昼夜节律平行，用生理替代性的糖皮质激素数周后可使醛固酮分泌量、血压、血钾恢复正常。从分子生物学研究方面有学者认为，其与醛固酮合成酶基因的异位表达有关，导致产生一种11β-羟化酶-醛固酮合成酶嵌合体。正常时醛固酮合成酶在肾上腺小球状带表达,11β-羟化酶在束状带表达,后者受 ACTH 兴奋性调控。上述嵌合型基因的形成导致醛固酮合成酶在束状带异位表达,并受 ACTH 的调控。

(四)醛固酮癌

肾上腺癌引起原醛症者少见。肿瘤在组织学上与腺瘤的区别是在整个肿瘤内有特征性的厚壁血管。癌组织除分泌大量醛固酮外,往往还分泌其他激素,造成混合性征群。患者血醛固酮可异常增高,而且对立卧位、ACTH 兴奋均无反应。癌的体积甚大,直径常超过 6 cm。

(五)异位醛固酮分泌腺瘤或癌

很罕见,可发生在肾、肾上腺的其余部分或卵巢。

三、临床表现与并发症

(一)高血压

高血压为最常出现的症状,一般不呈恶性演进,少数可表现为恶性进展,随着病情进展,血压逐渐升高,大多数在 22.7/16.0 kPa(170/100 mmHg)左右,高时可达 28.0 /17.3 kPa(210/130 mmHg)。

(二)钾耗损

大量醛固酮作用于肾远曲小管,使钠重吸收和钾排泄增加,钾从尿中丢失,尿钾增高,血清钾下降。低血钾可引起以下临床表现:①肌无力及周期性瘫痪,血钾愈低,肌肉受累愈重;②心律失常,可为期前收缩或阵发性心动过速,严重时可出现心室颤动;③尿多、夜尿多、烦渴,由于长期严重缺钾,肾小管空泡变性使肾浓缩功能障碍造成。

(三)碱中毒

细胞内大量钾离子丢失后,钠、氢离子从细胞内排出的能力下降,导致细胞内钠、氢离子增加,细胞内 pH 下降;细胞外液氢离子减少,pH 升高,出现代谢性碱血症。细胞外液碱中毒时,游离钙减少,可出现肢体麻木及手足搐搦。

(四)其他

儿童患者有生长发育障碍,与长期缺钾等代谢紊乱有关。缺钾时胰岛素释放减少、作用减弱,可出现糖耐量减低。糖皮质激素可抑制性醛固酮增多症患者多数有家族史,常在青少年时发病,有明显的遗传倾向,儿童期发病则影响其生长发育。

四、诊断与鉴别诊断

原醛症患者醛固酮分泌过多可造成肾小管对钠离子的重吸收和钾离子排出的增加,引起水钠潴留及低血钾。血尿醛固酮测定值增高是本病的特征性表现和诊断的关键指标,但多种因素会影响其测定值,因此血肾素、血管紧张素Ⅱ测定、螺内酯试验、低钠试验、高钠试验等可用于辅助诊断。

(一)诊断

1.血(尿)钠、钾、血气分析

(1)大多数患者出现低血钾、高尿钾、高血钠,血钾多为 2～3 mmol/L,严重者更低,可低至 1.5 mmol/L 以下,低血钾多呈持续性,血钾＜3.5 mmol/L,尿钾＞25 mmol/L,血钾＜3 mmol/L,尿钾＞20 mmol/L,提示尿路失钾;血钠一般在正常高限或略高于正常。

(2)碱血症:血 pH 和二氧化碳结合力为正常或高于正常。持续性或间歇性低钾血症,血钠在正常范围上界或稍高,血 pH 轻度升高,尿 pH 中性或偏碱。尿钾增多,经常超过 25 mmol/24 h(胃肠道丢失钾所致低钾血症者,尿钾均低于 15 mmol/24 h),肾脏浓缩功能减退,夜尿多>750 mL。唾液 Na^+/K^+ 比率<1,如<0.4,则有醛固酮增多症的诊断意义(健康人唾液 Na^+/K^+ 比率>1)。

2.血浆肾素、血管紧张素Ⅱ测定

(1)测定方法:放射免疫法、高效液相-荧光检测法、酶联免疫吸附法。

(2)标本:血浆。首先在清晨静卧 4 小时后采血,测定基础值。继而患者立位 4 小时,并肌内注射呋塞米 20 mg,测血肾素活性和血管紧张素Ⅱ水平。肘静脉取血 5 mL,拔出针头后注入酶抑制剂抗凝管中(采血管应有盖或塞),将管口封好后上下颠倒数次,混匀后即刻放入冰水浴中或 4 ℃冰箱中 1~2 小时,取出后 4 ℃离心,分离血浆。

(3)参考值和参考范围。①肾素活性。普通饮食:卧位肾素活性为 0.05~0.79 $\mu g/(L \cdot h)$;立位肾素活性为 1.95~3.99 $\mu g/(L \cdot h)$;低钠饮食:卧位肾素活性为 0.70~5.96 $\mu g/(L \cdot h)$;立位肾素活性为 1.13~8.10 $\mu g/(L \cdot h)$。②血管紧张素Ⅱ。普食:卧位时血管紧张素Ⅱ参考值为 15~97 pg/mL;立位时血管紧张素Ⅱ参考值为 19~115 pg/mL;低钠:卧位时血管紧张素Ⅱ参考值为 36~104 pg/mL;立位时血管紧张素Ⅱ参考值为 45~240 pg/mL。

(4)临床诊断价值与评价:①醛固酮/肾素活性是目前最可靠的原醛症筛查实验室指标。目前大多数学者提出用血浆醛固酮与肾素活性的比值来鉴别原醛症或原发性高血压,如 PAC(ng/dL)/PRA[ng/(mL·h)]>25,高度提示原醛症的可能;而 PAC/PRA>35,则可确诊原醛症。如果同时满足 PAC/PRA>30 且 PAC>20 ng/dL,其诊断原醛症的灵敏性为 90%,特异性为 91%。但是腺瘤患者醛固酮分泌也具有波动性,因此计算 PAC/PRA 比值时,最好采用立位 2 小时测定值,其诊断符合率较卧位值高。②患者清晨静卧 4 小时后测定 PRA 和血管紧张素Ⅱ水平均明显低于正常范围。立位 4 小时后测血 PRA 和血管紧张素Ⅱ水平,两者均无显著升高。健康人两者均显著升高。③原醛症患者血浆醛固酮水平增高而 PRA、血管肾张素Ⅱ均降低,在低钠饮食、利尿剂及站立体位等因素刺激下,PRA 也可无明显升高。④药物影响:β受体阻滞剂、血管扩张剂、利尿剂及甾体激素、甘草、甲基多巴、可乐定、利血平等药物均影响体内肾素水平,一般要在停药 2 周后测定 PRA。若用利血平等代谢缓慢的药物,则应在停药 3 周后测定 PRA。不宜停药的患者可改服胍乙啶等降压药。⑤肾素分泌呈周期性变化,高钠饮食时 PRA 分泌减少,低钠饮食时 PRA 分泌增多;同一体位时早晨分泌量最多,中午至下午分泌量最少;肾素的分泌随年龄增加而减少;成年女性卵泡期最少,黄体期最多,并随年龄增加分泌量减少。

3.血、24 小时尿醛固酮测定

(1)测定方法:放射免疫法。

(2)标本:血清、血浆;24 小时尿液,留取 24 小时尿液,内加浓盐酸 10 mL 防腐。

(3)参考范围:①血液醛固酮参考范围如下。卧位:男(218.8±94.2)pmol/L,女(254.8±110.8)pmol/L;立位:男(537.4±177.3)pmol/L,女(631.6±246.5)pmol/L。②24 小时尿液醛固酮参考范围如下。正常钠饮食:6~25 $\mu g/24$ h;低钠饮食:17~44 $\mu g/24$ h;高钠饮食:0~6 $\mu g/24$ h。

(4)临床诊断价值与评价。①血浆中醛固酮含量存在昼夜节律性分泌,一般晨起之前血浆中醛固酮水平最高。原醛症表现为血浆醛固酮明显增高,增生型原醛症患者立位时醛固酮明显增加。说明增生型患者醛固酮对肾素血管紧张素反应增强,而醛固酮瘤者立位时增加不明显,甚至下降。原醛症患者血、尿醛固酮均明显增高,可为参考值的 2~4 倍。②部分原醛症与原发性高血压患者的血浆醛固酮浓度有重叠,因此,仅用 PAC 作为筛选试验具有局限性。③继发性醛固酮增多症如肾性高血压、Bartter 综合征、充血性心力衰竭、肾病综合征、肝硬化腹水和肾素瘤等均可引起继发性醛固酮增多,与原醛症鉴别有赖于血浆肾素活性和血管紧张素水平的测定。④24 小时尿醛固酮:醛固酮降解后的主要产物为四氢醛固酮,均从尿中排出,其水平分别与卧位、立位血醛固酮及卧位、立位醛固酮/肾素活性比值有较好的相关性。

4.18-羟皮质酮

(1)检测方法:放射免疫分析、高效液相色谱。

(2)标本:血清(浆)或 24 小时尿液。

(3)18-羟皮质酮参考范围如下。①血浆:115~550 ng/L;②尿液:1.5~6.5 μg/24.0 h。

(4)临床诊断价值与评价:18-羟-皮质酮为盐皮质激素,其分泌功能受 ACTH 和肾素-血管紧张素系统双重调节,生物效应主要为潴钠排钾。该结果对鉴别原醛症病理类型有重要价值。腺瘤型原醛症患者血浆 18-羟皮质酮较增生型原醛高;上午立位 4 小时,腺瘤型患者血浆 18-羟皮质酮明显下降,而增生型患者明显上升。原醛症患者的血浆 18-羟皮质酮水平升高,醛固酮腺瘤患者可见浓度>1 000 ng/L;特发性醛固酮增多症患者仅为 550~1 100 ng/L。

5.18-羟皮质醇

(1)测定方法:放射免疫分析、高效液相色谱。

(2)标本:血清或血浆。

(3)18-羟皮质醇参考范围如下。成人普通饮食:36~168 ng/L;钠钾平衡饮食(上午 8 时):36~105 ng/L。

(4)临床诊断价值与评价:普遍认为,18-羟皮质醇来源于肾上腺。研究发现,体外 18-羟皮质醇与糖皮质激素和盐皮质激素受体的亲和力约为 0.1%,18-羟皮质醇本身无生理活性。国外关于原醛症的研究发现,血浆 18-羟皮质醇水平在糖皮质激素可抑制性醛固酮增多症患者中可升高至正常值的 20~40 倍,腺瘤患者升高 2~10 倍;尿液的含量在 GSH 患者可升高 5~10 倍,腺瘤可升高 1.5~4.0 倍;而特发性醛固酮增多症的水平与正常值相重叠。原醛症三种亚型的 18-羟皮质醇水平无明显重叠,因此 18-羟皮质醇的测定有助于原醛症亚型之间的鉴别诊断,在原醛症的诊断和鉴别诊断中具有比较重要的意义。手术前后 18-羟皮质醇的变化也为原醛症腺瘤患者的手术治疗效果提供了一个较好的随访指标。另外,作为一种简便、快速的方法,18-羟皮质醇的测定有望成为在高血压人群中大规模筛选原醛症腺瘤和 GSH 患者的指标,以期早期诊断和治疗这类疾病。

6.18-氧皮质醇

(1)测定方法:放射免疫法。

(2)标本:血浆。

(3)18-氧皮质醇参考范围如下。普食:36~168 ng/L;成人(上午 8 时)钠钾平衡饮食:36~105 ng/L。

(4)临床诊断价值与评价:皮质激素可抑制性醛固酮增多症,一种常染色体显性病,糖皮质激素可抑制醛固酮分泌,18-氧皮质醇明显增多。

(二)鉴别诊断

原醛症主要需和以下一些可引起高血压和低血钾的疾病相鉴别。

1.原发性高血压因某种原因发生低血钾

原发性高血压因某种原因发生低血钾常见的病因是为降血压应用排钾利尿剂,引起尿钾丧失而未补钾或补钾量不足。需停药1个月并补钾,随后再观察药物影响是否清除。

2.伴高血压、低血钾的继发性醛固酮增多症

(1)因肾血管、肾实质性病变引起的肾性高血压,急进型恶性高血压致肾脏缺血而引起伴有高血压的继发性醛固酮增多症,其大部分患者也可有低血钾。一般来说,此种患者高血压病程进展较快,眼底改变较明显,肾动脉狭窄时腹部可闻到血管杂音,恶性高血压者常有心、脑、肾并发症,测定血浆醛固酮及肾素水平均增高。

(2)分泌肾素的肿瘤,因肾脏存在分泌肾素的肿瘤而致高肾素性醛固酮增多症,多见于青年人,高血压、低血钾甚为严重,血浆肾素活性极高。测定血浆醛固酮水平及肾素活性、行肾脏影像学检查等可确诊。

3.非醛固酮所致盐皮质激素过多综合征

患者呈高血压、低血钾性碱中毒,肾素-血管紧张素系统受抑制,但血、尿醛固酮不高,反而降低。

4.利德尔综合征

利德尔综合征为一种常染色体显性遗传性家族性疾病,表现为肾脏潴钠过多综合征,是因肾小管离子转运异常所致。临床表现为高血压、低血钾、碱中毒、尿钾排泄增多,但醛固酮分泌正常或稍低于正常,口服醛固酮拮抗剂螺内酯不能纠正低钾血症,仅有肾小管钠离子转运抑制剂氨苯蝶啶才可使尿排钠增加,排钾减少,血压恢复正常。故可用上述两种药物的治疗效果来进行鉴别。

五、治疗

(一)饮食治疗

低盐饮食。

(二)手术治疗

肾上腺肿瘤患者应做病侧肾上腺切除术,术前应给予短期低钠饮食和螺内酯治疗,以纠正高血压和低血钾的临床症状,增加手术的安全性和有助于术后肾素-血管紧张素-醛固酮轴的功能恢复。

(三)药物治疗

1.螺内酯

螺内酯为醛固酮的拮抗剂,并有轻度的类固醇合成酶抑制作用,由于特发性醛固酮增多症。开始剂量:250 mg/(m² · d),分3~4次口服,血压和电解质正常后减至维持量。主要不良反应为高血钾、低血钠、消化道症状和男性乳房发育,女性月经紊乱等。少数有皮疹,嗜睡及运动失调。

2.卡托普利

卡托普利为血管紧张素转化酶抑制剂,主要用于治疗特发性醛固酮增多症。一般剂量:开始量每天1 mg/kg,最大量每天6 mg/kg,分3次服用。

3.氨苯蝶啶

氨苯蝶啶为钠转运抑制剂,可抑制远曲小管对钠的重吸收,阻抑小管排钾,引起钠利尿,尿钾

排出减少。常用剂量:2~4 mg/(kg·d),分 2 次服。主要不良反应是高血钾,偶见眩晕,变态反应,长期服用偶可导致肾结石。

4.硝苯地平

硝苯地平为钙通道阻滞剂,可阻断血管紧张素Ⅱ促进细胞外钙离子进入细胞内的作用,故可减少醛固酮的合成。一般剂量:0.1~0.2 mg/kg,每天 3 次。

5.地塞米松

地塞米松主要用于地塞米松可抑制性醛固酮增多症。每次 50 μg/kg,每天 3 次,最大量不超过 2 mg/d,服药 10~15 天即可见效,减量维持,需长期服用。多数患者需同时补充盐和小量降压药。

(秦会娟)

第三节　继发性醛固酮增多症

继发性醛固酮增多症(继醛症)是由于肾上腺外的原因引起肾素-血管紧张素系统兴奋,肾素分泌增加,导致醛固酮继发性的分泌增多,并引起相应的临床症状,如高血压、低血钾和水肿等。

一、病因

(一)有效循环血量下降所致肾素活性增多的继醛症

(1)各种失盐性肾病:如多种肾小球肾炎、肾小管性酸中毒等。

(2)肾病综合征。

(3)肾动脉狭窄性高血压和恶性高血压。

(4)肝硬化合并腹水及其他肝脏疾病。

(5)充血性心力衰竭。

(6)特发性水肿。

(二)肾素原发性分泌增多所致继醛症

(1)肾小球旁细胞增生(Bartter 综合征)Gitelman 综合征。

(2)肾素瘤(球旁细胞瘤)。

(3)血管周围细胞瘤。

(4)肾母细胞瘤。

二、病理生理特点

(一)肾病综合征、失盐性肾脏疾病

由于缺钠和低蛋白血症,有效循环血量减少,球旁细胞压力下降,使肾素-血管紧张素系统激活,导致肾上腺皮质球状带分泌醛固酮增加。

(二)肾动脉狭窄

肾动脉狭窄时,入球小动脉压力下降,刺激球旁细胞分泌肾素。

(三)醛固酮

85％在肝脏代谢分解,当患有肝硬化时,对醛固酮的清除能力下降,血浆醛固酮半衰期延长,有30分钟延长至60~90分钟。同时由于腹水的存在,刺激球旁细胞肾素分泌增多,两者均可导致患者醛固酮水平明显增高。

(四)特发性水肿

特发性水肿是由于不明原因的水盐代谢紊乱所致,水肿所产生的有效循环血量下降刺激肾素分泌增多,导致醛固酮水平增高。

(五)心力衰竭

心力衰竭可以使醛固酮的清除能力下降,且有效循环血量不足,均可兴奋肾素-血管紧张素系统,使醛固酮的分泌增加。

(六)Batter综合征(BS)

BS是常染色体显性遗传疾病,是Batter于1969年首次报道的一组综合征,主要表现为高血浆肾素活性、高血浆醛固酮水平、低血钾、低血压或正常血压、水肿、碱中毒等。病理显示患者的肾小球旁细胞明显增多,主要是肾近曲小管或髓襻升支对氯离子的吸收发生障碍,并伴有镁、钙的吸收障碍,使钠、钾离子重吸收被抑制,引起体液和钾离子丢失,导致肾素分泌增加和继发性醛固酮增多;前列腺素产生过盛;血管壁对血管紧张素Ⅱ反应缺陷;肾源性失钠、失钾;血管活性激素失调。

目前临床上将BS分为三型。

1.经典型

幼年或儿童期发病,有多尿、烦渴、乏力、遗尿(夜尿增多),有呕吐、脱水、肌无力、肌肉痉挛、手足搐搦、生长发育障碍。不治疗者可出现身材矮小。尿钙正常或增高,肾脏无钙质沉着。

2.新生儿型

多发病于新生儿,也可在出生前被诊断。胎儿羊水过多,胎儿生长受限,大多婴儿为早产。出生后几周可有发热、脱水,严重时可危及生命。部分患儿伴有面部畸形、生长发育障碍、肌无力、癫痫、低血压、多饮、多尿。儿童早期被诊断前通常有严重的电解质紊乱和相应的症状。常因高尿钙,早期即有肾脏钙质沉着。

3.变异型

变异型即Gitelman综合征(GS)。发病年龄较晚,多在青春期后或成年起病,症状轻。有肌无力、肌肉麻木、心悸、手足搐搦。生长发育不受影响。部分患者无症状,可有多饮、多尿症状,但不明显。部分患者有软骨钙质沉积,表现为受累关节肿胀疼痛。它是BS的一个亚型,但目前也有人认为GS是一个独立的疾病。

(七)Gitelman综合征(GS)

1966年Gitelman等报道了3例不同于BS的生化特点的一种疾病,除了有低血钾性代谢性碱中毒等外,还伴有低血镁、低尿钙、高尿镁。血总钙和游离钙正常。尿钙肌酐比(尿钙/尿肌酐)≤0.12,而BS患者尿钙肌酐比>0.12。GS患者100％有低血镁,尿镁增多,绝大多数PGE_2为正常。

(八)肾素瘤

肿瘤起源于肾小球旁细胞,也称血管周细胞瘤。肿瘤分泌大量肾素,可引起高血压和低血钾。本病的特点:①患者年龄轻,但高血压严重。②有醛固酮增多症的表现,有低血钾。③肾素活性明显增加,尤其是肿瘤一侧肾静脉血中。④血管造影可显示肿瘤。

(九)药源性醛固酮增多症

甘草内含有甘草次酸,具有潴钠排钾作用。服用大量甘草者,可并发高血压、低血钾,血浆肾素低,醛固酮的分泌受抑制。

三、临床表现

继发性醛固酮症由多种疾病引起,各有其本身疾病的临床表现,下述为本症相关的表现。

(一)水肿

原有疾病无水肿,出现继醛症时一般不引起水肿,因为有钠代谢"脱逸"现象。原有疾病有水肿(如肝硬化),发生继醛症可使水肿和钠潴留加重,因为这些患者钠代谢不出现"脱逸"现象。

(二)高血压

因各种原因引起肾缺血,导致肾素-血管紧张素-醛固酮增加,高血压发生。分泌肾素的肿瘤患者,血压高为主要的临床表现。而肾小球旁细胞增生的患者,血压不高为其特征。其他继醛症患者血压变化不恒定。

(三)低血钾

继醛症的患者往往都有低血钾。

四、实验室检查与特殊检查

(1)血清钾为 1.0~3.0 mmol/L,血浆肾素活性多数明显增高,在 27.4~45.0 ng/(dL・h)[正常值1.02~1.75 ng/(dL・h)];血浆醛固酮明显增高。

(2)24 小时尿醛固酮增高。

(3)肾上腺动脉造影,目的是了解有否肿瘤压迫情况。

(4)B超探查对肾上腺增生或肿瘤有价值。

(5)肾上腺 CT 扫描,磁共振检查是目前较先进的方法,以了解肿瘤的部位及大小。

(6)肾穿刺:了解细胞形态,能确定诊断。

五、治疗

(一)手术治疗

手术切除肾素分泌瘤后,可使血浆高肾素活性、高醛固酮症、高血压和低血钾性碱中毒所致的临床症状恢复正常。

(二)药物治疗

1.维持电解质的稳定

低钾的患者补充钾盐是简单易行的方法,口服或静脉输注或肛内注入。手足搐搦或肌肉痉挛者可给予补钙、补镁。

2.抗醛固酮药物

螺内酯剂量根据病情调整,一般每天用量 60~200 mg。螺内酯可以拮抗醛固酮作用,在远曲小管和集合管竞争抑制醛固酮受体,增加水和 Na^+、Cl^- 的排泄,从而减少 K^+、H^+ 的排出。

3.血管紧张素转换酶抑制药

ACEI 应用较广,它可有效抑制肾素-血管紧张素-醛固酮系统,阻断 ATⅠ向 ATⅡ转化,有效抑制血管收缩,减少醛固酮分泌,帮助预防 K^+ 丢失。同时还可降低蛋白尿,降高血压等作用。

4.非甾体抗炎药

吲哚美辛应用较广,它可抑制 PG 的排泌,并有效抑制 PG 刺激的肾素增高,保持血压对血管紧张素的反应性。另外,还有改善患儿生长发育的作用。GS 患者因 PGE_2 为正常,故吲哚美辛 GS 无效。

六、预后

BS 和 GS 两者均不可治愈,多数患者预后较好,可正常生活,但需长期服药。

（秦会娟）

第四节　先天性肾上腺皮质增生症

肾上腺皮质是人体内一个重要的内分泌腺体,分泌的激素主要有皮质醇、醛固酮和雄激素。肾上腺皮质分泌皮质醇和雄激素受下丘脑-垂体-肾上腺皮质轴调节,促肾上腺皮质激素(ACTH)促使肾上腺皮质分泌皮质醇和雄激素,ACTH 还有一个非常重要的功能即促进肾上腺皮质生长。醛固酮的分泌受肾素-血管紧张素系统调节,血管紧张素能刺激醛固酮的分泌。

合成肾上腺皮质激素的原料是胆固醇,它主要来自血液中的低密度脂蛋白(LDL),ACTH 能增加肾上腺皮质细胞膜上的 LDL 受体,从而促进对胆固醇的摄取。肾上腺皮质激素合成的具体步骤见图 8-1。

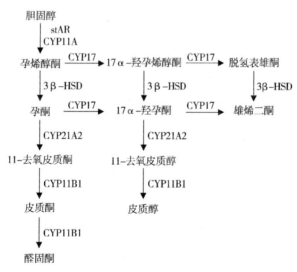

图 8-1　肾上腺皮质激素的合成途径

参与皮质醇合成的酶有先天性缺陷时,皮质醇分泌不足,垂体前叶 ACTH 分泌增加,从而导致肾上腺皮质增生,这些由皮质醇合成酶缺陷引起的疾病就被称为先天性肾上腺皮质增生症(CAH)。由于皮质醇合成途径与雄激素合成途径有重叠,因此皮质醇合成酶有缺陷时可伴有雄激素分泌异常。临床上,许多 CAH 患者因此有性分化异常或性发育异常,男性和女性均可发生 CAH。

一、21-羟化酶缺陷

21-羟化酶缺陷是最常见的先天性肾上腺皮质增生症,占 CAH 总数的 90%～95%。21-羟化酶缺陷既影响皮质醇的合成,也影响醛固酮的合成。由于 21-羟化酶缺陷者的肾上腺皮质可分泌大量的雄激素,因此女性患者表现为性分化或性发育异常。21-羟化酶缺陷是最常见的女性假两性畸形,根据临床表现可分为 3 种类型:①失盐性肾上腺皮质增生症。②单纯男性化型肾上腺皮质增生症。③非典型肾上腺皮质增生症,又被称为迟发性肾上腺皮质增生症。

(一)发病机制

21-羟化酶(cytochrome P450 21-hydroxylase,CYP21)基因位于人类 6 号染色体的短臂上,由无活性的*CYP21P*(假基因)和有活性的*CYP21*(真基因)组成,它们均由 10 个外显子组成,真假基因的外显子和内含子的同源性分别达到 98%和 95%。当*CYP21*基因发生突变时,就会引起 21-羟化酶缺陷。

CYP21 的作用是把 17-羟孕酮和孕酮分别转化成脱氧皮质醇和去氧皮质酮,CYP21 有缺陷时,皮质醇和皮质酮生成受阻(图 8-2)。因此,患者会出现糖皮质激素功能低下和盐皮质激素功能低下的表现。由于皮质醇对下丘脑-垂体-肾上腺皮质轴的负反馈抑制作用减弱,垂体前叶会分泌大量的 ACTH。在过多的 ACTH 作用下,肾上腺皮质增生并分泌大量的 17-羟孕酮和雄激素。

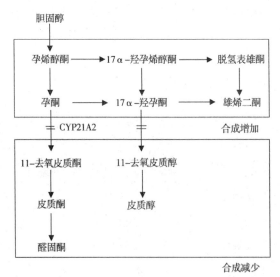

图 8-2 21-羟化酶缺陷者肾上腺皮质激素合成变化

由于女性外阴的分化发生在孕 20 周前,因此如果在孕 20 周前发病,患者会出现严重的外阴男性化;如果在孕 20 周后发病,患者仅出现轻度外阴男性化。

(二)临床表现

21-羟化酶缺陷的临床表现差别很大,一般来说,21-羟化酶缺陷的表现与其基因异常有关,基因突变越严重,酶活性受损越大,临床表现也越重。根据疾病的严重程度,21-羟化酶缺陷分为以下三种。

1.失盐型

患者的酶缺陷非常严重,体内严重缺少糖皮质激素和盐皮质激素。女婴出生时已有外阴男性化,表现为尿道下裂。患儿在出生后不久就会出现脱水、体重下降、血钠降低和血钾升高,需要及时抢救。目前能在患儿出生后1~2天明确诊断,进一步的治疗在儿科和内分泌科进行。

2.单纯男性化型

21-羟化酶缺陷较轻的女性患者,如果在胎儿期发病,表现为性发育异常,临床上称为单纯男性化型。

(1)外阴男性化:临床上一般采用Prader方法对外生殖器男性化进行分型。①Ⅰ型,阴蒂稍大,阴道与尿道口正常;②Ⅱ型,阴蒂增大,阴道口变小,但阴道与尿道口仍分开;③Ⅲ型,阴蒂显著增大,阴道与尿道开口于一个共同的尿生殖窦;④Ⅳ型表现为尿道下裂;⑤Ⅴ型,阴蒂似正常男性。

(2)其他男性化体征:患者身材矮壮、皮肤粗糙且有较多油脂分泌、四肢有较多毛发、声音低沉、有喉结、乳房小。

(3)体格发育:儿童期过高的雄激素水平可以促进骨骼迅速生长,骨骺提前闭合,因此患者的最终身高较矮。许多患者往往是因为原发性闭经来妇产科就诊,此时她们的骨骺已经闭合,因此任何治疗对改善身高都没有意义。

(4)妇科检查:由于雄激素的干扰,患者有排卵障碍,表现为原发性闭经。另外,由于雄激素对抗雌激素的作用,乳房往往不发育或乳房发育不良。PraderⅠ型和Ⅱ型很容易看到阴道,PraderⅢ型可通过尿生殖窦发现阴道。PraderⅣ型和Ⅴ型在检查时会发现阴囊空虚,阴囊和腹股沟均扪及不到性腺。肛门检查可在盆腔内扪及偏小的子宫。

3.迟发型

迟发型21-羟化酶缺陷在青春期启动后发病,青春期启动后患者出现多毛、痤疮、肥胖、月经稀发、继发性闭经和多囊卵巢等表现,易与多囊卵巢综合征相混淆。

(三)内分泌激素测定

1.单纯男性化型

患者的促性腺激素在正常卵泡早期范围。孕酮、睾酮、硫酸脱氢表雄酮(DHEAS)和17-羟孕酮(17-OHP)均升高。其中最有意义的是17-羟孕酮的升高。正常女性血17-羟孕酮水平不超过2 ng/mL,单纯男性化型21-羟化酶缺陷者体内的血17-羟孕酮水平往往升高数百倍,甚至数千倍。

2.迟发型

FSH水平正常、LH和DHEAS水平升高、睾酮水平轻度升高。部分患者的17-羟孕酮水平明显升高,这对诊断有帮助。但是也有一些患者的17-羟孕酮水平升高不明显(<10 ng/mL),这就需要做ACTH试验。静脉注射ACTH 60分钟后,迟发型21-羟化酶缺陷患者体内的血17-羟孕酮水平将超过10 ng/mL(图8-3)。

通过前面的介绍,可以看出迟发型21-羟化酶缺陷与多囊卵巢综合征的临床表现几乎完全一致,因此临床上经常把迟发型21-羟化酶缺陷误诊为多囊卵巢综合征。

(四)诊断和鉴别诊断

根据临床表现,体格、妇科和超声检查,内分泌激素测定和染色体分析,女性单纯男性化型21-羟化酶缺陷不难诊断。女性单纯男性化型21-羟化酶缺陷最容易与11β-羟化酶缺陷相混淆,后者也有 17-羟孕酮水平的升高。11β-羟化酶缺陷者体内的去氧皮质酮水平升高,因此临床上表现为高血压,而单纯男性化型 21-羟化酶缺陷者没有高血压。

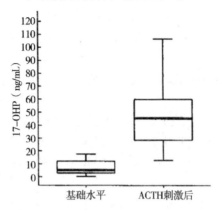

图 8-3　迟发型 21-羟化酶缺陷者的基础 17-羟孕酮水平和 ACTH 刺激后的水平

迟发型 21-羟化酶缺陷需要与多囊卵巢综合征相鉴别。患者初次就诊时,医师一般不诊断为迟发型 21-羟化酶缺陷,而是诊断为多囊卵巢综合征。对难治性的多囊卵巢综合征要考虑误诊的可能,此时需要测定 17-羟孕酮。如果 17-羟孕酮>10 ng/mL,就可诊断为迟发型 21-羟化酶缺陷;如果 17-羟孕酮<10 ng/mL,还需进一步做 ACTH 试验。如果静脉注射 ACTH 60 分钟后,17-羟孕酮>10 ng/mL 就可诊断为迟发型 21-羟化酶缺陷。

(五)单纯男性化型 21-羟化酶缺陷的治疗

1.治疗时机的选择

应尽可能早地治疗单纯男性化型 21-羟化酶缺陷。肾上腺皮质分泌过多的雄激素可加速骨骺愈合,因此治疗越晚,患者的最终身高就越矮。另外,早期治疗还可避免男性化体征加重。

2.药物治疗

糖皮质激素是治疗 21-羟化酶缺陷的特效药。补充糖皮质激素可以负反馈地抑制 ACTH 的分泌,从而降低血 17-羟孕酮、DHEAS 和睾酮水平。

(1)糖皮质激素:常用的糖皮质激素有氢化可的松、泼尼松和地塞米松。儿童一般使用氢化可的松,剂量为每天 $10\sim20$ mg/m^2,分 $2\sim3$ 次服用,最大剂量一般不超过每天 25 mg/m^2。由于泼尼松和地塞米松抑制生长作用较强,因此一般不建议儿童使用。成人使用氢化可的松 37.5 mg/d,分 $2\sim3$ 次服用;泼尼松 7.5 mg/d,分 2 次服用;或者地塞米松 $0.40\sim0.75$ mg/d,每晚睡觉前服用 1 次。

在应激情况下,需要把皮质醇的剂量增加 $1\sim2$ 倍。在手术或外伤时,如果患者不能口服,就改为肌肉或静脉给药。应激情况具体用药见表 8-1。

表 8-1　不同年龄段患者在应激情况下的用药方案

年龄段(岁)	应激情况下用药方案(氢化可的松)
≤3	先静脉注射 25 mg,然后 25 mg/d,静脉滴注
3～12	先静脉注射 50 mg,然后 50 mg/d,静脉滴注
青春期及成人	先静脉注射 100 mg,然后 100 mg/d,静脉滴注

患者怀孕后应继续使用糖皮质激素,此时一般建议患者使用氢化可的松或泼尼松,根据患者

的血雄激素水平进行剂量调整,一般将雄激素水平控制在正常范围的上限。如患者曾行外阴整形术,分娩时应选择剖宫产,这样可以避免外阴损伤。分娩前后应该按应激状态补充糖皮质激素。

本症需要终身服药。开始治疗时可采用大剂量的药物,在 17-羟孕酮水平下降后逐步减量到最小维持量。不同的患者,最小维持量不同。

(2)盐皮质激素:单纯男性化型 21-羟化酶缺陷患者一般不需要补充盐皮质激素。对需要补充盐皮质激素的失盐型患者,使用氟氢可的松,儿童期剂量为 $0.05\sim0.20$ mg/d。在使用氟氢可的松的同时,还需补充 NaCl。

(3)定期随访:治疗期间随访体重、血压、骨密度和血 17-羟孕酮、雄烯二酮及睾酮水平。儿童期一般每 3 个月复查一次,成人可 $6\sim12$ 个月复查一次。对 21-羟化酶缺陷来说,最主要的随访指标是 17-羟孕酮和睾酮水平,目前的观点是并不需要把 17-羟孕酮水平抑制到正常人群的水平。事实上,也很难把17-羟孕酮水平抑制到正常范围(表 8-2)。

表 8-2 长期皮质醇治疗后患者的 17-羟孕酮和睾酮水平

项目	结果
糖皮质激素治疗时间(年)	$23.0(16.4\sim28.5)$
氢化可的松剂量(mg/m²)	19.4 ± 1.0
血 17-羟孕酮(ng/mL)	$13.4(2.4\sim272.0)$
血睾酮(ng/mL)	$0.2(0.1\sim3.2)$

(4)糖皮质激素的不良反应及解决策略:长期使用超生理剂量的糖皮质激素可以造成皮质醇增多症、骨质疏松和抵抗力低下等并发症(表 8-3),而剂量不足则无法消除高雄激素血症。为解决上述矛盾,可在使用生理剂量糖皮质激素的同时,加用抗雄激素的药物,如螺内酯、环丙孕酮/炔雌醇和非那雄胺等。

表 8-3 长期使用皮质激素治疗的 21-羟化酶缺陷者与正常人群的骨密度比较

骨密度	失盐型	单纯男性化型	正常对照
脊柱骨密度	0.96	1.04	1.13
总骨密度	1.05	1.18	1.20

螺内酯有抗雄激素的活性,所以可用于治疗 21-羟化酶缺陷。螺内酯 20 mg。每天 3 次,口服。在使用螺内酯时应注意电解质代谢情况。

由于环丙孕酮/炔雌醇中所含有的环丙孕酮具有很强的抗雄激素活性,因此环丙孕酮/炔雌醇可用于治疗 21-羟化酶缺陷。治疗方案:从月经周期的第 $3\sim5$ 天开始每天服用 1 片环丙孕酮/炔雌醇,连服 21 天后等待月经的来潮。

非那雄胺是美国默克公司于 20 世纪 90 年代研制开发的新一类 II 型 5α-还原酶抑制剂,其结构与睾酮相似,临床上主要用于治疗前列腺疾病,近年来也开始用于治疗女性高雄激素血症。非那雄胺每片5 mg,治疗前列腺增生时的剂量为 5 mg/d,女性用药的剂量较低。目前尚无成熟的治疗经验,需要进一步摸索。

(5)其他治疗:尽可能早地发现 21-羟化酶缺陷并给予糖皮质激素治疗是改善患者最终身高的最佳方法。近年来有学者发现在使用糖皮质激素的同时,加用 GnRH-a 和生长激素都能更有效地改善患者的身高(图 8-4)。

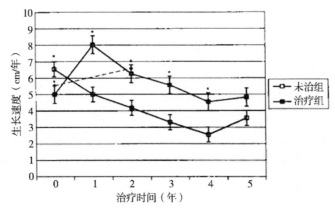

图 8-4　GnRH-a 和生长激素对 21-羟化酶缺陷患者身高的影响

3.手术治疗

女性 21-羟化酶缺陷患者不存在性别选择的问题,均应视为女性。外生殖器异常者可通过手术纠正。手术的目的是使阴蒂缩小,阴道口扩大、通畅。阴蒂头有丰富的神经末梢,对保持性愉悦感非常重要,因此应做阴蒂体切除术,以保留阴蒂头及其血管和神经(图 8-5)。

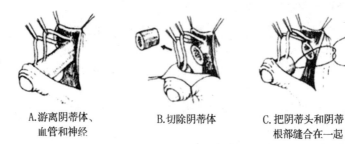

A.游离阴蒂体、　　　　　B.切除阴蒂体　　　　　C.把阴蒂头和阴蒂
血管和神经　　　　　　　　　　　　　　　　　　　根部缝合在一起

图 8-5　阴蒂体切除术

4.生育问题

多数患者经糖皮质激素治疗后,可恢复正常排卵,因此可以正常受孕。对女性患者来说,需终身服药,怀孕期间也不可停药。如果孕期不治疗,即使怀孕的女性胎儿没有 21-羟化酶缺陷,依然会发生女性外阴男性化。经糖皮质激素治疗后,如果患者没有恢复排卵,可以使用氯米芬、HMG 和 HCG 诱发排卵。

(六)迟发型 21-羟化酶缺陷的治疗

迟发型 21-羟化酶缺陷的治疗为对症治疗,一般根据患者的年龄、临床表现和有无生育要求选择治疗方案。

1.年轻、无生育要求者

如果患者没有多毛、痤疮、睾酮水平升高等高雄激素血症表现,可以给予孕激素治疗,目的是保护子宫内膜,定期有月经来潮。甲羟孕酮 6～10 mg,每天 1 次,连用 5～10 天;或者甲地孕酮 6～10 mg,每天 1 次,连用 5～10 天。停药 3～7 天后有月经来潮,一般让患者每 30～45 天来一次月经。

如果停药 10 天以上还没有月经来潮,应排除怀孕可能。如果患者没有怀孕,那么应考虑患者体内的雌激素水平偏低,此时改用雌、孕激素序贯治疗或联合治疗,一般多选用复方口服避孕药做雌、孕激素联合治疗。

2.有高雄激素血症但无生育要求者

选择抗雄激素治疗。单用复方口服避孕药(包括环丙孕酮/炔雌醇)或螺内酯可能效果不好,因为过多的雄激素主要来自肾上腺皮质,因此可加用泼尼松或地塞米松。如环丙孕酮/炔雌醇1片/天+泼尼松2.5~5.0 mg/d,或者环丙孕酮/炔雌醇1片/天+地塞米松0.40~0.75 mg/d。

3.有生育要求者

往往先给予抗雄激素治疗,使血睾酮水平恢复正常。然后应用氯米芬促排卵治疗。

4.年龄大、无生育要求者

给予孕激素治疗,目的是保护子宫内膜,定期有月经来潮。方法:甲羟孕酮6~10 mg,每天1次,连用5~10天;或者甲地孕酮6~10 mg,每天1次,连用5~10天。

二、11β-羟化酶缺陷

11β-羟化酶(CYP11B1)缺陷也会引起先天性肾上腺皮质增生症,但是其发病率很低,约为21-羟化酶缺陷发病率的5%。

(一)发病机制

CYP11B1基因位于8号染色体的长臂上,与编码醛固酮合成酶的基因(CYP11B2)相邻。CYP11B1的生理作用是把11-脱氧皮质醇转化成皮质醇,把11-去氧皮质酮转化成皮质酮。当CYP11B1存在缺陷时,皮质醇合成受阻,ACTH分泌增加,结果肾上腺皮质增生,雄激素分泌增加(图8-6)。

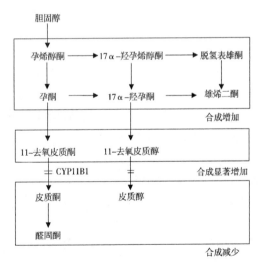

图8-6 11β-羟化酶缺陷者肾上腺类固醇皮质激素合成变化

目前已发现30多种CYP11B1基因突变类型,发生率为1/250 000~1/100 000。在该综合征中,CYP11B2基因不受影响,而醛固酮的合成将受到影响,但由于11-去氧皮质酮在体内积聚,11-去氧皮质酮有盐皮质激素活性,因此患者不仅没有脱水症状,反而会出现高血压。

(二)临床表现

11β-羟化酶缺陷的临床表现与21-羟化酶缺陷的临床表现既有相似之处,也有不同之处。

(1)外阴男性化:根据酶缺陷程度的不同,患者外阴可表现为 Prader Ⅰ～Ⅴ型中的任何一种。

(2)其他男性化体征:如身材矮壮、皮肤粗糙且有较多油脂分泌、四肢有较多毛发、声音低沉、有喉结等。

(3)体格发育:儿童期过高的雄激素水平可以促进骨骼提前生长、骨骺提前闭合,因此患者的最终身高往往较矮。

(4)妇科检查:与 21-羟化酶缺陷一样,在阴囊和腹股沟内扪及不到性腺,肛门检查在盆腔内扪及偏小的子宫。

(5)高血压:由于 11-去氧皮质酮在体内积聚,患者出现水钠潴留和高血压。这是 11β-羟化酶缺陷与 21-羟化酶缺陷在临床表现上的区别。

(三)内分泌激素测定

与 21-羟化酶缺陷相同的是,11β-羟化酶缺陷患者的血促性腺激素水平在正常范围,孕酮、睾酮、硫酸脱氢表雄酮(DHEAS)和 17-羟孕酮水平均升高。

与 21-羟化酶缺陷不同的是,11β-羟化酶缺陷患者的血 11-脱氧皮质醇和去氧皮质酮水平显著升高。

(四)诊断及鉴别诊断

根据临床表现,体格、妇科和超声检查,内分泌激素测定和染色体分析,11β-羟化酶缺陷不难诊断。11β-羟化酶缺陷最容易与 21-羟化酶缺陷相混淆(表 8-4),两者的血 17-羟孕酮水平均升高。11β-羟化酶缺陷患者体内的 11-脱氧皮质醇和去氧皮质酮水平升高,有高血压;而 21-羟化酶缺陷患者没有这些表现。

表 8-4　21-羟化酶缺陷和 11β-羟化酶缺陷的鉴别

疾病	男性化	高血压	17-羟孕酮	去氧皮质酮
21-羟化酶缺陷	有	无	高	低
11β-羟化酶缺陷	有	有	高	高

(五)治疗

11β-羟化酶缺陷的治疗与单纯男性化型 21-羟化酶缺陷的治疗相似,以糖皮质激素治疗为主。如果使用糖皮质激素后,血压仍不正常,需要加用抗高血压药。

1.糖皮质激素

儿童一般使用氢化可的松,剂量为每天 $10～20~mg/m^2$,分 2～3 次服用。成人每天使用氢化可的松 37.5 mg,分 2～3 次服用;泼尼松 7.5 mg/d,分 2 次服用;或地塞米松 0.40～0.75 mg,每晚睡前服用 1 次。需要终身服药。

在应激情况下,需要将剂量增加 1～2 倍。在手术或外伤时,如果患者不能口服,就改为肌肉或静脉给药。

2.抗高血压药物

糖皮质激素治疗后,如果患者的血压仍偏高,需要加用抗高血压药。

3.手术治疗

有外阴畸形者需要手术治疗。

4.生育问题

与 21-羟化酶缺陷者一样,11β-羟化酶缺陷者可以正常生育。糖皮质激素治疗后,如果患者恢复自发排卵,就能自然受孕。如果患者没有自发排卵,需要促排卵治疗。

促排卵治疗首选氯米芬,如治疗失败,再选 HMG。怀孕期间应继续使用糖皮质激素。

三、17α-羟化酶缺陷

17α-羟化酶(CYP17)缺陷是先天性肾上腺皮质增生症中非常少见的类型,约占总数的 1%。

(一)发病机制

CYP17 的作用是将孕烯醇酮和孕酮转化成 17-羟孕烯醇酮和 17-羟孕酮,皮质醇、雌激素和雄激素的合成均需要 CYP17,因此,当 CYP17 有缺陷时皮质醇、雌激素和雄激素的合成均受影响。肾上腺皮质醇和雄激素合成受阻时,去氧皮质酮和皮质酮的合成可增加(图 8-7)。

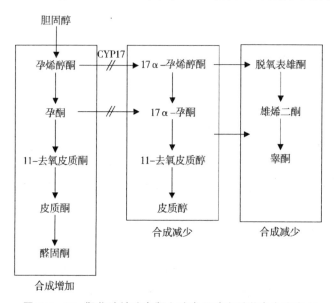

图 8-7 17α-羟化酶缺陷者肾上腺类固醇皮质激素合成变化

对女性来说,17α-羟化酶缺陷也会使卵巢的雌激素合成受阻,因此她们的第二性征发育将受到影响。

(二)临床表现

对女性患儿来说,她们的染色体为 46,XX,性腺是卵巢,性分化不受任何影响,不存在两性畸形。

青春期启动后,由于卵巢不能合成雌激素,因此患者的乳房不发育,外阴为幼稚型,没有排卵和月经。

另外,由于去氧皮质酮合成增加,患者有水钠潴留、高血压和低钾血症。

(三)内分泌激素测定

患者的血促性腺激素水平升高,血睾酮和雌激素水平低,血黄体酮、去氧皮质酮和皮质酮水平升高。

(四)诊断及鉴别诊断

17α-羟化酶缺陷与性腺发育不全和原发性中枢性闭经的区别在于,后两者没有高血压,没有血黄体酮、去氧皮质酮和皮质酮水平升高。与 21-羟化酶的区别在于后者没有性幼稚和高血压;

与 11β-羟化酶缺陷的区别在于后者有男性化表现,没有性幼稚(表 8-5)。

表 8-5　17α-羟化酶缺陷的鉴别诊断

疾病	男性化	性幼稚	高血压	睾酮	17-羟孕酮	去氧皮质酮
21-羟化酶缺陷	有	无	无	高	高	低
17α-羟化酶缺陷	无	有	有	低	低	高
11β-羟化酶缺陷	有	无	有	高	高	高

(五)处理

治疗原则是补充糖皮质激素、抗高血压和补充雌、孕激素。17α-羟化酶缺陷患者没有外阴畸形。不需要手术治疗。

1.糖皮质激素

儿童一般使用氢化可的松,剂量为每天 $10\sim20$ mg/m^2,分 $2\sim3$ 次服用。成人每天使用氢化可的松 37.5 mg,分 $2\sim3$ 次服用;泼尼松 7.5 mg/d,分 2 次服用;或地塞米松 $0.40\sim0.75$ mg,每晚睡前服用 1 次。

在应激情况下,需要增加剂量 $1\sim2$ 倍。在手术或外伤时,如果患者不能口服,就改为肌肉或静脉给药。女性患者需要终身服药。

2.抗高血压药物

糖皮质激素治疗后,如果患者的血压仍偏高,需要加用抗高血压药。

3.雌、孕激素治疗

进入青春期后,为促进第二性征的发育,避免骨质疏松,患者需补充雌、孕激素。在骨骺愈合前,如果患者还想继续长高,可先给予小剂量的雌激素,如妊马雌酮(倍美力)$0.15\sim0.30$ mg/d 或戊酸雌二醇 $0.5\sim1.0$ mg/d。如果不需要继续长高,可给予妊马雌酮 $0.300\sim0.625$ mg/d 戊酸雌二醇 $1\sim2$ mg/d。每个周期加用甲羟孕酮 $5\sim10$ 天,$6\sim10$ mg/d。

4.生育问题

由于患者性激素分泌异常,卵泡不能发育,所以无法受孕。

四、3β-羟类固醇脱氢酶缺陷

约 2% 的先天性肾上腺皮质增生症是由 3β-羟类固醇脱氢酶缺陷引起的。

(一)发病机制

3β-羟类固醇脱氢酶(3β-HSD)作用是把类固醇激素合成的 △^{5} 途径转换成 △^{4} 途径,人体内有两种3β-羟类固醇脱氢酶,即 3β-羟类固醇脱氢酶Ⅰ型和Ⅱ型。Ⅰ型分布在周围组织,Ⅱ型分布在性腺和肾上腺皮质。引起内分泌紊乱的是Ⅱ型酶缺陷。

当基因缺陷造成Ⅱ型酶缺陷时,睾酮、雌二醇、皮质醇和醛固酮的合成都受阻,体内可以积聚大量的 DHEA 和△^{5}-雄烯二醇(图 8-8)。女性胎儿可有外阴男性化表现。

(二)临床表现

患者的临床表现差异很大。3β-羟类固醇脱氢酶缺陷严重时,患者会出现肾上腺皮质功能减退、脱水和低血压等,此类患者一般不来妇产科就诊,而是去内分泌科就诊。症状轻者可能无明显异常或有单纯男性化表现。

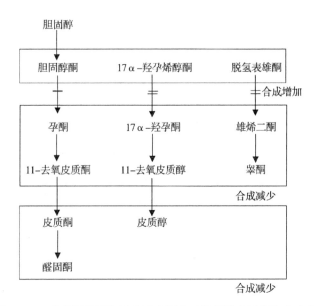

图 8-8　3β-羟类固醇脱氢酶缺陷者肾上腺类固醇皮质激素合成变化

还有一些不典型的患者,其临床表现类似肾上腺皮质功能早现和高雄激素血症。

妇科检查:外阴有不同程度的男性化,有阴道、子宫和卵巢,阴唇和腹股沟处无性腺。

(三)内分泌激素测定

血 ACTH、17-羟孕烯醇酮和 DHEAS 升高。

(四)诊断及鉴别诊断

测定 17-羟孕烯醇酮/17-羟孕酮比值对诊断和鉴别诊断很有意义(表 8-6)。

表 8-6　3β-羟类固醇脱氢酶缺陷的鉴别诊断

疾病	男性化	高血压	17-羟孕酮	17-羟烯醇酮/17-羟孕酮
21-羟化酶缺陷	有	无	高	正常
3β-脱氢酶缺陷	有	无	低	高
11β-羟化酶缺陷	有	有	高	正常

(五)治疗

治疗同 21-羟化酶缺陷,需终身补充肾上腺皮质激素,失盐型需补充盐皮质激素。青春期开始加用雌、孕激素治疗。

五、先天性类脂质性肾上腺皮质增生症

先天性类脂质性肾上腺皮质增生症极为罕见,目前全球报道不超过 100 例。

(一)发病机制

由于患者的肾上腺增大并含有大量的胆固醇和其他脂质,因此被称为先天性类脂质肾上腺皮质增生症。过去认为该疾病病因是胆固醇 P450 侧链裂解酶基因(*CYP11A1*)突变,目前认为病因是 *StAR* 基因突变,当 *StAR* 发生基因突变时,胆固醇不能进入到线粒体内,所有的类固醇激素都不能被合成(图 8-9)。

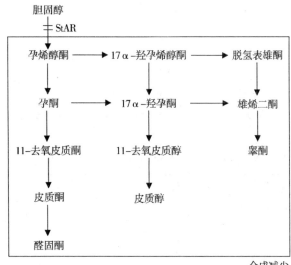

图 8-9　StAR 缺陷者肾上腺类固醇皮质激素合成变化

(二)临床表现

患者会出现肾上腺皮质功能减退、脱水和低血压等。女性患儿的性分化不受任何影响,不存在两性畸形。

青春期启动后,由于卵巢不能合成雌激素,因此患者的乳房没有发育,外阴为幼稚型,没有排卵和月经。

(三)内分泌激素测定

患者的类固醇激素水平均非常低。

(四)处理

多数患儿夭折。对幸存者首先要进行抢救,补充肾上腺皮质激素,并需终身服用。青春期加用雌激素。

(栾守婧)

第五节　慢性肾上腺皮质功能减退症

慢性肾上腺皮质功能减退症分为原发性和继发性。继发性是指下丘脑-垂体病变引起,原发性又称艾迪生病,是指由于双侧肾上腺本身病变引起皮质功能绝大部分破坏而致的一组临床综合征。

一、病因

(一)特发性慢性肾上腺皮质功能减退

特发性慢性肾上腺皮质功能减退是由于自身免疫破坏引起,病理常显示特异性自身免疫性肾上腺炎,约 75% 的患者血中检测出抗肾上腺自身抗体,50% 患者伴有其他器官的自身免疫病,称为自身免疫性多内分泌综合征,最常见的是艾迪生病、桥本甲状腺炎和糖尿病三者的组合,称为 Schmidt 综合征。

(二)双侧肾上腺结核

双侧肾上腺结核也为本病常见病因,因血行播散所致。肾上腺皮质和髓质均遭到严重侵袭,肾上腺有干酪样坏死和钙化、纤维化等改变。

(三)其他病因

扩散性真菌感染也可以引起肾上腺炎症性破坏;在人类免疫缺陷病毒(HIV)感染者,巨细胞病毒或 HIV 本身引起的肾上腺炎可导致肾上腺功能衰退;肾上腺脊髓神经病,一种 X 连锁隐性遗传病,也是年轻男性肾上腺皮质功能减退的病因;肺、乳腺、小肠癌肾上腺转移、淋巴瘤、白血病浸润、淀粉样变性、双侧肾上腺切除或放射治疗、类固醇激素合成酶抑制药酮康唑、氨鲁米特等均可导致慢性肾上腺皮质功能减退。

二、病理生理与临床表现

本病主要由皮质醇及醛固酮缺乏所致,突出的临床表现为显著乏力,特征性色素沉着和直立性低血压。

(一)乏力

乏力见于所有患者,乏力程度与病情严重程度有关,严重者甚至卧床不起,无力翻身。乏力主要是由于皮质醇和醛固酮减少造成蛋白质合成不足,糖代谢紊乱及水电解质代谢异常引起。

(二)色素沉着

色素沉着见于全身的皮肤黏膜,为棕褐色,有光泽。于暴露部位和易摩擦部位更明显,如面、颈部、手背、掌纹、肘、腕、甲床、足背、瘢痕和束腰带部位;于齿龈、舌下、唇、颊部、阴道、肛周黏膜等处也有色素沉着;在正常情况下有色素沉着的部位如乳晕、腋部、脐部、会阴等色素沉着更加明显;在色素沉着的皮肤常常间有白斑点。色素沉着是垂体 ACTH 及黑素细胞刺激素(MSH)、促脂素(LPH)(三者皆来源于一共同前体 POMC)分泌增多所致。

(三)低血压

由于皮质醇缺乏,对儿茶酚胺升压反应减弱,查体可出现心脏缩小、心音低钝等。

(四)胃肠道症状和消瘦

食欲缺乏、恶心、呕吐、腹胀、腹泻、腹痛、胃酸分泌减少、消化不良。患者均有不同程度的体重减轻,消瘦常见。

(五)低血糖

皮质醇缺乏致糖异生减弱、肝糖原耗损,患者易发生低血糖,尤其在饥饿、创伤、急性感染等情况下更易出现。

(六)其他表现

重者出现不同程度的精神、神经症状,如淡漠、抑制、神志模糊、精神失常等。也伴有男性性功能减退,女性月经失调,腋毛和阴毛脱落。肾上腺皮质低功时常伴有醛固酮缺乏,机体保钠能力降低,引起血容量降低、低钠血症和轻度代谢性酸中毒。由于皮质醇作用使 ADH 释放增多,肾脏对自由水清除减弱,易发生水中毒。

(七)肾上腺皮质危象的病理生理和临床表现

当原有慢性肾上腺皮质功能减退症加重或由于肾上腺皮质破坏(急性出血、坏死和血栓形成、感染严重的应激状态），会导致肾上腺皮质功能急性衰竭。

正常人在应激时肾上腺皮质可以几倍至几十倍地增加糖皮质激素分泌，以提高机体的应激能力。慢性肾上腺皮质功能减退时，其肾上腺皮质激素贮备不足，当遇到感染、过劳、大量出汗、呕吐、腹泻、分娩、手术、创伤等应激情况时，不能过多分泌肾上腺皮质激素，导致病情恶化，发生危象。而肾上腺皮质破坏、出血患者很快出现肾上腺皮质功能衰竭。临床上表现为严重的糖皮质激素伴（或不伴）盐皮质激素缺乏的综合征。

患者病情危重，出现低血压或休克及高热，体温可达 40 ℃伴脱水表现。同时可伴有精神萎靡，嗜睡甚至昏迷，可有惊厥。恶心、呕吐、腹泻、腹痛、低血糖、低钠血症也经常发生。若不及时抢救，会很快死亡。

三、实验室检查

（1）血生化改变：常有低血钠和高血钾，由于血容量不足常有肾前性氮质血症，可有轻、中度高血钙和空腹低血糖。

（2）血皮质醇水平及 24 小时尿游离皮质醇、17-DH-CS 及 17-KGS 普遍低于正常，且皮质醇昼夜节律消失。轻者由于反馈性 ACTH 增高，上述指标可维持于正常范围内。

（3）血尿醛固酮可以正常或偏低。

（4）ACTH 水平和 ACTH 兴奋试验。原发性肾上腺皮质功能减退者基础 ACTH 明显升高，甚至可达正常人的数十倍，常于 88～440 pmol/L。继发下丘脑或垂体者 ACTH 水平降低。ACTH 兴奋试验：静脉滴注 25 U 的 ACTH，持续 8 分钟，检查尿 17-羟 DHCS 和/或皮质醇变化，正常人在刺激后第 1 天较对照增加 1～2 倍，第 2 天增加 1.5～2.5 倍，或由 3～7 mg/g 肌酐增至 12～25 mg/g 肌酐。快速 ACTH 兴奋实验也常用：静脉注射人工合成 ACTH24 肽（1～24 片断），注射前及注射后 30 分钟测血浆皮质醇，或肌内注射，之前及注射后 60 分钟测血浆皮质醇，正常人兴奋后血浆皮质醇增加 10～20 μg/dL，而原发性肾上腺皮质功能减退者因肾上腺皮质贮备减少，刺激后血皮质醇上升很少或不上升。继发性肾上腺皮质功能减退者可以上升很少或不上升，病变轻者也可以有正常的反应，这时可以做美替拉酮试验或胰岛素低血糖试验来判断垂体ACTH 的贮备功能，不正常者常见于轻度和初期的继发性肾上腺皮质低功。应用3～5 天连续 ACTH 刺激试验，也可鉴别原发性与继发性及完全性与部分性肾上腺皮质功能不全，部分性肾上腺皮质低功或艾迪生病前期者基础值可在正常范围，刺激后第 1 天、第 2 天尿 17-DHCS 上升但不及正常，第 3 天反而下降。继发者基础值很低，以后逐渐上升，第 3～5 天甚至可以达到正常反应水平。

四、诊断与鉴别诊断

多数患者就诊时已有典型慢性肾上腺皮质功能低下的临床表现：皮质黏膜色素沉着、乏力、恶心呕吐、消瘦和低血压等，为临床诊断提供了重要线索，此时要依赖实验室检查和影像学检查排除有关鉴别诊断后方可明确诊断。

血尿皮质醇、尿 17-DHCS 及血 ACTH 浓度、ACTH 兴奋试验为鉴别诊断和病因诊断所必需。肾上腺抗体测定、结核菌素试验及肾上腺和蝶鞍 CT 及 MRI 检查对病因诊断也有重要价值。

五、治疗

(一)疾病教育

疾病教育是必要的,也是治疗成功的关键。主要内容如下。

1.疾病的性质及终身治疗的必要性

需长期坚持激素生理替代治疗。当在手术前、严重感染及发生并发症等应激情况,应及时将糖皮质激素增量至3～5倍甚至10倍以上,学会注射地塞米松或氢化可的松以应付紧急情况。

2.随身携带疾病卡片

标明姓名、地址、亲人姓名、电话和疾病诊断。尽量让周围人知晓自己的病情和注意事项,告之遇病情危急或意识不清立即送往医院,应随身携带强效皮质激素,如地塞米松等。

(二)饮食

膳食中食盐的摄入量应多于正常人,10～15 g/d。当大量出汗、呕吐、腹泻等情况应及时补充盐分。另外保证膳食中有丰富的糖类、蛋白质和维生素。

(三)皮质激素替代治疗

1.皮质激素

皮质激素是本病的治疗基础。根据身高、体重、性别、年龄、劳动强度等,予以合适的基础量即为生理替代量,并模拟皮质醇的昼夜分泌规律,予以清晨醒后服全日量的2/3,下午4:00服1/3。应激状态时酌情增至3～5倍乃至10倍进行应激替代。给药时间以饭后为宜,可避免胃肠刺激。氢化可的松即皮质醇,是最常用替代治疗药物,一般清晨20 mg,下午10 mg为基础量,以后在此剂量上调整。醋酸可的松口服后容易吸收,吸收后经肝脏转化为皮质醇,肝脏功能障碍者不适合应用,基础剂量为早晨25.0 mg,下午12.5 mg。泼尼松和泼尼松龙分别为人工合成的皮质醇和可的松的衍生物,与氢化可的松及氟氢可的松等联合治疗,也可有效控制病情,一般泼尼松与泼尼松龙不单独应用治疗艾迪生病,因为它们的保钠作用很弱。常用药物剂量见表8-7。

表 8-7 治疗慢性肾上腺皮质低功常用药物

种类	药物名称	每片剂量(药效相当,mg)	糖代谢作用	滞钠作用	替代剂量	作用时间及给药次数(次/天)
糖皮质激素	氢化可的松	20	1	1	20～30	短效,2～4
	可的松	25	0.8	0.8	25～37.5	短效,2～4
	泼尼松	5	4	0.8	5～7.5	中效,2～4
	泼尼松龙	5	4	0.8	5～7.5	中效,2～4
	甲泼尼龙	4	5	0		中效,2～4
	地塞米松	0.75	25～30	0	0.5～1.0	长效,1～3
盐皮质激素	氟氢可的松	0.05	10	400	0.05～0.15	长效,1
	去氧皮质酮	油剂,25～50 mg	0	30～50	1～2	长效,1/2～1

糖皮质激素药物的主要不良反应之一是引起失眠,所以下午用药时间一般不晚于5:00。儿童皮质醇用量一般20 mg/m² 或＜5 岁10～20 mg/d,6～13 岁20～25 mg/d,≥14 岁30～40 mg/d。

疗效判断:目前还缺乏标准实验指标来衡量替代治疗剂量是否得当。血浆皮质醇本身呈脉冲式分泌,易受应激等各种因素影响,加之服药种类、时间及采血情况的不同,其水平测定对判定疗效几乎没有帮助,血 ACTH 除有昼夜节律变化之外,其替代应用的糖皮质激素种类不同时对 ACTH 的抑制时间、程度的不同,故也无法作为疗效判断标准。

目前,判断糖皮质激素替代治疗是否适当,主要是观察患者的病情变化。皮质醇用量不足时,疲乏等临床症状不见好转,皮肤色素沉着不见减轻,可出现直立性低血压、低血钠、高血钾及血浆肾素活性升高等。皮质醇用量过大时,体重过度增加,引起肥胖等皮质醇增多症表现,可出现高血压和低血钾等。皮质醇用量适中时,患者自觉虚弱、疲乏、淡漠等症状消失,食欲好转,其他胃肠道反应消失,体重恢复正常,皮肤色素沉着明显减轻。

2.盐皮质激素

若患者在经糖皮质激素替代治疗并且给足够食盐摄入后,仍有头晕、乏力、血压偏低等血容量不足表现的,可加用盐皮质激素。

氟氢可的松是人工合成制剂,可以肌内注射、皮下埋藏或舌下含化。常每天上午 8:00,0.05～0.20 mg 1 次顿服,是替代醛固酮作用的首选制剂。心肾功能不全、高血压、肝硬化患者慎用。

醋酸去氧皮质酮(醋酸 DOCA)油剂,每天 1～2 mg 或隔天 2.5～5.0 mg 肌内注射,适用于不能口服的患者。开始宜小剂量,可根据症状逐渐加量。去氧皮质酮缓释锭剂,每锭 125 mg,埋藏于腹壁皮下,每天可释放约 0.5 mg,潴钠作用可持续 8 个月至 1 年。

中药甘草流浸膏主要成分为甘草次酸,有保钠排钾作用。每天 10～40 mL 稀释后口服,用于无上述药物时。

用药期间应监测血压及电解质。用药剂量适当,则血压遂上升至正常,无直立性低血压,血清钠和钾在正常水平。若盐皮质激素过量,则出现水肿、高血压、低血钾,甚至发生心力衰竭。而用量不足时头晕、疲乏症状无好转,血压偏低,化验血钠偏低而血钾偏高。

3.性激素

以雄激素为主,还具有蛋白质同化作用,可改善倦怠、乏力、食欲缺乏和体重减轻等症状,对孕妇、充血性心力衰竭者慎用。甲睾酮 2.5～5.0 mg/d,分 2～3 次服用或苯丙酸诺龙 10～25 mg,每周 2～3 次肌内注射。

上述各激素替代治疗剂量为一般完全性艾迪生病患者的需要量。对于肾上腺全部或大部手术切除者,糖皮质激素的替代剂量可适当大些,但不易过大。60 岁以上老年患者激素替代量应适当减少些。对伴有早期糖尿病、肥胖症和溃疡病的患者,激素量应减少 20%～30%。而在发生急性感染、创伤、手术等应激情况时,激素量需增至 3 倍以上,必要时改用静脉用药。

对部分性艾迪生病患者,一般无应激时,无须补充糖皮质激素和加大食盐摄入量,在发生感冒、腹泻等轻度应激时,应短期加用小剂量皮质激素治疗。

(四)病因治疗

病因是肾上腺结核者应抗结核治疗。活动性结核应在全量(生理需要量)应用糖皮质激素的同时充分系统地抗结核治疗,这样不会造成结核的扩散,也会改善病情。陈旧性结核在应用糖皮质激素替代时有可能引起结核活动,应于初诊后常规用半年的抗结核药物。

若病因是自身免疫病者,应检查是否存在多腺体受累,并酌情给予相应治疗。若合并甲状腺低功,需先给足糖皮质激素后再补充甲状腺素,若合并胰岛素依赖型糖尿病,可予以胰岛素治疗,注意从小剂量开始逐渐加量,以防低血糖发生。

对真菌感染、肿瘤转移等引起的肾上腺功能低下者也应予相应的病因治疗。

(五)特殊情况下艾迪生病治疗

1.外科手术时

应增加皮质激素的用量,以避免发生肾上腺危象,手术后逐渐减至原来的替代治疗剂量。小手术只需在术前肌内注射醋酸可的松 75～100 mg 即可。在全麻下施行大手术,应静脉给予水溶性皮质激素,直至患者苏醒后继续 2 天。应用剂量根据手术大小和时间长短进行调整。一般手术当日麻醉前静脉注射氢化可的松 100 mg,8 小时后再给予同样剂量,手术当日总量需 200～300 mg,次日剂量减半,第 3 天再减半,以后迅速恢复到基础替代剂量。如果手术出现并发症,皮质激素剂量应在并发症控制后减量。重症感染和重症外伤时糖皮质激素用量与大手术相同。

2.妊娠及分娩时

妊娠早孕反应和分娩均处于应激状态,应予加大激素药物剂量。妊娠早期出现妊娠剧吐而不能口服者,应改为肌内注射或静脉滴注。如氢化可的松 50 mg/d,注意维持水、电解质平衡,可适当静脉补充氯化钠和葡萄糖,待妊娠反应过后,恢复原来的替代治疗剂量,自妊娠 3 个月起至分前,对皮质激素的需要量与妊娠前基本相同或略做调整。与外科手术一样,分娩时为较大的应激反应,皮质激素的需要量明显增加。分娩开始时肌内注射氢化可的松 100 mg,分娩过程中每 8 小时肌内注射 1 次,每次 100 mg,分娩时另肌内注射 100 mg。分娩时注意补充血容量,若无并发症,于第 2～3 天减量至分娩日的一半,第 4～5 天再继续减半,直至恢复原来的替代剂量。

3.肾上腺危象时

采用 5 秒治疗方法。5 秒分别指类固醇激素、盐、糖、支持治疗和寻找诱因。

(1)类固醇皮质激素:首选药物为氢化可的松 100 mg 静脉注射,使血皮质醇迅速达到正常人在发生应激时的水平,以后每 6 小时静脉滴注 100 mg,使最初 24 小时总量约 400 mg。一般 12 小时以内可见病情改善。第 2 天后总量可减至 300 mg,分次静脉滴注。若病情好转,继续减总量至 200 mg,以后 100 mg。呕吐停止,可进食者改为口服。使用类固醇皮质激素应注意:①病情严重者,尤其有较重并发症,如败血症等,大剂量皮质醇治疗持续时间应相对长些,直至病情稳定。②原发性肾上腺皮质功能减退患者,当每天皮质醇口服剂量减至 50～60 mg 时,常需盐皮质激素治疗,应加用氟氢可的松 0.05～0.20 mg/d。③继发性肾上腺皮质功能减退患者,当皮质醇每天口服剂量减至 50～60 mg 时,不必加服氟氢可的松,若有水钠潴留,可应用泼尼松或地塞米松代替皮质醇。④在危急期不适合应用醋酸可的松肌内注射,因为该药代谢缓慢,需在肝中转化为皮质醇才发挥生物效应,故不易达到有效的血浆浓度,不能有效抑制 ACTH 水平。

(2)补充盐水:危象患者液体损失量可达细胞外液的 20%～40%,故予迅速补充生理盐水,第 1 天、第 2 天一般予 2～3 L,并根据失水、失钠程度、低血压情况结合患者心肺功能因素进行调整。若低血压明显,可酌情给予右旋糖酐-40 注射液 0.5～1.0 L,或输入全血或血浆,也可考虑辅用升压药,如多巴胺、间羟胺等。如有酸中毒时可适当给予碱性药物。随着低血容量及酸中毒的纠正及皮质激素的使用,钾离子排出增加及转入细胞内液增多,危象初期的高血钾逐渐解除,此时应注意防止低血钾的发生。遇此情况可予 1 L 中加入氯化钾 2 g 静脉滴注。

(3)补充葡萄糖:危象患者常伴随着低血糖,故应予静脉滴注 5% 葡萄糖注射液,并持续到患者低血糖纠正、呕吐停止、能进食。对于那些以糖皮质激素缺乏为主,脱水不甚严重者,应增加葡萄糖输液量至 1.5～2.5 L,同时补充盐水量适当减少。

(4)消除诱因和支持疗法:发生急性肾上腺危象的最常见诱因是急性感染,感染得不到控制,危象难以消除,故应针对病因选择有效的抗生素,对于存在多脏器功能衰竭也应积极抢救。同时给予全身性的支持疗法,治疗 2 天后仍处于昏迷状态的,可予下鼻饲,以补充流食和有关药物。

六、预后

早期诊断、合理的替代治疗及疾病教育是预后良好的关键。在 20 世纪 50 年代分离出肾上腺皮质激素之前,本病患者存活时间多少于 2 年。在有了快速诊断技术和替代治疗以后,自身免疫性艾迪生病患者可获得与正常人一样的寿命,与正常人一样地生活。而其他原因引起的肾上腺皮质功能减退,其预后取决于原发病。结核病引起者只要经过系统的抗结核治疗,预后也良好,极少数患者甚至可停用或应用很少量糖皮质激素。如病因是恶性肿瘤转移或白血病引起,预后不佳。儿童患者若能得到良好的指导,补充合适剂量激素,可以正常生长发育。

(栾守婧)

第六节　嗜铬细胞瘤

一、概述

嗜铬细胞瘤是来源于肾上腺髓质和肾上腺外嗜铬组织的肿瘤,是内分泌性高血压的重要原因。肿瘤细胞分泌肾上腺素和/或去甲肾上腺素,有的肿瘤分泌多巴胺,这些激素在血液循环中的浓度很高,可引起高血压及其他症状和体征。近年来,由于对本病的认识提高和诊断技术的进步,发现的患者数量也逐渐增多。嗜铬细胞瘤大多为良性,若能早期确诊,良性嗜铬细胞瘤患者经过手术治疗均可痊愈。若未被确诊,可能在分娩及外科手术时发生严重的儿茶酚胺过多的症状,甚至导致死亡。另外,长期未被确诊者可发生双目失明、卒中、心力衰竭及肾衰竭等。

二、病因与发病机制

嗜铬细胞瘤位于肾上腺者占 80%～85%,其中 70%～80% 为单侧,5%～10% 为双侧。15%～20% 患者位于肾上腺外,包括腹主动脉旁、膀胱内、直肠后、胸内、颈部、颅内等。儿童嗜铬细胞瘤多呈双侧性,并有较多位于肾上腺外。肿瘤大小不一,其直径可为 1～25 cm,但大多数直径为 3～5 cm,形状多为圆形或椭圆形。肿瘤较大时,瘤体内常有局灶性或大片状出血、坏死、囊性变和钙化。约 10% 的肾上腺内肿瘤及 30% 的肾上腺外肿瘤为恶性。恶性诊断标准为包膜浸润、血管内瘤栓的形成或有远处转移。有报道,在嗜铬细胞瘤中,原癌基因 *RET* 突变致病者达 7.8%。

嗜铬系统产生的重要生物活性物质统称儿茶酚胺,包括多巴胺、去甲肾上腺素和肾上腺素。肾上腺髓质分泌的肾上腺素多于去甲肾上腺素和多巴胺;而肾上腺髓质患嗜铬细胞瘤时则大多分泌去甲肾上腺素,次之为肾上腺素和多巴胺。交感神经节后纤维只分泌去甲肾上腺素和多巴胺。这是因为将去甲肾上腺素转变为肾上腺素的苯乙醇胺 N-甲基转移酶需要高浓度的泼尼松才能激活,只有肾上腺髓质及主动脉旁嗜铬体才具备此条件。

嗜铬细胞瘤除产生肾上腺素和去甲肾上腺素外,还可分泌一种水溶性蛋白-嗜铬粒蛋白和其他多种肽类激素,包括 ACTH、促肾上腺皮质激素释放激素、生长激素释放激素、降钙素基因相关肽、心钠素、舒血管肠肽、神经肽Y物质、生长抑素、肾上腺髓质素等。这些肽类激素可能引起嗜铬细胞瘤中一些不典型症状,如面部潮红、便秘、腹泻、低血压或休克等。

三、临床表现

嗜铬细胞瘤患者的临床表现主要是由于大量儿茶酚胺作用于肾上腺素能受体所致,以心血管症状为主,兼有其他系统的表现。虽然嗜铬细胞瘤患者平素多有临床症状,但症状轻重不一。有的患者可以一直没有症状,直到死亡后尸检才发现有嗜铬细胞瘤。

(一)心血管系统表现

高血压是嗜铬细胞瘤患者最常见的临床症状,高血压的发作是阵发性、持续性或在持续性高血压的基础上阵发性加重。50%~60%的患者为持续性高血压,其中又有半数患者呈阵发性加重;40%~50%的患者为阵发性高血压。阵发性高血压是嗜铬细胞瘤患者的特征性表现。发作时血压骤升,收缩压可达26.7~40.0 kPa(200~300 mmHg),舒张压可达20.0~24.0 kPa(150~180 mmHg)。高血压发作时伴有头痛、心悸、多汗"三联征",头痛常常较剧烈,呈炸裂样,主要因血压高所致;心悸常伴有胸闷、憋气、胸部压榨感或濒死感;有的患者平时怕热及出汗多,发作时则大汗淋漓,面色苍白,四肢发凉。

发作持续的时间短则几分钟,长者可达数天,发作次数渐频,可由数月发作一次逐渐缩短为每天发作数次,可于情绪激动、体位变换、扪压肿瘤、活动、排大小便或灌肠时发作,抽烟、饮酒及长期饥饿也可以诱发发作。高血压发作时,患者可出现眼底出血、渗出、视盘水肿以致失明;严重时可发生卒中或严重心、肾并发症,甚至危及生命。

大多数未治疗的持续性高血压及儿茶酚胺水平增高的嗜铬细胞瘤患者常出现明显的直立性低血压,其原因可能与循环血容量减少、肾上腺能受体出现降调节、自主神经功能受损致反射性外周血管收缩障碍等有关。本病可发生血压升高和降低反复交替发作,血压大幅度波动,时而急剧增高,时而骤然下降,甚至出现低血压休克。

大量儿茶酚胺可引起儿茶酚胺性心肌病,伴心律失常,如期前收缩、阵发性心动过速以致心室颤动。部分患者可发生心肌退行性变、坏死、炎性改变。

(二)其他临床表现

患者基础代谢率增高、多汗,也可出现糖耐减退或糖尿病;因肿瘤分泌血管活性肠肽、血清素可致腹泻、低血钾;因分泌甲状旁腺激素样物质可致高钙血症;因分泌红细胞生成素使红细胞增多。另外,本病患者胆石症发生率较高,与儿茶酚胺使胆囊收缩减弱、Oddi括约肌张力增强引起胆汁潴留有关。患者还可伴发甲状腺髓样癌,或多发性内分泌腺瘤病。

四、诊断

(一)一般诊断

由于嗜铬细胞瘤患者的临床表现多种多样而使诊断有一定困难,临床上遇以下情况应考虑嗜铬细胞瘤的可能。

(1)阵发性高血压或持续性高血压阵发性加剧者,伴有头痛、心悸、多汗、面色苍白及胸腹部疼痛、紧张、焦虑、濒死感等症状及高代谢状态。

(2)常用降压药物疗效不佳,尤其在应用β受体阻滞剂后血压反常性升高者。

(3)患急进性或恶性高血压的儿童、青少年。

（4）在运动、排便、挤压腹部、麻醉、插管和分娩过程中出现阵发性高血压者。

（5）有嗜铬细胞瘤、多发性内分泌腺瘤的家族史；有甲状腺髓样癌、神经纤维瘤、黏膜神经瘤或其他内分泌肿瘤的高血压患者。

定性诊断应在全面分析上述临床资料的基础上，结合血、尿儿茶酚胺及其代谢产物的测定，并进行必要的药理试验，则不难排除或确定嗜铬细胞瘤的诊断。但排除诊断需要灵敏度高的检查手段，而确定诊断则需要特异性强的检查、试验。定性后还须进行适当的影像学检查如 B 超、CT、MRI 和 ^{131}I 间碘苄胍等技术对肿瘤做定位诊断。

（二）检验诊断

嗜铬细胞瘤能自主分泌儿茶酚胺，包括肾上腺素、去甲肾上腺素。肾嗜铬细胞瘤患者的所有病理生理基础均与肿瘤的这一分泌功能有直接的关系。嗜铬细胞瘤的实验室检查包括血或尿中儿茶酚胺类物质及其代谢产物的测定，以及功能试验。

1.血、尿肾上腺素和去甲肾上腺素测定

（1）测定方法：HPLC 法、毛细管电泳法。

（2）标本：血浆或 24 小时尿。收集血液于冷冻并加有抗氧化剂和肝素的试管内，置冰浴中转送，尽快低温离心分离血浆进行测定；24 小时尿标本应以浓盐酸防腐，及时送检。

（3）参考范围：血浆肾上腺素为 0.164～0.546 pmol/L（30～100 pg/mL），去甲肾上腺素为 0.177～2.360 pmol/L（30～400 pg/mL）；尿去甲肾上腺素为 89～472 pmol/24 h（15～80 μg/24 h），尿肾上腺素为 0～109 pmol/24 h（0～20 μg/24 h）。

（4）临床诊断价值与评价。

血和尿中的肾上腺素和去甲肾上腺素，特别是肾上腺素是肾上腺髓质功能的标志物。由于肾上腺髓质主要释放肾上腺素和去甲肾上腺素，其中肾上腺素约为去甲肾上腺素的 4 倍，仅分泌微量多巴胺。血液及尿中的肾上腺素几乎全部来自肾上腺髓质分泌，去甲肾上腺素、多巴胺则还可来自其他组织中的嗜铬细胞和未被摄取的少量神经递质。血浆和尿中儿茶酚胺显著升高可有助于嗜铬细胞瘤诊断。如果肾上腺素升高幅度超过去甲肾上腺素，则支持肾上腺髓质嗜铬细胞瘤的诊断。若继发性高血压患者血压波动较大，有典型高血压发作状态，怀疑为嗜铬细胞瘤，可测血、尿儿茶酚胺予以鉴别诊断。但应与心绞痛、不稳定性原发性高血压、绝经期综合征、甲状腺功能亢进症及伴有阵发性高血压的脑瘤、急性血紫质病、铅中毒等相鉴别。

血儿茶酚胺在非发作期也不一定能为诊断提供依据，而 24 小时尿儿茶酚胺已出现明显异常。但尿儿茶酚胺特异性较低，仅作筛选之用，建议配合血儿茶酚胺一并检测。

多数降压药都可能影响儿茶酚胺类激素释放，故在采血前 3～7 天应停用降压药。儿茶酚胺增高的假阳性是由于外源性儿茶酚胺及有关药物如甲基多巴、左旋多巴、柳定心安、拟交感神经药、吗啡等，这些药物可使儿茶酚胺排泄增多长达 2 周。受交感神经肾上腺系统刺激，低血糖、精神紧张、伴随颅内压增高的中枢神经系统疾病及可乐定撤停综合征等情况下，内源性儿茶酚胺也可增加尿中儿茶酚胺的排泄，也可导致假阳性。

血浆和尿儿茶酚胺类激素测定除受所用方法影响外，检测前因素的影响更突出。肾上腺素和去甲肾上腺素都是主要的应激激素，任何应激状态包括对穿刺取血的恐惧、体位改变都可导致其大量释放，如由卧位突然变为立位，血中肾上腺素和去甲肾上腺素会立即升高 2～3 倍。离体标本中的肾上腺素和去甲肾上腺素都极易被氧化破坏，采血后若不立即分离红细胞，室温下 5 分钟内肾上腺素和去甲肾上腺素浓度将迅速下降。因此，推荐在清晨未起床前空腹插入留置式取血导管后,至少让患者保持安静平卧半小时以上。

2.尿甲氧-4-羟杏仁酸测定

(1)测定方法:比色法、毛细管电泳法、高效液相电化学法。

(2)标本:24 小时尿。

(3)参考值。直接香草醛比色法:儿童 0~10 天<5 μmol/24 h,10 天至 24 个月<10 μmol/24 h,24 个月至 18 岁<25 μmol/24 h;成人为 10~35 μmol/24 h。重氮化对硝基苯胺显色法:成人为 17.7~65.6 μmol/24.0 h。

(4)临床诊断价值与评价。①体内儿茶酚胺除小部分不经代谢由尿排出外,大部分经降解代谢后排出。儿茶酚胺的降解代谢途径,约 1/3 可先经单胺氧化酶的作用变为 3,4-二羟苦杏酸;2/3 最后转变为 3-甲氧-4 羟苦杏仁酸,又称香草基杏仁酸,由尿排出。②尿香草扁桃酸排泄量增多主要见于嗜铬细胞瘤。高血压患者如果血压波动较大,有典型高血压发作状态,怀疑嗜铬细胞瘤者,除可测血、尿儿茶酚胺浓度外,检测发作期 24 小时尿香草扁桃酸量(最好连续测定 3 天)可提高阳性率、有助于临床诊断。在非发作期,尿香草扁桃酸排泄量可正常或微偏高。香草扁桃酸作为儿茶酚胺激素的最终代谢产物,由于存在一定的假阴性和假阳性率,故并不作为筛查嗜铬细胞瘤的常用指标。

(三)鉴别诊断

1.原发性高血压

本症患者表现为持续性高血压时与原发性高血压难于鉴别。不同之处在于本症除高血压外常伴有代谢率持续增高表现,如体质下降、出汗较多、颤抖、无力甚至体温升高,有时血糖升高,尿糖出现等,对有上述症状者进一步实验室检查可确诊。

2.血管性高血压

血管性高血压如肾动脉狭窄、先天性主动脉狭窄、多发性大动脉炎等。体检时可分别发现剑突下,上、中腹部等处血管杂音;上肢血压比下肢血压明显增高;无脉症等体征。血管造影可明确诊断。

3.肾性高血压

肾性高血压可由急、慢性肾脏疾病所致,可从病史的采集,肾功能等项检查来加以鉴别。

4.内分泌性高血压

多种内分泌疾病均伴有高血压,如皮质醇增多症;原发性醛固酮增多症;原发肾素分泌过多症(肾素瘤);先天性肾上腺皮质增生症中 17α-羟化酶缺乏,11α-羟化酶缺乏;甲状腺功能亢进症等。

5.中枢神经系统疾病引起的高血压

有颅内高压症,如脑炎、脑内肿瘤等,可伴有神经系统症状,如嗜睡、意识障碍、惊厥和肢体活动障碍等,手术切除肿瘤为本病的根治措施,术前应用药物控制维持血压稳定在正常或接近正常的水平至少2周。降压药物包括选择性/非选择性的 α/β 受体阻滞剂、钙通道阻滞剂、抑制儿茶酚胺合成的药物、血管紧张素受体阻滞剂等。首选酚苄明可以预防术中儿茶酚胺的突然释放导致的高血压危象。酚苄明从小剂量开始应用,逐渐应用至有效剂量。有些患者单独应用酚苄明不能使血压正常,可能需要与其他降压药物联合应用。酚苄明应用后,血压正常2周后手术治疗,避免术中并发症的发生。术中严密监测血压变化,给予必要处理。

五、治疗

(一)药物治疗

嗜铬细胞瘤的诊断一旦成立,患者应立即接受 α 受体阻滞剂治疗,以防出现高血压危象。酚苄明是长效的非选择性 α 受体阻滞剂,是长期治疗和术前准备的首选。起始剂量为 10 mg 每 12 小时 1 次,然后每数天增加 10 mg,大部分患者需 40~80 mg/d 才能控制血压,少数患者需要 200 mg/d 或更大剂量。术前应用酚苄明一般应在 2 周以上,且宜用至手术前 1 天为止。

哌唑嗪、特拉唑嗪和多沙唑嗪都是选择性 α 受体阻滞剂,可用于嗜铬细胞瘤的术前准备。乌拉地尔也是一种 α 受体阻滞剂,且对心率无明显影响,也可用于术前准备。

酚妥拉明是短效的非选择性 α 受体阻滞剂,用于高血压危象发作及术中控制血压,不适用于术前准备。当患者突然出现高血压危象时,应立即静脉推注酚妥拉明 2~5 mg,继之缓慢静脉滴注酚妥拉明以控制血压,必要时可加用硝普钠静脉滴注。高血压危象一经控制,即应改为口服 α 受体阻滞剂直到手术前。

患者应用 α 受体阻滞剂后如心率加快,可酌情给予 β 受体阻滞剂;同时应注意补充血容量,以使原来缩减的血容量恢复正常。

(二)手术治疗

嗜铬细胞瘤的手术方式有经腹肿瘤切除术和腹腔镜下肿瘤切除术两种。一般认为镜下手术的效果优于经腹手术,主要优点是疼痛轻、创伤小、失血少、住院时间短、恢复良好。手术后 1 周内,患者血压仍可偏高,其原因可能是手术后应激状态,或是患者体内仍有大量的儿茶酚胺储存。应在手术后 1 个月左右测定血浆和尿儿茶酚胺及代谢产物水平,以判断治疗效果。少部分患者术后仍有高血压,可能因合并原发性高血压或血管损伤所致。嗜铬细胞瘤有可能为多发性或复发性,因此术后应定期随访观察。

(三)其他治疗

恶性嗜铬细胞瘤较为少见,早期手术切除恶性病灶是治疗的有效方法。对于嗜铬细胞瘤早期、局部无浸润或转移表现,虽然有恶性可能,但腹腔镜手术仍是可选的治疗方式,但术中一旦发现有邻近组织浸润或转移表现,应立即转为开放式手术,以尽可能清除病灶。恶性嗜铬细胞瘤一般对放疗和化疗不敏感,可用抗肾上腺素药作对症治疗。也可用酪氨酸羟化酶抑制剂 α 甲基间酪氨酸阻碍儿茶酚胺的生物合成。[131]I-MIBG可用于手术后消除残余肿瘤组织和预防转移,治疗后血压可下降,儿茶酚胺的排出量减少,但其治疗效果往往是暂时的。

该患者手术指征一旦成立,应积极给予术前准备,尽快在排除禁忌后进行手术治疗。患者应立即接受 α 受体阻滞剂治疗,作为长效的非选择性 α 受体阻滞剂,酚苄明可作为术前准备的首选,一般需应用 2 周以上直至手术。术前应密切关注患者血压及其他生命体征变化,一旦出现高血压危象,则应立即静脉推注酚妥拉明 2~5 mg,继之缓慢静脉滴注酚妥拉明以控制血压,必要时可加用硝普钠静脉滴注。高血压危象一经控制,再改为口服 α 受体阻滞剂直到术前 1 天为止。因应用 α 受体阻滞剂可出现交感反馈性心率加快,可酌情给予 β 受体阻滞剂;同时注意补充血容量,以使原来缩减的血容量恢复正常。手术可选择经腹或腹腔镜下肿瘤切除术两种,一般认为镜下手术效果优于经腹手术,但术中若发现有临近浸润或转移表现,则须立即转为开放式手术清除病灶。若术后 1 周内患者血压仍偏高,可能是应激状态或是残存儿茶酚胺的作用,可酌情采用药物控制血压。术后 1 个月左右若仍有高血压,则需考虑是否有肿瘤残余,也可能是因合并原发性高血压或血管损伤所致。应在术后第 6 周测定患者血、尿儿茶酚胺及代谢产物水平,以判断疗效。恶性嗜铬细胞瘤一般对放疗和化疗不敏感,可用抗肾上腺素药等作对症治疗。[131]I-MIBG 可用于术后消除残余肿瘤组织和预防转移,可有效降压,但其治疗效果往往是暂时的,可选择性作为辅助治疗手段。嗜铬细胞瘤有可能为多发性或复发性,因此术后应对其定期随访观察。

(秦会娟)

第九章

性 腺 疾 病

第一节 功能失调性子宫出血

调节女性生殖的神经内分泌功能紊乱引起的异常子宫出血称为功能失调性子宫出血（dysfunctional uterine bleeding，DUB），简称功血。根据有无排卵功血可分为两类：有排卵的称为排卵型功血，无排卵的称为无排卵型功血。临床上以无排卵型功血为主，约占总数的 85%，而排卵型功血只占 15%。排卵型功血包括黄体功能不足、子宫内膜不规则脱落和排卵期出血等。本节主要介绍无排卵型功血。

一、病理生理机制

无排卵功血多发生在青春期和围绝经期，前者称为青春期功血，后者称为围绝经期功血。虽然青春期功血与围绝经期功血均为无排卵型功血，但它们的发病机制不同。青春期功血不排卵的原因在于患者体内的下丘脑-垂体-卵巢轴尚未成熟；围绝经期功血不排卵的原因是衰老的卵巢对促性腺激素不敏感，卵泡发育不良，卵泡分泌的雌激素达不到诱发雌激素正反馈的阈值水平。

由于不排卵，卵巢只分泌雌激素，不分泌孕激素。在无孕激素对抗的雌激素长期作用下，子宫内膜增生变厚。当雌激素水平急遽下降时，大量子宫内膜脱落，子宫出血很多，这种情况称为雌激素撤退性出血。在雌激素水平下降幅度小时，脱落的子宫内膜量少，子宫出血也少，这种出血称为雌激素突破性出血。另外，当增生的内膜需要更多的雌激素而卵巢分泌的雌激素却未增加时也会出现子宫出血，这种出血也属于雌激素突破性出血。

由于没有孕激素的作用，子宫螺旋动脉比较直，当子宫内膜脱落时螺旋动脉也不发生节律性收缩，血窦不容易关闭，因此无排卵型功血不容易止住。雌激素水平升高时，子宫内膜增生覆盖创面，出血才会停止。孕激素可以使增生的内膜发生分泌反应，子宫内膜间质呈蜕膜样改变，这是孕激素止血的机制。

二、临床表现

临床上患者主要表现为月经失调，即月经周期、经期和月经量的异常变化。

(一)症状

无排卵型功血多见于青春期及围绝经期妇女,临床上表现为月经周期紊乱,经期长短不一,出血量时多时少。出血少时患者可以没有任何自觉症状,出血多时会出现头晕、乏力、心悸等贫血症状。

(二)体征

体征与出血量多少有关,大量出血导致继发贫血时,患者皮肤、黏膜苍白,心率加快;少量出血时无上述体征。妇科检查无异常发现。

三、诊断

无排卵型功血为功能性疾病,因此只有在排除了器质性疾病时才能诊断。超声检查在功血的诊断中具有重要意义,如果超声发现有引起异常出血的器质性病变,则可排除功血。另外,超声检查对治疗也有指导意义。如果超声提示子宫内膜厚,那么孕激素止血的效果可能较好;如果内膜薄,雌激素治疗的效果可能较好。

四、处理

(一)一般治疗

功血患者往往体质较差,因此应补充营养,改善全身情况。严重贫血者(血红蛋白<6 g/dL)往往需要输血治疗。

(二)药物止血

药物治疗以激素治疗为主,青春期功血的治疗原则是止血、调整周期和促进排卵。更年期功血的治疗原则是止血、调整周期和减少出血。

激素止血治疗的方案有多种,应根据具体情况如患者年龄、出血时间、出血量和子宫内膜厚度等来选择激素的种类和剂量。在开始激素治疗前必须明确诊断,排除器质性疾病,尤其是绝经前妇女更是如此。诊刮术和分段诊刮术既可以迅速止血,又可进行病理检查以了解有无内膜病变。对年龄较大的女性来说,建议选择诊刮术和分段诊刮术进行治疗。

(1)雌激素止血:机制是使子宫内膜继续增生,覆盖子宫内膜脱落后的创面,起到修复作用。另外雌激素还可以升高纤维蛋白原水平,增加凝血因子,促进血小板凝集,使毛细血管通透性降低,从而起到止血作用。雌激素止血适用于内膜较薄的大出血患者。

己烯雌酚:开始用量为每次 1~2 mg,每 8 小时一次,血止 3 天后开始减量,每 3 天减一次,每次减量不超过原剂量的 1/3。维持量为 0.5~1.0 mg/d。止血后维持治疗 20 天左右,在停药前5~10 天加用孕激素,如醋酸甲羟孕酮 10 mg/d。停用己烯雌酚和醋酸甲羟孕酮 3~7 天后会出现撤药性出血。由于己烯雌酚胃肠道反应大,许多患者无法耐受,因此现在多改用戊酸雌二醇或结合雌激素。

戊酸雌二醇:出血多时口服每次 2~6 mg,每 6~8 小时一次。血止 3 天后开始减量,维持量为 2 mg/d。具体用法同己烯雌酚。

苯甲酸雌二醇:为针剂,每支 2 mg。出血多时每次注射 1 支,每 6~8 小时肌内注射一次。血止 3 天后开始减量,具体用法同己烯雌酚,减至 2 mg/d 时,可改口服戊酸雌二醇。由于肌内注射不方便,因此目前较少使用苯甲酸雌二醇止血。

结合雌激素片剂:出血多时采用每次 1.25~2.50 mg,每 6~8 小时一次。血止后减量,维持量为 0.625～1.250 mg/d。具体用法同己烯雌酚。

在使用雌激素止血时，停用雌激素前一定要加孕激素。如果不加孕激素，停用雌激素就相当于人为地造成了雌激素撤退性出血。围绝经期妇女是子宫内膜病变的高危人群，因此在排除子宫内膜病变之前应慎用雌激素止血。子宫内膜比较厚时，需要的雌激素量较大，使用孕激素或复方口服避孕药治疗可能更好。

（2）孕激素止血。孕激素的作用机制主要是转化内膜，其次是抗雌激素。临床上根据病情，采用不同方法进行止血。孕激素止血既可以用于青春期功血的治疗，也可以用于围绝经期功血的治疗。少量出血和中量出血时多选用孕激素；大量出血时既可以选择雌激素，也可以选择孕激素，它们的疗效相当。一般来讲内膜较厚时，多选用孕激素，内膜较薄时多选雌激素。临床上常用的孕激素有醋酸炔诺酮、醋酸甲羟孕酮、醋酸甲地孕酮和黄体酮，止血效果最好的是醋酸炔诺酮，其次是醋酸甲羟孕酮和醋酸甲地孕酮，最差的是黄体酮，因此大出血时不选用黄体酮。

少量子宫出血时的止血：孕激素使增殖期子宫内膜发生分泌反应后，子宫内膜可以完全脱落。通常用药后阴道流血减少或停止，停药后产生撤药性阴道流血，7～10 天后出血自行停止。该法称为"药物性刮宫"，适用于少量长期子宫出血者。黄体酮 10 mg/d，连用 5 天；或用甲羟孕酮（甲羟孕酮）10～12 mg/d，连用 7～10 天；或甲地孕酮（妇宁片）5 mg/d，连用 7～10 天。

中多量子宫出血时的止血：炔诺酮属 19-去甲基睾酮类衍生物，止血效果较好，临床上常用。每片剂量为 0.625 mg，每次服 5 mg，每 6～12 小时一次（大出血每 6～8 小时 1 次，中量出血每 12 小时 1 次）。阴道流血多在半天内减少，3 天内血止。血止 3 天后开始减量，每 3 天减一次，每次减量不超过原剂量的1/3，维持量为 5 mg/d，血止 20 天左右停药。如果出血很多，开始可用 5～10 mg/次，每 3 小时一次，用药 2～3 次后改 8 小时一次。治疗时应叮嘱患者按时、按量用药，并告知停药后会有撤药性出血，不是症状复发，用药期间注意肝功能。

甲地孕酮：属孕酮类衍生物，1 mg/片，中多量出血时每次口服 10 mg，每 6～12 小时一次，血止后逐步减量，减量原则同上。与炔诺酮相比，甲地孕酮的止血效果差，对肝功能的影响小。

醋酸甲羟孕酮：属孕酮衍生物，对子宫内膜的止血作用逊于炔诺酮，但对肝功能影响小。中多量出血时每次口服 10～12 mg，每 6～12 小时一次，血止后逐渐减量，递减原则同上，维持量为 10～12 mg/d。

（3）复方口服避孕药：是以孕激素为主的雌孕激素联合方案。大出血时每次口服复方口服避孕药 1～2 片，每 8 小时一次。血止 2～3 天后开始减量，每 2～3 天减一次，每次减量不超过原剂量的 1/3，维持量为 1～2 片/天。

大出血时国外最常用的是复方口服避孕药，24 小时内多数出血会停止。

（4）激素止血时停药时机的选择：一般在出血停止 20 天左右停药，主要根据患者的一般情况决定停药时机。如果患者一般情况好、恢复快，就可以提前停药，停药后 2～5 天，会出现撤药性出血。如果出血停止 20 天后，贫血还没有得到很好的纠正，可以适当延长使用激素时间，以便患者得到更好的恢复。

（5）雄激素：既不能使子宫内膜增殖，也不能使增生的内膜发生分泌反应，因此它不能止血。虽然如此，可是雄激素可以减少出血量。雄激素不可单独用于无排卵型功血的治疗，它需要与雌激素和/或孕激素联合使用。临床上常用丙酸睾酮，25 mg/支，在出血量多时每天 25～50 mg 肌内注射，连用 2～3 天，出血明显减少时停止使用。注意为防止发生男性化和肝功能损害，每月总量不宜超过 300 mg。

(6)其他止血剂:如巴曲酶、6-氨基己酸、氨甲苯酸、氨甲环酸(止血环酸)和非甾体抗炎药等。由于这些药不能改变子宫内膜的结构,因此他们只能减少出血量,不能从根本上止血。

大出血时静脉注射巴曲酶 1 kU 后的 30 分钟内,阴道出血会显著减少,因此巴曲酶适于激素止血的辅助治疗。6-氨基己酸、氨甲苯酸和氨甲环酸属于抗纤维蛋白溶解药,它们也可减少出血。

(三)手术治疗

围绝经期妇女首选诊刮术,一方面可以止血,另一方面可用于明确有无子宫内膜病变。怀疑有子宫内膜病变的妇女也应做诊断性刮宫。

少数青春期功血患者药物止血效果不佳时,也需要刮宫。止血时要求刮净,刮不干净就起不到止血的作用。刮宫后 7 天左右,一些患者会有阴道流血,出血不多时可使用抗纤维蛋白溶解药,出血多时使用雌激素治疗。

由于刮宫不彻底造成的出血则建议使用复方口服避孕药治疗,或者选择再次刮宫。

(四)调整周期

对无排卵型功血来说,止血只是治疗的第一步,几乎所有的患者都还需要调整周期。青春期功血发生的根本原因是下丘脑-垂体-卵巢轴功能紊乱,正常的下丘脑-垂体-卵巢轴调节机制的建立可能需要很长的时间。在正常调节机制未建立之前,如果不予随访、调整周期,患者还会发生大出血。

围绝经期功血发生的原因是卵巢功能衰退,随着年龄的增加,卵巢功能只能越来越差。因此,理论上讲围绝经期功血不可能恢复正常,这些患者需要长期随访、调整周期,直到绝经。

目前常用的调整周期方法如下。

(1)序贯疗法:适用于青春期和生育期妇女。月经周期(或撤退性出血)的第 3~5 天开始服用雌激素(戊酸雌二醇 1~2 mg/d 或炔雌醇 0.05 mg/d),连用 22 天,在服药的最后 7~10 天加用孕激素(甲羟孕酮 10 mg/d 或黄体酮 10 mg/d 或甲地孕酮 5 mg/d)。停药 3~7 天会出现撤药性出血。

(2)联合疗法:适用于雌激素水平偏高或子宫内膜较厚者。可服用短效口服避孕药如妈富隆、敏定偶、复方炔诺酮片、避孕Ⅰ号、复方甲地孕酮片避孕Ⅱ号等。此类复合制剂含有雌、孕激素,长期使用使子宫内膜变薄,撤退性流血减少。月经周期(撤退性流血)的第 3~5 天开始服用,连用 21 天。

有高雄激素血症的患者也选择雌、孕激素联合疗法,因为雌、孕激素联合使用可抑制卵巢雄激素的合成。疗效最好的是达英-35。

(3)孕激素疗法:适用于各个年龄段的妇女,但多用于围绝经期妇女。传统的孕激素疗法称为孕激素后半周期疗法,从月经周期的第 14 天开始,每天口服醋酸甲羟孕酮 10 mg,连用 10 天左右。作者认为孕激素后半周期疗法太死板,无法满足不同患者的需要,不符合个体化用药的原则。对大多数患者来说,每 1~2 个月来一次月经就可以避免发生大出血和子宫内膜病变。用法:从月经周期的第 14~40 天开始,每天口服醋酸甲羟孕酮 10 mg,连用 10 天左右。

对青春期和生育年龄的女性来说,一般使用 3~6 个周期后停药观察。如果月经还不正常,需要继续随访治疗。围绝经期妇女应一直随访治疗到绝经。

(五)促卵泡发育和诱发排卵

仅适用于有生育要求的妇女,不主张用于青春期女性,不可用于围绝经期妇女。氯米芬(克罗米芬)是经典促排卵药,月经周期(或撤药性出血)的第 3～5 天起给予 50～150 mg/d,连用 5 天。其他药物还有 HCG 和 HMG,在卵泡发育成熟时肌内注射 HCG 5 000～10 000 U 诱发排卵;HMG,一支含有 FSH 和 LH 各 75 U,可与氯米芬联合使用,也可单独使用。

(李 磊)

第二节 黄体功能不全

1949 年,Georgeanna Jones 首次提出了黄体功能不全(1uteal phase deficiency,LPD)的概念。LPD 是指由于黄体分泌黄体酮不足或黄体酮对子宫内膜的作用不足导致子宫内膜不能在正确的时间达到正确的状态。由于胚胎种植高度依赖于内膜状态,LPD 会影响妇女受孕及成功妊娠。黄体功能不全的发生率在不孕人群中为 5%～10%,在早期复发性流产的人群中为 10%～25%。而对 LPD 的女性给予孕酮治疗可以提高她们的生殖力。

研究显示,黄体期和早孕期黄体的血流发生变化。高阻血流指数出现在晚卵泡期,黄体期阻力下降,黄体中期血流为低阻,说明此时黄体血运充足。当黄体退化时,血流阻力指数再次升高,血运减少。血流阻力指数与黄体酮的分泌水平呈线性相关。当黄体功能不全时,黄体酮产生减少,血流阻力指数明显升高,血运降低。因此认为充足的孕酮产生和充足的黄体血供相关。黄体酮的产生是否增加血供,或血供增加是否增加黄体酮的产生与分布,目前还不得而知。至妊娠 7～8 周,血流阻力指数持续保持在黄体中期的低水平,当黄体开始退化时阻力增加。这一时期也是黄体-胎盘的转换期。因此从黄体期至妊娠8～10 周是决定临床干预的关键时期。

一、黄体功能不全的原因

(1)卵泡生长障碍:垂体分泌 FSH、LH 异常或卵泡对促性腺激素不敏感,卵泡生长障碍,颗粒细胞分泌雌激素水平低,不能诱导正常 LH 峰出现,最终导致形成的黄体功能异常。

(2)颗粒细胞黄素化不充分,孕酮产生量不足或黄体过早衰竭。

(3)子宫内膜对正常水平黄体酮反应欠佳。

黄体功能不全是排卵障碍的一种表现。常见于高龄女性、高催乳素血症和 PCOS 的患者,及出现黄素化不破裂卵泡综合征的周期。

卵泡在发育过程中的异常会影响黄体孕酮的产生。早期研究发现,抑制卵泡生长将导致孕酮水平的下降和 LPD 的发生,诱导多个卵泡发育,则引起黄体期超生理量的孕酮水平产生。此外,卵泡期促性腺激素分泌的微小变化也会影响后期的黄体功能。如卵泡早期 LH 脉冲频率的增加,早卵泡期血清 LH 和 FSH 水平的增加等。

在黄体期 LH 发挥着促黄体的作用,孕酮的分泌也是呈脉冲的形式。LH 脉冲过后紧接着出现孕酮的脉冲分泌,两者成对偶联并在数量上呈正相关。Soules 等对 LPD 女性和正常女性进行比较,观察了两组女性 LH 和 P 的分泌模式。发现:①在早卵泡期 LPD 组 LH 脉冲频率明显高于正常组[(12.8±1.4)pulses/12.0 h *vs*,(8.2±0.7)pulses/12.0 h]。两组平均血清 LH 水平、LH 脉冲幅度、早/晚卵泡期平均血清 FSH 水平未显示差异,正常组在早-晚卵泡期交接处出现 LH 脉冲频率的显著增加,这一现象在 LPD 组没有出现。②LPD 组黄体期 LH 脉冲频率较卵泡期明显下降[(12.9±1.1)pulses/12.0 h *vs*,(5.9±0.7)pulses/12.0 h],同样的情况也见于正常组。LPD组与正常组比较,LH脉冲频率、脉冲幅度和平均血清LH水平没有差异。两组平均孕酮水平和LH脉冲频率没有显示相关性。孕酮的分泌呈脉冲式。在24小时连续采样的过程中,LPD组出现4～12个血清孕酮脉冲,正常组出现5～12个血清孕酮脉冲,两组平均脉冲频率相似[(7.3±0.7)pulses/24.0 h *vs*,(9.2±1.2)pulses/24.0 h]。LPD组平均孕酮脉冲幅度和24小时平均血清孕酮水平明显降低。下丘脑促性腺激素异常也会发生LPD,如过度运动与节食。

二、LPD 的诊断

黄体功能不全的诊断标准一直存有争议,到目前为止没有找到一个准确的可以应用于临床的诊断方法。传统的诊断方法包括以下几种。

(1)基础体温曲线显示高温相过短,对于诊断LPD不敏感,多个连续的BBT显示黄体期短于12天才具有临床价值。

(2)黄体中期血清孕酮水平<10 ng/mL。由于孕酮的分泌模式也呈脉冲式,变异范围大,因此多数学者认为即使是随机的多次的孕酮水平测定也不能作为LPD的诊断标准。

(3)子宫内膜活检,病理学家将子宫内膜根据特定月经周期天数的典型表现进行分期。如果子宫内膜形态与取样时的实际月经周期天数一致,则认为结果正常,子宫内膜为同相;如果偏差≥2天,则子宫内膜为异相。至少需要连续2个月经周期的内膜活检均显示分期延迟,才可考虑LPD的诊断。通过子宫内膜活检进行Noyes分期来诊断LPD已经有多年的历史,曾被认为是LPD诊断的"金标准"。不同的文献报道对正常生育女性进行内膜活检,内膜成熟延迟的发生率为5%～50%,如此大的差异使应用内膜分期作为临床诊断治疗的依据遭到质疑。Murray等认为内膜组织学分期对于诊断LPD并不准确,也不能指导临床处理。南美国国立卫生研究院/美国国立儿童健康和人类发展研究所赞助的一项研究结果认为子宫内膜分期与女性的生殖状态无关。未来的工作将要继续寻找可以用于临床的标志物。

三、孕激素治疗

(一)孕酮的作用

孕酮在妊娠的建立和维持过程中必不可少,同时发挥内分泌效应和免疫效应。

1.孕酮的内分泌效应

(1)使经雌激素刺激后的子宫内膜转换为分泌期,并具有容受性,即孕酮可以通过孕酮受体(PR)诱导子宫内膜间质细胞的增生和分化。孕酮受体又受雌激素的调节。PR-A和PR-B是细胞内受体,在2个不同的启动子控制下来源于同一个基因的转录产物。其不同点在于PR-B的N末端包含一段含165个氨基酸的肽链。在不同的发育阶段和不同的激素状态下,PR-A和PR-B的表达存在差异。孕激素如何控制子宫内膜蜕膜化的机制目前还不清楚。在孕激素的作用下,腺体弯曲,具有分泌功能,间质血管化增加,子宫内膜从形态上到功能上为种植做好了准备。内膜容受性受损常见于子宫内膜异位症、PCOS、不明原因不孕和输卵管积液。

子宫内膜具有容受能力出现在蜕膜化的前几天,种植的窗口期开放于LH峰和排卵后6～10天。在这段时间内种植发生的妊娠较此后的种植流产率降低。种植发生于排卵后9天之内的早期胚胎丢失率相似,而发生在第11天和11天之后的流产率分别上升52%和82%。在妊娠维持至6周的女性中,84%的种植发生在排卵后的第8～10天。种植窗口期的开放与黄体分泌的高峰期、内膜胞饮突和整合素 $\alpha v \beta_3$ 的最大表达同时出现。胞饮突是内膜表面小的指状突起，可以吞噬内膜的液体，增加内膜面积并贴近包裹囊胚。整合素属于细胞黏附分子，是糖蛋白异二聚体，包括 2 个侧链（分别为 α 和 β 亚单位）。它们在细胞表面担任胞外基质受体，介导细胞-细胞，细胞-基质间的黏附。整合素 $\alpha v \beta_3$ 表达于内膜腺腔表面的顶端与骨桥蛋白结合的位点。骨桥蛋白的分泌与整合素 $\alpha v \beta_3$ 的表达同步。骨桥蛋白还被发现与胚胎表面的黏附分子结合，成为胚胎与母体上皮间重要的桥接分子。有学者认为，孕酮在子宫内膜的作用通过 2 个途径：①直接途径（内分泌途径），刺激上皮细胞骨桥分子的基因表达。②间接途径（旁分泌途径），刺激间质细胞生长因子的产生，诱导上皮细胞整合素 $\alpha v \beta_3$ 的基因表达。子宫内膜容受性的降低将导致胚胎种植率的下降。

（2）降低子宫肌的敏感性：Csapo 认为子宫肌肉收缩由两种内源性激素（前列腺素和孕激素）控制，两者作用相反，前列腺素增加子宫肌的敏感性，而孕激素与钙离子结合，提高子宫肌兴奋阈值，使之敏感性降低。不适当的子宫收缩会引起异位妊娠、流产、经血逆流所致的痛经和子宫内膜异位症。Fanchin 等在 B 超下观察了胚胎移植时子宫收缩对妊娠结局的影响，发现胚胎移植过程中高频率的子宫收缩对妊娠结局产生负面影响，可能使胚胎被排出宫腔外。研究还发现，子宫收缩的频率与孕酮水平呈负相关。

（3）孕激素还可以通过增加蜕膜氮氧化物的合成促进局部血管扩张，增加局部血流和供氧。

2.孕激素的免疫效应

孕激素的免疫效应表现为：诱导淋巴细胞产生孕激素诱导的封闭因子（progesterone induced blocking factor，PIBF）；激发 Th_2 主导的细胞保护性免疫应答；抑制 NK 细胞的活性。

胎儿对于母体而言是半同种异抗原，需逃避母体的免疫识别和排斥才能得以生存。各种免疫因素通过有机协调形成网络，达到母胎间免疫关系的平衡：受精后不久，受精卵的信号传递至母体的免疫系统，诱导母体细胞因子的产生向 Th_2 偏移。因此，Th_1、Th_2 细胞因子的平衡对维持妊娠至关重要。当妊娠发生时，母体内免疫球蛋白合成增加，细胞介导的免疫反应减弱，母体的免疫反应向体液免疫倾斜。研究发现，Th_1 细胞因子介导的细胞免疫对妊娠不利，Th_1 细胞因子的显著升高有可能预示着妊娠的失败。Th_2 细胞因子在母-胎关系中起保护作用。

越来越多的证据显示，孕酮在妊娠早期免疫环境的建立方面的作用不容忽视。孕激素可以诱导 Th_2 型细胞因子的产生，当孕酮出现在蜕膜微环境中时，T 细胞向 Th_2 型细胞因子偏移。

另外，孕酮可以诱导 PIBF 的产生，PIBF 可使 NK 细胞活性降低，并有利于 Th_2 细胞因子的产生。孕酮上调 *HLA-G* 基因的表达，可以有效地保持 NK 的活性在较低的水平。最后，孕酮通过调节 *Hoxa-10* 基因，刺激的子宫间质细胞的增殖，并控制 NK 细胞的增殖。

（二）孕激素的分类

孕激素分为天然孕激素和人工合成孕激素。天然孕激素指体内合成的天然黄体酮，可以来自于黄体、胎盘和肾上腺皮质等。接近于天然黄体酮的人工合成孕激素包括孕烷衍生物（17-羟孕酮，C-21）和 19 去甲孕酮衍生物（C-20）。常被用于避孕药中的孕激素成分为 19-去甲睾酮衍生物，根据碳原子的不同又分为雌烷类（C-18）和甾烷类（C-17）。有些化合物属于前体药物，在肝内代谢为有活性的成分而发挥作用。孕激素的分类，如表 9-1 所示。

表 9-1　孕激素的分类

孕激素	代表药物
黄体酮	天然黄体酮
反式黄体酮	地屈孕酮
黄体酮衍生物	美屈孕酮
17α-羟孕酮衍生物（孕烷）	醋酸甲羟孕酮、醋酸甲地孕酮、醋酸氯地孕酮、醋酸环丙孕酮
17α-去羟孕酮衍生物（非孕烷）	己酸孕诺酮、醋酸诺美孕酮
19-去甲孕酮衍生物（非孕烷）	地美孕酮、普美孕酮、曲美孕酮
19-去甲睾酮衍生物（雌烷）	炔诺酮、醋酸炔诺酮、利奈孕酮
19-去甲睾酮衍生物（甾烷）	甲基炔诺酮、左炔诺孕酮、去氧孕烯、孕二烯酮、炔诺肟酯、地诺孕素
螺内酯衍生物	屈孕酮

(三)孕激素的药代动力学

孕激素在体内的生物活性和作用时间取决于药物的吸收、在胃肠道内的代谢和肝的首过效应、在体内脂肪和其他组织中的分布和储存、与血清蛋白的结合、失活等。不同的给药途径，口服或肠道外(阴道、肌肉、经皮)，由于代谢途径不同，孕激素表现的效应也不同。口服给药，即使经过微粒化工艺，其在体内的吸收和生物活性也因人而异，差异很大。经口服给药后，人工合成的孕激素被迅速吸收，2~5小时达到最高血药浓度，较天然黄体酮具有更长的半衰期，在血中的浓度也更稳定。大多数合成孕激素经肝吸收，从尿液排出。

(四)孕激素的生物活性

孕激素的生物活性取决于其与孕激素受体结合的能力。所有的孕激素都具有孕激素样作用，如可以使在雌激素作用下的子宫内膜发生转换，内膜的转化剂量，见表 9-2。最终的孕激素样活性还取决于给药途径和给药时间。孕激素在胞内的生物效应由胞内甾体激素受体介导。不同的孕激素与孕激素受体的结合能力不同，因而表现出的激素活性也不同一样。这也与孕激素是否与胞内其他甾体激素受体结合有关。几种常见孕激素生物活性的比较，见表 9-3，几种常见孕激素与甾体激素受体及血浆蛋白结合情况，见表 9-4。

表 9-2　几种常见孕激素抑制排卵及内膜转换的剂量

	抑制排卵(mg/d,PO)	内膜转化(mg/cycle)	内膜转化(mg/d)
天然黄体酮(微粒化)	300	4200	200~300
地屈孕酮	>30	140	10~20
醋酸环丙孕酮	1	20	1
甲羟孕酮	10	80	5~10
屈孕酮	0.2	5	/
炔诺酮	0.5	100~150	/
去氧孕烯	0.06	2	0.15

表 9-3　几种常见孕激素生物活性的比较

	孕激素作用	抗 Gn 作用	抗 E 作用	雌激素作用	雄激素作用	抗雄作用	糖皮质激素作用	抗盐皮质激素作用
天然黄体酮	+	+	−	−	−	±	+	+
地屈孕酮	+	−	+	−	−	±	−	±
醋酸环丙孕酮	+	+	+	−	−	++	+	−
甲羟孕酮	+	+	+	−	±	−	+	−
屈孕酮	+	+	+	−	−	−	+	+
炔诺酮	+	+	+	+	+	−	−	−

表 9-4　几种常见孕激素与甾体激素受体及血浆蛋白结合情况

	PR	AR	ER	GR	MR	SHBG	CBG
天然黄体酮	50	0	0	10	100	0	36
地屈孕酮	75	0	—	—	—	—	—
醋酸环丙孕酮	90	6	0	6	8	0	0
甲羟孕酮	115	5	0	29	160	0	0
屈孕酮	35	65	0	6	230	0	0
炔诺酮	75	15	0	0	0	16	0

注：PR：孕激素受体（普美孕酮＝100％）；AR：雄激素受体（美曲勃龙＝100％）；ER：雌激素受体（1713 一雌二醇＝100％）；GR：糖皮质激素受体（地塞米松＝100％）；MR：盐皮质激素受体（醛固酮＝100％）；SHGB：性激素结合球蛋白（双氢睾酮＝100％）；CBG：皮质激素结合球蛋白（皮质醇＝100％）。

四、黄体支持

黄体形成，分泌孕激素和雌激素。如果发生受精或种植，滋养细胞分泌 HCG，继续维持黄体及其分泌功能。胎盘甾体激素的合成（黄体-胎盘转化）发生于妊娠 5 周（自末次月经计算）。黄体支持（luteal phase support，LPS）是指给予外源性药物支持胚胎的种植过程。为了能够提高妊娠的成功率，人们在不断地摸索不同的制剂、剂量、给药途径和给药时间，以期找到一个最为优化的黄体支持方案。但目前还没有全球公认的指南。

（一）黄体支持的原因

早在 1949 年，人们就开始认识到月经提前与黄体功能不全有关，并用外源性黄体酮给予纠正。从原理上讲，对所有黄体功能不全的患者进行黄体支持治疗都是必要的。IVF 的刺激周期存在黄体功能不全，因而导致种植率下降，黄体支持的应用可以大大改善 IVF 的结局。

IVF 刺激周期黄体功能不全的病生理基础包括以下几方面：①超生理量的雌激素抑制 LH 水平和黄3β-HSD 的活性，引起黄体过早退化。②多卵泡发育导致超生理量雌激素和孕激素分泌，引起内膜提前发育。③GnRH 激动剂和拮抗剂的使用抑制垂体功能，阻断 LH 的脉冲释放，导致黄体溶解。Csapo 等的早期研究发现，在妊娠 7 周之前切除卵巢将会引起流产，但如果给予外源性孕激素的补充，妊娠可以继续维持。Zhao 等的研究显示 IVF 刺激周期进行黄体支持会改变种植窗期子宫内膜中细胞外基质蛋白和黏附分子的基因表达。

(二)黄体支持的给药途径

黄体支持的给药途径包括口服、肌内注射、阴道给药和直肠给药。

(三)目前常用的黄体酮制剂

目前常用的黄体酮制剂包括口服用药、阴道用药、直肠用药和肌内注射用药。黄体酮经口服给药首先经过肝代谢，导致药物降解。肠道外给药克服了口服给药的缺陷。

1.口服黄体酮

(1)微粒化黄体酮：口服微粒化孕酮用于 IVF 的黄体支持结果不令人满意。Devroey 和 Bourgain 报道，POF 的患者使用口服微粒化黄体酮与肌内注射黄体酮和阴道使用微粒化黄体酮相比不能使内膜发生分泌期转化。这说明口服途径使激素活性将低。一项前瞻性随机研究将口服微粒化黄体酮 200 mg 每天 3 次与肌内注射黄体酮 50 mg/d 相比，两组血清孕酮水平相似，但口服组的种植率下降。

(2)地屈孕酮是反式孕酮，是天然黄体酮的立体异构体。反式孕酮的甲基团从 C10 的 β 位换至 α 位，氢原子从 C9 的 α 位换至 β 位，另外，C6、C7 之间呈双键连接，因此分子结构是弯曲的。由于地屈孕酮的反式结构，它表现为高选择性，更特异地与孕激素受体结合。口服地屈孕酮代谢产物：C20 发生变化产生20-羟基-衍生物；C21 甲基团的羟基化；C16α 的羟基化。代谢产物 70% 经尿排出。所有代谢产物的结构均保持 4,6-二烯-3-酮的构型，保持了反式的甾体结构而不会产生 17α-羟基化。由于它的高选择性，孕激素以外的效应非常小或不存在。地屈孕酮具有很好的口服生物活性，在子宫内膜发挥抗雌激素的作用，能够使内膜发生分泌期转化。20 世纪 80 年代，地屈孕酮开始被用于 IVF 刺激周期的黄体支持。Chakravarty 进行的一项前瞻、随机研究($n=430$)，对比了口服地屈孕酮与阴道用微粒化黄体酮用于 IVF 黄体支持的有效性、安全性和患者的耐受性，认为两组妊娠率相同。Ganesh 等进行一项随机前瞻性临床研究对 1 373 例接受 IVF 的患者进行观察，分别采用地屈孕酮 10 mg，每天 2 次($n=422$)；阴道用黄体酮凝胶 90 mg，每天 1 次($n=482$)；阴道用微粒化黄体酮 200 mg，每天 3 次($n=459$)进行黄体支持，三组在临床妊娠率和流产率方面没有差异。但还需要更大样本的 RCT 研究。

2.阴道用黄体酮

最近的研究显示，刺激周期的黄体支持阴道用黄体酮与肌内注射黄体酮同样有效。又由于阴道给药途径具有良好的患者满意度，已经被许多应用者作为一线的选择用药。阴道给药后，由于子宫的首过效应而不经肝代谢，子宫局部孕酮的浓度远远高于周围血清浓度。在欧洲市场上有 2 种阴道用黄体酮制剂，微粒化黄体酮 Utrogestanw 为 100 mg 的胶囊，使用剂量为 200 mg，每天 3 次。Crinone 8% 是一种可控的缓释的阴道凝胶，使用剂量为 90 mg，每天 1 次。Cicinelli 等对 14 例准备行子宫切除术的绝经后妇女进行用药观察，一组患者应用 Crinone 8%，另一组患者应用肌内注射黄体酮 50 mg；两组给药时间均为术前一天 8：00 am、8：00 pm 和手术当天 6：00 am，于术前一天 8：00 am 及术中抽取静脉血。子宫切除术后对前壁和后壁的子宫内膜进行检测。发现肌内注射黄体酮获得的平均血清孕酮水平是阴道给药者的 6 倍(29.42 ng/mL vs，4.82 ng/mL)，阴道给药者平均子宫内膜中孕酮的浓度是肌内注射者的 2.4 倍(1.05 ng/mg vs，0.43 ng/mg)。Crinone 8% 使用后 5.4 小时血清中孕酮浓度达到最高为15.97 ng/mL，由于持续释放的特点，24 小时使用一次即可以达到稳定水平。100 mg Utrogestanw 使用 2～3 小时后血清中孕酮最高水平达到 9.82 ng/mL，之后迅速下降，因此建议一天 3 次用药。

一项前瞻性随机研究显示，Crinone 8% 90 mg 阴道给药的临床结局与肌内注射黄体酮相似,并显示良好的耐受性。但在非妊娠周期阴道出血的比例增高。Yanushpoisky 等的前瞻性随机研究结果显示同样支持上述结论。

阴道给药的不良反应包括局部刺激,阴道分泌物增多等。

3.肌内注射黄体酮

肌内给药途径是黄体支持最经典的途径。早在 1985 年,Leeton 首次应用 50 mg 黄体酮肌内注射用于 IVF 刺激周期的黄体支持。有报道,应用黄体酮进行黄体支持的剂量,每天 25~100 mg,其临床结局没有差异。

肌内注射常见的不良反应包括注射部位疼痛、皮疹、神经损伤、感染和脓肿形成,还有急性嗜酸性粒细胞性肺炎的个案报道。

Daya 和 Gunby 在 Cochrane 系统综述中认为在继续妊娠率和活婴出生率方面,肌内注射优于阴道给药。

2002 年的一项 Meta 分析纳入了 5 项前瞻性随机对照研究,将肌内注射黄体酮与阴道给药进行比较。包括周期 891 个,肌内注射黄体酮显示了更高的临床妊娠率和分娩率,尽管如此,有学者仍认为,由于肌内注射的给药途径伴随多种不良反应,不推荐作为 IVF 刺激周期黄体支持的首选,而阴道给药途径将成为一种新的选择。

4.直肠用黄体酮

Chakmakijan 和 Zachariah 将微粒化黄体酮分别经口服、阴道、直肠单次给药,观察对象为月经周期正常的女性,用药时间为卵泡期。结果显示,给药后的最初 8 小时内,直肠给药组血清孕酮水平是其余 2 组的2 倍。但这种给药途径用于 IVF 周期的黄体支持还缺乏前瞻性对照研究。

(四)不同黄体支持方案的评估

1.黄体支持用于 GnRHa 长方案

1994 年,Soliman 等对黄体支持的研究发表了首篇 Meta 分析,包括 IVF 领域 18 个随机研究,结果显示,P 和 HCG 均可以提高妊娠率,而且 HCG 似乎可以获得更好地妊娠率。

Nosarka 等的分析结果同样认为,黄体期支持可以明显提高妊娠率。在应用 GnRHa 的 IVF 周期中,肌内注射 P、阴道微粒化黄体酮和 HCG 均可使妊娠率显著提高。

2.黄体支持用于 GnRH 拮抗剂方案

关于 GnRH 拮抗剂周期使用或不使用黄体支持缺乏随机对照研究文献。Beckers 等发现 GnRH 拮抗剂周期中如果不使用黄体支持,妊娠率会明显下降。

3.P 与 HCG 比较

Ludwig 前瞻性随机研究对比了 HCG、HCG＋P 阴道给药、单独应用 P 阴道给药用于黄体支持的有效性,发现这三组在继续妊娠率方面没有显示差异。另一项前瞻性随机研究显示,对于既往黄体中—晚期雌激素水平低的患者加用 HCG 后,可以显著提高妊娠率。Araujo 等对比了 HCG 2 000 U 4 次给药和每天给予黄体酮 50 mg 用于黄体支持的效果,认为妊娠率相似,但是 HCG 组 OHSS 的发生率高。因此建议,当 E_2 水平高于 2 700 pg/mL,获卵数多于 10 个时,不使用 HCG 进行黄体支持。Meta 分析也显示 P 和 HCG 用于黄体支持可得到相似的妊娠率,但是 P 组 OHSS 的风险低 OR 3.06,95％CI 1.59~5.86。

4.雌激素用于黄体支持

201 例患者接受拮抗剂方案,以每天 200 U rFSH 的固定剂量行卵巢刺激。将患者分为两组进行黄体支持,600 mg 微粒化黄体酮阴道给药($n＝100$)及 600 mg 微粒化黄体酮阴道给药＋戊酸雌二醇 4 mg 口服（$n=101$）。单用黄体酮组继续妊娠率为 26%，加用雌激素组为 29.7%，两组无差异。因此提示在拮抗剂方案中加用雌激素并不能提高妊娠率。

Fatemi 等使用同样方案，发现两组在 HCG 注射 7 天内内分泌的指标没有变化。

另一项研究包括了 166 例首次进行 IVF 治疗的患者，黄体支持从 ET 日开始，随机分为 2 组：实验组（$n=84$），肌内注射黄体酮＋雌二醇 2 mg，每天 2 次阴道给药；对照组（$n=82$），单独使用肌内注射黄体酮。两组在种植率[56/210（26.7%）vs 64.0/203.0（31.5%）]和临床妊娠率[42/84（50%）vs 52.0/82.0（63.4%）]方面没有差异。这项大样本的随机研究也提示。黄体支持加用雌激素对 IVF 结局并没有帮助。

一项系统综述和 Meta 分析纳入了符合标准的 4 项随机对照研究（$n=587$），也没有显示加用雌激素进行黄体支持的优势。

5.GnRHa 用于黄体支持

Pirard 等将 IVF 周期使用 GnRH 拮抗剂的患者随机分为 2 组：HCG 10 000 U 诱导排卵，LPS 采用阴道微粒化黄体酮，600 mg/d；GnRHa 200 mg 喷鼻诱导排卵，LPS 使用不同剂量的 GnRHa 喷鼻给药。结果发现布舍瑞林 100 mg 每天 3 次与阴道用黄体酮 600 mg 获得同样的妊娠率。Tesarik 等进行的另一项研究，接受 GnRH 激动剂和拮抗剂的患者，LPS 常规使用阴道上微粒化黄体酮 400 mg/d＋E_2 4 mg/d，在 ICSI 第 6 天使用 GnRHa 0.1 mg 或安慰剂，结果显示 GnRHa 组的妊娠率提高。但还需要更大样本的 RCT 研究。

6.自然周期 IVF 的黄体支持

目前还没有证据显示自然周期 IVF 时 LPS 是否必要。但有文献比较胚胎移植后给予 HCG 会提高妊娠率。

7.人工授精周期的黄体支持

Maher 发现，在促排卵的人工授精周期使用 8% 黄体酮凝胶阴道给药进行黄体支持可以提高妊娠率。

8.黄体支持的开始时间

Mochtar 等随机观察了 LPS 开始时间对妊娠结局的影响，130 例开始于 HCG 日，128 例开始于取卵日，127 例开始于移植日，继续妊娠率分别为 20.8%、22.7% 和 23.6%。认为在这 3 个不同时间开始 LPS 对妊娠结局没有影响。当将黄体支持的开始时间推迟到取卵后 6 天，将会导致妊娠率的明显下降。因为，HCG 的覆盖时间最多为 8 天，所以推荐黄体支持的开始时间不要晚于移植日（取卵后 3 天）。

9.停止黄体支持的时间

从理论上讲，黄体酮的使用填补了外源性 HCG 的清除和内源性 HCG 产生这一空缺时将会获益。一旦内源性 HCG 增加，黄体将会分泌充足的黄体酮。然而很多 IVF 中心会持续给予黄体酮至妊娠 12 周或更长的时间。来自全球 21 个中心的问卷调查，16 个中心使用阴道用微粒化黄体酮，1 个中心使用口服微粒化黄体酮，3 个中心使用肌内注射黄体酮 50 mg/d，1 个中心使用 HCG。所有中心 LPS 开始于取卵日或 ET 日。LPS 停止时间：8 个中心于 HCG 测定日，4 个中心于 HCG（＋）后 2 周，5 个中心于 HCG（＋）后 2~4 周，3 个中心分别于妊娠 9、10、11 周，1 个中心于妊娠 12 周。在一项回顾性研究中，Schmidt 等对比了使用 LPS 2 周或 5 周的患者，继续妊娠率和分娩率没有显著性差异。同样，来自丹麦的前瞻性随机研究，观察了 303 例接受 IVF/ICSI 后妊娠的女性，均使用 GnRHa 长方案降调节，黄体支持采用阴道用黄体酮 200 mg，每天3次,从 ET 日至 HCG(+)共 14 天。研究组($n=150$)自 HCG(+)日停用黄体酮,对照组($n=153$)继续使用黄体酮3周。结果显示,妊娠7周前、后流产率分别为试验组4.6%和10.0%,对照组3.3%和8.5%。分娩率研究组78.7%,对照组82.4%,两组差异不显著。这项随机研究首次显示了早孕期延长给予黄体酮的时间对流产率、分娩率没有影响,黄体酮在 HCG(+)日停止是安全的。

一项 RCT 研究采用肌内注射黄体 50 mg/d 进行 LPS,给药自取卵日开始,一组($n=53$)给药 11 天,另一组($n=48$)给药 6 周,两组的临床妊娠率(63.0% vs,62.7%)、继续妊娠率(58.7% vs,51.0%)和活婴出生率(52.2% vs,49.0%)均没有显著差异。

Proctor 认为,早孕期内源性 HCG 的产生可以弥补 IVF 降调过程中内源性 LH 的缺乏,外源性黄体支持应用至妊娠 7 周并不能提高活产率。

(李　磊)

第三节　围绝经期综合征

围绝经期综合征习惯称为更年期综合征,是绝经相关的最常见疾病,其表现是多种多样的,涉及人体多个系统、器官,每个个体皆有差异。多发生于 45~55 岁。手术绝经的妇女,在切除双侧卵巢后 1~2 周即可出现围绝经期综合征的症状。严重者可影响情绪、工作、睡眠而降低生活质量。

一、病理生理机制及影响因素

目前对围绝经期综合征的发病机制尚不十分清楚,多数学者认为与卵巢功能减退引起的内分泌紊乱有关,同时也与社会、心理因素有关。

(一)内分泌因素

卵巢功能衰退,性激素水平降低,H-P-O 轴功能失调,导致自主神经中枢功能失调,早期出现血管舒缩症状。潮热是血管舒缩功能不稳定的表现。已知雌激素突然减少、促性腺激素分泌过多是导致潮热的主要原因。有人认为,血管舒缩症状的严重程度与雌激素水平高低无明显相关性,而可能与雌激素波动的幅度有关。

内啡肽及 5-羟色胺水平的变化可能与神经内分泌功能失调及情绪变化密切相关,内啡肽的下降也可能与潮热有关。一般来说,潮热发生频率夜间比白天高,症状夜间比白天严重。潮热的病理生理过程包括下丘脑体温调节中枢功能失衡、外周及皮下血管舒张、脉搏加快、多汗及以后的中心体温下降。出汗多在胸部以上,潮红在颈部、面部,为一过性。11%~67%的潮热发生在绝经前,症状可持续到绝经后,甚至绝经后 5~10 年仍有潮热出现。

(二)社会、文化因素

近来有研究表明,女性的个体特征、健康状况、精神类型、职业、文化水平、经济环境均与围绝经期综合征的发病及症状严重程度有关。性格开朗、外向且经常参加体力劳动者较少发生围绝经期综合征或症状较轻。

二、临床表现

(一)月经变化
月经紊乱,无排卵周期增加。

(二)血管舒缩症状
潮热、多汗。潮热是血管舒缩症状最突出的表现,可分轻、中和重度三级。轻度有短暂潮热,不出汗,不影响活动;中度有潮热感觉、出汗,不影响活动;重度潮热感觉非常明显,伴出汗,活动受影响。

(三)心血管系统症状
心悸、眩晕、胸闷、轻度高血压和假性心绞痛。

(四)精神、神经症状
患者易激动、烦躁、失眠、焦虑、惊恐、抑郁、多疑等。

三、诊断

(1)激素测定:$FSH>40\ IU/L$,$E_2<20\ pg/mL$。
(2)B超、心电图等检查:排除其他器质性病变。

四、鉴别诊断

(1)与引起阴道流血的器质性病变鉴别:子宫内膜癌、子宫内膜息肉、子宫内膜增生症等。
(2)与内科疾病鉴别:甲状腺功能亢进、原发性高血压、冠心病、心绞痛。
(3)与精神疾病鉴别:精神分裂症。

五、一般治疗

根据症状及其严重程度的不同,选择一般的对症治疗或激素治疗。
一般治疗适合症状轻微或不宜采取激素治疗的患者。①进行体育、文娱活动。②选择镇静药物。对于部分睡眠障碍患者,可给予地西泮 $2.5\sim5.0\ mg$ 睡前口服。

六、激素治疗

激素治疗(HT)是目前公认的最为有效的治疗围绝经期综合征的方法。特别是血管舒缩症状,疗效好的治疗一周就可有效地降低 Kupperman 评分。几乎所有的观察性研究与随机对照研究(包括 WHI 研究)皆证实其有效。因此,对要求缓解绝经相关症状的妇女来说,在无禁忌证的情况下首选激素治疗。通过 Kupperman 评分或简单询问患者潮热等症状的变化即可对其疗效进行评估。

对于治疗时间的长短,目前尚无统一的建议,一般认为使用 4 年以内激素治疗是安全的。但有部分妇女在停药后又可能出现绝经相关症状,此时需要重新评估患者的全身状况及利弊后,才能决定是否给予进一步的治疗。

(一)目前对绝经期应用激素治疗的共识
2006 年 12 月中华医学会妇产科学分会绝经学组根据激素治疗的利弊、中国医疗实际情况及绝经相关问题等因素,提出了一些关于国内激素治疗的原则性建议,供临床医师参考,具体如下。

(1)应用激素治疗是针对绝经相关健康问题的必要医疗措施。

(2)绝经及相关症状,是应用激素治疗的首要适应证。

(3)应用激素治疗是预防绝经后骨质疏松症的有效方法。

(4)目前不推荐激素治疗用于心血管疾病的一级预防,更不应该用于冠心病的二级预防。

(5)对于有完整子宫的妇女,在应用雌激素时,应同时加用适量的孕激素以保护子宫内膜。对于已经切除子宫的妇女,则不必加用孕激素。

(6)应用激素治疗时,应在综合考虑治疗目的和危险的前提下,采用最低有效剂量。

(7)在出现与绝经相关症状时,即可开始应用激素治疗。根据个体情况选择激素治疗方案。

(8)没有必要限制激素治疗的使用期限。应用激素治疗应至少于每年进行一次个体化危险/受益评估,根据评估情况决定疗程的长短,并决定是否继续或长期应用。

(9)出现绝经相关症状并存在其他疾病时,在排除禁忌证后,可于控制并发疾病的同时应用激素治疗。

(10)目前尚无足够证据表明植物雌激素可以作为雌激素治疗的替代物。

(11)性激素疗法需要遵循循证医学的方法,不断完善、修订治疗方案。

(二)激素治疗的临床应用指南

激素治疗临床应用指南所选用证据的分级标准,见表9-5。

表 9-5　激素治疗选用证据分级标准

证据等级	证据水平	干预
A	1a	随机对照试验的系统评价
	1b	单个随机对照试验
B	2a	队列研究的系统评价
	2b	单个列队研究
	3a	患者-对照研究的系统评价
	3b	单个患者-对照研究
C	4	患者总结
D	5	无明确重要评价或者缺乏基础生理学或规范研究的专家意见

1.适应证

(1)绝经相关症状(A级推荐):血管舒缩障碍,如潮热、多汗、睡眠障碍、疲倦、情绪不振、易激动、烦躁、轻度抑郁。

(2)泌尿生殖道萎缩相关问题(A级推荐):阴道干涩、疼痛、排尿困难、反复性阴道炎、性交后的膀胱炎、夜间尿频及尿急。

(3)有骨质疏松症的危险因素(含低骨量)及绝经后骨质疏松症(A级推荐):循证医学的大量资料证明,性激素治疗能有效降低各年龄组有骨质疏松症危险因素妇女发生脊椎、髋骨等部位骨折的危险,也能降低无低骨量妇女发生骨质疏松性骨折的危险。激素治疗仍是预防绝经后骨质疏松症的合理选择。缺乏雌激素的较年轻的妇女和/或有绝经症状的妇女应该首选激素治疗。

骨质疏松性骨折危险因素:①年龄长。②雌激素缺乏(正在接受激素治疗的妇女不在此范围)。③体重低、早绝经(45岁以前)或切除双侧卵巢。④骨密度低、绝经前长期闭经(1年以上)。

⑤骨折史。⑥长期低钙摄入。⑦骨质疏松症家族史。⑧酗酒。⑨矫正后仍有视力缺陷。⑩痴呆。⑪吸烟。⑫营养不良。⑬体育运动不足。⑭摔倒史。

2.激素治疗开始应用的时机

在卵巢功能开始减退并出现相关症状后即可应用。

3.禁忌证

(1)已知或怀疑妊娠。

(2)原因不明的阴道流血或子宫内膜增生。

(3)已知或怀疑患有与性激素相关的恶性肿瘤。

(4)患有活动性静脉或动脉血栓栓塞性疾病(最近6个月内)。

(5)严重的肝、肾疾病。

(6)系统性红斑狼疮、耳硬化症、血卟啉症。

(7)脑膜瘤(禁用孕激素)。

4.慎用情况

(1)子宫肌瘤、子宫内膜异位症。

(2)尚未控制的糖尿病及严重的高血压。

(3)有血栓形成倾向。

(4)胆囊疾病、癫痫、偏头痛、哮喘、高催乳素血症。

(5)乳腺良性疾病。

(6)有乳腺癌家族史。

5.应用流程

(1)应用激素治疗前的评估。①评估目的:是否有应用激素治疗的适应证;是否有应用激素治疗的禁忌证;是否存在慎用情况。②评估项目:病史;体格检查;常规妇科检查,其余项目可根据需要选择,其中应特别注意对乳腺和子宫内膜的评估。

(2)权衡利弊。应用激素治疗的必要性,应根据:①年龄。②卵巢功能衰退情况(绝经过渡期、绝经早期或绝经晚期)。③使用激素治疗前的评估结果进行综合评价。

根据结果判断是否可以应用激素治疗:①有适应证、无禁忌证时建议使用激素治疗。②无适应证或存在禁忌证时不使用激素治疗。③有适应证同时合并其他疾病时,在排除禁忌证后,可于控制其他疾病的同时使用激素治疗。④症状的发生可能与绝经有关,也可能与绝经无关,难以即刻辨明,并且无禁忌证时,可行短期试验性应用。同时告知患者激素治疗的利弊,使其在知情同意后作出选择。

(3)个体化用药方案。①考虑因素:是否有子宫;年龄;卵巢功能衰退情况(绝经过渡期、绝经早期或绝经晚期);危险因素。②根据每个妇女的不同情况制订个体化用药方案。在序贯方案中,根据孕激素应用的种类、应用时间应达到10~14天。

(4)应用激素治疗过程中的监测及注意事项。①监测目的:判断使用目的是否达到;有无不良反应个体危险/受益比是否发生改变;评价是否需要继续使用激素治疗或调整方案。②根据妇女具体情况确定监测的指标和频率。有研究认为,乳房钼靶摄片中的组织密度可作为激素治疗对乳房影响的一个参考指标。③注意事项,为预防血栓形成,因疾病或手术需要长期卧床者酌情停用。

(三)目前国内用于激素治疗的方案

1.性激素种类

其主要是天然的雌激素,可辅以孕激素。

2.应用模式

(1)单用雌激素:适合子宫已经切除的患者,多采取连续用药方式。常用药物有 17β-雌二醇 0.5~1.0 mg/d、戊酸雌二醇 0.5~1.0 mg/d、妊马雌酮 0.300~0.625 mg/d 和尼尔雌醇每 2 周 2 mg。

(2)雌、孕激素联合使用:针对有子宫的妇女,目的是保护子宫内膜。根据雌、孕激素的剂量和疗程不同,分为周期序贯、连续序贯、周期联合和连续联合 4 种疗法。

周期序贯法:每周期使用雌激素 21~28 天,后半周期加用孕激素 10~14 天(图 9-1),停药后有撤退性阴道流血,适合尚有自然月经来潮或虽有闭经但体内雌激素水平仍达卵泡中期水平的妇女。临床上常用的复合制剂有妊马雌酮/甲羟孕酮、环丙孕酮/戊酸雌二醇(克龄蒙)和地屈孕酮/微粒化雌二醇,妊马雌酮/甲羟孕酮的配伍为妊马雌酮 0.625 mg/d,共 28 天;甲羟孕酮 5 mg/d,共 14 天。环丙孕酮/戊酸雌二醇的配伍为戊酸雌二醇 2 mg/d,共 21 天;环丙孕酮 1 mg/d,共 10 天。地屈孕酮/微粒化雌二醇的配伍为微粒化雌二醇 1 mg/d,共 28 天;地屈孕酮 10 mg/d,共 14 天。根据患者的具体情况,可适当降低雌激素剂量,如戊酸雌二醇 0.5 mg/d、妊马雌酮 0.3 mg/d 等。在使用尼尔雌醇时,一般每 3 个月加用一次孕激素,如甲羟孕酮 10 mg/d,共 14 天。若体内尚有一定水平的雌激素,可提前加用孕激素;若超声检测子宫内膜厚度 ≥8 mm,则加用孕激素。

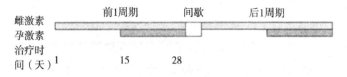

图 9-1　周期序贯法图解

连续序贯法:连续使用雌激素,每周期加用孕激素 10~12 天,多数患者有撤退性出血 (图 9-2)。

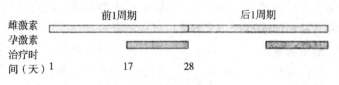

图 9-2　连续序贯法图解

周期联合法:联合使用雌、孕激素 21~28 天,停药 5~7 天,部分患者仍有规律性的撤退性出血(图 9-3)。常用的复合制剂有妊马雌酮/甲羟孕酮,其配伍为妊马雌酮 0.625 mg/d,共 28 天;甲羟孕酮 2.5 mg/d;共 28 天。在使用联合疗法时,也应选择最低有效剂量的雌激素,如戊酸雌二醇 0.5 mg/d、妊马雌酮 0.3 mg/d 等。在使用低剂量雌激素时,可适当降低孕激素的剂量。

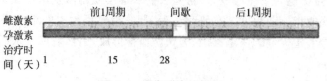

图 9-3　周期联合法图解

连续联合法:联合使用雌、孕激素,连续治疗而不间断(图9-4)。雌、孕激素两者剂量均可适当减少,阴道流血率低,适合已经绝经的妇女。

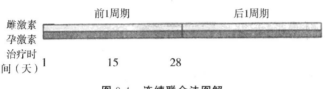

图 9-4 连续联合法图解

合用雄激素可以改善患者的性欲、情绪及认知。可选用甲睾酮或十一酸睾酮(安雄)。但由于雄激素对血脂有不利影响,长期使用可能引起肝功能损害和水钠潴留,一般仅做短期、小剂量使用。

单用孕激素可使部分潮热症状得到缓解。

替勃龙由于其代谢物具有雌、孕、雄3种激素的活性,故使用更为方便,适于已绝经的妇女。少数患者在早期可能有极少量的阴道流血。从某种意义上讲,替勃龙也属于联合疗法,因此从性价比上来说它不适于无子宫的患者。在使用替勃龙时也应遵循最低有效剂量原则,替勃龙剂量为每片 2.5 mg,开始时每天口服 2.5 mg,待症状缓解后可逐步减少剂量,最低剂量半片/天或每周 2 片。

3.用药途径

用药途径包括口服途径和非肠道途径,非肠道途径包括经皮制剂和局部使用的雌激素。上述介绍的均为口服途径,以下介绍一些非肠道途径药物及其用法。

(1)经皮制剂:优点是避免了肝脏首过效应,没有胃肠道刺激作用,目前可供选择的药物有雌二醇贴膜和雌二醇凝胶,商品名为欧适可的雌二醇贴膜每片含 5 mg 或 10 mg 17β-雌二醇,每天可分别向体内释放 25 μg 或 50 μg 的 17β-雌二醇,每周贴 2 片。商品名为得美素的雌二醇贴膜每片含 2 mg 或 4 mg 雌二醇,每天可分别向体内释放 25 μg 或 50 μg 的 17β-雌二醇,每周贴2片。商品名为爱斯妥凝胶的雌二醇凝胶为 17β-雌二醇透皮吸收制剂,每只含 17β-雌二醇18 mg,每天在皮肤上涂抹。经皮制剂可以用于周期序贯、连续序贯、周期联合和连续联合 4 种中的任何一种,在序贯治疗时一般每周期使用 28 天的经皮制剂,在周期的末 10~14 天加孕激素,如甲羟孕酮 6 mg/d,共 10~14 天。联合疗法时每天加用孕激素,如甲羟孕酮 2~4 mg/d。

(2)局部用药:常用的局部使用的雌激素有妊马雌酮软膏和雌三醇(欧维婷)膏剂,适用于泌尿生殖道症状严重者。妊马雌酮软膏每支 14 g,每克软膏含 0.625 mg 妊马雌酮,每次使用 0.5~2.0 g软膏,治疗老年性阴道炎和外阴炎。雌三醇膏剂每支含 15 g 软膏,每克含 1 mg 雌三醇,每天 1 次,每次将 0.5 g 软膏放入阴道内。对以泌尿生殖道症状为主诉者,推荐应用经阴道给药途径。

4.激素治疗期间发生不规则阴道出血的处理

如果服药期间有不规则的阴道流血,应首选诊断性刮宫。如病理检查发现不同部位的子宫内膜中的间质和腺体发育不同步,则提示可能是孕激素相对不足引起治疗期间的子宫出血,加大孕激素剂量可避免治疗期间的不规则出血。子宫内膜息肉是治疗期间不规则出血的又一个重要原因,子宫内膜息肉一旦确诊,立即行宫腔镜或诊刮术摘除。无不典型增生的子宫内膜增生也能引起不规则出血,孕激素补充治疗能逆转内膜,使之正常。据研究报道,序贯治疗一般不引起子宫内膜癌,治疗期间发现的子宫内膜癌一般在治疗前即已存在。一旦癌组织表面有感染坏死或癌组织浸润到间质,就有不规则阴道流血的表现。子宫内膜癌一经确诊,应立即手术治疗。

雌、孕激素联合治疗的前 6 个月内,许多患者有点滴出血或突破性出血,若子宫内膜厚度≤5 mm,一般不主张行诊断性刮宫,因为 6 个月后多数患者(60%~95%)会出现闭经。增加孕激素的剂量能提高闭经的比例,如果点滴出血持续 1 年以上或闭经一段时间后又出现子宫出血,则需行诊断性刮宫以明确诊断。最常见的病理表现为萎缩的子宫内膜,加大孕激素的剂量无助于控制出血,一般建议患者改用雌、孕激素序贯治疗,也有研究表明 3 天雌激素加 3 天雌、孕激素的连续治疗能止血。子宫内膜息肉、子宫黏膜下肌瘤和子宫内膜癌也引起子宫出血,一旦确诊即行手术治疗。

七、高压氧治疗

(一)治疗机制

从临床上可以看到围绝经期综合征经高压氧治疗,可以改善症状,有的月经不规律者重新出现规律的月经。但高压氧治疗本病的机制尚不十分确切。有学者同意以下观点。

(1)减慢卵巢退化和雌性激素衰退的速度,给机体一个适应时期。

(2)调节下丘脑-垂体-卵巢的内分泌活动。

(3)对大脑皮质的高级神经活动功能的调节。

(4)高压氧治疗可作为暗示治疗的一种手段。

(二)治疗方法和注意事项

(1)治疗压力可采用 2.0~2.5 ATA、每次吸氧 60 分钟、每天 1 次、连续 2 个疗程或临床症状改善即停止。症状反复再进行治疗。

(2)注意宣传疗效,增加患者信心和暗示效果。

八、心理治疗

对以精神、神经症状为主诉的患者在给予有关镇静、抗焦虑、抗抑郁药物治疗,以及性激素辅助治疗的同时,更为重要的是积极开展心理咨询与行为治疗。

(涂 晶)

第四节 卵巢过度刺激综合征

卵巢过度刺激综合征(ovarian hyperstimulation syndrome,OHSS)是促排卵引起的医源性并发症,常发生在应用 HCG 后,主要原因为毛细血管通透性改变,大量体液转移到组织间隙,从而引起胸腔积液、腹水、血液浓缩和低血容量,后者可致重要脏器灌注不足、低血容量性休克及血栓形成,严重的 OHSS 可危及患者健康和生命,近年来随着辅助生殖技术的广泛开展,促排卵药物的使用越来越普遍,OHSS 的发生呈上升趋势。

一、发生率

OHSS 的发生与患者所用促排卵药物的种类、剂量、治疗方案、患者的易感性、内分泌状况及是否妊娠等因素有关。一般在接受促排卵的患者中,OHSS 的发生率在 1%～14%,重度 OHSS 为 0.1%～0.5%。在妊娠周期中,OHSS 发生率高于非妊娠周期,而 OHSS 患者中妊娠率较非 OHSS 患者高。

二、发病机制

OHSS 病因未明,发病机制尚不清楚,目前认为与以下因素有关。

(一)血管内皮生长因子(vascular endothelial growth factor,VEGF)

VEGF 是血管形成因子和血管渗透因子,特异性作用于血管内皮的多功能细胞因子,具有增加微血管与小静脉的通透性,促进血管内皮细胞分裂、增殖等作用。VEGF 在 OHSS 发病中可能起主导作用。在中重度 OHSS 患者的血清、腹水及卵泡液中,VEGF 明显增高,且与病情相关。有研究发现注射 HCG 后发生 OHSS 的患者,其 VEGF 水平较未发生者高。HCG 诱导颗粒细胞通过 Sp1 和 CREB 通路分泌 VEGF,且在体外培养发现 VEGFmRNA 表达与 HCG 呈时间、剂量依赖关系。VEGF 与 VEGF 受体-2 结合促进黄体期血管形成,增加血管通透性。促性腺激素释放激素激动剂(gonadotropin releasing hormone agonist,GnRH-a)及拮抗剂(gonadotropin releasing hormone antagonist,GnRH-ant)均可减少 VEGF 及其受体 mRNA 的表达。VEGF 受体-2 抑制剂 SU5416 可减轻 VEGF 引起的高血管通透性,减少体液渗出,减轻症状,可能为治疗 OHSS 开辟了新途径,但尚存在争议。

(二)炎症介质或细胞因子

各种炎症介质可以调节血管通透性,血管通透性增大是 OHSS 病理生理的基础。白细胞介素(interleukin,IL)可调节卵巢功能、卵泡发育和排卵、黄体生成和解体,研究表明 IL-1、IL-2、IL-6、IL-8 与 OHSS 的发生有关,溶血磷脂酸(lysophosphatidic acid,LPA)在排卵前卵泡液里大量存在,LPA 通过 LPA 受体、核因子 $\kappa\beta$、促丝分裂蛋白激酶通路调节黄素化颗粒细胞 IL-6、IL-8 的表达,LPA 诱导的 IL-6、IL-8 增加单层内皮的血管形成和通透性的改变。但是这些血管活性细胞因子在 OHSS 形成的具体作用机制尚不清楚。另外肿瘤坏死因子(tumor necrosis factor,TNF)具有多种生物学效应,包括介导炎症和免疫反应,促进和抑制多种细胞增生,血管形成及细胞毒性作用,调节血管通透性,还能促进卵泡生长发育,卵巢既是其来源又是其靶器官,并受促性腺激素(gonadotropin,Gn)调节。有报道 OHSS 患者的血清及腹水中 TNF 显著增高,提示 TNF 与 OHSS 患者血管的高通透性有关。

(三)卵巢肾素-血管紧张素-醛固酮系统(renin-angiotensin-aldosterone system,R-A-A-S)

卵巢存在与肾脏无关的 R-A-A-S,并可产生肾素原,此系统参与调节卵巢的自身稳定,可被 LH 及 HCG 激活,使无活性的血管紧张素 I 转化为有活性的血管紧张素 II,促进血管生成及毛细血管通透性增加,形成 OHSS 体液外渗的病理变化。在重度 OHSS 患者血清血管紧张素转换酶的活性明显升高,并与 OHSS 病情相关。

(四)激素

OHSS 患者血、尿及卵泡液中雌二醇(E_2)明显升高,但 E_2 并不是引起 OHSS 的原因。无论在动物实验和临床中,给予大剂量雌激素并不能诱导 OHSS 的发生。促排过程中无论血清 E_2 多高,在没有 HCG 激发下,极少发生 OHSS,E_2 仅仅是颗粒细胞活性指标。此外 Pellicer 等报道一例17/20 碳裂解酶基因突变患者,血清 E_2 很低但仍发生 OHSS。E_2 在预测 OHSS 发生存在一定局限性。在促排后随着黄体形成或妊娠,黄体酮水平上升,末梢静脉存在孕激素受体,高浓度黄体酮可增加毛细血管通透性,孕激素受体拮抗剂可逆转这种作用。

(五)一氧化氮(NO)

在卵泡液中可找到 NO 合成酶,表明卵巢可以合成 NO。NO 对排卵有影响,可抑制 HCG 诱发的排卵,也可调节细胞因子对各组织器官的作用。NO 可使超氧阴离子失活,后者使细胞膜磷脂过氧化,进而影响膜的完整性和通透性,故 NO 有维持膜稳定性和通透性的作用。低浓度的 NO 使过氧化物对膜的破坏增加,致使膜渗透性增大。有报道 OHSS 患者腹水中 NO 的主要代谢产物亚硝酸盐量很少,推测腹腔中 NO 降低增加了毛细血管的通透性,NO 可能与 OHSS 的发生有关。

OHSS 发生的确切机制尚不清楚,其发生并非由单一机制引起,可能是多因素共同作用的结果。

三、病理生理

OHSS 基本病理生理变化是 Gn 对卵巢的过度刺激所引起的卵巢增大及性激素大量分泌,大量性激素及外源性 HCG 诱导血管活性物质生成,导致全身血管通透性增加使血管内体液外渗造成血容量减少最后导致循环衰竭。在促排中常用 HCG 诱发卵子成熟,而 HCG 是 OHSS 发生的激发因子,其剂量及血浓度维持时间对 OHSS 的严重程度及病程有直接影响。在未使用 HCG 促排者很少发生严重 OHSS。HCG 注射后 3～7 天为 OHSS 血管体液外渗的高峰期,腹水的产生是由于卵巢局部毛细血管甚至静脉,以及腹膜、大网膜毛细血管通透性增加引起,除体液外渗外,还有蛋白质渗出。血管内体液和蛋白质丢失引起低血容量和血液浓缩可并发低血压、血凝增加和肾灌注降低。肾灌注降低又可引起近曲小管的 Na^+、水重吸收增加,因而引起少尿、尿钠减少,由于到达远曲小管的钠降低,H^+-Na^+ 及 K^+-Na^+ 交换减少,导致高钾性酸中毒。随着肾灌注及清除率降低,尿素氮及肌酐上升,肾血流量的减少激活肾素血管紧张素醛固酮系统,进一步恶化病情。若不及时纠正低血容量将并发严重的水电解紊乱、血栓、肾衰竭、弥散性血管内凝血,甚至死亡。

四、临床表现及分级

本病常表现为胃肠道不适症状,如腹胀、恶心、呕吐、腹泻等,卵巢增大的局部腹痛,进行性腹围增大,腹水、胸腔积液、少尿,以及并发症发生后叠加相应的临床症状和体征,形成复杂的综合征。OHSS 通常出现在使用 HCG 后,早发型常发生在注射 HCG 后 3～7 天,晚发型常发生在 HCG 注射后 12～17 天,晚发型与妊娠相关,胚胎着床后滋养细胞产生大量 HCG,诱发和加重 OHSS,晚发型 OHSS 较早发型病情更重,常持续 2～3 个月,严重的 OHSS 常发生在获得妊娠的患者。OHSS 是一种自限性疾病,一旦体内 HCG 消失,激素水平下降,如妊娠失败或流产发生,症状、体征迅速缓解,腹水逐渐消退。无并发症者,进入缓解期的患者一般无须特别的治疗。

OHSS 分级在国际上尚未形成统一标准,在文献上有几种分法被推荐,较常用的是 Golan 分法,它基于使用 B 超检查卵巢大小及腹水。之后 Navot 分法在此基础上进行了改进,此分法更重视临床和实验室各项参数,而不仅仅是卵巢大小;1999 年 Rizk 和 Aboulghar 推荐一种新的分法,此分法除去轻度 OHSS,重度 OHSS 进一步分成 A、B、C 3 个等级,C 级把并发症急性呼吸窘迫症状、静脉栓塞作为评估指标。

五、高危因素

（1）年轻（<35 岁）、瘦小的患者，因为这些患者有大量卵泡募集，高密度的 Gn 受体，故对 Gn 反应更敏感。

（2）对促排卵敏感的卵巢如 PCOS、卵巢多囊样改变（排卵正常），多数小卵泡在促排卵药物的刺激下均可发育，易发生 OHSS，另外 LH/FSH＞2、高雄激素血症也是发生 OHSS 的危险因子。

（3）基础抗苗勒管激素（anti-mullerian hormone，AMH）基础 AMH 升高被认为是发生 OHSS 的一级风险，基础 AMH 超过 3.6 ng/mL 在预测 OHSS 发生的特异度为 81.3%，灵敏度为 90.5%。

（4）E_2 及卵泡数：E_2＞4 000 pg/mL，卵泡数＞30 个易发生 OHSS，E_2＞6 000 pg/mL，卵泡数＞30 个，重度 OHSS 发生率为 80%，单独 E_2 增高或卵泡数增加并不能预测其发生，只有两种结合才有意义。

（5）应用 HCG 诱导排卵及黄体支持，以及妊娠后内源性 HCG 的产生，均可加重 OHSS，且 HCG 的剂量及血浓度维持时间直接影响 OHSS 病情及病程。

（6）FSH 受体突变、有过敏史也是发生 OHSS 的高危因素。

六、预防

由于目前缺乏针对性强的有效治疗方法，预防远较治疗更为重要。

（1）慎重选择超促排卵对象，警惕有高危因素的患者，如 PCOS、年轻、瘦小、有 OHSS 病史者，对有 OHSS 倾向的患者应予个体化治疗方案，如用长效 GnRH-a 降调后，推迟开始使用外源性 Gn 的时间，或低剂量 Gn 促排，根据 E_2 水平及募集的卵泡数调整 Gn 剂量。最近一项荟萃分析显示 GnRH-ant 方案较 GnRH-a 方案明显减少重度 OHSS 的发生率，但妊娠率较低。

（2）在促排卵后期疑发生 OHSS 者，可延迟、减少 HCG 注射量诱发卵子成熟，或改用外源性 LH 也或使用 GnRH-a 诱发内源性 LH 促卵泡成熟，LH 半衰期明显短于 HCG，故对卵巢持续作用比较弱，可减少 OHSS 的发生。另外在黄体期不用 HCG 而改用孕酮进行黄体支持。

（3）Coasting 疗法：Coasting 不能完全避免 OHSS 的发生，但能有效降低 OHSS 发生风险及减少重度的 OHSS 发生。如患者在促排卵后出现明显的 OHSS 倾向，停止使用 Gn，使雌激素下降到较安全水平，然后再使用 HCG。在停用 Gn 3 天后，63% 的高危患者血清雌激素水平下降。Coasting 开始时间取决于雌激素水平和卵泡数量。当血 E_2＞4 500 pg/mL，成熟卵泡个数在 15～30 个时可考虑开始 Coasting 疗法，并每天监测 E_2 水平，当 E_2 降到＜3 500 pg/mL 时，给予 HCG 3 000～5 000 IU；如果 E_2＞6 500 pg/mL，成熟卵泡超过 30 个，Coasting 时间超过 4 天，建议取消周期。Coasting 持续 3 天可减少 OHSS 发生率，不影响妊娠率，但持续 4 天或更长时间会降低着床率，可能激素骤降影响内膜容受性。

（4）多巴胺激动剂：动物实验表明多巴胺激动剂能抑制 VEGF 受体-2 磷酸化，进而逆转 VEGF 受体-2 介导的内皮通透性增高，但不影响黄体血管的生成。之后卡麦角林被用于临床试验，取卵后当天给予卡麦角林 0.5 mg/d，连用 3 周，发现两组种植率、妊娠率、流产率无差别，而卡麦角林明显减少早发型 OHSS 的发生率，但不降低晚发型 OHSS 的发生率。另一研究也发现多巴胺激动剂喹高利特能有效减少早发型中重度 OHSS 的发生，并呈剂量依赖关系，但不降低已获得妊娠者的 OHSS 发生率。

(5)NSAI 类抗炎药:NSAI 类抗炎药可减少炎症渗出,减少 VEGF 的表达,在促排当天始给予小剂量阿司匹林可有效预防 OHSS 的发生。

(6)IVM:IVM 适用于 PCOS 患者,不仅可以避免 OHSS 发生,而且也减少医疗费用,并可取得相对满意的妊娠率。但 IVM 存在未成熟卵子回收率低,活产率较常规体外受精低及未成熟卵母细胞较高的纺锤体及染色体异常导致其在临床应用价值减低,未能成为不孕的主要治疗方法。

(7)在 IVF-ET 周期中,若发生 OHSS,可将胚胎冷冻保存取消移植,待症状缓解后再行冻胚移植,冻胚移植的妊娠率与新鲜胚胎的相近。

(8)清蛋白预防性治疗:在取卵时静脉注射清蛋白可有效减少重度 OHSS 发生。清蛋白可保持胶体渗透压,减少体液外渗,降低游离 E_2 及一些有害因子水平,是目前较常用的预防措施,但其安全性有待进一步评估。

七、治疗

由于发病机制仍未阐明,故对本病仍缺乏明确有针对性的方法,原则上轻度予以密切观察,中度适当干预,重度患者积极治疗。所有 OHSS 患者常规每天记录液体出入量、腹围、体重及观察生命体征,注意心肺功能、水电解质及血凝状态等。患者应卧床休息,防止发生卵巢破裂或扭转,禁止盆腹腔检查、重压及剧烈运动。中重度患者治疗包括以下措施。

(1)首先应注意精神鼓励,以树立克服疾病的信心。通常患者因腹胀、胃纳欠佳,不愿进食,应鼓励患者少食多餐,进食高蛋白饮食。

(2)停用任何促性腺激素包括 HCG,以肌内注射或阴道给予黄体酮替代 HCG 黄体支持。

(3)纠正血容量:维持体液外渗期的血容量和及早纠正低血容量是预防各种循环障碍并发症的关键。依病情采用清蛋白、右旋糖酐-40 扩容或利尿,在少尿期应慎用利尿剂,因其可进一步减少血容量,导致休克或血栓形成,必要时使用肝素抗凝防止血栓形成,同时监测水电解质平衡和血凝状态,病情稳定后,可停止补液,并严格控制水摄入量,保持在 1 L/d,以防止胸腹水增加,加剧病情。

(4)胸腔积液、腹水的处理:胸腹水引起明显腹胀、腹痛及呼吸困难者,可在 B 超诱导下进行胸穿或腹穿,以减轻症状,严重者腹穿时同时抽出卵巢黄素囊肿液以减少进入血液循环的 E_2 量。

(5)改善血管通透性:可使用前列腺素拮抗剂如吲哚美辛或抗组胺药物氯苯那敏维持膜通透性的稳定,减少毛细血管渗出,有助于保持血容量。必要时使用糖皮质激素如泼尼松,口服 5 mg,每天三次。

(6)其他药物:OHSS 合并肾衰、休克者,在补充血容量的前提下,可静脉滴注多巴胺,以扩张肾血管,血管紧张素拮抗剂及血管紧张素转换酶抑制剂可减少体液外渗。

(7)一般增大的卵巢无须特殊处理可自行消退,但需注意卵巢囊肿破裂,出血或扭转的发生,必要时手术治疗,应尽量保留卵巢。

(8)身体状况不良时应注意预防感染;严重患者应果断终止妊娠。

八、与 OHSS 相关的并发症

(一)张力性腹水

张力性腹水是毛细血管过度渗漏的一种表现形式。腹部张力升高时,腔静脉受压、腹腔和胸腔间的不平衡,压迫纵隔或膈肌升高、与同时发生的胸腔积液一同导致心排血量减少、呼吸困难、呼吸加快。严重者,同时出现腹水,胸腔积液甚至心包积液,导致循环、呼吸功能严重受损。

(二)肾功能障碍

重度 OHSS 患者严重低血容量,加上张力性腹水,腹部张力升高,肾灌流量下降,引起肾前功能障碍,表现为少尿,尿素氮和肌酐上升。这一过程进一步恶化导致无尿、高血钾和尿毒症。纠正血容量不足、减低腹压,改善循环状况可以改善肾灌注量,恢复泌尿功能。另外,由于利尿剂使用不当,有可能加重血容量不足和血液浓缩,并使这种状况恶化。

(三)血栓形成

OHSS 的病理过程可导致血液黏度升高,过高的激素水平又可损伤内皮细胞,若不及时纠正低血容量及高凝状态,多种因素的综合作用导致发生严重的血栓形成,动静脉均可发生。急性心脑肺栓塞死亡率极高。

(四)肝功能障碍

在 OHSS 患者中,肝功能障碍表现为肝细胞障碍和胆汁淤积通常可在一个月内缓解。

(五)卵巢或附件扭转

不规则增大的卵巢各级重量不同,明显腹胀使局部空间增大,如果在不恰当的体位突然转变,极有可能导致卵巢或附件扭转,如复位不成功常需手术治疗。

(六)成人呼吸窘迫综合征

呼吸窘迫综合征常发生在极重度 OHSS 患者,严重威胁患者生命。重度低氧血症合并OHSS 的其他后果可以导致呼吸、循环功能严重受损。肺毛细血管和肺泡上皮损害导致通透性改变,使血浆和胶体分子外渗,从而引起肺水肿和肺不张。如不及时处理将引起肺间质纤维化,导致呼吸心搏骤停。治疗时采用呼吸机予高压氧给氧,抗血管通透性药物,输入清蛋白或血浆提高胶体渗透压,以及抗生素预防和控制肺炎。伴有成人呼吸窘迫综合征的 OHSS 患者成活率为 50%。

(王　芳)

第五节　多囊卵巢综合征

多囊卵巢综合征(polycystic ovary syndrome,PCOS)是常见的妇科内分泌疾病,以长期无排卵和高雄激素血症为基本特征,普遍存在胰岛素抵抗,临床表现异质性,越 50% 的 PCOS 患者超重或肥胖。育龄妇女中 PCOS 的患病率是 5%~10%,而在无排卵性不孕症患者中的发病率为30%~60%。近年来的研究发现该疾病的功能紊乱远超出生殖轴,由于存在胰岛素抵抗,常发展为 2 型糖尿病、脂代谢紊乱及心血管疾病等;且 PCOS 患者的代谢综合征的患病率为正常人群的4~11 倍。

一、病因

PCOS 的确切病因至今尚不是很清楚,现有的研究表明,PCOS 发病与遗传因素,如肥胖、2 型糖尿病、脂溢性脱发、高血压等家族史,以及宫内环境、出生后的饮食结构、生活方式等密切相关,提示 PCOS 可能是遗传与环境因素共同作用的结果。

(一)遗传学因素

研究发现 PCOS 患者有明显的家族聚集性,如具有肥胖、2 型糖尿病、脂溢性脱发、高血压等家族史者,其 PCOS 的发生率较高。

目前发现可能与 PCOS 发生有关的基因主要有以下几类:①与甾体激素合成和作用相关的基因,如胆固醇侧链裂解酶 CYP11A、CYP17、CYP21 等;②与促性腺激素作用和调节相关的基因,如 LH 受体基因、卵泡抑素基因、β-FSH 基因等;③与糖代谢和能量平衡相关的基因,如胰岛素基因、胰岛素受体基因、IRS 基因、钙激活酶基因等;④主要组织相容性位点。

这些基因可出现表达水平或单核苷酸多态性变化。另外,研究还发现 PCOS 也存在某些基因 DNA 甲基化的异常,2002 年 Hickey 等首次对雄激素受体(AR)的 CAG 重复序列多态性、甲基化和 X 染色体失活进行了研究,认为 AR(CAG)n 位点甲基化类型可能影响 PCOS 的发生、发展。

(二)PCOS 的环境因素

近年来发现 PCOS 患者的高胰岛素或高血糖血症可能通过影响胎儿宫内环境导致子代出生后生长发育及代谢异常;并且出生后饮食结构、生活方式也可以影响 PCOS 的发生、发展。

二、病理生理

PCOS 病理生理的基本特征如下:①长期排卵功能障碍;②雄激素过多;③卵巢呈多囊样改变伴间质增生;④胰岛素抵抗(insulin resistence,IR)。PCOS 存在激素异常的交互影响,但始动因素至今尚未阐明。

以下讨论 PCOS 病理生理机制及相互关系。

(一)雄激素过多症

正常女性循环中的雄激素有雄烯二酮、睾酮、脱氢表雄酮及硫酸脱氢表雄酮,主要来源于卵巢和肾上腺,少部分来源于腺外转化;PCOS 患者的卵巢及肾上腺分泌的雄激素均增多,其机制如下。

1.肾上腺功能初现亢进

早在 1980 年 Yen 就提出了 PCOS 起于青春期的肾上腺功能初现亢进,即 PCOS 患者肾上腺功能初现时,肾上腺产生的雄激素过多。但关于 PCOS 肾上腺功能初现时雄激素分泌过多的机制尚不清楚,可能与肾上腺 P450c17α 酶系统活性增加有关。

2.促性腺激素分泌异常

PCOS 患者垂体 LH 的合成量增加,其脉冲分泌的幅度和频率增加,使循环中黄体生成素(luteinizing hormone,LH)水平增高,而卵泡刺激素(follicle stimulating hormone,FSH)分泌正常或稍低于正常水平,从而使血中 LH/FSH 比值增加。过高的 LH 可促进卵巢内间质及卵泡膜细胞雄激素(包括睾酮和雄烯二酮)分泌过多;LH 也可促进卵巢内 IGF-Ⅰ的活性,而 IGF-Ⅰ与卵巢内卵泡膜 IGF-Ⅰ受体结合是促进卵巢雄激素产生的又一条途径。

但关于PCOS促性腺激素LH分泌异常的机制，尚未完全阐明。早期的理论认为，过多的雄烯二酮在外周转化为雌酮，后者能促进LH的分泌。但是近年来的研究发现，给予正常女性及PCOS患者外源性雌酮并没有增加基础状态下及GnRH刺激下的LH的分泌。另外，给予外周芳香化酶抑制剂阻断雄烯二酮向雌酮的转化，未发现LH的脉冲频率降低；因此目前的研究资料尚不足以证实雌酮能引起PCOS促性腺激素分泌异常的说法。最近有研究显示，过多的雄激素本身能干扰下丘脑-垂体-卵巢轴的正负反馈机制，促进垂体LH的释放，从而引起LH的异常升高。

因此，LH是促进PCOS卵巢分泌雄激素的主要激素之一；而过高的雄激素又可促进LH的释放，从而形成PCOS雄激素过多的恶性循环。

3.性激素结合球蛋白(sex hormone binding globin,SHBG)

循环中的SHBG由肝脏产生，可与循环中的两种性激素即睾酮和雌二醇结合，从而调控这两种性激素的活性，只有不与SHBG结合的游离的性激素才具有生物活性。PCOS循环中升高的雄激素可抑制肝脏产生SHBG，从而降低循环中SHBG，继而使游离睾酮和游离雌二醇水平均增高。PCOS患者的高雄激素体征除了与雄激素产生过多有关，还与其活性形式——游离睾酮增加有关。因此，雄激素↑→SHBG↓→雄激素活性↑→SHBG↓↓→雄激素活性↑↑，是造成PCOS患者雄激素过多症及生物活性增加的又一恶性循环。

4.高胰岛素血症

早在1980年Burghen等就发现PCOS患者的循环中胰岛素水平增高，之后又相继出现类似报道，究其原因胰岛素水平升高是由胰岛素抵抗引起的。在病情早期PCOS患者胰岛β细胞通过分泌过多的胰岛素以克服IR，从而使PCOS患者血中的胰岛素水平升高，形成高胰岛素血症。胰岛素是调节糖代谢的激素，也是卵巢行使正常功能的重要激素。但是过高的胰岛素对卵巢和肾上腺两个内分泌腺的雄激素分泌具有促进作用，其机制是胰岛素对卵巢合成雄激素的酶（P450c17α酶系统）具促进作用，并上调卵巢内卵泡膜细胞的LH受体，从而增强LH促进雄激素生成的作用。另外，胰岛素也可抑制肝脏SHBG的合成，从而使循环中SHBG进一步降低，导致游离睾酮的生物学活性进一步升高。

5.IGF-Ⅰ/IGFBPI系统

卵巢及循环中IGF-Ⅰ的活性受其结合蛋白（IGFBP-Ⅰ）的调节。PCOS患者卵巢中IGF-Ⅰ活性的增加不仅与循环中LH过度刺激有关，同时也与高胰岛素血症有关；胰岛素可通过上调卵巢IGF-Ⅰ受体数目而放大胰岛素自身及IGF-Ⅰ的作用。胰岛素还可通过抑制卵巢和肝脏产生IGFBP-Ⅰ，从而进一步导致卵巢局部和循环中游离IGF-Ⅰ的升高；这样高胰岛素通过自身及IGF-Ⅰ的作用而促进雄激素分泌。目前的研究显示IGF-Ⅰ促进雄激素产生的可能机制包括：①IGF-Ⅰ可以促进GnRH基因的表达，增加基础的和GnRH刺激的促性腺激素的释放。②IGF-Ⅰ协同LH刺激雄激素的产生。③由于IGF-Ⅰ/IGFBP比率降低，IGF-Ⅰ生物利用度升高，起到类促性腺激素的作用。④促进雄激素合成关键酶细胞色素P45017酶mRNA和Ⅱ型3-β羟甾脱氢酶mRNA的表达，导致雄激素的合成增加。

IGF-Ⅰ能增强外周5α-还原酶的活性，雄激素水平的升高也可以促进5α-还原酶活性，从而造成外周双氢睾酮（DHT）生成增加，从而加重高雄激素体征。

(二)卵巢多囊样改变

正常卵泡从始基卵泡自主发育到窦前卵泡，再到窦腔卵泡及最后发育到成熟卵泡的过程中，经历初始募集、自主生长,调控生长,分化及最终成熟的 4 个阶段;期间经历 2 次募集,即始基卵泡自主发育的初始募集和窦腔卵泡在 FSH 作用下的周期性募集。PCOS 患者初始募集阶段的卵泡较正常人群明显增多,约是正常者的 6 倍,而其卵泡进一步发育的周期性募集受到抑制。近来的研究发现雄激素在早期卵泡发育中起一定作用,过多的雄激素可刺激早期卵泡的生长,增加窦前卵泡及小窦状卵泡的发育,但是会抑制卵泡的周期募集和成熟。研究发现,超声下 2～4 mm 卵泡数量增多与血清雄激素水平呈正相关。雄激素能加速始基卵泡自主发育,但抑制进一步发育的可能机制如下:①雄激素可通过增加卵泡内 Bcl-2 的表达,抑制 Bax 及 p53 的表达,从而抑制了卵泡的凋亡,使小卵泡数目增加;②雄激素可以降低卵泡内的生长分化因子 9(GDF-9)水平,增加循环中的 LH,通过促进卵泡抑素、抗米勒管激素及前列腺组织生长因子的生成,而最终抑制卵泡的生长。

另外,Durlinger 等发现,敲除 AMH 小鼠卵巢的始基卵泡比正常小鼠的始基卵泡过早耗尽;因此,提出始基卵泡的初始发育受到 AMH 的抑制。免疫组化的证据显示,PCOS 患者早期窦腔卵泡所产生的 AMH 显著低于正常排卵妇女;大量始基卵泡进入初期募集的多囊卵巢形态可能与缺少 AMH 对始基卵泡发育的抑制作用有关。

(三)胰岛素抵抗(IR)

研究表明,PCOS 患者 IR 主要的机制是丝氨酸磷酸化异常增加,一方面胰岛素受体丝氨酸残基异常升高的磷酸化导致胰岛素信号通路受到抑制,进而出现葡萄糖代谢异常,导致 IR;另一方面,雄激素合成酶(P450c17α 酶)丝氨酸磷酸化异常,引起卵巢及肾上腺合成的雄激素增多,导致高雄激素血症。

研究证实导致 PCOS 胰岛素抵抗可能与循环中某些炎症因子和脂肪细胞因子的异常有关:

1.炎症因子

对 PCOS 患者的研究发现,一些炎性因子如血清 C 反应蛋白(CRP)、IL-6、IL-18 及 TNF-α 血清浓度升高,近年研究已经明确这些炎症因子可通过干扰胰岛素信号通路重要分子的表达及活性而引起 IR。

(1)IL-6:是一个多效能的细胞炎症因子,有研究表明,IL-6 与胰岛素抵抗有关,其与胰岛素水平保持着动态平衡,低水平的 IL-6 可以促进胰岛素分泌,而高水平则抑制其分泌。升高的 IL-6通过以下机制引起 IR:①诱导 SOCS 蛋白的表达,从而通过抑制 IRS21 酪氨酸磷酸化,使胰岛素信号传导受阻;②能降低 GLUT-4 mRNA 的表达,削弱胰岛素刺激的葡萄糖转运功能,升高血清游离脂肪酸,促进脂质氧化,抑制脂肪组织脂蛋白脂酶活性等途径对抗胰岛素作用。

(2)肿瘤坏死因子-α(TNF-α):是一种非糖基化蛋白,由多种炎症细胞合成或分泌,脂肪细胞也是其重要来源。多种机制调节组织释放 TNF-α,而 TNF-α 又通过多种作用机制影响胰岛素的敏感性。PCOS 患者 TNF-α 水平显著高于正常人群,且肥胖者升高更明显。升高的 TNF-α通过以下机制引起 IR:①减少 IRS-1 的酪氨酸磷酸化,抑制胰岛素信号传导;②促进脂肪分解,增加游离脂肪酸,间接影响胰岛素敏感性;③下调脂肪细胞中多种重要的信号分子或蛋白表达,从而导致 IR。

(3)C 反应蛋白(CRP):是炎症急性期反应蛋白,主要受循环 IL-6 和 TNF-α 的调节。当CRP 水平升高激活慢性免疫系统,则发生炎症反应。研究表明,PCOS 患者血 CRP 水平明显升高。CRP 导致 IR 的作用机制:主要是促进 TNF-α 释放,干扰胰岛素的早期信号转导;抑制脂肪合成,增加脂肪分解和纤溶酶原激活抑制因子(PAI-1)的分泌;抑制 GLUT 4、PPARγ 的表达,加重IR。

2.脂肪细胞因子

近十多年以来,脂肪组织为内分泌器官已成为学术界的共识,许多脂肪细胞因子如瘦素、脂联素、抵抗素相继被发现与IR有关。近年研究发现这些脂肪因子在PCOS患者IR的发生中也起一定作用。

(1)瘦素:众多研究证实,瘦素与胰岛素之间具有双向调节作用,胰岛素可刺激体外培养的脂肪组织瘦素mRNA表达,瘦素可通过干扰胰岛素信号通路,而加重IR。Remsberg等也发现,PCOS患者IR、雄激素水平及体重指数(BMI)与瘦素水平有关系。肥胖患者瘦素分泌增加,因此肥胖患者瘦素是加重IR的重要因素。

(2)脂联素:通过干预机体糖脂代谢途径,参与了IR相关疾病的发生发展过程,低脂联素血症的程度与IR及高胰岛素血症具有显著相关性。Carmina等比较了年龄、BMI相匹配的52名PCOS妇女与45名正常排卵的妇女性激素水平、IR参数和脂联素水平,发现患者脂联素水平明显降低,这可能导致患者脂肪分布与功能异常。Ardawi等认为,无论是肥胖的还是消瘦的PCOS患者只要有不同程度的IR,她们就有低脂联素血症,这表明PCOS的IR或其他代谢紊乱影响脂联素浓度的调控。

3.雄激素

高胰岛素可引起高雄激素血症如上述,但是研究也证实,高雄激素血症也可引起IR。呈中枢性肥胖的女性体内的游离雄激素水平普遍高于正常对照组,且胰岛素抵抗的程度也较正常对照组明显加重。Cohen等发现,滥用雄激素的女运动员普遍存在胰岛素抵抗。再生障碍性贫血的患者给予雄激素治疗后,可出现葡萄糖耐量异常及胰岛素水平升高。Givens等发现,分泌雄激素的肿瘤患者存在的黑棘皮症(胰岛素抵抗的重要的临床体征)在手术切除肿瘤后得以明显改善。近年有一项研究发现,高雄激素血症的患者给予螺内酯、氟他胺及GnRH-a等降雄激素药物治疗后,其胰岛素抵抗均得到明显改善。高雄激素血症引起IR可能机制为:①雄激素可能直接或间接影响体内葡萄糖的代谢而导致高胰岛素血症。②雄激素也可直接抑制外周及肝脏内胰岛素的作用而导致高胰岛素血症。Ciaraldi等发现,PCOS患者脂肪细胞上的胰岛素受体及其激酶活性并未见异常,而葡萄糖摄取能力明显下降;故推测PCOS患者的胰岛素抵抗是由胰岛素受体后环节缺陷引起的,并可能与雄激素水平升高有关;我院的研究表明,雄激素可通过抑制胰岛素受体后信号通路传导分子的表达而导致胰岛素抵抗。另外,雄激素还可以增加游离脂肪酸的生成,从而抑制肝脏胰岛素的清除而引起高胰岛素血症,进而导致胰岛素抵抗。

(四)排卵障碍

PCOS排卵障碍的机制包括卵巢的内分泌调控激素及卵巢局部因子的异常。

1.FSH不足和LH过高

PCOS患者卵泡数量的增多,产生过多的抑制素B(INH B)及其分泌的雌激素可抑制垂体FSH的释放。FSH是卵泡进入周期募集和进一步发育的关键激素;卵泡不能有突破性生长的主要原因可能是PCOS患者循环中FSH偏低。另外,PCOS患者循环中的LH持续升高,常促使已发育为窦腔期的卵泡闭锁或过早黄素化。

2.卵巢局部因子比例失衡

研究发现,PCOS对FSH的反应性较正常对照组降低与其卵巢局部产生一些抑制FSH作用的因子有关。目前研究比较多的是AMH,AMH是由生长卵泡的颗粒细胞分泌,可抑制FSH

作用,但机制尚不清楚。正常情况下,FSH 与 AMH 之间存在着平衡。当循环中 FSH 水平上升时,FSH/AMH 比例增加,可增强芳香化酶的活性,促进卵泡正常发育及周期募集,最终发育成熟;成熟卵泡分泌的 INH B 反过来又抑制垂体 FSH 的分泌,这样周而复始。在 PCOS 患者体内,AMH 与 FSH 之间失去了这种平衡,使 FSH/AMH 比例降低,从而抑制了芳香化酶的作用,最终抑制卵泡的发育,导致排卵障碍。研究已证实,PCOS 患者血清中米勒管抑制因子(AMH)水平比正常人高出 2~3 倍。

另外,也有研究发现高胰岛素血症能影响颗粒细胞的分化。体外试验证实胰岛素能增加颗粒细胞对 LH 的反应能力,提示 PCOS 无排卵妇女的胰岛素升高可能也是卵泡期促进卵泡闭锁的主要原因之一。

(五)并发症

1.代谢综合征(metabolic syndrome,MS)

MS 包含肥胖、糖尿病、高血压、血脂异常四大组分。

PCOS 是发生 MS 的高风险人群,这主要与胰岛素抵抗有关;胰岛素抵抗是代谢综合征四大组分的中心环节。2005 年的一项回顾性研究发现,161 名 3 年以上病史的 PCOS 患者的代谢综合征的发生率高达 43%,而在年龄相匹配的普通人群中代谢综合征的发生率仅为 24%。该项研究发现 PCOS 患者的代谢综合征的各个组分的发生率如下:HDL-C 降低的发生率为 68%,BMI 增高的发生率 67%,高血压 45%、高 TG35%、高血糖 4%。

(1)IR 与糖尿病:IR 失代偿时,可导致糖耐量异常、糖尿病。研究发现,PCOS 患者 2 型糖尿病的发生率为 12.6%,较正常女性 2 型糖尿病的发生率(1.4%)明显增高。PCOS 患者表现为全身性 IR。高胰岛素血症时,肝糖原的产生及分泌增多,引起空腹血糖升高,导致肝抵抗;骨骼肌对胰岛素的敏感性下降,葡萄糖摄取减少,肌糖原生成、贮存减少,导致肌抵抗;脂解作用增强,游离脂肪酸(FFA)生成增多,使血浆中 FFA 浓度升高,增高的 FFA 可同时促进肝糖原异生,并抑制肌肉细胞胰岛素介导的葡萄糖转运脂肪活动;另外,在 IR 状态下,胰岛 B 细胞功能缺陷失代偿时,血糖升高。升高的血糖不仅抑制胰岛素分泌,同时也抑制肌肉细胞胰岛素刺激的葡萄糖转运和肌糖原的合成,进一步加重 IR,形成恶性循环。

(2)IR 与脂代谢异常:IR 可促进极低密度脂蛋白(VLDL)和中间密度脂蛋白(IDL)等富含 TG 脂蛋白(TRL)的生成,并抑制 VLDL 的清除,抑制高密度脂蛋白(HDL)的合成,促进 HDL 的分解,并增加肝脂肪酶(HL)的活性,促进脂解,引起 FFA 增多,后者刺激肝脏合成及分泌大量的 TG。故 PCOS IR 患者可出现高 VLDL 血症、低 HDL 血症及高 TG 血症等脂代谢紊乱。

(3)IR 与心血管疾病:IR 早期可使交感神经过度兴奋,心排血量增加,并能收缩外周血管;促进肾素-血管紧张素-醛固酮系统,引起水钠潴留,使血压升高;另外高胰岛素血症使 Na^+-K^+-ATP 酶的活性降低,造成细胞内高钠导致细胞水肿,同时 Ca^{2+}-ATP 酶活性降低,细胞内钙浓度增加,提高小动脉血管平滑肌对血管加压物质的反应。后期可由于胰岛素样生长因子刺激动脉壁平滑肌细胞的增生或肥大,使动脉内膜增厚,最终导致器质性动脉硬化性高血压。故 PCOS 患者发生高血压及冠心病的风险较正常女性明显增高。

2.PCOS 子宫内膜癌

PCOS 患者由于长期无排卵,子宫内膜在无孕激素保护的雌激素长期作用下,容易发生增生病变,甚至发生子宫内膜癌。研究发现,PCOS 患者发生子宫内膜癌的风险是正常人群的 4 倍,PCOS 患者中子宫内膜癌发生率为 19%~25%。近年来发现 PCOS 患者的子宫内膜增生病变除了与上述的因素有关还与胰岛素作用下的局部 IGF-Ⅰ及其活性的增高有关。有些子宫内膜增生病变的 PCOS 患者对孕激素治疗不敏感,孕激素治疗不敏感的可能机制:局部生长因子尤其是 IGF-Ⅰ,具很强的促有丝分裂作用,并可促进雌激素受体表达,使雌激素作用增强,导致子宫内膜细胞不断增生;另外局部生长因子抑制内膜细胞的凋亡,而且升高的胰岛素样生长因子能增加内膜细胞 VEGF 合成,促进 LHRH 和 LH 释放,降低体内脂联素水平等,因此能抑制孕激素对子宫内膜的保护作用。

三、临床表现

(一)月经失调

月经失调见于 75%～85%的 PCOS 患者。可表现为月经稀发(每年月经次数≤6 次)、闭经或不规则子宫出血。

(二)不孕症

一对夫妇结婚后同居、有正常性生活(未避孕)1 年尚未怀孕者称为不孕。须检查排除男方和输卵管异常,并确认无排卵或稀发排卵。

(三)雄激素过多症

1.痤疮

PCOS 患者中 15%～25%有痤疮,病变多见于面部、前额、双颊等,胸背、肩部也可出现。痤疮的分级为:轻-中度者以粉刺、红斑丘疹、丘脓疱疹为主;重度者以脓疱结节、囊肿、结疤炎症状态为主。

2.多毛症

性毛过多指雄激素依赖性体毛过度生长,PCOS 患者中患多毛症者为 65%～75%。

(四)肥胖

患者以腹型肥胖为主,临床上以腰围(WR)或腰臀比(腰围 cm/臀围 cm,WHR)表示肥胖的类型。若女性 WHR≥0.8,或腰围≥85 cm 可诊断为腹型肥胖。

(五)黑棘皮症

黑棘皮症是严重胰岛素抵抗的一种皮肤表现,常在外阴、腹股沟、腋下、颈后等皮肤皱褶处呈灰棕色、天鹅绒样片状角化过度,有时呈疣状。分为轻、中、重度。

四、诊断

(一)PCOS 临床表现异质性

(1)不论症状还是生化异常都呈现种族和个体差异。多年来对 PCOS 的诊断一直存在争议,近二十年国际上陆续推出 3 个标准,1990 年美国国立卫生研究院(National institute health,NIH)对 PCOS 诊断标准包括以下两项(按重要性排序):①雄激素过多症和/或高雄激素血症;②稀发排卵。但需排除以下高雄激素疾病,如先天性 21 羟化酶缺乏、皮质醇增多症、高催乳素及分泌雄激素的肿瘤等;使标准化诊断迈出了重要的一步。

该标准包括了三种基本表现型:①多毛、高雄血症及稀发排卵;②多毛及稀发排卵;③高雄血症及稀发排卵。

(2)随着诊断技术的进展、阴道超声的广泛应用,许多学者报道超过 50%的 PCOS 患者具有卵巢多囊改变特征,2003 年由美国生殖医学会(American Society for Reproductive Medicine,

ASRM)及欧洲人类生殖与胚胎协会(European society of human reproduction and embryology, ESHRE)在鹿特丹举办专家会对 PCOS 诊断达成新的共识,加入了关于卵巢多囊改变的标准,并提出 PCOS 需具备以下三项中两项:①稀发排卵和/或无排卵;②雄激素过多的临床体征和/或生化指标;③卵巢多囊改变。

同样需排除其他雄激素过多的疾病或相关疾病;此标准较 NIH 标准增加了两个新的表型:①多囊卵巢、多毛和/或高雄血症,但排卵功能正常;②多囊卵巢、排卵不规则,但没有雄激素增多症。此标准的提出引起医学界广泛争论,支持该标准的一方认为该标准提出新表型,对病因和异质性的认识有帮助;反对的一方则认为,该标准提出的新表型尚缺乏资料,且两种新表型的临床重要性不确定。

(3)2006 年美国雄激素过多协会(Androgen Excess Society,AES)对 PCOS 又提出如下标准,必须具备以下两项:①多毛和/或高雄激素血症;②稀发排卵和/或多囊卵巢。此标准同样需排除其他雄激素过多或相关疾病,与鹿特丹标准不同的是此标准强调必须具备第一条。中华医学会妇产科分会内分泌学组通过多次专家扩大会议确定推荐我国采纳鹿特丹诊断标准,一方面是可与国际接轨,另一方面采用此标准可在我们自己的多中心调研中筛查和确定 PCOS 在我国人群的表型分布。另外,鹿特丹标准未包含青春期及 IR 的诊断内容,因此在中国范围内通过在正常人群按年龄分层对 PCOS 诊断的相关指标的生理值的流行病学调查,并建立相应的评估体系,对 PCOS 及其代谢并发症的早期诊断具有重要意义。

(二)实验室测定

1.雄激素的测定

正常妇女循环中雄激素有睾酮、雄烯二酮、去氢表雄酮及其硫酸盐 4 种。临床上常规检查项目为血清总睾酮及硫酸脱氢表雄酮。目前尚缺乏我国女性高雄激素的实验室诊断标准。

2.促性腺激素的测定(LH、FSH)

研究显示 PCOS 患者 LH/FSH 比值>3,但这一特点仅见于无肥胖的 PCOS 患者。由于肥胖可抑制 GnRH/LH 脉冲分泌振幅,使肥胖 PCOS 患者 LH 水平及 LH/FSH 比值不升高,故此比值不作为PCOS 的诊断依据。

(三)盆腔超声检查

多囊卵巢(PCO)是超声检查对卵巢形态的一种描述。根据鹿特丹专家共识 PCO 超声相的定义为:一个或多个切面可见一侧或双侧卵巢内直径 2~9 mm 的卵泡≥12 个,和/或卵巢体积≥10 mL(卵巢体积按 0.5×长径×横径×前后径计算)。

超声检查前应停用口服避孕药至少 1 个月,在规则月经患者中应选择在周期第 3~5 天检查。稀发排卵患者若有卵泡直径>10 mm 或有黄体出现,应在下个周期进行复查。除未婚患者外,应选择经阴道超声检查;青春期女孩应采用经直肠超声检查。

(四)基础体温(BBT)测定

PCOS 患者应于每天早晨醒后立即测试舌下体温(舌下放置 5 分钟),至少一个月经周期,并记录在坐标纸上。测试前禁止起床、说话、大小便、进食、吸烟等活动。根据体温曲线的形状可以了解有无排卵,并估计排卵日期,早期诊断妊娠。

五、性别诊断

(一)迟发型肾上腺皮质增生(21-羟化酶缺陷)

测定 17α-羟孕酮水平以排除肾上腺皮质增生(CAH)。

(二)分泌雄激素的肾上腺、卵巢肿瘤

肾上腺素瘤和癌可引起男性化、高雄激素血症和不排卵。分泌雄激素的卵巢肿瘤也引起相似的临床表现,B超可鉴别。

(三)Cushing 综合征

Cushing 综合征可继发于垂体肿瘤、异位肾上腺皮质激素分泌肿瘤、肾上腺肿瘤或癌,Cushing 综合征患者中近半数有低促性腺激素(Gn)血症,可表现出高雄激素血症临床症状和体征,但雄激素水平可在正常范围,而皮质醇异常升高。

六、治疗

(一)治疗原则

按有无生育要求及有无并发症分为基础治疗、并发症治疗及促孕治疗三个方面。基础治疗是指针对 PCOS 患者月经失调、雄激素过多症、胰岛素抵抗及肥胖的治疗,包括控制月经周期治疗、降雄激素治疗、降胰岛素治疗及控制体重治疗四个方面。治疗目的:促进排卵功能恢复,改善雄激素过多体征,阻止子宫内膜增生病变和癌变,以及阻止代谢综合征的发生。以上治疗可根据患者的情况,采用单一或两种及以上治疗方法联合应用。并发症的治疗指对已发生子宫内膜增生病变或代谢综合征,包括糖耐量受损、2 型糖尿病、高血压等的治疗。促孕治疗包括药物促排卵、卵巢手术促排卵及生殖辅助技术,一般用于基础治疗后仍未受孕者;但任何促孕治疗应在纠正孕前健康问题后进行,以降低孕时并发症。

(二)治疗方法

1.基础治疗

(1)降体重疗法:肥胖型 PCOS 患者调整生活方式(饮食控制和适当运动量)是一线治疗。早在1935 年,Stein 和 leventhal 就发现肥胖是该综合征的常见症状,但长期以来未将降体重作为该综合征肥胖患者的常规治疗方法。近年很多观察性研究资料发现减重能促进 PCOS 患者恢复自发排卵。一项为期 15 年的对照前瞻性的研究发现,减重能降低 10 年内糖尿病及 8 年内高血压的发病率;并有研究表明限制能量摄入是减重和改善生殖功能最有效的方法,甚至有时在体重仍未见明显下降时,生殖功能已得到了明显的改善,这可能与能量摄入减少有关。最早的一项关于低卡路里饮食摄入的观察性研究发现,20 例肥胖的患者(14 例 PCOS,6 个为高雄激素血症-胰岛素抵抗-黑棘皮综合征患者)予低卡路里饮食 8 个月,明显降低了胰岛素及雄激素水平,随后的多项研究也进一步证实此结果。有证据指出,肥胖患者予低糖饮食有益于改善其高胰岛素血症。2008 年的欧洲生殖与胚胎学会/美国生殖医学会(ESHRM/ASRM)共识建议肥胖型 PCOS 患者首选低糖饮食。2009 年国外学者对 14 项随机对照研究的荟萃分析的资料显示(其中仅2 项研究为 PCOS 患者),对于肥胖者,不论是否为 PCOS 患者,生活方式的改变(生活习惯及饮食控制)是其一线治疗的方法。但是对不同食物结构组成对减重疗效的评估目前尚缺乏大样本研究,故不同的食物结构对控制体重的效果仍不明确。

运动也是控制体重的方法之一,它可提高骨骼肌对胰岛素的敏感性,但关于单纯运动对

PCOS 生殖功能恢复的作用的研究很少。在一项临床小样本研究中未证实单独运动对减重有效。另外，也有采用药物减重的报道，如采用胰岛素增敏剂——二甲双胍抑制食欲的作用；研究证实二甲双胍治疗肥胖型 PCOS 时，能使体重有一定程度的下降，并能改善生殖功能。一项应用大剂量的二甲双胍（大于 1 500 mg/d）或服用时间大于 8 周治疗肥胖患者的临床研究表明，二甲双胍组比安慰剂组能明显减轻体重。但是改善生活方式联合大剂量的二甲双胍能否达到更好的协同作用尚缺乏大样本的研究。此外，对饮食运动控制饮食效果并不明显者，美国国家心肺循环研究中心及 Cochrane 系统综述建议如下：对于 BMI 大于 30 kg/m² 且无并发症的肥胖患者或 BMI 大于 27 kg/m² 并伴并发症的患者可给予西布他明食欲抑制剂治疗；而对于 BMI 大于 40 kg/m² 的患者可采用手术抽脂减重。但上述方式对生殖功能的影响未见报道。

（2）控制月经周期疗法：由于 PCOS 患者长期无排卵，子宫内膜长期受雌激素的持续作用，而缺乏孕激素拮抗作用，其发生子宫内膜增生性病变，甚至子宫内膜癌的概率明显增高。定期应用孕激素或给予含低剂量雌激素的雌孕激素联合的口服避孕药（oral contraceptive pills，OCPs）能很好地控制月经周期，起到保护子宫内膜，阻止子宫内膜增生性病变的作用。并且定期应用孕激素及周期性应用 COC 能抑制中枢性 LH 的分泌，故停用口服避孕药后，对恢复自发排卵可能有益。因此对于无排卵 PCOS 患者应定期采用孕激素或口服避孕药疗法以保护子宫内膜及控制月经周期，阻止功能失调性子宫出血及子宫内膜增生性病变，并对自发排卵功能的恢复起到促进作用。

单孕激素用药方法：适合于月经频发、月经稀发或闭经的患者，可采用孕激素后半周期疗法控制月经周期。

用药方法：醋酸甲羟孕酮 10 mg/d，每次服药 8～10 天，总量 80～100 mg/周期；地屈孕酮 10～20 mg/d，每次服药 8～10 天，总量为每周期 100～200 mg；微粒黄体酮 200 mg/d，每次服药 8～10 天，总量为每周期 1 600～2 000 mg。

用药时间和剂量的选择根据患者失调的月经情况而定，月经频发的患者一般在下次月经前 3～5 天用药；月经稀发、闭经的患者应至少 60 天用药一次。

口服避孕药疗法：雌孕激素联合的口服避孕药（OCPs），如妈富隆（炔雌醇 30 μg＋去氧孕烯 150 μg）、达英-35（炔雌醇 35 μg＋环丙孕酮 2 mg）、优思明（炔雌醇 30 μg＋屈孕酮 3 mg）等。适用于单孕激素控制周期撤药出血较多者，或月经不规则者及功能失调性子宫出血（功血）患者需先用 OCPs 止血者。

用药方法：调整周期用药方法：在采用孕激素撤药月经第 5 天起服用，每天 1 片，共服 21 天；撤药月经的第 5 天重复使用，共 3～6 个周期为 1 个疗程。

注意事项：OCPs 不会增加 PCOS 患代谢性疾病的风险，但可能加重伴糖耐量受损的 PCOS 患者糖耐量损害程度。因此对有严重胰岛素抵抗或已存在糖代谢异常的 PCOS 患者应慎用 OCPs；必须要用时应与胰岛素增敏剂联合使用。有口服避孕药禁忌证者禁用。

（3）降雄激素疗法：适用于有中重度痤疮、多毛及油脂皮肤等严重高雄激素体征需治疗的患者及循环中雄激素水平过高者。目前 PCOS 患者常用的降雄激素药物主要为 OCPs、胰岛素增敏剂、螺内酯及氟他胺。

OCPs：除用于 PCOS 患者调整月经周期，保护子宫内膜，还能通过抑制垂体 LH 的合成和分泌，从而有效降低卵巢雄激素的产生，所含的雌激素成分（炔雌醇）可有效地促进肝脏合成 SHBG，进而降低循环中雄激素的活性。某些 OCPs 所含的孕激素成分，如含环丙孕酮的达英-35 及含屈孕酮的优思明,由于这些孕激素还能抑制卵巢和肾上腺雄激素合成酶的活性及在外周与雄激素竞争受体,因此不仅能有效降低卵巢雄激素的生成,而且也能抑制肾上腺雄激素的产生,并可阻止雄激素的外周作用,从而有效改善高雄激素体征。另外,OCPs还通过抑制LH和雄激素水平缩小卵巢体积。

用药方法:撤药月经的第5天起服用,每天1片,共服21天。用药3~6个月,50%~90%的患者痤疮可减少30%~60%,对部位深的痤疮尤为有效,服药6~9个月后能改善多毛。

胰岛素增敏剂——二甲双胍:胰岛素增敏剂能降低循环中的胰岛素水平,进而降低LH水平,减少卵巢及肾上腺来源的雄激素的合成,并能解除高胰岛素对肝脏合成SHBG的抑制作用,故能有效地降低循环中雄激素水平及其活性,但其降低雄激素的作用治疗效果不如OCPs迅速。

用药方法:见下述降胰岛素疗法。

螺内酯及氟他胺:螺内酯通过抑制17-羟化酶和17,20裂解酶(雄激素合成所需的酶),以减少雄激素的合成和分泌;在外周与雄激素竞争受体,并能抑制5α-还原酶而阻断雄激素作用。单独使用螺内酯可使50%的PCOS患者多毛症状减少40%,也可增加胰岛素敏感性。氟他胺则由于其抑制外周5α-还原酶而具抗雄激素作用。

用药方法:螺内酯:100 mg/d,应用6个月可抑制毛发生长。氟他胺:250 mg,每天2次,连续使用6~12个月。

不良反应及用药监测:螺内酯是排钠保钾利尿剂,易造成高血钾,使用时应定期监测电解质。螺内酯和氟他胺这两种药物均有致畸作用,因此应用时一般与OCPs联合应用,或用药期间避孕。另外,由于氟他胺有肝脏毒性已较少使用。

关于以上药物的降雄作用及安全性的研究有3项大的荟萃分析。2008年的一项荟萃分析发现,胰岛素增敏剂与OCPs在改善多毛方面的效力相当,但效果不如螺内酯及氟他胺。与此同时,另一项对12个RCT研究所做的荟萃分析发现,螺内酯联合OCPs的作用明显优于单独应用OCPs,而氟他胺联合二甲双胍的作用明显优于单独应用二甲双胍。另外,2009年的一项荟萃分析表明,在调节月经周期和降低雄激素水平上,OCPs优于二甲双胍,但二甲双胍能明显降低胰岛素和甘油三酯水平;两者对PCOS患者空腹血糖及胆固醇的影响无统计学差异。

(4)胰岛素抵抗的治疗:有胰岛素抵抗的患者采用胰岛素增敏剂治疗。可降低胰岛素,从而降低循环中的雄激素水平,从而有利于排卵功能的建立及恢复,并可阻止2型糖尿病等代谢综合征的发生。在PCOS患者中常选用二甲双胍,对二甲双胍治疗不满意或已发生糖耐量损害、糖尿病者可加用噻唑烷二酮类药物(TZDs)。

二甲双胍:能明显改善有胰岛素拮抗的PCOS患者的排卵功能,使月经周期恢复运转和具有规律性。一项随机对照双盲临床试验证实IR是二甲双胍治疗后排卵功能恢复的预测指标。另外,二甲双胍可明显增加非肥胖型PCOS和青春期PCOS患者排卵率(A级证据)及妊娠率(B级证据),早孕期应用二甲双胍对胎儿无致畸作用(A级证据)。

用法:850~1 500 mg/d,胰岛素抵抗改善后逐步减至维持量850 mg/d。

不良反应及用药监测:胃肠道反应最常见,餐中服用可减轻症状。乳酸性酸中毒为罕见的严重不良反应;用药期间每3个月监测肝肾功能。

噻唑烷二酮类药物(TZDs):TZDs为PPARγ受体激动剂,能增强外周靶细胞(肝细胞、骨骼肌细胞、脂肪细胞)对胰岛素的敏感性,改善高胰岛素血症。罗格列酮是常用的TZDs,但罗格列酮改善月经状况的作用较二甲双胍弱,而增加胰岛素敏感性的作用与二甲双胍相同。对于不能耐受二甲双胍的患者,可考虑罗格列酮。但由于其肝脏毒性及胚胎毒性,在服用期间应监测肝功能并注意避孕。

2.并发症治疗

(1)子宫内膜增生病变的治疗:子宫内膜增生病变的 PCOS 患者应选用孕激素转化子宫内膜。对于已发生子宫内膜癌的患者应考虑手术治疗。

(2)代谢综合征的治疗:对于已出现高血压、高脂血症、糖尿病的患者,建议同时内科就诊。

3.促孕治疗

由于 PCOS 患者存在胰岛素抵抗,故在妊娠期发生妊娠糖尿病或妊娠期合并糖尿病、妊娠高血压、先兆子痫、妊娠糖尿病、早产及围产期胎儿死亡率的风险明显增高,故也应引起重视。2008 年,ESHRM/ASRM 关于 PCOS 不孕的治疗已达成共识,认为对 PCOS 患者采用助孕干预开始之前应该首先改善孕前状况,包括通过改善生活方式、控制饮食及适当运动降体重,以及降雄激素、降胰岛素和控制月经周期等医疗干预。部分患者可能在上述措施及医疗干预过程中恢复排卵。多数患者在纠正高雄激素血症及胰岛素抵抗后仍未恢复排卵,此时应该药物诱发排卵。

(1)一线促排卵药物——氯米芬:氯米芬为 PCOS 的一线促排卵治疗药物,价格低廉,口服途径给药,不良反应相对小,用药监测要求不高。其机制是与雌激素竞争受体,阻断雌激素的负反馈作用,从而促进垂体 FSH 的释放。该药排卵率为 75%～80%,周期妊娠率约 22%,6 个周期累积活产率为 50%～60%。肥胖、高雄激素血症、胰岛素抵抗是发生氯米芬抵抗的高危因素。

用药方法及剂量:自然月经或药物撤退出血的第 5 天开始,初始口服剂量为 50 mg/d,共 5 天;若此剂量无效则于下一周期加量,每次增加 50 mg/d;最高剂量可用至 150 mg/d 共 5 天,仍无排卵者为氯米芬抵抗。氯米芬抵抗的 PCOS 患者,可采用二甲双胍联合氯米芬治疗;7 个关于二甲双胍联合氯米芬的观察性研究的荟萃分析表明,二甲双胍联合氯米芬的排卵率较单用氯米芬增加 4.41 倍(B 级证据)。如果氯米芬在子宫和子宫颈管部位有明显的抗雌激素样作用,则可采用芳香化酶抑制剂——来曲唑来进行促排卵治疗。来曲唑治疗的排卵率可为 60%～70%,妊娠率为 20%～27%;目前的观察性研究未见来曲唑对胚胎有不良作用,但仍需大样本研究来进一步证实来曲唑对胚胎的安全性。

治疗期限:采用氯米芬治疗一般不超过 6 个周期。氯米芬治疗无效时,可考虑二线促排卵治疗,包括促性腺激素治疗或腹腔镜下卵巢打孔术。

(2)促性腺激素:促性腺激素促排卵治疗适用于氯米芬抵抗者,列为 PCOS 促排卵的二线治疗。促性腺激素促排卵分为低剂量递增方案及高剂量递减方案。较早的研究报道,上述两种方案获得单卵泡发育的成功率均较高,但是目前一项大样本的研究资料显示低剂量递增方案更为安全。低剂量递增方案促单卵泡发育排卵率可达到 70%,妊娠率为 20%,活产率为 5.7%,而多胎妊娠率小于 6%,OHSS 发生率低于 1%。

(3)卵巢手术:早在 1935 年,Stein 和 Leventhal 首先报道了在无排卵 PCOS 女性采用卵巢楔形切除,术后患者的排卵率、妊娠率分别为 80% 和 50%,但之后不少报道术后可引起盆腔粘连及卵巢功能减退,使开腹卵巢手术用于 PCOS 促排卵一度被废弃。随着腹腔镜微创手术的出现,腹腔镜下卵巢打孔手术(LOD)开始应用于促排卵;多项文献的研究结果认为,每侧卵巢以 30～40 W 功率打孔,持续 5 秒,共 4～5 个孔,可获得满意排卵率及妊娠率。5 项 RCT 的研究资料显示,对于氯米芬抵抗的 PCOS 患者 LOD 与促性腺激素两项方案对妊娠率及活产率的影响差异无统计学意义,且 LOD 组 OHSS 及多胎妊娠的发生率小于促性腺激素组。之前的研究认为,对于 CC 抵抗或高 LH 的 PCOS 患者可应用 LOD;但是,近期的研究发现,并不是所有的 CC 抵抗或高 LH 的患者均适用于该手术。日本学者对 40 例 PCOS 不孕患者进行回顾性队列研究发现,睾酮水平高于 4.5 nmol/L 或雄激素活性指数(free androgen index,FAI)高于 15、LH 低于 8 IU/L 或 BMI 大于 35 kg/m² 的 PCOS 患者因其可能有其他致无排卵因素,故不宜采用卵巢手术诱发排卵。另外,较多的文献研究发现,LOD 对胰岛素水平及胰岛素敏感性的改善无效,故卵巢手术并不适用于显著胰岛素抵抗的 PCOS 患者。

(4)体外受精-胚胎移植(IVF-ET):IVF-ET 适用于以上方法促排卵失败或有排卵但仍未成功妊娠,或合并有盆腔因素不孕的患者,为 PCOS 三线促孕治疗。近期的一项荟萃分析发现,在 PCOS 患者中采用促性腺激素超促排卵取消周期的发生率较非 PCOS 患者明显增高,且用药持续时间也明显增加,临床妊娠率可达 35%。有一项对 8 个 RCT 的荟萃分析发现,联合应用二甲双胍能明显增加 IVF 的妊娠率,并减少 OHSS 的发生率。

七、临床特殊情况的思考和建议

(一)男性化体征

当高水平的雄激素(血睾酮>1.5 ng/mL)持续较长时间(>1 年)时才会出现男性化体征,PCOS患者的血睾酮水平很少超过 1.5 ng/mL,因此 PCOS 很少有男性化体征。如果患者出现男性化体征,应考虑分泌雄激素的肿瘤和不典型的先天性肾上腺皮质增生症。

(二)PCOS 的鉴别诊断

临床上引起雄激素过多的疾病很多,在诊断 PCOS 的高雄激素血症时,需要排除这些疾病。

1.先天性肾上腺皮质增生症

引起雄激素过多的先天性肾上腺皮质增生症(CAH)有 2 种:21-羟化酶缺陷和 11β-羟化酶缺陷。21-羟化酶缺陷是最常见的先天性肾上腺皮质增生症,占 CAH 总数的 90%～95%,11β-羟化酶缺陷较罕见。根据临床表现 21-羟化酶缺陷可分为 3 种:失盐性肾上腺皮质增生症、单纯男性化型和非典型肾上腺皮质增生症,后者又被称为迟发性肾上腺皮质增生症;其中容易与 PCOS 相混淆的是非典型肾上腺皮质增生症。

临床上诊断非典型肾上腺皮质增生症依靠内分泌测定,其中最重要的是血 17-羟孕酮水平的测定。非典型肾上腺皮质增生症者的血 17-羟孕酮水平升高、FSH 水平正常、LH 水平升高、睾酮水平轻度升高、DHEAS 水平升高。如果血 17-羟孕酮水平<2 ng/mL,则可排除非典型肾上腺皮质增生症;如果>10 ng/mL,则可诊断为非典型肾上腺皮质增生症;如果血 17-羟孕酮水平为 2～10 ng/mL,则需要做 ACTH 试验。静脉注射 ACTH 60 分钟后,测定血 17-羟孕酮水平,如果>10 ng/mL,则可诊断为非典型肾上腺皮质增生症,否则排除该诊断。

2.分泌雄激素的肿瘤

分泌雄激素的肿瘤有卵巢泡膜细胞瘤、卵巢支持-间质细胞肿瘤、卵巢类固醇细胞肿瘤和肾上腺分泌雄激素的肿瘤。如果存在分泌雄激素的肿瘤,患者体内的雄激素水平会异常升高,通常血睾酮水平超过 3 ng/mL。影像学检查可协助诊断,通常会发现肾上腺或卵巢的包块,确诊依赖手术病理检查。

3.Cushing 综合征

Cushing 综合征患者也有高雄激素血症,但患者最突出的临床表现是由皮质醇过多引起的,如满月脸、向心型肥胖等。血皮质醇和 ACTH 水平升高可资鉴别。

(王 芳)

第六节　卵巢早衰

卵巢早衰(premature ovarian failure,POF)指月经初潮年龄正常或青春期延迟,第二性征发育正常的妇女,于 40 岁以前发生的继发性闭经,又称为高促性腺激素性闭经。卵巢早衰患者血清促性腺激素水平升高,特别是血中促卵泡激素(FSH)增高,雌二醇(E_2)水平下降。近年来由于放射免疫技术的开展,染色体分析技术的提高及腹腔镜下取卵泡活检的应用,对卵巢早衰有了较深入的了解,但对其真正的发病机制仍不完全清楚。

卵巢早衰的发生率为全部妇女的 0.3%～1.0%,占继发性闭经的 10%,卵巢早衰并非不可逆,有 25% 的患者可能在 1～5 年自行恢复卵泡生长。

一、病因

卵巢功能早衰可由多种因素引起。

(一)自身免疫因素

免疫因素是卵巢功能早衰常见的原因,约占 39%。自身免疫病,如艾迪生病、甲状腺炎、紫癜、红斑狼疮、重症肌无力等。患者血清中存在抗卵巢抗体,卵巢活检见到有淋巴细胞浸润。虽然已十分清楚卵巢早衰同时伴有免疫疾病,但仍缺乏准确和非损伤性的诊断方法来证实卵巢早衰患者的自身免疫性过程是如何选择性地作用于发育中的卵泡。

(二)促性腺激素及其受体的因素

这类患者卵巢中有正常发育的卵泡,但对促卵泡激素及黄体生成素(LH)不敏感,甚至对升高的 FSH,LH 也不敏感。对 FSH 的反应能力是卵泡成熟过程中必需的,如果反应能力缺乏,可导致卵泡闭锁加快,这是由于卵巢中 FSH、LH 受体缺乏,造成对 FSH 的反应缺乏,或促性腺过度刺激加速卵泡闭锁。

(三)细胞及分子遗传因素

先天性卵巢内卵泡数目不足可引致卵巢早衰。如 Turner 综合征,染色体为 45XO,其原始生殖细胞在正常胚胎发育的第 16 天以前未达到生殖嵴,从而使达到生殖嵴生殖细胞少,患者的卵泡闭锁速度与正常人相同,但因卵泡少,故卵巢发生早衰,或胚胎早期生殖细胞移行到生殖嵴的过程与正常人女性相同,但到第 5 个月时,其卵泡大量变性,从而发生原发或继发闭经。

染色体异常也可发生闭经,如 47XXX,XX/XO,XO/XX/XXX 等嵌合体,或 X 染色体长臂缺失等。Conway 对 46 例自发性卵巢早衰妇女进行脆性 X 染色体突变筛选,结果发现 9 例家族性卵巢早衰患者中有 2 例有脆性 X 染色体突变。

多项研究已显示染色体 Xq 远侧末端缺失与卵巢早衰有关,初步测定卵巢早衰基因定位于 Xq21-3-Xq27 区域内。因此对卵巢早衰妇女应做常规的染色体分析,并利用分子生物学技术从分子基因水平对之进行深入研究。

(四)放射或药物治疗后损伤卵巢

对卵巢的放射剂量超过 8.0 Gy 及大剂量的烷化剂化疗可引致卵巢早衰。

(五)感染及其他

麻疹可引起卵巢萎缩或呈索条状。久治不愈的重症结核患者可引致卵巢功能早衰。

二、病理生理

卵巢衰竭的生理改变是卵巢中的卵泡闭锁所致。卵泡闭锁、雌激素生成减少,又反馈性地引起垂体促性腺激素的分泌增加。大多数患者的卵子早已排完,导致过早闭经;少数患者表现为单纯的卵巢早衰,即有继发性闭经伴高促性腺激素及低雌激素水平,但卵巢活检标本中仍有卵泡存在。个别患者的卵巢活检标本中可见很多始基细胞,淋巴细胞与浆细胞浸润。这些变化被认为可能与卵泡中的受体有关,也可能是自体免疫过程。

无卵泡型卵巢早衰多见于卵细胞迁移缺陷,卵泡闭锁增加,卵泡生成缺陷。

卵泡型卵巢早衰多见于受体缺陷、自体免疫。

三、临床表现

患者月经初潮年龄常有异常,可有月经失调、继发闭经;或开始月经规律,后出现月经失调;也有突发闭经者(曾有妊娠分娩者)。由于雌激素逐渐减少,20%～70%患者出现血管舒缩不稳定症状,即潮热、出汗等,伴随出现精神神经症状,即焦虑、紧张、感情抑郁、易激怒等。卵巢及子宫萎缩、阴道干燥、性欲下降、骨质疏松等。

卵巢早衰患者中约17%有其他内分泌紊乱的表现及综合征,并可进一步发展为多腺体衰竭,特别是合并甲状腺和肾上腺疾病。

四、诊断

根据病史、临床所见、血或尿激素测定为基础,并进行病理组织学检查。

(一)内分泌学检查

妇女在小于40岁以前闭经达半年以上至少两次闭经(间隔至少1个月),血 FSH>40 IU/L,或 LH>50 IU/L、E_2<25 pg/mL,PRL 正常,即可诊断为卵巢早衰。

也有人提出对卵巢早衰患者每天测血 FSH、LH 和 E_2,连续1个月,并做黄体生成素释放激素(LHRH)兴奋试验,若 FSH 有波动性增高或降低,伴一时性 E_2 升高者,可能有机会恢复排卵。或者每周测血 FSH、LH 和 E_2 各一次,连续1个月。若发现血 E_2 值超过绝经期妇女的水平,LH/FSH=2:1者,提示其激素反馈机制存在,予以诱发排卵治疗可能成功。

(二)腹腔镜检查

镜下可见双卵巢萎缩或条索状。取卵巢活检未见卵泡,但镜下活检不能代表卵巢全貌,有其局限性,因的卵泡深埋在卵巢间质部,以取卵巢深部组织更为适宜。

(三)盆腔超声检查

观察有无发育中卵泡,卵巢早衰与低雌激素性原发闭经不同,后者无自然月经来潮,血 E_2 和 FSH 值均低。

五、治疗

(一)性激素治疗

卵巢早衰并非不可逆,仍有自然缓解、排卵及妊娠的可能。其机制可能是外源性雌激素反馈性地使内源性促性腺激素水平降低,当外源性雌激素停止后,体内促性腺激素可发生一个反应性高峰,有可能触发卵泡成熟并排卵。此外,雌激素治疗可使 FSH 及 LH 受体增加,促使残留卵泡发育。

服药方法:结合雌激素 0.625 mg/d,连服 22 天,最后 10 天加服甲羟孕酮 10 mg/d,也可用戊酸雌二醇 2 mg/d 连服 22 天,最后 10 天加服环丙孕酮 1 mg/d。

(二)诱导排卵

给予外源性促性腺激素释放激素激动剂(GnRH-a)抑制内源性 FSH 至绝经前水平,促使卵泡生长同步化,停药后抑制撤除,快速升高 FHS 水平可刺激卵泡发育而排卵,此种方法诱导排卵的成功率并不很高。也可用氯酚胺(每天 50 mg,共 5 天)加雌激素(20 天)联合应用促排卵。或氯酚胺(50 mg,共 5 天)在月经中期注射绒毛促性腺激素(1 000 IU/d,共 5 天)诱导排卵。

(三)免疫抑制剂

对于由自身免疫引起的卵巢早衰,可采用糖皮质激素治疗。有报道使用性激素治疗的同时加用泼尼松治疗,可使月经恢复。

(四)补充钙剂或降钙素

预防骨质疏松骨折及其他绝经综合征。

卵巢早衰病因复杂,其中以免疫、遗传和高促性腺激素及其受体异常为主要因素。随着分子生物学和免疫学的发展,从分子水平阐明其病因和发病机制,并采用有效的治疗方法,对本病的预后将有很大帮助。

(王　芳)

第七节　高雄激素血症

雄激素是女性生殖生理过程中一种非常重要的激素,为卵巢,尤其是卵泡合成雌激素的前体,是不可缺少的激素。但当雄激素过多时,则引起痤疮、多毛、月经过少,甚至闭经而影响生殖功能,此外尚与肥胖、糖代谢和脂代谢有关。

一、正常女性雄激素

(一)雄激素的来源

女性体内雄激素的合成主要在卵巢和肾上腺,除了此两种内分泌腺体外,尚有部分在外周组织中合成,称腺外合成。

1.卵巢

卵巢中的卵泡、黄体和间质均能合成雄激素,由其中的泡膜细胞、泡膜黄体细胞和泡膜间质细胞合成。

卵巢主要合成睾酮,0.1 mg/d 和雄烯二酮($\triangle^4$-A)1～2 mg/d。尚有脱氢表雄酮(DHEA)<1 mg/d,主要由泡膜间质细胞合成。绝经后卵巢静脉中雄激素高于动脉中的含量,也提示由卵巢间质所分泌。

卵巢中的雄激素合成主要受 LH 调节,LH 与泡膜细胞上的受体结合,激活酶活性,合成雄激素,至于雌激素、GnRH、儿茶酚胺等神经递质,细胞激酶和一些细胞生长因子的局部调节作用,有待阐明。

2.肾上腺

雄激素的合成在束状带和网状带,主要合成硫酸脱氢表雄酮(DHEA-S)6~24 mg/d 和脱氢表雄酮<1 mg/d。DHEA-S 主要由 DHEA 磺酰化而来,由硫酸孕烯醇酮而来者甚少,雄烯二酮合成量为1 mg/d。生理情况下肾上腺仅分泌少量睾酮。

肾上腺中雄激素的合成受 ACTH 的调节,至于某些细胞激酶和生长因子的局部作用,有待阐明。

3.腺外合成

腺外合成指在卵巢和肾上腺以外的组织或细胞中合成雄激素,主要为雄激素之间的转化或雌激素与雄激素之间的转化,故又称腺外转化。转化的部位有肝、肺、肌肉、脂肪、毛囊和皮脂腺等处,以脂肪和肌肉为主要转化部位,雌酮和脱氢表雄酮转化为雄烯二酮;雄烯二酮和脱氢表雄酮转化为睾酮,睾酮和雄烯二酮在皮肤中经 5α-还原酶转化为双氢睾酮(表 9-6)。

表 9-6　女性雄激素的来源

雄激素	内分泌腺(%)		腺外转化(%)				
	卵巢	肾上腺	睾酮	雄烯二酮	硫酸脱氧表雄酮	脱氧表雄酮	雄烯二醇
睾酮	25	25	—	50	—	极少量	—
雄烯二酮	50	50	—	—	—	极少量	—
脱氢表雄酮	20	50	—	—	—	30	—
硫酸脱氢表雄酮	—	90	—	—	—	10	—
双氢睾酮	—	—	15	60	—		25

(二)雄激素水平和代谢

女性体内的雄激素有 3 个来源,曾认为月经周期中有相应的雄激素分泌模式,但大多认为在月经周期中无大的变化,血中水平虽有变化,但相对稳定(表 9-7)。

表 9-7　月经周期中血浆雄激素水平

雄激素	均值	范围
睾酮(nmol/L)	1.215(0.350 ng/mL)	0.520~1.907(0.15~0.55 ng/mL)
雄烯二酮(nmol/L)	4.886(1.400 ng/mL)	2.443~12.215(0.7~3.5 ng/mL)
脱氢表雄酮(nmoL/L)	14.57(4.20 ng/mL)	9.37~27.07(2.7~7.8 ng/mL)
硫酸脱氢表雄酮(μmol/L)	4.32(1.60 μg/mL)	2.160~9.180(0.8~3.4 μg/mL)

女性睾酮的合成总量为 0.35 mg/d,其中直接由卵巢分泌的 0.1 mg/d;由腺外合成,来自雄烯二酮的为 0.2 mg/d,来自脱氢表雄酮的为 0.05 mg/d。因卵巢分泌的雄烯二酮与肾上腺所分泌的量相仿,故可说睾酮的 2/3 来自卵巢,因此将睾酮作为卵巢雄激素的标记。硫酸脱氢表雄酮95%由肾上腺合成,因此将其作为肾上腺雄激素的标记。

睾酮中仅少量代谢为睾酮葡糖苷酸,主要代谢成雄烯二酮,再以雄酮与葡糖苷酸结合,再经尿排出,而 DHEA、DHEA-S 和△⁴-A 均代谢为雄酮,最终代谢物均由尿液排出。因代谢物为17-酮类固醇(17-KS),故尿中 17-KS 的量主要代表 DHEA-S 的量,反映肾上腺素来源的雄激素的情况。双氢睾酮经 β-酮类固醇脱氢酶还原成 3α-雄烷二醇,再与葡糖苷酸根结合成雄烷二醇葡糖苷酸(3α-diol-G),由尿中排出。故尿中 3α-diol-G 的量能很准确地反映在外周转化成双氢睾酮的情况。因此,将 3α-diol-G 作为腺外合成雄激素的标记。

(三)雄激素的生物活性

女性体内的雄烯二酮和 DHEA 均为作用较弱的雄激素,雄烯二酮的作用仅为睾酮的 10%～20%,DHEA 的作用为睾酮的 5%。以睾酮和双氢睾酮最具生物活性,双氢睾酮的生物活性为睾酮的 2～3 倍。循环中的睾酮,约 85% 与性激素结合球蛋白(SHBG)相结合,10%～15% 与清蛋白结合,仅 1%～2% 的睾酮呈游离状态,称游离睾酮。结合状态的睾酮不具生物活性,仅有游离状态的睾酮具有生物活性。SHBG 在肝脏中合成,雄激素和肥胖时可降低 SHBG 的浓度,雌激素和地塞米松能升高 SHBG 浓度,故上述因素和肝脏功能状况直接影响 SHBG 的浓度。SHBG 浓度的高低影响游离睾酮的浓度,从而影响其发挥雄激素的生物效应。为此有研究报道认为,"游离雄激素指数"-T(nmol/L)/SHBG(nmol/L)比体内的睾酮值更能反映雄激素活性。但雄激素必须与细胞的雄激素受体结合后方能作用于靶细胞发挥其生物效应,故雄激素受体也是影响雄激素生物效应的一个重要因素。

二、临床表现

(一)多毛

多毛是指女性体表和面部生长出的性毛过多。女性多毛大多由雄激素过多引起,性毛的毛囊皮脂腺单元对雄激素敏感,尤其是双氢睾酮,故高雄激素血症引起的多毛主要表现为性毛过多,英文称为 hirsutism。另一种多毛表现为全身柔毛增加,尤其在四肢部位,英文称 hypertrichosis,可见于肾上腺皮质醇增多症。性毛过多时可伴有脂溢和痤疮。

(二)月经失调

雄激素过高常干扰卵泡的生长成熟,而无排卵,虽可出现多种月经异常,但以月经稀发、月经过少和闭经最常见。

(三)肥胖

肥胖是指身体的脂肪过量。超重是指体重超过理想的标准。肥胖时必然体重增加,但超重者不一定是肥胖,因此应区别肥胖和超重。理论上测定躯体的密度是测定脂肪量的最准确方法,但临床不适用。现西方国家大多用体重指数计算图(BMI)法作测定,其结果与密度测定法接近。

脂肪组织主要由脂肪细胞组成,平均含脂肪 80%,水 18% 和蛋白质 2%。每一脂肪细胞的含脂量约 0.6 μg,肥胖时含脂量可增加 1 倍。正常人全身脂肪细胞总数为(26.8±1.8)×10⁹,肥胖时可增加 2～3 倍。婴儿期和围青春期肥胖常为脂肪细胞增生和脂肪细胞肥大并存,而成人肥胖主要是脂肪细胞肥大,当重度肥胖,且病程较久时可伴有脂肪细胞增生。

现知肥胖者因脂肪分布的部位不同,其对代谢的影响不同,危害不一,腰围与臀围比例(WHR)能区别男性型肥胖或女性型肥胖。

(四)男性化

当雄激素水平升高,睾酮水平≥6.94 nmol/L(200 ng/dL)时则出现男性化。失去女性体态,肌肉增加,尤其是两肩部肌肉增加似男性,两颞部头发脱落呈颞部秃顶。声调低沉,喉结突出似男性,阴蒂呈不同程度的增大,有时性欲增加。

(五)黑棘皮症

黑棘皮症为皮肤呈褐黑色、稍凸出的苔样变,扪诊觉柔软。项、颈、腋、乳房下、腹股沟皱褶处及两大腿内侧近外阴处均为好发部位。有时,黑棘皮表面出现皮垂。

黑棘皮症是明显胰岛素对抗和重度高雄激素血症的外在表现,但也可能是恶性病变的表现。最常见的恶性病变是腺癌,以胃癌最常见。有作者认为,高雄激素女性中5%有黑棘皮症,胰岛素对抗的年轻女性中黑棘皮症不到30%。

三、体格检查

(一)多毛

目前,无统一的多毛诊断标准,大多应用Ferriman等提出的半定量法。此法将人体划分为11个区域,每一区内按毛发的量给予评分(0~4分)(表9-8)。观察了430名无内分泌疾病的妇女,发现前臂和小腿部位的毛发与其他部位毛发的意义不同,前者主要是保护作用,而其他部位与激素有关,对激素较敏感,评分的结果显示:>10分占1.2%,>7分占4.3%,>5分占9.9%。目前世界卫生组织《不育夫妇标准检查与诊断手册》也采用此评分。

表 9-8 Ferriman 和 Gallway 的毛发分度标准

分区	部位	分度	标准
1	唇	1	外缘少许毛发
		2	外缘少量胡子
		3	胡子自外缘向内达一半
		4	胡子自外缘向内达中线
2	颏	1	少许稀疏毛发
		2	稀疏毛发伴少量浓密毛发
		3,4	完全覆盖,淡或浓毛发
3	胸	1	乳晕周围毛发
		2	乳晕周围毛发,伴中线毛发
		3	毛发融合,覆盖3/4面积
		4	完全覆盖
4	上背	1	少许稀疏毛发
		2	增多,仍稀疏
		3,4	完全覆盖,淡或浓
5	下背	1	骶部一簇毛发
		2	稍向两侧伸展
		3	覆盖3/4面积
		4	完全覆盖
6	上腹	1	中线少许毛发
		2	毛发增加,仍分布在中线
		3,4	覆盖一半或全部
7	下腹	1	中线少许毛发

分区	部位	分度	标准
		2	中线毛发呈条状
		3	中线毛发呈带状
		4	呈倒 V 型
8	上臂	1	稀疏毛发不超过 1/4 面积
		2	超过 1/4 面积,未完全覆盖
		3,4	完全覆盖,淡或浓
9	下臂	1,2,3,4	完全覆盖背侧,淡的分 2 度,浓的分 2 度
10	大腿	1,2,3,4	与上臂同
11	小腿	1,2,3,4	与上臂同

注:0 度为没有恒毛。

Bardin 等提出面部毛发的评分系统,将面部分为上唇、颏和鬓 3 个区域。每个区按毛发量用＋做记录,满布毛发为＋＋＋＋。

Birabaum 等的面部毛发分布为:＋表示颏部有稀疏须毛;＋＋表示颏部有一簇须毛;＋＋＋表示颏部和前颈部均有须毛;＋＋＋＋表示颏部、颈部和颊部均有男性须毛。

(二)痤疮

一般,临床对痤疮不做详细评分记录。Ross 等提出面部痤疮的评估标准。轻度为丘疹样痤疮数≤20 个,无囊性结节样痤疮;中度为丘疹样痤疮＞20 个,且有囊性结节样痤疮;重度为面部出现大量囊性结节样痤疮。

Rosenfield 继而提出痤疮的临床评分标准(表 9-9)。以皮损的性质和数目作为评分标准,面部和躯干部位应分别做评分。Cook 和 Allen 等推荐摄像法做痤疮的分类。

表 9-9　痤疮的临床评分

评分	类型	临床表现
0	无	无
1	轻微	痤疮≥2 mm,面部或躯干＜10 个
2	轻	痤疮 10～20 个
3	中	痤疮＞20 个或脓疮＜20 个
4	重	脓疮≥20 个
5	囊性	炎性病损≥5 mm

(三)阴蒂增大

阴蒂增大需与包皮过厚做鉴别。临床上常以测量阴蒂根部横径＞1 cm 为标准。Tagatz 等提出阴蒂指数的概念,可作为雄激素影响的生物鉴定。阴蒂头部最大纵径和最大横径的积为阴蒂指数。在分析的 249 例正常女性中,95％的阴蒂指数＜35 mm,认为＞35 mm 者为阴蒂增大。

(四)肥胖

国际上常用的测定方法为身体质量指数或称体重指数,体重指数＝体重(kg)/身长^2(m^2)。评价标准是＜10 为消耗性疾病,10～13 为营养失调,13～15 为消瘦,15～19 为正常,19～22 为良好,>24 为超重;女性>27 为肥胖,男性>25 为肥胖;30 相当于超重 30%。

标准体重的计算在婴儿期、幼儿期和成人期各不相同,成人期身长 165 cm 以上者体重(kg)=身长(cm)-100。身长 165 cm 以下者:男性体重(kg)=身长(cm)-105;女性体重(kg)=身长(cm)-100。体重超过标准体重的 10% 为超重,超过标准体重的 20% 为肥胖。

近年发现,脂肪分布的部位不同,对代谢影响不同。根据脂肪的分布情况将肥胖分为男性型和女性型,现用腰围和臀围的比例(WHR)做鉴别。腰围是在平卧位时测量脐孔水平的腹部周径,臀围是测量平卧时的最大周径,两者的比例即 WHR>0.85 为男性型肥胖,WHR≤0.75 为女性型肥胖。

四、常见高雄激素血症

妇产科常见的高雄激素血症主要为卵巢和肾上腺病变,也见于靶器官局部雄激素异常所致的多毛,外源性的雄激素或具雄激素作用的药物引起的较少见,但常为医源性。引起高雄激素血症的常见原因如下:①卵巢,多囊卵巢综合征,间质泡膜细胞增生症,分泌雄激素肿瘤;②肾上腺,21-羟化酶缺陷症(典型),21-羟化酶缺陷症(迟发型),皮质醇增多症,肾上腺肿瘤;③特发性多毛;④药物,雄激素,具雄激素作用的孕激素,丹那唑、苯妥英钠等。

(一)多囊卵巢综合征

多囊卵巢综合征为卵巢病变中最常见的高雄激素血症,事实上本病的确切发病原因未明,是丘脑、垂体调节功能失常,抑或卵巢局部多肽激素(如抑制素等)对垂体的反馈异常所致,有待阐明。本病 LH 分泌频率增加,幅度轻度增加,血清 LH 增加。LH:FSH=2:1 或 3:1,导致卵泡闭锁增加,无优势卵泡,更无排卵,而卵巢间质细胞增生。增生的间质细胞分泌雄激素增加。雄激素在外周组织中转化为雌酮,雌酮反馈于中枢,致 LH 分泌增加。LH 又影响卵泡发育,使间质合成雄激素增加,成一恶性循环。曾发现,卵泡液中睾酮比正常卵巢中高 30~200 倍,卵泡细胞产生的雄激素比正常泡膜细胞中高 2~6 倍,卵巢间质中产生的睾酮比正常增加 50~250 倍,肾上腺分泌的 DHEA 和 DHEA-S 也轻度增加,现认为本病是雄激素来源于卵巢和肾上腺,但以卵巢为主。睾酮轻度升高或在正常范围的高限,仅部分患者 DHEA-S 轻度升高。有报道认为睾酮水平在 2.429~4.164 nmol/L,雄烯二酮在 10.47~17.45 nmol/L,约半数患者硫酸脱氢表雄酮升高。故有否多毛和多毛的程度各例可不同,有报道认为与局部睾酮和 5α-雄烷-3α、17β-二醇葡糖苷酸的程度有关。部分多囊卵巢综合征伴有胰岛素对抗,若有肥胖则易出现葡萄糖耐量试验异常和黑棘皮症。

(二)卵巢间质泡膜细胞增生症

本症首次报道于 1943 年,称"卵泡膜增生",指出间质中有黄素化泡膜细胞,但与邻近的卵泡无关。此后发现,常伴有男性化。Fox 提出现用名,近年已公认。

本病较少见,临床表现与多囊卵巢综合征类似,两者易混淆。但本病随年龄的增加,卵巢分泌的睾酮量也逐渐增加。当 40 岁时高雄激素血症的表现明显,如多毛、颞部脱发、音调低沉、乳房缩小和阴蒂增大等,且与日俱增,血中雄烯二酮和睾酮均明显升高,甚至睾酮可高达 6.94 nmol/L(200 ng/dL),而 DHEA-S 正常。卵巢常呈双侧性增大,最大直径可达 7 cm,白膜增厚,但白膜下无多个囊状卵泡。卵巢间质中有许多黄素化泡膜细胞巢,此为本病的组织学特征和雄激素的主要来源。本病时可伴有糖尿病、肥胖和黑棘皮症等。

(三)分泌雄激素的卵巢肿瘤

分泌雄激素的肿瘤很少见,曾有报道占住院患者的 1∶30 000,占妇科手术标本的 1∶312。具内分泌功能的卵巢肿瘤病理学分类如下。

1.性索间质瘤

颗粒细胞瘤,泡膜细胞瘤,硬化性间质瘤,支持-间质细胞瘤(支持细胞瘤,睾丸间质细胞瘤,支持细胞-睾丸间质细胞瘤,两性母细胞瘤,性索瘤伴环状小管,未分类)。

2.类固醇细胞瘤

间质黄素瘤,睾丸间质细胞瘤,肾上腺皮质型肿瘤,类固醇细胞瘤。

3.其他

非功能性肿瘤,妊娠期男性化肿瘤,门细胞增生过长,卵巢水肿。

颗粒细胞瘤占卵巢肿瘤的 1%～2%,5% 在青春期前,95% 在成年后,绝经后多见,主要分泌雌激素,少数患者分泌雄激素。泡膜细胞瘤很少见,主要分泌雌激素,少数分泌雄激素,一般 5～10 cm 大小,多为单侧性,很少为恶性。硬化性间质瘤仅少数具分泌雌激素或雄激素的功能,为良性肿瘤。支持-间质细胞瘤含有支持细胞、睾丸间质细胞和成纤维细胞,又称男性母细胞瘤、支持细胞-睾丸间质细胞瘤和卵巢睾丸母细胞瘤。支持细胞瘤常无分泌功能或分泌雌激素,仅个别分泌雄激素。支持细胞-睾丸间质细胞瘤为未绝经妇女最常见的男性化肿瘤。该肿瘤中 40%～75% 分泌雄激素,血睾酮升高,其他雄激素正常。类固醇细胞瘤主要由黄素细胞、睾丸间质细胞和肾上腺皮质细胞组成。间质黄素瘤主要分泌雌激素,仅少数分泌雄激素,可见卵泡细胞增生。单纯 Leydig 细胞瘤又分为门细胞瘤和睾丸间质细胞瘤两种,必须见到肿瘤中有 Reinke 结晶体方可诊断。两者的血睾酮均明显升高,可达 10.41 nmol/L(300 ng/dL)。肾上腺皮质型肿瘤罕见,分泌雌激素和雄激素。一些上皮性肿瘤,认为是非功能性的肿瘤却分泌雄激素,例如浆液性囊腺瘤、卵巢纤维上皮瘤、黏液性囊腺瘤、转移性印戒细胞型黏液腺癌、良性囊性畸胎瘤、无性细胞瘤和性母细胞瘤等肿瘤偶尔会分泌雄激素。曾发现,在肿瘤组织附近的间质黄素化或增生,此可能为性激素的来源。

(四)21-羟化酶缺陷

典型者常在新生儿或婴儿期发病,因该酶缺陷,肾上腺合成的睾酮过多而出现男性化,迟发型因青春期 17,20 裂解酶活性增加,17-羟孕烯醇酮和 17-羟孕酮增加,但 21-羟化酶缺陷,致使睾酮增加。迟发型常需与多囊卵巢综合征鉴别,该综合征时清晨 17-羟孕酮的基值升高,具诊断价值。若有疑问时可做 ACTH 试验,在注射 ACTH 250 μg 后,1 小时的 17-羟孕酮>30.3 nmol/L(10 ng/mL)具鉴别诊断价值。

(五)肾上腺皮质功能亢进症

肾上腺皮质功能亢进症又称皮质醇增多症或 Cushing 综合征。因肾上腺皮质功能旺盛,合成的皮质醇和雄激素过多,常见的临床表现为肥胖、痤疮、多毛和月经失调。多毛并非为主要表现,且除性毛增多外,常常有全身柔毛增加,此由肾上腺分泌的高雄激素之故。

本病 60% 由垂体 ACTH 分泌过多所致,25% 由肾上腺本身的疾病引起,其他由异位 ACTH 分泌或 CRH 分泌过多所致。若 24 小时尿皮质醇<110 μg,且过夜地塞米松抑制试验的皮质醇 <139.5 nmol/L(5 μg/dL),则本病可基本除外。

(六)肾上腺分泌雄激素肿瘤

肾上腺肿瘤仅分泌雄激素的少见。若无论有无其他临床表现,血睾酮>6.94 nmol/L(200 ng/dL)

为分泌雄激素肿瘤的特征。肾上腺来源的肿瘤在分泌睾酮的同时也分泌 DHEA-S。

（七）特发性多毛

其以多毛，但月经正常且循环中睾酮和 DHEA-S 正常为特征，常呈家族性，分布于地中海沿岸，又称家族性或体质性多毛；因肾上腺和卵巢中合成的雄激素均未增加，故称为特发性多毛。近年发现本病患者中 80% 的 3α-diol-G 增加。此提示多毛由 5α-还原酶活性增加所致，而且 5α-还原酶活性与多毛程度和血清中 3α-diol-G 的水平呈正相关。目前认为本病为外周组织中雄激素代谢异常，主要在毛囊皮脂腺部位。

五、鉴别诊断

妇科常见的高雄激素血症的临床表现相似，有程度上的不同，较难鉴别，但可从其不同的发病机制、生殖激素的变化进行鉴别诊断（表 9-10）。多囊卵巢综合征时睾酮轻度升高或在正常范围高限，但 LH 升高且 LH：FSH≥2。泡膜细胞增生症有时难与多囊卵巢综合征区别，但 LH 正常，睾酮升高较明显，必要时作卵巢活检。21-羟化酶缺陷时睾酮升高明显，个别患者可 >6.94 nmol/L（200 ng/dL），需与分泌雄激素肿瘤鉴别。迟发型者睾酮轻度升高，但 17-OHP 升高为特征，必要时可做 ACTH 兴奋试验。分泌雄激素的卵巢肿瘤以睾酮明显升高为特征，常达 6.94～10.41 nmol/L（200～300 ng/dL）。但非肿瘤性疾病也有时可达如此水平。若同时伴有 DHEA-S 升高，往往 >21.60 μmol/L（8 μg/mL），则提示肿瘤可能来自肾上腺。超声，必要时 CT 或 MRI 检查有助诊断。肾上腺皮质增生症以睾酮和肾上腺皮质激素升高为特征，可做抑制试验以资鉴别。特发性多毛症的特点为除多毛外，无其他异常表现，且雄激素在正常范围，唯有双氢睾酮的代谢产物 3α-diol-G 升高。

表 9-10　常见妇科高雄激素血症的激素变化

激素	多囊卵巢综合征	卵泡膜细胞增生病	21-羟化酶缺陷	皮质醇*增生症	肿瘤（卵巢，肾上腺）	特发性多毛
LH	升高	正常	正常	正常	正常	正常
T	2.429～4.164 nmol/L	75.205 nmol/L	升高	升高	>6.94 nmol/L	正常
DHEA-S	1/2 患者升高	正常	常正常	稍升高	正常，>18.90 μmol/L	正常
17-OHP	正常	正常	升高	正常	正常	正常
F	正常	正常	正常	升高	正常	正常
3α-diol-G	正常	正常	正常	正常	正常	正常

注：* 在卵泡期 8:00 时取血。

六、治疗

（一）口服避孕片

其以雌激素为主的雌、孕激素复合片较理想，炔雌醇的量在每片 35～50 μg 较合适，再加无雄激素作用的合成孕激素。其作用为抑制 LH 分泌，减少血浆中睾酮、雄烯二酮和 DHEA-S 的分泌，且增加性激素结合球蛋白的水平。这就既减少了循环中雄激素的水平，又降低了血中具生物活性的睾酮的水平。一般，做周期疗法。

（二）孕激素类

甲羟孕酮和甲地孕酮的效果尚佳，有弱的抗雄激素作用和轻度抑制促性腺素分泌的作用，可降低睾酮和 17-酮类固醇的水平。以甲羟孕酮最常用，一般用 20～40 mg/d，口服。国外也用肌内注射，每 2 周 100 mg 或每 6 周注射 150 mg。无论口服或注射均连用 3 个月，需注意液体潴留，有体重增加、肝功能损害、血栓形成和情绪抑郁等不良反应。

(三)GnRH-a

长期应用后使垂体细胞的 GnRH 受体去敏感，导致促性腺素减少，从而减少卵巢中性激素的合成。一般，用 6 个月为 1 个疗程，因丘脑-垂体-性腺轴被抑制，可有更年期的变化，如潮热、情绪变化、阴道干燥和骨质吸收，甚至骨质疏松，停药后均能恢复。开始用药时因雌激素降低可出现不规则出血。在月经周期的第 1～5 天开始应用，有经鼻吸入、皮下和肌内注射等途径。buserelin 和 nafarelin 喷鼻，每次剂量分别为 100 μg 和 200 μg，每天 3 次。goserelin，每月注射一次，每次 3.75 mg。为了减少低雌激素导致的不良反应，可用雌、孕激素联合法作周期治疗。国外常用结合雌激素 0.625 mg 或雌二醇 1 mg 与甲羟孕酮 2.5 mg 联合应用。

(四)地塞米松

地塞米松的作用为抑制 ACTH，因此最适用于肾上腺来源的高雄激素血症。常用地塞米松 0.25～0.50 mg/d，以每晚口服对丘脑-垂体-肾上腺轴的抑制最明显。若用泼尼松片，则需 5.0～7.5 mg/d，必须注意用药后早晨的皮质醇水平不应 <55.8 nmol/L(2.0 μg/dL)，否则应减少治疗剂量。有作者强调 DHEA-S 中度升高时用地塞米松不一定有效。当 21-羟化酶缺陷时，则需用较大剂量进行治疗。

(五)螺内酯

本药往年是拮抗醛固酮的利尿剂，近年发现具有抑制卵巢和肾上腺合成雄激素的作用，在毛囊竞争雄激素受体和抑制 5α-还原酶的活性，本药主要通过竞争受体起抗雄激素作用，因抑制雄激素合成的作用个体变化颇大，血中睾酮、雄烯二酮和双氢睾酮均下降，但皮质醇、DHEA 和 DHEA-S 无变化。应用剂量为 50～200 mg/d，国外大多认为 200 mg/d 效果最佳，可使毛发变细。在应用一段时间后可用维持量 25～100 mg/d，可连续用 6 个月至 1 年。在用药 2～6 个月可见疗效。在用药的开始数周应监测肝功能和电解质，以免发生高钾和低血压。用药期常会发生不规则出血，若螺内酯与口服避孕片联合应用，则既可使月经周期正常，又可加强疗效和避孕。有作者用 2%～5% 螺内酯霜可有效地治疗痤疮，不被吸收入全身，无不良反应。

(六)醋酸环丙氯地孕酮

本药为合成的 17-羟孕酮的衍生物。具较强的抗雄激素作用，与雄激素竞争受体而抑制睾酮和双氢睾酮的作用。因其本身属孕激素，故抑制促性腺素的分泌，从而减少睾酮和雄烯二酮，还增加睾酮的清除率。最常见的不良反应是疲劳、水肿、体重增加、乳房痛和性欲减退。本药贮藏在脂肪组织中缓慢释放，因而具有强的长效孕激素作用，在临床应用时作倒序贯法，即月经周期的第 5～14 天，每天服 100 mg(50～200 mg)，在第 5～25 天，每天服炔雌醇 30 μg 或 50 μg，作周期疗法，停药后月经来潮。近年，国外将本药作为避孕药，称 diane；可将本药 2 mg 与炔雌醇 50 μg 联合应用，月经周期第 5～25 天口服；也有将本药 2 mg 与炔雌醇 35 μg 联合应用，一般认为效果良好。有报道，在治疗迟发性 21-羟化酶缺陷时，其效果优于氢化可的松。

(七)酮康唑

酮康唑具有抑制细胞色素 P_{450} 酶系——17,20 裂解酶和 17α-羟化酶及 11β-羟化酶的作用，可明显减少肾上腺和性腺中类固醇激素的合成。不良反应有肝损害、脱发、疲劳、头痛、皮肤干燥、腹痛和呕吐。常用剂量为 400 mg/d，也可高达 1 200 mg/d。　　　　　　　(栾守婧)

第八节　男性青春期发育延迟

一、定义

在 11～12 岁时,多数男孩将会出现身高激增、声调变低、胡须生长及外生殖器迅速增大等男性第二性征,此为正常男性青春期发育。事实上,青春期发育并非为一突发的生理事件,而是从出生时就已开始,贯穿整个儿童时期,逐渐向成年转变的连续过程。

一般来说,男孩年龄达到 14 周岁或超过同龄男孩人群青春期发育平均年龄 2 个标准差时,若仍无睾丸体积明显增大迹象和/或无第二性征发育的征兆,则应考虑为男性青春期发育延迟。临床上,性早熟以女性为多见,青春期发育延迟则以男性为主。

二、分类

CDP 男性青春期发育延迟,根据其延迟时间的长短或将来有无自主青春期发育,可将其分为暂时性青春期发育延迟和永久性青春期发育延迟两大类型。

临床上则常按照男性青春期发育延迟的发病机制,将其分为如下三类。

(一)体质性青春期发育延迟(constitutional delay of puberty,CDP)

CDP 也称为体质性生长和青春期发育延迟。此类为暂时性青春期发育延迟,与遗传因素有关,常有家族史,患者的父亲和/或母亲也常常有青春期发育延迟的经历。

(二)功能性低促性腺激素性性腺功能减退症

功能性低促性腺激素性性腺功能减退症常因慢性系统性疾病如糖尿病、哮喘等或营养不良所导致的下丘脑-垂体功能障碍所致。去除全身性慢性疾病的影响之后,可恢复正常的青春期发育。因此,该类也为暂时性青春期发育延迟。

(三)男性性腺功能减退症

男性性腺功能减退症主要包括下丘脑-垂体功能先天发育异常或后天疾病所致的低促性腺激素性性腺功能减退症,以及睾丸组织自身病变所致的高促性腺激素性性腺功能减退症两种类型。前者又被称为继发性性腺功能减退症,后者则也被称为原发性性功能减退症。两者均为永久性男性青春期发育延迟。该类疾病患者,不经治疗终身都不会有第二性征的发育。由于睾丸功能几乎相伴男性一生,因此永久性的男性性腺功能减退症患者,需要进行终身的、生理剂量的性激素替代治疗。

三、病理机制

正常青春期发育的启动,受到大脑皮质、下丘脑-垂体-睾丸轴、众多神经递质和细胞因子等诸多因素的精细调控。

在青春期前,下丘脑-垂体-睾丸轴处于相对静息状态。伴随着生长发育,机体内能量积累逐渐增加,脂肪组织含量逐渐增多,脂肪细胞所分泌的瘦素达到一定的浓度时,大脑皮质对下丘脑-垂体-睾丸轴的抑制作用逐渐解除,伴随着下丘脑脉冲性地分泌促性腺激素释放激素,垂体脉冲式分泌促卵泡激素(FSH)和黄体生成素(LH)的频率逐渐增多,且幅度增大。

FSH 主要作用于睾丸的支持细胞,使其分泌大量的雄激素结合蛋白,其与雄激素尤其是大量的睾酮相结合,使睾丸组织内局部睾酮浓度高出血液数百倍的微环境。

LH 则主要作用于睾丸间质细胞,促进其合成和分泌大量的以睾酮为主的雄激素。睾酮促进第二性征的发育及精子的发生与成熟。

青春期的启动需要能量储备,当机体能量积累到一定程度,便可以通过脂肪组织所分泌的瘦素等化学信使传递信号,解除大脑皮质对下丘脑-垂体-睾丸轴的抑制。以上环节中的任何缺陷,如瘦素缺乏或瘦素受体功能异常,都可能导致暂时性青春期发育延迟或永久性性腺功能减退症。

(一)体质性青春期发育延迟

可以看作正常青春期发育变异的极端类型。此类患者,出现青春期发育时间晚于普通人群,大多数仅延迟 2～3 年,但也有极个别患者,其青春期发育时间可延迟到 20 岁左右才能自发出现,但不能完全排除这些患者存在潜在慢性系统性疾病的可能。

尽管此类患者有青春期发育启动时间推后,但最终都可自主地完成青春期发育的全过程。由于正常青春期发育起始年龄一直存在群体的动态变化趋势和明显的个体差异,因此很难给体质性青春期发育延迟划定一个绝对有效的年龄界限。

关于体质性青春期发育延迟的机制,目前尚未完全阐明。很多患者呈现出体质性青春期发育延迟的家族性集聚现象。因此,推测体质性青春期发育延迟和遗传基因有关,以常染色体显性遗传可能性大,但其外显率不一,基因的具体定位目前也不明确。

不少研究提示,体质性青春期发育延迟患者的基础代谢率高于普通人群,推测能量的负平衡可能是体质性青春期发育延迟的原因之一。

(二)功能性低促性腺激素性性腺功能减退

全身性慢性疾病和营养不良患者,在原发病得到恰当的治疗及营养状态改善后,可恢复青春期发育。

其青春期发育延迟的原因,一方面可能和机体能量消耗过多或储备不足有关;另一方面也可能和疾病相关的炎症介质作用于中枢神经系统,从而抑制下丘脑-垂体-睾丸轴的启动有关。

1.低促性腺激素性性腺功能减退症

低促性腺激素性性腺功能减退症由下丘脑或垂体功能异常所致。下丘脑或垂体功能障碍,均导致垂体分泌促性腺激素不足,进而出现睾丸功能减退。常见病因包括特发性低促性腺激素性性腺功能减退症、遗传基因病变所致的 Kallmann 综合征、Laurence-Moon-Biedl 综合征、Prader-Willi 综合征、垂体和下丘脑部位及其附近区域占位性病变、炎症、外伤(包括出生时难产)或放射治疗等物理化学因素所致的损伤。根据理化损伤出现时间的早晚和严重程度的不同,临床上可表现为已经启动的青春期发育终止、青春期发育迟缓或完全没有青春期发育。特发性低促性腺激素性性腺功能减退症是指不明原因、选择性腺垂体促性腺激素细胞功能障碍,使其分泌FSH 和/或 LH 不足或缺乏,导致青春期发育异常,而腺垂体其他激素分泌功能可完全正常。

2.高促性腺激素性性腺功能减退症

高促性腺激素性性腺功能减退症由睾丸自身功能障碍所致。临床表现为青春期发育延迟、青春期发育不完全或青春期不发育。临床常见病因有染色体核型异常所致的 Klinefelter 综合征、先天性性腺发育不全或缺如及睾丸外伤等。一些少见的影响睾丸雄激素合成酶活性的遗传性疾病,如 17α-羟化酶缺乏症,也可导致不同程度的睾酮合成障碍。若胚胎期雄激素作用不充分,常导致性分化异常,出现假两性畸形;青春发育期雄激素缺乏,则出现青春期发育延迟或青春不发育。

部分性低促性腺激素性性腺功能减退症患者,由于下丘脑-垂体保留了一定的功能,垂体可分泌一定量的促性腺激素。于是青春期发育启动时间可能正常或只是稍微延后,但随后的发育进程缓慢,不经治疗男性第二性征发育始终难以达到正常成年男性的水平,睾丸体积可大于4 mL,但质地偏软。

高促性腺激素性性腺功能减退症患者,青春期发育启动时间可以正常,也可有一定程度的男性第二性征发育,但不能达到完全正常水平。常见表现为乳房发育、睾丸体积多小于 2 mL,且质地偏硬。

四、诊断

临床工作中,要充分考虑到社会因素的影响,以帮助选择恰当的诊断程序和正确的治疗方案。

(一)临床表现

体质性青春期发育延迟与同年龄同性别的儿童相比,往往只表现为青春发育时间的推后和生长速度的缓慢。患者出生时的身长、体重一般正常。随着年龄的增长,与同龄儿童的身高差距有所增大。

正常儿童进入青春期后生长速度明显加快,使得患者与同龄正常儿童的身高差距更加明显。绝大多数患儿在此时就诊。就诊时的身高往往落后于实际年龄 2～3 岁,但与其骨龄基本相当。即患者的骨龄落后于实际年龄 2～3 岁。患者有充足的生长潜力,大部分患者最终能够获得其应有的遗传身高。

多数体质性青春期发育延迟患者体形消瘦,但心智发育与实际年龄相符,表现为面貌幼稚,身材偏矮,第二性征发育延迟。大部分患者可以在 15～19 岁时获得正常的青春期发育。体质性青春期发育延迟常常有家族遗传倾向,如母亲初潮年龄比同时代同龄妇女偏大,或父亲出现青春期变声和生长加速时间延迟。

部分性低促性腺激素性性腺功能减退症患者,由于下丘脑-垂体保留了一定的功能,垂体可分泌一定量的促性腺激素。于是青春期发育启动时间可能正常或只是稍微延后,但随后的发育进程缓慢,不经治疗男性第二性征发育始终难以达到正常成年男性的水平,睾丸体积可大于4 mL,但质地偏软。

高促性腺激素性性腺功能减退症患者,青春期发育启动时间可以正常,也可有一定程度的男性第二性征发育,但不能达到完全正常水平。常见表现为乳房发育、睾丸体积多小于 2 mL,且质地偏硬。

(二)体格检查

体质性青春期发育延迟的患者,大多为体形消瘦者。外生殖器幼稚,处于青春期发育前的阶段。阴毛、腋毛无明显生长。患者的睾丸体积小于 4 mL,发声仍为童声,无明显喉结突出和胡须生长。虽然他们的身高较同龄人偏矮,但是比生长激素缺乏症的患者(不经治疗,身高一般小于140 cm)要高。

Klinefelter 综合征患者,身材偏高,睾丸体积常小于 2 mL,且质地偏硬,可有一定程度的第二性征发育,并可出现明显的男性乳房发育。

Kallmann 综合征患者,可有面部中线发育异常如唇裂、腭裂,常有嗅觉功能减退或缺失。

(三)辅助检查

1.骨龄测定

正常情况下,骨龄与实际年龄相当。体质性青春期发育延迟的患者,骨龄较实际年龄晚 2～3 岁,但与患者当时的生长发育状况相匹配。一般来说,青春期发育与骨龄大小相关最为密切。无论实际年龄大小,当骨龄达到 11～12 岁时,男孩就开始启动青春期发育。临床上最典型的例证是,有雄激素分泌增多的先天性肾上腺皮质增生症患者,往往骨龄明显超前,经肾上腺皮质激素替代治疗后,尽管实际年龄只有 4～5 岁,也可伴随真性性早熟。低促性腺激素性性腺功能减退症患者,骨龄明显落后。

2.血性腺激素水平测定

青春期发育延迟的患者,睾酮水平均显著低于同龄人水平。低促性腺激素性性腺功能减退症患者,其血睾酮水平与促性腺激素 FSH 和 LH 水平均低于正常;高促性腺激素性性腺功能减退症患者(如性腺发育不良、Klinefelter 综合征等)睾酮水平可处于正常低值或接近正常,但是其 FSH 和 LH 水平明显升高,因此易于做出正确诊断。

3.血淋巴细胞混合培养及染色体核型分析

Klinefelter 综合征患者的染色体核型异常,其典型核型为 47,XXY。

4.肝肾功能及血电解质测定

了解肝肾功能情况及血电解质水平,有助于了解青春期发育延迟是否与全身性慢性疾病、营养不良等因素有关,并且为药物治疗提供依据。

5.其他内分泌激素如甲状腺激素、生长激素等检测

特发性低促性腺激素性性腺功能减退症的甲状腺激素(TT_4、TT_3、FT_4、FT_3 和 TSH)正常,TRH 兴奋 TSH 实验一般反应正常,ACTH 和皮质醇的昼夜节律正常,皮质醇对 ACTH 兴奋的反应正常。如果发育迟滞患者同时存在生长激素、甲状腺激素和促性腺激素水平低下(各种原因导致腺垂体功能减退),骨龄落后将会更加明显,甚至可以落后实际年龄达 5 岁以上。

6.鞍区、垂体 MRI 检查

了解垂体发育状况,排除鞍区占位性病变。

7.LHRH 兴奋实验

LHRH 兴奋实验可帮助了解垂体-睾丸轴的功能,有助于鉴别体质性青春期发育延迟和低促性腺激素性性腺功能减退症。

五、鉴别诊断

应着重于体质性青春期发育延迟与低促性腺激素性性腺功能减退症的鉴别诊断。

此两类患者就诊时都无青春期发育表现,促性腺激素水平和性激素水平都很低,因此,临床上进行鉴别诊断时,往往存在困难。两者的鉴别诊断可从以下几方面综合考虑。

(一)病史和查体

注意有无难产、产伤及窒息史;出生及就诊时的身高、体重及儿童期的生长发育情况;注意有无慢性疾病,如贫血、支气管哮喘等病史。了解患者父母亲的青春期发育史,如父亲开始变声或长胡须的年龄,母亲月经初潮的年龄等。计算每年的身高增长速度及上身长度/下身长度(以耻骨联合为界)的比例。注意有无嗅觉异常、面中线发育缺陷。进行详细的体格检查,准确记录阴毛、腋毛生长状况,准确记录睾丸体积大小。

（二）X 线检查测定骨龄

如果男孩骨龄已达 12 岁左右(青春期发育始动骨龄),可随诊观察半年或进行 LHRH 刺激兴奋实验帮助鉴别诊断;如骨龄明显落后于实际年龄,则应对腺垂体功能进行综合评价,明确有无腺垂体功能减退症存在。

（三）内分泌激素水平检测

测定血 LH、FSH、T 或 E_2 水平,评价性腺功能;测定血 T_3、T_4 和 TSH 水平,评价甲状腺功能;测定血生长激素的水平,必要时行胰岛素低血糖和/或左旋多巴生长激素刺激实验,评价腺垂体分泌生长激素的能力。

（四）颅内鞍区 MRI 等影像学检查

及时发现鞍区占位和其他损伤性的疾病。

（五）LHRH 兴奋实验

如骨龄已接近或达到正常青春期发育启动的年龄,用此实验可帮助临床医师进行鉴别诊断。一次性静脉推注 LHRH 100 μg,测定 LHRH 刺激后 LH 水平,如 LH 峰值>7.6 mIU/mL,则体质性青春期发育延迟可能性大,并提示患者在随后的 0.5～1.0 年会出现明显的青春期发育;如实际骨龄远小于青春期发育启动年龄,则单次静脉推注 LHRH 兴奋实验不能有效帮助鉴别体质性青春期发育延迟与低促性腺激素性性腺功能减退症。

（六）基因检测

基因检测有助于一些特殊类型的低促性腺激素性性腺功能减退症的诊断。如 Kallmann 综合征患者,可能存在 *KAL*-1 和 *FGFR*-1 等基因突变。

（七）随诊观察

如果在完成各种检查以后还是不能明确诊断,随访观察是一个非常有用并且十分经济的方案。体质性青春期发育延迟的患者,随诊 2 年后,一般都会出现青春期发育,而罹患低促性腺激素性性腺功能减退症的患者,则表现为青春期发育停滞不前或仍无青春期发育的迹象。

六、治疗原则

对男性青春期发育延迟患者进行治疗的主要目的是:促进男性第二性征的发育;解除患者及家长对患者偏离群体体像的担忧;使患者获得成年后最大的终身高。如果男孩达到 14 周岁,仍无青春期发育征象者,应对其进行相关检查和生长发育的评估,以明确青春期发育延迟的可能原因,并据此制定下一步治疗方案。体质性青春期发育延迟、全身性慢性疾病所致功能性低促性腺激素性性腺功能减退症、低促性腺激素性性腺功能减退症和高促性腺激素性性腺功能减退症,是青春期发育延迟常见的四种主要原因。其中,低促性腺激素性性腺功能减退症与体质性青春期发育延迟的临床表现和性激素检测结果十分相似。因此,要对二者做出明确的鉴别诊断,往往存在诸多困难。可是,临床上对这两种情况的处理方法却截然不同。前者需要用雄激素或促性腺激素或脉冲式促性腺激素释放激素进行终身替代治疗;而后者即使不经任何治疗,将来也会有自主发育。因而对青春期发育延迟的患者应根据每一个体的具体情况,决定是否需要进行药物治疗干预或仅只是随访观察。

低促性腺激素性性腺功能减退症患者既可用雄激素制剂治疗以促进男性第二性征的发育,也可用促性腺激素或脉冲式促性腺激素释放激素来进行治疗,促进其睾丸的发育,自身合成并分泌雄激素,以及生成精子;对高促性腺激素性性腺功能减退症患者来说,一般没有生育能力,其体内促性腺激素水平已经升高,再用促性腺激素或脉冲式促性腺激素释放激素治疗无效,只能终身用雄激素替代治疗。

（一）体质性青春期发育延迟的治疗

如果体质性青春期发育延迟的诊断已经明确,可以对患者进行随访观察,一般不需要药物治疗。

若患者骨龄已达到 12 岁（相当于男性青春期发育启动时的骨骼年龄）左右时,可每 3～6 个月随访 1 次,观察第二性征发育的演进过程。

随访时需采血测定 LH、FSH、T 和/或 E_2 水平、X 线摄片骨龄像评估骨龄大小,并用 Tanner 分期法甚至用照相法详细记录患者第二性征发育情况,尤其要注意睾丸体积大小的变化。如出现睾丸体积逐渐长大,并且血 T 水平稳步升高,则可继续随访观察。如此,大多数患者在半年到 1 年内多会出现明显的青春期发育。

如果男孩血 T>0.7 nmol/L,也提示患者在随后的半年左右会出现明显的青春期发育。

实际临床工作中,体质性青春期发育延迟往往只是一个排除了明显的器质性疾病后所下的一个推测性的诊断。也就是说,除非在以后的随访过程中已经看到患者自主出现了明确的青春期发育;否则,要确诊患者为体质性青春期发育延迟并判定患者将在随后几年内就一定会自发地出现青春期发育,确实还存在有很大的不确定性。

如果患者青春期发育的时间明显晚于同龄人,骨龄明显落后于实际年龄,家长及患者对生长发育有担心,并因此影响到患者的社会-心理健康。在这种情况下,如果能够排除系统性慢性疾病和其他内分泌疾病,起始时可以用小剂量雄激素替代治疗,促进患者身高增加和第二性征发育。治疗 3～6 个月后停药观察 3～6 个月,若仍无青春期发育的迹象,可如此再重复 1～2 次。

大量的临床观察证实,间断性、小剂量雄激素治疗,一般不会明显促进骨龄的增加,也不会影响将来成年后的终身高。此外,从小剂量逐渐过渡到大剂量的雄激素治疗方案,还可避免因起始大剂量雄激素治疗而患者对雄激素存在过度敏感所导致的阴茎痛性勃起。

小剂量雄激素治疗方案:口服十一酸睾酮胶丸,每次 40 mg,每天 1～2 次餐后口服的治疗方案。由于十一酸睾酮胶丸口服后以乳糜微粒的形式通过肠道淋巴管吸收,因此食物中含有一定量的油脂成分可帮助提高其生物利用度和疗效。

在用雄激素替代治疗的过程中,应密切观察睾丸体积变化。一旦发现睾丸体积大于 4 mL,应停止雄激素替代治疗,进一步观察患者自发青春期发育程度和性激素水平变化。

如果停药后,患者睾酮水平稳步升高并停留在成人水平,则体质性青春期发育延迟的诊断明确。如果雄激素替代治疗 1 年以上,患者睾丸体积仍无明显增大,提示低促性腺激素性性腺功能减退症诊断可能性极大,患者需要终身进行雄激素或促性腺激素替代治疗。

应尽量模仿正常男性青春期发育雄激素分泌的生理模式,雄激素的剂量也应逐渐增加,直到 3 年之后,血睾酮浓度达到成年男性水平。

研究表明,体质性青春期发育延迟的患者,给予小剂量雄激素替代治疗,有助于促进第二性征发育和青春期的启动。小剂量雄激素替代治疗,不会对患者自身的下丘脑-垂体-睾丸轴产生明显抑制作用。和未接受小剂量雄激素替代治疗的患者相比,两组之间在最终身高、骨密度、体脂含量等人体学指标方面无明显差异。

随访观察和小剂量雄激素替代治疗,都是治疗体质性青春期发育延迟的合理方案。

（二）慢性疾病或营养不良导致青春期发育延迟的治疗

治疗重点在于明确和去除原发病因，改善患者的营养状态，增加患者的体重。

一般情况下，病因去除或营养状态改善后，青春期发育会自发出现，并表现出追赶生长现象，身高的增长速度出现一过性加快，回归到同龄男孩的正常生长曲线范围之内。

甲状腺功能减低的患者，在甲状腺激素水平纠正到正常以后，生长速度明显加快，最终身高和青春期发育均与同龄人相近似。

（三）低促性腺激素性性腺功能减退症的治疗

特发性低促性腺性性腺功能减退症患者可先予小剂量雄激素治疗，以促进男性第二性征发育，3～4 年过渡到充足的成年剂量，以维持男性的性功能。在长期随诊中需要观察睾丸体积的变化，一旦发现睾丸体积明显增大，应及时停止睾酮替代治疗，重新评价患者的下丘脑-垂体-睾丸轴的功能。

成年男性患者可用十一酸睾酮注射剂，每次 250 mg 肌内注射，先每月注射 1 次，然后根据血睾酮水平，调整用药时间为每间隔 25～45 天肌内注射 1 次。如此，可将血睾酮水平始终维持在正常低限值以上，又不至于超过睾酮水平正常高限值。

对于身材明显矮小的患者，应考虑到腺垂体功能减退，同时还存在生长激素、甲状腺激素或肾上腺皮质激素缺乏的可能性。在明确诊断后，首先予以肾上腺皮质激素和甲状腺激素替代治疗，然后予以生长激素治疗，最后才考虑雄激素替代治疗，以达到解决患者成年终身高问题的目的。

成年已婚的低促性腺激素性性腺功能减退症患者，若有生育子女的要求或十分在意自身睾丸体积的大小，可以接受 HCG/FSH 联合治疗，以促进其自身睾丸组织的生长发育，使其恢复合成和分泌雄激素功能同时，启动精子的发生和成熟，以达到解决患者想生育自己的后代的愿望。

一般来说，先前是否经历过雄激素治疗，不影响随后的促性腺激素或脉冲式促性腺激素释放激素治疗的疗效。对大多数低促性腺激素性性腺功能减退症患者来说，从药物经济学的角度出发，可采用先用雄激素治疗以解决患者的第二性征的发育及获得性生活的能力，然后再用促性腺激素或脉冲式促性腺激素释放激素治疗方案解决患者生育问题。如此治疗方法，较为经济适用。促性腺激素治疗可以成功地达到解决第二性征发育的目的。但是，要想达到有充足数量的精子生成并恢复通过自然性交的方式达到生育的目标则较为困难。

若为部分性低促性腺激素性性腺功能减退症患者，在开始促性腺激素治疗之前的睾丸体积就已接近或大于 4 mL，或经促性腺激素治疗后睾丸体积迅速增大到 8 mL 以上的患者，则通过自然性交方式获得生育的可能性较大。

经促性腺激素或脉冲式促性腺激素释放激素治疗后，虽有一定数量的精子生成，但精子浓度<20×10⁶/mL，或精子质量不高，通过自然性交途径始终无法使女方妊娠的患者，可考虑采取辅助生殖技术。

（四）高促性腺激素性性腺功能减退症的治疗

高促性腺激素性性腺功能减退症的根本病变在于睾丸组织本身，因为睾丸功能衰竭，导致垂体分泌的 FSH 和 LH 水平显著升高，因此诊断起来并不困难。

临床上常见疾病有 Klinefelter 综合征，腮腺炎感染后的睾丸炎及自身免疫性睾丸炎等。此类患者只能用雄激素终身替代治疗，其原则和具体方案与低促性腺激素性性腺功能减退症患者雄激素治疗方案相同。

因为此类患者睾丸功能已经衰竭,因此一般没有生育的可能性。偶有少数患者因睾丸组织功能损害较轻,可能有生育能力。

与低促性腺激素性性腺功能减退症不同,对高促性腺激素性性腺功能减退症给予 FSH 和 HCG 治疗不能促进第二性征的发育,更无助于生育能力的恢复。

(栾守婧)

第九节 男性不育症

一、概述

世界卫生组织规定,夫妇同居 1 年以上,未采用任何避孕措施,由于男方因素造成女方不孕者,称为男性不育。男性不育症根据临床表现,可分为绝对不育和相对不育两种。根据不育症的发病过程,又可分为原发不育和继发不育,前者指夫妇双方婚后从未受孕者,后者是指男方或女方有过生育史(包括怀孕和流产史),但以后由于疾病或某种因素干扰了生殖的某环节而致连续 3 年以上未用避孕措施而不孕者。男性生殖环节很多,主要有男性生殖系统的神经内分泌调节,睾丸的精子发生,精子在附睾中成熟,精子排出过程中与精囊、前列腺分泌的精浆混合而成精液,精子从男性生殖道排出体外并输入到女性生殖道内,精子在女性输卵管内与卵子受精等。其中,任意一个环节中受到疾病或某种因素的干扰和影响,都可导致生育障碍。

据国外资料统计:已婚夫妇不孕者占 10%~15%,其中 50% 是男方原因。所以,对不孕患者,男女双方都应检查,找病因,及时进行治疗。有调查表明:男女性生活正常,未采取任何避孕措施,一般在婚后(或者同居)12 个月有 80% 左右女方可以怀孕,至 24 个月再有 10% 可以受孕。时间的长短,是以有效的性生活的月数为准,其中包括了婚前性生活的月数,同时除外婚后因各种原因分居而没有进行性生活的月数。

南北朝《褚氏遗书》中有记载"交而孕,孕而育,育而生子",说明是先孕而后育,孕和育是不同阶段,所以不孕和不育是两个不同阶段的疾病。不孕是指育龄夫妇同居一年以上,性生活正常,未避孕而未能怀孕。不育是指有过妊娠,但均以流产、早产、死胎或胎儿成长障碍或分娩障碍或新生儿死亡而不能获得活婴。目前临床习惯把由女性原因引起的不孕叫女性不孕症,简称不孕症;由男性原因引起配偶不孕者叫男性不育症,简称不育症。

现代人类的生活习惯和工作方式有较大变化,人体正常生物活动规律受到了一定程度的干扰和破坏,大气污染、噪声、放射性物质和化学毒物等,均可损害男性的生殖细胞,影响男性的生殖功能。而吸烟、吸毒和酗酒、性传播疾病等导致了人体内环境的紊乱,生殖腺、生殖道损害,导致男性不育症的增多。男性不育症已不断受到重视。男性不育症已逐渐形成医学的一个分科。

人类通过结婚、两性生活生育后代称正常生殖或自然生殖,随着时代生殖医学的发展,人类的生殖方式不再全是自然而然的了。凡不经两性性交而用人为方法产生新一代个体的方法称为生殖工程或生殖技术。1890 年,美国 Dulemson 首先创用人工授精,成了生殖技术的开拓者。我国首例"试管婴儿""输卵管配子移植婴儿"的诞生(1988 年,北京),首例"宫腔内配子移植"(1992 年,山东)及首例"卵浆内单精子显微注射"(1996 年,广州)成功,标志着我国现代辅助生育技术的研究已跻身于世界先进行列。

二、分类

由于男性不育是由多种因素和疾病干扰了男性生殖生理活动的某一个或某几个环节而造成的结果,对其进行适当的分类,有助于我们认清这些因素或这些疾病,以便选择相应的治疗措施。然而,近年有关分类繁多,且大多具有一定道理,而世界卫生组织只选择了按发病过程和病因的两种分类,其他分类列于之后供参考。

(一)按病史分类

根据发病过程或病史,不育症可分为原发性不育和继发性不育。按世界卫生组织定义:"原发男性不育是指一个男子从未使一个女子受孕。继发男性不育是指一个男子曾经使一个女子受孕,不管这女子是否是他现在的配偶,也不管受孕的结果如何。总的来说,继发性不育患者有较多的机会恢复生育能力。

(二)按病因诊断分类

按男性不育症的病因,世界卫生组织将此病分为16类:①性交和/或射精功能障碍;②免疫学病因;③原因不明;④单纯性精浆异常;⑤医源性病因;⑥全身性病因;⑦先天性异常;⑧后天获得性睾丸损伤;⑨精索静脉曲张;⑩男性副性腺感染;⑪内分泌病因;⑫特发性的少精子症;⑬特发性的弱精子症;⑭特发性的畸形精子症;⑮梗阻性无精子症;⑯特发性的无精子症。

(三)其他分类方法

根据病史分为先天性不育与后天性不育。前者指男方有先天性疾病如生理缺陷等导致的不育;后者则指因后天的各种疾病影响了男性生殖生理活动的某个环节而导致的不育。其中,由器质性因素导致的不育叫器质性不育;由功能性因素引起的不育叫功能性不育。此外,还有相对性不育与绝对性不育之分,生理性不育与病理性不育之别,永久性不育与暂时性不育之说,这些纯属学术上的分类,实际临床意义不是很大。

三、病因

男性不育的原因比较复杂,现就主要原因分述如下。

(一)精液异常

1.无精子或精子过少

精液中精子密度低于每毫升2亿时女方受孕机会减少,低于每毫升0.2亿时,则造成不育。这种不育可分为永久性和暂时性。前者见于先天性睾丸发育障碍或睾丸、精道严重病变者;后者多见于性生活过频导致生精功能一度衰竭,一般为精子减少而不是全无精子。

2.精子质量差

精液中无活力的精子和死精子过多($20\%\sim25\%$)或精子活动能力很差或畸形精子超过30%,常可造成不育。

3.精液理化性状异常

正常精液射出后很快凝成胶冻状,在以后的$15\sim30$分钟又全部液化。如果精液射出后不凝固或液化不全,常提示精囊或前列腺有病变。细菌、病毒感染生殖道也可造成精液成分的改变以致引起不育。精液中致病菌大于10^3个/mL,非致病菌大于10^4个/mL均可引起不育。

(二)生精障碍

1.睾丸本身疾病

睾丸本身疾病如睾丸肿瘤、睾丸结核、睾丸梅毒、非特异性炎症、外伤或精索扭转后睾丸萎缩、睾丸缺如等,均可造成生精功能障碍,发生不育。

2.染色体异常

性染色体异常可使睾丸等性器官分化不良,造成真性两性畸形和先天性睾丸发育不全等;常染色体异常可导致性腺及生精细胞代谢紊乱。

3.精子发生功能障碍

长期食用棉籽油可影响精子发生,精子自身免疫也可造成精子发生功能障碍。

4.睾丸局部病变

睾丸局部病变如精索静脉曲张、巨大鞘膜积液等疾病,影响了睾丸局部的外环境,或因温度、压迫等原因造成不育。

(三)精子、卵子结合障碍

1.精道梗阻

精道梗阻如先天性输精管道的缺如、闭锁等畸形;手术结扎输精管;精道及其周围组织的慢性炎症等。

2.逆行射精

逆行射精如膀胱颈部曾做过手术或受到损伤或手术后瘢痕挛缩使尿道局部变形;双侧腰交感神经切除术后或直肠癌腹会阴手术后;糖尿病引起的阴部神经损害;精阜囊肿;严重尿道狭窄;某些药物如肾上腺素阻滞剂利血平等引起支配膀胱的交感神经功能改变。上述情况均可导致逆行射精。

3.外生殖器异常

外生殖器异常,如先天性阴茎缺如、阴茎过小、男性假两性畸形、尿道上裂或下裂、后天性阴茎炎症或损伤、阴囊水肿和巨大睾丸鞘膜积液等。

4.男性性功能障碍

男性性功能障碍,如勃起功能障碍、早泄和不射精等。

(四)全身性因素

1.精神和环境因素

生活环境突然改变导致长期精神紧张;进行高空、高温、超强度劳作及从事放射线工作。

2.营养因素

严重的营养不良,如维生素 A、维生素 E 缺乏、微量元素缺乏和钙磷代谢紊乱等,可引起不育。

3.内分泌疾病

内分泌疾病如垂体性侏儒症、弗勒赫利希综合症、垂体功能减退症、先天性性腺不发育症、先天性生精不能综合征、高催乳素血症和垂体瘤等,可导致不育症。

四、诊断

诊断男性不育症,至少需明确以下几点:①是男方不育还是女方不育,或双方都存在不育因素;②如为男方不育是属于绝对不育还是相对不育;③是原发不育还是继发不育;④如为男性不育,应尽可能查明引起男性不育的确切病因,以便针对病因采用有效的治疗措施。男性不育症的检查与诊断方法一般包括详细的病史询问、体格检查、精液检查、内分泌检查、免疫学检查、染色体检查、X线检查、睾丸活组织检查、精液的生化检查及其他检查等。通过以上各项男性不育的临床和实验室评估,然后按1999年世界卫生组织关于男性不育的诊断标准进行诊断分类。

(一)病史采集

详细询问职业、既往病史、生活及饮食习惯、烟酒史、婚姻史、性生活情况(频率、姿势、勃起及射精情况及有无性欲高潮)、曾否检验过精液、女方健康及婚姻史。

(二)体格检查

全身情况注意有无特殊体型、有无全身性疾病;外生殖器检查注意阴茎发育程度、尿道外口、睾丸大小、附睾与睾丸的关系及精索有无病变(如精索静脉曲张、输精管的病变等);直肠指检注意前列腺及精囊行前列腺按摩术并行涂片检查。

(三)实验室检查

1.精液分析

精液分析是衡量男性生育力重要而简便的方法。我国精液常规检查正常值标准为精液量 $2\sim6$ mL/次,液化时间 <30 分钟,pH 为 $7.2\sim8.0$,精子密度正常值 $>20\times10^6$/mL,精子活动率 $\geqslant60\%$,活力 a 级 $>25\%$,或活力(a+b) $>50\%$,精子畸形率 $<40\%$。精液通过手淫或取精器取得,装入专用玻璃瓶,不用塑料杯或避孕套收集。标本送检时间不能超过 1 小时,温度保持在 $25\sim35$ ℃,禁欲时间以 $3\sim5$ 天为宜。由于精子数目及精子质量经常变化,应连续检查 3 次后取平均值。

2.尿液和前列腺液检查

尿中白细胞计数增多可提示感染或前列腺炎,射精后尿检发现大量精子可考虑存在逆行射精,前列腺液镜检白细胞 >10 个/HP,应做前列腺液细菌培养。

3.生殖内分泌激素测定

其包括睾酮 T、LH 和 FSH 等生殖内分泌激素。结合精液分析和体检,可以提供鉴别不育症的原因。如 T、LH 和 FSH 均低可诊断继发性性腺功能减退症;单纯 T 下降,LH 正常或偏高,FSH 增高则可诊断为原发性性腺功能衰竭;T、LH 正常,FSH 升高诊断为选择性生精上皮功能不全;T、LH 和 FSH 均增高,诊断为雄激素耐受综合征。

4.抗精子抗体检查

免疫不育占男性不育症的 $2.7\%\sim4.0\%$。世界卫生组织推荐混合抗球蛋白反应试验(MAR法和免疫珠试验,不但可测出不育症夫妇血清和分泌物是否存在抗精子抗体,还可测出这些抗体能否与精子结合及区分出何种抗体与精子哪一区域结合。在抗球蛋白混合反应试验中,微乳滴和活动精子结合的百分比应该小于 10%。免疫珠试验:把表面包被有 IgA 或 IgG 抗体的微乳滴和样本精子混合培养,抗体就会和精子表面的 IgA 或 IgG 结合。这个试验成功的关键是精子应该是能运动的,免疫株如果和超过 50% 的活动精子结合就可认为结果阳性。在结果阳性的患者,75% 的精子常显示含有 IgA 或 IgG。这些抗体试验结果的解释应十分小心,因为有些患者含有抗体但并不影响其生育能力。

5.睾丸活检

睾丸活检是一项临床常用的检查技术,对于判别不育症的原因有重大意义,它分为穿刺活检和开放活检两种方法。

(1)睾丸活检的指征:由于睾丸活检是一项有创性检查,可能导致血肿、感染等并发症,给患者带来不适故应该严格掌握其指征。一般来说,对于睾丸体积<12 mL,FSH 显著升高的无精子患者,考虑原发性睾丸萎缩可能性大,不必行睾丸活检。当睾丸体积>12 mL 时,可行活检鉴别原发性睾丸萎缩和梗阻性无精症。对重症少精子症经一段时间治疗后精子质量不能提高的患者,可通过睾丸活检,对精子发生障碍作出定性和定量诊断。

(2)Johnsen 评分:通过对活检取下来的睾丸组织进行病理观察,既可以对精子的发生障碍作出定性判断又可以对精子发生障碍的程度作出定量的判断。Johnsen 评分共分为 10 级,分数越高,精子发生越好,反之越严重。

(3)活检结果的解读。①结果正常:考虑为梗阻性无精症或逆行射精等病因;②生精功能低下型:曲细精管存在各级生精细胞,但数量减少;生精上皮变薄,管腔相对增大,但精原细胞基本正常,且曲细精管基底膜没有纤维样变和透明变,这种患者精液检查常常表现为少精子症;③成熟障碍型或生精阻滞型:睾丸生精功能阻滞,各级生精细胞存在,但不能发育成为正常精子这些患者的精液检查提示无精子,但仍可见到脱落的生精上皮细胞(说明并非梗阻性无精症),且精原细胞正常。只要除去引起睾丸损害的因素,往往可以取得良好的治疗效果;④睾丸病变严重:提示预后不佳,导致的原因可能有支持细胞综合征、克氏综合征或者各种病变的后期严重损害了睾丸功能,导致睾丸萎缩。

6.阴囊探查术

对于无精子症患者,体检发现睾丸发育较好,输精管未扪及异常,为鉴别是生精功能障碍还是梗阻性无精症,可选择行阴囊探查术。探查术中可发现梗阻的部位、范围及引起梗阻的原因,可同时取睾丸组织做病理检查,甚至同时行手术治疗去除病因。

7.输精管和精囊造影术

对于梗阻性无精子症患者可以判断梗阻部位及输精管和精囊是否有发育异常等。由于此种方法对输精管损伤较大,容易导致医源性输精管梗阻,通常在阴囊探查时一并进行,而不单独进行。

8.精子功能试验

(1)精液子宫颈(宫颈)黏液交叉试验:此试验是采集不孕夫妇的精液与宫颈黏液,分别与正常男女的宫颈黏液和精液进行体外精子穿透试验,以了解阻碍精子穿过宫颈黏液的原因在于精液还是宫颈黏液,进而可了解不孕的病因是在男方还是在女方。该试验常用体外精子穿透试验,是进行人工授精或试管婴儿前的常规检查方法。

(2)性交后试验:性交后试验是测定宫颈黏液中活动精子数,借以评价性交后若干小时内精子存活及穿透功能的试验。该项试验常在女性排卵期进行,试验前要求双方禁欲 3 天,性交后 2~10 小时进行,分别取阴道后穹隆、子宫颈口、子宫颈管内的黏液标本检查。正常情况下,在子宫颈口黏液中每视野可见到 25 个以上的活动力良好的精子。如果每视野下精子数少于 5 个,特别是活力不好、精子数量不足,提示宫颈黏液有异常或精子活力低下。如果发现白细胞较多,说明女性生殖道有炎症存在。这些情况均可影响受精,造成不育。

(3)人精子-去透明带仓鼠卵穿透试验:简称 SPA,是近年来建立的检测精子功能的重要方法。它是用仓鼠卵代替人卵检测人精子穿入去透明带仓鼠卵的百分率,以预测人精子的受精能力。正常受精率(穿透率)≥10%,SPA 阳性。

(4)人类卵细胞透明带反应试验:用无盐或含盐的透明带和已经用不同荧光素标记的精子结

合,精子和透明带结合的程度可以与正常人精子的结合程度进行比较。结合的精子可以不必再进行顶体状态的测定和精子穿透透明带能力的试验。体外受精(IVF)中最成功、最有力的预测指标是精子/透明带的结合率和精子穿透透明带的比例。目前,这些试验未能被广泛运用于临床的主要限制是没有那么多供试验用的透明带物质。但最近人们发现了一种叫 ZP3 的物质,它是一种存在于精子表面的蛋白质,也称透明带受体激酶 ZRK(zana receptor kinase),它是精子/透明带结合的最先决定物质,这使得人们可以运用 ZP3 代替透明带本身进行精子/透明带反应试验。

(5)人精子低渗肿胀试验(HOS):可用于测量精子浆膜结构的完整性,是把精子放入 1 个低渗培养基中进行的。正常时细胞外过多的水分移入精子的头部,使其肿胀,尾部蜷曲,这些改变在异常精子中不存在。目前诊断标准为:精子尾部低渗肿胀率≥60%为正常;<50%为异常。

9.遗传学检查

染色体检查应作为常规检查之一。有一些无精子症和严重少精子症已证明为性染色体 Yqll23 区域中有多个基因片段的丢失,统称为"无精子因子(AZF)"。目前,已可用 DNA 探针或 PCR 方法检测 YRRM1、DAZ 和 DYS240,前者与严重少精子症有关,后两者与无精子症有关。行卵胞质内单精子注射(ICSI)治疗前宜测定,以免遗传给子代。一旦临床检查发现输精管缺如,如同时伴精液 pH 低下(6.8～7.0)或伴精浆果糖少,就应该考虑进行囊性纤维化病跨膜转运调节物(CFTR)突变的检查。如果准备用输精管缺如患者的精子进行 ICSI,也应该考虑做此检查。一旦筛选到存在大量潜在突变的可能应进行更有效的检查,就是测定女方 CFTR 基因中 3 个最常见突变。如果女方的检查结果为阴性,通过 ICSI 生下的孩子患囊性纤维化病或先天性输精管缺如的危险性低于 1/1 500。

五、治疗

(一)一般治疗

1.心理治疗

中国传统的"不孝有三,无后为大"的观念给许多不育症患者带来了沉重的社会压力。而这种社会压力既促使患者"有病乱投医",又带来了相应的心理疾病。对 625 例不孕妇女和其中 425 例妇女的丈夫进行心理咨询调查,80%以上夫妇承受着不育所致的各种心理压力。农民和文化水平低的不孕夫妇心理压力更大。12.0%～15.0%夫妇性生活受到影响,7.0%～8.0%婚姻关系恶化,8.6%因不孕而家庭关系紧张。约30%不孕检查和治疗过程本身也带来一定的精神紧张和心理负担。这种紧张情绪加重了不育,从而造成恶性循环。对于男性不育的患者,除了应当查明病因和有针对性地进行治疗外,在心理上应该进行相应的疏导和治疗。告诉患者对待不育症要有耐心,因为睾丸制造精子需要 1 个过程,一般从精原细胞演变成精子大约需要 74 天,精子从睾丸排出后又要在附睾中经过 18 天左右的成熟过程才能排出体外。所以,即使药物有效也要在 3 个月后才能显效。治疗不育症常以 3 个月为 1 个疗程,频繁换药对治疗是不利的。另外,情绪上的不稳定也可以造成生精功能和性功能的障碍。据统计,由于情绪障碍引起的不育约占全部不育人群的 5%,可见稳定情绪、耐心治疗的重要性。

2.避免可能引起不育的不良因素

(1)避免不良环境因素:有许多不育症是由于环境因素影响了睾丸的生精功能,如接触放射线、化学产品和重金属及高温作业等敏感的人很快可以使生精细胞受到损伤,而使精子无法生成。若证实确系此类原因造成,那么应及早脱离接触或注意防护,可以使原有损伤恢复。长期不予警惕,听之任之,等达到不可逆转的程度就难以治愈。

(2)避免吸烟、大量饮酒和饮用咖啡:不育症患者应尽量避免吸烟和大量饮酒,因为大量吸烟会增加精液中硫氰酸的含量,可抑制精子的活动力。吸烟人群精液中畸形精子的数目也都明显高于不吸烟者酒中所含的乙醇(酒精)对睾丸也是有害的,长期过量地饮酒,可使体内合成雄激素的 3 种酶活性受到严重影响,以致睾丸不能正常地产生雄激素和精子。经调查,每天平均饮烈性酒 250 g,持续 2~5 年,还可使勃起功能障碍的发生率明显升高。咖啡因对于生精细胞来说是一种有害物质,每天喝咖啡超过 4 杯就会影响生育,故应避免。同样,也不要饮含有咖啡因的可乐和浓茶等饮料。

(3)避免不良生活习惯:不规律的生活,如经常熬夜等,精液中精子质量可能下降,应当避免。避免久坐,因为阴囊内的温度比体内温度低 2~3 ℃,而久坐会升高阴囊内温度,不利于精子发育。对长时间静坐工作的白领、长途驾驶员和喜欢穿紧身裤的人,应该穿宽松的内裤,定时起立或下车活动。若有些人阴囊表面温度较高,可以在晚上用冷水贴敷阴囊,以适当降低阴囊的温度,这样更有利于精子的产生。

(4)充分而均衡的营养:营养成分中的胆固醇、精氨酸和锌与生育的关系最密切。胆固醇是合成性激素的重要原料,适当多吃一些肝、脑、肠和肚等动物内脏会有利于性激素的合成。精氨酸是精子形成的必要成分,它是蛋白质的基本成分,所以多食富含蛋白质的食物,如瘦肉、鱼、鸡蛋和牛奶等会有利于生育。尤其是多吃冻豆腐、豆腐皮、核桃和芝麻等含精氨酸较多的食物更有益于生精。锌是人体重要的微量元素,缺乏可使睾丸萎缩、性功能减退,食物中以牡蛎、牛肉、鸡肝、蛋黄等含锌最多,如经常服些含锌的药物,如硫酸锌、葡萄糖酸锌等都可以使精液质量改善。维生素 A、维生素 C 和维生素 E 都是产生精子所必需的营养物质应酌情服用。

(5)性生活因素。①性生活习惯:有些青年夫妇为了预防尿路的感染,养成性交后立即排解小便的习惯,从卫生角度看,无可厚非。但不育夫妇长期如此未必妥当,因可致精液大量外溢,特别是在排卵期性交这个习惯就不能一成不变。在一些性知识贫乏的农村,在不孕的妇女中,经期同房者相当多,他们错误地认为经期同房可提高怀孕率。其实,经期同房,刺激机体可产生抗精子抗体,可引起免疫性不育;还可招致细菌逆行感染,输卵管发生炎症,或导致输卵管阻塞而致不孕。②性生活频度:调查在某性康复中心就医的不育患者,大约有 70% 有性交过频史,特别是新婚期间每天性交 1~2 次,持续至 1~3 个月的不乏其人。其中,有部分不孕、不育夫妇到求诊为止,仍保持性交过频的习惯。他们的心态是"百发必有一中"。从生理学角度讲,不存在性生活过频的问题,但是结合国人的身体和心理情况,为了生育而提高次数是不可取的,正常男性性交时射精 1~6 mL,内含精子总数在 3 000 万个以上,70% 精子有正常活动能力,但只有 1%~5% 到达子宫腔,最后仅有一个精子与卵子结合成为受精卵。这说明精子的淘汰率极高。如果夫妻交过频,精子供不应求,质量也差,就会影响受精。此外,精子作为一种抗原物质,频繁地对女性刺激,会使妇女不断产生抗精子抗体,能使精子发生凝集或失去活力,直接影响受精。可见性交过频,往往事与愿违。近期美国生殖内分泌学家最近的一项研究认为,精子数特别低的男性不育患者,在一次房事之后 30~60 分钟再来第 2 次,将有助于提高精子含量,增加妻子的受孕率。他们对 20 名男子进行试验,结果有 14 人第 2 次射精的精子浓度提高了 1 倍多,有 5 人的妻子怀了孕。这项研究显然与传统的理论是相违背的,但不育夫妇可以试一试。③性生活时机:选择好排卵期性交,可提高受孕率。如月经周期为 28 天的,在月经来潮那天开始算到第 14 天为排卵日,月经周期不足 28 天的,计算方法可相应改变。每个月经周期一般只排 1 次卵子,卵子的寿命为 18～30 小时,所以应在 24 小时内与精子相遇才能受精。精子在子宫颈管中有可能存活 1～2 周,但其受精能力,一般认为不超过 48 小时,由此推算在预定的排卵日前两天,预定的排卵日当天及预定的排卵日后一天各同房 1 次,受孕的机会就比较大。有些夫妇两地分居,习惯过"星期六"式的性生活,长期如此很难碰到排卵期。遇此情况女方应预测排卵期,更改探亲时间,才能提高怀孕机会。④性高潮:出现性高潮确有增加受孕的机会。其原因有:性高潮时子宫内出现正压,性高潮之后急剧下降呈负压,精子易向内游入宫腔。由于性兴奋,子宫位置升起,使子宫颈口与精液池的距离更近,有利于精子向内游入。阴道正常的时候呈酸性,pH 为 4～5,不利于精子的生存活动,性兴奋时,阴道液明显增多,pH 升高,更适合精子活动故夫妇双方学习一些性心理与性生理知识,促进妻子性高潮的到来,一方面可提高性生活质量,另一方面对提高生育机会也许有所帮助。⑤性知识:比如一些性卫生知识及一些性技巧知识都是必要的。

(二)药物治疗

1.内分泌治疗

(1)促性腺激素:当疑有垂体前叶促性腺激素功能不足,FSH 及 LH 减少导致精子发生障碍时,可肌内注射绒毛膜促性腺激素(HCG)2 000～3 000 U,每周 2～3 次,3 个月 1 个疗程。由于 HCG 的治疗不能模拟 LH/FSH 的生理性脉冲式分泌,近年来发明了人工下丘脑技术。它用一个便携式微量输液泵,定时、定量地向体内注入 LHRH 类似物。这种方法对 Kallmann 综合征的治疗效果最好,因为其发病机制便是下丘脑不能形成 GnRH 脉冲。治疗一次脉冲量为 25 ng/kg,频率为每 2 小时 1 次。

(2)雄激素:最常用丙酸睾酮 50 mg,每周 3 次,肌内注射,8～12 周停药,3 个月后精子数增加,可提高受孕机会。其他药物还有甲睾酮(甲睾酮)、环戊丙酸睾酮(环戊烷丙睾丸素)、甲睾酮(氟氢甲睾酮)和十一酸睾酮。

(3)抗雌激素药物:可提高下丘脑-垂体促性腺激素的释放。氯米芬 50 mg,1 次/天,口服 100 天;他莫昔芬(三苯氧胺)20 mg,1 次/天,口服 5 个月后精子数显著增多。

(4)甲状腺素:服用 30～120 mg,分 3 次口服。

(5)溴隐亭:溴隐亭是麦角的衍生物,有多巴胺活性,可直接作用于下丘脑和垂体,增加催乳素激素抑制因子的分泌,抑制垂体催乳素的合成及释放,或直接作用于垂体前叶抑制催乳素细胞活性。用于治疗高催乳素血症引起的男性不育症。常用剂量为 1.25～2.50 mg,每天 2 次或 3 次。

2.其他药物治疗

(1)维生素类:维生素 A 是促进精子生成的必需物质。口服维生素 A 每天 2.5 万～5.0 万 U,对提高精液质量有所帮助。维生素 E 缺乏可使睾丸曲细精管变性,导致生精障碍。口服维生素 E 能抑制造成男性附属性腺炎症的前列腺素的氧化产物,因而可避免精子活动力低下,一般口服 100 mg,3 次/天,连续 6 个月,可改善精子与卵子透明带结合能力,使体外受精成功率增加。常见富含维生素 E 的食品有:玉米油、花生油和芝麻油等植物油;几乎所有绿叶蔬菜中都有维生素 E;奶类、蛋类和鱼肝油等也有一定含量的维生素 E;肉类、鱼类等动物性食品,水果及其他非绿叶蔬菜维生素 E 的含量则很少。

(2)精氨酸:每天 1～4 g,口服,2～3 个月。

(3)谷氨酸:0.6～2.0 g,口服 3 次/天,2～3 个月。

(4)抗生素:用以治疗泌尿生殖系统感染,如慢性前列腺炎等。

(5)胰激肽释放酶:激肽酶-激肽系统具有广泛性生理作用和代谢过程,已被证明可促进精子生成和排出,刺激精子活动,改善精子动力。临床上,用以治疗原发性精子减少症、精子活力和活动度减低的不育症。口服剂量为每天 600 IU;肌内注射为每次 40 IU,每周 3 次,疗程为 3 个月。

(6)糖皮质激素:对于患有自身免疫性睾丸炎和抗精子抗体阳性的患者可以使用。但因为其治疗不良反应大,疗效不肯定,临床上极少使用。

(7)硫酸锌:成人每天需要锌 12.5 mg,吸收率为 40%。锌的来源以动物性食物为主,如肉类、海产品、家禽等,但以海产品为高。植物性食物中不但含量少,还受到加工的影响。粮谷、豆类坚果类食品中有一定量的锌。对于锌缺乏的患者,可以口服硫酸锌补充。硫酸锌与雄激素结合可促进生精功能。口服硫酸锌 140~440 mg/d,持续数月至 2 年,可以使精子活动力及密度显著提高。同时,应当监测人体中锌的含量,避免过多摄入锌,因为锌属重金属,补锌太多也会影响精子的发育。

(8)中药治疗:张仲景《金匮要略·血痹虚劳病脉证并治》中"男子脉浮弱而涩,为无子,精气清冷"是后世治疗男方不育精少、精冷用温肾补涩之理论根据。唐代本草,首次出现以功效作用为依据,依次介绍具有相同功效的药物。世界上第一部由国家颁布的具有药典性质的《新修本草》中,就有"无子"功效之目,列有紫石英、阳起石、桑螵蛸、秦皮、石钟乳、紫葳、艾叶和卷柏 8 味,是当时临床不育症用药经验的总结。

3.手术治疗

男性不育症手术治疗指征如下:①有精索静脉曲张者应及早行精索静脉高位结扎术;②为预防以后可能出现的无精子症,隐睾症患儿应在 2 岁前施行睾丸固定术;③阴囊脂肪过多症患者应切除过多脂肪;④手术治疗睾丸鞘膜积液及腹股沟疝;⑤矫正生殖器异常,如尿道下裂、尿道上裂、尿道狭窄等矫正手术;⑥附睾输精管吻合术:适用于附睾尾部阻塞病变,附睾头部较饱满无硬结,睾丸及附睾活检示曲细精管生精功能良好,附睾管内有精子,输精管造影或注水试验证明输精管通畅者,可采用显微外科技术进行手术。

4.精液和射精异常的治疗

(1)精液不液化的治疗:可采用淀粉酶性交前阴道冲洗,以液化精液或以 α 淀粉酶阴道栓剂,性交前放入阴道也可使精液液化。此外,可服用具有滋肾阴、清热利湿作用的中药。

(2)精液量过少或过多的治疗:精液量过少可试用人绒毛膜促性腺激素(HCG)2 000~3 000 U,每周 2 次,肌内注射,共 8 周。如无效,需进行人工授精;精液量过多无特效药物治疗,可采集精液经离心使精子浓集后行人工授精。

(3)抗精子抗体消除治疗:①治疗生殖道感染;②使用避孕套至少持续半年;③免疫抑制药:口服甲泼尼龙 32 mg,3 次/天,共 10 天;还可用硫唑嘌呤、泼尼松等;④精液洗涤,然后离心浓集,行人工授精。

(4)不射精的治疗:①解除心理障碍;②电动按摩治疗;③麻黄碱 50 mg,性交前 1 小时口服;④音频或超短波理疗,1 次/天。

(5)逆行射精的治疗:①有尿道狭窄者定期尿道扩张;②口服交感神经兴奋药物:麻黄碱 60 mg,4 次/天,共 2 周;③严重者需手术重建膀胱颈。

5.阴囊低温疗法

治疗阴囊温度增高或不明原因精子异常的患者。患者每天穿阴囊降温装置 12~16 小时,其效果不确切。

六、预防

男性不育症有相当一部分是可以通过人群或个人预防得到解决的,这就要求对所有人群尤其是易患人群进行性知识及生育知识普及教育。

(一)重视自我健康

若发现睾丸有不同于平时的变化,如肿大、变硬、凹凸不平和疼痛等,一定要及时诊治。

(二)重视婚前检查

患者早期发现异常,可以避免婚后的痛苦。

(三)杜绝近亲婚配

禁止近亲结婚,尤其是对那些已经明确有一方或双方先天性或遗传性缺陷者。这不但可以减少不育症,也可以提高出生人口的质量。

(四)消除理化因素影响

(1)避免接触电离辐射及非电离辐射。

(2)避免任何能够使睾丸温度升高的因素。

(3)尽量减少如镉、铅、锌、银和钴等金属元素及化学物,如棉酚、地乐酚等的接触。

(4)对化疗、抗高血压药物、激素类、镇静药及麻醉药物均尽量少服或不服用。

(5)避免长期过量饮酒、吸烟和大量饮用咖啡等。

(6)应当使每一个患者清楚地认识到,营养不良会造成蛋白与维生素、微量元素的不足,使精子的产生、获能受到影响,造成精子数量与质量上的异常,也同样会引起男性不育症。

(五)注意个人卫生及防止男性生殖系统感染

此点是预防男性不育症的一个重要方面,尤其是性传播疾病。一旦感染,不但输精管梗阻,严重时还会造成性腺功能丧失。另一方面,由于这一因素造成的家庭纠葛、感情不和会在心理上影响性功能。

(六)适当调节房事频率

科学研究发现,每天性交1次精液质量会有所降低,隔1天精液质量就能够保持正常。若精液长期不予排出,精子又会在生殖道内老化而失去活力,并被其他细胞所吞噬。因此,平时不要故意克制性生活要求,而把希望寄托在排卵日的前1天开始。隔天性交1次,这样就可以使精子与卵子结合的概率上升。

(七)及时治疗静脉曲张等相关疾病

精索静脉曲张是男性不育症的又一个可治疗方面,当男性感到左侧或左右两侧阴囊有下坠感或出现蚯蚓样隆起时应及时看医师,及时手术治疗,以免长期精索静脉曲张导致睾丸功能不全。其他,如发现泌尿系统异常,如血精、睾丸肿大等均需尽早就诊,避免因疏忽使病情加剧,造成不育,甚至造成更为严重的后果。

(八)性心理异常的治疗

性心理异常会导致性功能不全,性功能障碍则会引起男性不育,因此应尽早对患者进行必要的检查与适当的治疗。

(李 磊)

第十章

低 血 糖 症

第一节 反应性低血糖症

反应性低血糖症又称为特发性餐后低血糖症(idiopathic postprandial hypoglycemia,IPH)、功能性餐后低血糖症或刺激性低血糖症。餐后低血糖症多由于餐后释放胰岛素过多引起,空腹血糖正常,低血糖症多发生于进餐后 2～4 分钟,发作与进食有关,尤其是进食高碳水化合物后易发生,不发生于空腹。单纯的餐后低血糖症主要见于早期 T2DM、滋养性低血糖症(包括倾倒综合征)和肠外营养支持,偶见于先天性糖代谢酶缺陷症(如遗传性果糖不耐受和半乳糖血症)。反应性低血糖症是餐后低血糖症中的最常见类型(约占 70%)。

一、病因与临床表现

反应性早期低血糖症多发生于餐后 3 分钟以内,见于绝大多数反应性低血糖症。反应性晚期低血糖症,发生于餐后 3～5 分钟,主要见于糖尿病性反应性低血糖症。

(一)反应性低血糖症病因复杂

所有能引起空腹低血糖的疾病都是反应性低血糖症的病因,但因有空腹低血糖,不能归入反应性低血糖症中。反应性低血糖症的病因复杂,主要见于功能性疾病,但也见于器质性疾病,如垂体和肾上腺皮质功能减退等。由于患者在低血糖症发作时儿茶酚胺呈代偿性升高,人们质疑是否真的存在特发性餐后低血糖症。但是,特发性餐后低血糖症很可能存在病因与发病机制的不均一性。有些可能与神经-内分泌调节功能障碍、胰岛素敏感性增加和胰高血糖素受体降调节及受体敏感性降低有关;另一部分患者可能是迷走神经紧张性增高,使胃排空加速及胰岛素分泌稍多所致;而症状较重伴餐后血糖降低者,应深入探讨其发病是否与胰源性非胰岛素瘤低血糖综合征(NIPHS)有某种联系。

摄入过量精制单糖或寡糖类食物和饮酒是反应性低血糖症的常见诱因。进食较多糖类(如蔗糖)可引起明显的餐后低血糖症,这主要是酒精抑制了肾上腺素和生长激素的反应性所致。肠外营养(静脉营养)可引起反应性低血糖症,可能主要与营养素及其比例并非生理性,诱发胰岛素的过度分泌有关。

糖尿病性反应性低血糖症主要是由于糖尿病早期胰岛素分泌延迟,多见于 T2DM 早期或糖

354

耐量减低(IGT)。营养性反应性低血糖症又称倾倒综合征,见于胃切除术、胃空肠吻合术、胃幽门成形术后、消化性溃疡、胃肠功能紊乱综合征和无症状胃肠疾病等。上述情况下,胃排空加速,葡萄糖吸收加速,出现高血糖,然后刺激胰岛素分泌,使血糖快速下降。近年来,用于病态肥胖治疗的胃旁路手术(gastric bypass surgery,GBS)后也可发生反应性低血糖症,研究认为也与胃倾倒和不适当的胰岛素分泌有关。激素性反应性低血糖症见于甲状腺功能亢进症及皮质醇、肾上腺素、胰高血糖素、甲状腺激素和生长激素严重缺乏综合征。以前人们常将特发性反应性低血糖症(IRH)归入功能性(非器质性)低血糖症范围,又称特发性功能性低血糖症,其病因尚不清楚,可能与神经体液调节功能障碍、胰岛素敏感性增加、胰高血糖素受体降调节及受体敏感性降低有关,或因迷走神经紧张性增高使胃排空加速及胰岛素分泌增多所致。代谢酶先天缺乏性反应性低血糖症包括遗传性果糖不耐受症、半乳糖症和中链乙酰辅酶 A 脱氢酶缺陷。其他原因所致的反应性低血糖症(如亮氨酸过敏)少见。

(二)低血糖症状发生于餐后并能自动恢复

具有典型低血糖的症状和体征,发作时血糖可<2.8 mmol/L,低血糖的发作与进食有关,典型者发生于餐后 2 分钟,每次 15~30 分钟,以交感神经兴奋为主,无惊厥和昏迷,可自行恢复或稍进食即可恢复。对于难以觉察的反应性低血糖症患者,采用 OGTT 可以确诊,必要时延长至服糖后 5 分钟,服糖后任何1次血糖<2.8 mmol/L,可诊断反应性低血糖症,但单凭 OGTT 服糖后 3~4 分钟的血糖值(<3.0 mmol/L 或<2.5 mmol/L,无低血糖症状)不能诊断为特发性餐后低血糖症。

在诊断反应性低血糖症前,须排除器质性疾病所致低血糖,以免贻误病情。T2DM 早期和糖耐量低减所致的低血糖多发生于餐后 1.5~3.0 分钟,应注意与倾倒综合征鉴别,后者因胃肠吻合术后大量渗透性负荷通过胃肠,引起体液迅速移动所致,多在餐后 15~25 分钟发生,主要表现为腹胀、反胃、虚弱、出汗和低血压。

(三)交感兴奋综合征明显而不发生昏迷

其主要见于情绪不稳定和神经质女性,多被精神刺激或焦虑诱发,常伴胃肠道运动及分泌功能亢进的表现,低血糖症多在早餐后 1.5~3.0 分钟发作,晨间空腹时不发作,午餐及晚餐后较少发作。每次发作15~20 分钟,可自行缓解,病情有明显的自限性。

临床表现以交感神经兴奋综合征为主,包括心悸、出汗、面色苍白、饥饿、软弱无力、手足震颤和血压偏高等;一般无昏迷或抽搐,偶有昏厥。空腹血糖正常,发作时的血糖低于正常,偶尔<2.5 mmol/L,但血浆胰岛素和胰岛素释放指数均正常。患者能耐受 72 分钟禁食,无糖尿病家族史。

特发性反应性低血糖症是反应性低血糖症的常见类型(约占 70%),多见于 20~40 岁女性,尤其是情绪不稳定和神经质者。低血糖的症状多,无体征。即使发作,轻度的低血糖症也多在早餐后 1.5~3.0 分钟发作,晨间空腹时不发作,午餐及晚餐后很少发作,每次发作 15~30 分钟 ,但均能自行缓解,病程虽长,但无进行性发展。发作时临床表现以交感神经兴奋症状为主,包括心悸、出汗、面色苍白、饥饿、软弱无力、手足震颤和血压偏高等,一般无昏迷或抽搐,偶有昏厥。患者空腹血糖正常,发作时血糖可比正常低值稍低或偶尔<2.5 mmol/L;血浆胰岛素水平和胰岛素释放指数均在正常范围;OGTT 第 1 小时血糖水平正常,在服糖 2~4 分钟后,血糖可下降至低值(2.5 mmol/L 以下),然后恢复到空腹时的水平;患者能耐受 72 分钟的禁食;常无糖尿病家族史。

一般认为,特发性反应性低血糖症是由于自主神经功能紊乱或失衡,迷走神经过度兴奋,餐后血糖升高时反应性胰岛素分泌过多所致。低血糖发作时,胰岛素分泌增多,或伴有胰岛素敏感性增加,特发性反应性低血糖症患者的基础胰岛素升高,血糖正常,提示胰高血糖素受体相对不敏感。OGTT时,胰高血糖素的抑制不完全,而当发生低血糖症后又不能迅速被兴奋,因此,特发性反应性低血糖症的发病与胰高血糖素受体的降调节和受体的敏感性下降及分泌障碍有关。特发性反应性低血糖症患者在低血糖症时,胰岛素介导的葡萄糖代谢增加,非氧化性糖代谢增多,同时伴胰高血糖素分泌减少(相对不足),导致胰岛素的敏感性升高。

(四)精神心理异常是特发性反应性低血糖症的突出特点

近年来,躯体化(即精神经验及状态变为躯体症状或表现的一种精神心理异常)已经进入诊断支持程序模块(DSM)Ⅲ,称为躯体形态疾病。这些"时髦"病的特点如下:①诉说的症状含糊不清,涉及多个躯体系统;②缺乏客观实验室检查的支持;③诉说中赋予科学性解释;④需要用多种疾病才能解释临床表现的全部;⑤症状与抑郁和/或焦虑密切相关;⑥患者否认有社会心理的应激或否认患病。特发性反应性低血糖症在很大程度上受社会环境、职业和心理作用的影响。因此,也应属于躯体形态疾病的范畴。由于反应性低血糖症可自动恢复,生活和劳动能力正常,不造成器质性损害。

二、治疗

给予安慰解释,说明疾病的本质,鼓励体育锻炼。必要时可试用小剂量抗焦虑药(如地西泮)稳定情绪。调节饮食结构,碳水化合物宜低,避免单糖类食物,适当提高蛋白质和脂肪含量;少量多餐进食较干食物,避免饥饿。以进食消化慢的低糖类、高脂肪和高蛋白质食物为宜,减慢进餐速度或高纤维饮食有一定预防效果。

抗胆碱能药(如丙胺太林)可延缓食物吸收,减少胰岛素分泌。钙通道拮抗剂(地尔硫草90 mg/d,或硝苯地平30 mg/d)可抑制胰岛素分泌,预防低血糖发作,减轻低血糖症状。α-葡萄糖苷酶抑制剂(如阿卡波糖,25～50 mg餐中嚼服)可延缓淀粉类食物的消化和吸收,降低餐后血糖高峰,使餐后血糖缓慢上升,随着上升程度的减缓,胰岛素分泌逐渐减少,可预防反应性低血糖症的发生,尤其是倾倒综合征,对本病有一定防治作用。丁基双胍能明显改善特发性低血糖症发作,但少数患者症状有加重。

(田瑞雪)

第二节　糖尿病并发低血糖症

低血糖症是糖尿病治疗中最常见的问题,也是糖尿病治疗不当的并发症之一,低血糖的潜在危害使得糖尿病的治疗变得较为困难,需尽量予以避免。T1DM因胰岛素绝对缺乏,必须用胰岛素替代治疗。但在长期的胰岛素治疗过程中,可以说低血糖症是T1DM患者的必有经历。2005年,ADA低血糖工作组报告指出,糖尿病患者低血糖的血糖诊断值应是≤3.9 mmol/L,因为血糖在3.6～3.9 mmol/L水平时将激发机体的升血糖机制。有时,一次严重的医源性低血糖或由此诱发的心血管事件可能会抵消一生维持血糖在正常范围所带来的益处。在糖尿病控制及其并发症试验(DCCT)报告中,胰岛素强化治疗组的严重低血糖症(低血糖昏迷或需要肌内注射胰高血糖素或静脉注射葡萄糖才能纠正的低血糖症)发作要较常规治疗组高3倍。

一、病因和分类

低血糖症是糖尿病患者的必有经历。有时,1次严重的低血糖症或由此诱发的心血管事件可抵消长期降糖治疗所带来的益处,故必须加强其防治。

(一)神经-内分泌反应衰竭引起低血糖症

1.交感神经反应性衰竭

血糖≤3.9 mmol/L可降低交感神经的反应性(糖尿病低血糖相关的自主神经衰竭)。糖尿病低血糖相关的自主神经衰竭减少神经内分泌对低血糖的拮抗作用;降低激发拮抗低血糖机制的血糖阈值。

2.神经内分泌对低血糖的反应性衰竭

降低激发拮抗低血糖机制导致未察觉低血糖和严重低血糖。胰岛移植后的胰腺(胰岛)无神经支配,β细胞的胰岛素分泌不受自主神经的调节,故可发生严重的低血糖症。有学者报道,T1DM患者在胰腺移植成功后数年仍可发生低血糖症。伴有显著的低血糖神经症状的严重低血糖者需要旁人积极协助恢复神智。但只要严重低血糖抢救及时,血糖正常后神经症状可明显改善或消失。

升高血糖素反应的抗低血糖机制障碍,特别是患者以前有过低血糖和/或未察觉低血糖的历史更容易出现这种情况。在使用口服降糖药物时,糖尿病肾病或其他原因引起的肾功能不全是导致糖尿病并低血糖的另一个常见原因。内源性胰岛素分泌调节机制受损引起胰高血糖素分泌缺陷和神经内分泌功能受损。未察觉低血糖增加了严重低血糖的发生危险。T1DM患者接受胰岛素强化治疗时,极易发生夜间低血糖症。

(二)外源性因素导致相对性胰岛素过量

积极的血糖控制或因为其他原因过量或不当地应用胰岛素或胰岛素促分泌剂,或未按时进食,或进食过少,或激烈运动,均使胰岛素相对过多而导致低血糖。酒精摄入减少内生性葡萄糖生成,也是糖尿病患者发生低血糖的常见病因。其原因如下:①低血糖时,胰高血糖素和儿茶酚胺的分泌反应与胰岛素分泌的抑制作用缺乏,导致HU;②低血糖反复发作致低血糖相关性自主神经功能衰竭(hypoglycemia-associated autonomic failure,HAAF),使低血糖反应糖阈值进一步下降,更低的血糖水平仍不能激活交感-肾上腺系统释放儿茶酚胺,患者缺乏低血糖报警症状。以上的HU与HAAF互为因果,形成恶性循环。个别患者在睡眠状态下,因为升高血糖素的激素缺乏而导致胰岛素敏感性增加也可能引起低血糖,常见于:①外源性胰岛素过量(如胰岛素强化治疗)、使用时间错误或制剂不当;②注射胰岛素后进食减少或未按时进餐或活动量增加;③胰岛素促分泌剂过量或使用不当;④肝肾功能不全;⑤饮酒。

(三)根据症状和血糖水平确定糖尿病低血糖症的程度与性质

糖尿病并发低血糖症有其特殊性,并发低血糖症的血糖诊断标准要相应提高。一般认为,当血糖≤3.9 mmol/L,并有低血糖症状时,即可按低血糖处理。由于糖尿病低血糖症的特殊性,ADA提出如下分类方法:①严重低血糖症,发生低血糖症后,患者不能自救,需要他人协助才能恢复神智;②症状性低血糖症,低血糖症状典型而明显,血糖≤3.9 mmol/L;③无症状性低血糖症,无典型低血糖症状,但血糖≤3.9 mmol/L;④可疑症状性低血糖症,有低血糖症状,但未检测血糖;⑤相对性低血糖症,有低血糖症状,但血糖≥3.9 mmol/L。

但是,临床上一般将糖尿病低血糖症分为症状性低血糖症和生化性低血糖症。前者是指患者有低血糖的相关症状,又可分为轻度低血糖症(患者可自行处理并纠正)、严重低血糖症(患者不能自行处理)和低血糖昏迷。后者是指血糖低于<3 mmol/L的任何情况,患者伴或不伴低血糖症状。

二、T1DM合并低血糖症

(一)无知觉低血糖症与脑损害形成恶性循环

有研究指出,白天血糖值平均控制在5 mmol/L(90 mg/dL),血糖<3 mmol/L(54 mg/dL)的时间占白昼时间的10%。而仅极少数人能感觉到自己发生了低血糖症。夜间最容易发生低血糖症,如果睡前血糖<6 mmol/L(108 mg/dL),夜间低血糖的发生率高达80%,而且大部分患者无症状。胰岛素治疗的糖尿病患者每周至少发作1~2次轻度或无症状性低血糖症。25%的胰岛素治疗患者可发生夜间无症状低血糖症。

1.无知觉低血糖症

无知觉和抗低血糖激素分泌阈值变化是T1DM低血糖的主要特征。糖尿病患者发生的低血糖症大多数为无知觉性(约占2/3),其中有以夜间无知觉性低血糖症最为严重和最危险,往往导致严重后果,是死亡的直接原因之一(其他的猝死原因有无症状性心肌缺血、自主神经功能障碍、心肌复极异常、高凝状态、心肌病、缺氧性呼吸反应障碍和过度通气)。

一般认为,无知觉性低血糖症的发生与下列因素有关:①急性低血糖反应有赖于健全的自主神经系统。病程较长(>10年)的患者多有自主神经病变,对血糖的调节能力差或并用普萘洛尔等β受体阻滞剂时,发生低血糖时常缺乏明显的交感神经兴奋症状,使低血糖症状不易被觉察。②抗低血糖激素调节障碍。所有的T1DM患者均存在程度不等的抗低血糖激素(胰高血糖素、肾上腺素、生长激素、皮质醇和去甲肾上腺素)调节障碍。抗低血糖激素对抗调节反应的受损与平时血糖控制水平有关。控制严格的T1DM患者更易出现对抗调节受损,引起抗低血糖激素分泌的血糖阈值下降,易发生无知觉性低血糖症。③脑血管病变和中枢神经系统缺陷。由于脑血管病变造成局部低灌注的脑组织对低血糖更为敏感,可不出现明显低血糖的全身症状,而主要表现为中枢神经系统的定位症状。有学者认为下丘脑葡萄糖感受器神经元的改变使患者不能识别血糖降低,这是无知觉性低血糖症的主要原因。④血糖下降的速度较慢。中、长效胰岛素使用不当时,肝糖产生减少,无外周组织葡萄糖利用过快、过多时,则低血糖发生缓慢,不能激活交感肾上腺素系统释放大量儿茶酚胺,患者表现出亚急性低血糖反应,而无急性低血糖反应。⑤反复发生低血糖本身就可减少低血糖的报警症状,而不能早期察觉,可能与中枢神经系统对低血糖的适应有关,致低血糖形成恶性循环。⑥有研究认为,血管紧张素转换酶基因的多态性是T1DM严重低血糖事件的重要的独立危险因子,而生长激素水平可能是T1DM患者无知觉性低血糖症的重要预测因子。

2.应激性内生性葡萄糖生成障碍

T1DM患者在基础状态下,应激性内生性葡萄糖生成减少约1/2,而在发生低血糖症后,其内生性葡萄糖生成机制障碍,对肾上腺素的反应性下降50%,故一旦发生,自身的抗低血糖能力很弱。一些资料提示女性患者的生长激素和内生性葡萄糖生成反应性减退要比男性患者更明显。这些患者可用异丙肾上腺素试验(使心率增加25次/分的需要量表示β-肾上腺素能神经的敏感性)可明确诊断,同时也可用此药来治疗,以提高患者抗低血糖的能力和反应性。在接受严格血糖控制的患者中,认知阈值也有变化,易于发生严重低血糖症。

3.低血糖性脑损害

正常时,脑组织的葡萄糖水平仅为血糖的 25% 左右,发生低血糖后,脑组织的葡萄糖浓度进一步下降(多数<10 mmol/L),导致严重缺糖和缺氧。每例 T1DM 患者一生常要经历数百次有症状的低血糖症发作,常致心身伤害或心理障碍。主要表现为身体不适,严重者可引起一系列神经精神症状,如行为改变、认知功能障碍、癫痫样发作甚至昏迷,但局灶性神经损害和去大脑强直较少见。永久性神经损害取决于低血糖症的严重程度和持续时间的长短。有时,已发生较明显的低血糖症,仍无察觉或误认为其他情况而延误治疗,以致引起不可逆性的脑损害。T1DM 患者在反复发作低血糖症后,其自我警觉性迅速减退,出现有症状的血糖阈值下降,脑电地形图显示 β 带的电压下降,β 带和总带的频率减慢。反复发作低血糖症者常伴脑萎缩,用[111]In-二乙三胺五乙酸(^{111}In-DTPA)示踪发现,脑脊液存在反流,代谢减慢。出现正常脑脊液压力性脑积水现象。有时将低血糖症误认为酒精中毒或吸毒等不良行为。心理障碍包括害怕出现低血糖反应,对一些合理的担心和焦虑有负罪感,生活质量低下。

4.其他并发症

其他并发症如低血糖昏迷的持续时间过长(6 分钟以上),常引起死亡,反复发作的慢性低血糖症造成广泛的脑损害,导致肢体瘫痪和智力低下等后遗症,或诱发心绞痛、脑血管痉挛、心肌梗死和脑梗死。

(二)预防糖尿病相关性低血糖症

在糖尿病教育和自我监测血糖的基础上,制订适宜的个体化血糖控制目标,实行富有弹性的个体化血糖控制方案,及时调整药物剂量,既严格控制血糖,又减少低血糖症(特别是夜间 HU)的发生。

1.糖尿病教育和自我血糖监测

血糖自我监测是观察血糖变化和预防严重低血糖症的重要手段,预防的重点在严重低血糖发作和夜间 HU。如果血糖不稳定,建议采用持续性实时血糖监测系统详细了解 24 分钟的血糖谱变化。患者及其家属应通过糖尿病教育掌握早期识别和处理低血糖,观察最低血糖值,并评估低血糖发作时的知觉程度。一旦发生低血糖症状,应立即进食,若发现患者神志改变或昏迷,应立即处理后送医院急救。

2.预防 Somogy 现象

在 T1DM 患者,胰岛素剂量过多可导致过多的升血糖激素(主要为肾上腺素、生长激素和皮质醇)分泌,引起高血糖,这种低血糖症后的胰岛素抵抗(低血糖-高血糖反应)称为 Somogy 现象。尽管空腹血糖不是很高,但低血糖症后的胰岛素抵抗可以持续数小时,引起餐后高血糖。对于清晨空腹尿酮阳性的患者或空腹血糖正常的嗜睡患者也应考虑 Somogy 现象可能。加餐是防治 T1DM 患者低血糖症的有效手段之一,但频繁进食可引起体重增加。

3.合理应用胰岛素和胰岛素类似物

英国 Lispro 研究组报道,快作用的胰岛素类似物——Lispro 应用于糖尿病患者的强化治疗中(作为基础用药)可使血糖更为平稳,减少了低血糖症的发生。比较应用 lispro 胰岛素(2 327 例)和应用胰岛素(2 339 例)的低血糖症发生率,发现前一组的发生率低于后一组。长效胰岛素类似物包括甘精胰岛素和地特胰岛素。甘精胰岛素的作用时间长达 24 分钟而没有明显的峰值,每天只需注射 1 次,而且可以在任何固定的时间,极大地提高了患者长期治疗的依从性。在 T1DM 患者,甘精胰岛素比中效胰岛素(NPH)能更有效地降低空腹血糖和糖化血红蛋白,而且发生低血糖症的风险明显地低于 NPH。地特胰岛素在 T1DM 患者的安全性研究也显示,应用本品治疗时,夜间低血糖症的发生率低于 NPH。

快作用胰岛素类似物应用于糖尿病患者的强化治疗可使血糖更为平稳,甘精(或地特)胰岛素和胰岛素泵治疗降低低血糖症的发生率。HU 患者应及时放宽血糖控制的目标值,一般在避免 HU 发作数周后可使低血糖的报警症状恢复。

4.辅助药物治疗

阿卡波糖不刺激内源性胰岛素分泌,单药治疗时不引起低血糖,阿卡波糖消峰去谷,在良好控制血糖的同时有助于减少低血糖的发生。有学者用 α-糖苷酶抑制剂伏格列波糖(晚餐前口服 0.3 mg)后 5 天,T1DM 患者的 22:00、3:00 和 7:00 血糖变化较平稳,低血糖症的发生率由 52% 降至 9.1%。因此推荐用本药来控制夜间高血糖,降低低血糖症的发生率。而且,α-糖苷酶抑制剂还可降低餐后高血糖,改善胰岛素的分泌反应,因此也有助于防止餐后(反应性)低血糖症(包括倾倒综合征)的发生。其机制是 α-糖苷酶抑制剂降低血糖,减轻或防止高血糖引起的继发性胰岛素分泌和反应性低血糖症。

三、T2DM 并低血糖症

T2DM 患者因注射胰岛素产生低血糖症时,胰高血糖素分泌仅是减少而不是缺乏。低血糖症早期因胰高血糖素分泌减少,导致血糖升高的反应程度不及正常人,且由于肾上腺素对低血糖的反应正常,临床上低血糖症的恢复迅速。但因 T2DM 合并严重低血糖症导致死亡(约 10%)和不可逆性神经损害(约 5%)的比例与 T1DM 合并低血糖症者无明显差别,故必须重视 T2DM 合并低血糖症的预防。

(一)胰岛素和磺脲类药物引起低血糖发作

服用磺脲类或注射胰岛素的 T2DM 患者常发生低血糖症,有时也可因为试验了其他致低血糖的药物而诱发低血糖症,值得注意。但是,二甲双胍、噻唑烷二酮类和阿卡波糖不易导致低血糖症。外源性胰岛素所致低血糖症的特点是血浆胰岛素/C 肽值>1.0。在磺脲类药物中,格列本脲(优降糖)和氯磺丙脲最易引起低血糖症发作。服用磺脲类药物致低血糖症的危险因素有老年人、药物用量过大、营养不良、其他药物与磺脲类药物的相互作用、肝肾功能损害、进食过少、进餐时间延迟、运动量过大或运动时间过长等。格列本脲与复方新诺明(复方磺胺甲噁唑,SMZ-TMP)合用,也可发生严重的低血糖症甚至死亡。

1 项在接受基础和单次胰岛素治疗的 T2DM 患者中进行的研究和在接受口服降糖药物治疗的 T2DM 患者中进行的研究(1 次服药,1 次注射)提示,睡前加用甘精胰岛素发生夜间低血糖症的危险较睡前加用 NPH 胰岛素降低。所以,在 T2DM 与口服降糖药联合治疗的方案中,甘精胰岛素是一种更好的基础胰岛素。

非法降糖复方制剂引起的低血糖症并非少见。有学者曾抢救 1 例因口服非法降糖复方制剂而引起致命性低血糖的老年糖尿病患者,服药昏迷 14 分钟后的血糖 0.3 mmol/L,低血糖还诱发蛛网膜下腔出血、脑盐消耗综合征(血钠 120 mmol/L,12 分钟尿量 9 500 mL,尿钠明显增高)和乳酸性酸中毒(血乳酸15.0 mmol/L,CO_2CP 10 mL/dL);第 2 天,可能因严重高甘油三酯血症(12.8 mmol/L)而并发急性胰腺炎(血淀粉酶 1 550 U/L,离子钙 0.66 mmol/L,伴有腹腔渗血/胸腔积液和间质性肺炎。该患者在 ICU 抢救8天,住院42天才痊愈出院(图 10-1)。

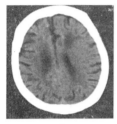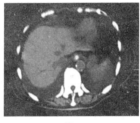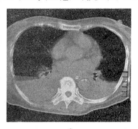

A B C

图 10-1 非法口服降糖复方制剂所致的致命型低血糖症

注:患者 65 岁,女性;口服某种复方降糖制剂后昏迷,14 分钟后血糖 0.3mmol/L;
低血糖诱发蛛网膜下腔出血(A)、脑盐消耗综合征和乳酸性酸中毒。第 2 天,因严
重高甘油三酯血症而并发急性胰腺炎、腹腔渗血、胸腔积液和间质性肺炎(B 和 C)

(二)胰岛素强化治疗引起低血糖症

大量的研究证明,强化胰岛素治疗并不使儿童糖尿病、老年糖尿病、伴有严重并发症的糖尿病和危重患者的死亡率降低,而低血糖发生率却明显增高。因而,对治疗目标要个体化,进行降糖治疗时必须防止低血糖。个体化治疗方案 HbA$_{1c}$ 的目标值可由"ABCD"原则确定,即年龄、体重、并发症和病期。

应按时和定量进餐,保持生活起居规律,当不得已延迟进餐时,应预先进食适量的饼干和水果等。保持每天运动时间和运动量基本不变。尽量安排在餐后 1~2 分钟运动。尽量戒酒,易发生低血糖症者应随身携带含糖食品如硬糖食品或方糖数颗和饼干数块等,记录低血糖症发生的时间、次数及与药物、进餐或运动的关系和症状体验等,以便及时联系医师,调整治疗方案。延误治疗将导致严重的后果。因此,糖尿病患者及其家属都应警惕低血糖症,并熟悉其症状及自救方法。低血糖症的入院前急救是抢救成功的关键环节,可静脉注射葡萄糖液或肌内注射 1 mg 胰高血糖素。前者可使低血糖症性昏迷者在 1~3 分钟清醒,后者所需时间较长,8~21 分钟。由于磺脲类药物引起的低血糖症还可以用生长抑素类似物治疗,如皮下注射奥曲肽 50 μg,每8 小时 1 次。其优点是避免了大量输液。口服胰岛素具有良好的应用前景,因为其使用方便和肝胰岛素化迅速,并可避免外周组织高胰岛素血症。选择性抑制近曲小管的钠-葡萄糖转运体(sodium-glucose transporter 2,SGLT2)可减少糖的重吸收,降低血糖,但不增加胰岛素分泌,也不诱发低血糖或体重增加,有可能成为 T2DM 和肥胖的治疗途径之一。

依靠技术进步解决治疗中的自动血糖稳定问题,例如人工胰腺可以做到闭环式感知血糖水平,自动调节胰岛素的泵出量,完全避免低血糖的发生。

(三)对症处理 T2DM 餐后反应性低血糖症

早期 T2DM 因为餐后代偿性胰岛素分泌过多和血清胰岛素峰值与血糖峰值分离,可以出现轻度的餐后反应性低血糖症。临床对这类患者应通过减轻体重、纠正不良生活习惯和运动锻炼降低高胰岛素血症,增加胰岛素的敏感性。如果仍有发作,可适当使用抗胆碱能药或 α-糖苷酶抑制剂,延缓淀粉类食物的消化和吸收。

(田瑞雪)

第三节　系统疾病并发低血糖症

在临床上,全身性疾病并发低血糖症的发生率仅次于糖尿病并发的低血糖症。

一、非胰岛 β 细胞肿瘤引起低血糖症

非 β 细胞肿瘤导致的低血糖症(non-islet cell tumor-induced hypoglycemia,NICTH)属于旁癌内分泌综合征中的一种,又称为肿瘤相关性低血糖症,一般仅指胰腺外肿瘤所致的低血糖症,不包括胰岛 β 细胞瘤(胰岛素瘤)引起的低血糖症。

(一)非 B 细胞肿瘤导致的低血糖症多见于间皮来源的肿瘤

间皮来源的肿瘤主要包括纤维肉瘤、间皮瘤、横纹肌肉瘤、平滑肌肉瘤、脂肪肉瘤、血管外皮细胞瘤、神经纤维瘤和淋巴肉瘤等。这些肿瘤中 1/3 以上发生于腹膜后,另 1/3 发生于腹腔内,其他在胸腔等处。这些肿瘤即使是恶性的,一般也生长较慢,但部分患者在切除肿瘤后仍存在轻度低血糖症,其原因未明。此外,导致空腹低血糖症的非 β 细胞肿瘤还有肝细胞瘤、肾上腺皮质肿瘤(常为恶性)、肾脏肿瘤、类癌、乳腺癌、生殖系统肿瘤、成神经细胞瘤或副神经瘤(包括嗜铬细胞瘤)和 CD34$^+$ 成纤维干细胞肿瘤(如单发性纤维瘤)也偶尔伴有低血糖症。发生空腹低血糖症的肾上腺皮质肿瘤一般较大,类固醇激素分泌正常或增多。伴低血糖症的类癌多来源于回肠、支气管或胰腺。但是,常见的癌肿如胃癌、结肠癌、肺癌、乳腺癌、前列腺癌、肾癌、睾丸癌、白血病、淋巴瘤、多发性骨髓瘤、黑色素瘤和畸胎瘤极少发生低血糖症。

(二)肿瘤分泌 IGF-2 导致非 B 细胞肿瘤导致的低血糖症

IGF-2 基因是一种性表达的亲本等位基因(印迹基因)。IGF-2 基因与另外两个肿瘤抑制基因 H19 和 p57KIP2 均位于 11p15。在正常细胞中,IGF-2 基因属于母方印迹,而 H19 和 p57KIP2 起了保持 IGF-2 基因印迹特性的作用。IGF-2 基因产物前 IGF-2 原(pre-pro-IGF-2)含有 180 个氨基酸残基,其中包括 N-端信号肽(24AA)和成熟 IGF-2(67 个氨基酸残基,7.5 kD)及 C 端扩展肽(89 个氨基酸残基)。肿瘤细胞自分泌和旁分泌的畸变 IGF-2 原(aberrant pro-IGF-2,big IGF-2)具有较强的胰岛素代谢活性,即:①肝糖输出和肝糖异生不足;②脂肪分解减少,血清流离脂肪酸和胰岛素下降;③外周组织和肿瘤组织糖消耗增加,因而可引起非 B 细胞肿瘤导致的低血糖症,肿瘤过度表达 IGF-2 的原因是肿瘤抑制基因突变或印迹功能丢失,有时也与肿瘤表达过量的 IGFBP-2、-4、-5 和-6,或者与 IGF-2 的糖化异常有关。

非 B 细胞肿瘤导致的低血糖症的发病机制未明,主要与下列因素有关:①肿瘤细胞的 IGF-2 基因过表达,但合成和分泌的大量 IGF-2 主要为 IGF-2 的前体分子(巨 IGF-2,big'-IGF-2);②大量的 IGF-2 占据胰岛素受体(虽然两者的的受体结构完全不同,但 IGF-2 与胰岛素的分子同源性较高);③IGF-2 与胰岛素受体结合后,引起胰岛素、生长激素、IFG-1 和 IGF-结合蛋白(IGFBP)的继发性变化,最终导致低血糖症;④有些非 B 细胞肿瘤导致的低血糖症的发病与肿瘤细胞的前激素原转化酶失活有关。

非胰岛肿瘤相关性低血糖症的发病机制,见图 10-2。引起非 B 细胞肿瘤导致的低血糖症的其他可能性有:①胰岛 β 细胞肿瘤或胰腺外异位胰岛素分泌瘤(异位胰岛素分泌瘤);②巨大的原

位或转移性肿瘤破坏肝脏或肾上腺，引起继发性肝衰竭和糖皮质激素缺乏，因肝糖输出减少或糖异生障碍而引起低血糖症；③肿瘤分泌的一些细胞因子能干扰糖代谢的某个环节而导致低血糖症，如胰岛素受体抗体（主要见于 Hodgkin 病或血液系统的其他恶性肿瘤）、肿瘤细胞因子（如 TNF-α、IL-1 和 IL-6 等）、儿茶酚胺（见于嗜铬细胞瘤）、IGF-1 和 IGF-2（主要是巨 IGF-2）等。

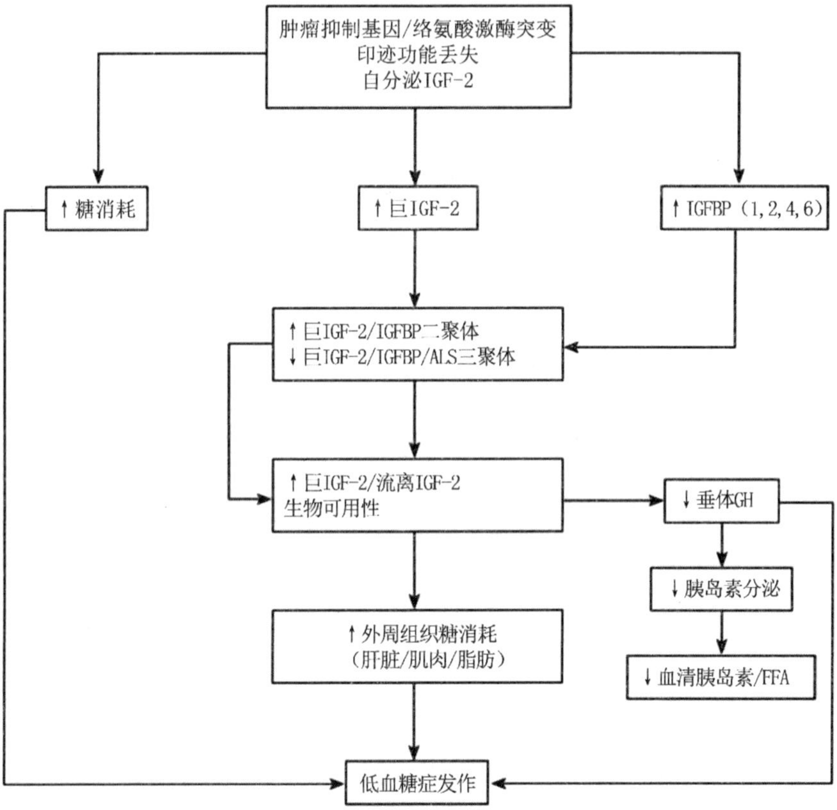

图 10-2 非胰岛肿瘤相关性低血糖症的发病机制

注：非胰岛肿瘤相关性低血糖症的发病机制未明，但与肿瘤抑制基因突变、酪氨酸激酶基因突变印迹功能丢失等因素有关，肿瘤不能分解自分泌的大量巨 IGF-2，巨 IGF-2 进入血液循环，并与成熟的 IGF-2 及 IGF-1 竞争 IGFBP，使正常的IGF-2-IGFBP-3-酸不稳定亚基（acid-labile subunit，ALS）形成障碍，故形成大量的 40～50 kD 的二聚体复合物（binary complxes），同时流离的 IGF-1 和 IGF-2 增多。因为 IGF 二聚体复合物和流离 IGF-1 与 IGF-2 均容易透过毛细血管，使组织中的流离 IGF，特别是巨 IGF-2 明显增加，作用于胰岛素受体，诱导胰岛素样代谢活性（脂肪、肝脏和肌肉的糖利用加强）和低血糖症。同时，IGF-I、IGFBP-3、IGFBP-5 和 ALS 均属于生长激素分泌的肽类，这些因子增多可反馈抑制垂体生长激素分泌，导致巨 IGF-2/IGFBP/ALS 三聚体减少，形成巨 IGF-2/IGFBP 二聚体增多，巨 IGF-2/IGFBP/ALS 三聚体降低和巨 IGF-2 分离入血之间的恶性循环。IGF-2：胰岛素样生长因子-2；IGFBP：胰岛素样生长因子结合蛋白；GH：生长激素；FFA：流离脂肪酸

胰岛素受体和 IGF-1 受体及其它们的杂合受体的分子同源，且结构与作用方式相似，均以表达内源性酪氨酸激酶活性为特征。当一个细胞同时表达 IGF-1 受体（IGF-1R）和胰岛素受体（IR）时，杂合受体的合成以随机方式进行，IGF-2 可以与这些杂合受体高亲和力结合，并产生胰岛素的代谢效应。此外，IGF-2 也与 IGF-2R 结合。由于 IGF-2R 的主要作用是将 Golgi 体的溶酶体酶转运至溶酶体内，因此 IGF-2 的生理效应是作为清道夫受体而促进 IGF-2 的细胞内吞（内吞作用）、细胞外 IGF-2 降解和调节血清 IGF-2 的水平。

IGFs 的降血糖强度只有胰岛素的 1/10,但在正常人血清中,IGFs 的浓度大约是胰岛素的 1 000 倍。正常情况下,＞90％的 IGFs 与 IGFBP(主要来自肝脏)结合,而 IGFBP-3 占 IGFBP 总量的 90％以上。70％～80％的 IGFs 属于 150 kD 三聚体,仅 1％以下的 IGFs 以流离形式存在于血清中。由于 IGFs 三聚体的分子量大,不能透过毛细血管膜,因此其半衰期长($t_{1/2}$ 为 15 分钟,二聚体为 25 分钟,而流离 IGF 为 10 分钟)。但是,非结合型 IGFs 和二聚体 IGFs 在血液和组织液中进行不断交换,并与 IGF 受体及胰岛素受体结合。

因胰岛素受体(IR)基因的 11 号外显子剪接差异,细胞可合成胰岛素受体的两种异构体——IRA 和 IRB。IRA 主要在胚胎和恶性肿瘤组织中表达,而 IRB 主要在以胰岛素为介导的糖代谢组织(如肝脏、肌肉和脂肪)中表达。正常情况下,IGF-I 与 IRA 和 IRB 的亲和力低,但 IGF-2 与 IRA 和 IGF-1R 呈高亲和力结合,其最终身物学作用是细胞的有丝分裂增强;相反,IGF-2 与 IRB 的低亲和力结合导致胰岛素样代谢效应(组织利用糖增加,血糖降低)。

巨 IGF-2 可以置换 IGFBPs 中的 IGFs,使血清流离 IGF-2 升高,并通过负反馈机制,抑制生长激素的分泌,进一步加重低血糖症的病情。

(三)非 B 细胞肿瘤导致的低血糖症以低胰岛素血症性低血糖症为特征

非 B 细胞肿瘤导致的低血糖症的临床特点是低胰岛素血症性低血糖症,即血清胰岛素 ＜1.44 μIU/mL(×6.945＝pmol/L),C 肽＜3 ng/mL(×0.331＝nmol/L),IGF-1 正常,IGF-2:IGF-1 之比＞15。相反,胰岛素瘤患者的血清胰岛素和 C 肽升高而 IGF-2:IGF-1 之比值正常。由于 β 细胞胰岛素分泌、脂肪分解和酮体生成均被抑制,故血清生长激素和 β-羟丁酸(β-hydroxybutyrate,β-OHB)降低;而巨 IGF-2 或 E 肽(E-peptide,含第 68～88 号氨基酸)升高,有时还伴有 IGFBP-2 增加。颗粒筛选层析被认为是测定巨 IGF-2 的金标准,但似乎用 16.5％硫酸十二烷两性离子钠-聚丙乙烯凝胶免疫杂交测定更为快速而有效。血清 IGFBP-3 和血钾降低(IGF-2 的胰岛素样作用所致)、总 IGF-2:IGF-I 升高、胰高血糖素正常及肝糖原储存增多也有一定的诊断价值。CT 和 MRI 等影像检查能发现非胰腺肿瘤,但氟-脱氧葡萄糖-PET 未必能检出肿瘤。

非 B 细胞肿瘤导致的低血糖症的其他病因可能很多,但作用机制未明。目前认为主要有以下特点:①肝糖输出减少;②肿瘤消耗糖过多;③成熟 IGF-2 分泌过多,IGF-1 或胰岛素分泌增加;④恶病质、肾功能和肝功能障碍;⑤B 型肝炎免疫标志物促进血液 IGF-2 的代谢,丙型肝炎相关性骨质硬化症(hepatitis C-associated osteosclerosis,HCAO)患者血巨 IGF-2 与 IGFBP-2 升高,但这些患者不发生低血糖症,而非 B 细胞肿瘤导致的低血糖症患者也不发生骨质硬化症,其可能原因是 IGF-2E 原(pro-IGF-2E,含 1～104 号氨基酸)与骨质硬化相关,而 IGF-2E 原(pro-IGF-2E,含 1～88 号氨基酸)仅仅与低血糖症相关,同时 HCAO 患者的 150 kD 三聚体的形成是正常的。

值得注意的是,由于畸变型 IGF-2 原是肿瘤分泌的仅有局部作用的激素原,因而用放射免疫法或放射受体法测得的血清 IGF-2 可能升高、正常甚至降低,给诊断带来极大困难。但是,当用酸性生物凝胶 P-60 柱层析后发现,大约 70％的 IGF-2 存在于高分子(10～17 kD)中,30％存在于 7.5 kD 的小分子中(正常血清中的高分子 IGF-2 仅占 10％～20％)。

除低血糖本身的表现外,一些患者有肢端肥大症样皮肤改变,如皮赘、皮脂增多和酒渣鼻等;其原因可能与升高的 IGF-2 与 IGF-2 受体持续结合有关。认识这些临床表现有助于非 B 细胞肿瘤导致的低血糖症的早期诊断。

（四）综合治疗非 B 细胞肿瘤导致的低血糖症

发现肿瘤后应立即手术切除。除了输入葡萄糖外，二氮嗪-氯噻嗪复方制剂、胰高血糖素、生长抑素类似物、糖皮质激素和生长激素也有一定升高血糖效果。

二、自身免疫性低血糖症

自身免疫性低血糖症（autoimmune hypoglycemia，AIH）又称胰岛素自身免疫综合征（insulin autoimmune syndrome，IAS），分为胰岛素抗体导致的自身免疫性低血糖症（Hirata 病）和胰岛素受体抗体导致的自身免疫性低血糖症两种类型。自身免疫性低血糖症的病因与抗胰岛素自身抗体或抗胰岛素受体自身抗体有关。抗胰岛素抗体可分为单克隆性和多克隆性自身抗体两种（多数患者为多克隆性自身抗体）。自身抗体的类型与特定的 HLA 亚型类型有关，DR4β1 链的 74 位谷氨酸为产生自身免疫性低血糖症多克隆抗体所必需，产生单克隆抗体的前提是此位点为丙氨酸。

（一）胰岛素抗体导致低血糖症

除了低血糖外，患者可有胰岛素抵抗或 Graves 病，主要流行于日本。不管纯度与来源如何，治疗用胰岛素对人体来说是一种具有免疫原作用的蛋白质，但发生严重的免疫性并发症少见，轻度的免疫反应也仅涉及少数患者。首次应用胰岛素后，可以从血清中检测出胰岛素自身抗体（insulin autoantibodies，IAAs），胰岛素自身抗体阳性者似乎容易发生 1 型糖尿病、药物变态反应和其他自身免疫病。产生胰岛素自身抗体的风险因素主要包括以下几方面：①免疫反应相关的特异基因（未明）；②年龄；③胰岛素注射部位；④对糖尿病患者来说，血糖的整体控制状态、胰岛素剂量、低血糖发生率、慢性并发症和 β 细胞功能状态也有一定影响。

粗制的动物胰岛素可以引起严重的局部脓肿、局部或全身性变态反应。20 世纪 20 年代，皮肤反应和胰岛素抵抗的报道很多，其原因是胰岛素制剂中含有较多的胰岛素原、胰岛素、胰岛素中间产物、非交换性胰岛素二聚体、精氨酰胰岛素、乙基胰岛素、脱酰胺胰岛素、单脱酰胺胰岛素及非胰岛素肽类物质，引起机体产生抗胰岛素抗体，其中非胰岛素肽类物质的抗原性起了关键作用；虽然这些不良反应已经成为历史，但对理解胰岛素的免疫反应有重要意义。

半人工合成的猪胰岛素仍具有较强的免疫源性，抗胰岛素抗体的发生率高，抗体属于 IgG 类免疫球蛋白，而基因重组的人胰岛素很少出现这种情况。在浓缩的溶液中，胰岛素具有自发形成二聚体和六聚体的特性，而胰岛素类似物能降低胰岛素的聚合性。当聚合物（如鱼精蛋白）或锌离子被抗原呈递细胞摄取后，也可诱发免疫反应。

胰岛素自身抗体对血糖和胰岛素的影响和磺脲类药物类似，自身抗体阳性，游离 C 肽降低（血总 C 肽可能正常），因为胰岛素自身抗体和胰岛素原及 C 肽有部分交叉反应。胰岛素受体的自身兴奋抗体可导致低血糖症。血糖和 C 肽低，但胰岛素增高，这是由于受体结合抗体阻止了对胰岛素的清除，而抗体又刺激 β 细胞分泌胰岛素。

胰岛素分泌紊乱的主要表现是当血浆葡萄糖浓度低至正常生理范围以下时，胰岛素浓度不相应降低，血胰岛素水平绝对或相对增高。如患者空腹血糖<2.5 mmol/L（45 mg/dL），血浆胰岛素浓度仍>36 pmol/L（6 μU/mL）就可诊断内源性高胰岛素血症。原发性 β 细胞功能紊乱（如胰岛素瘤）时，血浆 C 肽浓度多增高，>0.2 nmol/L（0.6 ng/mL），胰岛素原也升高（>5 pmol/L），而外源性高胰岛素血症时，则 C 肽降低。一般可通过监测血、尿磺脲类药物浓度和血浆胰岛素原水平来鉴别原发性 β 细胞功能紊乱与磺脲类药物所致的血胰岛素升高，但磺脲类药物也可引起血浆胰岛素原水平升高。

胰岛素/胰岛素抗体复合物不被沉淀,因而难以用标准的免疫沉淀法或免疫凝集法测定,RLB分析成为主要的测定方法,如果与过滤板分离胰岛素/胰岛素抗体复合物结合起来,可明显提高测定效率。

(二)胰岛素受体抗体导致低血糖症

胰岛素受体抗体较胰岛素抗体引起的自身免疫性低血糖症更常见,B型胰岛素抵抗综合征的特点是严重高血糖症伴黑棘皮症,血清存在抗胰岛素受体抗体,但同时也导致低血糖症。

胰岛素抵抗综合征可分为A型和B型两种。A型胰岛素抵抗综合征的特点是胰岛素受体突变,而B型胰岛素抵抗综合征以胰岛素受体抗体为特征,有时伴有其他自身免疫病(如ANCA相关性肾小球肾炎),血糖明显升高且与低血糖症、高胰岛素血症、胰岛素抵抗和黑棘皮症并存。

胰岛素受体抗体为一种IgG球蛋白,与胰岛素结合后产生两种不同的代谢效应。当处于抑制性效应时,因结合胰岛素的能力被阻滞而出现严重高血糖;当表现为兴奋型效应时,因胰岛素样作用而导致低血糖症。同一种抗体表现出不同效应的原因在于抗体的含量。当滴度较低时,抗体呈现部分激动剂作用,引起低血糖症;而当滴度较高时,抗体表达抑制剂作用,导致高血糖症。

胰岛素受体抗体导致的自身免疫性低血糖症是一种自身免疫病,可与其他自身免疫病并存,如Grave病、系统性红斑狼疮(SLE)和黑棘皮症,并可在患者血中检出其他自身抗体[如甲状腺受体抗体(TRAb)和抗核抗体(ANA)等]。偶可为多发性内分泌腺自身免疫综合征(APS)的表现之一,甚至可伴有妊娠剧吐综合征。一些药物也可使体内产生胰岛素自身抗体,如异胭肼及抗甲亢药物甲巯咪唑和卡比马唑(甲亢平)等,产生低血糖症。还有一些含巯基的药物如谷胱甘肽、α-硫丙酰甘氨酸、卡托普利和青霉胺等也可引起自身免疫性低血糖症,其原因是巯基可与胰岛素的双硫A键相互作用,使内源性胰岛素发生变构,触发免疫反应而产生胰岛素自身抗体。胰岛素抗体结合了大量胰岛素,形成了无生物活性的复合物,并使胰岛素降解减少,当大量胰岛素与抗体解离时,则引起血糖急剧下降,产生低血糖症。胰岛素治疗也可促使机体产生胰岛素自身抗体,从而导致空腹或延迟性餐后低血糖症及相对的高胰岛素血症。

如为外源性胰岛素或含巯基药物等引起,在停用药物后可于数月内恢复正常,自身抗体滴度逐渐下降,低血糖症停止发作,但再次使用又可诱发本征。本征的临床表现可酷似胰岛素瘤,确诊有赖于胰岛素抗体和胰岛素受体抗体测定。

多数患者在反复低血糖发作6个月后自行缓解,严重患者需要行血浆置换治疗,当内源性胰岛素从自身抗体复合物(单克隆或多克隆胰岛素结合型抗体)中释放出来后,则发生餐后低血糖症或夜间低血糖症。有时低血糖发作是由于抗等位基因型抗体所致,因为这种胰岛素抗体具有胰岛素激动剂作用。糖皮质激素和一些免疫抑制剂有助于控制急性低血糖症状。Dozio等用血浆置换加糖皮质激素治疗收到较好效果,可迅速降低胰岛素抗体浓度,改善胰岛素的生物分布,减轻低血糖症状,促进病情恢复。

三、肝源性低血糖症

肝源性低血糖症是指由于肝脏病变所致的低血糖症,可分为3类:①肝实质细胞大量破坏,肝糖原贮存和糖异生能力显著下降,引起空腹性低血糖症;②肝糖原分解酶缺乏和/或糖异生障碍;③肝肿瘤性低血糖症。

(一)肝细胞大量破坏导致低血糖症

维持空腹血糖需要正常的肝脏结构和功能。内生性葡萄糖的产生主要是通过肝糖原分解和肝糖异生来维持的。肝脏完全切除可致严重的低血糖症;肝脏大部分切除后,空腹血糖的维持主要依赖于肾脏的糖异生。

肝源性低血糖症最常见于肝脏结构迅速而大量被破坏时,如中毒性肝炎、急性重型肝炎、脂肪肝(饥饿或饮酒后)、急性胆管炎和胆管阻塞等。常见的肝病如慢性肝炎和肝硬化发生低血糖者反而少见。原发性肝癌较易发生低血糖症,这是由于葡萄糖调节异常所致。转移性肝癌则较少发生低血糖症。肝脏实质疾病所致的低血糖症是由于肝实质被大量破坏,门静脉与周围循环出现分流,产生相对的高胰岛素血症。在正常情况下,此时的胰岛素分泌应相对减少,血浆 C 肽水平和胰岛素分泌指数会适当降低。然而,有人研究发现急性肝功能衰竭患者在血糖正常和高血糖情况下,血浆 C 肽和胰岛素仍明显增高,并存在着胰岛素抵抗现象。

(二)肝肿瘤导致低血糖症

原发性肝癌伴低血糖症的发生率为 4.6%～30.0%,按组织学特征和与临床低血糖症的联系可分为两种类型。一种见于生长快、分化不良的原发性肝癌晚期,血糖多在 2.2～4.4 mmol/L,很少发生严重的低血糖症或低血糖昏迷;另一种见于生长较慢、分化较好的肝癌早期,一般无全身恶病质表现,但有频发性低血糖症发作,血糖很低,需用大剂量葡萄糖才可控制症状,给予胰高血糖素和糖皮质激素等效果不明显。低血糖症是原发性肝癌常见的异源激素综合征。患者的血清胰岛素正常或升高,而 IGF-1 或巨 IGF-2(15 kD)多升高。

原发性肝癌伴低血糖症的发生机制有以下 3 种可能:①IGF-2 或巨 IGF-2 相关性低血糖症;②胰岛素分泌过多;③肝组织被大量破坏,肝糖生成不足。但绝大多数患者是由于分泌过多IGF-2 所致。转移性肝癌伴低血糖症的病因复杂。结肠癌、肠肉瘤、脑膜肉瘤、血管外皮细胞瘤、恶性胰岛素瘤和类癌等发生肝转移后均可伴有低血糖症。

由于病因不同,处理也各异。Hoff 等用胰高血糖素试验来协助病因诊断,指导治疗。如静脉注射 1 mg 胰高血糖素后血糖升高值>1.7 mmol/L,可用胰高血糖素泵持续给药,在门诊治疗。胰岛素瘤者对胰高血糖素有反应(提示有足够的肝糖原贮存),无反应提示肝糖原的贮存极少(低血糖的原因之一)。

(三)糖的中间代谢障碍导致低血糖症

伴有低血糖症的遗传性代谢性肝病很多。绝大多数的代谢病累及肝脏,但这类疾病不是原发性肝脏疾病,而是全身性代谢障碍综合征。这些代谢性疾病具有下列主要特征:①伴有低血糖症的糖原贮积症(GSD)主要是Ⅰa、Ⅰb、Ⅲa、Ⅲd、Ⅳ、Ⅵ和Ⅷ型。溶酶体代谢病和氨基酸代谢病不直接引起低血糖症,而脂肪酸氧化障碍恒定有低血糖症,后者的特点是进餐后发生低血糖症而无酮症。②糖原贮积症的临床诊断有赖于血液细胞(红细胞和白细胞)及病变组织的酶活性与酶基因分析和/或异常糖原颗粒的鉴定。临床以Ⅰa、Ⅰb 和Ⅲ型为常见,占成人糖原贮积症的 95%以上。③脂肪酸氧化障碍所致的低血糖症的病因确诊有赖于酶基因突变分析。用分子生物学方法可鉴定酶基因突变的位点、类型和累及的部位。

四、其他疾病或药物所致的低血糖症

(一)促胰岛素分泌剂导致低血糖症

β 细胞刺激物主要有磺脲类药物和格列奈类促胰岛素分泌剂。磺脲类药物的最常见不良反应是低血糖,常发生于老年患者或肝肾功能不全者,高龄、肝肾疾病、药物剂量过大、体力活动过度、进食不规则、饮含酒精的饮料及多种药物相互作用等为常见诱因。严重低血糖反应可诱发冠心病患者心绞痛或心肌梗死,也可诱发脑血管意外;反复或持续的低血糖可导致神经系统不可逆损伤。

瑞格列奈口服易耐受,不良反应较少。常见的有轻度低血糖(即使未进食或推迟进餐时间也极少发生低血糖症),胃肠功能失调如腹泻和呕吐及短暂性视觉障碍等。在对瑞格列奈、格列苯脲、格列齐特和格列吡嗪进行的长期比较研究中,瑞格列奈发生严重低血糖的危险性明显较其他3种低。那格列奈的常见不良反应有低血糖、乏力、恶心、腹泻和腹痛等,少见的变态反应如皮疹、瘙痒和荨麻疹也有报道,少数患者有肝酶升高,不过是轻微或暂时性的,很少导致停药。那格列奈可增加血尿酸水平,机制和意义未明。

(二)慢性心脏疾病导致低血糖症

各种病因引起的严重心力衰竭均可发生低血糖症。其机制不清楚,可能与心力衰竭致肝脏充血、营养不良、糖异生底物减少和肝脏缺氧有关。患有充血性心力衰竭的儿童常伴有低血糖症。主动脉-肺动脉分流者可发生术后低血糖症。Lange-Nielsen 综合征(常染色体隐性遗传)的特征为耳聋和心电图异常(Q-T 延长,T 波倒置等),用普萘洛尔治疗后可发生低血糖症。由于心脏病变本身引起的低血糖症罕见。有许多患者事实上是糖代谢或脂代谢酶异常在心脏的表现,这些患者的低血糖症是全身性代谢病的表现而非心脏病变所致。

(三)慢性肾病引起低血糖症

肾衰竭患者低血糖症的发生率较高。确切机制不清楚。升高血糖的调节异常是肾衰竭的主要表现之一。肾衰竭发生低血糖症的患者多为恶病质,葡萄糖及丙氨酸转换均被阻滞,丙氨酸经葡萄糖异生产生葡萄糖的过程受抑制。患者空腹血糖降低,血乳酸不升高,丙氨酸降低。一些肾衰竭所致的低血糖症患者本身就合并糖尿病,因肾脏对胰岛素代谢降低,胰岛素治疗的糖尿病患者在肾衰竭晚期,胰岛素清除率下降,胰岛素需要量减少,这就增加了胰岛素诱发低血糖症的危险性。血液透析期间和血透后也可发生低血糖。另一方面,核素技术及平衡技术研究发现,正常人在吸收后(空腹)状态,肾脏在糖异生中的作用不亚于肝脏,是拮抗低血糖症的主要器官之一。肾衰竭与肝衰竭一样,由于肾糖原分解和肾糖异生减少而易于发生低血糖症。

接受血液透析的患者易于发生"隐性"低血糖症,多数患者无低血糖症状。肾衰竭患者在血液透析期间,抗低血糖激素的反应迟钝,如患者在透析前的血糖在 4.5 mmol/L(81 mg/dL)以下,透析期间未进食则极易发生低血糖症。有学者主张透析液中的葡萄糖含量应≥5.5 mmol/L(100 mg/dL),以防透析性低血糖症的发生。

食用大量蔗糖的尿毒症患者可发生肝糖原耗竭,这可能是由于蔗糖摄入后使磷酸化酶升高,活性增强,而在空腹时,由于糖原分解和肝、肾的糖异生减少而引起低血糖症,并伴有肝源性胰岛素抵抗,所以肾衰竭患者存在蔗糖不耐受现象。磷酸化酶活化的原因是酶的抑制物[三磷酸腺苷(ATP)、α-磷酸甘油、果糖-1,6-二磷酸及葡萄糖等]减少,无机磷增多。

(四)脓毒血症引起低血糖症

脓毒血症也可致低血糖症。脓毒血症时,糖的利用和产生均增加。当血糖来源减少时,可发生低血糖症。骨骼肌对葡萄糖的利用占所增加的全部葡萄糖利用的 25% 左右,富含巨噬细胞的组织(如肝和脾)葡萄糖利用也增加。

脓毒血症患者葡萄糖转换增加和血糖生成降低如何与葡萄糖利用增加维持平衡的机制尚不

完全清楚。细胞因子如 TNF-α 和 IL-6 可增加葡萄糖的利用。至少部分是由于细胞因子触发胰高血糖素和儿茶酚胺分泌而使血糖生成增多,但继而出现葡萄糖生成降低,导致低血糖症。在这一过程中,胰岛素也起着一定作用。脓毒血症所致的低血糖症是由于肝脏对升高血糖激素的调节障碍所致,而升高血糖激素本身无异常。脓毒血症患者发生低血糖症一般合并肝功能不全和进食过少等诱因,患者发生低血糖症则表示病情危重,其预后不良。长期的脓毒败血症导致恶病质和营养不良,此时的低血糖症主要与营养不良有关。

儿童患严重疟疾时常表现为严重的乳酸性酸中毒和低血糖症。乳酸生成增多导致乳酸性酸中毒,发生机制未明。

(五)营养不良导致低血糖症

在发达国家,因长期饥饿所致的低血糖症少见。另外,即使静脉输注了葡萄糖,也可发生低血糖症。这些患者肯定存在葡萄糖利用过多。当体内脂肪被大量消耗,葡萄糖成为唯一的能源物质。严重肌肉萎缩的患者可发生空腹低血糖症,伴丙氨酸降低。这或许是由于肌肉不能产生足够的氨基酸来供应肝糖异生,以至较难维持正常血糖浓度。

神经性厌食患者当病情发展,出现严重肝功能损害时,可出现自发性低血糖症,甚至伴发中枢脑桥髓鞘溶解症。对营养不良者进行静脉营养支持时,要注意监测血糖,警惕营养不良性反应性低血糖症的发生。一些本来不引起低血糖症的药物(如甲氧苄啶)在应用于感染伴营养不良或肾衰竭时可诱发严重低血糖症。

低血糖是蛋白-能量营养不良(PEM)的常见并发症,消瘦型 PEM 患者常有低血糖的临床症状。一经确定,应迅速给予葡萄糖纠正,但因血浆蛋白降低,输入大量液体易发生脑水肿而危及生命。

为防止反复发生,需要静脉输注大量的葡萄糖。因肝脏有很强的葡萄糖生成能力,因此只要肝糖原分解和肝糖异生能正常进行,血糖利用即使增多,一般也不会导致低血糖症。因此,在非β细胞瘤性低血糖症中,肝糖生成受抑制起了重要作用。纤维肉瘤、宫颈癌和类癌患者均存在相对的高胰岛素血症,这些病变是否存在异源胰岛素分泌还很难证实。大多数非β细胞瘤性低血糖症患者的胰岛素分泌受抑制,血浆 IGF-1 正常,IGF-2 升高。IGF-2 有类胰岛素作用,可降低血糖。另外,它还可抑制胰高血糖素和生长激素的分泌,间接降低血糖。

(六)脑干功能紊乱导致低血糖症

脑干性低血糖症也可归入内源性高胰岛素血症性低血糖症中。脑干功能紊乱(Chiari 畸形、脑疝、肿瘤、外伤、感染和脊髓膜膨出症等)常伴有间歇性高胰岛素血症及低血糖症。正常人的脑干及运动神经核对颅内压的变化十分敏感,在受到脑脊液分流减压、脑病、腹压升高和血二氧化碳潴留等情况的刺激时,神经核的兴奋性可通过神经和神经体液途径,迅速调节血糖变化。当脑干功能紊乱时,通过神经反射引起间歇性胰岛素分泌及发作性低血糖症。因此,凡存在脑干功能紊乱者均需监测血糖和血胰岛素变化。

(七)垂体功能减退导致低血糖症

垂体功能减退症儿童如过夜空腹不发生低血糖症,但继续禁食 24～30 分钟,可有低血糖发作。患儿对禁食的耐受性减退经糖皮质激素替代治疗后,大部分可恢复正常(皮质醇有促进糖异生的作用),而生长激素替代治疗的作用不明显,这主要是由于肝糖原贮备耗尽和糖异生缺乏所致。皮质醇可直接激活有关肝糖异生酶的活性,动员糖异生的前体物质生成增多。皮质醇和生长激素缺乏患者出现空腹低血糖症时,糖异生前体物质减少。但口服丙氨酸后低血糖并不能完全纠正,因肾上腺髓质苯乙醇胺-N-甲基转移酶受皮质醇调控,皮质醇缺乏可致肾上腺素分泌减少,胰高血糖素分泌不受影响,故缺乏皮质醇和/或生长激素分泌的儿童发生低血糖症时,可很快得到纠正。

垂体功能减退导致的低血糖可能是自发性的,即由于进食过少或不进食,特别是在有感染时易于发生;或是胰岛素所诱发的(做胰岛耐量试验或使用胰岛素治疗食欲缺乏等);或因高糖饮食或注射大量葡萄糖后,引起内源性胰岛素分泌所致。患者由于皮质醇不足,肝糖原贮存和生长激素分泌减少,对胰岛素的敏感性增加,加之甲状腺功能减低,肠道对葡萄糖的吸收减少,所以平时的空腹血糖较低,一旦遇有上述情况,极易导致低血糖昏迷。

(八)ACTH 抵抗导致低血糖症

ACTH 抵抗所致的家族性单一性糖皮质激素缺乏症是原发性肾上腺皮质功能减退的一种特殊类型,可伴有反复发作的致命性低血糖症,血皮质醇和雄性类固醇激素缺乏,ACTH 显著升高,肾素-血管紧张素-醛固酮系统正常。

(九)遗传性代谢病导致低血糖症

一些原因引起的低血糖症仅发生于婴幼儿。新生儿脱离母体的糖供应,出生后只有靠自身体内的糖生成和葡萄糖摄入。因为婴儿头部相对较大,糖利用率较高(每体重单位比成人高3倍),需要相对较高的葡萄糖生成来维持血糖水平。出生后4～6分钟的新生儿因糖原储备有限,葡萄糖摄入不够,主要依靠葡萄糖异生维持血糖。因此,适当的血糖调节信号,尤其是低胰岛素,高胰高血糖素、肾上腺素和其他升血糖激素水平,肝脏结构和肝酶的完整性及糖异生前体物质的量等因素显得特别重要。相对性低血糖症、低胰岛素血症和升血糖激素共同作用,促进脂肪分解。非酯化脂肪酸和甘油代替葡萄糖提供大脑等组织能量,促进糖的产生,并限制肌肉和脂肪对糖的利用。上述血糖调节机制受损可导致短暂的严重性低血糖症,任何一个环节的持续受损将会导致低血糖症反复发生。婴幼儿的低血糖症主要原因为短暂禁食不耐受、高胰岛素血症或糖代谢的关键酶系缺乏。

1.婴幼儿持续性高胰岛素血症

婴幼儿持续高胰岛素性低血糖症(PHHI)是婴幼儿持续性低血糖症最常见病因之一。胰岛β细胞在严重低血糖时仍持续不适当分泌胰岛素是 PHHI 的病理生理基础。自从 1981 年首次报道以来,关于 PHHI 分子机制的研究取得了令人瞩目的成绩。PHHI 是一种罕见的代谢性疾病,多数为散发患者,在北欧的发病率为 1:(37 000～50 000),而在近亲结婚很常见的沙特阿拉伯和某些德裔犹太人中,PHHI 有家族聚集倾向,发病率可高达 1:2 500 或 1:3 000,且特殊类型的突变更常见。

PHHI 是一组遗传性离子通道病,目前已发现几种不同的致病基因,包括磺脲类药物受体(SUR1 受体)基因、Kir6.2 受体基因、谷氨酸脱氢酶(GDH)基因、葡萄糖激酶(GCK)基因、短链3-羟酰-辅酶 A 脱氢酶(SCHAD)基因和磷酸甘露糖异构酶基因等。已被确认的突变中,SUR1最常见,Kir6.2 突变和谷氨酸脱氢酶突变次之,其余突变罕见。

2.酮症低血糖症

在临床上,酮症低血糖症急症处理前的病因鉴别困难,可首先根据有无肝大和酮症来作出初步判断。如存在肝大,低血糖症可能与糖原代谢障碍或糖异生异常有关,偶尔也可能是果糖不耐受症。低酮体性低血糖症提示为胰岛素过多或脂肪氧化障碍所致。如肝脏大小正常,血酮体不升高或伴酮血症,一般为支链氨基酸代谢障碍或酮症性低血糖症所致。

3.糖原贮积症

糖原贮积症-Ⅰa型与磷酸甘露糖苷异构酶基因的失活性突变有关,主要有神经系统和皮肤损害(如肌张力降低、小脑发育不良、斜视、乳头翻转和体脂分布异常等),也可伴多灶性内脏损害(肝脏、心脏、肾脏和消化道等)。但有些患者缺乏神经系统和皮肤损害,可仅表现为肝功能不全、心肌病、心包炎、肾小管病变、肾病综合征和色素性视网膜炎等。糖原贮积症-Ⅰb型主要为肝损害、肠道病变和低血糖症,但缺乏神经系统损害,有些患者用甘露糖治疗有效。糖原贮积症-Ⅰc型主要表现为神经运动障碍和搐搦。糖原贮积症Ⅱ型的表现同糖原贮积症-Ⅰc,但伴有严重的胃肠病变及视网膜电图异常。糖原贮积症Ⅲ型和Ⅳ型罕见,主要表现为惊厥性脑病和肝损害。

4.3-羟-3-甲基戊二酰辅酶A裂解酶缺陷症

其引起反复发作性低血糖。3-羟-3-甲基戊二酰辅酶A裂解酶(3-hydroxy-3-methylglutaryl coenzyme A lyase,HMG-CoA)缺乏症为亮氨酸代谢障碍性代谢病,其特征是反复发作性代谢性酸中毒,血氨升高和低血糖症,但无酮血症。肝脏肿大,重症发作时可有惊厥。本病可用MRI和磁共振光谱仪(magnetic resonance spectroscopy,MRS)确立诊断。在MRI上,可见脑室周围白质和弓形束有多发性损害,并以前部和室周部位的损害为最突出。MRS中的STEAM和PRASS光谱带见N-乙酰天门冬氨酸减少,肌醇和胆碱增多,于1.33 ppm处可见异常峰(乳酸盐),2.42 ppm处可见特异峰。

5.禁食短暂不耐受

出生后72分钟内发生低血糖症,与糖异生机制不健全有关。婴幼儿时期,因先天性垂体功能减退症、肾上腺发育不全或肾上腺增生(如21-羟化酶缺陷)引起低血糖症。儿童酮症低血糖综合征的患儿耐受禁食能力差,低血糖症常于进食中断后发生,多于2～5岁发病,10岁前一般可自然缓解。主要表现为肌肉向肝脏供应丙氨酸(一种主要的糖异生前体物质)量减少,血丙氨酸低,注射丙氨酸后血糖升高,糖原分解和糖异生机制正常。除肾上腺素稍低外,其他血糖调节激素正常。成人单一性肾上腺素缺乏不引起低血糖症。

6.糖尿病母亲的新生儿

此类新生儿的血糖高(与母亲血糖呈正相关),胰岛素也相应增高。在母体内,胎儿血糖高刺激胰岛素分泌,出生后胰岛素分泌未受到及时抑制,母体的血糖供应又中断,产生一过性低血糖症。Rh阳性或Beckwith-Wiedemann综合征(舌肥大、脐突出和内脏肥大)患儿发生低血糖也是由于一过性高胰岛素血症所致。高胰岛素血症产生的机制可能与母亲服用直接刺激胎儿胰岛素分泌的药物(如磺脲类)和间接促使胰岛素分泌的药物(如延缓分娩的β_2肾上腺素激动剂)有关。

其他不明原因的内源性高胰岛素血症引起空腹低血糖可持续整个新生儿期,甚至更久,此类患者可能是由于非PHHI原因所致(见前述)。相反,1岁后出现的高胰岛素性低血糖症多由胰岛素瘤引起。

7.遗传性果糖不耐受和半乳糖血症

遗传性果糖不耐受为一常染色体隐性遗传的果糖代谢病,由于肝脏、小肠黏膜和肾小管细胞内果糖-1-磷酸醛缩酶的先天性缺陷所引起。病变主要累及肝脏和肾小管,临床特征为进食果糖后出现果糖血症、果糖尿、低磷酸盐血症和低葡萄糖血症,甚至伴发休克。饮食中摈除果糖后,即可十分有效地控制本病。

半乳糖血症为血中半乳糖增高的中毒性临床综合征。本病代谢异常,半乳糖、1-磷酸半乳糖和半乳糖醇等蓄积在肝、脑、肾和眼晶状体等脏器组织中,可引起不可逆性损害。本病是由于半乳糖代谢过程中3种酶的先天性缺陷引起。有3种临床类型：①经典的半乳糖血症，由于半乳糖-1-磷酸尿苷酰转移酶（Gal-1-PUT）缺陷所致，较常见。主要表现为白内障、精神发育障碍及肝硬化等。②半乳糖激酶缺乏所致半乳糖血症，较罕见，病情较轻，主要症状仅有白内障，可有肝脾大及智力发育障碍。③尿苷二磷酸半乳糖-4-表异构酶（UDP-Gal-4-E）缺乏所致半乳糖血症，罕见，可无临床症状。半乳糖血症的临床表现和病程波动大。严重者，可发生于出生后数天内，可因喂母乳或人工牛乳喂养中出现急性症状，患儿拒绝吃奶、呕吐、腹泻、淡漠、肝脏迅速肿大、黄疸和腹胀，出现低血糖症和蛋白尿等，后因凝血机制障碍，可出现皮肤和脑部出血，导致神志丧失。诊断主要根据临床症状和有关酶的活性测定。无病因治疗，主要的治疗就是早期开始的严格控制饮食中不含乳糖，不吃奶和奶制品。

8.脂质沉积性肌病

脂质沉积性肌病（lipid storage myopathies，LSM）是由于肌纤维内脂肪代谢障碍所致肌细胞内脂质堆积而引起的一组少见肌病。先后确定了肌纤维内原发性肉毒碱缺乏、肉毒碱脂肪酰基转移酶、乙酰辅酶 A 脱氢酶和细胞色素 C 氧化酶等线粒体酶缺陷对脂肪代谢的影响。脂质沉积病十分复杂，但临床上有以下特点：①不能耐受运动和近端肌无力为主要表现；②病情呈发作或波动性，常可自行缓解；③多数患者糖皮质激素或肉毒碱治疗有效，部分患者的症状和肌酶在短期内恢复；④肌电图为肌源性损害，肌活检可以确诊。临床上易误诊为多发性肌炎、重症肌无力、进行性肌营养不良、周围神经病和肝脏疾病等。可有反复发作性肌球蛋白尿和低血糖症，常于感染或禁食后诱发或加重，有时伴心肌病和心肌缺血（心肌内脂质贮存和肉毒碱缺乏）。肝肾功能不全患者也可发生肉碱缺乏症，从而影响脂肪代谢供能。

9.IGF-1 缺乏引起的低血糖症

IGF-1 缺乏综合征见于许多病理情况。例如，由于生长激素受体或受体后缺陷所致的Laron 综合征主要表现为生长迟滞、侏儒和智力障碍等。有些人有进行性肥胖、胰岛素抵抗甚至糖尿病，有时可发生轻度低血糖症。外周性 IGF-1 缺乏可以是生长激素受体缺陷、生长激素受体后缺陷、IGF-1 缺陷及 IGF-1 受体缺陷的结果，也可以是营养不良、肝脏疾病或其他躯体疾病的一种表现。

10.线粒体呼吸链病

线粒体呼吸链病（mitochondrial respiratory chain disorders，MRCD）是儿童肝衰竭的重要病因。当患者表现低血糖症和乳酸性酸中毒时，要想到线粒体呼吸链病的可能。线粒体呼吸链病的临床类型很多，主要有 Alpers 综合征（进行性神经元变性）和 Pearson 综合征等，主要原因是线粒体 DNA（mt DNA）重排和缺失，氧化磷酸化缺陷导致低血糖症。

（1）肉毒碱十六烷酰转移酶缺陷症：肉毒碱十六烷酰转移酶（carnitine palmitonyl transferase，CPT）缺乏为线粒体脂肪氧化障碍的常见疾病。CPT1 有肝性（L）和肌性（M）两种亚型。L-CPT1 缺乏者表现为空腹低血糖症。成年人 CPT2 缺乏者在剧烈活动后发生横纹肌溶解症（S113L 突变）。婴幼儿 CPT2 缺乏者表现为严重的低血糖症，偶伴心肌病变、内脏器官发育异常、脑基底核损害及严重室性心律失常，内脏可有广泛的脂质浸润（现已发现近 30 种 CPT2 突变类型）。避免长期禁食和剧烈活动，以及低脂饮食可缓解病情。

（2）肉毒碱-乙酰肉毒碱转位酶缺陷症：此为常染色体隐性遗传性疾病。完全缺乏型者不能存活，部分缺乏者有骨骼肌肌瘤、心脏和肝脏异常、惊厥、低血糖、低血酮和高血氨等表现，血肉毒碱降低，而乙酰肉毒碱升高。

（3）长链 3-羟酰-辅酶 A 脱氢酶缺陷症：长链 3-羟酰-辅酶 A 脱氢酶（long-chain 3-hydroxyacyl-CoA dehydrogenase，LCHAD）缺陷症为一种常染色体隐性遗传性疾病，表型不一，临床症状轻重不等。重症者伴严重低血糖症、智力低下、神经病变和视网膜病变。长链 3-羟酰-辅酶 A 脱氢酶位于肝中，多数在感染或失水后诱发本病。胎儿长链 3-羟酰-辅酶 A 脱氢酶缺乏症可导致母亲子痫、自发性溶血、弥散性血管内凝血（DIC）和肝损害等。胎儿出生后可发生新生儿低血酮性低血糖症和肝硬化等。常见的突变位点是长链 3-羟酰-辅酶 A 脱氢酶的 α 亚基链的 E474Q。

（4）中链乙酰辅酶 A 脱氢酶缺陷症：中链乙酰辅酶 A 脱氢酶（medium-chain acyl-CoA dehydrogenase，MCAD）缺乏罕见，但死亡率极高。中链乙酰辅酶 A 脱氢酶缺陷症为脂肪氧化障碍的遗传性疾病，可发生严重的低血糖症，但无或仅伴轻度酮症。血辛酰肉毒碱增高和尿阴离子隙增加性酸中毒为本症的特征。中链乙酰辅酶 A 脱氢酶是较常见的脂肪酸氧化紊乱疾病。患儿表现为餐后低血糖，但无酮症，静脉补充葡萄糖能使之迅速改善。有的表现为 Reye 综合征。这些患儿有心性猝死的危险。虽然低血糖症很常见，但昏迷也可由其他原因引起，如脂肪酸蓄积所致的毒性反应或其代谢作用，可导致昏迷。

（5）戊二酸尿症戊二酸辅酶 A 脱氢酶缺乏症：是一种神经代谢性疾病，累及 6～18 个月的婴幼儿，可导致急性脑病危象和脑皮质坏死。急性脑损伤的原因与其代谢物 3-羟戊二酸及戊二酸的兴奋性神经毒作用有关。Ⅱ型戊二酸尿症可分为新生儿发作型，伴或不伴先天性畸形等 3 型。3 型患儿均有严重低血糖症及代谢性酸中毒，多数夭折。进食富含脂肪和/或蛋白饮食后常诱发迟发型呕吐和低血糖症。父母多为近亲结婚。MRI 或 CT 可发现脑萎缩和白质病变。[18]F-2-氟-2-脱氧葡萄糖（[18]F-FDG）正电子发射计算机断层（PET）也有一定的诊断价值。

（李　磊）

第十一章

脂质代谢性疾病

第一节　原发性高密度脂蛋白代谢异常

原发性高密度脂蛋白代谢异常主要包括 Tangier 病、磷脂酰胆碱胆固醇酰基转移酶缺陷症和家族性低 α 脂蛋白血症。

一、Tangier 病

Tangier 病是一种罕见的常染色体遗传性疾病，其病因与 ATP-结合转运蛋白 A1（ATP-binding cassette transporter A1，ABCA1）突变（如 R282X 或 Y1532C）或功能障碍有关。研究证实，ABCA1 与细胞内的脂质转运紊乱、血浆高密度脂蛋白代谢有关。Tangier 病表现为血浆高密度脂蛋白降低，大量胆固醇脂沉积于扁桃体、淋巴组织和网状内皮系统的巨噬细胞中。纯合子患者表现为橙黄色扁桃体肿大、淋巴滤泡、咽部黏膜黄色斑、角膜浑浊、周围神经病变、肝脾大和早发冠心病。

二、磷脂酰胆碱胆固醇酰基转移酶缺陷症

磷脂酰胆碱-胆固醇酰基转移酶（lecithin cholesterol acyltransferase，LCAT）缺陷症是一种极其罕见的常染色体隐性遗传性疾病，由 LACT 基因突变所致，呈家族性发病。在生理情况下，LACT 将外周组织中的胆固醇转移至肝脏进行代谢。LCAT 缺陷时，HDL 颗粒内的胆固醇转化成胆固醇酯的量减少，导致游离胆固醇在脂蛋白和外周组织（如角膜、红细胞膜及肾小球）沉积。本症主要表现为角膜浑浊、角膜脂质沉积形成（灰白色散在斑点）、蛋白尿、血尿、正色素性贫血、肾衰竭和血脂谱异常等。血浆胆固醇水平不一，多数患者的血浆 HDLC 降低，游离胆固醇与酯化胆固醇比率增高，游离胆固醇约占总胆固醇的 1/3，甘油三酯升高，高密度脂蛋白减少。患者常合并早发性动脉粥样硬化。

鱼眼病为 LCAT 缺陷症的一种变异型。其病因也为 LCAT 基因突变，但其临床表现不及完全型 ACAT 缺陷症严重。患者的血浆 HDLC 降低，角膜浑浊，但无贫血、肾脏病变和早发动脉粥样硬化。LCAT 缺陷症及鱼眼病的临床表现差别在于 LCAT 缺陷症患者 HDL 及含 Apo-B 脂蛋白都缺乏 LCAT。

三、家族性低α脂蛋白血症

家族性低α脂蛋白血症是一种常染色体显性遗传性疾病,主要见于拉丁美洲和墨西哥原居民的祖先,其发病机制未明,但可能与ATP-结合盒转运蛋白A1突变(如R230C)关联。约50%以上的低高密度脂蛋白血症与肝酯酶或ApoAⅠ/ApoCⅢ/ApoⅣ基因位点有关。血浆高密度脂蛋白降低使胆固醇逆向转运或高密度脂蛋白的其他保护作用受损,加速动脉粥样硬化的发展。临床表现为早发性冠心病和血浆高密度脂蛋白胆固醇降低,一般男性低于0.8 mmol/L(30 mg/dL),女性低于1.0 mmol/L(40 mg/dL)。

药物治疗主要集中在升高高密度脂蛋白、降低血浆低密度脂蛋白。升高高密度脂蛋白治疗困难,故降低低密度脂蛋白水平的治疗就成为最常用的手段。

(王　佳)

第二节　家族性脂蛋白异常症

一、家族性高胆固醇血症

家族性高胆固醇血症分为单基因家族性高胆固醇血症和家族性多基因高胆固醇血症两种。杂合子异常(LDL受体突变)所致的家族性高胆固醇血症(常染色体显性遗传)的最明显表现是早发性肌腱黄色瘤。患者的血胆固醇自幼升高,并随年龄的增长而进一步升高,肌腱黄色瘤加重,同时可出现扁平黄色瘤、结节疹性黄色瘤或其他皮肤脂性瘤斑。由于纯合子异常(LDL受体突变)所致的家族性单基因高胆固醇血症也呈常染色体显性遗传,患病个体的父母均为LDL受体突变者。因而病情重,预后不良。血胆固醇>15 mmol/L(600 mg/dL),有时可高达30 mmol/L(1 200 mg/dL);多数患者早年即发生心绞痛、主动脉狭窄或冠心病,2岁即可发生心肌梗死,寿命不超过30岁。此外,杂合子LDL受体突变携带者(血胆固醇可正常)也易发生冠心病。

(一)LDL受体-受体后信号分子突变引起家族性高胆固醇血症

家族性高胆固醇血症是一种相当常见的常染色体显性遗传性疾病。本病是低密度脂蛋白受体(LDL受体,LDLR)途径(LDL-receptor pathway)变异(如LDLR、LDLRAP1、PCSK9)所致的低密度脂蛋白代谢病,血浆总胆固醇水平和低密度脂蛋白水平升高,患者常有多个部位黄色瘤及早发冠心病。

1.家族性高胆固醇血症

发病的原因是低密度脂蛋白受体基因的自然突变,包括缺失、插入、无义突变和错义突变。已发现数十种低密度脂蛋白受体基因突变。造成肝及外周组织细胞膜表面的低密度脂蛋白受体功能异常导致血浆总胆固醇水平和低密度脂蛋白水平升高。一般可分为5种类型。①Ⅰ类突变:突变基因不产生可测定的低密度脂蛋白受体,细胞膜上无低密度脂蛋白受体存在,是最常见的突变类型。②Ⅱ类突变:突变基因合成的低密度脂蛋白受体在细胞内成熟和运输障碍,细胞膜上低密度脂蛋白受体明显减少,也较常见。③Ⅲ类突变:突变基因合成的低密度脂蛋白受体可到细胞表面,但不能与配体结合。④Ⅳ类突变:此类突变是成熟的低密度脂蛋白受体到达细胞表面

375

后虽能结合低密度脂蛋白,但不能出现内移。⑤Ⅴ类突变:低密度脂蛋白受体的合成、与低密度脂蛋白的结合及其后的内移均正常,但受体不能再循环到细胞膜上。

杂合子家族性高胆固醇血症发生率约为 1/500,典型杂合子家族性高胆固醇血症患者血浆胆固醇较正常升高 2~3 倍,常>7.8 mmol/L(300 mg/dL),低密度脂蛋白胆固醇>6.5 mmol/L(250 mg/dL),血浆甘油三酯不升高。但有些杂合子患者的血浆胆固醇可正常或稍升高。男性杂合子患者至 45 岁前后可有冠心病;而杂合子女性患者的发生年龄较男性晚 10 年左右。纯合子患者罕见,患者因体内无或几乎无功能性的低密度脂蛋白受体,血胆固醇显著升高,多数在 15.6~26.0 mmol/L(600~1 000 mg/dL),低密度脂蛋白浓度在 14.3~24.7 mmol/L(550~950 mg/dL)。并在 10 岁前出现冠心病,其特征性表现为降主动脉的广泛性动脉粥样硬化,并在 20 岁前死于心肌梗死。此外,因血浆低密度脂蛋白被巨噬细胞摄取,胆固醇沉积在动脉壁、肌腱和皮肤,患者几乎都伴有扁平状黄色瘤和角膜弓(胆固醇浸润所致)。

2.家族性混合性血脂谱异常症

家族性混合性血脂谱异常症病因未明。其主要临床特点:①在汉族人群中相对常见。②肥胖、胰岛素抵抗、高尿酸血症和早发性冠心病。③血 TG 和/或胆固醇中度升高,HDL-胆固醇降低。④排除糖尿病、肾病综合征和甲状腺功能减退可能。

(二)根据临床特征和基因突变分析确立家族性脂蛋白异常症诊断

如血浆胆固醇浓度超过 9.1 mmol/L(350 mg/dL),家族性高胆固醇血症的诊断即可成立;若同时发现患者或其一级亲属中有肌腱黄色瘤,第 1 代亲属中有高胆固醇血症或家庭成员有儿童高胆固醇血症,更支持其诊断。杂合子患者的血浆胆固醇为 6.5~9.1 mmol/L(250~350 mg/dL),并同时有上述表现之一者,也可作出诊断。纯合子患者的诊断依据是父母有高胆固醇血症,患者在儿童暑期的血浆胆固醇超过 13.0 mmol/L(500 mg/dL),并出现黄色瘤。男性杂合子型年龄45 岁可有冠心病,而杂合子女性患者发生的年龄较男性晚 10 年左右。纯合子患者因体内无或几乎无功能性的低密度脂蛋白受体,胆固醇水平很高,多在 10 岁前就出现冠心病的临床症状和体征,降主动脉易发生广泛的动脉粥样硬化,伴肌腱黄色瘤和眼睑扁平状黄色瘤。如不及时有效治疗多在20 岁前死于心肌梗死。

如果为单纯性高胆固醇血症,且血浆胆固醇浓度超过 9.1 mmol/L(350 mg/dL),家族性高胆固醇血症的诊断无困难;若同时发现患者或其一级亲属中有肌腱黄色瘤、第 1 代亲属中有高胆固醇血症、家庭成员有儿童期就被检出有高胆固醇血症者,更支持其诊断。对于杂合子家族性高胆固醇血症,血浆胆固醇浓度为 6.5~9.1 mmol/L(250~350 mg/dL),若同时有上述表现之一者,可作出家族性高胆固醇血症的诊断,但应与家族性载脂蛋白 B100 缺陷症、多基因高胆固醇血症和伴高甘油三酯血症的家族性高胆固醇血症鉴别。

家族性高胆固醇血症需与家族性载脂蛋白 B100 缺陷症、多基因遗传性高胆固醇血症和伴高甘油三酯血症的家族性高胆固醇血症鉴别。在儿童期,多基因遗传性高胆固醇血症者的血浆胆固醇正常,成年期后血胆固醇仅轻度升高,不伴有肌腱黄色瘤。

(三)综合治疗家族性高胆固醇血症

家族性高胆固醇血症的治疗应包括低脂肪饮食、低胆固醇饮食和联合药物治疗。单纯饮食控制,血浆胆固醇降低幅度较小(5%~15%)。他汀类药物是治疗家族性高胆固醇血症患者的首选药物,如洛伐他汀、辛伐他汀等。与其他降脂药物(如胆酸螯合剂)合用可使 70%的杂合子患者的低密度脂蛋白降至正常。如果原本就有高甘油三酯血症,可在他汀类药物的基础上,加用烟酸类降脂药物或选择性 PGD2 受体拮抗剂如 laropiprant。

纯合子型家族性高胆固醇血症的治疗相当困难,饮食和药物治疗失败者可考虑定期血浆置换治疗或肝移植治疗。

二、家族性载脂蛋白 B100 缺陷症

家族性载脂蛋白 B100 缺陷症(familial defective apolipoprotein B-100)是一种较常见的脂质代谢性疾病。据估计,人群中家族性载脂蛋白 B100 缺陷症的发生率高达 0.5%。

载脂蛋白 B100(Apo-B100)突变造成含缺陷载脂蛋白 B100 的低密度脂蛋白与受体结合障碍,影响低密度脂蛋白在体内的分解代谢,血浆低密度脂蛋白和总胆固醇升高。在正常脑组织中,细胞因子(如 TNF-α 和 IL-1α/β)的表达量很低,而脂质在正常脑组织中的含量高,代谢十分活跃。卒中后,脑组织的炎性反应强烈,细胞因子对脂质代谢和其后的 ROS 生成起了重要作用。磷脂酰胆碱和神经鞘脂属于脂质信号物,而神经鞘脂合酶是联系糖脂和神经鞘脂代谢的关键酶。TNF-α 和 IL-1α/β 能诱导磷脂酶 A2、C、D 和神经磷脂酶、磷脂酰胆碱合酶和神经鞘脂合酶。

临床表现与家族性高胆固醇血症相似,包括血浆总胆固醇和低密度脂蛋白胆固醇浓度中度或重度升高、黄色瘤和早发冠心病。但家族性载脂蛋白 B100 缺陷症所引起的血浆胆固醇水平升高的幅度低于家族性高胆固醇血症者,但较少伴有重度高胆固醇血症。部分伴肌腱黄色瘤、颈动脉粥样硬化和高血压。

根据血浆低密度脂蛋白水平增高,甘油三酯水平正常,特别是有肌腱黄色瘤和早发冠心病家族史可作出临床诊断,必要时,载脂蛋白 B100 基因突变检测可予鉴别。由于家族性载脂蛋白 B100 缺陷症是单基因突变所致(家族性高胆固醇血症为多个基因突变性疾病),因此,载脂蛋白 B100 基因的突变检测是鉴别两者的最有效方法。

三、家族性异常 β 脂蛋白血症

家族性异常 β 脂蛋白血症又称为 Ⅲ 型高脂蛋白血症。ApoE 常染色体显性突变患者罕见。多数属于 ApoE 常染色体隐性突变,多见于男性。家族性低 β 脂蛋白血症是 ApoB 代谢异常的常染色体显性遗传疾病,以血浆胆固醇和低密度脂蛋白胆固醇明显降低为特征。

(一)病因

大多数患者病因是由于 Apo-B 基因突变导致 Apo-B 蛋白的结构和功能异常,少数患者的病因未明。Apo-B 脂蛋白降低导致血浆胆固醇和甘油三酯减少。Apo-B 缺陷也引起肠乳糜微粒形成障碍,并进一步影响脂质(包括胆固醇)和脂溶性维生素吸收,其中维生素 E 吸收不良导致退行性神经病变和退行性视网膜病变。

(二)临床表现与诊断

杂合子患者常见,无临床症状,偶伴有脂肪吸收障碍表现,低胆固醇血症多被意外发现,伴LDLC 降低,而 HDLC 正常或轻度升高。发生冠心病的危险性低于正常人群。纯合子或复合性杂合子患者罕见,因脂肪吸收障碍和血浆胆固醇降低,伴吸收不良综合征、维生素 E 缺乏症、渐进性退行性神经病变、色素沉着性视网膜炎及棘红细胞血症。一些纯合子患者仍能产生足够的有功能的 Apo-B,其病情较轻。

因 Apo-E 基因的缺陷导致脂蛋白分解代谢的异常,其特点是血浆中聚集富含胆固醇的残体

颗粒血症,高密度脂蛋白胆固醇正常,低密度脂蛋白胆固醇降低。手掌褶皱处有扁平黄瘤和在肘、膝、臀部皮肤出现黄色瘤。患者易过早发生外周血管病变和冠心病。当家族性异常β脂蛋白血症合并有 Sheehan 综合征时,血总胆固醇和低密度脂蛋白-胆固醇可有不同程度下降,但中密度脂蛋白-C 仍明显升高。非肝病者出现掌部的结节状黄色瘤具有诊断价值。琼脂糖凝胶电泳时极低密度脂蛋白迁移到 β 位置与正常的 β 位脂蛋白重叠,形成阔 β 带(阔 β 脂蛋白症)。血浆胆固醇 7.8～10.4 mmol/L(300～400 mg/dL)、甘油三酯 3.4～4.5 mmol/L(300～400 mg/dL)和血清胰岛素明显增高,高密度脂蛋白胆固醇正常,低密度脂蛋白胆固醇降低。手掌褶皱、肘、膝和臀部的扁平黄色瘤较常见,多数伴有早发性动脉粥样硬化、冠心病、周血管病变、肥胖和糖尿病等。

在临床上,血浆胆固醇和甘油三酯升高者应考虑本症可能,如血浆中以富含胆固醇的 β-极低密度脂蛋白和中间密度脂蛋白颗粒升高为特征。极低密度脂蛋白/甘油三酯≥0.3(mg/mg)有确诊意义;结节状黄色瘤对本症有特殊诊断价值,但要首先排除肝病可能。琼脂糖凝胶电泳时极低密度脂蛋白迁移到 β 位置,与正常的 β 位脂蛋白不可分离,故形成阔 β 带(阔 β 脂蛋白症)。等电点聚焦电泳常可发现异常的 Apo-E。

血浆总胆固醇及 LDLC 降低往往提示本病的诊断。血浆胆固醇和甘油三酯水平极低并伴有脂肪吸收障碍时要考虑纯合子型家族性低 β 脂蛋白血症可能,但应与 β-脂蛋白缺陷症和 Anderson 病(乳糜微粒滞留综合征)鉴别。Apo-B 凝胶电泳或基因突变分析可确定其分子病因。杂合子型患者无症状者无须特殊处理,补充脂溶性维生素有一定意义。纯合子型患者应口服大剂量维生素 E[100～300 mg/(kg・d)],以升高组织维生素 E 浓度,防止神经病变的发生。提高饮食中的脂肪含量(常占总热量的 15% 至 20%)。禁忌补充中链甘油三酯(肝中毒)。血清残余脂蛋白-C(serum remnant lipoprotein cholesterol,RLP-C)和甘油三酯(TG)比值(RLP-C/ TG)及 Apo-E/Apo-CⅢ 比值升高可用于Ⅲ型高脂蛋白血症的筛选。

（三）治疗

治疗主要是控制体重,限制脂肪、饱和脂肪酸和胆固醇的摄入量。药物治疗主要是HMG-CoA还原酶抑制剂、烟酸和纤维素衍生物。绝经后女性Ⅲ型高脂蛋白血症可加用 tibolone,因其可明显降低血 TG、TC、VLDL-C 和 VLDL-甘油三酯水平。

（王　佳）

第三节　高脂血症

高脂血症是指血浆中胆固醇(C)和/或甘油三酯(TG)水平升高。由于血浆中胆固醇和甘油三酯在血液中是与蛋白质和其他类脂如磷脂一起以脂蛋白的形式存在,高脂血症实际上是血浆中某一类或几类脂蛋白含量增高,所以也称高脂蛋白血症。近年来,已逐渐认识到血浆中高密度脂蛋白(HDL)降低也是一种血脂代谢紊乱。因而,有人建议采用脂质异常血症。

高脂血症是一类较常见的疾病,除少数是由于全身性疾病所致外(继发性高脂血症),绝大多数是遗传基因缺陷(或与环境因素相互作用)引起(原发性高脂血症)。遗传方面主要是载脂蛋白、脂蛋白受体和脂酶的先天性基因缺陷所致。而环境因素则主要是指饮食的不合理性,如高胆固醇、高脂肪和高热量摄入等。高脂血症与动脉粥样硬化和冠状动脉粥样硬化性心脏病(冠心病)关系非常密切,是冠心病的独立危险因素。

一、诊断依据

(一)临床表现

高脂血症的临床表现主要包括两大方面:①脂质在真皮内沉积所引起的黄色瘤。②脂质在血管内皮沉积所引起的动脉粥样硬化,产生冠心病和周围血管病等。由于高脂血症时黄色瘤的发生率并不十分高,动脉粥样硬化的发生和发展则需要相当长的时间,所以多数患者并无任何症状和异常体征。

黄色瘤是一种异常的局限性皮肤隆起,其颜色可为黄色、橘黄色或棕红色,多呈结节、斑块或丘疹形状,质地一般柔软。根据黄色瘤的形态、发生部位,一般可分为下列6种。

1.肌腱黄色瘤

肌腱黄色瘤为圆形或卵圆形的皮下结节,质硬,发生在肌腱部位(多见于跟腱、手或足背伸侧肌腱、膝部股直肌和肩三角肌腱),与其上皮肤粘连,边界清楚。常是家族性高胆固醇血症的较为特征性的表现。

2.掌皱纹黄色瘤

掌皱纹黄色瘤发生在手掌部的线条状扁平黄色瘤,呈橘黄色轻度凸起,分布于手掌及手指间皱褶处。对诊断家族性异常β脂蛋白血症有一定的价值。

3.结节性黄色瘤

结节性黄色瘤好发于身体的伸侧,如肘、膝、指节伸处,以及髋、距小腿(踝)、臀等部位,发展缓慢。为圆形状结节,其大小不一、边界清楚,早期质软,后期质地变硬。多见于家族性异常β脂蛋白血症或家族性高胆固醇血症。

4.结节疹性黄色瘤

结节疹性黄色瘤好发于肘部四肢伸侧和臀部,皮损常在短期内成批出现,呈结节状有融合趋势,疹状黄色瘤常包绕着结节状黄色瘤。呈橘黄色,常伴有炎性基底。主要见于家族性异常β脂蛋白血症。

5.疹性黄色瘤

疹性黄色瘤表现为针头或火柴头大小丘疹,橘黄或棕黄色伴有炎性基底。有时口腔黏膜也可受累。见于高甘油三酯血症。

6.疹性黄色瘤

疹性黄色瘤见于睑周,又称睑黄色瘤,较为常见。表现为眼睑周围处发生橘黄色略高出皮面的扁平丘疹状或片状瘤,边界清楚,质地柔软。泛发的可波及面、颈、躯干和肢体。常见于各种高脂血症,但也可见于血脂正常者。

角膜弓和脂血症眼底改变也见于高脂血症,角膜弓又称老年环,若见于40岁以下者,则多伴有高脂血症,但特异性不很强。脂血症眼底改变是由于富含甘油三酯的大颗粒脂蛋白沉积在眼底小动脉上引起光散射所致,常常是严重的高甘油三酯血症并伴有乳糜微粒血症的特征表现。此外,严重的高胆固醇血症尤其是纯合子家族性高胆固醇血症可出现游走性多关节炎,但较罕见,且关节炎多为自限性。明显的高甘油三酯血症可引起急性胰腺炎。

(二)辅助检查

1.主要检查

(1)血脂:常规测定血浆总胆固醇(TC)和甘油三酯(TG)水平,以证实高脂血症的存在。目前认为中国人血清 TC 的合适范围为低于 5.2 mmol/L(200 mg/dL),5.23~5.69 mmol/L(201~219 mg/dL)为边缘升高,超过 5.72 mmol/L(220 mg/dL)为升高。TG 的合适范围为小于 1.7 mmol/L(150 mg/dL),大于1.7 mmol/L(150 mg/dL)为升高。

(2)脂蛋白:判断血浆中有无乳糜微粒(CM)存在,可采用简易的方法,即把血浆放在4 ℃冰箱中过夜,然后观察血浆是否有一"奶油样"的顶层。高密度脂蛋白胆固醇(HDL-C)也是常检测的项目,HDL-C>1.04 mmol/L(40 mg/dL)为合适范围,小于0.91 mmol/L(35 mg/mL)为减低。血浆低密度脂蛋白胆固醇(LDL-C)可采用 Friedewald 公式进行计算,其公式:LDL-C(mg/dL)=TC-(HDL-C+TG/5),或 LDL-C(mmol/L)=TC-(HDL-C+TG/2.2)。LDL-C 的合适范围为小于 3.12 mmol/L(120 mg/dL),3.15~3.61 mmol/L(121~139 mg/dL)为边缘升高,大于3.64 mmol/L(140 mg/dL)为升高。

2.其他检查

X 线、动脉造影、超声、放射性核素、心电图等检查有助于发现动脉粥样硬化和冠心病。

(三)高脂血症分类

1.病因分类法

病因分类法可分为原发性和继发性高脂血症。原发性高脂血症部分是基因缺陷所致,另一部分病因不清楚。继发性高脂血症指由药物或全身性疾病(如糖尿病、甲状腺功能减退症、肾病等)引起的血脂异常。

2.表型分类法

1970 年世界卫生组织(世界卫生组织)提出了高脂蛋白血症分型法(表 11-1)。为了指导治疗,有人提出了高脂血症的简易分型法(表 11-2)。

表 11-1　高脂蛋白血症世界卫生组织分型法

表型	血浆 4 ℃过夜外观	TC	TG	CM	VLDL	LDL	备注
Ⅰ	奶油上层,下层清	↑→	↑↑	↑↑	↑↑	↓→	易发胰腺炎
Ⅱa	透明	↑↑	→	→	→	↑↑	易发冠心病
Ⅱb	透明	↑↑	↑↑	→	↑	↑	易发冠心病
Ⅲ	奶油上层,下层浑浊	↑↑	↑↑	↑	↑	↓	易发冠心病
Ⅳ	浑浊	↑→	↑↑	→	↑↑	→	易发冠心病
Ⅴ	奶油上层,下层浑浊	↑	↑↑	↑↑	↑↑	↓→	易发胰腺炎

注:↑示浓度升高;→示浓度正常;↓示浓度降低。

表 11-2　高脂血症简易分型

分型	TC	TG	相当于世界卫生组织表型
高胆固醇血症	↑↑		Ⅱa
高甘油三酯血症		↑↑	Ⅳ(Ⅰ)
混合型高脂血症	↑↑	↑↑	Ⅱb(Ⅲ、Ⅳ、Ⅴ)

注:括弧内为少见类型。

3.基因分类法

由基因缺陷所致的高脂血症多具有家族聚集性和遗传性倾向,临床称为家族性高脂血症(表 11-3)。

表 11-3　家族性高脂血症的临床特征

常用名	基因缺陷	临床特征	表型分类
家族性高胆固醇血症	LDL 受体缺陷	以胆固醇升高为主,可伴轻度甘油三酯升高,LDL 明显增加,可有肌腱黄色瘤,多有冠心病和高脂血症家族史	Ⅱa 和Ⅱb
家族性载脂蛋白 B_{100} 缺陷症	$ApoB_{100}$ 缺陷		
家族性混合型高脂血症	不清楚	胆固醇和甘油三酯均升高,VLDL 和 LDL 都增加,无黄色瘤,家族成员中有不同类型高脂蛋白血症,有冠心病家族史	Ⅱb
家族性异常 β-脂蛋白血症	ApoE 异常	胆固醇和甘油三酯均升高,乳糜颗粒和 VLDL 残粒及 IDL 明显增加,可有掌皱黄色瘤,多为 $ApoE_2$ 表型	Ⅲ
家族性异常高甘油三酯血症	LPL 缺陷或 ApoCⅡ异常	以甘油三酯升高为主,可有轻度胆固醇升高,VLDL 明显增加	Ⅳ

二、治疗措施

本病应坚持长期综合治疗,强调以饮食、运动锻炼为基础,根据病情、危险因素、血脂水平决定是否或何时药物治疗。对继发性高脂血症应积极治疗原发病。

(一)防治目标水平

1996 全国血脂异常防治对策研究组制订了血脂异常防治建议,提出防治目标如下。

(1)无动脉粥样硬化,也无冠心病危险因子者:TC＜5.72 mmol/L(220 mg/dL),TG＜1.70 mmol/L(150 mg/dL),LDL-C＜3.64 mmol/L(140 mg/dL)。

(2)无动脉粥样硬化,但有冠心病危险因子者:TC＜5.20 mmol/L(200 mg/dL),TC＜1.70 mmol/L(150 mg/dL),LDL-C＜3.12 mmol/L(120 mg/dL)。

(3)有动脉粥样硬化者:TC＜4.68 mmol/L(180 mg/dL),TG＜1.70 mmol/L(150 mg/dL),LDL-C＜2.60 mmol/L(100 mg/dL)。

(二)饮食治疗

饮食治疗是各种高脂血症治疗的基础,可以单独采用,也可与其他治疗措施合用。目的不仅为降低血脂,并需在根据其性别、年龄及劳动强度的具体情况,保持营养平衡的健康膳食,有利于降低心血管病的其他危险因素。饮食治疗应以维持身体健康和保持体重恒定为原则。合理的膳食能量供应包括以下几方面:①基础代谢(BMR)所必需的能量,BMR 所需能量＝体重(kg)×100.5 kJ(24 kcal)/d。②食物的特殊动力作用能量消耗,占食物提供总热量的 10%。③补充活动时的额外消耗,按轻、中、重体力活动分别需增加 30%、40%、50%,相应的能量需要又与体重成比例。

美国国家胆固醇教育计划(NCEP)提出的高胆固醇血症的饮食治疗方案(表 11-4),可供我国临床治疗高胆固醇血症时参考。其中为膳食治疗设计的二级方案,旨在逐步地改变饮食习惯、调整膳食结构,以趋于达到严格控制饮食可获得的效果。对于无冠心病的患者,饮食治疗从第一级方案开始,并在 4～6 周和 3 个月时测血清 TC 水平。如第一级饮食疗法方案未能实现血清 TC 和 LDL-C 降低目标,可开始实行第二级饮食疗法方案。对已患冠心病或其他动脉粥样硬化症患者,一开始就采用饮食治疗第二级方案。

表 11-4　饮食疗法的二级方案

营养素	第一级控制方案	第二级控制方案
总脂肪	<30%总热量	<30%总热量
饱和脂肪酸	占总热量 8%～10%	<7%总热量
多不饱和脂肪酸	>10%总热量	>10%总热量
单不饱和脂肪酸	占总热量 10%～15%	占总热量 10%～15%
糖类	占总热量 50%～60%	占总热量 50%～60%
蛋白质	占总热量 10%～20%	占总热量 10%～20%
胆固醇摄入量(mg/d)	<300	<200
总热量	达到和保持理想体重	达到和保持理想体重

合理的饮食习惯和膳食结构主要内容包括以下几方面。

(1)保持热量均衡分配,饥饱不宜过度,不要偏食,切忌暴饮暴食或塞饱式进餐,改变晚餐丰盛和入睡吃夜宵的习惯。

(2)主食应以谷类为主,粗细搭配,粗粮中可适量增加玉米、莜面、燕麦等成分,保持糖类供热量占总热量的 55% 以上。

(3)增加豆类食品,提高蛋白质利用率,以干豆计算,平均每天应摄入 30 g 以上,或豆腐干 45 g,或豆腐75～150 g。

(4)在动物性食物的结构中,增加含脂肪酸较低而蛋白质较高的动物性食物如鱼、禽、瘦肉等,减少陆生动物脂肪。最终使动物性蛋白质的摄入量占每天蛋白质总摄入量的 20%,每天总脂肪供热量不超过总热量的 30%。

(5)食用油保持以植物油为主,每人每天用量以 25～30 g 为宜。

(6)膳食成分中应减少饱和脂肪酸,增加不饱和脂肪酸(如以人造奶油代替黄油,以脱脂奶代替全脂奶),使饱和脂肪酸供热量不超过总热量的 10%,单不饱和脂肪酸占总热量 10%～15%,多不饱和脂肪酸占总热量 7%～10%。

(7)提高多不饱和脂肪酸与饱和脂肪酸的比值(P/S),西方膳食推荐方案应达到比值为0.5～0.7,我国传统膳食中因脂肪含量低,P/S 比值一般在 1 以上。

(8)膳食中胆固醇含量不宜超过 300 mg/d。

(9)保证每天摄入的新鲜水果及蔬菜达 400 g,并注意增加深色或绿色蔬菜比例。

(10)减少精制米、面、糖果、甜糕点的摄入,以防摄入热量过多。

(11)膳食成分中应含有足够的维生素、矿物质、植物纤维及微量元素,但应适当减少食盐摄入量。

(12)少饮酒,少饮含糖多的饮料,多喝茶。

(三)改变生活方式

改变生活方式,如低脂饮食、运动锻炼、戒烟,行为矫正等,可使 TC 水平和 LDL-C 水平降低,达到治疗目的。

(四)调节血脂药物治疗

根据 1996 年全国血脂异常防治对策研究组制订的血脂异常防治建议的意见,血脂异常的治疗在用于冠心病的预防时,若对象为临床上未发现冠心病或其他部位动脉粥样硬化者,属一级预防。这些对象在一般治疗后,以下血脂水平应考虑应用调节血脂药物:①无冠心病危险因子者,TC>6.24 mmol/L(240 mg/dL),LDL-C>4.16 mmol/L(160 mg/dL)。②有冠心病危险因子者,TC>5.72 mmol/L(220 mg/dL),LDL-C>3.64 mmol/L(140 mg/dL)。若对象为已发生冠心病或其他部位动脉粥样硬化者,属二级预防,则血脂水平为 TC>5.20 mmol/L(200 mg/dL)、LDL-C>3.12 mmol/L(120 mg/dL)时,应考虑应用调节血脂药物。

调节血脂药物有六大类:胆酸螯合剂或称树脂类、烟酸及其衍生物、羟甲基戊二酸单酰辅酶A(HMG-CoA)还原酶抑制剂(他汀类)、贝特类、鱼油制剂、其他类。其中以他汀类和贝特类最为常见。

1.他汀类

通过抑制 HMG-CoA 还原酶,减少肝细胞内胆固醇合成,使肝细胞内游离胆固醇含量下降,反馈上调肝细胞表面 LDL 受体的数量和活性,因而加速血浆 LDL 清除。他汀类调节血脂药物的降胆固醇作用最强,常规剂量下可使 TC 降低 20%～40%,同时也能降低 TG 20%左右,升高 HDL-C 10%左右。适合高胆固醇血症或以胆固醇升高为主的混合型高脂血症。常用制剂有洛伐他汀 10～40 mg(最大 80 mg)晚饭后顿服;辛伐他汀 5～20 mg(最大量 80 mg),晚饭后顿服;普伐他汀 10～40 mg,晚饭后顿服;氟伐他汀20～80 mg,晚饭后顿服;阿伐他汀 2.5～10.0 mg(最大量 80 mg),晚饭后顿服;血脂康(国产他汀类调节血脂药),每次 0.6 g,每天2次,有效后改为 0.6 g,每天 1 次维持。他汀类用量宜从小剂量开始,逐渐加量。不良反应有肌痛、胃肠症状、失眠、皮疹、血转氨酶和肌酸激酶增高等。要注意其引起肝肾损害或横纹肌溶解的可能。

2.贝特类

贝特类为贝丁酸衍化物,通过增强脂蛋白脂酶的活性而降低血 TG 20%～50%,也降低 TC和LDL-C 10%～15%,而增高 HDL-C 10%～15%。适合于高甘油三酯血症。常用制剂有:非诺贝特(立平脂)100 mg,每天 3 次或其微粒型(微粒化非诺贝特)200 mg,每晚 1 次;吉非贝齐(诺衡)600 mg,每天 2 次或 300 mg,每天 3 次,或缓释型 900 mg,每天 1 次;苯扎贝特(必降脂)200 mg,每天 3 次或缓释型(必降脂缓释片或脂康平)400 mg,每晚 1 次;环丙贝特 100～200 mg,每天 1 次。不良反应有胃肠症状,皮疹,肝肾损害等,偶有肌病。一般不宜与他汀类合用。与抗凝剂合用要减少后者的用量。

3.烟酸及其衍生物

烟酸及其衍生物降脂作用机制尚不十分清楚,可能是通过抑制脂肪组织中激素敏感性脂肪酶的活性,抑制脂肪组织中的脂解作用,并减少肝中 VLDL 合成和分泌。此外,烟酸还可在辅酶 A 的作用下与甘氨酸合成烟尿酸,从而阻碍肝细胞利用辅酶 A 合成胆固醇。可使 TC 降低 10%～15%,LDL-C 降低 15%～20%,TG 降低 20%～40%,HDL-C 稍有增高。适用于高胆固醇血症和/或高甘油三酯血症。常用制剂有:烟酸 0.1 g,每天 3 次,饭后服,逐渐增量至每天 1～3 g;阿西莫可(乐脂平)0.25 g,每天 2～3 次,饭后服。不良反应有皮肤潮红发痒,胃部不适,肝功能受损,诱发痛风、糖尿病等。

4.树脂类

树脂类为一类碱性阴离子交换树脂,在肠道内不会被吸收,而与分泌进入肠道内的胆酸呈不可逆结合,从而阻断胆酸从小肠重吸收进入肝,随粪便从肠道排出的胆酸增加,因此促进肝细胞增加胆酸合成。通过反馈机制,刺激肝细胞膜加速合成 LDL 受体,其结果是肝细胞膜表面的 LDL 受体数目增多,受体的活性也增加,使血 TC 水平降低 10％～20％,LDL-C 降低 15％～25％,但对 TG 无作用或稍有增加。主要适用于单纯高胆固醇血症,但对纯合子型家族性高胆固醇血症无效。常用制剂有:考来烯胺(消胆胺)4～5 g,每天 3 次,用水或饮料拌匀,一般于饭前或饭时服用;考来替泊 5～10 g,每天 3 次,用法同考来烯胺;降胆葡胺 4 g,每天 3～4 次,用法同考来烯胺。不良反应有便秘、恶心、厌食、反流性食管炎、脂肪痢、影响脂溶性维生素的吸收等。

5.鱼油制剂

降脂作用机制尚不十分清楚,可能与抑制肝合成 VLDL 有关。主要降低甘油三酯,并有升高 HDL-C 的作用。适用于高甘油三酯血症。常用制剂有:多烯康胶丸 1.8 g,每天 3 次;脉乐康 0.45～0.90 g,每天 3 次;鱼油烯康 1 g,每天 3 次。不良反应为鱼腥味所致的恶心。

6.其他调脂药

其他调脂药包括弹性酶、普罗布考(丙丁酚)、泛硫乙胺(潘特生)等。这类药物的降脂作用机制均不明确。弹性酶 300 U,每天 3 次口服;普罗布考 0.5 g,每天 2 次,主要适用于高胆固醇血症,尤其是纯合子型家族性高胆固醇血症,不良反应包括胃肠症状,严重不良反应是引起 Q-T 间期延长;泛硫乙胺 0.2 g,每天 3 次,不良反应少而轻。

2001 年 8 月,美国报道了 31 例使用西立伐他汀者发生肌溶致死的患者,其中 12 例与吉非贝齐合用。由此导致西立伐他汀的生产厂商主动提出从全球撤出该药。针对这一事件,中华医学会心血管病学分会和中华心血管病杂志编辑委员会联合发表了《正确认识合理使用调脂药》一文,提出了如下注意点。

(1)与其他国家一样,我国也有血脂异常防治建议,其中设置了治疗血脂的目标值。为达到此要求,希望起始剂量不宜太大,在每 4～6 周监测肝功能与血肌酸激酶(CK)的条件下逐步递增剂量,最大剂量不超过我国批准的药物说明书载明的使用剂量。不应该任意加量追求高疗效。

(2)用药 3～6 个月定期监测肝功能,如转氨酶超过正常上限 3 倍,应减小剂量或暂停给药;肝功能保持良好可每 6～12 个月复查 1 次;如递增剂量则每 12 周检查一次肝功能,稳定后改为每半年 1 次。由药物引起的肝损害一般出现在用药 3 个月内,停药后逐渐消失。

(3)定期监测血 CK,如 CK 超过正常上限 10 倍,应暂停用药。

(4)肌病是肌溶所致的严重不良反应,其诊断为 CK 升高超过正常上限 10 倍,同时有肌痛、肌压痛、肌无力、乏力、发热等症状,肌病时应及时发现并停药,绝大多数肌病停药后症状自行缓解消失。肌溶进一步发展产生肌红蛋白尿,严重者引起肾衰竭。

(5)在用药期间,如有其他引起肌溶的急性或严重情况,如败血症、创伤、大手术、低血压、癫痫大发作等,宜暂停给药。

(6)一般情况下不主张他汀类与贝特类联合应用。如少数混合性高脂血症患者其他治疗效果不佳而必须考虑联合用药时,也应以小剂量开始,严密观察不良反应,并监测肝功能和血 CK。两类药物中不同品种合用要按其安全性和疗效选择,一般可参照产品说明书。

(五)血浆净化治疗

高脂血症血浆净化疗法也称血浆分离法,意指移去含有高浓度脂蛋白的血浆,也称之血浆清除法或血浆置换。近年来发展起来的 LDL 滤过法由于只去除血浆中的 LDL,而不损失血浆的其他成分,临床应用前景好。

常用方法有常规双重滤过、加热双重滤过、药用炭血灌流、珠形琼脂糖血灌流、肝素-琼脂糖吸附、硫酸葡萄糖酐纤维素吸附、免疫吸附法、肝素沉淀法等。血浆净化治疗已成为难治性高胆固醇血症者最有效的治疗手段之一,尤其是双膜滤过和吸附的方法,可使血浆胆固醇水平降低到用药物无法达到的水平。

其指征如下:①冠心病患者经最大限度饮食和药物治疗后,血浆 LDL-C>4.92 mmol/L(190 mg/dL)。②无冠心病的 30 岁以上的男性和 40 岁以上的女性,经药物和饮食治疗后血浆 LDL-C>6.50 mmol/L(250 mg/dL)者,并有一级亲属中有早发性冠心病者,以及有一项或一项以上其他冠心病危险因素,包括血浆脂蛋白(a)>1.03 mmol/L(40 mg/dL)者。③纯合子型家族性高胆固醇血症患者,即使无冠心病,若同时有血浆纤维蛋白水平升高者或者降脂药物治疗反应差而血浆胆固醇水平又非常高者。

(六)外科治疗

能有效地治疗高脂血症的外科手术包括部分回肠末端切除术、门腔静脉分流吻合术和肝移植手术。这些手术疗效肯定,但不是首选治疗措施。其适应证如下:①几乎无或完全无 LDL 受体功能。②其他治疗无效。③严格保守治疗中仍有动脉粥样硬化进展。④家庭和经济情况稳定(肝移植手术条件之一)。⑤身体一般情况良好,能耐受外科手术。⑥无影响寿命的其他疾病。

(七)基因治疗

基因治疗已引入治疗高脂血症,Wilson 于 1992 年 12 月首次报道了对一名纯合子家族性高胆固醇血症患者进行体外基因治疗的初步结果,并于 1994 年正式报道了治疗效果,结果显示,接受体外基因治疗 4 个月后其肝活检组织仅原位杂交证明能表达转入 LDL 受体基因的肝细胞已经成活;血浆中 LDL-C 浓度明显降低,HDL-C 略有升高,LDL-C/HDL-C比值由治疗前的 10~13 降至治疗后 5~8,在 18 个月的观察中疗效保持稳定。一系列的心血管造影表明患者的冠脉病变停止进展,未出现任何不良反应或后遗症。基因治疗的关键是进行基因转移,必须将外源性基因准确导入靶细胞,并在其中安全、忠实、长效地表达。根据实施方式不同可分为体外法和体内法。总之,基因治疗是一种有希望的治疗方法,估计在不久的将来该方法会应用于临床。

（王　佳）

第十二章

其他代谢性疾病

第一节　佝偻病和软骨病

佝偻病和软骨病均属于骨前质矿化障碍性骨疾病。佝偻病是指发生在婴幼儿童,即长骨骨骺尚未闭合的骨骺软骨及骨的矿化都有缺陷,主要累及前者,造成干骺端增宽,影响身体增长;骨软化症是指发生在骨骺生长板已经闭合的成人骨基质矿化障碍。两者病因和发病机制相似,只是在不同年龄显示不同的临床表现。

一、维生素 D 缺乏性佝偻病与软骨病

(一)病因

1.维生素 D 摄入不足

主要有严重营养不良、长期不合理忌食和偏食、婴幼儿与妊娠和哺乳期需要量增加而供给不足、缺乏日照、户外活动不足、单纯牛奶或其他代用品喂养等导致维生素 D 摄入不足。

2.维生素 D 吸收不良

维生素 D 吸收不良见于小肠吸收不良综合征、胃肠切除术后、慢性肝胆疾病、胆瘘、胆管梗阻、慢性胰腺炎或糖尿病所致的慢性腹泻等。

3.维生素 D 合成障碍

肝肾功能不全、日照不足、户外活动减少等引起维生素 D 合成障碍,内源性维生素 D 合成减少。

(二)发病机制和病理

1.维生素 D 缺乏

维生素 D 缺乏可导致肠钙吸收减少,血钙磷降低,钙磷乘积减少,骨基质缺乏矿物质沉积,新骨生成不足。低钙血症刺激 PTH 分泌,作用于骨和肾小管,促进骨吸收并抑制磷的重吸收,加重骨损害和低磷血症。

2.佝偻病的特征

佝偻病的特征是骨骺矿化不良,类骨质增多和骨畸形。软骨病主要表现为骨质变软,矿物质缺乏,骨变型和骨折。佝偻病和骨软化病病程迁延时可伴继发性甲状旁腺功能亢进,骨骼呈现纤

维囊性骨炎的病理变化。

(三)临床表现

1.佝偻病的临床表现

(1)骨骼变化:①颅骨软化见于3~9个月婴儿、囟门边缘软、闭合迟、颞枕部乒乓球样软化、方颅(额骨、顶骨及枕骨隆起)、头颅变形。②牙生长发育迟。③肋骨骺端肥大、钝圆隆起、串珠状、胸骨下缘凹沟(赫氏沟)、鸡胸畸形。④长骨干骺端肥大:腕似手镯、爬行时上肢弯曲、下肢"O"形腿,"X"形腿。⑤脊柱弯曲。⑥骨盆前后径短、耻骨狭窄。⑦骨折。

(2)神经精神症状:①不活泼。②食欲减退。③容易激动、脾气不好、睡眠不安、夜间常惊醒吵闹。④多汗,头部出汗尤著。⑤神情呆滞、条件反射建立较慢。

(3)发育不良:智能发育迟缓、行走较晚。

(4)手足搐搦。

(5)营养不良:毛发稀疏、枕秃、肌肉无力、贫血、苍白、腹胀膨大、肝脾大。

(6)抵抗力弱、易有感染。

(7)生化检查:血钙下降或正常,血磷下降,血钙磷乘积明显下降,血 ALP 升高,血 PTH 多升高等。

(8)X线检查:骨骺骨化中心延迟出现,干骺端边缘模糊不清,呈毛刷状或杯口状改变等有助于佝偻病的诊断。

就疾病发展进程快慢来说,急性佝偻病发展迅速,常见于 6 个月以下婴儿,骨质软化明显,血钙磷明显降低,ALP 显著升高。亚急性佝偻病发生于年龄较大儿童,骨骼以增生为主,症状出现较缓慢。经恰当治疗后,佝偻病进入恢复期,症状、体征与 X 线片所见有恢复。晚发性佝偻病是维生素 D 缺乏所致的骨量减少性疾病,日后影响较高峰值骨量的获得,并与成人期 OP 有密切关系,骨密度检查对晚发性佝偻病有重要诊断价值。复发性佝偻病由于气候与生活环境不利、喂养治疗不当,呈反复发作。

2.软化症临床表现

多见于妊娠、多产妇,体弱多病老年人。患者往往先有腰痛,下肢乏力和疼痛,冬季较明显,夏秋季较轻。如未予治疗,上述症状加重,骨痛持续存在并扩展到骨盆、胸肋以致全身。骨痛的特点是部位不固定,活动后加重,可有骨压痛,但无红肿。坐位起立吃力、上楼困难,重者不能行走,或走路呈"鸭步""企鹅步",蹒跚而两边摆动。伴肌无力、肌萎缩、骨折及假性骨折。软骨病的骨骼 X 线改变有一定的特异性,是本病诊断的重要依据。X 线片表现为弥漫性骨质密度减低,骨小梁和骨皮质模糊不清,呈绒毛状。常见骨畸形,下肢长骨弯曲形成髋内翻和膝外翻,髋臼内陷。脊椎椎体上下缘呈半月形凹陷。在耻骨、坐骨、肋骨、股骨上段及尺骨常有假骨折线的形成(Looser 带)。

(四)诊断及鉴别诊断

佝偻病与骨软化症的诊断要根据病史、症状、体征、生化检查和 X 线影像做全面综合考虑。因为任何一种表现或检查结果都无特异性,但综合资料与检查所见可以确诊。对不同原因也应查明。

如本病应与原发性甲状旁腺功能亢进症和骨质疏松鉴别。原发性甲状旁腺功能亢进症血呈高血钙、高尿钙,无手足抽搐发生,有骨吸收的骨 X 线征象。骨质疏松 X 线片表现为骨密度减低,皮质变薄但边缘清晰,无绒毛状改变,骨小梁清晰可见,血钙磷水平多在正常范围。

(五)治疗

1.一般治疗

一般治疗包括增加运动,多晒太阳,进食富含维生素(B、D、C)及蛋白质的食物。妊娠期、哺乳期和生长发育期注意加强营养供给,满足机体对蛋白质、矿物质(钙、磷、镁等)和多种维生素的需要。

2.原发病的治疗

治疗能够引起维生素 D 吸收和/或合成障碍的原发病,但须同时注意补充维生素 D。

3.补充维生素 D 治疗

维生素 D_2 和 D_3 制剂对本病的疗效基本相同。

(1)维生素 D_2 片剂,每片 5 000 U,30 000 U/d。

(2)维生素 D_2 注射剂,每支 40 万单位,或维生素 D_3 注射剂,每支 30 万单位。肌内注射,每月1 支维生素 D_2 或维生素 D_3,1~3 次为 1 个疗程。

(3)鱼肝油制剂,必须注意所用制剂的维生素 D 的浓度,有维生素 A、维生素 D 滴剂、胶丸和注射剂,每天服用维生素 D 为 2 U 左右。

(4)如果维生素 D 缺乏是由于脂肪性腹泻,口服维生素 D 的效果就较差,可用 25-(OH)D_3 20~30 $\mu g/d$或 $1\alpha,25$-(OH)$_2D_3$ 0.15~0.50 $\mu g/d$。或用阿法骨化醇(Alpha D_3),成人 0.25~0.50 $\mu g/d$,老年人 0.5 $\mu g/d$,体重 20 kg 以上儿童起始量 1 $\mu g/d$,维持量 0.25~1.00 $\mu g/d$。或肌内注射维生素 D_3(胆钙化醇,cholecalciferol)每次 30 万单位,必要时可 2~4 周重复 1 次。因此大剂量维生素 D 可用于佝偻病治疗。一般治疗 1~2 周骨痛减轻,1~2 个月骨痛消失,超过 3 个月见骨质明显修复,6 个月至 1 年可治愈,但已出现的畸形不能消失。

4.补充钙剂

较重患者如有手足抽搐,应先用静脉补充钙剂,继而口服钙剂及用维生素 D 或其生理衍生物治疗以急救。补钙量视病情而定,每天口服元素钙 1.0~1.5 g(元素钙 1.0 g 约相当于葡萄糖酸钙 10.7 g、乳酸钙 7.7 g、氯化钙 3.7 g、碳酸钙 2.5 g)。

5.日光浴或紫外线照射

皮肤中的 T 脱氢胆固醇在日光中紫外线的作用下可转变为维生素 D,可达到补充维生素 D 同样的目的。

6.手术

严重骨骼畸形者,在纠正血生化异常和去除原发病因之后进行手术矫形。

二、维生素 D 依赖性佝偻病

维生素 D 依赖性佝偻病的病因与维生素 D 的遗传性代谢障碍或作用失敏有关,而非维生素 D 供给不足或吸收不良所致。本病有下列几种类型。

(一)维生素 D 依赖性佝偻病 I 型

此病属常染色体隐性遗传,基因定位于 12q14。患者的蜕膜细胞缺乏 1α-羟化酶活性,因而可推论患者肾脏缺乏此酶,不能够将 25-(OH)D_3 转化为 $1\alpha,25$-(OH)$_2D_3$。给予通常的治疗佝偻病的维生素 D 剂量无疗效,给予超常规剂量方有疗效,且需终身治疗,因此此类疾病被称为"假性维生素 D 缺乏症"。

1.临床特征

本病临床表现与维生素 D 缺乏性佝偻病相似,具有下列特征:①出生后 3～6 个月发病。②血钙磷均降低,伴有手足抽搐、肌无力、发育障碍及骨龄延迟。③骨病变与维生素 D 缺乏性佝偻病相同。④部分患者伴氨基酸尿,尿磷可增加。

2.治疗

本病须终身维生素 D 治疗,维生素 D 缺乏性佝偻病维生素 D 治疗量(1 500～5 000 U/d)可有效,而本病则需要更大的维生素 D 的剂量,为上述剂量的 30～40 倍。每个患者的治疗剂量须个体化,其原则是所用的剂量能使血钙上升至正常,症状体征好转,而又不发生高钙血症。故治疗量有一个探索过程。开始时每数天查血钙血磷 1 次,根据血钙磷情况调整剂量。剂量稳定后,每 1～2 个月查血钙血磷,及时调整剂量。但以 $1\alpha(OH)D_3$ 或 $1\alpha,25\text{-}(OH)_2D_3$ 治疗则只需要生理剂量或稍高于生理剂量即可,且更为合理,通常 0.25～3.00 μg/d。除了用维生素 D 或其生理衍生物,还给予适量的钙剂治疗。

(二)维生素 D 依赖性佝偻病Ⅱ型

在 1978 年 Brooks 报道一个患者:表现为低钙血症、骨软化症、血 $1\alpha,25\text{-}(OH)_2D_3$ 高于正常,用大剂量维生素 D 治疗使 $1\alpha,25\text{-}(OH)_2D_3$ 进一步提高,且有一定疗效,血钙得以纠正。当时 Brooks 将此病命名为"维生素 D 依赖性佝偻病Ⅱ型"。后来的研究发现此种疾病约有一半患者不管用何种类型的维生素 D 或其衍生物予以治疗均无反应,因此将此病称为"遗传性 $1\alpha,25\text{-}(OH)_2D_3$ 抵抗症",与维生素 D 依赖性佝偻病Ⅱ型这一命名同时使用。

1.临床特征

本病属常染色体隐性遗传性疾病,其突变基因也被定位于 12 号染色体,由于系维生素 D 受体基因的突变,因而 $1\alpha,25\text{-}(OH)_2D_3$ 不能起作用。最主要的临床特点:①严重程度不等的佝偻病/骨软化症。②无缺乏维生素 D 及钙的病史及因素。③血钙与血磷水平低。④约 2/3 的患者有秃发。⑤血 $1\alpha,25\text{-}(OH)_2D_3$ 水平增高。⑥生理剂量的维生素 D 或其衍生物不能使疾病缓解,大剂量的维生素 D 对有些患者有效,对有些患者无效。

2.治疗

由于有些患者治疗有效,有些患者经治疗无效,为避免长期无效治疗的浪费故须密切观察。应积极治疗 3～5 个月,部分患者有疗效则坚持治疗。治疗包括:①轻型患者用大剂量维生素 D,每天数万单位,重型患者用 $1\alpha,25\text{-}(OH)_2D_3$ 或 $1\alpha\text{-}(OH)D_3$ 每天 30～60 μg。试选剂量过程中定期查血钙,只要不发生高钙血症就无过量之虞。②每天给钙剂,相当于钙元素 2 g。③坚持治疗 3～5 个月,观察血钙磷及骨 X 线片。以 X 线影像有进步而血钙不超过正常为满意。

(三)Strewler 家族性维生素 D 依赖性佝偻病

患者的血、尿钙降低,但与维生素 D 依赖性佝偻病Ⅰ型或Ⅱ型有不同之处:①血 PTH 多正常。②对大剂量维生素 D 治疗效果较好。③伴有甲状旁腺功能减退症。因此,被认为是另一型维生素 D 依赖性佝偻病。

三、家族性低血磷抗维生素 D 佝偻病

本病多为 X 性连锁显性遗传性疾病,由于近端肾小管对磷酸盐的重吸收障碍而使大量磷从尿中丢失,从而导致血磷低和骨矿化障碍而引起佝偻病或骨软化。患者维生素 D 受体无异常,但用常规剂量的维生素 D 治疗无效,而需补磷和大剂量的维生素 D 治疗,提示本病对维生素 D

作用有部分抵抗。

(一)临床特征

本病临床特点:①血磷低。②尿排磷增加。③佝偻病或骨软化,有骨畸形或多发性病理性骨折。④血钙正常或稍低。⑤血清 ALP 升高。

(二)诊断

临床诊断根据:①家族史。②幼儿期发生佝偻病(成年人则发生骨软化)。③血磷明显降低,尿磷排泄增多,TMP/GFR 比值减小。④单独给予大剂量 $1,25-(OH)_2D_3$ 治疗无反应,同时补充磷制剂虽可使儿童佝偻病愈合,但尿中磷酸盐排泄增加和低磷血症仍得不到纠正。

本病应与其他低血磷性抗维生素 D 佝偻病(或骨软化)进行鉴别,如常染色体隐性与显性低血磷性佝偻病与 X-性连锁低血磷性佝偻病、低血磷性抗维生素 D 佝偻病(或骨软化)、肿瘤引起的低血磷性抗维生素 D 骨软化、范科尼综合征。

(三)治疗

本病一旦诊断确定,即给予恰当的治疗,这样虽不能使肾小管重吸收磷减少的遗传性缺陷得到纠正,但可防止骨骼畸形的发生和骨骼生长延迟,使患者的身高能够赶上同性别的儿童。治疗的药物主要是活性维生素 D[即 $1,25-(OH)_2D_3$ 或 $1\alpha-(OH)D_3$]和磷酸盐制剂。前者剂量要大,为药理剂量,但获得疗效所需的剂量个体间有差异。一般 $1,25-(OH)_2D_3$ 或 $1\alpha-(OH)D_3$ 剂量为每天 $1\sim3\ \mu g$,早晨 1 次服。补磷治疗至关重要,目的要使血磷水平恢复到接近正常,以有利于骨骼的愈合。可用磷酸氢二钠(373.1 g)和磷酸二氢钾(6.4 g)配制成 pH 为 7.0 的口服液 1 000 mL,分次口服,每天摄入磷酸盐 $0.7\sim2.1\ g$,隔 $4\sim6$ 小时服 1 次。特别应当强调的是由于口服磷制剂必须白天和晚上都得服用,每 $4\sim6$ 小时 1 次,以保持血磷水平稳定。补磷可使血钙下降,如果同时用维生素 D 制剂则可避免。

四、抗癫痫药物性佝偻病、软骨病

长期服用抗癫痫药物如苯妥英钠、丙戊酸钠、扑米酮、丙戊酰胺(癫健安)、卡马西平(酰胺咪嗪)等可诱发肝微粒体混合氧化酶系,使维生素 D 降解增加,活性代谢产物显著减少,血 $25-(OH)D_3$ 和 $1,25-(OH)_2D_3$ 减少,肠钙吸收不良,而导致佝偻病或软骨病。停用药物可自行恢复,加用维生素 D 有助于缩短恢复时间。维生素 D 与抗癫痫药物合用可预防佝偻病及软骨病的发生。抗癫痫药物性佝偻病或软骨病的轻重与应用抗癫痫药物的剂量、疗程、日光照射情况及维生素 D 活性代谢产物下降水平有关。治疗宜补充大剂量维生素 D 及钙剂。

五、肿瘤相关性佝偻病、软骨病

某些肿瘤可伴磷酸盐尿症及进行性低磷血症,发生佝偻病或软骨病,当其肿瘤被切除后代谢异常和代谢性骨病多可好转,1947 年由 McCance 报道第一例,1999 年 Prader 确认肿瘤与佝偻病、软骨病有关。引起佝偻病、软骨病的肿瘤大多数属于间质的肿瘤,但也见于表皮层或内皮层所发生的癌。也有此病发生于纤维增生异常症,神经纤维瘤等疾病。在大多数情况下肿瘤生长缓慢,比较隐蔽,需要仔细地检查方能发现。其发病机制未明,可能与肿瘤释放排磷素或 1α-羟化酶抑制因子有关。患者有佝偻病或软骨病的临床表现和 X 线特征,而血钙一般正常。切除肿瘤为改善症状最有效的方法,如果肿瘤不能摘除,应补给磷制剂及 $1,25-(OH)_2D_3$。

六、高钙血症与高钙危象

血清蛋白正常时,成人血清钙正常值为 2.25～2.75 mmol/L,高于 2.75 mmol/L 即为高钙血症。按血钙水平可将高钙血症分为轻、中、重度,轻度高钙血症为血总钙值低于 3 mmol/L;中度为 3.0～3.5 mmol/L;重度时大于 3.5 mmol/L,同时可导致一系列严重的临床征象,称为高钙危象。

(一)病因

一般可根据甲状旁腺细胞功能是否紊乱分为两大类,即甲状旁腺依赖性高钙血症和非甲状旁腺依赖性高钙血症。

1.甲状旁腺依赖性高钙血症

甲状旁腺依赖性高钙血症:①原发性甲旁亢。②三发性甲旁亢。③家族性低尿钙高钙血症。④锂盐中毒。

2.非甲状旁腺依赖性高钙血症

非甲状旁腺依赖性高钙血症:①恶性肿瘤。②维生素 A、D 中毒。③结节病和其他肉芽肿疾病。④甲亢。⑤肾上腺皮质功能减退。⑥肾脏疾病。⑦Williams 综合征。⑧限制活动。⑨噻嗪类利尿剂。⑩Jansen 干骺端软骨发育不良症等。

(二)临床表现

高钙血症临床表现累及多个系统。症状的出现与否及轻重程度与血中游离钙升高的程度、速度及患者的耐受性有关。血钙低于 3.0 mmol/L 时,症状常较轻或无症状,而血钙浓度大于 3.5～4.0 mmol/L时,几乎都有明显的症状,即出现高钙危象。

1.神经精神症状

一般表现有乏力、倦怠、软弱、淡漠。病情继续发展出现头痛、肌无力、腱反射抑制、抑郁、易激动、步态不稳、语言障碍、听觉和视力障碍、定向力丧失、木僵、精神行为异常等神经精神表现。

2.泌尿系统症状

高血钙可致肾小管损害,肾浓缩功能下降,使体液丢失,严重者每天尿量达 8～10 L,致水、电解质及酸碱代谢失衡。

3.消化系统症状

消化系统症状表现有食欲减退、恶心、呕吐、腹痛、便秘,甚至麻痹性肠梗阻。易发生消化性溃疡及急性胰腺炎。

4.心血管系统和呼吸系统症状

心血管系统和呼吸系统症状可发生高血压和各种心律失常及呼吸困难,甚至呼吸衰竭。

(三)诊断依据

一般将高钙血症的诊断分为两步,首先明确有无血钙升高,高于 2.75 mmol/L 即为高钙血症;然后明确高血钙的病因。

(四)治疗

血钙低于 3.0 mmol/L 时可暂不予处理,当血钙高于 3.5～4.0 mmol/L 即达高钙危象时,则须紧急处理降低血钙。高钙危象的处理措施如下。

1.扩容、促进尿钙排泄

扩容、促进尿钙排泄可纠正脱水及增加尿钠、钙排泄。每天补给等渗盐水 6 000 mL 以上。

高血钙合并低血钾者并不少见,故需同时补充钾盐。积极输注生理盐水的同时使用髓襻性利尿剂,以加强钙的排泄。给予呋塞米(速尿)40～80 mg 静脉注射,每 2～6 分钟注射 1 次。若有疗效,血钙可在 24 分钟内下降 0.5～1.0 mmol/L。忌用可使血钙升高的噻嗪类利尿剂,因该制剂可增加肾小管钙的重吸收。

2.抑制骨吸收

(1)二磷酸盐:能抑制破骨细胞活性,对破骨细胞、肿瘤细胞均产生抗增生、诱导凋亡作用,能降低血钙并对抗肿瘤的骨转移,治疗恶性肿瘤诱发的高钙血症有效率达 90%。一般治疗高钙危象时须从静脉途径给药,维持输注 4 分钟以上。

(2)氨磷汀:为有机三磷酸盐,为放射治疗或化学治疗中正常组织的保护剂。由于能抑制 PTH 分泌及降低血钙,因而用于原发性甲旁亢及肿瘤所致高钙血症,也能直接抑制骨钙吸收,减少肾小管钙的重吸收。

(3)降钙素:其作用为直接抑制破骨细胞功能,快速抑制骨吸收,促进尿钙排泄,降低血钙。治疗剂量:鲑鱼降钙素 2～8 U/kg,鳗鱼降钙素 0.4～1.6 U/kg,每 6 小时 1 次,肌内注射或皮下注射,使用 6 分钟内可降低血钙 0.25～0.50 mmol/L。

(4)普卡霉素:是细胞毒性抗生素,可抑制 RNA 合成,减少骨吸收并拮抗 PTH 作用。静脉注射25～50 μg/kg,维持 6 分钟,血钙于 36～48 分钟下降,疗效维持不超过 5 天,必要时 5～7 天后重复应用。

(5)磷制剂:口服中性磷酸盐 40～80 mg,每天 3 次。

3.糖皮质激素

糖皮质激素用于治疗维生素 D 中毒、结节病及血液系统肿瘤所致高钙血症。口服泼尼松40～80 mg/d 至血钙正常,或氢化可的松 200～300 mg/d,静脉滴注 3～5 天。

4.前列腺素抑制药

对少数可能由 PGS 所致的癌性高钙血症有效。通常用吲哚美辛(消炎痛)50～100 mg/d,或阿司匹林 2～3 g/d,经用 5～7 天无效,即可停药。

5.钙螯合剂

依地酸二钠可与钙结合成为可溶性复合物,增加尿钙排出,每天 2～4 g,于糖盐水中静脉滴注 4 分钟以上,故肾功能减退者慎用。

6.透析疗法

经以上治疗无效的重症急性高血钙,尤其是并发严重肾功能不全者。用无钙或低钙透析液做腹膜透析或血液透析有效。

(李秀真)

第二节 肥 胖 症

肥胖是指体重指数(body mass index,BMI)超过正常的一种临床综合征。病因未明的肥胖称为单纯性肥胖或原发性肥胖;病因明确者称为继发性肥胖。世界卫生组织将 BMI 在 25.0～29.9 kg/m² 者定为 1 度肥胖或超重;30.0～39.9 kg/m² 者定为 2 度肥胖,BMI≥40 kg/m² 者定为重度肥胖或3度肥胖。

2004年中华医学会糖尿病分会建议,肥胖的诊断暂按中国肥胖问题工作组的中国人超重及肥胖建议的诊断分割点。以BMI为标准,我国正常人的BMI在24 kg/m² 以下,＞24 kg/m²为超重,＞26 kg/m²为轻度肥胖,＞28 kg/m²为中度肥胖,＞30 kg/m²为重度肥胖。国外对肥胖的分级标准为:轻度30.0～34.9 kg/m²,中度35.0～39.9 kg/m²,重度≥40 kg/m²,BMI＜18.5 kg/m²为低体重。为方便起见,临床常以体重(body weight,BW)作为肥胖的粗略估计方法,当体内贮积的脂肪量≥标准体重的20%(不是指实际体重≥标准体重的20%)时称为肥胖。但是,肥胖与"健壮"是两个完全不同的体质概念,前者是指体内的皮下和内脏脂肪组织增多,伴体重增加;后者是指机体的骨骼肌发达,呈"超力型"体型。如按标准体重衡量,肥胖的定义对于某些特殊个体(如健美和举重运动员)是不适用的。

本节重点介绍单纯性肥胖。肥胖和2型糖尿病(T2DM)及代谢综合征的发病率呈平行性升高,且并发症相互关联。

一、脂肪组织与脂肪细胞因子

(一)棕色脂肪调节能量代谢

棕色脂肪(brown fat,BAT)的特点:①分布于全身(主要分布在颈、肩和腋窝等处),约占成人体重的1%,因细胞含有大量的细胞色素C和线粒体而呈棕色;②血管丰富,代谢旺盛,细胞中线粒体较多;③受交感神经支配;④含有解偶联蛋白(uncoupling protein,UCP;白色脂肪细胞无UCP),交感神经兴奋可使细胞呼吸和氧化磷酸化失偶联,产热时消耗能量;⑤功能性棕色脂肪的生长和激活受一些激素的调节,在能量平衡中起重要作用。在机体的许多部位存在不同的棕色脂肪前身细胞群,这些前身细胞与骨骼肌细胞和白色脂肪细胞同源,而且在特定的条件下,白色脂肪细胞可转变为棕色脂肪样脂肪细胞,并由脂肪酸贮存的细胞表型转变为脂肪消耗表型。

(二)白色脂肪储存能量

白色脂肪组织分布广泛,如脏器周围、网膜、腹膜及皮下等,因血管较少而呈白色,其主要作用是储存能量并具有内分泌功能,其组成成分除了成熟脂肪细胞外,还含有大量的成纤维细胞、前脂肪细胞、免疫细胞、基质血管细胞、结缔组织基质和神经组织等。因此,体内不同部位的脂肪组织表现出各不相同的生理特点和代谢行为。

(三)脂肪因子调节内分泌代谢功能

脂肪细胞分泌数十种细胞因子,如瘦素、脂联素、酰化刺激蛋白、网膜素和细胞因子等,统称为脂肪因子。在生理情况下,脂肪因子主要在脂肪组织局部起作用(旁分泌或自分泌)或通过血液循环作用于远处的靶器官,调节其生长发育、代谢和组织重建。但在病理情况(如肥胖和代谢综合征)下,脂肪因子的合成与分泌紊乱,肥胖脂肪组织的内分泌功能重点在于脂肪组织过剩造成的代谢负效应;其主要后果是促进糖尿病、动脉粥样硬化等肥胖相关性疾病的发生。肥胖与胰岛素抵抗、高血糖、低度炎症、血脂异常和代谢综合征(metabolic syndrome,MS)密切相关。

1.脂肪因子参与炎症性免疫反应

肥胖是一种低级别的炎症状态,肥胖者过剩的脂肪组织局部和血液循环多种细胞因子与化学趋化因子升高,对胰岛素敏感性、能量代谢及心血管病变产生不良影响。

(1)前炎症细胞因子:主要包括TNF-α和白细胞介素(如IL-6、IL-1α、IL-8等)。肥胖者脂肪组织中TNF-α表达增加,与肥胖和胰岛素抵抗呈正相关。TNF-α降低胰岛素敏感性,诱发胰岛素抵抗,其可能的机制如下:①TNF-α抑制脂肪生成和脂蛋白生成转录因子基因,改变脂联素、IL-6等脂肪因子水平,下调 PPAR-γ 表达。②削弱胰岛素信号,降低信号传导效率;诱发胰岛素抵抗。TNF-α 增加 PAI-1,降低脂联素水平。脂肪细胞合成数种白细胞介素,以 IL-1α 和 IL-6 为主。循环中 IL-6 约 1/3 来自脂肪组织,内脏脂肪 IL-6 的表达量为皮下脂肪的 2～3 倍。肥胖患者外周脂肪组织释放的 IL-6 明显增加。

(2)抗炎症因子:肥胖者脂肪组织 IL-1Ra、IL-10 表达明显增加,通过拮抗 IL-1α 和 IL-1β 与受体结合,减轻炎症;后者能稳定动脉粥样硬化损伤。两者虽无法逆转肥胖的炎症状态,但总体上限制了前炎症因子的活性。

(3)补体及补体相关因子:脂肪细胞能合成补体替代途径的所有因子,该途径可能在局部脂肪组织营养不良中产生作用。adipsin 的表达受糖皮质激素和胰岛素的调控,肥胖时调节 adipsin 表达的组织特异性转运子活性降低。酰化刺激蛋白(acylation stimulating protein,ASP)为另一种脂源性补体蛋白,是甘油三酯合成的主要调节因素之一。

(4)其他免疫调节因子:肥胖的脂肪组织巨噬细胞浸润增多,激活的巨噬细胞分泌巨噬细胞趋化因子-1(macrophages and monocyte chemoattractant protein-1,MCP-1),诱导单核细胞聚集于炎症局部。循环 MCP-1 增高可吸引大量单核细胞聚集于动脉壁,引起血管内膜增生与动脉粥样硬化。

2.脂肪因子调节脂质代谢

(1)agouti 和 agouti 相关蛋白(AGRP)。agouti 的作用如下:①以旁分泌或自分泌的方式增加脂类合成,通过 Ca^{2+} 依赖机制抑制脂肪分解;②增加瘦素合成及分泌;③刺激胰腺 β 细胞 Ca^{2+} 信号,促进胰岛素释放,刺激胰淀素释放,调节血糖;④作用于下丘脑,参与食欲调节。肥胖时的 agouti 和 agouti 相关蛋白研究较少,目前发现 agouti 和 agouti 相关蛋白突变与基因多态性与某些遗传性肥胖综合征相关。

(2)甘油三酯代谢调节酶和相关蛋白:激素敏感脂酶(hormone-sensitive lipase,HSL)动员脂肪、促进脂肪分解;perilipin 为包被脂滴的结构蛋白,能稳定脂滴和抑制脂肪分解;胆固醇酯转运蛋白促进甘油三酯与血浆游离脂蛋白的胆固醇酯交换;维生素 A 结合蛋白参与维生素 A 的储存与代谢;脂肪细胞脂质结合蛋白(aP2)与 HSL 结合,削弱脂肪酸对 HSL 水解活性的抑制。但是,肥胖与甘油三酯代谢调节酶和相关蛋白的关系未明。

(3)血管生成素样蛋白 4(angiopoietin-like protein 4,ANGPTL4):在脂质代谢中发挥一定作用。

(4)非酯化脂肪酸:肥胖者血浆 FFA 升高,通过酰基 CoA 等介导细胞内脂肪酸氧化,诱发肝脏、骨骼肌胰岛素抵抗;肥胖直接下调骨骼肌内线粒体基因表达,抑制骨骼肌分解代谢,在糖尿病心肌病变中发挥了一定作用。

3.脂肪因子调节类固醇类激素代谢

脂肪组织表达一系列酶参与调节类固醇激素的激活、灭活及转换。脂肪组织表达的类固醇生成酶有细胞色素 P450 依赖的芳香化酶、17β-HSD、11β-HSD1、3β-HSD、3α-HSD、7α-羟化酶、17α-羟化酶、5α-还原酶和 UDP-葡萄糖醛酸转移酶 2B15。由于肥胖时脂肪因子代谢紊乱,因而脂肪组织的类固醇类激素的代谢明显异常,并成为诱发和加重肥胖及其并发症的重要原因。

(1)脂肪组织的性激素代谢:芳香化酶将雄激素转化为雌激素,雄烯二酮转化为雌酮,睾酮转化为雌二醇。17β-HSD 则将弱的雌、雄激素转化为强效产物,雄烯二酮转化为睾酮;雌酮转化为雌二醇。17β-HSD 与芳香化酶的比例参与调节脂肪局部性激素水平,是影响肥胖和体脂分布的重要因素。

(2)脂肪组织的特异性糖皮质激素代谢:肥胖、糖尿病、高血压及高血脂,心血管疾病和PCOS患者的 1 型 11β-羟类固醇脱氢酶活性升高,可导致局部组织的皮质醇作用扩增与强化,催化无活性的 11β-酮糖皮质激素代谢产物(皮质酮等)转化为活性皮质醇,并进而引起血脂谱异常、胰岛素抵抗和其他代谢紊乱。

4.脂肪因子与肥胖和代谢综合征相关

(1)肾素-血管紧张素系统(RAA 系统):脂肪组织过多时,RAA 系统的所有成分包括肾素、血管紧张素原、AT-1 和 AT-2,AT-1 和 AT-2 受体,血管紧张素转换酶和其他能够产生 AT-2 受体的蛋白酶(组织蛋白酶 D 和 G 等)的表达均增加,促进肝糖异生和糖原分解,恶化糖尿病,引起心血管并发症。

(2)脂联素:脂联素具有抗糖尿病、抗炎症和抗动脉粥样硬化作用,血浆脂联素水平往往先于肥胖和胰岛素抵抗的发生而下降。脂联素主要通过以下途径调节代谢:①增加肝脏胰岛素敏感性,减少非酯化脂肪酸(NEFAs)内流,增加脂肪酸氧化,降低肝糖输出;②刺激骨骼肌葡萄糖利用和脂肪酸氧化;③下调血管壁黏附分子表达,抑制单核细胞黏附;④下调清道夫受体表达,抑制巨噬细胞转化为泡沫细胞;⑤抑制迁入内膜的平滑肌细胞增殖;⑥增加内皮细胞 NO 产生,刺激血管生成。当血管内皮细胞的屏障受到损伤时,通过环磷酸腺苷蛋白激酶 A(camp-PKA)和核因子 κB 信号通路的串语调控内皮细胞炎症反应。血浆 PAI-1 增加和脂联素降低共同导致肥胖患者心血管病变的发生。

(3)血浆纤溶酶原激活抑制物:脂肪细胞分泌血浆纤溶酶原激活抑制物(plasminogen activator inhibitor,PAI-1)。肥胖和胰岛素抵抗者血浆 PAI-1 水平与代谢综合征正相关,与血管生成和动脉粥样硬化形成相关,PAI-1 水平能预测 T2DM 和心血管疾病的发病风险。

(4)前列腺素:前列腺素 E_2 与人类脂肪细胞受体结合,具有抗脂肪形成作用。前脂肪细胞产生的 PGF2α 能维持脂肪细胞的非分化状态。PG 可能对肥胖和糖尿病的发展起重要作用。

(5)PPAR-γ:PPAR-γ 调节脂肪细胞分化,促进脂肪酸的储存,对维持内环境葡萄糖平衡,调节胰岛素敏感性起重要作用。PPAR-γ 还有抗感染、抗动脉粥样硬化、调节血压和肿瘤免疫、生殖功能等作用。激活的 PPAR-γ 受体能抑制巨噬细胞炎症因子释放,抑制血管平滑肌细胞迁移、增殖和基质金属蛋白酶表达;调节内皮细胞趋化因子和内皮素表达,预防动脉粥样硬化发生。

(6)瘦素:主要调节能量平衡。瘦素主要生理功能为调控进食、调节能量消耗和体重。下丘脑是瘦素调节能量摄入和消耗的中枢作用点。瘦素还能直接作用于骨骼肌、胰岛细胞等外周组织调节能量平衡。当机体因限制热量而体重下降时,瘦素快速下降。然而,通常大部分肥胖者循环瘦素升高,瘦素抵抗可能与瘦素信号传导缺陷或穿越血-脑脊液屏障的转运异常有关。

(7)FGF21:FGF21 是一种内分泌激素,能增强胰岛素敏感性,降低甘油三酯和体重。禁食后,肝脏表达的 FGF21 增多。FGF21 诱导 PPARr 辅激活子表达,促进肝糖异生、脂肪氧化和酮体生成。FGF21 阻滞前体生长,而 PPARr 诱导 FGF21 表达。

(8)网膜素-1:网膜素-1 为新近发现的一种脂肪因子,含有 313 个氨基酸残基,主要在内脏脂肪细胞表达。生理情况下,其血浆浓度较高,但肥胖和 T2DM 患者降低而体重恢复正常后升至正常。网膜素-1 与血脂联素和高密度脂蛋白-胆固醇呈正相关,而与瘦素、BMI、腰围、胰岛素抵抗呈负相关。网膜素-1 促进胰岛素依赖性葡萄糖摄取,同时能扩张血管。因而网膜素-1 可能与肥胖及其相关性疾病有密切的病因关系。

二、肥胖与肥胖分类

(一)肥胖是突出的公众健康问题

近十几年来,无论在发达国家或发展中国家的成年人或儿童中,超重和肥胖的患病率都以惊人的速度增长,肥胖已经成为重要的公众健康问题。美国成人总体肥胖发病率从 1960 年的 13%上升至 2004 年的 32%。2007 年,多达 66%的成人超重或者肥胖,16%的儿童及青少年超重且 34%有超重危险。葡萄牙成人总体超重及肥胖率为 53.6%,其中超重率为 39.4%,肥胖率为 14.2%。韩国成人总体超重及肥胖率为 30.6%,其中男性发生率为 32.4%,女性发生率为 29.4%。2002 年调查结果表明,我国有近 3 亿人超重和肥胖,18 岁以上成年人超重率为 22.8%,肥胖率为 7.1%;其中城市超重和肥胖率分别为 28.1%和 9.8%,农村超重及肥胖率为 20.6%和 6%。从 1992 年至 2002 年 10 年间,我国居民超重和肥胖患者数增加了 1 亿人,18 岁以上成年人超重和肥胖率分别上升 40.7%和 97.2%。超重、肥胖同样成为城市儿童青少年突出的健康问题。2000 年,我国 7~18 岁儿童及青少年肥胖检出率,男性高于女性,分别在 4.94%~8.41%和 2.25%~4.85%。与 1985 年相比,男女学生的超重和肥胖检出率均成倍上升,男性上升幅度大于女性。首都儿科研究所生理室对北京市城市儿童青少年(7~18 岁)4 503 人进行了单纯性肥胖症的流行病学调查,男性的肥胖检出率为 3.92%;女性为 2.67%。孟昭恒等对 2 420 名中小学生以身高为基准,用皮脂厚度和体重两项指标评判肥胖,结果发现总的肥胖检出率为 2.81%,其中男性为 1.56%,女性为 4.09%。

超重及肥胖给各国带来了巨大的卫生经济负担。据估计,1999 年美国直接用于肥胖的卫生支出为 700 亿美元,占卫生保健总支出的 7%。2004 年,加拿大用于肥胖的卫生支出占卫生保健总支出的 2.4%。2003 年,我国由超重和肥胖造成的高血压、糖尿病、冠心病和脑卒中等 4 种疾病的直接经济负担合计高达 211.1 亿元,占 4 种疾病直接经济负担的 25.5%,占国家卫生总费用的 3.2%,国家医疗总费用的 3.7%。

(二)临床采用多种方法分类肥胖

肥胖分类对某些疾病的诊断和肥胖的预后判断有一定帮助。如 Cushing 综合征为向心性肥胖;腹型肥胖者比均匀性肥胖者的预后差,常引发许多疾病,特别是心脑血管病。肥胖的类型、分度与疾病(糖尿病、高血压、血脂谱异常、冠心病等)风险的密切程度,见表 12-1。此外,成年人在 18~20 岁如体重增加 5 kg 以上,糖尿病、高血压、血脂谱异常、冠心病等的发病风险明显提高;体重增加越多,风险越高。

表 12-1　肥胖分度与风险

体重类型	BMI(kg/m^2)	疾病风险
低体重	<18.5	增加
正常	18.5~24.9	正常
超重	25.0~29.9	增加
肥胖		
Ⅰ度	30.0~34.9	增高
Ⅱ度	35.0~39.9	较高
Ⅲ度	≥40.0	极高

从病理生理角度观察,有增殖性肥胖、肥大性肥胖和健康性肥胖(也称良性肥胖)之分;肥大性肥胖是只有脂肪细胞贮积脂肪量增多,但脂肪细胞数目增加不明显,其特点为肥胖常从中年时期开始,脂肪堆积在身体中央(躯干)部位,故又称中心型肥胖,其所带来的不良后果比增殖性肥胖更为严重。增殖性肥胖是指脂肪细胞数目增加,其特点是肥胖从儿童期开始,青春发育期进一步加重肥胖。脂肪主要堆积在身体的外周,故又称周围型肥胖,到成年可同时伴有肥大性肥胖。健康性肥胖约占30%,是指个体有超重或"肥胖样"表型,但心血管指标正常,心血管疾病的危险性似乎并未增加,减轻体重的意义未明。

三、病因与发病机制

单纯性肥胖的病因和发病机制尚不完全清楚,其主要原因是摄入的能量大于消耗的能量,但遗传因素不可忽视。脂肪细胞来源于成纤维细胞的分化。正常成人约含有350亿个脂肪细胞,每个脂肪细胞含 $0.4\sim0.6\ \mu g$ 甘油三酯。重度肥胖者的脂肪细胞数目可增加至正常的4倍,而每个脂肪细胞的含脂量也相应加倍,这样一来,重度肥胖者的体脂含量可达到正常人的10倍。肥胖者体内过多的脂肪具有浸润作用,导致脂肪肝、血脂谱异常、糖尿病和动脉粥样硬化等。

一般认为,人类的种族易患性、肥胖基因和肥胖相关基因变异(突变与多态性)及个体的代谢类型(食欲、消化吸收功能、睡眠质量和代谢效能)是单纯性肥胖的发病基础,而不良生活方式(体力活动过少和能量摄入过多)为发病的必要条件。流行病学调查表明,多数单纯性肥胖者有家庭发病倾向。肥胖父母所生子女中,患单纯性肥胖者比父母双方体重正常者所生子女高5~8倍;但多数单纯性肥胖并非肥胖基因或肥胖相关基因变异所致。从大样本肥胖人群的调查中发现,约有250个基因或表达序列标志(expressed sequence tag,EST)的功能与肥胖有关,其中有些基因的生物学行为可能在肥胖的发病中起了关键作用(主效基因),而另一些基因所起的作用相对较弱,但目前的研究还不深入。

(一)基因变异导致肥胖

单基因突变所致肥胖的特点是具有明确的遗传性,肥胖发生年龄早、进展快、肥胖程度重和并发症多。

1.肥胖基因突变

肥胖(ob)基因位于第6号染色体上,与Pax4非常接近,同时紧靠一限制性片段长度多态性标志D6RCK13。肥胖基因由3个外显子和2个内含子组成,编码4.5 kb mRNA,其表达产物为瘦素,由外显子2和3编码。瘦素的mRNA含有167个氨基酸残基组成的开放性阅读框架。瘦素由白色脂肪组织分泌,其分泌呈脉冲式,并具有昼夜节律。瘦素通过与其受体(有4种异构受体)结合而发挥其生理作用。将体内脂肪贮存的信息传送到下丘脑和弓状核饱食中枢,减少神经肽Y的分泌,摄食减少。ob/ob小鼠有多食、肥胖、高血糖、高胰岛素血症、糖尿病、低体温和不育;而db/db小鼠的表型虽与ob/ob相同,但血瘦素水平升高。将db/db小鼠与野生型小鼠联体共生,则可使野生型小鼠的摄食减少而致死。由此可见,瘦素与调节摄食及肥胖的发生有关。人的瘦素基因突变可引起极度肥胖。此外,瘦素基因突变还与低促性腺激素性性腺功能减退症、免疫功能异常、高胰岛素血症相关,并与儿童生长发育迟缓、继发性甲状腺功能减低等也有一定的病因关系。

2.其他基因突变

POMC基因突变可能与肥胖和肾上腺皮质功能减退有关。激素原转换酶1基因、黑皮素4受体（melanocortin 4 receptor，MC4）基因、激素原转换酶 1 和 SIM1 基因突变可引起肥胖。近来发现，kisspeptin 具有多种生理作用，其中最主要的是调节生殖和性激素分泌，kisspeptin 是联系营养和生殖功能的物质基础，可能与肥胖有重要联系。

(二)精神心理因素刺激摄食行为

刺激下丘脑的腹内侧核可使动物拒食，而完全破坏这一神经核则引起多食。周围神经系统对摄食也有调节作用。神经肽的食欲兴奋性和食欲抑制性信号分别通过各自的受体途径而影响和调节机体的食欲与食量；进食足量后，通过周围神经将"饱感"信号传送到中枢神经，因而停止继续进食。神经精神方面的任何异常均可通过心理应激、精神感觉和运动功能的改变而促进食欲，导致肥胖。在悲伤或过于兴奋的情况下进食减少，说明精神因素对摄食也有调节作用。在临床上，下丘脑病变易引起肥胖或消瘦。神经性贪食患者具有极度饥饿感和贪婪的食欲，患者要满足饥饿感就不停地进食，通常暴饮暴食，暴食后又引吐，这种现象与精神压抑和强迫观念有一定关系，但具体的发病机制未明。

Facchinetti 等在 13 名肥胖儿童中发现，血浆 β-内啡肽升高，且不能被地塞米松抑制，推论肥胖儿童的 β-内啡肽不受 CRH 的控制，而阿片类拮抗剂纳洛酮可使多食现象消失。肥胖者有胰岛素抵抗和高胰岛素血症，后者引起胰岛素受体降调节，又进一步增加胰岛素抵抗，形成恶性循环。胰岛素分泌增多，刺激摄食，同时抑制脂肪分解，因此引起体内脂肪堆积和肥胖。脂肪组织中的酶活性升高是发生胰岛素抵抗的重要原因。

(三)某些激素促进食欲并诱发肥胖

调节摄食行为的激素很多，其中较肯定而明显的激素主要是皮质醇、雌激素与瘦素。

1.皮质醇

单纯性肥胖者的皮质醇生成量增多，但因组织对皮质醇的清除增加，故血清皮质醇不一定升高。脂肪细胞在 11β-羟类固醇脱氢酶的作用下生成皮质醇，而且皮质醇的生成量与脂肪细胞的数量呈正比，因此可出现 Cushing 综合征样体脂分布和中心性肥胖。

2.雌激素

青春期开始时，体脂约占体重的 20%。男性在青春期末的体脂减少到 15%，而女性则增加到 25%，成年肥胖以女性居多(特别是经产妇和口服避孕药者)，提示性激素在单纯性肥胖的发病中起了一定作用。女性的体脂比例高于男性，而且其体脂的分布特殊(女性体脂分布和女性体型)，绝经后体脂重新分布，多余的体脂同样积聚于内脏，故绝经后肥胖女性的心血管病和 T2DM 的危险性较绝经前明显增加，说明雌激素起了重要作用。体外试验发现，雌激素对 11β 羟类固醇脱氢酶的影响具有组织特异性，雌激素降低该酶在肝、肾和睾丸的活性，但升高内脏组织前脂肪细胞的活性。因此，雌激素可增加皮下脂肪细胞的体积，抑制脂解；而绝经后因雌激素缺乏使脂解增加，PAI-1 减低，心血管病风险增加。

3.食欲素与瘦素

食欲素可增强食欲，饥饿状态可上调前食欲素原表达。食欲素 A 受体(OX1R)属于 G 蛋白偶联受体家族成员的一种，食欲素 B 受体(OX2R)与 OX1R 有 64% 的序列同源，两种受体存在交叉结合现象。OX1R 和 OX2R 仅存在于脑组织中，主要分布于下丘脑的"摄食中枢"，而瘦素受体主要分布于"饱食中枢"。

瘦素是重要的能量调节激素。肥胖和代谢综合征患者的高胰岛素血症、胰岛素抵抗、免疫功能异常等均与瘦素抵抗有关。中枢性瘦素缺乏综合征是指下丘脑和其他脑细胞缺乏瘦素活性，导致能量代谢调节障碍;瘦素抵抗综合征通过刺激脑组织的瘦素受体和抑制食欲而降低体重,但单独用外源性瘦素并不能减低肥胖者的体重,因为肥胖者并不缺乏瘦素,相反存在瘦素抵抗。肥胖者脂肪细胞分泌的瘦素增多,后者作用于下丘脑的瘦素受体,抑制神经肽 Y(NPY)的分泌并促进 α-MSH 的释放,α-MSH 作用于 MC4(摄食抑制性)受体,抑制食欲。瘦素也抑制 agouti 相关肽(AGRP,α-MSH 拮抗剂)的分泌,使摄食减少,体重下降。中枢神经系统存在促进食欲和抑制食欲与摄食行为的两套调节系统。神经肽 Y、黑色素浓集素(melanin concentrating hormone,MCH)、食欲素 A 和 B、甘丙素及 agouti 相关蛋白均为促进食欲的调节因子,而 α-MSH、CRH、胆囊收缩素(CCK)、可卡因和苯丙胺调节性转录物(cocaine and amphetamine regulated transcript,CAR)、神经降压素、胰高血糖素样肽-1 和铃蟾肽均为抑制食欲的调节因子。

(四)能量摄入过多引起肥胖

不爱活动的人能量消耗减少,易发生肥胖。运动员在停止运动后、经常摄入高热量饮食、睡前进食或吸烟者在戒烟后都与单纯性肥胖的发生有关。能量摄入和能量消耗之间的平衡反映在体重上。

1.节俭基因型

近年来的人类生存环境发生了巨变,这种变化远远超越了人类进化的速度和对环境的适应能力,人类的体重基本上缺乏有力的调节机制,人类生存环境的巨变必然影响到基因的表达和功能。环境巨变远远超越了人类的进化速度和对环境的适应力,环境因素通过"节俭基因型"和"共同土壤"导致肥胖。人类生存的环境的巨变必然影响到基因的表达和功能。另外,现代文明显著减轻了体力活动的负担和能量消耗。

人类进化过程中所选择的"节俭"基因有利于食物充足时促进脂肪堆积和能量储存,以供天灾饥荒时食物短缺时耗用。因此,具有在进食后能较多地将食物能量以脂肪形式储存起来的个体,就较易耐受长期饥饿而生存下来。这种有"节俭"基因型的个体在人类进化中有利于在逆境中生存而被保留下来。但是到了食品供应充足的现代社会,有"节俭"基因的个体就易出现肥胖、胰岛素抵抗和糖尿病;也就是说,在体力活动减少、热量供应充足的情况下,"节俭"基因转变成了肥胖和 T2DM 的易感基因。流行病学调查表明,糖尿病、高血压、血脂紊乱、肥胖等这些成人常见病在家族中有聚集现象(代谢综合征)。"共同土壤"假设认为,这些疾病有各自不同的遗传和环境因素参与发病,但还可能有共同的遗传及环境因素基础,家族内孪生子、同胞及亲属患者之间上述并发症发生的一致率高。

2.能量摄入过多

能量消耗的去路有静息性能量消耗、热量生成和体力活动。静息性能量消耗由个体的大小和机体成分等因素确定,一般占能量消耗总量的 50%~80%;热量生成用于食物的消化、吸收和体温的调节,约占 10%;静息性能量消耗和热量生成是基本固定的,而体力活动所需的能量差异很大。但是,人类能量摄入和能量消耗之间的平衡主要靠个体的主观感受和行为自我控制。摄食行为容易受许多特殊食物、环境因素和心理因素的刺激,引起摄食过多。因此,个体每天的能量摄入量差异平均波动在 20%~40%,而体力活动的波动更大。

20 世纪 30 年代,有人把一群小鼠随机分成两组,一组为限量组,喂食量为正常量的 60%;另一组可以自由进食。1 000 天后,限量组小鼠的骨骼还在缓慢发育生长,平均存活 1 300 天;而对照组小鼠 6 个月后骨骼全部停止生长,平均寿命仅 900 天,而且肥胖与肿瘤的发生率也比限量进食组高得多。这就是所谓的"麦卡效应"。以后的动物实验也得出相近的结论。有人曾做过另一项动物实验:两群猴子,一群吃饱为止,一群的进食量仅七八分饱。10年后,每餐吃饱的猴子腹部膨大,患血脂紊乱、脂肪肝、冠心病多,100只猴子只有50只存活。另一群猴子健康,精力充沛,100只中存活了88只。15年时,每顿饱餐的猴子全部死亡,高寿的猴子都在进食较少的群落中。

3.能量密度过高

能量密度是指食物中脂肪的含量和比例,食物中的脂肪含量和比例越高,其能量密度也越大。能量密度在人类食欲和能量摄入行为的调节中起了重要作用。现代食品工业尽力提供高甜度高能量食品,以适应人们口感需要。现代饮食的另一个问题是高脂肪。人们被脂肪的香味所诱惑,食物的能量密度相当高。

4.代谢效能过强

机体将体外能量物质转化为自身贮存能量的效率差异很大,这种差异可理解为代谢效能。胖者和瘦者的 Na^+-K^+-ATP 酶活性和对各种激素及环境刺激的代谢效能是不一样的, β_3-肾上腺能受体在肥胖的病因中有重要影响,可认为它是一种肥胖候选基因。静息代谢率(resting metabolic rate,RMR)的个体差异主要由机体中的瘦体质和遗传因素决定,此外也受甲状腺激素水平、交感神经活动性等的影响。RMR 似乎是肥胖"易感因素"中最重要者。老年人往往因胰岛素抵抗和体力活动减少而导致肥胖,其中肌肉组织的胰岛素抵抗还伴有细胞线粒体功能紊乱,心肌 GLUT4 和解偶联蛋白-3 表达降低,代谢效能明显降低,因此更易引起肥胖。

糖皮质激素过多引起 Cushing 综合征,包括了代谢综合征的所有成分,如肥胖、T2DM、高血压、血脂紊乱、心血管病变等。在代谢综合征和肥胖中,虽然血清糖皮质激素水平不高或稍微升高,但更突出的表现在脂肪组织的低度炎症与 1 型 11β-羟类固醇脱氢酶(11beta-hydroxysteroid dehydrogenase type 1,11β-HSD1,基因 HSD11B1)活性升高。11β-HSD1 反映了糖皮质激素在细胞内的作用强度,其活性越高,引起的炎症反应和能量-物质代谢的效应也越大。

5.慢性炎症

慢性炎症与肥胖(如进食行为异常)的关系密切,炎症还是许多肥胖并发症(如血管病变)的主要原因。但是目前对两者的联系机制了解甚少。

6.不安全食物

肥胖与不安全食物也有一定关系。不安全食物引起肥胖的原因是多方面的,可能主要与人为地增加食物的美感、色泽、含糖量、调味剂、食欲促进剂等有关,而要达到此目的,就很可能需要添加一些不安全的物质。

(五)疾病和药物促发肥胖

1.疾病导致的肥胖

疾病和药物促发的脂肪堆积属于继发性肥胖的范畴,但对理解肥胖的发病机制很有帮助。神经精神疾病、下丘脑疾病、Cushing 综合征、慢性酒精中毒是继发性肥胖的常见原因,这类疾病的共同特点是下丘脑功能紊乱,可能通过摄食、食欲和其他一些未知因素促进了肥胖的发生与发展。此外,进行腹膜透析患者易发生肥胖,而肥胖又促进肾功能恶化。流行病学资料显示,患过先兆子痫的妇女以后易发生心血管病,因先兆子痫常与糖尿病、高血压、血脂紊乱、肥胖和代谢综合征相联系。研究表明,母乳喂养可在一定程度上预防肥胖的发生,此可能与母乳含有一些特殊的营养成分有关。

2.药物导致的肥胖

许多药物可引起肥胖,见表 12-2。

表 12-2 致肥胖药物及其作用机制

药物类型	具体药物	作用机制
抗惊厥药	丙戊酸钠、酚妥因、加巴喷丁	不明
抗抑郁药	西酞普兰	血清素
抗精神病药	氯丙嗪、利哌酮	多巴胺激动剂
糖皮质激素	泼尼松、地塞米松	促进脂肪沉积,增加食欲
胰岛素	胰岛素和胰岛素类似物	增加食欲
性激素	甲羟孕酮、黄体酮、避孕药	增加食欲
治疗偏头痛药物	苯噻啶	血清素拮抗剂
蛋白抑制剂	印地那韦、利托那韦	促进特殊部位的脂肪沉积

四、临床表现

(一)体重增加

1.症状与体征

肥胖者喜欢吃肥肉、甜食、油腻食物或啤酒者易于发胖。睡前进食和多吃少动为单纯性肥胖的常见原因。单纯性肥胖者的体重增加缓慢(女性分娩后肥胖除外),短时间内快速发胖应多考虑为继发性肥胖。一般轻中度单纯性肥胖无自觉症状,重度肥胖者则有不耐热、活动能力减低甚至活动时有气促,睡眠时打鼾。有的可并发原发性高血压、糖尿病、痛风等。约 1/2 的成年肥胖者有幼年肥胖史。吸烟者在戒烟后往往有体重增加趋势。能量代谢正平衡的结果是剩余的能量以白色脂肪的形式蓄积在体内。在 T2DM 中,肥胖被认为是重要的环境因素,也是发展中国家糖尿病患病率急剧攀升的主要原因。

头向后仰时,枕部皮褶皱明显增厚。胸圆,乳腺因皮下脂肪厚而增大。站立时腹部前凸出于胸部平面,脐孔深凹。短时间明显肥胖者,在下腹部两侧、双大腿、上臂内侧上部和臀部外侧可见紫纹或白纹。儿童肥胖者的外生殖器埋于会阴皮下脂肪中,阴茎变小变短。手指和足趾粗短,手背因脂肪增厚而使掌指关节骨突处皮肤凹陷,骨突不明显。

2.肥胖类型

肥胖有 3 种类型。

(1)中心型肥胖:多见于男性,故也称为男性肥胖或腹部肥胖,多余的白色脂肪主要分布于腹内,尤其是腹部皮下、网膜和内脏器官。

(2)周围型肥胖:多见于女性,故也称为身体下部肥胖或女性肥胖,多余的白色脂肪主要分布于髋部、大腿和下部躯干的皮下。

(3)混合性肥胖:兼有中心型肥胖和周围型肥胖的特征。中心型肥胖者发生代谢综合征、糖尿病、高血压、血脂谱异常、冠心病和脑血管病的风险明显高于周围型肥胖者和混合型肥胖者。

(二)肥胖相关并发症

严重而长期的肥胖引起肥胖相关并发症,如臀部、腋部和大腿内侧皮肤变得粗厚而多皱褶,形如黑棘皮症。长期肥胖可合并高血压、代谢综合征、血脂谱异常、糖耐量异常与糖尿病、高胰岛素血症、冠心病、脑血管病、特发性颅高压、白内障、睡眠呼吸暂停综合征、脂肪肝、胆石症、胰腺炎、骨关节病、高尿酸血症与痛风等。当并发这些疾病时,可有相应的临床表现。肥胖少动者易于进展为高血压,这类休息方式所花的时间越长,高血压的进展越快,反过来又加重肥胖。肾移植患者在术后易发生肥胖(移植后肥胖)。C型肝炎因氧化应激等原因易发生肥胖和代谢综合征。精神性疾病易发生肥胖和代谢综合征。

如青少年时期为低体重或消瘦,成年后肥胖者发生代谢综合征和心血管不良事件的风险更大。代谢综合征是肥胖的发展结果,其中肥胖后的异位脂肪沉积是导致胰岛素抵抗和T2DM的重要原因。

1.高胰岛素血症和胰岛素抵抗

肥胖患者存在高胰岛素血症和胰岛素抵抗,胰岛素调节外周组织对葡萄糖的利用率明显降低,周围组织对葡萄糖的氧化、利用障碍,胰岛素对肝糖生成的抑制作用降低,非酯化脂肪酸(FFA)升高。高水平的FFA可刺激β细胞分泌胰岛素增多而产生高胰岛素血症,并损害胰岛β细胞功能;FFA可明显抑制β细胞对葡萄糖刺激的胰岛素分泌;FFA升高可能使胰岛β细胞中脂酰辅酶A升高,后者为甘油三酯(TG)合成的原料,胰岛β细胞中脂质的增加可能影响其分泌胰岛素的功能。高胰岛素血症降低胰岛素与受体的亲和力,胰岛素作用受阻,引发胰岛素抵抗,需要β细胞分泌和释放更多的胰岛素,又引发高胰岛素血症,如此形成糖代谢紊乱与β细胞功能不足之间的恶性循环,最终导致β细胞功能严重缺陷。

2.异位脂肪储积

肥胖者的过多脂肪可发生脂肪的异位储积,异位脂肪可储积于肝脏、肌肉、脾脏、胰腺和其他内脏器官,大量的皮下脂肪和异位储积的脂肪在脂肪细胞因子和内分泌激素的作用下,脂解增加,血甘油三酯升高,肝游离脂肪酸释放增多,最终引起胰岛素抵抗、T2DM和代谢综合征。内脏脂肪蓄积引发胰岛素介导的葡萄糖清除率明显降低,促进胰岛素抵抗,导致脂代谢紊乱和高血压,这些代谢异常紧密联系,互为因果,在一定时期出现糖耐量减低或糖尿病。严重肥胖患者的骨骼肌积聚有大量的甘油三酯(肌细胞内脂质,intramyocellular lipids,IMCL),发生心血管病的风险急剧增加。

3.T2DM

肥胖是T2DM的重要环境因素。流行病学研究显示,肥胖、体力活动不足是T2DM的危险因素,肥胖和超重是发展中国家糖尿病患病率急剧攀升的主要原因。胰岛素抑制肝糖生成作用降低,FFA升高,进而引起高胰岛素血症,损害胰岛β细胞功能。胰岛素作用受阻,引发胰岛素抵抗,糖代谢紊乱与β细胞功能不足的恶性循环导致β细胞功能严重缺陷和T2DM。

4.代谢综合征

许多代谢综合征患者存在肥胖、营养过剩、脂肪过度堆积。脂肪在胰岛细胞堆积导致β细胞分泌功能受损;脂肪在骨骼肌和肝脏堆积引起胰岛素抵抗。肝脏脂肪过多可导致血脂谱异常,血脂升高又可导致血栓形成和炎症状态。肥胖还可致高血压。

营养过剩可迅速诱导氧化应激和炎症反应,产生过多的过氧化物,后者与核内转录激活因子NF-κB结合,减少NF-κB抑制分子(inhibitory NF-κB,IκB)表达,激活激活蛋白-1(activator protein-1,AP-1)和早期生长反应基因-1(early growth response gene-1,Egr-1)的表达。

5.血脂谱异常

肥胖是血浆胆固醇升高的重要因素。体重增加一方面促进肝脏合成载脂蛋白B,LDL增加;肥胖也增加胆固醇合成,抑制LDL受体合成。肥胖患者容易发生异位脂肪储积,在脂肪细胞因子和内分泌激素的作用下,脂解增加,血甘油三酯升高,肝游离脂肪酸释放增多。

(三)肥胖与其他躯体疾病密切相关

肥胖也与许多躯体疾病相关,其中最常见的是胆石症、胰腺炎、非酒精性脂肪肝、阻塞性睡眠性呼吸困难、高尿酸血症和骨关节病。

1.胆石症

胆石症的发生率随 BMI 升高而呈直线升高,奇怪的是,当肥胖者减肥时,胆石症的发生率也呈增加趋势,此可能与胆汁中的胆固醇过饱和可促进胆固醇结晶的成核作用(nucleation effect)有关。同时,减肥期间的胆囊收缩功能下降也促进了胆石形成。当肥胖者的减肥速度超过每周 1.5 kg 时,胆石症的发生率迅速升高。如果患者接受的是极低热量饮食(<2 512 kJ/d)、低脂饮食(1～3 g/d)或胃肠手术治疗,其胆石症的发生率可达 25%～35%。低脂饮食使胆囊的收缩功能明显降低,低于 10 g/d 的脂肪摄入可引起胆囊无收缩。因此,此时应同时给予熊去氧胆酸 600 mg/d 以预防其发生。

2.胰腺炎

主要是增加胆石症相关性胰腺炎和高甘油三酯血症相关性胰腺炎的发生率。胰腺炎的病情较非肥胖者重,男性肥胖特别容易诱发重型胰腺炎。胰周和腹膜后的大量脂肪堆积是引起胰腺炎后脂肪坏死和局部并发症的重要原因。

3.非酒精性脂肪肝

线粒体功能紊乱可见于缺少运动、摄食过多和胰岛素抵抗所致的 T2DM 及非酒精性脂肪肝的全过程中。由于线粒体功能紊乱,能量生成的底物氧化障碍。非酒精性脂肪肝(nonalcoholic fatty liver disease,NAFLD)的发生主要与脂质淤积即脂肪的异位储积有关。脂肪组织脂解增加,血甘油三酯升高,肝游离脂肪酸释放增多。另外,脂质生成也增多,同时伴肝脏的脂肪酸氧化增多。肝脏脂质过氧化和相关的细胞因子可直接损伤肝细胞,引起肝炎和肝纤维化。体重减轻后不一定能逆转 NAFLD。NAFLD 类似于一种特殊化的棕色脂肪与白色脂肪组织的混合体,可发生微管性脂质淤积(通常见于棕色脂肪)、大血管性脂质淤积(通常见于白色脂肪)和脂质小滴,肝脏的解偶联蛋白表达减少。这些病理改变引起脂肪细胞因子的大量生成,导致脂肪堆积和细胞氧化应激反应,进一步发展则引起 T2DM 和肝纤维化及肝功能障碍。与肥胖和肝脂肪浸润有关的 NAFLD 表现为肝大、肝功能异常、脂肪变性、脂性肝炎、肝硬化,酶学指标升高。

4.阻塞性睡眠性呼吸困难

阻塞性睡眠性呼吸困难患者在睡眠期间出现发作性呼吸暂停、呼吸困难和通气不足。检查时可发现心肺功能障碍和低氧血症。肥胖并发阻塞性睡眠性呼吸困难和自发性脑脊液漏。肥胖低通气综合征(obesity hypoventilation syndrome,OHS)易发生肺动脉高压和心血管病。$PaCO_2$ $\leqslant 6.7$ kPa(50 mmHg),伴低氧血压,肺泡通气因呼吸表浅。膈肌抬高与潮气量下降和降低,OHS 的重型表现是肥胖肺换气不足综合征(Pickwickian 综合征),其表现为重度肥胖、呼吸不规则、呼吸暂停、嗜睡、发绀,继发性红细胞增多症和右心肥大等。

5.肥胖低通气综合征

肥胖低通气综合征(obesity hypoventilation syndrome,OHS)是常见表现。肥胖是指 $BMI \geqslant 30$ kg/m^2,低通气是指肥胖者日间出现高碳酸血症和低氧血症和睡眠呼吸障碍,且不能用神经肌肉、机械或代谢等原因解释的低氧血症状态。患者表现为通气障碍、睡眠性呼吸困难。坐位时的 $PaO_2 < 6.0$ kPa(45 mmHg),$PaCO_2 > 9.3$ kPa(70 mmHg)。

6.高尿酸血症与痛风

高尿酸血症与肥胖的关系密切,肥胖引起或合并高尿酸血症的机制包括饮食在内的生活习惯及酒精摄入等环境因素外,内脏脂肪蓄积、尿酸生成过多和胰岛素抵抗引发肾脏尿酸排泄功能下降等因素。当劳累、饥饿时,脂肪分解动员产生热量供机体活动需要,脂肪分解伴随产生酸性代谢产物则抑制尿酸排泄,间接使血尿酸水平增高。

高尿酸血症与肥胖之间可能存在某些遗传共同缺陷,瘦素可能是联系肥胖和高尿酸血症的中间环节。

7.性腺功能减退

肥胖对男性和女性的性腺功能都有较大影响,女性更甚。女性肥胖是发生多囊卵巢综合征、不育不孕、产科意外、产后无乳汁分泌、胎儿畸形的主要原因。肥胖女性不易受孕,发生妊娠并发症的概率增加,尤其是死胎和前置胎盘的发生率明显增高。多囊卵巢综合征(PCOS)的发病率随着肥胖的流行而增高,脂肪组织膨胀假说认为,皮下脂肪组织的膨胀是有限的,当超过某个代谢临界线后,更多的脂肪将沉积于非脂肪组织中,并导致胰岛素抵抗和脂毒性。在 PCOS 患者中,肥胖引起的高胰岛素血症又进一步导致高雄激素血症、月经稀少和卵巢多囊。男性内脏肥胖者的炎症反应增强,内皮细胞功能紊乱,并伴血睾酮降低;内皮细胞功能紊乱和雄激素缺乏引起勃起功能障碍。一氧化氮合酶活性不足也引起血管扩张功能减退和阴茎勃起障碍,男性肥胖和性腺功能似乎形成恶性循环,肥胖引起性腺功能减退,而后者又加重肥胖,并成为心血管病的重要风险因素。

8.骨关节病

负重关节因体重负荷明显增加而受损,主要累及双膝关节。

9.肥胖相关性肿瘤

脂肪组织与肿瘤关系密切,肥胖和 T2DM 患者的肿瘤发病率高于健康人群。过多的脂肪组织可通过性激素、胰岛素、生长因子和前炎症性细胞因子等引起肿瘤(肠癌、前列腺癌、乳腺癌、胰腺癌、肾癌等)或促进肿瘤生长。肥胖时,因亲脂性和脂溶性致瘤物而导致动物慢性化学中毒,后者通过目前仍不清楚的机制引起肿瘤,同时又进一步促进肥胖。虽然肥胖与肿瘤的确切关系仍未明了,但充当联系肥胖和肿瘤的慢性化学中毒因子至少包括了有机氯化物、杀虫剂和某些内分泌分裂剂。

五、辅助检查与诊断

肥胖的辅助检查主要用于确定肥胖的类型、程度与并发症。

(一)体脂测量确定全身和局部脂肪贮积的程度

1.身高-体重推算

方法简单,但只是粗略估计。男性标准体重(kg)=身高(cm)-105;女性标准体重(kg)=身高(cm)-100。如果被检者的实际体重超过标准体重的 20%,则为肥胖。标准体重百分率是将被检者实际体重与同龄同性别者的标准体重进行比较,计算公式为:标准体重百分率=被检人实际体重/标准体重×100。标准体重百分率≥120% 而<125% 为轻度肥胖,≥126% 而<150% 为中度肥胖,≥150% 为重度肥胖;标准体重百分率可能较单纯的身高-体重推算准确,但两者均不能确定全身肥胖和局部脂肪贮积的程度。

2.体质指数

我国正常人的体质指数在 24 kg/m² 以下,>24 kg/m² 为超重,>26 kg/m² 为轻度肥胖,>28 kg/m² 为中度肥胖,>30 kg/m² 为重度肥胖。中国肥胖问题工作组建议的超重和肥胖诊断分割点是:BMI(kg/m²)<18.5 为体重过低,18.5~23.9 为正常,24.0~27.9 为超重,≥28.0 为肥胖。但是,也同时建议,为了与国际数据可比,在进行 BMI 数据统计时,应计算并将 BMI≥25 kg/m² 及 ≥30 kg/m² 的数据纳入。为更好反映肥胖情况,曾提出过许多公式,如 W/H(m)、W/H3、W3/H(ponderale index)、W/H₂[W 为体重(kg),H 为身高(m)]等,实践证明后者虽然更为可靠,但计算过于复杂,使用欠方便。

BMI 与总体脂明显相关。根据 BMI 可计算体脂百分率,计算公式为:男性体脂百分率=1.218(W/H₂)-10.130;女性体脂百分率=1.48(W/H₂)-7.00。如果体重和身高以磅和英寸为单位,则 BMI 的计算公式为:BMI=体重(1bs)/身高 2(英寸)-703。Poskill 等指出,判定儿童肥胖应以相对 BMI 来衡量。相对 BMI 是指同龄的第 50 百分位点的身高和第 50 百分位点的体重所得到相关 BMI 指数。BMI 与体脂含量的关系为曲线;也就是说,BMI 并不能直接代表体脂的多少,但因简单易行,故使用广泛。

3.腰围和腰臀比

腰围(waist circumference,WC)主要反映腹部的脂肪含量,而成年后的体重增加一般只反映体脂增多,因此腰臀比(waist/hip ratio,WHR)能更好地反映中心性肥胖的程度。腰臀比是指以脐为标志的腰腹围长度(cm)与以髂前上棘为标志的臀部围长(cm)之比值。Despre 等对年龄在 18~42 岁、BMI 在 16~38 kg/m² 的 110 例男性的测量结果为:腰腹周长(91.7±13.7)cm(范围63.5~120.0 cm),髋周长(98.8±9.5)cm(范围 75.9~125.2 cm),腰髋比值(0.93±0.06)cm(范围 0.78~1.04 cm)。此结果没有将 BMI 正常者与异常者分开,因此不能作为正常参考值。Lemieux 等对 213 名男性和 190 名女性[年龄(37.3±12.1)岁]进行了腰围和腰臀比值测量,正常男女腰围在 95 cm 左右,男性 WHR 0.94;女性 0.88;腰围与腹部内脏脂肪堆积的相关性比 WHR 好。因此认为,用腰围来评估内脏脂肪堆积比 WHR 好,且不受性别的影响。

4.中心型肥胖指数

中心型肥胖指数(index of central obesity,ICO)定义为 WC 与身高之比。因为身高与腰围(WC)存在正相关关系,对于身高特别长和身高特别短的个体来说,WC 并不能真实反映体脂含量。因此在肥胖的诊断中,应该考虑身高对 WC 的影响。据报道,ICO 的敏感性优于 WC。

5.皮褶厚度

皮褶厚度(skin fold thickness,SFT)是用特制的卡钳(caliper)测量不同部位的皮褶厚度。一般测4 个部位(肱三头肌、肱二头肌、肩胛下和髂嵴);有的测 7 个部位(胸、腋、肱三头肌、肩胛下、腹、股和髂前上棘);也有只测肱三头肌、腹和髋上 3 处的皮褶厚度。测定时,用拇指和示指捏起皮肤及皮下脂肪,然后将卡钳放在抓起皮褶的两侧,校正卡钳上的附属压力计,使卡钳施以皮肤的压力为 10 g/cm²(压力影响测量结果)。3 秒后,从卡钳上可读出皮褶厚度。每处连测 3 次,取其平均值。皮下脂肪厚度等于皮褶厚度的 1/2。此方法简单,但测量结果受测量者熟练程度和皮肤坚实度的影响,松软的皮肤组织易于受压,结果偏低。由于个体的体脂分布和皮下脂肪深度(0.1~0.7 mm)不同,皮褶厚度不能精确反映全身实际的脂肪堆积量。此外,皮褶厚度还受年龄和性别的影响。根据皮褶厚度评定肥胖,应该建立不同年龄、不同性别和各部位皮褶厚度正常值的上限。孟昭恒等提出:在儿童中,身高增长 10 cm,皮褶厚度增加 4 mm 为轻度肥胖,增加

4～10 mm 为中度肥胖,增加 10 mm 以上为重度肥胖。

6.臂围

一般选择上臂肩峰突到尺骨鹰嘴连线的中点处作为测量臂围的部位,测量臂周长和肱三头肌处的皮褶厚度可以计算该部位的皮下脂肪面积:脂肪面积(cm^2)＝SCa/2＋πS2/4。式中 Ca 为臂中部的周长,S 为肱三肌皮褶厚度。从臂周长和肱三头肌皮褶厚度还可计算出全身肌肉重量,其公式为:全身肌肉重量(kg)＝身高(cm)×(0.0284＋0.0290)×cAMA。式中,cAMA 为校正后的臂中部肌肉面积。因为计算臂中部脂肪面积的前提是假定臂中部是圆形的,肱三头肌皮褶厚度是脂肪缘平均直径的 2 倍,臂中部肌肉部分是圆的,骨骼被包括在人体测量臂肌肉面积之中,纠正假定所带来的误差后,称之为校正后的臂中部肌肉面积。男女的 cAMA 计算公式不同。男性 cAMA＝(MAC－πS)2/4π－10;女性 cAMA＝(MAC－πS)2/4π－6.5。式中,MAC 为臂中部周长,误差为 5%～9%。

(二)特殊检查评价肥胖及其风险

1.脂肪细胞计数及脂肪细胞脂质测定

有助于增殖性与肥大性肥胖的鉴别,脂肪细胞计数及平均脂肪细胞的脂质含量测定的常用方法是四氧化锇法。取 1 份脂肪细胞悬液作脂肪提取,测定脂质含量即可得到已知湿重的脂肪细胞每单位容积中所含脂质总量;另 1 份先通过尼龙筛以去除细胞碎屑,然后做脂肪细胞计数。过筛前,在脂肪细胞悬液中加入 2% 四氧化锇(放于 Collidine 缓冲液中),于 37 ℃ 下放置 48 小时。

正常者的脂肪细胞数约 $3.1×10^{10}$;每个脂肪细胞平均脂质含量为 0.5～0.6 μg。肥胖者脂肪细胞数增加 20～25 倍,脂肪细胞体积增大 50%～100%。脂肪细胞计数及平均脂肪细胞的脂质含量可鉴别增殖性和肥大性肥胖,但其缺点是不含脂质的细胞未被计入。

2.双能 X 线吸收法体脂测量

用双能 X 线吸收法(DXA)测量全身体脂成分具有准确、快速及微创等优点。一般借助机器自带的软件将全身分为上肢、躯干及下肢等部分。躯干定义为颚以下,髋关节水平线以上及双侧肋外缘垂直线之间的区域;下肢则定义为髋关节水平线以下的组织。体成分测量对于研究、评价中心性肥胖、高脂血症等多种代谢内分泌疾病及骨质疏松的发生发展有重要意义。X 线球管发生的 X 线经 K 边缘滤波后,形成 70 keV 和 38 keV 两个能量不同的峰,它们经过密度不同的组织则有不同的衰减率。软组织的衰减率(Rst)可在测量时获得,纯脂肪和瘦组织的衰减(Rf 和 Rl)可从理论计算和人体实验中获知。

此方法无创(使受检者接触放射量仅为<0.1 μGy)、准确、测定快(每例 10 分钟),并可测全身或局部的脂肪量。

3.磁共振成像

Rolland-Cachera 等用磁共振上臂成像测得儿童的上臂中部臂周长为(1.2±0.4)cm,根据公式:[臂周长(C)－(肱三头肌皮褶厚度(TS)×π)2]/4π 计算出臂中部的肌肉面积(UMA)和上臂总面积(TUA)＝C2/4π,将 TUA 减去 UMA 即得上臂的脂肪面积(UFA)。正常儿童为(13.8±4.6)cm^2,而用传统的臂周长和肱三头肌皮褶厚度两指标,按公式计算所得的上臂中部脂肪面积为 11.2 cm^2±4.4 cm^2,比磁共振的测得值低。因为上臂中部皮下脂肪缘并非对称性分布,而是呈矩形,所以计算上臂中部脂肪面积的公式为上臂脂肪面积评估(upper arm fat area estimation,UFE)。UFE＝C(臂周长)×(肱三头肌皮褶厚度/2)。此公式计算出的 UFE 为

12.4±5.0,与核共振所测结果更为接近[上臂脂肪百分率＝UFE/TUA,正常儿童为(35.9±9.5)%]。故可认为,UFE为判断身体组成的可靠指标。此外,磁共振光谱测定(magnetic resonance spectroscopy,MRS)能精确定量肝脏的脂肪含量。

4.心脏功能评价

肥胖的主要风险是心血管并发症,因而早期发现这些病变有积极意义。人们发现,在肥胖的较早期,即有心肌舒张功能降低,左心室收缩与舒张功能异常,右心室收缩与舒张功能异常,心房肌变形等。严重肥胖或已伴有高血压、血脂谱异常或T2DM者,显然可发现多种心血管病变。

5.组织活检

非酒精性脂肪肝病(NAFLD)常伴有代谢综合征、肥胖和胰岛素抵抗。一般认为,肝脏超声和CT仅能提供定性信息,而肝活检是诊断NAFLD的金标准。

六、鉴别诊断

必须注意,排除继发性肥胖后,才能诊断单纯性肥胖。按照发病年龄,继发性肥胖可进一步分为成人继发性肥胖和儿童继发性肥胖两类,两者的病因和鉴别诊断重点有较大差别。

(一)成人单纯性肥胖与继发性肥胖鉴别

许多疾病可伴随或并发继发性肥胖。无论是单纯性肥胖还是继发性肥胖,在早期均缺乏典型表现。继发性肥胖都有原发性疾病的临床特征。

1.Cushing综合征

早期的Cushing综合征往往只有肥胖或肥胖伴多毛,容易被误诊为单纯性肥胖。鉴别的主要指标是24小时尿游离皮质醇。典型Cushing综合征有向心性肥胖、皮肤紫纹、高血压、月经紊乱或闭经、满月脸、水牛背、多毛、多血质面容、骨质疏松等表现;血浆皮质醇、小剂量地塞米松抑制试验、肾上腺CT、肾上腺静脉采血测定血浆皮质醇及动脉造影有助于诊断。

2.多囊卵巢综合征

女性初潮后多年月经仍不规则、月经稀少和/或闭经,同时伴或不伴有肥胖者应疑及PCOS。典型PCOS有闭经或月经周期延长、不育、多毛、肥胖、痤疮、男性化等表现;血浆睾酮、去氢异雄酮及其硫酸盐升高,盆腔B超、CT可见卵巢增大。其中,高雄激素血症、月经稀少或闭经、多囊卵巢是诊断PCOS的主要指标。

3.下丘脑性肥胖

一般为均匀性肥胖,常伴有下丘脑其他功能紊乱的临床表现。自主神经功能检查、GnRH兴奋试验、头颅CT或垂体CT或磁共振脑电图等检查有助于明确下丘脑病变的性质。

4.原发性甲状腺功能减退

伴肥胖时,有怕冷、全身水肿、脱发、贫血外貌、肌肉晨僵感、上睑下垂、跟腱反射恢复期延长、月经过多等表现;血甲状腺激素降低,TSH升高。

5.良性对称性脂肪增多症

良性对称性脂肪增多症(benign symmetric lipomatosis,BSL)是一种病因不明的脂质代谢障碍引起的脂肪异常蓄积性疾病,可能与酒精性肝损害有关。患者多为男性,有长期烟酒嗜好史。临床表现为双侧上肢近端、肩背部、颈部、双侧乳腺、腹部(脐以上)皮下脂肪局部增多,近端肌肉萎缩等。患者合并有血脂谱异常、高尿酸血症、慢性肝损害、糖耐量异常及胰岛素抵抗。

(二)儿童单纯性肥胖与遗传性肥胖综合征鉴别

儿童继发性肥胖主要见于下丘脑性肥胖糖原贮积症、肥胖性生殖无能症、GH缺乏症和GH抵抗综合征、Prader-Willi综合征等。

七、一般治疗

肥胖的一般治疗主要包括生活方式与摄食行为干预及增加体力活动等。减轻脂肪堆积后，可使胰岛素抵抗和血脂谱异常得到改善，并减少心血管事件发生率。

(一)生活方式与摄食行为干预是防治肥胖的优先途径

良好的生活习惯可以预防肥胖及其相关疾病的发生。全球长寿的地区、村落、部族很多，例如地中海居民和日本冲绳的居民长寿，其主要原因是生活方式健康。传统的冲绳饮食热量低而营养密度和植物营养素含量（尤其是抗氧化剂和黄酮类化合物）高，饮食结构中的蔬菜水果多而肉类、精制谷物、饱和脂肪酸、糖和盐少，符合功能食物的要求。中华民族更有悠久而良好的生活习惯，各地的健康生活习惯有所不同，但饮食和生活方式的本质与国际上的长寿居民基本一致。这些人群的另一个显著特点是很少发生肥胖。

发生肥胖后，减肥的获益主要如下：①减轻胰岛素抵抗，改善血糖控制状况，肥胖伴T2DM者用具有减肥作用的口服降糖药可降低空腹血糖和HbA1c值。体重下降15%以上者可以停用口服降糖药，但伴有严重T2DM者的糖尿病不能消除。②明显降低血清甘油三酯、总胆固醇和LDL-胆固醇水平，升高HDL-胆固醇浓度。③减肥后收缩压和舒张压均有所下降，但只要体重回升，血压也恢复至原来的高水平，胃肠手术的降压效果优于饮食治疗和药物治疗，可使2/3的重度肥胖者的血压恢复正常，但多数患者在术后2～3年后血压有明显反弹。体重下降后，因血容量减少、血流动力学负荷减轻，可明显减轻心血管疾病的症状，减少心血管事件发生率，但难以逆转已有的心血管损害。④减肥可增强肺功能甚至治愈肥胖低通气综合征和阻塞性睡眠性呼吸困难。

社会支持对减肥很重要。教育和行为治疗还包括自我训练、情绪治疗、改变不正确的认识和饮食行为。患者应充分认识减轻体重后，血脂、血压、血糖有较明显的下降，呼吸睡眠暂停综合征有明显的改善。因而不必强调将肥胖者的体重迅速降至正常范围，这不仅极难做到，而且弊大于利，可能会引起新的代谢紊乱。如果这一目标能够达到并能保持一段时间，再考虑进一步减重。减重的饮食治疗应该采取个体化处理、多种措施结合和长期坚持3个基本原则。

减肥的速度至关重要。减得太快，主要是减少水分，反弹也快，同时也增加了胆石症及电解质紊乱的风险。合理的减肥速度是6个月减少体重10%，如BMI在27～35 kg/m²，每天减少1 256.0～2 093.4 kJ（300～500 kcal）的热量摄入，或适当增加消耗，可达到每周体重减少0.5 kg，6个月减少体重10%的目标。达到6个月减少体重10%的目标后，患者可出现体重反弹。这一阶段的目标是体重在2年内增加不得超过3 kg，同时腰围至少减少4 cm。在维持体重阶段，应积极随访，鼓励患者持久坚持，在维持阶段体重保持不变的时间越长，长期减肥成功的可能性越大。有些肥胖患者在治疗前体重增加迅速，在治疗后相当长一段时间内体重可能未见明显下降。这些患者的治疗目标是防止体重进一步增加，保持体重就是治疗有效的标志，为下一步的治疗提供保证。

多种不良饮食习惯会导致心血管疾病的发生。加入一些辅助方法可提高减肥效果：①调节心理因素：针对多食导致的肥胖，首先要从情绪因素上调节。通过心理医师深入浅出的讲解，认识到肥胖的发生、发展与情绪有关。再接触那些减肥见效者,消除疑虑、增强信心,受到启发。②音乐疗法:音乐疗法不失为一条有效调节情绪的途径。感觉饥饿或想进食时,常常会有焦虑不安等情绪反应。音乐疗法通过对情绪的调节,可降低食欲。③自我控制疗法:不很胖的人可在家采用自我控制疗法减肥,避免处于进食的暗示情境中,或通过改变就餐时间、地点等办法来达到这一目的。④增加体力活动:在以上基础上,轻度肥胖者不一定要严格限制进食,但应增加体力活动。中度和重度肥胖者则严格控制热量的摄入,并增加运动量,加大热量消耗。

(二)体力活动增加能量消耗

低脂饮食可促进体重内能量消耗、降低饮食的能量密度。低碳水化合物饮食可促进减肥,该种饮食因脂肪分解而具有利尿作用,患者的食欲低落,摄食量随之下降。但可引起水、电解质平衡紊乱、高尿酸血症、肌无力(糖原贮存减少)、尿钙增多和血脂谱异常。

1.等张运动与等长运动

等张运动又称为动力性运动,是一种肌肉长度变化较大,能使耗氧量、每搏量、心排血量与收缩压增高和外周阻力下降的可人为控制的运动方式,而等长(静力性)运动则是突然爆发的较大强度的运动。在减肥的运动治疗中,建议多采用等张运动,并在此基础上,逐渐增大运动量,以达到较高的减肥效果。等张运动导致心脏容量超负荷,而等长运动引起压力超负荷。心室质量与结构对这些运动的适应性反应不同。等长运动时,收缩压、舒张压与平均压突然增高,但耗氧量与心排血量的增加相对较小。等张运动处于稳态时,可以受到人为控制(尽管这种控制并不一定训练有素);而等长运动不受控制,因为躯体应力是突然施加的。

2.有氧运动和无氧运动

有氧运动和无氧运动指的是运动时所诱发的肌肉代谢种类,取决于运动的类型、强度与持续时间。动力性运动只持续数分钟,一般是有氧性的;而长期高强度动力性运动则是无氧性的。一般来说,患者可以进行时间有限的低至中等的等张运动;而长时间进行高强度的等张运动需要得到医师的认可。

体能训练可以改善心血管功能,提高运动耐量,以相对较少的耗能来完成一定强度的运动。监督体能条件是心脏康复程序的主要环节之一,我国古代的身心放松锻炼(如打太极拳)对心血管系统功能大有裨益,包括降低体循环血压,改善血脂,提升微循环功能及内皮依赖性血管舒张等。

运动与饮食治疗相结合,体重减轻更明显;但如果用极低热量饮食再加上活动,则难以被肥胖者接受和坚持。活动不仅使体重减轻,而且能使减轻的体重得以保持。

3.运动量和运动方式

应因人而异,原则上应采取循序渐进的方式。活动或运动方式应以简单易行为主,结合个人爱好。

肥胖者以平均每周消耗 4 184 kJ(1 000 kcal),每周体重减轻 0.5～1.0 kg 为宜。每减轻 1 kg 体重约需消耗热量 29 288 kJ(7 000 kcal)。对肥胖者来说,宜选择中等强度的活动或运动,但应根据个体情况循序渐进。

(三)节食降低体脂储存和体重

根据 NIH 的诊疗指南,伴 1～2 种心血管病危险因素的超重和 I 度肥胖患者,每天的热量摄入量减少约 2 093 kJ(500 kcal),可使每周的体重下降 0.45 kg(1 磅),坚持 6 个月可使体重下降约 10%。更严重的肥胖者可每天减少 2 093～4 186 kJ(500～1 000 kcal)。一般用 Harris-Benedict 方程或世界卫生组织方程计算每天的热量需要量。低热量饮食 16～26 周后可使体重降低约 8%，而极低热量饮食可降低体重 15% 左右。

常量营养素的摄入原则和比例是：脂肪 20%～30%；其中饱和脂肪酸 8%～10%，单不饱和脂肪酸 15%，多不饱和脂肪酸 10%，胆固醇＜300 mg/d；蛋白质 15%～20%；碳水化合物 55%～65%。

1.极低热量饮食

供应热量为 3 329 kJ/d(800 kcal/d)。此种饮食可完全用流汁饮料，但含有供人体需要的最低能量。用此种饮食治疗平均每周减轻体重 1.5～2.5 kg，12～16 周的体重可减轻约 20 kg。随着体重下降，极低密度脂蛋白水平降低，血脂谱改善。此种饮食治疗方案虽然体重减轻快，但其缺点是：①患者的顺应性差，难以坚持，只能短期应用；②不适于伴有严重器质性疾病患者；③需要医学监护；④停止这种饮食治疗 12 个月后，75% 患者的体重又增加，2 年后 85%～95% 增加到治疗前的体重水平；⑤约 10% 的人发生胆石症。

由于肥胖者难于坚持此种饮食治疗，因此有人采用极低热量饮食与低热量饮食交替，治疗 20 周，体重可平均减轻 9.5 kg，较易被接受和坚持。

2.低热量饮食

供给热量约 5 024 kJ/d(1 200 kcal/d)，或者在根据年龄、性别及体重计算每天所需热量的基础上，减少 2 093 kJ/d(500 kcal/d)。治疗 12 周可使体重减轻 5 kg，如果配合运动和教育则可使体重减轻更多。该方法的优点：①易被接受；②体重减轻虽比极低热量减轻体重慢，但能使体重得到保持。饮食治疗使体重减轻后，仍然需要坚持饮食治疗，否则体重很快恢复到治疗前水平。

八、药物治疗

理想的减肥药的基本要求是安全、有效、经济和依从性高，一般应该达到如下要求：①能持久而选择性地减少体内脂肪，特别是减少腹部脂肪；②对体内蛋白质的分解影响小；③达到标准体重后能防止体重增加，停药后无反弹；④患者的服药顺应性良好，最好是每天 1 次；⑤安全性高，无明显不良反应，无成瘾；⑥能纠正体内代谢紊乱，如使血浆甘油三酯、游离脂肪酸、总胆固醇、高胰岛素血症和高血糖水平下降；⑦能减少致代谢紊乱的脂肪细胞因子(如 TNF-α、胰岛素抵抗因子、PAI-1 等)，增加有益于代谢和心血管保护的因子(如脂联素等)。因为肥胖的发病机制复杂而食量和体重的控制主要受制于个体的心理行为，迄今为止尚无疗效满意的减肥药。

(一)抑制食欲并增加产热的西布曲明存在多种不良反应

短期的临床试验发现，肥胖者经西布曲明治疗后，体重/BMI/腰围、腰臀比、左心室厚度、血 TG/LDL-C/ HbA1c、尿酸和 hsCRP 下降，而 HDL-C、抗炎因子 IL-10 与脂联素升高，表明西布曲明能降低体重，而且具有较全面降低肥胖及其并发症风险的作用。但是，长期的临床试验结果表明，西布曲明的不良反应多，特别是增加心血管事件风险，如心率增快、血压升高、QT 间期延长、心律失常、心力衰竭、心肌梗死等。SCOUT 研究发现，高心血管风险者使用 10～15 mg/d 后的心血管事件发生率明显增高。因而，美国食品和药品监督管理局建议对西布曲明的说明书提出黑框警告，我国也于 2010 年宣布西布曲明退市。

(二)奥利司他抑制脂肪吸收

奥利司他为四氢脂酶抑制素,服药 12 周(30 mg/d)减轻体重 3.61 kg;服 180 mg/d 者为 3.69 kg;服 360 mg/d 者为 4.7 kg。与低脂饮食配合,体重减轻更多。不良反应由于脂肪吸收不良引起,主要有稀便、便急和脂溶性维生素吸收障碍等。

(三)其他药物有一定减肥作用

二硝基酚、甲状腺粉、麻黄碱和黄嘌呤等能增加能量消耗,因为它们的不良反应多而弃之。1983 年,发现非典型 β-肾上腺素能受体协同剂可使代谢率和产热增加,但同时引起肌肉震颤,故未应用于临床。格列酮类增加胰岛素敏感性,用于肥胖伴胰岛素抵抗的治疗,但可导致体重的进一步增加,其中罗格列酮已经因为心血管风险而在一些国家和地区退市。其他用于减轻体重的药物有一定效果,但均存在较多的不良反应。有些药物正在研究开发中,其具体疗效尚不明确。

1.已经或正在准备使用的药物

二甲双胍能抑制食欲,减轻体重,可能特别适应于 T2DM 或女性 PCOS 患者,对原发性肥胖也有效。普兰林肽为胰淀素的类似物,已被批准用于糖尿病胰岛素治疗的辅助药物,具有糖调节作用,因增强饱感而减少摄食。120～240 μg/d 的减重效果中等。托吡酯(抗癫痫药),芬特明(抑制食欲药)、安非他酮(抗抑郁剂)、纳曲酮和选择性 5-羟色胺(5-HT)2C 拮抗剂 lorcaserin 正在等待上市。利莫那班为大麻受体抑制剂,初步的临床观察证明其减轻体重的作用明确,并能同时降低 HbA1c 和甘油三酯,但可引起精神异常(抑郁或焦虑)、恶心、呕吐等。如果能开发高选择性的周围组织大麻受体抑制剂,可望减轻不良反应。

2.具有开发前景的抗肥胖药或干预靶点

富含半胱氨酸的酸性分泌蛋白(secreted protein acidic and rich in cysteine,SPARC)首先是一种抗肿瘤(乳腺癌、子宫内膜癌、食管癌)药物,后来发现有较强的抗肥胖作用,其作用机制大约与抑制白色脂肪的生成和干扰脂肪细胞的细胞周期、增殖、黏附、移行、凋亡等有关。脂肪酶抑制剂主要以表面活化剂方式作用于脂质颗粒的表面,通过与脂肪酶竞争而抑制脂肪酶的活性。但目前尚无具体的药物供应。一磷酸腺苷激酶可消耗能量,减少脂肪生成,但是否能成为肥胖的干预靶点并开发出药物未明。recQ 介导的基因组不稳定性(因子)-1(recQ-mediated genome instability-1,RMI1)是调节能量代谢的重要因子,RMI1 缺乏小鼠能明显抵抗高脂肪饮食,有可能成为肥胖治疗的新靶点。

(四)特殊人群的肥胖治疗需要权衡利弊

1.儿童肥胖

儿童肥胖的预防比治疗重要,儿童肥胖已成为现代社会的严重健康问题;同样,先有消瘦,继而发生肥胖者也明显增加了肥胖相关性疾病的发生率,其发生 T2DM 的危险性更大。此外,妊娠期肥胖不但给母亲增加了产科意外的风险,同时还对胎儿的发育、分娩、出生后生长和成年后的健康不利。肥胖也给许多疾病的预防、诊断、治疗和康复增添困难,最明显的例子是糖尿病、高血压、痛风、血脂谱异常症、肾病、冠心病、胰腺炎和胆石症等。儿童期的 BMI 越高,发生心血管病的风险也越大。

单纯性肥胖治疗的重点应放在饮食控制和增加体力活动上,而不应依赖药物治疗。由于儿童肥胖的病因主要与能量摄入过多、活动过少和胰岛素抵抗(约 50%)有关,所以其治疗的根本目的是减轻体重和提高胰岛素的敏感性。饮食治疗的原则是减少热量摄入(禁用极低热量饮食治疗），但必须保证必需营养物质的正常供给。儿童肥胖者的体力活动应尽量增加体力活动的强度和时间，原则上应采取循序渐进的方式，并特别注意心理引导和体力活动训练，提高运动与饮食治疗相结合治疗的依从性。即使需要也仅能使用 orlistat，美国食品和药品监督管理局未批准二甲双胍用于儿童肥胖的治疗。

2.抗精神病药物引起的肥胖

文献报道，第二代抗精神病药物引起的肥胖可用二甲双胍和托吡酯治疗，由于托吡酯的不良反应多，且可能干扰抗精神病药物的疗效，故首选二甲双胍。

3.长期卧床者肥胖

瘫痪后因为运动受限，容易发生肥胖。每天进食总热量 4 187～6 280 kJ(1 000～1 500 kcal)即可。身体条件允许的患者在活动时应达到出汗及心率提高 30%～50%的强度，具体做法因人而异。活动方式可选择锻炼肢体的交替抬举、拉伸、拍打及负重。通过反复收腹或按揉来加强腹肌运动。被动运动由旁人帮助对不能自己活动的部位进行锻炼，可帮助按揉腹部及四肢。这不仅有益于减肥，也对患肢康复及防止肌肉萎缩有重要意义。

4.肥胖伴 T2DM

双胍类不引起高胰岛素血症和体重增加，双胍类的抗动脉粥样硬化、抗血栓、改善血脂谱异常、抗氧化作用也适合于肥胖 T2DM 的治疗，但 70 岁以上的 T2DM 和严重肾衰竭患者禁用。噻唑烷二酮类衍生物(thiazolidinedione,TZD)选择性激活 PPARγ 而解除胰岛素抵抗，在胰岛 β 细胞具有一定分泌功能的情况下，具有降糖效应和保护胰岛 β 细胞功能的作用，对肥胖 T2DM 和胰岛素抵抗的效果较好，但禁用于肝病、过敏、酮症酸中毒、心功能不全、妊娠、哺乳妇女及儿童患者。肠促胰岛素的降糖药物利拉鲁肽具有促进胰岛素原合成和胰岛素基因表达，葡萄糖浓度依赖性促进胰岛素释放、诱导 β 细胞形成、抑制 β 细胞凋亡，而不增加体重。

5.肥胖-低通气综合征

目前没有肥胖-低通气综合征的治疗共识或指南，治疗方案和具体措施应根据患者的临床表现和特点进行。在解除肥胖后，如果仍有明显的通气功能障碍，则针对病因实施必要的手术治疗和对症处理(氧疗、静脉放血、气管开口等)。药物治疗效果未明，必要时使用呼吸刺激剂、甲羟孕酮、乙酰唑胺等。甲羟孕酮作用于下丘脑，刺激呼吸中枢，有人用甲羟孕酮(60 mg/d)明显降低 $PaCO_2$。乙酰唑胺可引起代谢性酸中毒，通过抑制碳酸酐酶而增加通气量。

九、手术治疗

近年，对糖尿病伴严重肥胖的患者进行手术治疗获得了良好疗效。2009 年 11 月在罗马举行的"糖尿病手术峰会"上，发布了有关"胃肠道手术治疗 T2DM 的临床建议"声明共识，提出了具体的手术适应证，对规范这类患者的治疗提供了依据。然而是否适用于中国人群尚存在疑问。

(一)手术治疗伴有多种高危因素的重型肥胖

手术治疗肥胖的建议指征：①BMI 超过 40 kg/m²；②BMI 36～40 kg/m² 且伴有严重并发症，或亚洲患者 BMI≥30 kg/m²，经过严格的饮食、运动和药物治疗，体重不减或有增加趋势，并存在一种以上肥胖并发症者；③严重肥胖至少存在 5 年以上，非手术治疗不能使体重减轻；④无酒精中毒和重大精神病史。

"糖尿病手术峰会"文件指出：对于 BMI≥35 kg/m²、生活方式干预及药物治疗无效且适合手术的患者，可以考虑采用胃肠转流术(RYGB)、腹腔镜调节式胃束带手术、胆胰管分流术治疗

（A级证据）；对于 BMI 30～35 kg/m² 且适合手术者，手术可作为血糖控制不佳患者的非首选治疗方案（B级证据），RYGB 可作为此类患者的治疗选择（C级证据）。

（二）术后补充营养素并接受长期医学干预

随着麻醉技术、手术器械的发展，手术疗法已成为重度肥胖症的主要选择。手术治疗只适用于严重肥胖者，可使患者体重很快减轻。手术方式有胃成形术和胃搭桥术。前者有垂直性胃成形术和水平性胃成形术两种术式。食物仍从缝合的小胃进入留下来的大胃中。腹腔镜垂直束带胃成形术的减重效果确实，并发症较少，是目前最常用的减肥手术。据统计，手术后平均减重 30～40 kg，肥胖并发症（如糖尿病、高血压、左心室功能异常、高脂血症和呼吸睡眠暂停综合征）明显缓解甚至消失。术后伤口感染率 23%，部分发生术后顽固性呕吐、食管反流和小胃出口狭窄。胃搭桥术后可发生吻合口瘘和营养不良。因此，手术治疗的选择对象应严格控制。

手术后患者可出现维生素、叶酸和微量元素缺乏，而非处方的多种维生素制剂不能提供足够的维生素 B$_{12}$、铁、脂溶性维生素和钙剂，孕妇可能导致贫血、先天性胎儿畸形、低体重儿和发育障碍。补充维生素和矿物质有助于控制体重和体脂，并能降低全身氧化应激。血清钙浓度却与 BMI 呈显著负相关，人群钙摄入量与肥胖率呈负相关，故需补充钙、维生素 D 和其他营养素。

肥胖患者通常通过增加运动量和减少饮食来减肥，运动量较大时，能量消耗增加，维生素和矿物质消耗也增加；膳食摄入量减少时，虽然减少了能量摄入，但同时减少了维生素和矿物质的摄入，加重维生素和矿物质缺乏程度。营养素缺乏的程度主要取决于体重降低的幅度和手术方式，常见的营养素紊乱是吸收不良综合征、铁缺乏、蛋白-热能营养不良症。因此，术后应长期追踪，并做到：①补充矿物质和多种维生素；②术后 6 个月内使用熊去氧胆酸，预防胆结石；③长期的追踪观察和患者教育；④治疗术后残存的 T2DM、血脂谱异常、高血压和新发并发症。

（孔　岩）

第三节　糖原贮积病

一、概论

1932 年是 Bischaff 等首先发现，糖原贮积病是由先天性酶缺陷所造成的糖原代谢障碍疾病。多数属常染色体隐性遗传，发病因种族而异，较为罕见。根据欧洲资料，其发病率为 0.004%～0.005%。这类疾病有一个共同的生化特征，即是糖原贮存异常，绝大多数是糖原在肝脏、肌肉、肾脏等组织中贮积量增加。仅少数病种的糖原贮积量正常，而糖原的分子结构异常。对各类型糖原贮积病的诊断，最近在 Duke 医学中心遗传科已能提供有关肝脏或肌肉组织酶的分析。该实验室对羊膜细胞培养成功，使三种类型的糖原贮积病（Ⅱ、Ⅲ和Ⅳ型）产前诊断也成为可能。

二、类型

糖原合成和分解代谢中所必需的各种酶至少有 8 种。由于这些酶缺陷所造成的临床疾病有两大类 12 型。一类为Ⅰ、Ⅲ、Ⅳ、Ⅵ、Ⅸ型以肝脏病变为主的肝型糖原贮积病;另一类为Ⅱ、Ⅴ、Ⅶ型以肌肉组织受损为主的肌型糖原贮积病。临床以Ⅰ型糖原贮积病最多见,常见类别及其主要临床表现见表 12-3。

表 12-3　糖原贮积病分类

类别	酶缺陷	受累组织	临床表现
0	糖原合成酶	肝	低血糖、高血酮、耐受频繁喂饲、早期死亡
Ⅰa	葡萄糖-6-磷酸酶	肝	肝大和进行性肾衰竭、空腹低血糖、酸中毒、血小板功能紊乱
Ⅰb	微粒体膜葡萄糖-6-磷酸酶移位酶	肝	如Ⅰa,另外有复发性中性白细胞减少症、细菌感染
Ⅰc	微粒体膜磷酸-转运器	肝	如Ⅰa
Ⅱ	溶酶体酸性糖苷酶	全身组织	幼儿型:早年发病,进行性肌张力降低、心力衰竭,两岁前死亡 青年型:迟发性肌病伴有不同程度心脏受累 成年型:肢体肌肉营养不良样表现
Ⅲ	淀粉-1,6糖苷酶(脱支酶)	肝、肌肉心脏	空腹低血糖,婴儿期肝脏大,部分有肌病表现,罕见有临床心脏表现
Ⅳ	淀粉-1,4-1,6-转糖苷酶(分支酶)	肝、肌肉白细胞	肝脾大,一般于婴儿期死于肝硬化,可有迟发性肌病
Ⅴ	肌磷酸化酶	肌肉	运动后肌痛、痉挛和进行性衰弱,50%呈股红肮尿
Ⅵ	肝磷酸化酶	肝、白细胞	肝大、轻度低血糖,预后好
Ⅶ	磷酸果糖激酶	肌肉、红细胞	如Ⅴ型,此外有中等度溶血性贫血
Ⅸ	磷酸化酶 b 激酶	肝、白细胞	如Ⅵ、X-链遗传
X	cAMP 依赖激酶	肝、肌肉	肝大、轻度低血糖

三、发病机制

糖原贮积病至少分成 12 种类型之多,其中 0 型(糖原合成障碍)和Ⅳ型(淀粉-1,4-1,6-转葡萄糖苷酶缺乏)都会导致肝硬化和肝功能衰竭。Ⅰ型(葡萄糖-6-磷酸酶缺乏)可发展为良性肝腺瘤和腺癌。Ⅲ型(淀粉-1,6-葡萄糖苷酶缺乏、脱支酶缺乏)可发展为肝纤维化或肝硬化。

四、病理学

电镜超微结构特点主要为肝细胞胞质内见大量糖原堆积及大小不等的脂滴形成,线粒体有浓聚现象,内质网等细胞器数量减少且有边聚现象,部分肝血窦狭窄,腔内偶见糖原沉积。

(一)糖原贮积病Ⅲ型

本型的特点是肝内纤维隔及无脂肪沉积,肝硬化往往发生在两个酶以上同时缺陷,即除脱支酶缺陷外,还有磷酸酶和/或磷酸激酶的缺陷。超微结构示脂肪滴小且少。除肝脏病变外,心、骨骼、肌肉也有糖原累积。缺乏淀粉-1,6-葡萄糖苷酶。肝大伴肝细胞粒细胞等胞浆内糖原贮积。后果表现肌压力、心功能不全及容易感染。

(二)糖原贮积病Ⅳ型

本型肝脏呈小结节性肝硬化,伴有宽纤维束围绕或插入肝小叶。门脉区胆管轻度增生。白色的两染性物质或嗜碱性染色物质沉积在肝细胞、心肌、骨骼肌和脑细胞。肝小叶周边细胞内可发现嗜酸性或无色包涵体沉积在细胞质,把肝细胞核推向一侧,构成了 GSD-Ⅳ 的特征性病变。组织化学染色显示肝细胞内沉积物系异常糖原。

五、临床表现

临床症状表现为肝大,患儿体型较矮小,脸圆,腹大,颊、臀部脂肪堆积,常因感染诱发酸中毒、酮尿、高脂血症、乳酸血症、血尿酸增高等。除酸性麦芽糖酶、分支酶和一些特异性肌酶缺乏外,往往都伴有低血糖,且可因低糖血症而致智能低下。肌型糖原贮积病以运动后肌肉酸痛、痉挛、伴肌红朊尿等为主要表现。特别是Ⅱ型,分为Ⅱa或Ⅱb两型,Ⅱa又称乳儿型,生后数月内发病,表现为心肌大生糖原堆积,肌无力,2 岁左右死亡。Ⅱb 为青年型,发病晚,以肌无力为主,有家族史。

六、诊断

(一)生化检查

Ⅰ型患者空腹血糖降低至 2.24～2.36 mmol/L,乳酸及血糖原含量增高,血脂酸、尿酸值升高。

(二)白细胞酶的测定

对Ⅲ、Ⅳ、Ⅵ、Ⅸ型患者可能有帮助。

(三)糖代谢功能试验

1.肾上腺素耐量试验

注射肾上腺素 60 分钟后,0、Ⅰ、Ⅲ型患者血糖均不升高。

2.胰高血糖素试验

0、Ⅰ、Ⅲ、Ⅳ型患者示血糖反应低平,餐后 1～2 分钟重复此试验,0、Ⅲ型血糖可转为正常。

3.果糖或半乳糖变为葡萄糖试验

Ⅰ型患者在负荷果糖或半乳糖时不能使葡萄糖升高,但乳酸明显上升。

4.糖耐量试验

糖耐量试验呈现典型糖尿病特征。

(四)肌肉组织或肝组织活检

活检组织做糖原定量和酶活性测定,可作为确诊的依据,但损伤性大。

(五)分子生物学检测

目前研究较多的为葡萄糖-6-磷酸酶(G-6-Pase)基因,G-6-Pase 缺乏可引起Ⅰ型 GSD。*G-6-Pase* 基因位于第 17 号染色体,全长 12.5 kb,包含 5 个外显子,目前已检测出多种 *G-6-Pase* 基因突变,其中最多见于 R83C 和 Q347X,约占Ⅰ型 GSD 的 60%。但有地区差异,中国人群以 nt327G→A(R83H)检出频率最高,其次为 nt326G→A(R83C),因此 *G-6-Pase* 基因第 83 密码子上的 CpG 似乎是突变的热点。应用 PCR 结合 DNA 序列分析或 ASO 杂交方法能正确地鉴定 88%Ⅰ型糖原累积症患者携带的突变等位基因。基因检测可避免侵害性的组织活检,也可用于携带者的检出和产前诊断。

七、治疗

预防低血糖、高乳酪血症、高尿酸血症和高脂血症,常血糖水平、提高食欲。胰高血糖素、各种类固醇激素、甲状腺素对改善症状皆可有暂时的疗效。外科方法如做门-腔静脉吻合术,使肠吸收的葡萄糖越过肝,直接进入血液循环,可能术后肝缩小,生长加速,但长期效果并不肯定。也有报道做肝移植者,效果不明且不易推广。其他有采用酶替代治疗等,但效果并不佳。总之,对本症主要是饮食治疗和对症处理,使患儿能度过婴幼儿期,因 4 岁后机体逐步适应其他代谢途径,临床症状可减轻。

(王　芳)

第十三章

内分泌与代谢性疾病的中医治疗

第一节　中医辨证的基本要求

一、全面分析病情

完整收集真实的四诊材料,参考现代物理和实验室检查,这是全面分析病情,取得正确辨治结果的客观依据。片面的或不真实的四诊材料,往往是误诊、误治的原因。内科病证是复杂多变的,有时其临床显现的脉症,也不免有假象,有的假在脉象上,有的假在症状上,有的假在舌象上,故临诊时应仔细鉴别和辨识。如果四诊不全,便得不到全面、确切的资料,辨证分析就难准确,容易发生误诊。

中医学的整体观,是全面分析病情,指导内科临床辨证的重要思想方法。整体观在内科临床上的具体应用,可从人体本身与自然环境对人体疾病的影响两方面来说明。因为人体的形体、官窍和经络,都与脏腑息息相关,内外相通,彼此联系。人体一旦发生疾病,不论局部和全身,都会出现病理反应,即局部的病可以影响全身,全身的病可以反映于某一局部;内部的病可以表现于外,外部的病也可传变入里;情志变化更可以影响内脏功能,内脏的病变也可以引起情志活动的异常。所以临证时既要诊察局部,也要审察全身;既要诊察"神",也要审察"形",两者不可偏废。

证候的表现常受体质的影响,这也是运用整体观指导辨证时,应重视的内容。因为每个患者的禀赋有虚实强弱之别、体质有阴阳寒热之分,因此虽患同一疾病,其临床表现则不尽相同,治疗用药也当有所差别。他如患者的年龄、性别、职业、工作条件等,与某些疾病之发生,也有一定关系,辨证时均应注意。

自然界对人体疾病的影响,包括四时气候与地理环境,也是属于中医整体观的内容,在全面分析病情,进行临床辨证时,对这些条件必须给予重视。例如,春夏两季,气候偏温,阳气升发,人体腠理因而疏松开泄,对风寒表证,则不宜过用辛温发散之品,以免开泄太过,耗气伤阴;秋冬之季,气候偏冷,阴旺阳衰,人体腠理致密,阳气潜藏于内,若病非大热,就应慎用苦寒之品,以免伤阳。再如,对同样风寒表证之治疗,在北方严寒地区,辛温药量则可加重,而在南方温热地区,辛温药量就宜减轻,或改用轻淡宣泄之品。以上说明气候和地理环境与疾病的表现和治疗都有其一定的关系。

此外,由于中医学和西医学的理论体系不同,在临床上经常可以遇到一些经西医学检查诊断,并无阳性结果的疾病,这些疾病有的较为难治,而中医对此辨治,则常可收到良好疗效。也可看到一些经中医辨证论治认为治愈的患者,而用西医学的化验检查,则认为并未真正治愈的患者。对待这类患者,则应尊重客观,既要参考化验检查的结果,又要重视中医辨证的依据,扬长补短,尽可能地全面分析病情,使辨证更趋准确。

综上,整体观在内科临床辨证上的应用,实际上就是因人、因地、因时制宜。因人制宜,是指在辨证时,不宜孤立地只看到病证,还必须重视到患者的整体和不同患者的特点。因时、因地制宜,是指诊治疾病时,不仅要重视人的特点,还要看到自然环境对人体疾病的影响。此外,对化验检查结果,也应参考。只有从整体观念出发,全面考察问题,分析问题,善于因人、因时、因地制宜,才能取得比较符合实际的辨证。

二、掌握病证的特点和变化

内科病证,都有各自的临床特点和变化规律,以便有别于其他科的病证。因此,在辨证时掌握不同类别病证的特点和变化,也是非常重要的环节。

中医内科病证,大体可分为外感疾病(包括伤寒和温病)和内伤杂病两大类,两者各有不同的病因病机、临床、证候及发展演变的特点。外感疾病,主要根据六经、卫气营血和三焦来进行辨治;内伤杂病主要以脏腑的病因病机来指导辨证论治。这样,就将伤寒温病、内伤杂病的病因、发病、病机变化和临床特点,有了详细而明确的区分。

(一)六经病证的特点和变化

六经病证是指《伤寒论》中六经所属脏腑病机变化表现于临床的各种证候。它包括太阳、阳明、少阳、太阴、少阴、厥阴等,反映了伤寒6种不同的病位、病性、病机和病势归类及证候特点,并作为辨证的依据。凡寒邪在表,或者表邪入里化热,且属正盛邪实的太阳、阳明、少阳,均为阳证,治疗当以祛邪为主;凡病位入里,且属正虚抗病力减弱的太阴、少阴和厥阴均为阴证,治疗当以扶正为主。

伤寒的病因,以人体感受寒邪为主,以皮毛肌腠为入侵途径,循经脉由表而里,传至脏腑。其病机变化,为六经及其所系脏腑受寒邪侵袭,由表入里,由阳转阴,故其临床特点,病初必见伤寒表证,寒邪入里化热,则转为里实热证。在伤寒日久不愈,正虚阳衰的情况下,则多传肝脾肾三脏,出现腹满自利、但欲寐、厥逆等一系列损阳伤正的病机反映。

由于六经各系一定的脏腑,故各经病证常会累及其所系的脏腑,反映出脏腑的证候。如太阳经受病之初,多表现为太阳经证。当表邪不解,影响到太阳腑的时候,就会出现蓄水证或蓄血证。当寒邪入里,又可因人体正气的强弱而有不同的变化。正气衰弱则病由实转虚,可出现累及心肾的少阴病;正气盛则病转实,而出现病在胃肠的阳明病。因此,六经病证实际上就是六经所系脏腑在病理条件下,反映于临床的证候。

六经病证既然是脏腑经络病机变化的临床反映,故一经的病证,常会涉及另一经,从而出现传变、合病和并病。一般认为,"传"是指病情随着一定的趋向发展;"变"是指病情在某些特殊条件下起着性质的转变。疾病的传变与否,常取决于2个主要因素:一为邪正消长的力量比较,一为治疗处理的得当与否。如自表而里,由阳而阴,这是一般邪胜正衰的传变规律;若在正胜邪退的情况下,则病势能由里达表,由阴出阳。

合病和并病,都是不能单独用一经的病证来归纳的复杂证候。凡2经或3经的证候同时在一个患者身上出现者,称为"合病"。《伤寒论》中有太阳阳明合病、太阳少阳合病、阳明少阳合病和三阳合病4种。凡一经的病证未罢,又出现另一经的证候者,称为"并病",《伤寒论》中有太阳阳明并病和太阳少阳并病两种。

此外,还有因误治之后、正气太虚、病情恶化危重者,称为"坏病"。《伤寒论》中特别提出了"观其脉证,知犯何逆,随证治之"的论述,作为诊治"坏病"的原则。

(二)卫气营血病证的特点及其变化

卫气营血,是人体感受四时不同温热病邪所引起的多种急性温热病过程中的四种阶段的总称。温病临床分类繁多,有以季节气候定名,有以四时主气定名,也有以发病或流行特点而定名。尽管临床分类众多,但就其病变性质而论,一般可归纳为温热和湿热两大类。温邪入侵人体的途径,是由口鼻而入,循卫气营血而分属于上、中、下三焦所属脏腑。其病机变化,主要由于温邪入侵卫、气、营、血后,最易化火灼伤津液,耗血动血,故其临床特点是化热最速,极易产生一系列火炽伤阴等病机反映,它包括卫分、气分、营分、血分等4个不同阶段的证候。卫分是温病的初期阶段,病位主要在肺卫;气分为温病的中期,乃温邪由表入里,病情渐重,病位在肺、胃、脾、胆、肠,高热为其主症;营分乃温邪更为深入,致津液耗伤,病位主要是心与心包,为温病的较重阶段,身热夜甚,时有谵昏为其主症;温邪进入血分,其主症为高热出血,神志受扰,病位在心、肝、肾,属温病晚期的严重阶段。

卫、气、营、血证候的传变过程,一般多从卫分开始,按由卫-气-营-血的演变发展,称为"顺传"。它反映出病邪由表入里、由浅而深;病情由轻而重、由实而虚的传变过程。临床观察表明,这与西医学关于急性传染病的由前驱期-症状明显期-极期-衰竭期的演变程序是基本一致的。

由于患者体质强弱及其反应状态的不同,致病温邪类别有异,常可出现"逆传"的证候。所谓"逆传",是指邪入卫分后,不经过气分阶段,而直接深入营分和血分。实践证明,"逆传"是一种特殊临床类型,它和"顺传"过程中出现的营分、血分证候,在内脏病变的本质上无明显差异,临床脉证也基本相同,其主要区别在于传变过程的渐进性与暴发性的不同。

卫气营血证候的传变无固定形式,有初起不见卫分病证而径见气分或营分病证者;有的卫分证未罢,又兼见气分证而致"卫气同病"者;也有气分证尚存,同时出现营分证或血分证者,称"气营两燔";更有严重者,邪热充斥表里,遍及内外,出现卫气营血同时累及的局面。不过卫气营血的证候传变,病在卫气,病情较浅较轻;病入营血,病情较深较重。不过其浅深轻重的程度是相对的,所以临证时则应详细观察,避免贻误诊治。

(三)脏腑病证的特点及其变化

脏腑、经络、气血是中医学独特的生理系统,是构成人体的一个有密切联系的整体。病理情况下表现的脏腑病证,是致病因素导致的脏腑病机变化,反映于临床的不同证候。以脏腑议病辨证,始见于《黄帝内经》"风论""痹论""痿论"和"咳论"诸篇,以后《金匮要略》《备急千金要方》《中藏经》渐有发展,至钱乙《小儿药证直诀》的"五脏辨证"、张元素的《脏腑标本药式》问世后,相继有以脾胃立论的、以主命门立说的、以专温肾和养阴等各学派的兴起,逐渐形成了用脏腑寒热虚实来分析疾病发生和演变的学术主张,充实和奠定了脏腑病证的理论基础,其辨证论治的规律性也逐步被认识和总结出来。中华人民共和国成立以来,通过广泛的临床、教学和科研实践,对脏腑病证的理论和证治研究,又有了一定的进展。从20世纪60年代始,全国中药院校各版教材,已将脏腑病证列为内科学的总论,被公认为指导中医内科临床的基本理论之一。

脏腑病证的范围较广,所以临床表现的证候极为复杂。就其病因而言,虽然多属内伤杂病的范畴,有时也兼外感,或由外感演变而成。以内伤而论,既有七情、劳伤、起居饮食等不同,又有彼此的夹杂参合,故病机变化也较复杂。不过以脏腑病证分类,就能执简驭繁,纲举目张,从而认识疾病的本质。

　　从病因与脏腑病证的病机关系分析,由七情、劳伤致病的,必耗气伤阴,多先伤心、肝、肾三脏,在临床上多表现为抑郁不快、心烦不安、失眠梦遗、倦怠乏力、饮食减少、心悸气短等为特征的证候;由饮食失节致病的,或为食滞,或属湿热,或属虚寒,多先损伤脾胃,出现胃纳呆滞、脘腹痞满,或大便溏泻等为特征的证候;若起居无常,寒暖失调,则外邪易乘之而入,肺卫首当其冲,或感于肺,或为皮毛所受,即出现鼻塞咳嗽、恶风发热等为特征的表证。

　　由于脏腑之间有互为表里和五行生克的生理关系,所以在疾病演变过程中,反映出来的病机变化和证候,多具有一定规律和范围。如心之生理功能主要主血脉和神志,小肠与心互为表里,因此在病理条件下,反映在临床上的证候,就离不开血脉运行障碍、情志思维活动异常和心移热于小肠的证候,其病证范围则以心悸、心痛、健忘、失眠、癫狂、昏迷、吐血、衄血、舌疮、梦遗、尿血等为常见;肝之生理功能是主疏泄和藏血,司全身筋骨关节之屈伸,胆与肝互为表里,在病理条件下,主要表现为情志异常、惊恐、血失所藏的证候,其病证范围则以中风、眩晕、头痛、痉、痫、昏厥、积聚、吐血、衄血、惊恐、不寐、耳鸣、耳聋、疝气、麻木、颤证等为常见;脾胃的生理功能主要为主受纳和运化水谷,其病理表现则为水谷消化吸收的失调,其病证范围主要表现为泄泻、黄疸、胃脘痛、呕吐、呃逆、水肿、鼓胀、痰饮、吐血、便血等;肺的生理功能为主气司呼吸,肺与大肠互为表里,故病理表现主要为气机出入升降的失常,其病证范围以感冒、咳嗽、哮喘、肺痈、肺痨、肺痿、肺胀、咳血、失音、胸痛等为常见;肾的主要生理功能为主藏精,为生殖发育之源,主水液以维持体内津液之平衡,与膀胱互为表里,在病理情况下,则反映为精气津液失调,其病证范围以消渴、痿、水肿、喘、尿血、淋浊、癃闭、小便失禁、遗精、阳痿、腰痛、耳鸣、耳聋等为常见。

　　由于脏腑的生理功能是与经络密切联系的,因此不少经络病证的证候,常常通过脏腑的病机变化反映出来,如肝经的主要见证为巅顶头痛、两胁痛、目赤、面青等,以五脏病机分析,则可概括为肝气化火和肝阳上亢的实证;如以经络病机分析,因肝之经脉布胁肋,连目系,下颊环喉,会于巅,故上述诸症之出现,均与经络循行部位有密切关系。因此,各种内科杂病,既是脏腑的不同证候,也包括经络病机变化反映在临床上的不同证候。

　　由于气血既是脏腑功能的反映,又是脏腑活动的产物,因此,人体病机变化无不涉及气血。因气血来源于脾胃,出入升降治节于肺,升发疏泄于肝,帅血贯脉而周行于心,统摄于脾,故脏腑一旦受病,就直接或间接地反映出气血的病机变化,出现不同气血的病证。

　　痰湿既是脏腑病机变化的产物,也是脏腑病证的临床表现,又是直接或间接的致病因素。痰为湿之变,湿则分为外湿和内湿。外湿为六淫之邪,多由体表肌肤侵入,浅则伤及皮肉筋脉,流注关节,深则可入脏腑,脾阳素虚者易从寒化,胃热之体易从热化;过用寒凉易于寒化,妄加温燥易于热化。内湿多因饮食不节,恣食酒醴、肥甘,损伤脾胃,运化失调,水失敷布,内聚为患,或为泄泻,或为肿满,或为饮邪,或为痰阻。此即《素问·至真要大论篇》所说"诸湿肿满,皆属于脾"的病机。

　　由此可见,脏腑的病证多与气血痰湿的运行和代谢障碍密切相关,气血痰湿的病理表现,又是脏腑病证的直接体现。

三、明析辨证与辨病的关系

病和证,都是人体阴阳平衡失调,出现了病机变化的临床反映。它不仅是概括一组症状的综合征,而且是反映内外致病因素作用于机体后,表现的不同特征、性质和病理机转。因此,病和证都是对人体在病理情况下,概括其病因、病位、病机、病性、病势,以及邪正消长,阴阳变化的临床综合诊断。

中医学的辨证论治,既讲辨证,也讲辨病。汉代张仲景《伤寒论》是一部论述辨证论治的典籍。《金匮要略》则是论述辨病的专著,其中的中风、疟疾、肺痈、消渴、肠痈等篇,开辨病论治之先河。

辨证与辨病是密切相关的。一方面,疾病的本质和属性,往往是通过“证”的形式表现于临床的,所以“证”是认识疾病的基础,辨“证”即能识“病”;另一方面,“病”又是“证”的综合和全过程的临床反映,只有在辨“病”的基础上,才能对辨脉、辨证和论治等一系列问题,进行较全面的讨论和阐述。具体地说,“辨证”多属反映疾病全过程中某一阶段性的临床诊断;“辨病”则较多反映疾病全过程的综合诊断。不过“病”和“证”的区别,还不能简单地全部用疾病的“全程”和“阶段”来解释。因为古代不少的病,如黄疸、咳嗽、水肿等,现在看来乃属一种症状。同样,一些古代的证,如痉、脱等,今日已逐渐发展成为单独的疾病。

“病”和“证”的关系,还表现在同一疾病可以出现不同的“证”,不同的疾病也可以出现相同的“证”。前者称“同病异证”,后者称“异病同证”。这里的“证”,不是指病程阶段不同而出现不同的“证”,主要是与致病病因和人的体质差异的结果。如感冒一病,有因风寒袭表和风热上犯的差异,而有风寒表证和风热表证的不同,同属风寒袭表,由于体质差异,又有表实证与表虚证之别。又如在痢疾、泄泻、淋证等不同病的某一阶段,均可出现“下焦湿热”的相同证候。在治疗处理上,前者“病”虽同而“证”不同,则治疗不同;后者“病”虽异,而“证”相同,故治疗相同。此即所谓“同病异治”和“异病同治”。

虽然“病”和“证”的关系如此密切,但在具体临床上还必须熟练掌握好辨证,才能更好地达到辨病的目的。古人为此创造了丰富多彩的辨证方法,如八纲辨证、六经辨证、卫气营血辨证,以及脏腑辨证、气血津液辨证、病因辨证等。它们都是从不同的角度和不同的高度,反映疾病共性的规律性认识,是从具体的疾病中概括和总结出来的,又反过来指导对疾病的辨证。

四、周密观察,验证诊断

收集四诊材料,全面分析病情,根据疾病的特点和变化,进行辨证和辨病,从而立法、选方、遣药,但辨证论治正确与否尚需用治疗效果来验证。若其辨证论治收到预期疗效,则表示辨证论治正确无误。临床上,由于受到认识水平和技术水平的限制,部分地或全部地修改原有的辨证结果和论治方法,也是常见的。因为一些疑难的或临床表现不典型的患者,往往需要经过深入和系统的动态观察,才能得到正确的辨证。如呕吐一证,既可起于外感,又可发于内伤,起于外感又有因寒因热的不同,发于内伤则有气滞和湿浊之别。不论外感内伤,呕吐乃胃气上逆所导致。而胃气上逆又不仅限于胃腑本身的病,有时也可由肝气横逆而引起,或肾气衰败而导致。这些鉴别和辨证,都必须进行全面地动态地观察,才能辨识出来。若初察患者之吐,非由外感引起,乃发于情绪不舒之后,症又见胁痛胀满、吞酸嗳气、脉弦,先辨为肝气犯胃的呕吐,遣以疏肝和胃之方药,药后仅胁痛胀满、吞酸嗳气之症稍缓,而呕吐未平,且出现小便不利、面足水肿,脉转细弦而缓,追问病史,以往曾有反复水肿、腰痛头昏之候。按此详察分析,其吐虽与肝气不疏有关,但致吐之由乃是肾气衰败、浊邪上干所致,可改用疏肝益肾、化浊和胃之法。系统地进行动态观察,随证施治,不断验证辨证,这样才有可能得到符合临床实际的正确辨证。

此外,必须强调指出,对急症和重危患者,如卒中昏迷或急性中毒的患者,在四诊材料一时无法全面收集之前,则当及时提出应急的"急则治其标"的辨证和诊断,迅速采取有效的治疗措施,及早进行必要的处理,切不可只顾于辨证和诊断细节问题的纠缠,置患者于侧而不进行必要的抢救,以致贻误时机。

(王晓婧)

第二节　中医辨证的一般原则

辨证的过程,就是诊察、辨析和处理疾病的过程。这一过程中,医师要熟练掌握中医学的系统理论和诊疗方法,包括掌握和运用辨证的一般原则,才能辨证确切,处理得当。这些原则,概括起来就是:分主次,辨真假,审标本,别虚实。

一、分清证的主次,注重主证转化

对于内科一个具体的病证,在诊疗时,应从其临床表现的复杂证候群中,首先辨明其主证,抓住其主证,这是辨证中的关键所在。判断主证,不能单从症状出现的多少和明显与否来决定,而是要侧重于病因病机的分析比较,何种证能反映病机本质,对病情发展起关键作用,其即是主证。例如,某些黄疸患者,病情比较复杂,既有胁痛、抑郁等肝郁的见症,又有倦怠、纳呆、腹满、泄泻等脾虚症状,甚至还有其他见症。若按病机分析,抓住脾虚为其主证,治以调理脾胃为主,随证加减,往往可使各种症状好转。而另一些患者则表现为胁痛剧烈、眩晕、口苦、易怒、失眠,虽见其他一二兼证,但按病机分析,应以肝郁化火为主证,治以疏肝清热为主,就有可能收到预期效果。因此,辨明主证,抓住主证,即能抓住主要矛盾,就有助于确定主要和次要的治法方药。

同时,必须注意,作为主证并不是始终不变的。在一定条件下,寒证可以转化为热证,热证可以转化为寒证;虚证可以转化为实证,实证可以转化为虚证。然而证的转化,是以一定因素作为条件的,包括体质、气候、饮食、情志、药物等各种因素。在密切观察证情变化中,医者尤应注意观察病证转化的条件,作为分析判断的参考。例如,一些肺痨患者,初期多表现为阴虚内热,或骨蒸潮热,烦躁失眠,干咳痰血等,经过一段较长时间养阴清热之后,一部分患者治愈或好转,有一部分患者可转化为虚寒证,出现畏寒肢冷、气短自汗、便溏、阳痿等。这是由于病程过久,正气受损,阳气衰微,或因用药失当,过用寒凉,削代元阳之气。这些因素都是导致主证转化的条件,必须充分注意观察,若主证一旦转化,就应及时采取相应的治疗措施。

在观察分析证的转化过程中,必须分清主次。有的是主证发生了根本的转化,有的则是非主证发生了转化,变成了主要矛盾。如溃疡病,症见胃脘隐痛、胀满不舒、嗳气吐清涎、喜按喜暖且得温而缓、便溏溲清、脉濡而缓,此乃脾胃虚寒之证,治宜温中散寒,但在治疗过程中,出现吐血便血、胃腹胀痛加剧、脉转滞涩,此乃主证遂成寒凝血瘀,治当改以温阳祛瘀之法。又如素有饮证,风热外加,出现高热烦渴、脉洪大、喜冷饮,此乃气分高热为其主证,当以清热生津为法,挫其热势。但病后不久,热邪方退,由于风热引动饮邪,出现喘息不得卧、痰涎稀白而多、脉转沉,此乃宿饮诱发所致,治当改用肃肺涤饮之法。以上举例,说明在注意证的转化时,也要分清主次。

二、辨明寒热真假,抓住病证本质

在临床诊断过程中,典型证候较易认识,但不典型的证候也为数不少,有时一些症状还互相矛盾,甚至出现假象,最常见的就是寒热的真假,即所谓"真寒假热""真热假寒""阴盛格阳""阳盛格阴",由此而不容易明确病证的本质。在这种情况下,必须克服片面性和表面性,要从极其复杂的综合征中,透过现象看本质,分清真假,辨明主次。要做到这一点,首先应抓住关键性证候,不要被假象所迷惑。有时假象很多,而反映本质的症状或体征只有一两个,但唯此才是主要的依据。一般说来,舌脉之象最具辨别寒热真假的参考价值。虚寒的脉象迟而无力,舌质淡嫩而湿润;实热的脉象数而有力,舌质干红而苔燥。但问诊也不可忽视,从四诊合参之中,寻找主要依据。如寒证,口不渴而喜热饮,畏寒蜷卧,虽身热不欲去衣,舌淡白湿润,脉象重按无力,虽有其他假热的症状,只要抓住上述脉症,就可以判为寒证。其次,要全面分析各种因素,包括从体质、年龄、病史、病程、饮食、情志、服药史等去找线索,进行详细的比较,才能辨明其寒热的真假。现将寒热真假鉴别诊断列表 13-1 如下。

表 13-1　寒热真假鉴别诊断

鉴别点	真寒假热,阴证似阳	真热假寒,阳证似阴
寒热	身虽热,但欲近衣	身寒,反不欲近衣
渴饮	口虽渴,但不欲饮,或喜热饮	口不甚渴,但喜冷饮
面色	面虽赤,但色嫩,见于两颧	面色虽晦,但目光有神
神态	虽烦躁,但形瘦神靡	虽神昏,但有谵语、躁动
红肿	身虽肿,但无红热	身虽无肿,但见红热
四肢	四肢虽热,但身前不热	四肢厥冷,但身前灼热
小便	小便虽利,但清而不浊	小便虽长,但卓尔不清
大便	大便虽结,但少而不热	大便虽利,但量多而臭
脉象	脉虽大,但按之不实	脉虽沉,但按之有力
舌质	舌虽红,但润滑	舌虽淡,但少津
舌苔	苔虽厚,但色不黄	舌虽薄,但色多黄

三、详审病证标本,掌握先后逆从

审察病证之标本,以定治法之先后逆从,这是辨证的重要内容。《素问·标本病传论篇》曾这样强调:"知标本者,万举万当,不知标本,是谓妄行。"所谓标,就是疾病表现于临床的标志和现象;所谓本,就是发生疾病的根本。疾病的标本不是固定不变的,它往往随具体疾病和具体患者各有不同。以病因而论,引起疾病发生的病因为本,所表现于外的各种临床征象是标;以病变部位而论,原发病变部位为本,继发病变部位是标;以症状本身而论,原发症状是本,继发症状是标;以病之新旧而论,旧病是本,新病是标。病证虽多,但总不离标本,一切复杂的证候,都可以分析出它的标本,即透过其现象分析其本质,从而确立正确的辨证和实施合理的治疗。

病证的标本审明之后,治疗上的原则,先治其本或先治其标,不是千篇一律的,当视具体病情的轻重缓急而定。一般而论,在本病急、本病重的情况下,固然是先治其本;不过在标病急、标病重的情况下,则又须先治其标,或者标本同治。但是,由于标本是可逆的,是可互相影响的,所以治标也可以达到治本,治本也可以达到治标。如临床治疗上的扶正以祛邪,治本即所以治标;祛邪而扶正,治标即所以治本。由此可知,病证之标本,本可及标,标也可以及本,因而在治疗上,也可以本病治标,标病治本,就是这个道理。

审明标本,定出先后处理的原则之后,采用"逆治"或"从治"就不难掌握了。所谓"逆""从",即治疗上的正治与反治之法。"正治",即"逆治"之法,是采取与证候相反的药性来矫正其偏胜的临床表现,也就是一般所说的"寒者热之,热者寒之,虚者补之,实者泻之",以热治寒,以寒治热,以补对虚,以泻对实,证药完全相反的治法。而"反治",即"从治"之法,则是采取与证候(指某些假象)相同的药性来矫正其偏胜的临床表现,也就是一般所说的"寒因寒用,热因热用,通因通用,塞因塞用",以热治热,以寒治寒,以泻治通,以补治塞,证药完全相反的治法。如以呕吐一证为例,既可起于脾虚运化失权,也可因于食物中毒而发。前者脾虚是本,呕吐是标,当采用正治之法,以治其本,用补脾和胃之剂以止其呕吐;后者邪毒犯胃为本,呕吐是标,当采用反治之法,以治其本,用催吐、下泻之剂,使其再吐再泻,以求其邪毒完全排出,达到止吐止泻。这说明根据中医学的整体观,运用于临床,详审病证的标本,掌握治法的先后逆从,确能将理法方药统一起来,使辨证和治疗更能符合实际。

四、识别邪正虚实,合理施以补泻

辨邪正虚实,是对病邪和正气消长与病情发展演变关系的客观估价和分析,也是临床辨证的重要原则之一。它对于疾病的诊断是否正确,治疗处理是否得当,都有十分重要的意义。

"虚"是精气亏损而不足,"实"是邪气盛而有余,故虚是正虚,实是邪实。"实"是指致病因素、病理产物所导致的较为强烈的病理反应;"虚"是指人体防御能力、代偿能力或修复能力不足的病机情况。两者之间互相影响,不能截然分开。邪气盛则正气受到郁遏或损耗,导致正气也虚,因而邪气越盛则正气越虚的情况较为常见。识别虚实,一般不外辨表里之虚实,阴阳之虚实,气血的虚实,脏腑的虚实。凡外感之病多有余,内伤之病多不足。不过常见的虚证中多夹有实,实中多兼有虚,临证时,应详细识别。

从邪正虚实的关系上看,正气的充沛,有赖于全身脏腑经络功能的正常运转,如肺气的肃降、心血的循行、肝气的条达、脾胃的运化、肾气的气化、经络的流通等,如果外邪内袭,破坏了这种运转功能,便出现病态。不解除这种破坏,便不能恢复脏腑经络的正常功能。张从正曾说:"邪未去,而不可言补,补之则适足以资寇。"因此对于正气受损的虚证,要特别注意有无实邪为患,如夹有实邪,单纯用补法,疗效往往不够理想。对这类患者的补泻,多主张"以通为补"或"通补兼施",达到"邪去则正自安"的效果。如部分心痛、心悸患者,虽然临床上表现为一派虚象,仍然要以祛瘀除痰为主治,适当配合补法,疗效更好。当然也有以虚证为主,需用扶正之补法者。如有些长期发热的心痛、心悸患者,多数先由痰瘀而致阴虚或阳虚,在适当时期,还须用养阴益气或扶阳之法,才能达到退热开痹止痛的效果;若仍以大剂祛瘀清热,攻伐寒凉之品,往往症虽减而复发,正气更虚而邪气更实。因此,只有辨清虚实,才能合理施以补泻,收到预期的治疗效果。

(王晓婧)

第三节 中医辨证论治的步骤

内科辨证论治的具体步骤,从临床实用出发,一般可归纳为诊察、议病、辨性、定位、求因、明本、立法、选方、遣药及医嘱等 10 个方面。

一、诊察

诊察,就是四诊合参,审察内外,通过望、闻、问、切四诊对患者作周密观察和全面了解,既要了解患者的病史和临床表现,又要了解外在环境对疾病发生、发展的可能影响。将诊察所得,进行分析归纳,运用从外测内、见症推病、以常衡变的方法,来判断患者的病情,以此作为辨证立法、处方用药的依据。这是辨证论治的第 1 步,也是最重要的一个环节。

四诊资料是否搜集恰当,是否切合病情,与辨证准确与否有着密切关系。因此,在进行四诊时,不但要做到全面系统,还要做到重点突出,详而有要,简而不漏。既要防止无目的的望,不必要的闻,又要避免当问不问和应切未切等缺失,使四诊资料更好地为辨证提供必要依据。

二、议病

议病即辨明病证,包括辨清疾病类别在内,临床上有显著特征的疾病,一般较易辨识,但对于某些复杂疾病,必须通过对病因病机的深入分析,周密鉴别,甚至通过试探性、诊断性治疗,方能最终识别与确定病证。

三、辨性

辨性,即是辨别病证的性质。疾病的发生,根本在于邪正斗争引起的阴阳失调,故病性无非阴阳的偏盛偏衰,阳盛则热,阴盛则寒,故病性具体表现在寒热属性上。而虚实是邪正消长盛衰的反映,也是构成病变性质的一个重要方面。寒热虚实是一切病变中最基本的性质,各种疾病均不离于此。由于基本病变是虚实寒热,所以治疗的总原则,就是补虚、泻实、清热、温寒。辨清病变性质的目的,在于对病证有一个基本的认识,治疗上有一个总的原则,故辨识病证性质是辨证中的一项重要内容。

四、定位

定位,指判定病变部位。定位是辨证论治中至关重要的问题。因为病位不同,病证性质随之不同,治疗措施也就不同。定位一般包括:表里定位,多用于外感疾病;脏腑、经络定位,多用于杂病;气血定位,通常杂病要分气分病、血分病,温病要辨清卫、气、营、血与三焦。这些定位方法或简或繁,各有其适用范围,有时需结合应用。其中的脏腑定位,不单广泛应用于杂病,外感疾病也常有应用,脏腑定位涉及的病变范围较广,定位也比较具体。现代中医学家方药中在其所著的《辨证论治研究七讲》一书中,将有关脏腑辨证的内容,结合其临床实践加以归纳,提出了从 7 个方面进行脏腑定位的方法:①根据脏腑归属部位及所属经络循行部位,从临床表现特点进行定位。②从各脏腑功能特点进行定位。③从各脏腑在体征上的特点进行定位。④从各脏腑与季节气候的特殊联系进行定位。⑤从各脏腑与病因方面的关系和影响来进行定位。⑥从各脏腑与体型、体质、年龄、性别的关系和影响进行定位。⑦从发病时间及临床治疗经过上的特点进行定位。这7个方面是相互联系的,临证时必须四诊合参,综合分析,才可能使定位符合实际。

五、求因

求因就是审证求因。它是辨证的进一步深化,是根据患者一系列具体证候,包括对患者症状、体征的四诊所得和某些化验检查结果,加以综合分析,求得疾病的症结所在,为临床治疗提供确切依据。这里所求的"因",其涵义有广义和狭义两个方面。广义之"因",包括对病因、病机和病情进行全面的分析和了解,也就是从临床一系列具体征象中,分析确定其病因是什么?病在何经何脏,其病机和发展演变如何,务使其分析所得的辨证、辨病,能切合病情的实际。狭义之"因",乃是根据患者的临床表现,辨明其具体病因,掌握病因,针对病因,从根本上治疗疾病。临证时不仅要明确广义的"因",而且要明确具体的"因",这样才能达到真正审证求因的目的。

六、明本

"治病求本"是诊治疾病的根本原则。无论针对病因治疗或针对病机治疗都必须遵循这一原则。而这里所说的"明本",是指在分析发病的病理机转中,根据疾病的发生、发展、变化的全过程,来探求哪一个脏腑或哪一种病机变化在其中起主导作用,为治病求本提供先决条件。例如,患者在剧烈吐泻或慢性腹泻后,出现拘急痉挛,谓之土虚木乘,则脾虚为本,肝风为标,当以实脾为主,佐以平肝解痉。又如在温病过程中发生肝风内动,或热极生风者,应凉肝息风,通过凉泻肝热而平息肝风;若为肾阴受损,不能涵养肝木,又宜滋阴息风,通过滋肾养肝而平息其风。两者均以风为标,但前者以热盛为本,而后者以阴虚为本。"明本"是针对病机而"求因"的具体化,它使病机的主次及因果关系得到明确,是确定治法的可靠依据。

七、立法

立法就是确立治疗方法。它是根据辨证的结果而确立的。每一种证候都有相应的治法,如肝火犯肺的咳嗽,采用清肝肃肺的治法;脾虚痰湿的咳嗽,采用健脾化痰的治法。治则是对疾病提出治疗处理的原则,而治法乃是针对具体病证实施的治疗方法。治则指导治法,治法体现治则,这便是两者的辨证关系。

八、选方

选方是依据所确立的治法而选用适当的方剂。方剂是针对证候、治法而设,具有固定的组成配伍,有其一定的适用范围。因此,要选择好恰当的方剂,必须熟悉方剂的组成、方义和药物配伍关系及其适用范围。

方剂是前人临床经验的总结,是历代医家在有关学术理论指导下,和对某些病证认识的基础上所创制的。我们应该重视、继承、运用它,并在前人的基础上不断发展和创新。刘完素《素问病机气宜保命集·本草论第九》:"用方不对病,非方也;剂不蠲疾,非剂也。"因此,临床上要防止杂药凑合,有法无方的弊病。当然,也有不拘成方,随证遣药,而法度井然者。在临床实践中,两者都必须不断总结和提高。

九、遣药

遣药是在选定方剂的基础上,随证加减药物。由于病证的复杂多变,很难有一定的成方与具体病情完全吻合。所以,应根据病证的兼夹情况和照顾疾病的次要矛盾适当加减药物。这是对方剂的灵活应用,使之更能贴切病情。

十、医嘱

医嘱主要包括服药注意事项和将息调养事宜。如某些药物的先煎后下、药物的具体服法、饮食宜忌,以及情志劳逸、房事调摄等,以便消除不利于康复的因素,使治疗更好发挥作用,促使疾病早日痊愈。

以上诊察、议病、辨性、定位、求因、明本 6 个方面的内容,属于辨证的范围,是辨证论治中的"理";立法、选方、遣药与医嘱,则是论治的具体体现。这样,便构成了辨证论治的理法方药的统一。只是为了叙述方便和利于学习、掌握,才分为 10 个具体的步骤和方面,在临床应用时,并不是绝对按这样的顺序,有时相互并用或结合运用。例如,诊察是搜集临床资料的阶段,是辨证论治的前提,但在诊察过程中,实际已涉及议病、辨性、定位、求因、明本,彼此之间又有着紧密不可分割的联系。所以,在临床上不必拘泥于这种格式和先后次序,可以根据具体病情和自己的熟练程度,灵活运用。

(王晓婧)

第四节　中医治疗原则

治则是治疗疾病时所必须遵循的基本原则。它是在整体观念和辨证论治精神指导下而制定的治疗疾病的准绳,对临床立法、处方等具有普遍的指导意义。

治法与治则有别,治法是在一定治则指导下制定的针对疾病与证候的具体治疗大法、治疗方法和治疗措施。其中治疗大法是针对一类相同病机的证候而确立的,如汗、吐、下、和、清、温、补、消法等八法,其适应范围相对较广,是治法中的较高层次。治疗方法却是在治疗大法限定范围之内,针对某一具体证候所确立的具体治疗方法,如辛温解表、镇肝熄风、健脾利湿等,它可以决定选择何种治疗措施。治疗措施,是在治法指导下对病证进行治疗的具体技术、方式与途径,包括药治、针灸、按摩、导引、熏洗等。

治则与治法二者既有区别,又有联系。治则是治疗疾病时指导治法的总原则,具有原则性和普遍性意义;治法是从属于一定治则的具体治疗大法、治疗方法及治疗措施,其针对性及可操作性较强,较为具体而灵活。如从邪正关系来探讨疾病,则不外乎邪正盛衰,因而扶正祛邪就成为治疗的基本原则。在这一总原则的指导下,根据不同的虚证而采取的益气、养血、滋阴、扶阳等治法及相应的治疗手段就是扶正这一治则的具体体现;而在不同的实证中,发汗、清热、活血、涌吐、泻下等治法及采取的相应的治疗手段就是祛邪这一治则的具体体现。

治则与治法的运用,体现出了原则性与灵活性的结合。由于治则统摄具体的治法,而多种治法都从属于一定的治则。因此,治疗上就可执简驭繁,既有高度的原则性,又有具体的可操作性与灵活性。

治病求本,是指在治疗疾病时,必须辨析出疾病的病因病机,抓住疾病的本质,并针对疾病的本质进行治疗。故《素问·阴阳应象大论》说:"治病必求于本。"病因病机是对疾病本质的抽象认识,因其涵盖了病因、病性、病位、邪正关系、机体体质及机体反应性等,因而是疾病本质的概括。故"求本",实际上就是辨清病因病机,确立证候。治病求本是整体观念与辨证论治在治疗观中的体现,是中医学治疗疾病的主导思想。

临床实际操作中,对外感性疾病,着重病因的辨析;对内伤性疾病,则注重病机的辨析。如头痛病,既有因感受六淫邪气,如风寒、风热、风湿、风燥、暑湿等所致者,又有因机体自身代谢失调而产生气虚、血虚、瘀血、痰浊、肝阳上亢、肝火上炎等病理变化而发者。外感性头痛,辨清了病因,则能确立证候而施治,如风寒者以辛温散之,风热者以辛凉解之,风湿者用辛燥之品,风燥者宜辛润之药,暑湿者当芳香化湿。内伤性头痛,一般难以找到确切的病因,因而必须辨明病机,据病机确立证候,然后论治:属气虚者当补气,血虚者当补血,瘀血者当活血,痰浊者宜化痰,肝阳上亢者当平肝潜阳,肝火上炎者宜清肝泻火。

疾病的外在表现与其内在本质一般是统一的,但有时候是不完全一致的,因而透过临床表现探求疾病的本质,即病因病机,是十分重要的。治病求本是治疗疾病的主导思想,而正治与反治、治标与治本、扶正与祛邪、调整阴阳、调理精气血津液、三因制宜等,则是受此主导思想支配和指导的治疗原则。

一、正治与反治

在错综复杂的疾病过程中,病有本质与征象一致者,有本质与征象不一致者,故有正治与反治的不同。

正治与反治,是指所用药物性质的寒热、补泻效用与疾病的本质、现象之间的从逆关系而言。即《素问·至真要大论》所谓"逆者正治,从者反治"。

(一)正治

正治是指采用与疾病的证候性质相反的方药以治疗的一种治疗原则。由于采用的方药与疾病证候性质相逆,如热证用寒药,故又称"逆治"。

正治适用于疾病的征象与其本质相一致的病证。实际上,临床上大多数疾病的外在征象与其病变本质是相一致的,如热证见热象、寒证见寒象等,故正治是临床最为常用的治疗原则。正治主要包括以下几种。

1.寒者热之

寒证热之是指寒性病证出现寒象,用温热方药来治疗。即以热药治寒证。如表寒证用辛温解表方药,里寒证用辛热温里的方药等。

2.热者寒之

热证寒之是指热性病证出现热象,用寒凉方药来治疗。即以寒药治热证。如表热证用辛凉解表方药,里热证用苦寒清里的方药等。

3.虚则补之

虚则补之是指虚损性病证出现虚象,用具有补益作用的方药来治疗。即以补益药治虚证。如阳虚用温阳的方药,阴虚用滋阴方药,气虚用益气的方药,血虚用补血的方药等。

4.实则泻之

实则泻之是指实性病证出现实象,用攻逐邪实的方药来治疗。即以攻邪泻实药治实证。如食滞用消食导滞的方药,水饮内停用逐水的方药,瘀血用活血化瘀的方药,湿盛用祛湿的方药等。

(二)反治

反治是指顺从病证的外在假象而治的一种治疗原则。由于采用的方药性质与病证中假象的性质相同,故又称为"从治"。

反治适用于疾病的征象与其本质不完全吻合的病证。由于这类情况较少见,故反治的应用相对也较少。究其实质,用药虽然是顺从病证的假象,却是逆反病证的本质,故仍然是在治病求本思想指导下针对疾病的本质而进行的治疗。反治主要包括以下内容。

1.热因热用

即以热治热,是指用热性药物来治疗具有假热征象的病证。它适用于阴盛格阳的真寒假热证。如格阳证中,由于阴寒充塞于内,逼迫阳气浮越于外,故可见身反不恶寒,面赤如妆等假热之象,但由于阴寒内盛是病本,故同时也见下利清谷,四肢厥逆,脉微欲绝,舌淡苔白等内真寒的表现。因此,当用温热方药以治其本。

2.寒因寒用

即以寒治寒,是指用寒性药物来治疗具有假寒征象的病证。它适用于阳盛格阴的真热假寒证。如热厥证中,由于里热盛极,阳气郁阻于内,不能外达于肢体起温煦作用,并格阴于外而见手足厥冷,脉沉伏之假寒之象。但细究之,患者手足虽冷,但躯干部却壮热而欲掀衣揭被,或见恶热、烦渴饮冷、小便短赤、舌红绛、苔黄等里真热的征象。这是阳热内盛,深伏于里所致。其外在寒象是假,里热盛极才是病之本质,故须用寒凉药清其里热。

3.塞因塞用

即以补开塞,是指用补益药物来治疗具有闭塞不通症状的虚证。适用于因体质虚弱,脏腑精气功能减退而出现闭塞症状的真虚假实证。如血虚而致经闭者,由于血源不足,故当补益气血而充其源,则无须用通药而经自来。又如肾阳虚衰,推动蒸化无力而致的尿少癃闭,当温补肾阳,温煦推动尿液的生成和排泄,则小便自然通利。再如脾气虚弱,出现纳呆、脘腹胀满、大便不畅时,是因为脾气虚衰无力运化所致,当采用健脾益气的方药治疗,使其恢复正常的运化及气机升降,则症自减。因此,以补开塞,主要是针对病证虚损不足的本质而治。

4.通因通用

即以通治通,是指用通利的药物来治疗具有通泻症状的实证。适用于因实邪内阻出现通泄症状的真实假虚证。一般情况下,对泄泻、崩漏、尿频等症,多用止泻、固冲、缩尿等法。但这些通泄症状出现在实性病证中,则当以通治通。如食滞内停,阻滞胃肠,致腹痛泄泻,泻下物臭如败卵时,不仅不能止泄,相反当消食而导滞攻下,推荡积滞,使食积去而泄自止。又如瘀血内阻,血不循经所致的崩漏,如用止血药,则瘀阻更甚而血难循其经,则出血难止,此时当活血化瘀,瘀去则血自归经而出血自止。再如湿热下注而致的淋证,见尿频、尿急、尿痛等症,以利尿通淋而清其湿热,则症自消。这些都是针对邪实的本质而治。

正治与反治相同之处,都是针对疾病的本质而治,故同属于治病求本的范畴;其不同之处在于:正治适用于病变本质与其外在表现相一致的病证,而反治则适用于病变本质与临床征象不完全一致的病证。

二、治标与治本

标与本是相对而言的,标本关系常用来概括说明事物的现象与本质,在中医学中常用来概括病变过程中矛盾的主次先后关系。

作为对举的概念,不同情况下标与本之所指不同。如就邪正而言,正气为本,邪气为标;就病机与症状而言,病机为本,症状为标;就疾病先后言,旧病、原发病为本,新病、继发病为标;就病位而言,脏腑精气病为本,肌表经络病为标等。

掌握疾病的标本,就能分清主次,抓住治疗的关键,有利于从复杂的疾病矛盾中找出和处理其主要矛盾或矛盾的主要方面。在复杂多变的疾病过程中,常有标本主次的不同,因而治疗上就有先后缓急之分。

(一)缓则治本

缓则治其本,多用在病情缓和,病势迁延,暂无急重病状的情况下。此时必须着眼于疾病本质的治疗。因标病产生于本病,本病得治,标病自然也随之而去。如痨病肺肾阴虚之咳嗽,肺肾阴虚是本,咳嗽是标,故治疗不用单纯止咳法来治标,而应滋养肺肾以治本,本病得愈,咳嗽也自然会消除;再如气虚自汗,则气虚不摄为本,出汗为标。单用止汗,难以奏效,此时应补气以治其本,气足则自能收摄汗液。另外,先病宿疾为本,后病新感为标,新感已愈而转治宿疾,也属缓则治本。

(二)急则治标

病证急重时的标本取舍原则是标病急重,则当先治、急治其标。标急的情况多出现在疾病过程中出现的急重、甚或危重症状,或卒病而病情非常严重时。如病因明确的剧痛,可先缓急止痛,痛止则再图其本。又如水臌患者,就原发病与继发病而言,臌胀多是在肝病基础上形成,则肝血瘀阻为本,腹水为标,如腹水不重,则宜化瘀为主,兼以利水;但若腹水严重,腹部胀满,呼吸急促,二便不利时,则为标急,此时当先治标病之腹水,待腹水减退,病情稳定后,再治其肝病。又如大出血患者,由于大出血会危及生命,故不论何种原因的出血,均应紧急止血以治标,待血止,病情缓和后再治其病本。

另外,在先病为本而后病为标的关系中,有时标病虽不危急,但若不先治将影响本病整个治疗方案的实施时,也当先治其标病。如心脏病的治疗过程中,患者得了轻微感冒,也当先将后病感冒治好,方可使先病即心脏病的治疗方案得以实施。

(三)标本兼治

当标本并重或标本均不太急时,当标本兼治。如在热性病过程中,热盛伤津耗阴,津液与阴气受损,凉润作用减退而致肠燥便秘不通,此时邪热内结为本,津液与阴气受伤为标,治当泻热攻下与滋阴增液通便同用;又如脾气虚衰运化失职,水湿内停,此时脾气虚衰是本,水湿内停为标,治可补脾与祛湿同用;再如素体气虚,抗病力低下,反复感冒,如单补气则易留邪,纯发汗解表则易伤止,此时治宜益气解表。以上均属标本兼治。

总之,病证之变化有轻重缓急、先后主次之不同,因而标本的治法运用也就有先后与缓急、单用或兼用的区别,这是中医治疗的原则性与灵活性有机结合的体现。区分标病与本病的缓急主次,有利于从复杂的病变中抓住关键,做到治病求本。

三、扶正与祛邪

正邪相搏中双方的盛衰消长决定着疾病的发生、发展与转归,正能胜邪则病退,邪能胜正则病进。因此,治疗疾病的一个基本原则,就是要扶助正气,祛除邪气,改变邪正双方力量的对比,使疾病早日向好转、痊愈的方向转化。

(一)扶正祛邪的概念

扶正,即扶助正气,增强体质,提高机体的抗邪及康复能力。适用于各种虚证,即所谓"虚则补之。"而益气、养血、滋阴、温阳、填精、补津及补养各脏的精气阴阳等,均是扶正治则下确立的具体治疗方法。在具体治疗手段方面,除内服汤药外,还可有针灸、推拿、气功、食疗、形体锻炼等。

祛邪,即祛除邪气,消解病邪的侵袭和损害、抑制亢奋有余的病理反应。适用于各种实证,即所谓"实则泻之。"而发汗、涌吐、攻下、消导、化痰、活血、散寒、清热、祛湿等,均是祛邪治则下确立的具体治疗方法。其具体使用的手段也同样是丰富多样的。

(二)扶正祛邪的运用

扶正与祛邪两者相互为用,相辅相成,扶正增强了正气,有助于机体祛除病邪,即所谓"正胜邪自去";祛邪则在邪气被祛的同时,减免了对正气的侵害,即所谓"邪去正自安"。扶正祛邪在运用上要掌握好以下原则:①攻补应用合理,即扶正用于虚证,祛邪用于实证。②把握先后主次:对虚实错杂证,应根据虚实的主次与缓急,决定扶正祛邪运用的先后与主次。③扶正不留邪,祛邪不伤正。具体运用如下。

1.单独运用

(1)扶正:适用于虚证或真虚假实证。扶正的运用,当分清虚证所在的脏腑经络等部位及其精气血津液阴阳中的何种虚衰,还应掌握用药的峻缓量度。虚证一般宜缓图,少用峻补,免成药害。

(2)祛邪:适用于实证或真实假虚证。祛邪的运用,当辨清病邪性质、强弱、所在病位,而采用相应的治法。还应注意中病则止,以免用药太过而伤正。

2.同时运用

扶正与祛邪的同时使用,即攻补兼施,适用于虚实夹杂的病证。由于虚实有主次之分,因而攻补同时使用时也有主次之别。

(1)扶正兼祛邪:即扶正为主,辅以祛邪。适用于以正虚为主的虚实夹杂证。

(2)祛邪兼扶正:即祛邪为主,辅以扶正。适用于以邪实为主的虚实夹杂证。

3.先后运用

扶正与祛邪的先后运用,也适用于虚实夹杂证。主要是根据虚实的轻重缓急而变通使用。

(1)先扶正后祛邪:即先补后攻。适应于正虚为主,机体不能耐受攻伐者。此时兼顾祛邪反能更伤正气,故当先扶正以助正气,正气能耐受攻伐时再予以祛邪,可免"贼去城空"之虞。

(2)先祛邪后扶正:即先攻后补。适应于以下两种情况:一是邪盛为主,兼扶正反会助邪;二是正虚不甚,邪势方张,正气尚能耐攻者。此时先行祛邪,邪气速去则正也易复,再补虚以收全功。总之,扶正祛邪的应用,应知常达变,灵活运用,据具体情况而选择不同的用法。

四、调整阴阳

阴阳失去平衡协调是疾病的基本病机,对此加以调治即为调整阴阳。调整阴阳,即指纠正疾病过程中机体阴阳的偏盛偏衰,损其有余、补其不足,恢复人体阴阳的相对平衡。

(一)损其有余

损其有余,即"实则泻之",适用于人体阴阳中任何一方偏盛有余的实证。

1.泻其阳盛

"阳胜则热"的实热证,据阴阳对立制约原理,宜用寒凉药物以泻其偏盛之阳热,此即"热者寒之"之意。若在阳偏盛的同时,由于"阳胜则阴病",每易导致阴气的亏减,此时不宜单纯地清其阳热,而须兼顾阴气的不足,即清热的同时,配以滋阴之品,即祛邪为主兼以扶正。

2.损其阴盛

"阴胜则寒"的实寒证,宜用温热药物以消解其偏盛之阴寒。此即"寒者热之"之意。若在阴偏盛的同时,由于"阴胜则阳病",每易导致阳气的不足,此时不宜单纯地温散其寒,还须兼顾阳气的不足,即在散寒的同时,配以扶阳之品,同样是祛邪为主兼以扶正之法。

(二)补其不足

补其不足,即"虚则补之",适用于人体阴阳中任何一方虚损不足的病证。调补阴阳,又有据阴阳相互制约原理的阴阳互制的调补阴阳及据阴阳互根原理的阴阳互济的调补阴阳。阴阳两虚者则宜阴阳并补。

1.阴阳互制之调补阴阳

当阴虚不足以制阳而致阳气相对偏亢的虚热证时,治宜滋阴以抑阳,即唐·王冰所谓"壮水之主,以制阳光"(《素问·至真要大论》注语),《素问·阴阳应象大论》称之为"阳病治阴"。这里的"阳病"指的是阴虚则阳气相对偏亢,治阴即补阴之意。

当阳虚不足以制阴而致阴气相对偏盛的虚寒证时,治宜扶阳以抑阴,即王冰所谓"益火之源,以消阴翳"(《素问·至真要大论》注语)。《素问·阴阳应象大论》称之为"阴病治阳"。这里的"阴病"指的是阳虚则阴气相对偏盛,治阳即补阳之意。

2.阴阳互济之调补阴阳

对于阴阳偏衰的虚热及虚寒证的治疗,明·张介宾还提出了阴中求阳与阳中求阴的治法,他说:"善补阳者,必于阴中求阳,则阳得阴助而生化无穷;善补阴者,必于阳中求阴,则阴得阳升而泉源不竭"(《景岳全书·新方八阵》)。此即阴阳互济的方法。即据阴阳互根的原理,补阳时适当佐以补阴药谓之阴中求阳,补阴时适当佐以补阳药谓之阳中求阴。其意是使阴阳互生互济,不但能增强疗效,同时也能限制纯补阳或纯补阴时药物的偏性及不良反应。如肾阴虚衰而相火上僭的虚热证,可用滋阴降火的知柏地黄丸少佐温热的肉桂以阳中求阴,引火归原,即是其例。

3.阴阳并补

对阴阳两虚则可采用阴阳并补之法治疗。但须分清主次而用,阳损及阴者,以阳虚为主,则应在补阳的基础上辅以滋阴之品;阴损及阳者,以阴虚为主,则应在滋阴的基础上辅以补阳之品。

应当指出,阴阳互济之调补和阴阳并补两法,虽然用药上都是滋阴、补阳并用,但主次分寸不同,且适应的证候有别。

4.回阳救阴

此法适用于阴阳亡失者。亡阳者,当回阳以固脱;亡阴者,当救阴以固脱。由于亡阳与亡阴实际上都是一身之气的突然大量脱失,故治疗时都要兼以峻剂补气,常用人参等药。

此外,对于阴阳格拒的治疗,则以寒因寒用,热因热用之法治之。阳盛格阴所致的真热假寒证,其本质是实热证,治宜清泻阳热,即寒因寒用;阴盛格阳所致的真寒假热证,本质是寒盛阳虚,治宜温阳散寒,即热因热用。

总之,运用阴阳学说以指导治疗原则的确定,其最终目的在于选择有针对性的调整阴阳之措施,以使阴阳失调的异常情况复归于协调平衡的正常状态。

五、调理精气血津液

精气血津液是脏腑经络功能活动的物质基础,生理上各有不同功用,彼此之间又相互为用。因此,病理上就有精气血津液各自的失调及互用关系失调。而调理精气血津液则是针对以上的失调而设的治疗原则。

(一)调精

1.填精

填精补髓用于肾精亏虚,此精指的是具有生殖、濡养、化气、生血、养神等功能的一般意义的精,包括先天之精和后天水谷之精。精之病多以亏虚为主,主要表现为生长发育迟缓,生殖功能低下或不能生育,及气血神的生化不足等,可以补髓填精之法治之。

2.固精

固精之法用于滑精、遗精、早泄,甚至精泄不止的精脱之候。其总的病机均为肾气不固,故治当补益肾气以摄精。

3.疏利精气

精之病尚见于阴器脉络阻塞,以致败精、浊精郁结滞留,难以排出;或肝失疏泄,气机郁滞而致的男子不排精之候。治当疏利精气,通络散结。

(二)调气

1.补气

用于较单纯的气虚证。由于一身之气的生成,源于肾所藏先天之精化生的先天之气(即元气),脾胃化水谷而生的水谷之精所化之气,以及由肺吸入的自然界清气。因此,补气多为补益肺、脾、肾。又由于卫气、营气、宗气的化生及元气的充养多与脾胃化生的水谷之气有关,故尤为重视对脾气的补益。

2.调理气机

用于气机失调的病证。气机失调的病变主要有气滞、气逆、气陷、气闭、气脱等。治疗时气滞者宜行气,气逆者宜降气,气陷者宜补气升气,气闭者宜顺气开窍通闭,气脱者则宜益气固脱。

调理气机时,还须注意顺应脏腑气机的升降规律,如脾气主升,肝气疏泄升发,常宜畅其升发之性;胃气主通降,肺气主肃降,多宜顺其下降之性。

(三)调血

1.补血

用于单纯的血虚证。由于血源于水谷精微,与脾胃、心、肝、肾等脏腑的功能密切相关。因此补血时,应注意同时调治这些脏腑的功能,其中又因"脾胃为后天之本""气血生化之源",故尤为重视对脾胃的补养。

2.调理血运

血运失常的病变主要有血瘀、出血等,而血寒是血瘀的主要病机,血热、气虚、瘀血是出血的主要病机。治疗时,血瘀者宜活血化瘀,因血寒而瘀者宜温经散寒行血;出血者宜止血,且须据出血的不同病机而施以清热、补气、活血等法。

(四)调津液

1.滋养津液

用于津液不足证。其中实热伤津,宜清热生津。

2.祛除水湿痰饮

用于水湿痰饮证。其中湿盛者宜祛湿、化湿或利湿;水肿或水臌者,宜利水消肿;痰饮为患者,宜化痰逐饮。因水液代谢障碍,多责之肺、脾、肾、肝,故水湿痰饮的调治,从脏腑而言,多从肺、脾、肾、肝入手。

(五)调理精气血津液的关系

1.调理气与血的关系

由于气血之间有着互根互用的关系,故病理上常相互影响而有气病及血或血病及气的病变,结果是气血同病,故需调理两者的关系。

气虚生血不足,而致血虚者,宜补气为主,辅以补血,或气血双补;气虚行血无力而致血瘀者,宜补气为主,辅以活血化瘀;气滞致血瘀者,行气为主,辅以活血化瘀;气虚不能摄血者,补气为主,辅以收涩或温经止血。

血虚不足以养气,可致气虚,宜补血为主,辅以益气;但气随血脱者,因"有形之血不能速生,无形之气所当急固"(清·程国彭《医学心悟》),故应先益气固脱以止血,待病势缓和后再进补血之品。

2.调理气与津液的关系

气与津液生理上同样存在互用的关系,故病理上也常相互影响,因而治疗上就要调理两者关系的失常。

气虚而致津液化生不足者,宜补气生津;气不行津而成水湿痰饮者,宜补气、行气以行津;气不摄津而致体内津液丢失者,宜补气以摄津。而津停而致气阻者,在治水湿痰饮的同时,应辅以行气导滞;气随津脱者,宜补气以固脱,辅以补津。

3.调理气与精关系

生理上气能疏利精行,精与气又可互相化生。病理上气滞可致精阻而排出障碍,治宜疏利精气;精亏不化气可致气虚,气虚不化精可致精亏,治宜补气填精并用。

4.调理精血津液的关系

"精血同源",故血虚者在补血的同时,也可填精补髓;精亏者在填精补髓的同时,也可补血。"津血同源",病理上常有津血同病而见津血亏少或津枯血燥,治当补血养津或养血润燥。

六、三因制宜

"人以天地之气生",指人是自然界的产物,自然界天地阴阳之气的运动变化与人体是息息相通的,因此人的生理活动、病理变化必然受着诸如时令气候节律、地域环境等因素的影响。患者的性别、年龄、体质等个体差异,也对疾病的发生、发展与转归产生一定的影响。因此,在治疗疾病时,就必须根据这些具体因素作出分析,区别对待,从而制定出适宜的治疗方法,即所谓因时、因地和因人制宜。这也是治疗疾病所必须遵循的一个基本原则。

(一)因时制宜

根据时令气候节律特点,来制定适宜的治疗原则,称为"因时制宜"。因时之"时"一是指自然界的时令气候特点,二是指年、月、日的时间变化规律。《灵枢·岁露论》说:"人与天地相参也,与日月相应也。"因而年月季节、昼夜晨昏时间因素,既可影响自然界不同的气候特点和物候特点,同时对人体的生理活动与病理变化也带来一定影响,因此,就要注意在不同的天时气候及时间节律条件下的治疗宜忌。

以季节而言,由于季节间的气候变化幅度大,故对人的生理病理影响也大。如夏季炎热,机体当此阳盛之时,腠理疏松开泄,则易于汗出,即使感受风寒而致病,辛温发散之品也不宜过用,以免伤津耗气或助热生变。至于寒冬时节,人体阴盛而阳气内敛,腠理致密,同是感受风寒,则辛温发表之剂用之无碍;但此时若病热证,则当慎用寒凉之品,以防损伤阳气。即如《素问·六元正纪大论》所说:"用寒远寒,用凉远凉,用温远温,用热远热,食宜同法。"即用寒凉方药及食物时,当避其气候之寒凉;用温热方药及食物时,当避其气候之温热。又如暑多夹湿,故在盛夏多注意清暑化湿;秋天干燥,则宜轻宣润燥等。

以月令而言,《素问·八正神明论》说:"月始生,则血气始精,卫气始行;月郭满,则血气实,肌肉坚;月郭空,则肌肉减,经络虚,卫气虚,形独居。"并据此而提出"月生无泻,月满无补,月郭空无治,是谓得时而调之"的治疗原则。即提示治疗疾病时须考虑每月的月相盈亏圆缺变化规律,这在针灸及妇科的月经病治疗中较为常用。

以昼夜而言,日夜阴阳之气比例不同,人也应之。因而某些病证,如阴虚的午后潮热,湿温的身热不扬而午后加重,脾肾阳虚之五更泄泻等,也具有日夜的时相特征,也当考虑在不同的时间实施治疗。针灸中的"子午流注针法"即是根据不同时辰而有取经与取穴的相对特异性,是择时治疗的最好体现。

(二)因地制宜

根据不同的地域环境特点,来制定适宜的治疗原则,称为"因地制宜"。不同的地域,地势有高下,气候有寒热湿燥、水土性质各异。因而,在不同地域长期生活的人就具有不同的体质差异,加之其生活与工作环境、生活习惯与方式各不相同,使其生理活动与病理变化也不尽相同,因地制宜就是考虑这些差异而实施治疗。

如我国东南一带,气候温暖潮湿,阳气容易外泄,人们腠理较疏松,易感外邪而致感冒,且一般以风热居多,故常用桑叶、菊花、薄荷一类辛凉解表之剂;即使外感风寒,也少用麻黄、桂枝等温性较大的解表药,而多用荆芥、防风等温性较小的药物,且份量宜轻。而西北地区,气候寒燥,阳气内敛,人们腠理闭塞,若感邪则以风寒居多,以麻黄、桂枝之类辛温解表多见,且份量也较重。

也有一些疾病的发生与不同地域的地质水土状况密切相关,如地方性甲状腺肿、大骨节病、克山病等地方性疾病。因而治疗时就必须针对疾病发生在不同的地域背景而实施适宜的治疗方法与手段。

(三)因人制宜

根据患者的年龄、性别、体质等不同特点,来制定适宜的治疗原则,称为"因人制宜"。不同的患者有其不同的个体特点,应根据每个患者的年龄、性别、体质等不同的个体特点来制定适宜的治则。如清·徐大椿《医学源流论》指出:"天下有同此一病,而治此则效,治彼则不效,且不惟无效,而及有大害者,何也?则以病同人异也。"

1.年龄

年龄不同,则生理功能、病理反应各异,治宜区别对待。如小儿生机旺盛,但脏腑娇嫩,气血未充,发病则易寒易热,易虚易实,病情变化较快。因而,治疗小儿疾病,药量宜轻,疗程多宜短,忌用峻剂。青壮年则气血旺盛,脏腑充实,病发则由于邪正相争剧烈而多表现为实证,可侧重于攻邪泻实,药量也可稍重。而老年人生机减退,气血日衰,脏腑功能衰减,病多表现为虚证,或虚中夹实。因而,多用补虚之法,或攻补兼施,用药量应比青壮年少,中病即止。

2.性别

男女性别不同,各有其生理、病理特点,治疗用药也当有别。妇女生理上以血为本,以肝为先天,病理上有经、带、胎、产诸疾及乳房、胞宫之病。月经期、妊娠期用药时当慎用或禁用峻下、破血、重坠、开窍、滑利、走窜及有毒药物;带下以祛湿为主;产后诸疾则应考虑是否有恶露不尽或气血亏虚,从而采用适宜的治法。男子生理上则以精气为主,以肾为先天,病理上精气易亏而有精室疾病及男性功能障碍等特有病证,如阳痿、阳强、早泄、遗精、滑精及精液异常等,宜在调肾基础上结合具体病机而治。

3.体质

因先天禀赋与后天生活环境的不同,个体体质存在着差异,一方面不同体质有着不同的病邪易感性,另一方面,患病之后,由于机体的体质差异与反应性不同,病证就有寒热虚实之别或"从化"的倾向。因而治法方药也应有所不同:偏阳盛或阴虚之体,当慎用温热之剂;偏阴盛或阳虚之体,则当慎用寒凉之品;体质壮实者,攻伐之药量可稍重;体质偏弱者,则应采用补益之剂。

三因制宜的原则,体现了中医治疗上的整体观念及辨证论治在应用中的原则性与灵活性,只有把疾病与天时气候、地域环境、患者个体诸因素等加以全面的考虑,才能使疗效得以提高。

(周鲁辉)

第五节　中医治疗方法

一、汗法

汗法也称解表法,即通过开泄腠理,促进发汗,使表证随汗出而解的治法。

(一)应用要点

汗法不仅能发汗,凡欲祛邪外出,透邪于表,畅通气血,调和营卫,皆可酌情用之。临床常用于解表、透疹、祛湿和消肿。

1.解表

通过发散,以祛除表邪,解除恶寒发热、鼻塞流涕、头项强痛、肢体酸痛、脉浮等表证。由于表证有表寒、表热之分,因而汗法又有辛温、辛凉之别。辛温用于表寒,以麻黄汤、桂枝汤、荆防败毒散为代表;辛凉用于表热证,以桑菊饮、银翘散等为代表。

2.透疹

通过发散,以透发疹毒。如麻疹初起,疹未透发,或难出而透发不畅,均可用汗法透之,使疹毒随汗透而散于外,以缓解病势。透疹之汗法,一般用辛凉,少用辛温,且宜选用具有透疹功能的解表药组成。如升麻葛根汤、竹叶柳蒡汤。尚需注意者,麻疹虽为热毒,宜于辛凉清解,但在初起阶段,应避免使用苦寒沉降之品,以免疹毒冰伏,不能透达。

3.祛湿

通过发散,以祛风除湿。故外感风寒而兼有湿邪,以及风湿痹证,均可酌用汗法。素有脾虚蕴湿,又感风寒湿邪,内外相会,风湿相搏,发为身体烦疼,并见恶寒发热无汗、脉浮紧等表证,法当发汗以祛风湿,兼以燥湿健脾,宜用麻黄加术汤。如有湿郁化热之象,症见一身尽疼、发热、日晡加剧者,则法当宣肺祛风、渗湿除痹,如麻黄杏仁薏苡甘草汤之类。

4.消肿

通过发散,既可逐水外出而消肿,更能宣肺利水以消肿。故汗法可用于水肿实证而兼有表证者。对于风水恶风、脉浮、一身悉肿、口渴、不断出汗而表有热者,为风水夹热,法当发汗退肿,兼以清热,宜越婢汤或越婢加术汤,如与五皮饮合方,疗效更佳。对于身面水肿、恶寒无汗、脉沉小者,则属少阴虚寒而兼表证,法当发汗退肿,兼以温阳,宜用麻黄附子甘草汤加减。

(二)注意事项

1.注意不要过汗

运用汗法治疗外感热病,要求达到汗出热退,脉静身凉,以周身微汗为度,不可过汗和久用。发汗过多,甚则大汗淋漓,则耗伤阴液,可致伤阴或亡阳。张仲景在《伤寒论》中说:"温服令一时许,遍身杂杂微似有汗者益佳,不可令如水流漓,病必不除。"他强调汗法应中病即止,不必尽剂,同时对助汗之护理也甚重视。凡方中单用桂枝发汗者,要求啜热粥或温服以助药力,若与麻黄、葛根同用者,则一般不需啜热粥或温服。乃因药轻则需助,药重则不助,其意仍在使发汗适度。

2.注意用药峻缓

使用汗法,应视病情轻重与正气强弱而定用药之峻缓。一般表虚用桂枝汤调和营卫,属于轻汗法;而表实用麻黄汤发泄郁阳,则属于峻汗法。此外尚有麻桂各半汤之小汗法,以及桂二麻一汤之微汗法等。使用汗法,还应根据时令及体质而定峻缓轻重。暑天炎热,汗之宜轻,配用香薷饮之类;冬令严寒,汗之宜重,酌选麻黄汤之类。体质虚者,汗之宜缓,用药宜轻;体质壮实,汗之可峻,用药宜重。

3.注意兼杂病证

由于表证有兼杂证候的不同,汗法又当配以其他治法。如兼气滞者,当理气解表,用香苏散之类;兼痰饮者,当化饮解表,用小青龙汤之类。尤需注意的是,对于虚人外感,务必照顾正气,采用扶正解表之法。兼气虚者,当益气解表,如用参苏饮、人参败毒散;兼阳虚者,当助阳解表,如用麻黄附子细辛汤;兼血虚者,当养血解表,如用葱白七味饮;兼阴虚者,当滋阴解表,如用加减葳蕤汤。

4.注意不可妄汗

《伤寒论》中论述不可汗的条文甚多,概括起来就是汗家、淋家、疮家、衄家、亡血家、咽喉干燥、尺中脉微、尺中脉迟,以及病在里者,均不可汗。究其原因,或是津亏,或是血虚,或是阳弱,或兼热毒,或兼湿热,或种种因素兼而有之,故虽有表证,仍不可单独使用辛温发汗,必须酌情兼用扶正或清热等法。此外,对于非外感风寒之发热头痛,也不可妄汗。

二、清法

清法也称清热法,即通过寒凉泄热的药物和措施,使邪热外泄,消除里热证的治法。其内容十分丰富,应用也很广泛。

(一)应用要点

1.清热生津

温病出现高热烦躁、汗出蒸蒸、渴喜冷饮、舌红苔黄、脉洪大等症,是热入气分,法当清热生津,常用白虎汤之类;如正气虚弱,或汗多伤津,则宜白虎加人参汤;温病后期,余热未尽,津液已伤,胃气未复,又宜用竹叶石膏汤一类,以清热生津、益气和胃。

2.清热凉血

温病热入营血,症见高热烦躁、谵语神昏、全身发斑、舌绛少苔、脉细而数,或因血热妄行,引起咯血、鼻出血及皮下出血等,均宜清热凉血。如营分热甚用清营汤,血分热甚用犀角地黄汤,血热发斑用化斑汤等。

3.清热养阴

温病后期,伤津阴虚,夜热早凉,热退无汗;或肺痨阴虚,午后潮热,盗汗咳血,均宜清热养阴。如温病后期,伤阴虚热,用青蒿鳖甲汤之类;虚劳骨蒸,用秦艽鳖甲散之类。

4.清热解暑

暑热证,发热多汗、心烦口渴、气短倦怠,舌红脉虚;或小儿疰夏,久热不退,均宜清热解暑,或兼益气生津。如用清络饮解暑清热,用清暑益气汤消暑补气,用生脉散加味治疗暑热而致之气阴两虚等。

5.清热解毒

热毒诸证,如丹毒、疔疮、痈肿、喉痹、痄腮,以及各种疫证、内痈等,均宜清热解毒。如疔毒痈肿用五味消毒饮;泻实火、解热毒用黄连解毒汤;解毒、疏风、消肿,则用普济消毒饮等。

6.清热除湿

湿热为患,当以其病性病位不同而选用适当方药。如肝胆湿热用龙胆泻肝汤,湿热黄疸用茵陈蒿汤,湿热下痢用香连丸或白头翁汤等。

7.清泻脏腑

脏腑诸火,均宜清热泻火。如心火炽盛,见烦躁失眠、口舌糜烂、大便秘结,甚则吐衄者,用大黄泻心汤以清心火;心移热于小肠,兼见尿赤涩痛者,用导赤散泻心火兼清小肠;肝胆火旺,见面目红赤、头痛失眠、烦躁易怒、胸胁疼痛、便结尿黄者,用龙胆泻肝汤清泻肝胆;胃火牙痛,见口唇溃痛,用清胃散泻胃火;肺热咳嗽,用泻白散清肺火;肾虚火亢,见潮热、盗汗、遗精者,用知柏地黄汤泻肾火等。

(二)注意事项

1.注意真热假热

使用清法,必须针对实热之证而用,勿为假象所迷惑,对于真寒假热,尤须仔细辨明,以免误用清法,造成严重后果。正如《医学心悟》指出:"有命门火衰,浮阳上泛,有似于火者;又有阴盛格阳假热之证,其人面赤狂躁,欲坐卧泥水中;或数天不大便,或舌黑而润,或脉反洪大,峥峥然鼓击于指下,按之豁然而空者;或口渴欲得冷饮而不能下;或因下元虚冷,频饮热汤以自救。世俗不识,误投凉药,下咽即危矣。此不当清而清之误也。"

2.注意虚火实火

使用清法,又须分清外感与内伤、虚火与实火。外感多实,内伤多虚,病因各异,治法迥别。外感风寒郁闭之火,当散而清之;湿热之火,则渗而清之;燥热之火,宜润而清之;暑热伤气虽因感邪而致,仍应补而清之。对于内伤七情,火从内发者,应针对引起虚火的不同病因病机分别处治。气虚者补其气;血虚者养其血;其阴不足而火上炎者,当壮水之主;真阳虚衰而虚火上炎者,又宜引火归原。

3.注意因人而清

使用清法,还须根据患者体质之强弱以酌其轻重。对体虚者,不可清之过重,以免反伤正气,甚则产生变证。一般而论,壮实之体,患了实热之证,清之稍重;若本体虚,脏腑本寒,饮食素少,肠胃虚弱,或产后、病后之热证,也宜轻用。倘清剂过多,则治热未已,而寒生矣。故清法之投,当因人而用。

4.注意审证而清

火热之证,有微甚之分,故清法也有轻重之别。药轻病重,则难取效;病轻药重,易生变证。凡大热之证,清剂太微,则病不除;微热之证,而清剂太过,则寒证即至。但不及犹可再清,太过则常会引起病情的变化。所以临证之时,必须审证而清。

由于热必伤阴,进而耗气,因此尚须注意清法与滋阴、补气法的配合应用。一般清火泻热之药,不可久用,热去之后,即配以滋阴扶脾益气之药,以善其后。

三、下法

下法也称泻下法,即通过通便、下积、泻实、逐水,以消除燥屎、积滞、实热及水饮等证的治法。

(一)应用要点

下法的运用甚为广泛。由于病有寒热,体有强弱,邪有兼杂,因而下法又有寒下、温下、润下及逐水之别。

1.寒下

里实热证,见大便燥结、腹满疼痛、高热烦渴;或积滞生热,腹胀而痛;或肠痈为患,腑气不通;或湿热下痢,里急后重特甚;或血热妄行,吐血衄血;或风火眼病等。凡此种种,均宜寒下。常用寒性泻下药,如大黄、芒硝、番泻叶等。应当根据不同的病机性质来选方,如阳明胃家实用大承气汤;阳明温病,津液已伤,用增液承气汤;肠痈用大黄牡丹皮汤;吐血用三黄泻心汤。

2.温下

脾虚寒积,见脐下硬结、大便不通、腹隐痛、四肢冷、脉沉迟;或阴寒内结,见腹胀水肿、大便不畅,皆可温下。常以温阳散寒的附子、干姜之类与泻药并用,如温脾汤、大黄附子汤;也有酌选巴豆以温逐寒积的,如备急丸。

3.润下

热盛伤津,或病后津亏,或年老津涸,或产后血虚而便秘,或长期便结而无明显兼证者,均可润下。常选用清润滑肠的五仁汤、麻仁丸等。

4.逐水

水饮停聚体内,或胸胁有水气,或腹肿胀满,或水饮内停且腑气不通,凡脉症俱实者,皆可逐水。常选十枣汤、舟车丸、甘遂通结汤等。

(二)注意事项

1.注意下之时机

使用下法,意在祛邪,既不宜迟,也不可过早,总以及时为要。只要表解里实,选用承气诸剂,釜底抽薪,顿挫邪势,常获良效。临床每见通便二三次后,高热递退,谵语即止,舌润津复。如邪虽陷里,尚未成实,过早攻下,则邪正相扰,易生变证。如伤寒表证未罢,病在阳也,下之则会转为结胸;或邪虽入里,而散漫于三阴经络之间,尚未结实,若攻下之,可成痞气。然而临床若拘于"下不厌迟"和"结粪方下"之说,以致邪气入里成实,医者仍失时不下,可使津液枯竭,攻补两难,甚则势难挽回。故吴又可在《温疫论》中强调指出:"大凡客邪贵乎早逐,乘人气血未乱,肌肉未消,津液未耗,患者不至危殆,投剂不至掣肘,愈后亦易平复……勿拘于下不厌迟之说。"他又说:"承气本为逐邪,而非专为结粪而设也。如必俟其粪结,血液为热所搏,变证迭起,是犹酿痈贻害,医之过也。"

2.注意下之峻缓

使用下法逐邪,当度邪之轻重,察病之缓急,以定峻下缓下。如泻实热多用承气汤,但因热结之微甚而有所选择:大承气用于痞满燥实兼全者,小承气用于痞满燥而实轻者,调胃承气则用于燥实而痞满轻者。泻剂之剂量也与峻缓有关。一般量多剂大常峻猛,量少剂小则缓和。此外泻下之峻缓,尚与剂型有关,攻下之力,汤剂胜于丸散,如需峻下,反用丸剂,也可误事;如欲缓下,则宜丸剂,如麻仁丸之用于脾约证等。

3.注意分清虚实

实证当下,已如前述。虚人禁下,古籍早有明文,诸如患者阳气素微者不可下,下之则呃;患者平素胃弱,也不可下,下之则易出变证。对这些虚人患病,又非下不可,则当酌选轻下之法,或选润导之法,或选和下之法;也可采取先补而后攻,或暂攻而随后补。此皆辨虚人之下,下之得法之需也。

四、消法

消法也称消导或消散法,即通过消导和散结,使积聚之实邪逐渐消散的治法。消法应用广泛,主要包括化食、磨积、豁痰、利水等几个方面。

(一)应用要点

1.化食

化食为狭义之消法,也称消食法,即用消食化滞的方药以消导积滞。适用于因饮食不节,食滞肠胃,以致纳差厌食,上腹胀闷,嗳腐呕吐,舌苔厚腻等症。一般多选保和丸、楂曲平胃散之类。如病情较重,腹痛泄泻,泻下不畅,苔厚黄腻,多属食滞兼有湿热,又宜选用枳实导滞丸之类,以消积导滞、清利湿热;脾虚而兼食滞者,则宜健脾消导,常用枳术丸之类。

2.磨积

就气积之治疗而言,凡脾胃气滞,均宜行气和胃,如胃寒气滞,疼痛较甚者,用良附丸;如兼火郁,则用越鞠丸;肝郁气滞,宜行气疏肝,一般多用柴胡疏肝散;兼见血瘀刺痛者,加用丹参饮等。

就血积之治疗而言,则须视血瘀之程度而酌选活血、行血及破血之法。

(1)活血:是以调节寒热偏胜为主,辅以活血之品,以促进血液运行。如寒凝血瘀之痛经,用温经汤加减;温病热入营血兼有瘀滞,用清营汤加减等。

(2)行血:是以活血为主,配以行气之品,以收通畅气血、宣痹止痛之效。如用失笑散治真心痛及胸胁痛。

(3)破血:是以破血逐瘀为主,或与攻下药并用,以攻逐瘀血、蓄血及痞块,常用血府逐瘀汤、桃核承气汤、大黄䗪虫丸等。

3.豁痰

由于肺为贮痰之器,故豁痰则以治肺为主。而脾为生痰之源,故化痰常兼治脾。风寒犯肺,痰湿停滞,宜祛风化痰,如用止嗽散、杏苏散;痰热相结,壅滞于肺,又宜清热化痰,如用清气化痰丸;痰湿内滞,肺气上逆,则宜祛痰平喘,偏寒者用射干麻黄汤,兼热者用定喘汤;脾虚而水湿运化失权,聚而生痰,痰湿较显者用二陈汤。

4.利水

利水一法,既应区别水停之部位,又须辨明其性质。如水饮内蓄,其在中焦者,为渴为呕,为下利,为心腹痛,症状多端,一般可用茯苓、白术、半夏、吴茱萸等为主药;其在下焦者,虚冷则温而导之,如肾气丸;湿热则清而泄之,如八正散。水饮外溢者,必为水肿,轻则淡渗利湿,重则从其虚实而施剂。阴水宜温利之方,如实脾散;阳水宜清利之剂,如疏凿饮子等。

(二)注意事项

1.注意辨清病位

由于病邪郁滞之部位有在脏、在腑、在气、在血、在经络等不同,消散之法也应按其受病部位之不同而论治,用药也须使其直达病所,则病处当之,收效较快,且不致诛伐无辜。

2.注意辨清虚实

消法虽不及下法之猛烈,但总属攻邪之法,务须分清虚实,以免误治。如脾虚水肿,土衰不能制水而起,非补土难以利水;真阳大亏,肾衰不能主水而肿,非温肾难消其肿。他如脾虚失运而食滞者,气虚津停而酿痰者,肾虚水泛而饮停者,血枯乏源而经绝者,皆非消导所可行,如妄用或久用之,则常会导致变证的发生。

五、补法

补法也称补益法,即通过补益人体的阴阳气血,以消除各种不足证候,或扶正以祛邪,促使病证向愈的治法。

(一)应用要点

补法的内容十分丰富,其临床应用甚为广泛,但究其大要,主要包括以下几个方面。

1.补气

气虚为虚证中常见的证候,但有五脏偏重之不同,故补气也有补心气、补肺气、补脾气、补肾气、补肝气等不同法则。尚须指出的是,因少火生气,血为气之母,故补气中应区别不同情况,配以助阳药和补血药,则收效更佳。

2.补血

血虚临床也甚常见,若出现头晕目眩,心悸怔忡,月经量少,色淡,面唇指甲淡白失荣,舌淡脉细等症,当用补血之法,方如四物汤等。因气为血帅,阳生阴长,故补血须不忘补气。

3.补阴

阴虚也为虚证中常见之证候,其表现也很复杂,故补阴之要点重在分清病位,方能药证相对,收效显著。如不分清阴虚之所在,用滋肝阴之一贯煎去补肺阴,用养胃阴之益胃汤去补肾阴,缺乏针对性,势必影响效果。

4.补阳

阳虚的临床表现,主要为畏寒肢冷,冷汗虚喘,腰膝酸软,腹泻水肿,舌胖而淡,脉沉而迟等症,当用补阳之法,常选右归丸治肾阳虚,理中汤治脾阳虚,桂枝甘草汤治心阳虚等,都要注重分清病位。

(二)注意事项

1.注意兼顾气血

气血皆是人体生命活动的物质基础,气为血帅,血为气母,关系极为密切,气虚可致血虚,血虚可致气虚。故治气虚常兼顾补血,如补中益气汤之配用当归;治血虚又常注重补气,如当归补血汤之重用黄芪。至于气血两亏者,自应气血双补。

2.注意调补阴阳

阴和阳在整个病机变化过程中,可分不可离。一方虚损,常可导致对方的失衡。如肾阴虚久则累及肾阳,肾阳虚也可累及肾阴,常形成阴损及阳或阳损及阴的肾阴阳两虚。因此,不仅对肾阴阳两虚治以阴阳双补,而且对于单纯阴虚或阳虚之证,补益时也应顾及对方。所以张景岳在《景岳全书》中就强调:"善补阳者,必于阴中求阳,则阳得阴助而生化无穷;善补阴者,必于阳中求阴,则阴得阳升而泉源不竭。"此说极为精当。

3.注意分补五脏

每一脏腑的生理功能不同,其虚损也各具特点,故《难经》提出了"五脏分补"之法。《景岳全书》也曾指出:"用补之法,则脏有阴阳,药有宜否。宜阳者必先于气,宜阴者必先于精,凡阳虚多寒者,宜补以甘温,而清润之品非所宜;阴虚多热者,宜补以甘凉,而辛燥之类不可用。"由于"肾为先天之本""脾为后天之本",故补益脾肾二脏,素为医家所重,至于补脾补肾,孰重孰轻,当视具体病情而各有侧重,不可偏废。

4.注意补之峻缓

补有峻缓,应量证而定。凡阳气骤衰,真气暴脱,或血崩气脱,或津液枯竭,皆宜峻补,使用大剂重剂,以求速效。如正气已虚,但邪气尚未完全消除,宜用缓补之法,不求速效,积以时日,渐以收功。对于病虽属虚,而用补法有所顾忌者,如欲补气而于血有虑,欲补血又恐其碍气,欲补上而于下有碍,欲补下而于上有损,或其症似虚非虚,似实非实,则可择甘润之品,用平补之法较为妥当。此外,对于虚不受补者,如拟用补,更当以平补为宜。

5.注意不可妄补

虚证当补,无可非议。但因药性皆偏,益于此必损于彼。大凡有益于阳虚者,必不利于阴;有益于阴虚者,必不利于阳。同时无毒之药,性虽和平,久用多用则也每气有偏胜。由此可知,无虚之证,妄加以补,不仅无益,反而有害。此外,若逢迎病家畏攻喜补之心理而滥施补剂,则为害尤甚。

六、温法

温法也称温阳法。即通过扶助人体阳气以温里祛寒、回阳,从而消除里寒证的治法。主要包括温里散寒、温经散寒和回阳救逆三个方面。

(一)应用要点

1.温里散寒

由于寒邪直中脏腑,或阳虚内寒,症见身寒肢凉、脘腹冷痛、呕吐泄泻、舌淡苔润、脉沉迟弱等,宜温中散寒,常选用理中汤、吴茱萸汤之类。若见腰痛水肿、夜尿频频等症,则属脾肾虚寒,阳不化水,水湿泛滥,又宜酌选真武汤、济生肾气丸等,以温肾祛寒,温阳利水。

2.温经散寒

由于寒邪凝滞于经络,血脉不畅,症见四肢冷痛,肤色紫黯,面青舌瘀,脉细而涩等,法当温经散寒,养血通脉,常选用当归四逆汤等。如寒湿浸淫,四肢拘急,发为痛痹,也宜温散,常用乌头汤。

3.回阳救逆

由阳虚内寒可进而导致阳气虚脱,症见四肢厥逆,畏寒蜷卧,下利清谷,冷汗淋漓,气短难续,口鼻气冷,面色青灰,苔黑而润,脉微欲绝等,急宜回阳救逆,并辅以益气固脱,常酌选四逆汤、参附汤、回阳救急汤等。

(二)注意事项

1.注意辨识假象

使用温法,必须针对寒证,勿为假象所惑,对真热假寒,尤须仔细辨明,以免误用温法。如伤寒化燥,邪热传里,见口咽干、便闭谵语,以及发黄狂乱、衄血便血诸症,均不可温。若病热已深,厥逆渐进,舌则干枯,反不知渴;又或夹热下利,神昏气弱;或脉来涩滞,反不应指;或面似烟熏,形如槁木,近之无声,望之似脱;甚至血液衰耗,筋脉拘挛,但唇齿舌干燥而不可解者。凡此均属真热假寒之候,均不宜温。若妄投热剂,必致贻误,使病势逆变。

2.注意掌握缓急

寒证较重,温之应峻;寒证轻浅,温之宜缓。由于温热之药,性皆燥烈,因而临床常见温之太过,寒证虽退,但因耗血伤津,反致燥热之证。因此,如非急救回阳,宜少用峻剂重剂。寒而不虚,当专用温;若寒而且虚,则宜甘温,取其补虚缓寒。而兼痰、兼食、兼滞者,均宜兼而治之。故温法之运用,应因证、因人、因时,方能全面照顾。

七、和法

和法也称和解法,即通过和解表里的方药,以解除半表半里证的一种治法。和法的内容丰富,应用广泛,究其大要,对外感疾病用于和解表里,对内伤杂病则主要用于调和肝脾、调和胆胃及调和胃肠等方面。

(一)应用要点

1.和解表里

外感半表半里之证,邪正分争,症见往来寒热,胸胁苦满,心烦喜呕,口苦咽干,苔薄脉弦等,法当和解表里,以扶正祛邪、清里达表的小柴胡汤为代表。

2.调和肝脾

情志抑郁,肝脾失调,症见两胁作痛,寒热往来,头痛目眩,口燥咽干,神疲食少,月经不调,乳房作胀,脉弦而细者,宜选逍遥散疏肝解郁、健脾和中。传经热邪,阳气内郁,而致手足厥逆;或脘腹疼痛,或泻痢下重者,又宜用四逆散疏肝理脾,和解表里。如胁肋疼痛较显,用柴胡疏肝散较佳。若因肝木乘脾,症见肠鸣腹痛,痛则泄泻,脉弦而缓者,宜泻肝补脾,用痛泻要方之类。

3.调和胆胃

胆气犯胃,胃失和降,症见胸胁胀满,恶心呕吐,心下痞满,时或发热,心烦少寐,或寒热如疟,寒轻热重,胸胁胀痛,口苦吐酸,舌红苔白,脉弦而数者,法当调和胆胃,以蒿芩清胆汤为代表方。

4.调和胃肠

邪在胃肠,寒热失调,腹痛欲呕,心下痞硬等症,治宜寒温并用、调和胃肠,常以干姜、黄芩、黄连、半夏等为主组方。胃气不调,心下痞硬,但满不痛,或干呕、呕吐、肠鸣下利者,宜用半夏泻心汤,以和胃降逆,开结除痞。伤寒胸中有热,胃中有寒,升降失常,腹中痛,欲呕吐者,又宜用黄连汤,以平调寒热,和胃降逆。

(二)注意事项

1.辨清偏表偏里

邪入少阳,病在半表半里,固当用小柴胡以和解之,但有偏表偏里及偏寒偏热之不同,又宜适当增损,变通用之。一般而论,寒邪外袭,在表为寒,在里为热,在半表半里,则为寒热交界之所,故偏于表者则寒多,偏于里者则热多,用药须与之相称。

2.兼顾偏虚偏实

邪不盛而正渐虚者,固宜用和法解之,但有偏于邪盛或偏于正虚之不同,治宜适当变通用之。如小柴胡用人参,所以补正气,使正气旺,则邪无所容,自然得汗而解;但也有表邪失汗,腠理闭塞,邪无出路,由此而传入少阳,热气渐盛,此非正气之虚,故有不用人参而和解自愈者,是病有虚实不同,则法有所变通。仲景有小柴胡汤之加减法,对出现口渴者,去半夏,加人参、栝楼根;若不渴而外有微热者,去人参,加桂枝,即是以渴不渴分辨是否伤津,从而增减药物,变通之用法。

3.不可滥用和法

由于和法适应证广,用之得当,疗效甚佳,且性平和,药势平稳,常为医者所采用,但又不可滥用。如邪已入里,燥渴、谵语诸症丛生,而仅以柴胡汤主之,则病不解;温病在表,未入少阳,误用柴胡汤,则变证迭生。此外,内伤劳倦,气虚血虚,痈肿瘀血诸证,皆可出现寒热往来,似疟非疟,均非柴胡汤所能去之。但柴胡汤也并非不可用于内伤杂病,若能适当化裁,斟酌用之,也常能收到良效。这些审证加减,则又不属滥用和法之例。

八、吐法

吐法是通过使之呕吐而排除留着于咽喉、胸膈、胃脘的痰涎、宿食和毒物等有形实邪,以达到治疗目的的治法。主要包括峻吐法、缓吐法与外探法 3 种。

(一)应用要点

1.峻吐法

用于体壮邪实,痰食留在胸膈、咽喉之间的病证。如症见胸中痞硬、心中烦躁或懊恼、气上冲咽喉不得息、寸脉浮且按之紧者,是痰涎壅胸中,或宿食停于上脘之证,宜涌吐痰食,用瓜蒂散之类。如浊痰壅塞胸中的癫痫,以及误食毒物尚在胃脘者,宜涌吐风痰,用三圣散之类。如中风闭证,痰涎壅塞,内窍闭阻,人事不省,不能言语,或喉痹紧急,宜斩关开闭,用救急稀涎散之类。峻吐法是适用于实证的吐法,如属中风脱证者则忌之。

2.缓吐法

用于虚证催吐。虚证本无吐法,但痰涎壅塞非吐难以祛逐,只有用缓和的吐法,邪正兼顾以吐之,参芦饮为代表方。

3.外探法

以鹅翎或指探喉以催吐,或助吐势。用于开提肺气而通癃闭,或助催吐方药迅速达到致吐目的。

(二)注意事项

1.注意吐法宜忌

吐法用于急剧之证,收效固然迅速,但易伤胃气,故虚人、妊娠、产后一般不宜使用,如定须催吐才能除病,可选用外探法、缓吐法。

2.注意吐后调养

催吐之后,要注意调理胃气,糜粥自养,不可恣进油腻煎炸等不易消化食物,以免更伤胃气。

(周鲁辉)

第六节　糖尿病的中医治疗

中药治疗糖尿病的报道从古至今记载于大量的医学文献中,由于历史的局限,中药最初对糖尿病的认识仅限于简单的临床症状描述及朴素的病因病机证候阐释,干预治疗也相对模糊,虽经数千年的不断实践检验、归纳、总结,积累了大量宝贵的经验,并逐渐形成了独特的学术体系,但仍有诸多不足之处需补充、规范与发展。随着医学界对糖尿病认识的不断深入,现代先进技术手段的引进与应用,为中药的研究开辟了广阔的领域。从 1978 年北京医院糖尿病研究小组进行了50 种中药的单味药煎剂或成药降血糖作用研究,结果提示桑白皮、桑葚、天花粉、五倍子等 11 种有显著降糖作用开始,之后又相继出现了众多单味药研究的报道。尽管单味药降糖作用的研究十分必要,但一味地追求单味药的有效成分及作用机制的研究又不完全符合中医基础理论,容易误导临床辨证论治,故 20 世纪 80 年代以来主要开展对复方中药降糖作用的临床与动物实验研究,随着研究的不断深入和广泛,研究重点又逐渐转移为对并发症和糖尿病前期的防治,并对中药的作用机制进行了多途径、多角度、多靶点的综合探究,并补充完善了针灸按摩等治疗手段和方法,确立了中药防治糖尿病的优势和特色,取得了较大成果。

整体观念和辨证论治是中医学的两大特点,中医认为糖尿病的发生、进展、转归、预后都是整体内环境的失衡后所引发的局部表现,因此治疗上立足于辨证论治,注重整体调理,尽管降糖作用不如西药,但可以明显改善患者的自觉症状,而且毒副作用小,安全性高。此外,中药可以针对不同的个体,不同病程过程中的不同证候表现,把众多具有不同药性特点的调节血糖的中药灵活巧妙地组合在一起,充分体现个体化诊疗的优势,同时还具有辅助调节血脂、血压、改善血液流变学等作用,对并发症和糖尿病前期的防治也显露出巨大的潜力。如果中西药能合理的结合应用,取长补短,相信将会取得更满意的临床疗效,造福于广大糖尿病患者。

一、中药防治糖尿病及其并发症的优势与特色

众多临床文献古籍证实中药在糖尿病及其慢性并发症等各个阶段具有调节血糖,改善临床症状、体质因素和对慢性并发症的综合防治作用。中华中药学会糖尿病专业委员会的同道们总结了近年来中药的研究现状,在第 9 次中华中药学会年会(2006 年 9 月)上明确指出了中药防治糖尿病及其并发症的优势与特色。

(一)中药防治糖尿病及其并发症的优势

1.调节血糖

目前糖尿病的治疗西药是主导,如何减少西药用量和种类,减少药物不良反应,增加控制血糖的效果,是中医临床医师面临的工作之一。临床常遇到一些患者,虽药物剂量和种类不断调整,血糖仍然不能控制,除了常见的药物因素(如继发性磺脲类药物失效等)、饮食因素(如饮食控

制不严格或结构不合理等）、运动因素（如疾病等原因致运动量不足）以外，尚可找到一些严重干扰降糖的诱因，如失眠、便秘、情绪波动、月经不调、感染等。一旦找到，给予恰当的针对性治疗及处理，血糖往往能够下降，降糖药物剂量和种类也可随之减少。并且有些中药既可以使高血糖降下来，又可使低血糖恢复正常，没有造成低血糖的危险，中西医结合控制血糖，可增加血糖控制的效果。

2.改善临床症状和体质，提高生活质量

中医治病强调阴阳整体调节。在中医理论指导下使用中药，可以明显改善症状，并对人体内分泌代谢功能起到双向调节，维持内环境平衡的作用。运用具有中医特色的个体化治疗是我们提高临床疗效的一大法宝。采取不同的治法和方药，因人而异的治疗可以明显改善不同患者的不同症状。根据糖尿病患者的不同体质，如痰湿体质、痰浊体质、湿热体质、瘀血体质等，辨证施治，改善患者体质，从根本上改良糖尿病及其并发症发生的"土壤"。

3.防治糖尿病并发症

（1）中药治疗糖尿病肾病（DN）：病机基本特点为本虚标实，本虚为气阴两虚，标实为湿热浊瘀。所及脏腑以肾、肝、脾为主，病程较长。本病发病初期，阴虚为本，涉及肝肾；病之日久，阴损耗气，以致肾气虚损；后期阴损及阳，脾肾阳虚，水湿潴留；病至晚期，肾阳衰败，浊毒内停，水湿泛滥。临床上多根据益气养阴，活血化瘀通络，健脾滋肝补肾等方法采用专方专药、成药、单味药等进行治疗。中药治疗各期 DN 不仅能改善临床症状，也在临床实验室指标上体现了其疗效。

（2）中药治疗糖尿病视网膜病变（DR）：根据病机演变为气阴两虚-肝肾亏虚-阴阳两虚的转化特点及瘀、郁、痰三个重要致病因素，中医临床分期大体可分为早、中、晚三期。①早期（气阴两虚）：视力稍减退或正常，目睛干涩，或眼前少许黑花飘舞，眼底见视网膜少许微血管瘤、散在出血和渗出，视网膜病变多为1～3级；可伴神疲乏力，气短懒言，口干咽燥，自汗，便干或稀溏，舌胖嫩、紫暗或有瘀斑，脉沉细无力。②中期（肝肾亏虚）：视物模糊或变形，目睛干涩，眼底见视网膜广泛出血、渗出及棉绒斑，或见静脉串珠，或伴黄斑水肿，视网膜病变多为3～4级，可伴头晕耳鸣，腰膝酸软，肢体麻木，大便干结，舌暗红少苔，脉细涩。③晚期（阴阳两虚）：视物模糊或不见，或暴盲，眼底见新生血管、机化灶、增殖条带及牵拉性视网膜脱离，或玻璃体积血致眼底无法窥及，视网膜病变多为4～5级；可伴神疲乏力，五心烦热，失眠健忘，腰酸肢冷，手足凉麻，阳痿早泄，下肢水肿，大便溏结交替，舌淡胖少津或有瘀点，或唇舌紫暗，脉沉细无力。根据以上认识为基础指导的专方治疗取得了较好的疗效；中药治疗 DR 的疗效主要体现在提高 DR 视力，延缓 DR 的发生、发展，促进眼底出血、渗出、水肿的吸收等方面。

（3）中药治疗糖尿病周围神经病变（DPN）：病机有虚有实。虚有本与变之不同。虚之本在于阴津不足，虚之变在于气虚、阳损。虚之本与变，既可单独起作用，也可相互转化，互为因果；既可先本后变，也可同时存在。实为痰与瘀，既可单独致病，也可互结并见。临床上，患者既可纯虚为病，所谓"气不至则麻""血不荣则木""气血失充则痿"；又可虚实夹杂，但一般不存在纯实无虚之证。虚实夹杂者，在虚实之间，又多存在因果标本关系。常以虚为本，而阴虚为本中之本，气虚、阳损为本中之变，以实为标，痰浊瘀血阻滞经络。DPN 以凉、麻、痛、痿四大主症为临床特点。其主要病机是以气虚、阴虚、阳虚失充为本，以瘀血、痰浊阻络为标，血瘀贯穿于 DPN 的始终。临证当首辨其虚实，虚当辨气虚、阴虚、阳虚之所在；实当辨瘀与痰之所别，但总以虚中夹实最为多见。治疗当在辨证施治、遣方择药前提下，酌情选加化瘀通络之品，取其"以通为补""以通为助"之义。本病除口服、注射等常规的方法外，灵活选用熏、洗、灸、针刺、推拿等外治法，内外同治,可提高疗效,缩短疗程。

(4)中药治疗糖尿病足:病机多认为先天不足,正气虚弱,寒湿之邪侵袭,瘀阻脉络,气血不畅,甚或痹阻不通而发。以初起肢冷麻木,后期趾节坏死脱落,黑腐溃烂,疮口经久不愈为主要表现。中医临床分期大体可分为早、中、晚三期。①初期:患肢麻木、沉重、怕冷、步履不便(间歇性跛行),即行走时小腿或足部抽掣疼痛,需休息片刻后才能继续行走。患足皮色苍白,皮温降低,趺阳脉(足背动脉)搏动减弱。相当于西医的局部缺血期。②中期:患肢疼痛加重,入夜尤甚,日夜抱膝而坐。患肢畏寒,常需厚盖、抚摩。剧烈静息痛往往是溃烂先兆。患足肤色暗红,下垂位明显,抬高立即变苍白,严重时可见瘀点及紫斑,足背动脉搏动消失。皮肤干燥无汗,趾甲增厚变形。舌质暗有瘀斑,苔薄白,脉沉涩。相当于西医的营养障碍期。③末期:患部皮色由暗红变为青紫,肉枯筋萎,呈干性坏疽。若遇邪毒入侵,则肿胀溃烂,流水污臭,并且向周围蔓延,五趾相传,或波及足背,痛若汤泼火燃,药物难解。伴有全身发热,口干纳呆,尿黄便结等症。经治疗后,若肿消痛减,坏死组织与正常皮肤分界清楚,流出薄脓,或腐肉死骨脱落,创面肉芽渐红,是为佳兆。反之,患部肿痛不减,坏疽向近端及深部组织浸润蔓延,分界不清,伴有发热寒战,烦躁不安。该病坏疽分为三级:一级坏疽局限于足趾或手指部位;二级坏疽局限于足跖部位;三级坏疽发展至足背、足跟、踝关节及其上方。此期相当于西医的坏死溃疡期。糖尿病足与湿、热、火毒、气血凝滞、阴虚、阳虚或气虚有关,为本虚标实之证。临证辨治分清标本,整体辨证与局部辨证相结合,内治与外治相结合,以扶正祛邪为基本治则,大大降低了糖尿病足的截肢率和致残率。

(二)中药防治糖尿病及其并发症的特色

中药治疗糖尿病的方法丰富,对糖尿病及其并发症的治疗提供了较多的选择余地,并且除中药外还有针灸、按摩、理疗、气功、心理疗法等治疗方法,因此治疗方法的多样性和个体化是中药防治糖尿病及其并发症的主要特色,具体体现在以下几个方面。

1.针灸治疗糖尿病及其并发症

采用毫针、针灸并用、针药结合、穴位注射、穴位贴敷、埋线等疗法治疗糖尿病本病及其并发症(如糖尿病周围神经病变),针灸刺激可影响下丘脑神经核团、改善胰岛素抵抗及胰岛功能等,从而有一定的降糖功效,而其对糖尿病周围神经病变的治疗则主要通过调节脂代谢,加快血液流速,改善微循环,从而改善了周围神经的供血供氧,促进受损神经的修复。针灸治疗糖尿病及其并发症取得的效果引起广泛关注,其整体调节,安全无害的优点越来越被广大糖尿病患所接受。

2.熏蒸外洗治疗糖尿病足

采用温经活血通络,清热解毒等作用的中药煎汤外洗、浸泡、熏蒸治疗糖尿病足及糖尿病周围神经病变,是中药治疗糖尿病的一大特色。

3.基于中药性理论的饮食治疗

中医学认为基于药性理论的平衡观是糖尿病食疗的基础,采用辨证施食,根据"医食同源","药食同源",选择相应的药膳,取得较好的疗效。中药食疗可以改善机体的不良代谢状况,对肥胖2型糖尿病患者血糖及血脂有较好的调节作用。现代医学认为平衡膳食是糖尿病饮食疗法的基础,西医饮食疗法注重分析食物的营养成分,侧重于食物物质方面的"共性";而中医饮食疗法强调辨证论治,注重食物的功能"个性",选用不同的食物"以平为期"。

4.运用太极、气功、八段锦等养生运动疗法,心身同治

在糖尿病的防治上,隋·巢元方《诸病源候论》提出糖尿病患者应"先行一百二十步,多者千步,然后食。"王焘云:"消渴病人不欲饱食而卧,终日久坐……人欲小劳,但不可强所不能堪耳。"

适度的活动对防治糖尿病有积极的作用。在运动形式上，通常采用太极拳、太极剑、保健气功等传统健身法，这是根据中医的阴阳、五行和经络脏腑学说，以及相应的导引、行气、存思、内丹技术建立的"动中求静，静中求动"协调身心的演练功法。与强化生活方式干预相比，中医运动养生法在我国有广泛的群众基础，而且更简单易行，具有较强的适应性和推广价值。

因此，可以看到中药防治糖尿病具有整体调理，综合治疗，稳效低毒，注重个体化，辨证灵活，多靶点、多途径，并且能有效防治并发症，改善相关指标（血脂、血黏度、微循环、抗氧化等），有其独特的优势和广阔的应用前景。

二、中医病因病机认识

糖尿病属中医"消渴"病范畴，中医学认为消渴病病因多与素体阴津亏乏、先天禀赋不足有关；此外，人至老年，脏腑器官功能随年龄的增加相继渐衰且脆弱之自然生理变化过程也是不可忽视的原因。外因诸如饮食起居不节，过食肥甘厚味，形体肥胖，精神紧张，情志不畅，嗜烟酒、房事过度，外感六淫——风、寒、暑、湿、燥、火，思虑劳倦等是引发"消渴"病必要的外部条件。这些观点一直有效地指导中医临床实践。

对病机的传统认识是以阴虚为本、燥热为标，并以"三消"分而论之，也曾取得一定的临床疗效。随着对糖尿病认识和临床研究的进一步深入，发现许多糖尿病患者临床无典型的"三多一少"症状，而常有疲乏无力、轻度口渴、尿频、多汗、皮肤瘙痒等非特异性症状，且起病隐匿、程度轻微，常被忽视，部分患者是因健康检查或其他血管并发症原因就诊而发现，加之现代医学的早期干预、西药合理使用、介入治疗的推广应用、宣传教育的普及和民众防范意识的逐步提高等，导致传统消渴病机模式发生了极大转变。因此许多学者结合自己多年临床经验和实践体会，指出糖尿病的主要病机绝非单纯用阴虚燥热和"三消"所能解释清楚的，传统的理论已不能全面满足临床的需要，各地医家纷纷另辟新径，提出不同见解，概括为本虚标实，本虚包括脾虚、气阴两虚、阳虚，标实包括：气滞、血瘀、痰浊、毒邪。刘铜华等总结如下。

(一)脾虚论

糖尿病的各种临床表现可归纳为代谢综合征及慢性病变。此二点与脾的运化及升清功能的降低有密切关系。糖尿病病理致变形式一是降出大于升入，二是升降无序，而脾气下脱是其病理改变的基本病机，并贯穿于整个病变过程，所以临床辨证以健脾为主制定方药，均有较好的疗效。

(二)气阴两虚兼血瘀论

高彦彬等对558例糖尿病患者病机特点进行分析，辨证以气阴两虚兼瘀最多见（占46.9%）。童家罗认为气阴两虚兼瘀是消渴的病机。封俊言等也认为糖尿病病机以气阴两虚兼瘀多见。大量临床报道证明，遵守气阴两虚兼瘀病机辨证用药每获良效。

(三)肝失疏泄论

张延群等的观察结果表明，糖尿病不仅与肺脾肾相关，而且与肝的病理变化密切相关。李小杵等认为糖尿病与肝脏功能失调密切相关，肝的消渴之亢，治也疏肝理气，清肝泄火，养护肝体。王钢柱等认为本病病机正如清代医家黄坤载言"消渴之病，独责肝木"。治疗消渴必以疏利为法，选用逍遥散加减，对245例治疗观察一年，疗效满意。

(四)瘀血论

祝谌予于1980年对30例糖尿病患者进行观察发现，几乎全部患者均有舌暗或瘀斑，故首先提出糖尿病夹瘀之说。林兰等观察数百例糖尿病患者，显示糖尿病患者都有不同程度的血管并发症,舌多暗有瘀斑,舌下静脉青紫或怒张,血液流变学观察,有瘀血存在,提出血瘀是糖尿病的一个重要病机,糖尿病微血管病变与瘀血证密切相关,有共同的病理基础,加用活血化瘀药能较好地改善患者糖、脂肪代谢和血液高粘状态及血管神经并发症症状。熊曼琪等经过多年临床实践,认为瘀热互结是2型糖尿病的病机特点。

(五)痰论

王志学等从临床实践中总结出目前消渴患者"三多"症状不典型,多形体肥胖,表现为肢体麻木疼痛,胸闷,头痛,半身不遂,女子月经块多,面色晦暗,舌体胖大,舌质紫暗或有瘀斑,苔滑腻等痰瘀互结症状,认为痰瘀互结是消渴病的主要病机之一,是糖尿病诸多并发症的主要原因。盛梅笑等对102例糖尿病患者进行观察,发现痰湿可见于该病的整个过程,随着慢性血管病变的出现兼痰湿证者也增多。

(六)毒邪论

糖尿病以热毒、湿毒、浊毒、瘀毒为主。在1型或2型糖尿病的病情加重期,多表现为多饮、多食、多尿、燥热、多汗、大便干、舌红少津等一系列热毒内盛之象,或是肝郁化火而致,或是阴虚火旺所成。总之,表现为一派热毒内盛之象,治宜清热解毒。还有一类患者,热象不明显,但血糖显著升高,舌苔厚腻,或黄或白,形体偏胖,属湿毒、浊毒。

(七)阳虚论

现代医家对阳虚之消做了初步探讨。王毅鄂研究发现,消渴也有因素体阳虚,初起即同时兼有气虚或阳虚者,并认为此时的上燥渴、下尿频之证乃腾水气所致。张弛在对糖尿病患者病因分析中发现,不但有素体阴虚,也有素体阳虚、阴阳两虚者。其中素体阴虚,素体阴阳两虚者多见于2型糖尿病,而素体阳虚者多见于1型糖尿病。

三、糖尿病的中医诊疗

为了进一步发挥中药治疗糖尿病的特色与优势,规范糖尿病的诊疗行为,促进糖尿病中药临床疗效提升,在2007年发布的《糖尿病中医防治指南》的基础上,中华中药学会糖尿病学会整合、优化以往中医糖尿病标准方面的研究成果,结合临床实际,制定了糖尿病的中医诊疗标准。确定了糖尿病中医名为"消渴",对糖尿病的中医定义、临床表现、处理原则、辨证施治、成药治疗、辅助疗法、病情监测等分别进行阐述。

(一)定义

消渴是由体质因素加以饮食失节、情志失调、年高劳倦、外感邪毒或药石所伤等多种病因所致。是以多饮、多食、多尿、形体消瘦、尿有甜味为典型症状的病证,相当于现代医学的糖尿病。

(二)临床表现

以多饮、多食、多尿及原因不明之消瘦等症状为主要临床表现。也有多饮、多食、多尿症状不明显,以肺痨、眩晕、胸痹心痛、水肿、卒中、眼疾、疮痈等病症,或因烦渴、烦躁、神昏等病就诊,或无症状,体检时发现本病者。

(三)处理原则(图13-1)

1.基础干预

(1)控制饮食:坚持做到控制总量、调整结构、吃序正确;素食为主、其他为辅、营养均衡;进餐时先喝汤、吃青菜,快饱时再吃些主食、肉类。在平衡膳食的基础上,根据患者体质的寒热虚实选择相应的食物。火热者选用清凉类食物,如苦瓜、蒲公英、苦菜、苦杏仁等;虚寒者选用温补类食物,如生姜、干姜、肉桂、花椒做调味品炖羊肉、牛肉等;阴虚者选用养阴类食物,如黄瓜、西葫芦、丝瓜、百合、生菜等;大便干结者选黑芝麻、菠菜、茄子、胡萝卜汁、白萝卜汁;胃脘满闷者选凉拌苏叶、荷叶、陈皮丝;小便频数者选核桃肉、山药、莲子;肥胖者采用低热量、粗纤维的减肥食谱,常吃粗粮杂粮等有利于减肥的食物。针对糖尿病不同并发症常需要不同的饮食调摄,如糖尿病神经源性膀胱患者晚餐后减少水分摄入量,睡前排空膀胱;合并皮肤瘙痒症、手足癣者应控制烟酒、浓茶、辛辣、海鲜发物等刺激性饮食;合并脂代谢紊乱者可用菊花、决明子、枸杞、山楂等药物泡水代茶饮。糖尿病患者可根据自身情况选用相应饮食疗法及药膳进行自我保健。当出现并发症时,按并发症饮食原则进食。

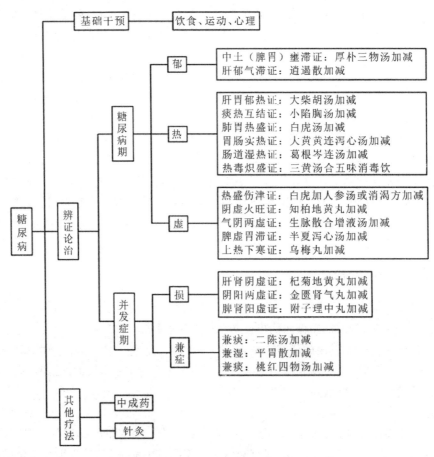

图 13-1　糖尿病中医治疗模式

(2)合理运动:坚持缓慢、适量的运动原则,应循序渐进、量力而行、动中有静、劳逸结合,将其纳入日常生活的规划中。青壮年患者或体质较好者可以选用比较剧烈的运动项目,中老年患者或体质较弱者可选用比较温和的运动项目,不适合户外锻炼者可练吐纳呼吸或打坐功;八段锦、太极拳、五禽戏等养身调心传统的锻炼方式适宜大部分患者;有并发症的患者原则上避免剧烈运动。

(3)心理调摄:糖尿病患者应正确认识和对待疾病,修身养性,陶冶性情,保持心情舒畅,配合医师进行合理的治疗和监测。

四、辨证论治

糖尿病多因禀赋异常、过食肥甘、多坐少动及精神因素而成。病因复杂,变证多端。辨证当明确郁、热、虚、损等不同病程特点。本病初始多六郁相兼为病,宜辛开苦降,行气化痰。郁久化热,肝胃郁热者,宜开郁清胃;热盛者宜苦酸制甜,根据肺热、肠热、胃热诸证辨证治之。燥热伤阴,壮火食气终致气血阴阳俱虚,则须益气养血,滋阴补阳润燥。脉损、络损诸证更宜及早、全程治络,应根据不同病情选用辛香疏络、辛润通络、活血通络诸法,有利于提高临床疗效。

（一）糖尿病期

1.郁

（1）脾胃壅滞证。①症状:腹型肥胖,脘腹胀满,嗳气、矢气频频,得嗳气、矢气后胀满缓解,大便量多,舌质淡红,舌体胖大,苔白厚,脉滑。②治法:行气导滞。③方药:厚朴三物汤(《金匮要略》)加减。厚朴、大黄、枳实。④加减:胸闷脘痞、痰涎量多加半夏、陈皮、橘红;腹胀甚、大便秘结加槟榔、二丑、莱菔子。

（2）肝郁气滞证。①症状:情绪抑郁,喜太息,遇事易紧张,胁肋胀满,舌淡苔薄白,脉弦。②治法:疏肝解郁。③方药:逍遥散(《太平惠民和剂局方》)加减。柴胡、当归、白芍、白术、茯苓、薄荷、生姜。④加减:纳呆加焦三仙;抑郁易怒加丹皮、赤芍;眠差加炒枣仁、五味子。

2.热

（1）肝胃郁热证。①症状:脘腹痞满,胸胁胀闷,面色红赤,形体偏胖,腹部胀大,心烦易怒,口干口苦,大便干,小便色黄,舌质红,苔黄,脉弦数。②治法:开郁清热。③方药:大柴胡汤(《伤寒论》)加减。柴胡、黄芩、半夏、枳实、白芍、大黄、生姜。④加减:舌苔厚腻加化橘红、陈皮、茯苓;舌苔黄腻、脘痞加五谷虫、红曲、生山楂;舌暗、舌底脉络瘀加水蛭粉、桃仁。

（2）痰热互结证。①症状:形体肥胖,腹部胀大,胸闷脘痞,口干口渴,喜冷饮,饮水量多,心烦口苦,大便干结,小便色黄,舌质红,舌体胖,苔黄腻,脉弦滑。②治法:清热化痰。③方药:小陷胸汤(《伤寒论》)加减。黄连、半夏、全瓜蒌、枳实。④加减:口渴喜饮加生牡蛎;腹部胀满加炒莱菔子、槟榔;不寐或少寐加竹茹、陈皮。

（3）肺胃热盛证。①症状:口大渴,喜冷饮,饮水量多,易饥多食,汗出多,小便多,面色红赤,舌红,苔薄黄,脉洪大。②治法:清热泻火。③方药:白虎汤(《伤寒论》)加减或桑白皮汤(《古今医统》)合玉女煎(《景岳全书》)加减。石膏、知母、生甘草、桑白皮、黄芩、天冬、麦冬、南沙参。④加减:心烦加黄连,大便干结加大黄,乏力、汗出多加西洋参、乌梅、桑叶。

（4）胃肠实热证。①症状:脘腹胀满,大便秘结难行,口干口苦,或有口臭,口渴喜冷饮,饮水量多,多食易饥,舌红,苔黄,脉数有力,右关明显。②治法:清泄实热。③方药:大黄黄连泻心汤(《伤寒论》)加减或小承气汤(《伤寒论》)加减。大黄、黄连、枳实、石膏、葛根、元明粉。④加减:口渴甚加天花粉、生牡蛎;大便干结不行加枳壳、厚朴,并加大大黄、元明粉用量;大便干结如球状加当归、首乌、生地;口舌生疮、心胸烦热,或齿、鼻出血,加黄芩、黄柏、栀子、蒲公英。

（5）肠道湿热证。①症状:脘腹痞满,大便黏腻不爽,或臭秽难闻,小便色黄,口干不渴,或有口臭,舌红,舌体胖大,或边有齿痕,苔黄腻,脉滑数。②治法:清利湿热。③方药:葛根芩连汤(《伤寒论》)加减。葛根、黄连、黄芩、炙甘草。④加减:苔厚腐腻去炙甘草,加苍术;纳食不香、脘腹胀闷、四肢沉重加苍术、藿香、佩兰、炒薏苡仁;小便不畅、尿急、尿痛加黄柏、桂枝、知母;湿热下注、肢体酸重加秦皮、威灵仙、防己;湿热伤阴加天花粉、生牡蛎。

（6）热毒炽盛证。①症状：口渴引饮，心胸烦热，体生疔疮、痈、疽或皮肤瘙痒，便干溲黄，舌红，苔黄。②治法：清热解毒。③方药：三黄汤（《千金翼》）合五味消毒饮（《医宗金鉴》）加减。黄连、黄芩、生大黄、银花、地丁、连翘、黄芩、栀子、鱼腥草。④加减：心中懊憹而烦、卧寐不安者加栀子；皮肤瘙痒甚加苦参、地肤子、白鲜皮；痈疽疮疖焮热红肿甚加丹皮、赤芍、蒲公英。

3.虚

（1）热盛伤津证。①症状：口大渴，喜冷饮，饮水量多，汗多，乏力，易饥多食，尿频量多，口苦，溲赤便秘，舌干红，苔黄燥，脉洪大而虚。②治法：清热益气生津。③方药：白虎加人参汤（《伤寒论》）或消渴方（《丹溪心法》）加减。石膏、知母、太子参、天花粉、生地黄、黄连、葛根、麦冬、藕汁。④加减：口干渴甚加生牡蛎；便秘加玄参、麦冬，热象重加黄连、黄芩，太子参易为西洋参；大汗出、乏力甚加浮小麦、乌梅、白芍。

（2）阴虚火旺证。①症状：五心烦热，急躁易怒，口干口渴，时时汗出，少寐多梦，小便短赤，大便干，舌红赤，少苔，脉虚细数。②治法：滋阴降火。③方药：知柏地黄丸（《景岳全书》）加减。知母、黄柏、生地黄、山萸肉、山药、丹皮。④加减：失眠甚加夜交藤、炒枣仁；火热重加黄连、乌梅；大便秘结加玄参、当归。

（3）气阴两虚证。①症状：消瘦，疲乏无力，易汗出，口干口苦，心悸失眠，舌红少津，苔薄白干或少苔，脉虚细数。②治法：益气养阴清热。③方药：生脉散（《医学启源》）合增液汤（《温病条辨》）加减。人参、生地黄、五味子、麦冬、玄参。④加减：口苦、大汗、舌红脉数等热象较著加黄连、黄柏；口干渴、舌干少苔等阴虚之象明显加石斛、天花粉、生牡蛎；乏力、自汗等气虚症状明显加黄芪。

（4）脾虚胃滞证。①症状：心下痞满，呕恶纳呆，水谷不消，便溏，或肠鸣下利，干呕呃逆，舌胖淡苔腻，舌下络瘀，脉弦滑无力。②治法：辛开苦降，运脾理滞。③方药：半夏泻心汤（《伤寒论》）加减。半夏、黄芩、黄连、党参、干姜、炙甘草。④加减：腹泻甚易干姜为生姜，呕吐加苏叶、苏梗、旋覆花等，便秘加槟榔、枳实、大黄，瘀血内阻加水蛭粉、生大黄。

（5）上热下寒证。①症状：心烦口苦，胃脘灼热，或呕吐，下利，手足及下肢冷甚，舌红，苔根部腐腻，舌下络脉瘀闭。②治法：清上温下。③方药：乌梅丸（《伤寒论》）加减。乌梅、黄连、黄柏、干姜、蜀椒、附子、当归、肉桂、党参。④加减：下寒甚重用肉桂；上热明显重用黄连、黄芩；虚象著加重用党参，加黄芪；瘀血内阻加水蛭粉、桃仁、生大黄。

（二）糖尿病并发症期

消渴日久可导致肝肾阴虚或肾阴阳两虚，出现各种慢性并发症，严重者发生死亡。

1.损

（1）肝肾阴虚证：本证主要见于糖尿病合并视网膜病变。①症状：小便频数，浑浊如膏，视物模糊，腰膝酸软，眩晕耳鸣，五心烦热，低热颧红，口干咽燥，多梦遗精，皮肤干燥，雀目，或蚊蝇飞舞，或失明，皮肤瘙痒，舌红少苔，脉细数。②治法：滋补肝肾。③方药：杞菊地黄丸（《医级》）加减。枸杞、菊花、熟地黄、山萸肉、山药、茯苓、丹皮、泽泻、女贞子、墨旱莲。④加减：视物模糊加茺蔚子、桑葚子，头晕加桑叶、天麻。

（2）脾肾阳虚证：本证主要见于糖尿病肾病。①症状：腰膝酸冷，夜尿频，畏寒身冷，小便清长或小便不利，大便稀溏，或见水肿，舌淡胖大，脉沉细。②治法：温补脾肾。③方药：附子理中丸（《伤寒论》）加减。制附子、干姜、人参、炒白术、炙甘草。④加减：偏于肾阳虚倍用肉桂；偏于肾阴虚重用知母，加生地；肾阳虚水肿甚加茯苓、泽泻利水消肿；兼心阳虚衰欲脱加山萸肉、肉桂、人参易为红参;水肿兼尿中大量泡沫加金樱子、芡实。

(3)阴阳两虚证:本证主要见于糖尿病肾病、糖尿病合并周围神经病变等的后期。①症状:小便频数,夜尿增多,浑浊如脂如膏,甚至饮一溲一,五心烦热,口干咽燥,神疲,耳轮干枯,面色黧黑;腰膝酸软无力,畏寒肢凉,四肢欠温,阳痿,下肢水肿,甚则全身皆肿,舌质淡,苔白而干,脉沉细无力。②治法:滋阴补阳。③方药:金匮肾气丸(《金匮要略》)加减。制附子、桂枝、熟地黄、山萸肉、山药、泽泻、茯苓、丹皮。④加减:偏肾阳虚选右归饮(《景岳全书》)加减,偏肾阴虚选左归饮(《景岳全书》)加减。

2.兼证

除以上证候外,痰、湿、浊、瘀是本病常见的兼证,兼痰主要见于肥胖糖尿病患者,兼湿主要见于糖尿病胃肠病变,兼浊主要见于糖尿病血脂、血尿酸较高的患者,兼瘀主要见于糖尿病血管病变。

(1)兼痰。①症状:嗜食肥甘,形体肥胖,呕恶眩晕,恶心口黏,头重嗜睡,食油腻则加重,舌体胖大,苔白厚腻,脉滑。②治法:行气化痰。③方药:二陈汤(《太平惠民和剂局方》)加减。半夏、陈皮、茯苓、炙甘草、生姜、大枣。

(2)兼湿。①症状:头重昏蒙,四肢沉重,遇阴雨天加重,倦怠嗜卧,脘腹胀满,食少纳呆,大便溏泄或黏滞不爽,小便不利,舌胖大,边齿痕,苔腻,脉弦滑。②治法:燥湿健脾。③方药:平胃散(《太平惠民和剂局方》)加减。苍术、厚朴、陈皮、甘草、茯苓。

(3)兼浊。①症状:腹部肥胖,实验室检查血脂或血尿酸升高,或伴脂肪肝,舌胖大,苔腐腻,脉滑。②治法:消膏降浊。③方药:红曲、五谷虫、生山楂、西红花、威灵仙。

(4)兼瘀。①症状:肢体麻木或疼痛,胸闷刺痛,或卒中偏瘫,语言謇涩,或眼底出血,或下肢紫暗,唇舌紫暗,舌有瘀斑或舌下青筋暴露,苔薄白,脉弦涩。②治法:活血化瘀。③方药:桃红四物汤(《医宗金鉴》)加减,以眼底或肾脏络脉病变为主者,宜抵当汤(《伤寒论》)加减。桃仁、红花、川芎、当归、生地黄、白芍、酒大黄、水蛭。

(三)其他疗法

1.中成药

中成药的选用必须在辨证的基础上,根据不同证型选择合适的中成药,切忌盲目使用。

2.针灸按摩

(1)体针:糖尿病患者进行针法治疗时器具要严格消毒。①上消(肺热津伤)处方:肺俞、脾俞、胰俞、尺泽、曲池、廉泉、承浆、足三里、三阴交;配穴:烦渴、口干加金津、玉液。②中消(胃热炽盛)处方:脾俞、胃俞、胰俞、足三里、三阴交、内庭、中脘、阴陵泉、曲池、合谷;配穴:大便秘结加天枢、支沟。③下消(肾阴亏虚)处方:肾俞、关元、三阴交、太溪;配穴:视物模糊加太冲、光明。④阴阳两虚处方:气海、关元、肾俞、命门、三阴交、太溪、复溜。

(2)耳针:耳针、耳穴贴压以内分泌、肾上腺等穴位为主。耳针疗法取穴胰、内分泌、肾上腺、缘中、三焦、肾、神门、心、肝,配穴:偏上消者加肺、渴点,偏中消者加脾、胃,偏下消者加膀胱。

(3)按摩:肥胖或超重糖尿病患者可腹部按摩中脘、水分、气海、关元、天枢、水道等。点穴减肥常取合谷、内关、足三里、三阴交。也可推拿面颈部、胸背部、臀部、四肢等部位用摩、揉、揉、按、捏、拿、合、分、轻拍等手法。

五、单味中药对血糖的影响及作用机制

尽管西药降糖的效果有目共睹,由于不断出现的不良事件也愈加受到关注,近年来的临床和实验研究证实单味中药治疗糖尿病疗效稳定,不良反应少,且可改善临床症状和有效地防治并发症的发生进展,有着西药不可替代的作用。但中药降糖作用缓慢,力度较小;疗效虽好,但难于重复及推广。目前有关单味中药治疗糖尿病的基础研究尚少,虽揭示了一些可喜的苗头,但多为浅层次的低水平重复。故进一步运用现代科学技术手段加强方药作用的基础研究和中药有效成分的提取及相关药理研究,筛选疗效确切、起效快,经得起重复的单味中药是当务之急。

(一)实验动物研究

2000年游龙等曾将影响血糖升降的65种中药总结发表于中国中药信息杂志。具有降低血糖作用的54种中药分别是:麻黄、苍耳子、牛蒡子、桑叶、葛根、知母、天花粉、夏枯草、黄连、生地、玄参、赤芍、紫草、熊胆、地骨皮、大黄、威灵仙、防己、五加皮、苍术、茯苓、薏苡仁、附子、乌头、荔枝核、麦芽、藕节、虎杖、鬼箭羽、卷柏、桔梗、昆布、枇杷叶、灵芝、刺蒺藜、人参、黄芪、白术、麦门冬、石斛、玉竹、黄精、枸杞、女贞子、银耳、山茱萸、蚕蛹、玉米须、丹皮、泽泻、五味子、三七、首乌、菟丝子。

具有升高血糖作用的11种中药分别为:紫苏、龙胆草、秦艽、娑罗子、三七、瓜蒌、贝母、全蝎、党参、刺五加、杜仲。

(二)降血糖活性成分研究

1.植物多糖类成分研究

从人参中分离到21种人参多糖,其中Panaxan A降糖活性最高,从人参根中分离纯化出一种小分子均一多糖;从知母根茎中分离到4种知母多糖,东苍术中分离到3种多糖,实验表明具有不同程度的降糖作用。山药多糖、黄芪多糖、麦冬多糖、瓜蒌多糖、冬虫夏草多糖、枸杞多糖、南瓜多糖、地黄多糖等也显示了其降糖活性。

2.苷类成分研究

黄精螺(留)烷醇苷、三七皂苷、野葛糖苷、人参皂苷、苦瓜皂苷、夏枯草三萜皂苷等。

3.具有抑制醛糖还原酶的成分

从苏木甲醇提取物分得的苏木查耳酮、从半夏块茎分得治疗糖尿病并发症的黄酮苷、黄芩苷和小檗碱可抑制醛糖还原酶。

4.具有抑制蛋白质非酶糖基化作用的成分

葛根、柴胡、地黄、人参的醇提物对人血清清蛋白非酶糖基化有明显的抑制作用,对晶状体蛋白的非酶糖基化也有明显的抑制作用。

5.具有改善血液流变性的降糖成分

月见草油乳静脉滴注,空腹血糖下降显著,血清胆固醇和甘油三酯下降,HDL-C上升,对全黏度、血浆黏度、纤维蛋白原均有极显著下降,有望用于治疗糖尿病伴高脂血症患者。小檗碱不仅有显著的降血糖作用,而且对糖尿病患者伴有的合并症高血压、高血脂、血栓形成等有很好的防治作用。

6.提高胰岛素受体敏感性的成分

玉竹甲醇提取物和番石榴叶中的黄酮苷主要是通过提高胰岛素敏感性而达到降血糖作用的。

7.具有降血糖作用的植物成分

从中药植物中发现降糖成分有萜类、胰岛素、肽和氨基酸类、黄酮类、多糖类、硫醚类、生物碱类、香豆精类和不饱和脂肪酸类等。

(三)机制研究

单味中药是复方组合的基本要素,且每味药具有多种组合相互呈现协同效果,它通过不同的途径和靶点在糖尿病综合治疗上发挥疗效,单味中药的作用机制报道众多,基本达成共识的有如下几点。

1.保护胰岛 β 细胞,促进胰岛素分泌

人参中人参多糖和南瓜多糖对胰岛素释放有促进作用,人参皂苷既能抑制四氧嘧啶对动物胰岛 β 细胞的破坏,又能促进残存胰岛 β 细胞的分泌功能,而且停药后仍能维持降血糖作用 1~2 周;黄连、黄柏、三颗针等植物含有的小檗碱有显著的降糖作用,它能促进血清胰岛素水平升高和胰岛 β 细胞的修复;苦瓜素降糖缓慢持久,可刺激胰岛 β 细胞释放胰岛素;鬼箭羽也可促进胰岛 β 细胞释放胰岛素;冬虫夏草通过促进胰岛素分泌而降低血糖,临床加用百令胶囊要优于不给百令胶囊的磺酰脲类降糖药组;夏枯草能修复胰岛 β 细胞,使胰岛素分泌正常。

2.拮抗胰高血糖素,抑制糖原分解,促进糖原合成

汉防己降血糖机制之一就是降低血浆胰高血糖素浓度;肾上腺素能促进肝糖原的分解而使血糖升高,人参、刺五加、黄连、黄柏、地黄、桑叶、桑皮、夏枯草、玉米须、高山红景天、麦冬等皆对抗肾上腺素,降低由肾上腺素引起的动物血糖升高;人参茎叶含有的多糖能明显降低四氧嘧啶模型小鼠高血糖;三七中的三七皂苷可促进糖尿病小鼠肝糖原成组降糖效果随着连续给药而增强;夏枯草醇提取物可增加肝糖原的合成;女贞子能明显增加糖尿病小鼠肝糖原含量而降低血糖。

3.抑制糖原异生,促进外周组织对葡萄糖的利用,增加葡萄糖的分解

黄连、黄柏中的小檗碱能抑制糖原异生,促进外组织对葡萄糖的酵解,使血糖降低;宁夏枸杞醇提取物及地骨皮可使糖尿病大鼠显著持久地降糖,其根中胍衍生物有类似苯乙双胍提高周围组织对葡萄糖利用率的作用;荔枝核制成的浸膏能有效治疗非胰岛素依赖型糖尿病。

4.增强胰岛素受体敏感性,增加胰岛素受体数目

大黄、黄连可提高胰岛素受体结合力,改善胰岛素抵抗;番石榴中的黄酮能促进胰岛素与受体结合,提高组织对葡萄糖的利用;玉竹可通过增强胰岛素敏感性而达到降糖目的。

5.降低血脂,改善血液流变性

黄连能减低血清胆固醇,它和大黄可同时减低四氧嘧啶模型小鼠血清甘油三酯和胆固醇,而大黄本有活血化瘀的作用,可改善血液流变性,茶叶多糖除了能降血糖,还能降低血清中的甘油三酯和胆固醇;大蒜素可明显降低四氧嘧啶模型小鼠升高的血小板数和胆固醇含量;山萸肉能降糖,也能抑制血小板的凝集。

6.清除自由基

某些含黄酮类中药如卷柏、番石榴有清除自由基,抑制脂质过氧化反应作用,刺五加注射液有显著减少过氧化脂质的作用;黄连可升高超氧化物歧化酶活性;绞股蓝不仅有降糖降脂作用,还能提高机体歧化酶活性而起抗氧化作用。

7.抑制醛糖还原酶活性,抑制蛋白质的非酶糖基化

黄连中的小檗碱和黄芩苷均为醛糖还原酶抑制剂;槐米中的槲皮素和大蓟中的水飞蓟宾则为较强的醛糖还原酶抑制剂,此外还有甘草、丹参、黄芪、龙胆草等。

由此可见,中药的作用是通过不同途径、不同靶点调节血糖、防治慢性并发症的;单味药尚且如此,以单味药依据中药理论所组成的复方中药更能体现中药的多途径、多靶点的综合作用,在此不再赘述。

六、治疗糖尿病的中成药

截止到 2009 年 12 月,我们查询的国家食品和药品监督管理局审批颁布的治疗糖尿病中药共计 35 个品种,若将成分和功能主治相同,而剂型不一的药物合并后,尚有 28 种。涉及丸剂、胶囊、口服液、颗粒剂、片剂、注射液 6 种剂型。其中仅 1 种是从中药材中提取的有效成分,2 种为中西药并用,其余均为中药复方。经药理研究和临床试验证明,这些中药均具有降低血糖和/或改善脂质代谢等作用。临床用于轻、中度 2 型糖尿病,证属气阴两虚、气虚内热、气阴两虚挟瘀、脾气不足、肾阳亏虚等,其组方均较好体现了中医辨证论治之长处,并兼顾了益气、养阴、补肾、健脾、清热、活血化瘀等整体观念。详见表 13-2。

表 13-2　治疗糖尿病的中成药

药名	药物组成	功能主治
渴乐宁胶囊	黄芪、黄精(酒炙)、地黄、太子参、天花粉	益气、养阴、生津。适用于气阴两虚型消渴病,症见:口渴多饮、五心烦热、乏力多汗、心慌气短等
渴乐宁颗粒	黄芪、黄精(酒制)、地黄、太子参、天花粉	益气、养阴、生津。用于气阴两虚型消渴病。症见:口渴多饮、五心烦热、乏力多汗、心慌气短等
六味地黄软胶囊	熟地黄、山茱萸(制)、牡丹皮、茯苓、山药、泽泻	滋阴补肾。用于肾阴亏损,头晕耳鸣,腰膝酸软,骨蒸潮热,盗汗遗精,消渴
六味地黄颗粒	熟地黄、山茱萸(制)、牡丹皮、茯苓、山药、泽泻	滋阴补肾。用于肾阴亏损,头晕耳鸣,腰膝酸软,骨蒸潮热,盗汗遗精,消渴
六味地黄丸	熟地黄、山茱萸(制)、牡丹皮、茯苓、山药、泽泻	滋阴补肾。用于肾阴亏损,头晕耳鸣,腰膝酸软,骨蒸潮热,盗汗遗精,消渴
六味地黄口服液	熟地黄、山茱萸(制)、牡丹皮、茯苓、山药、泽泻	滋阴补肾。用于肾阴亏损,头晕耳鸣,腰膝酸软,骨蒸潮热,盗汗遗精,消渴
桂附地黄胶囊	肉桂、熟地黄、附子(制)、山茱萸、牡丹皮、茯苓、山药、泽泻	温补肾阳。用于肾阳不足,腰膝酸冷,肢体水肿,小便不利或反多,痰饮喘咳,消渴
参芪降糖颗粒	人参茎叶皂苷、五味子、黄芪、山药、地黄、枸杞等	益气养阴、滋脾补肾。主治消渴症,用于 2 型糖尿病
参芪降糖胶囊	人参茎叶皂苷、五味子、黄芪、山药、地黄、覆盆子、麦冬、茯苓、天花粉、泽泻、枸杞	益气养阴、滋脾补肾。主治消渴症,用于 2 型糖尿病
芪蛭降糖胶囊	黄芪、生地、黄精、水蛭	益气养阴、活血化瘀。用于 2 型糖尿病,证属气阴两虚兼瘀者,症见:口渴多饮,多尿易饥,体瘦乏力、自汗盗汗,面色晦暗,肢体麻木,舌暗有瘀斑等
益津降糖口服液	人参、白术、茯苓、仙人掌	健脾益气、生津止渴,适用于气阴两虚型消渴病,症见:乏力自汗,口渴喜饮,多尿,多食善饥,舌苔花剥、少津,脉细少力,用于 2 型糖尿病

续表

药名	药物组成	功能主治
金芪降糖片	金银花、黄芪、黄连等	清热益气。主治气虚兼内热之消渴病,症见口渴喜饮,易饥多食,气短乏力等,用于轻、中度 2 型糖尿病
金芪降糖胶囊	金银花、黄芪、黄连等	清热益气。主治气虚兼内热之消渴病,症见口渴喜饮,易饥多食,气短乏力等,用于轻、中度 2 型糖尿病
人参糖肽注射液	人参糖肽	补气、生津、止渴。用于气阴两虚型轻、中度 2 型糖尿病,症见:气短懒言、倦息乏力,自汗盗汗,口渴喜饮,五心烦热
金芪降糖颗粒	金银花、黄芪、黄连等	清热益气。主治气虚兼内热之消渴病,症见:口渴喜饮,易饥多食,气短乏力等,用于轻、中度 2 型糖尿病
消渴安胶囊	黄芪、葛根、麦冬、水蛭	具有益气养阴化瘀,通络之功效
消渴丸	葛根、地黄、黄芪、天花粉、玉米须、五味子、山药、格列本脲	滋肾养阴,益气生津。用于多饮、多尿,多食、消瘦,体倦无力,眠差腰痛、尿糖及血糖升高之气阴两虚型消渴症
消糖灵胶囊(消渴平胶囊)	黄芪、天花粉、白芍、丹参、沙苑子、枸杞、知母、杜仲、五味子、黄连、人参、格列本脲	益气养阴,清热泻火,益肾缩尿的功能。用于糖尿病
糖尿乐胶囊	地黄、当归、柏子仁(霜)、酸枣仁(炒)、天冬、麦冬、五味子、大枣、人参、茯苓、丹参、远志、玄参、甘草、桔梗、琥珀、龙骨	育阴养血、补心安神。用于心血不足、怔忡健忘,心悸失眠,虚烦不安
糖尿灵片	天花粉、葛根、生地黄、应冬。五味子、甘草、糯米(炒黄)、南瓜粉	养阴滋肾、生津止沟、清热除烦、降低尿糖。用于轻中型糖尿病
糖脉康颗粒	黄芪、地黄等	养阴清热,活血化瘀、益气固肾。用于气阳两虚血瘀所致的口渴喜饮、倦息乏力,气短懒言、自汗,盗汗。五心烦热、胸中闷痛、肢体麻木或刺痛。便秘、2 型糖尿病及并发症见上述症状者
养刚降糖片	黄民、党参、葛根。枸杞、玄参、玉竹、地黄、知母、牡丹皮、川芎、虎杖、五味子	养阴益气,清热活血。用于糖尿病
十味玉泉胶雀	麦冬、人参、天花粉、黄芪、地黄、五味子、甘草、乌梅、茯苓	益气养阴,清热生津。用于气阴两虚之消渴病。症见:气短乏力,口渴喜饮。易饥烦热。可作为 2 型糖尿病的辅助治疗药
玉泉丸	葛根、天花粉、地黄、麦冬、五味子、甘草	养阴生津。止渴除烦。益气和中。用于治疗因胰岛功能减退面引起的物质代谢、碳水化合物代谢紊乱,自糖升高的糖尿病,肺胃肾阴亏损、热病后期
降糖甲片	黄芪、黄精(酒炙)地黄、太子参、天花粉	补气益气、养用生津。用于气阴两虚型消渴症(2 型糖尿病)

七、中药的不良反应及其禁忌证

中药不是绝对安全的,也有不良反应,服用时应详细阅读说明书。应用中药制剂时需注意以下几种情况。

(1)中西药合用的药物如"消渴丸",其中有西药格列本脲成分,约 10 粒消渴丸中就有 1 片(2.5 mg)格列本脲,若使用不当,可能会发生低血糖,老年患者和肾功能不全者应当慎用。

(2)有肝肾功能损害的患者应避免使用对肝肾功能有害的中成药。

(3)临床辨证错误可引发诸多不良反应。

(4)对个别中成药中的某种药物过敏者禁用,如虫类药物、天花粉类药物等。

(5)脾胃虚寒禁用苦寒类药物或以苦寒药为主的中成药。

(6)因某些中药具有堕胎、致畸作用妊娠期妇女不宜服用。

八、临床应用的注意事项

(1)凡药三分"毒",此"毒"泛指药物的偏性,也就是寒热温凉之药性,所以不主张长期大量服用一种药物。

(2)复方中成药的选择是依据临床证候来定的,而证候又受到不同个体的体质、不同的病程阶段、不同的季节、不同的地域环境、不同的饮食习惯等影响,具有动态变化的特点,因此临床应用时要充分考虑以上不同,结合病情,合理对证地选择,不能一成不变,也不能随意更改。

(3)同病异治是中医治病的特色治则之一,某种药物他人用之有效,便拿来服用,若对证也有效,若不对证则无效,还可能产生诸多不良反应而加重病情,甚至脏器的毒性作用,造成严重后果,所以不能人云亦云,应在医师指导下使用。

(4)不要盲目购买和使用没有国家食品和药品监督局正式批准的保健品和药品,有正式批准文号的相关中药保健品或药品中,其降血糖的作用往往较弱,不能达到如西药般立竿见影的效果。但由于利益驱使,市场上经常有打着中药的幌子,出售所谓的纯中药保健品或药品,我院药学部曾对三种"纯中药"降糖药做了药物分析及鉴定,发现其中掺杂了二种甚或三种降糖西药,患者在不知情的情况下服用,极易造成严重低血糖而危及生命。

(5)有过敏体质的患者,尽量避免对有"保密处方"中成药的使用,因其中成分不公开,可能会引发过敏或加重病情。

(6)不建议在出现酮症酸中毒、高渗性昏迷时使用中药降糖。

(7)当空腹血糖持续高于 11.1 mmol/L 时不建议单独服用纯中药制剂。

(周鲁辉)

第七节　围绝经期综合征的中医治疗

围绝经期是指妇女从有生育能力与性生活正常时期逐步进入老年期的一个过渡岁月。绝经是每一个妇女生命过程中必然经历的生理过程,然而,围绕着绝经前后这段时期,随着卵巢功能的逐渐衰退,不少妇女常出现不同程度的潮热、盗汗、心悸、心烦、头晕、失眠、疲惫乏力、精神萎靡、水肿等诸症,这称围绝经期综合征,中医也称绝经前后诸症。围绝经期正好是妇女一生中工作与事业有成、经验最丰富的时期,他们担负着工作、家庭的重任,正想大展宏图做一番事业,然而也正在此时他们在生理上、心理上、情绪上的改变造成一系列综合征,大有心有余而力不足之感,重重地久久地困惑着这些妇女,甚至有的还有大难临头、重病缠身之感,因此解除这些妇女的痛苦,消除他们的种种困惑是很重要的,于国、于民、于家庭、于个人都是有益的。

对于围绝经期综合征的治疗,近年来西医一直在探索应用激素补充治疗(HRT)治疗围绝经期综合征,此疗法近期疗效明显,能有效缓解大部分的围绝经期综合征症状,但不能排除其远期致癌危险。中药治疗围绝经期综合征已有多年的历史,大量临床实践证明只要正确应用中医理论进行审证求因,辨证论治,中医治疗围绝经期综合征疗效良好并无明显近期及远期不良反应。

一、围绝经期综合征的发病机制

有关围绝经期综合征发生的病因、发病机制研究,现代医学已从神经、内分泌、免疫功能等多方位多层面地进行了深刻、透彻的论述,且还在不断深入的探求中,这里主要谈中医对围绝经期综合征的认识。

围绝经期综合征中医称为绝经前后诸症,其发病机制中医认为肾虚是致病的源头(肾虚为致病之本),由于肾的阴阳亏损、平衡失调,又基于不同个体的体质及五行生克制约的关系即五脏相生相克的关系,出现肝、脾、心、肺功能的失调,故在不同个体发生不同类型的综合征的证型,因此围绝经期综合征的病因病机其本在肾虚,其标在肝、脾、心、肺功能失调的演变过程。

(一)肾虚致病——肾虚是绝经前后诸症发生发展的主要原因

《素问·上古天真论》曰:"女子七岁,肾气盛,齿更发长;二七而天癸至,任脉通,太冲脉盛,月事以时下,故有子;三七,肾气平均,故真牙生而长极;四七,筋骨坚,发长极,身体盛壮;五七,阳明脉衰,面始焦,发始堕;六七,三阳脉衰于上,面皆焦,发始白;七七,任脉虚,太冲脉衰少,天癸竭,地道不通,故形坏而无子也"。此经文明确指出人的生长发育衰老(生长、壮、老、病、已)均与肾气虚衰有密切关系,同时肾通过冲任二脉管理着月经与生殖,年届七七以后,肾气虚衰,功能终止。一般来说,妇女从四十岁开始,肾气渐衰,冲任脉虚,天癸渐竭,至绝经的过渡阶段,此时若肾阳不足,肾阴亏损,或阴阳二虚,则出现头晕、腰痛、足跟痛、关节疼痛、尿频、尿有余沥、尿失禁等肾虚之证。

肾藏精是肾的主要生理功能之一,肾藏精有两个含义:一是肾藏先天之精,主管生长发育生殖,肾之虚损到衰竭,则月经断竭,生殖终止,肾藏精另一含义,即是藏五脏六腑之精,以温煦濡养全身机体脏腑。肾之精气虚衰,五脏六腑失养而产生一系列症状,所以肾之阴阳为五脏阴阳的根本。张景岳在《类经命门》条下曰:"五脏之阴非此不能滋,五脏之阳非此不能发"即指此意。围绝经期妇女将届经断之年,肾气渐衰,冲任亏虚,精血不足,久之则阴阳俱虚衰,温煦濡养之功失职,其他脏腑必受其累。导致各脏腑之偏盛偏衰,功能失调。

(1)或肾阴不足(水不涵木),肝失涵养,肝阳上亢,或真阴亏损,阳失潜藏,致头晕目眩、耳鸣。阴亏火旺,心肝失养,致心悸、烦躁、易怒、情志失常、潮热汗出、颧红口干,甚至失眠、神不守舍。

(2)或肾阳不足(命门虚衰),脾失温煦,气不化水,水湿停滞。甚则日久蕴湿化痰,痰浊上蒙清窍,积久化热,则痰热互结,上扰清空。

(3)或脾虚肝郁,气滞瘀阻。

（4）或肾水不能上滋心火，导致心肾失交等一系列综合征，其证有虚、虚实夹杂、寒热错综等诸证，这些均为中医以肾为主论治本综合征提供了理论依据。

另外，中医的肾还包括脑的功能，肾主骨，骨生髓，脑为髓之海——肾上连于脑，肾开窍于耳和二阴，肾虚则记忆力减退、认知能力减退、行为动作迟钝、骨折、耳鸣耳聋、尿频。

（二）情志致病——情志变动常为本综合征的诱因

"一切顽固沉重的忧愁和焦虑足以给各种疾病大开方便之门"。中医有"百病生于气，怒则气上，喜则气缓，悲则气消，恐则气下，惊则气乱，思则气结。怒伤肝，思伤脾，恐伤肾，悲伤肺，喜伤心"。对于本综合征，因郁致病的因素尤为明显。由于家庭、社会、环境、人际关系的变动，经济问题、政治问题、工作问题等长期不能摆脱的心理压力而诱发精神情绪的变动，多见于性格拘谨、孤僻内向、固执、自尊心过强、不合群等人群中。中医认为肝喜条达平和，多种因素导致肝气郁积，太过则五志过极化火，不及则机体失于调畅、气滞血结等。此外喜怒忧思悲恐惊，七情的过度或不及的变化，均可导致机体气血失于和谐，而影响脏腑功能的正常运行而发病。因本综合征肾虚为本影响机体功能失调，情志影响使功能更失调，脏腑功能失调也产生情志变化，故情志与脏腑功能二者互为因果而发病。

（三）痰湿、瘀阻致病

痰湿、瘀阻是脏腑功能失调、虚弱而产生的病理产物，一旦形成则又成为本综合征的致病因素。

痰湿是机体功能失调产生的病理产物，往往由于肝经积郁，木郁克土，土虚水湿失运，或脾肾之阳不足，致脾运失职，水湿滞留，蕴久成痰，痰湿积久化热而成痰热。也可由于心肝火旺，炼液成痰所致，所以临床上又有痰浊、痰热之分，痰浊或痰热上扰，蒙闭清窍，则精神情志功能失调而不能自控。

瘀阻也是机体功能失调而产生的病理产物，又有因郁致瘀、因虚致瘀之分，肝郁气滞则瘀（气行则血行，气滞则血滞）；气虚运行乏力，推动无力，瘀血阻滞为气虚致瘀。治疗时有所区分。瘀阻致病的观点与现代医学的人体微循环障碍是导致疾病和衰老的理论有相似之处，微循环功能随年龄增长而呈下降趋势，因此提示用活血化瘀治疗有一定疗效，临床上看到老年斑中医认为瘀，而且上述肾虚、情绪、痰湿病久必致瘀，治疗时必须兼顾。

上述三者中，肾虚致病为本，情志致病为诱因，机体功能失调致邪为续发，机体功能失调的病理产物痰湿、瘀阻等因素可以分别作用于机体，也可同时作用于机体，或者互为因果产生病证。总之，三者是密切相关的，所以本综合征患者往往主诉多，表现不一，出现错综复杂的症候。论治时必须分清脏腑阴阳的盛衰、寒热病邪夹杂，并权衡其孰轻孰重辨证治疗。

二、围绝经期综合征的辨证论治

围绝经期综合征的治疗原则是调理阴阳，以平为期（平衡阴阳），虚则补之，实则泻之，虚实兼顾，扶正祛邪或祛邪扶正，治疗过程中要根据张景岳《类经》曰"善补阴者，必于阳中求阴，则阴得阳升而泉源不竭"的理论，故治疗本综合征，立足于燮理阴阳，调和营卫，用药必须柔润，不宜刚燥，即使对心肝火旺，痰热上扰之证，也只能中病即止，太过、不及均不利于病症的治疗及体质的恢复，处方立法必须顾及脏腑阴阳的协调，审证求因，审因论治才能获得较满意的效果。

归纳临床常用的治法大约有以下几种。

(一)和营敛阴、泻热潜阳

用于肝肾阴虚,阴虚阳扰,少阳郁热,枢机和解失司之证。

(1)症见:乍寒乍热,烘热潮红汗出,头晕目眩,腰脊酸楚,心烦不安等。舌苔薄,舌质边尖红,脉细弦数。

(2)方药:左归饮(左归丸)、二仙汤合小柴胡汤出入。

1)左归饮(补力次)——熟地黄、山药、山萸肉、吐丝子、杞子、怀牛膝、鹿角(胶)、龟板(胶)。

2)左归丸(补力强)——熟地黄、山药、山萸肉、杞子、炙草、茯苓。

二仙汤——当归、白芍、知母、川柏、仙茅、淫羊藿、巴戟。

(3)功效:和营敛阴、泻热潜阳,以冀肾阴得复,少阳枢机得以运转,气机升降条达,阴阳得以调和,诸症自平。

(二)清泻心肝,涤痰宣窍

用于肝郁气滞,郁久化火,心肝火炽,炼液成痰,痰热互结,上蒙清窍之证。

(1)症见:精神情绪紧张,喜怒无常或多思善虑,烦躁不宁、激动易怒,甚则不避亲疏,不能自控,若遇情绪有所激动更是一触即发,势若燎原,脉细弦滑数,舌苔薄黄腻或白糙,甚或大便干结,舌苔厚腻,舌质红或舌尖边红。

(2)方药:丹栀逍遥散、地黄百合汤、礞石滚痰丸(礞石、沉香、大黄、黄芩、朴硝;涤痰热,用于痰热上扰,大便干结)、涤痰汤(半夏、陈皮、茯苓、甘草、竹茹、枳实、党参、菖蒲、南星、生姜、大枣)出入。

柴胡、当归、白芍、薄荷、夏枯草、黑山栀、姜川连、娑罗子、生地黄、百合、礞石、菖蒲、茯苓、南星、生铁落、枳实、制军。

便秘加大黄或当归茯苓丸。

(3)功效:清肝解郁,清心宁神,涤痰宣窍,以使积郁之火得以清泄,心肝之阴得以恢复(急下存阴之意),阴阳之气和谐,情绪也得以宁静自安。

(三)温肾健脾,调和营卫

用于脾肾阳虚,营卫不和,卫阳不固之证

(1)症见:形寒畏冷,腰脊酸楚,汗出频多,纳少便溏,面浮肢肿,惊惕肉瞤,皮肤蚁行感或夜尿频多,或有气自下上冲或心慌失眠,惊恐不安等脉细软,舌苔薄,舌质淡胖。

(2)方药:右归饮:三补药加杞子、杜仲、甘草、肉桂、附子。

右归丸:右归饮加菟丝子、当归、鹿角胶。

党参、附片、肉桂、当归、熟地黄、白芍、山萸肉、山药、鹿角、炙草、仙茅、淫羊藿。

尿频加缩泉丸,腰酸加续断寄生,汗多加白术防风黄芪。

(3)功效:温补肾阳、固摄调和收敛营卫,以冀肾阳得复,脾阳得以温煦,气阳充足,卫表得固,营卫和谐,摄纳有权,诸症自除。

(四)养血柔肝,宁心安神

用于肾精亏虚,心肝之阴暗耗之证。

(1)症见:头晕目眩,头胀头痛,烦躁易怒,心悸怔忡,心烦失眠,梦扰纷纭,易于惊醒等,脉细数舌苔薄质红。

(2)方药:六味、二仙合酸枣仁汤加减。

酸枣仁汤(金匮方):枣仁、知母、川芎、甘草、茯苓。

熟地黄、枸杞、山萸肉、当归、白芍、川芎、知母、麦冬、枣仁、茯神、五味子、淮小麦、仙茅、淫羊藿。

(3)功效:平虚烦宁心神,枣仁补肝养血,川芎上行头目,疏肝散郁,知母滋阴降火,以清肝阳,茯苓佐枣仁,宁心安神,甘草缓急调中,用于肝气郁结化火引起失眠症,可加合欢皮、郁金、当归、白芍。滋养肾阴以复心肝之阴,以敛心肝之气,以冀心肝得养,阴阳和调,心神守舍,而得安宁,而诸症皆平。

(五)疏肝解郁,涤痰宣窍

用于肝郁气滞,木旺克土,脾虚失运,水湿停滞,蕴而成痰,痰湿上扰清窍之证。

(1)症见:处世淡漠,沉默寡言,抑郁自责,无悲自泣,懊恼莫名,烦恼无尽,甚则厌世,常喜独自向隅而坐,脉细软,舌苔薄腻。

(2)方药:逍遥散、二陈汤、二仙汤加减。

柴胡、当归、白芍、薄荷、娑罗子、广郁金、淮小麦、党参、熟附片、仙茅、淫羊藿、茯苓、香附、陈皮、礞石、菖蒲、远志。

(3)功效:以冀肝经得疏泄,脾运得恢复,痰浊得化,而诸证渐平。

(六)交通心肾法

用于心肾不交,水火不济之证。

(1)症见:失眠精神烦躁,心悸不宁,不能入睡,白天头昏思睡,睡则不寐,头晕目眩腰酸。

(2)方药:交泰丸—黄连、肉桂。

(3)功效:取心肾互相制约之意,治长期失眠。另外,远志、菖蒲,辛温开窍,与养血重镇相配安神。

三、中药治疗妇女围绝经综合征的机制

近年来,通过应用现代科学技术手段研究和揭示临床观察有效的中药复方治疗妇女围绝经综合征的机制,取得了很多成果,归纳如下。

(一)对内分泌的调节作用

从血清 FSH、LH、E_2 观察显示补肾药物有类雌激素样作用,具有改善卵巢功能、抑制垂体释放促性腺激素、调整下丘脑-垂体-卵巢轴的功能。

廖氏等发现 18 月龄雌性大鼠血清 E_2 水平降低,LH 和 FSH 含量升高,经给予二仙汤(仙茅、淫羊藿、巴戟天、当归、知母、黄柏)后血清 E_2 水平升高,LH 和 FSH 含量下降。熊氏等研究表明更年平调液(枸杞、何首乌、旱莲草、龙齿、白芍、肉苁蓉等)也有上述作用,并能改善卵巢、肾上腺皮质的形态和功能。黎氏等通过临床研究认为,更年安怡片(熟地、山药、茯神、菟丝子、杜仲、苁蓉等)能明显升高<50 岁患者血清 E_2 水平,对 LH、FSH 及>50 岁患者血清 E_2 水平无明显改善,由此推测更年安怡片可以直接作用于卵巢组织,对尚未完全衰退仍可逆转的卵巢功能有促进和调节作用。但是王氏清心泻火药(黄连、麦门冬、白芍、酸枣仁)则无此作用。可见中药补肾、补心、泻心各种不同治疗原则,其作用环节可能不同,所以中医辨证实在是有道理的。

(二)对神经系统调节作用

更年安(熟地、泽泻、茯苓、丹皮、山药、山萸肉、首乌、仙茅等)实验提示有明显的改进睡眠、安

定镇静、增强记忆的作用,可能对中枢与自主神经系统有调节作用。吕氏报告,通过临床和实验研究观察到中药更年舒(熟地黄、山药、山茱萸、仙茅、淫羊藿、肉苁蓉、菟丝子、知母、枸杞)能使更年期妇女下降的血 β-内啡肽(β-EP)上升。俞氏等研究发现性减退期下丘脑 ER 和 ER mRNA 水平较性成熟期显著下降,而更年健方(生地黄、白芍、枸杞、菟丝子、龟板等)可使下降了的 ER 和 ER mRNA明显升高,并通过上调下丘脑 ER 和 ER mRNA 使 P 物质明显下降,β-EP 显著升高,这与提高体内雌激素水平具有同样的效果。刘氏等认为,单胺类神经递质(5-HT 和 NE)缺乏是抑郁的生化病理基础,并通过实验证实甘麦大枣汤(甘草、小麦、大枣)能增加单胺类神经递质的合成。这三味药中都含有单胺前体——苯丙氨酸、酪氨酸和色氨酸。色氨酸是 5-HT 的前体,酪氨酸是 NE 的前体,而苯丙氨酸大部分在体内转化为酪氨酸,因此该方可促进 5-HT 和 NE 的合成,从而改善综合征的神经精神症状。王氏等研究发现:更年春方(GNC,既往曾称上述的更年健方)可提高大鼠切除卵巢后 Morris 水迷宫成绩;GNC 提高大脑湿重与体重的比值,并改善海马锥体细胞层、分子层和多形细胞层结构,缓解细胞浓缩、出现空泡及细胞排列紊乱现象。GNC可提高海马中 ERβ mRNA 和蛋白的表达、调节海马胆碱能指标,并可能由此改善学习和记忆能力低下。GNC 含药血清可以增强具有典型神经细胞特性的 PC12 细胞活力,抑制 Aβ 诱导的PC12 细胞早期凋亡,提示更年春可能对阿尔茨海默病细胞模型有保护作用。GNC 含药血清能明显提高 PC12 细胞中 ERβ 表达,能提高 PC12 细胞 p-ERK1/2 含量,GNC 含药血清抑制 Aβ 致PC12 细胞凋亡的作用通过 ER 和 MAPK 途径调节 bax、bcl-2 的表达,ER 介导 GNC 激活MAPK 信号通路。

(三)对免疫功能的调节

随着年龄增长,机体的免疫功能也随之出现衰退现象。神经-内分泌-免疫网络是机体主要的整合系统,中药复方对患者神经、内分泌有改善作用,同时也能提高患者的免疫功能。叶氏等实验研究提示本综合征患者免疫功能减退可能与雌激素撤退有关,雌激素撤退引起中枢神经递质(包括内源性鸦片肽、单胺神经递质)的改变,后者作用于淋巴细胞,使免疫功能减退。患者服用补肾助阳药甲蓉片(桂附地黄丸＋刺五加、首乌)有防衰老、提高免疫功能的作用,因此认为补肾药物治疗本综合征能调整机体免疫功能。张氏报告更年期综合征患者白细胞雌激素受体(ER)含量明显低于正常育龄期妇女,应用六味地黄丸治疗 2 个月后,除症状改善外,可使白细胞ER 含量明显增高,这可能是中药发挥疗效的基础。

(四)对骨质代谢的影响

骨质疏松是本综合征的严重并发症。叶氏研究发现用甲蓉片(温肾助阳药)治疗后能显著提高桡骨骨密度(BMD)。王氏等为评估中药复方"更年春(又称更年健)"防治原发性骨质疏松(POP)的疗效,将 10～12 月龄 SD 雌性大鼠 100 只随机分成 5 组:假手术组、模型组、中药高剂量组、中药低剂量组、尼尔雌醇组,除假手术组做假性手术外,其余各组均行双侧卵巢切除术,分别于术后或术后 3 个月起灌药,均灌药 3 个月后取大鼠椎骨、胫骨,组织切片形态学观察显示,中药及尼尔雌醇组骨小梁比模型组粗壮饱满,结构较完整;形态计量分析显示,中药及尼尔雌醇组骨小梁面积均数明显高于模型组($P < 0.01$)。提示:中药更年春和雌激素一样可防治绝经后骨质疏松。所以补肾可改善骨代谢,为"肾主骨生髓,髓通于脑"的道理也。

（王晓婧）

第八节　甲状腺功能亢进症的中医治疗

一、概述

甲状腺功能亢进症(甲亢),是指甲状腺功能增高,分泌过多的甲状腺激素,引起机体高代谢状态,临床表现为心动过速、多食、消瘦、畏热、多汗、易激动及甲状腺肿大等一组症群的内分泌性疾病。病因多种,其中 Graves 病最常见。本病的发病主要是在遗传基础上因精神刺激等应激因素作用而诱发自身免疫反应所致。本病属常见病,常有明显家族性,可发生于任何年龄,但以青年女性最多见,男女之比 1∶(4~6),目前我国女性人群患病率达 2%,且有逐渐增高的趋势。本病可归属于中医的"瘿瘤""气瘿""忧瘿""食也""瘿气""消渴"等范畴。

二、历代名家学说

(一)病因病机

1.忧忿气结

隋代巢元方《诸病源候论·瘿候》:"瘿者由忧恚气结所生,亦曰饮沙水,沙水气入于脉,搏颈下而成之。"心有不遂,或情志抑郁,或情绪紧张,或突遭剧烈的精神创伤,致肝气郁结,失于疏泄,气机郁滞,津液输布失常,停为浊气水湿,聚而不散成结。宋代太医院编《圣济总录·瘿瘤门》:"石瘿、泥瘿、劳瘿、忧瘿、气瘿是为五瘿……忧、劳、气则本于七情,情之所致,气则随之或上而不下,或聚而不散是也。"人身之阴阳气血津液,先必充足,脉道才能充盈;次则须循其常道升降出入,否则为病。明代李梴《医学入门·外科脑颈门·瘿瘤》论述:"原因忧恚所致,故又曰瘿气,今之所谓影囊者是也。"

2.痰瘀凝结

宋代严用和《济生方·瘿瘤论治》指出:"夫瘿瘤者,多由喜怒不节,忧思过度,而成斯疾焉。大抵人之气血,循环一身,常欲无滞留之患,调摄失宜,气滞血滞,为瘿为瘤。"强调气滞血瘀是导致瘿瘤的重要原因。元代朱震亨《丹溪心法·六郁》指出:"气血冲和,万病不生,一有怫郁,诸症生焉,故人生诸病多生于郁,诸郁终致气郁血郁。"又说"凡人体上中下有块者,多为痰。"情志怫郁,肝失条达,横逆犯脾,脾失健运,水谷不能化生津液,反酿生痰浊水湿,肝气夹痰上逆,痰气交凝于颈前肝经;痰气凝结,阻滞脉道,气血受阻,瘀血内生。痰浊、瘀血结聚,瘿瘤遂生。明代陈实功《外科正宗·瘿瘤论》也有:"夫人生瘿瘤之症,非阴阳正气结肿,乃五脏瘀血、浊气、痰滞而成。"认识到瘀血、痰浊与瘿瘤的发生有密切的关系。

3.痰火交结

明代李梴《医学入门·瘿瘤篇》指出:"瘿气,今之所谓瘿囊者是也,由忧虑所生……肝火旺盛,灼伤胃阴,阴伤则热,热则消谷善饥,若肝旺犯脾……消瘦疲乏。"家有不睦,或工作不顺,五志过极,所愿不遂,日久必致肝气郁结,郁久化火,伤津劫液,致阴虚火旺,火盛动风,煎熬津液,凝聚成痰,痰火交结,聚而成瘿。肝火旺盛故心烦易怒;火劫伤阴则口干多饮,肌肤瘦削;肝气挟痰火上攻于目,则目睛红赤、外凸;肝扰心,心血不足,心阴亏耗,则心烦夜不成寐;肝火伤阴,肾阴不足,水不涵木,火盛动风,故见手足震颤;风火相煽,气火挟痰气上逆,阻于颈部故见瘿瘤。

历代医贤论述"瘿瘤"的病因病机,不外乎虚、实两个方面。虚为本,实为标。本虚多为肝肾阴虚,心血不足,后期也可脾肾亏虚;标实则不离气、痰、瘀、风、火。一方面,气郁、痰结、瘀阻、风盛、火燔均是在虚的基础上产生和发展变化;另一方面,风火痰瘀又可反过来耗伤正气,损伤阴血,导致气郁、寒湿、痰浊、瘀血内生,进而凝结成块。

(二)治法方药

甲亢主要表现为消瘦、口渴、易饥、烦躁、多汗、手抖等,多属于阳证。历代医家对瘿瘤的辨治均有所论述,创制的一些方剂至今仍在临床上发挥着重要的作用。

1.行气开郁

对瘿瘤(甲亢)的论治,隋唐名医甄权《古今录验》第四十一卷载:"疗瘿有在咽喉初起,游气去来,阴阳气相搏,遂停住喉中前不去,肿起如斛罗,诸疗不瘥。小麦汤方。小麦,昆布,厚朴,橘皮,附子(炮),海藻,生姜,半夏,白前,杏仁。上十味,切,以水一斗,煮取三升半,分五服,相去一炊顷。"在温阳化痰行气的同时,注意用昆布、海藻等散结之品。唐代王焘《外台秘要》卷第二十三载:"夫瘿初结者,由人忧恚气逆,蕴蓄所成也。久饮沙石流水,毒瓦斯不散之所致也。皆是脾肺壅结,治颈卒生结囊,欲成瘿。宜服木通散方。木通,海藻,昆布,松萝,桂心。治瘿气初结,咽喉中壅闷,不治即渐渐肿大。宜服昆布丸方。昆布,诃黎勒皮,槟榔,松萝,干姜,桂心。上药捣为末,炼蜜和丸,如梧桐子大,每于食后,以温酒下二十丸。"《外台秘要》共记载疗气瘿方一十首,如疗冷气筑咽喉噎塞兼瘿气的昆布丸方:"昆布,干姜,犀角,吴茱萸,人参,马尾海藻,葶苈子,杏仁。上八味捣筛,蜜丸如梧子,空腹以饮服。"以及疗瘿气方:"昆布,马尾海藻,杏仁,通草,麦门冬,连翘,干姜,橘皮,茯苓,松萝。上十味捣末,以袋盛含之,乃以齿微微嚼药袋子,汁出入咽中,日夜勿停,有闷荆加四分佳。忌嗔及劳油腻粘食。"除基本必用的海藻、昆布之外,常用杏仁、厚朴、陈皮、槟榔等理气开郁,散结消肿。

2.化痰行瘀

唐代孙思邈《千金翼方》治五瘿方:"海藻、昆布、半夏、细辛、土瓜根、松萝、白蔹、龙胆草、海蛤、通草。上十味作散,酒服方寸匕,一日食二次。"宋代王怀隐《太平圣惠方·瘿瘤》载治疗瘿瘤之方:"小麦,海藻,昆布,文蛤,半夏,贝母,木通,松萝,连翘,白头翁,海蛤,生姜。"方中海藻能治瘿瘤、瘰疬、颈下核,破散结气,痈肿癥瘕坚气、睾丸肿痛。松萝清热解毒,止咳化痰,唐代甄权《药性论》谓其:"治气痰结满,疗疝气下坠,疼痛核肿,去腹中雷鸣,幽幽作声。"金代张从正《儒门事亲·瘿》:"夫瘿囊肿闷,稽叔夜养生论云:颈如险而瘿,水土之使然也,可用人参化瘿丹,服之则消也。又以海带、海藻、昆布三味,皆海中之物,但得二味,投之于水瓮中,常食亦可消矣。"

3.清热化痰

唐代孙思邈《千金方》治疗石瘿劳瘿泥瘿忧瘿气瘿方:"海藻、龙胆草、海蛤、通草、昆布、松萝、小麦曲、半夏。上九味作散,酒服方寸匕,日三。禁食鱼、猪肉、五辛、生菜、羊肉汤。十日知,二十日愈。"《外台秘要》针对痰热或痰火交结的气瘿,用下方治疗:"半夏,海藻,龙胆,昆布,上件药,捣细罗为散,每服不计时候,以生姜酒调下一钱。"又方:"羚羊角屑,昆布,桂心,川大黄,木通。上件药,捣罗为末,炼蜜和丸,如梧桐子大,每服,不计时候,以粥饮下二十丸。"痰热或痰火是瘿瘤患者常见证型之一,故用龙胆草、松萝清郁热,半夏、麦曲化痰,海藻、昆布、海蛤散结,共同起到清热化痰、散结消肿的作用。

三、现代临床应用研究

本病常是由于忧恼郁怒而引起,按其临床表现及证候类型,常采用益气养阴、清热化痰、理气解郁、祛瘀软坚等治法。临证时要辨明是气阴两伤之候,还是阴虚阳亢,或是痰火郁结及瘿肿之类,当分而治之,方可收效。

(一)疏肝解郁,化痰散结

气郁痰凝是甲亢的常见证型。早期或恢复期主要表现为颈前瘿肿,咽梗如炙,胸闷太息,两胁胀满,烦躁郁怒,失眠,饮食减少或恶心欲吐,大便溏泄,舌质淡红,苔白腻,脉弦或弦滑。治宜疏肝解郁,化痰消瘿。方先用柴胡疏肝散合二陈汤化裁。药用柴胡、枳壳、白芍、香附、赤芍、当归、制半夏、陈皮、茯苓、炙甘草等;若胸闷、胁胀;腹胀便溏者加白术、山药、扁豆等健脾益气。清代沈金鳌《杂病源流犀烛·痰饮源流》说:"其为物则流动不测,故其为害,上至巅顶,下至涌泉,随气升降,周身内外皆到,五脏六腑俱有。"有学者常以舒肝行气解郁,兼化痰散结之半夏厚朴汤合小柴胡汤加香附、郁金及川楝子等治疗。

(二)平肝清热,泻火和胃

此型表现为颈前瘿肿,眼突,目光炯炯,烦躁不安,性急易怒,恶热多汗,面红口苦,口渴多饮,心悸失眠,手指颤抖,舌红苔黄,脉弦数。治宜清肝泻火,散结消瘿,方选龙胆泻肝汤合栀子清肝汤化裁,药物龙胆草、栀子、黄芩、柴胡、生地黄、白芍、茯苓、丹皮、当归、甘草等;若病久伤阴,口苦且干,舌红少津者,加沙参、玄参、麦冬、天花粉等养阴生津;汗多者加浮小麦、五味子等敛阴止汗;心烦失眠者加酸枣仁、夜交藤等养心安神。喜用酸枣仁汤合小柴胡汤加减:去半夏、姜、枣,重用黄芩,以清肝胆肺胃之热;酸枣仁、知母,以养阴润燥、清热除烦。还可加杭菊花、郁金、石决明和白芍等加强平肝养阴之效。有学者认为:传统瘿病的"肝火亢盛",是"胃火炽盛"。故治以疏肝解郁,清热泻火。方用白虎汤、白虎加人参汤合四逆散加减,常选用石膏、知母、怀山、太子参、柴胡、枳壳、白芍、生牡蛎。

(三)滋阴降火

此型多选天王补心丹化裁,药用太子参、玄参、生地黄、麦冬、五味子、茯苓、酸枣仁、黄芩、栀子、丹皮、当归、甘草等;若阴亏甚者,加枸杞、首乌、龟甲等滋阴息风;眼突、手抖者加钩藤、白蒺藜、白芍等平肝息风,或合大定风珠化裁治疗;若瘿肿久治不散者,加夏枯草、浙贝等散结化痰。有学者认为本病乃本虚标实,本虚以阴虚为主。临床注重滋补肝肾之阴,一方面"肝体阴而用阳",养阴柔肝可助肝气疏泄,以解肝郁;另一方面,"壮水之主以制阳光",滋下清上;阴虚者常以当归六黄汤为基础方养阴清热,其中当归、细生地育阴养血、培本清热;黄芩、黄连、黄柏泻火除烦、清热坚阴;黄芪益气固表;因恐熟地滋腻,临床多用细生地而慎用熟地。养阴药物喜用清润之品,如细生地黄、麦冬、玄参、白芍、女贞子等,避免滋腻之药阻碍气机。

(四)疏肝理气

肝气郁滞型甲亢,症见烦躁易怒、心悸胸闷、善叹息、失眠多梦、口干口苦、头晕头痛、舌红苔黄、脉弦数。甲亢多因七情所伤,与肝气不疏密不可分,肝失疏泄后气机的疏通和畅达受阻,气机郁结于颈前形成瘿瘤。有学者采用疏肝清热、软坚散结之法,方用消瘰丸合小柴胡汤加减。气滞日久,郁而化火伤阴可选丹栀逍遥散。有学者将甲亢性肝损害分为早、中、晚三个阶段,认为肝郁脾虚为本;气滞、湿热、瘀血互结为标。治疗上予疏肝解郁,方药用柴胡疏肝散加减(基本组成:柴胡 15 g,陈皮 6 g,川芎 15 g,枳壳 10 g,白芍 15 g,甘草 6 g,郁金 15 g)。有学者认为,甲亢的病机为本虚标实,阴虚为本,郁火、痰浊与瘀血为标,因而治疗上以益气养阴为主,配以疏肝理气、清热泻火、活血化瘀、化痰软坚散结之品。基本方如下:黄芩、夏枯草、生地黄、丹皮、赤芍、白芍、五味子、白芥子、茯苓、天冬、麦冬、丹参、生牡蛎、生甘草。甲亢往往表现为急躁易怒,精神紧张,精神、情志异常,发病多与情志刺激有关,故早期多有肝气郁结,用药当以疏肝顺气为先,又因肝为藏血之脏,体阴用阳,故疏肝同时勿忘养血,临床以柴胡类方加味(如逍遥散、柴胡疏肝散、大小柴胡汤、柴胡加龙骨牡蛎汤及四逆散等)能较快改善患者的症状。

(五)理气化痰,泻火逐瘀

甲状腺疾病的发生,多为气、火、痰为患。气是甲状腺疾病之根,气顺则肝能主疏泄,气血流畅,气郁则肝失条达,气血凝聚。火为甲状腺疾病之源,"气有余便是火","六气皆从火化",五志过极能化火,阴虚血燥也能化火。痰是气,火之果。气郁则津凝成痰,火盛则炼液为痰,脾虚则痰湿内生。气、痰、火三者互为影响,治疗应着重掌握理、清、化三大原则。有学者认为"瘿病"多为"气、郁、痰、瘀",并特别强调瘀血在瘿病发生发展过程中的重要作用,主张"和血、活血、破血","和血"用四物汤、鸡血藤、丹参、丹皮等;"活血"用姜黄、三七、蒲黄、益母草、川芎、五灵脂、红花、郁金等;"破血"用三棱、莪术、穿山甲、桃仁、水蛭等。正如《丹溪心法·六郁》所说:"气血冲和,万病不生,一有怫郁,诸症生焉,故人生诸病多生于郁,诸郁终致气郁血郁。"

(六)滋阴降火,平肝息风

本证系因长期忿郁恼怒或忧虑,使气机郁滞或痰气壅结,气郁化火而致,可出现心烦汗多,急躁易怒,失眠多梦,口干口苦,舌质红苔黄,脉弦数等肝火旺盛之症。有学者认为情志不舒则肝郁化火,耗伤津液,易引起阴虚火旺或气阴两虚之证,火旺则易动风。治当清泻肝火、舒肝养阴息风,方以清肝汤加减:柴胡25 g,芍药25 g,栀子25 g,海藻30 g,昆布20 g,知母20 g,麦冬20 g,玄参20 g,牡蛎25 g,天花粉30 g,丹参20 g,川楝子15 g;眼球突出明显加白蒺藜、茺蔚子;心悸明显加龙骨、柏子仁、酸枣仁;四肢颤抖明显加天麻、钩藤;药取酸枣仁汤合小柴胡汤加减:去半夏、姜、枣,重用黄芩,以清肝胆肺胃之热;酸枣仁、知母,以养阴润燥清热除烦。还可加杭菊花、郁金、石决明和白芍等加强平肝养阴之效。平肝潜阳常用天麻、钩藤、珍珠母、代赭石、龟板、鳖甲等;息风化痰常用:夏枯草、生龙牡、瓜蒌、石菖蒲;同时辅以养阴清肝之品如女贞子、旱莲草、枸杞、白芍等。

(七)攻补兼施

近期,更有学者在综合多种中医传统辨证方法基础上,提出了甲亢标本虚实辨证方法。认为:甲亢之本虚证型,可分为阴虚、气阴两虚和阴阳俱虚,少数患者可表现为脾气不足,甲亢之标实证候则包括肝火、胃火、心火或胆热,也可表现为肝气郁结、肝风内动、痰火内郁、痰湿中阻、痰瘀互结等。观察发现:患者经常是具备本虚证型一证,同时具备标实证候一证或数证,或以某一标实证为主。甲亢辨证论治的关键是要处理好本虚和标实的关系。补虚多用生脉饮、沙参麦冬汤、一贯煎等,药用太子参、黄芪、麦冬、石斛、五味子、枸杞、山萸肉、怀牛膝;化痰多以二陈汤、黄连温胆汤等;泻火多用龙胆泻肝汤;理气多用柴胡疏肝散、小柴胡汤等,根据病机的不同,选用相应的方剂。

(八)其他治疗

1.单药治疗

黄药子味苦辛性凉有毒,《本草纲目》谓其能"凉血、降火、消瘿、解毒",被认为是治疗甲状腺疾病包括甲亢有效的单味药。动物实验研究发现:黄药子对缺碘和原因不明的甲状腺肿大有一定疗效。治疗甲状腺功能亢进,绝大多数患者的临床症状,也可有明显的改善,颈围、基础代谢可有不同程度缩小、降低。但是作为甲状腺疾病治疗药物,一般服药时间较长,持续用量过大,容易发生药物性肝炎。所以有学者主张,在较长时间服药时,每天用量以不超过 12 g 为宜。其他单味药如雷公藤等,近年也时有报道。

2.气功治疗

外气治疗:取天突、天鼎、合谷、足三里、翳风。用点法发凉气,用抓法对准甲状腺连抓 10 次,用导引法作全身性导引,以期疏通经络、祛痰散结、消除瘿气。施功:用剑指站桩功,使气血调和,生理代谢机制增强;"嘘"字功(吸短呼长)以泻肝火;逍遥步(以嘘字口型长呼气,做慢步行功)以解郁祛痰散结;血压高时要做降压功。每晚盘坐深调息 1 次,持续 60 分钟。以上综合用功,可疏肝解郁、活血消瘿。也可合用月华功 60 分钟以剑指站桩功、八段锦,可达滋水涵木、平肝息风之效,见手足抖动或肢体搐搦等症,应以逍遥步"吹"字功为主。血压升高时,可意守丹田或涌泉,以收濡养筋脉、除烦息风之功。

3.针灸疗法

取人迎、足三里、合谷、间使等。肝郁痰结加肝俞、内关;肝阳上亢加行间、太冲;阴虚火旺,加肝俞、肾俞、心俞、三阴交。行平补平泻法,留针 20～30 分钟,每天或隔天 1 次,15 次为 1 个疗程。

(1)耳针疗法:耳针则取甲状腺、内分泌、肝、神门。每周 3 次,10 次为 1 个疗程。

(2)艾灸疗法:取天突、大椎、风池、天府、膻中等穴。每穴灸 10～20 分钟,每天 1 次,连灸 6 天;以后隔天 1 次,2 周为 1 个疗程。

(周鲁辉)

第九节　甲状腺功能减退症的中医治疗

一、病因病理

甲状腺功能减退症(甲减)属于"虚劳"或"虚损"之疾,《素问·通评虚实论》曰:"精气夺则虚",本病大多由于禀赋不足或后天失调、病久失调、积劳内伤所致。病机是元气虚怯,肾阳虚衰,乃脏腑功能减退,气血生化不足。病变脏腑以肾为主,病位涉及心、脾、肝等脏。由于阳气虚衰,无力运化,临床也可见痰湿、瘀血等病理产物夹杂。

甲状腺激素有促进生长发育、产热、调节代谢等作用,故甲减患者表现出一派虚损证候,而以肾阳虚衰最为明显。20 世纪 60 年代建立的"阳虚"动物模型即表现甲减的临床症状。近年来,研究进一步表明阳虚证患者血清甲状腺素含量偏低,证实了阳虚与甲减的内在关系。

肾为先天之本,内藏元阳真火,温养五脏六腑。肾为先天之本,元阳所居,甲减有始于胎儿期或新生儿者,患儿智力水平低下、生长发育迟缓、身材矮小,称为呆小病,足可证明甲减与肾虚关系密切。甲减始于幼年期或成年期者也多为禀赋不足或久劳内伤、久病失治所致,其临床主症为元气亏乏、气血不足之神疲乏力、畏寒怯冷等,乃是一派虚寒之象。除此以外,尚可见记忆力减退、毛发脱落、性欲低下等症,也是肾阳虚的表现。肾阳不足,命门火衰,火不生土,则脾阳受损,脾为后天之本,气血生化之源,脾主肌肉且统血,故甲减患者常见肌无力、疼痛、贫血之症,妇女则可有月经紊乱,甚至崩漏等表现。又因肾阳虚衰,命火不能蒸运,心阳也鼓动无能,而有心阳虚衰之候,常见心动过缓、脉沉迟缓的心肾阳虚之象。阳虚则水运不化,水湿凝聚成痰,故甲减患者可合并黏液性水肿;阳虚无以运血,故瘀血之象可兼夹而见。肝气内郁,气机郁滞,津凝成痰,痰气交阻于颈,痰阻血瘀,遂成瘿肿。由于妇女多见性情抑郁,多思多虑,加之经、产期肾气亏虚,外邪乘虚而入,造成妇女易患甲状腺疾病,因此甲状腺疾病女性患者多于男性。另外,部分患者尚见皮肤粗糙、少汗、大便秘结、苔少、舌红,此乃阳损及阴,阴阳两虚而见阴津不足之象。

总之,阳虚为甲减之病本,肾阳虚衰,命火不足是其关键,病位又常涉及脾、心、肝三脏,而见脾肾阳虚、心肾阳虚,并常伴肝气郁滞或肝阳上亢之证,阳损及阴,阴阳两虚也是常见证型。痰浊瘀血则为其病之标,黏液性水肿即为痰浊之象,源于脾肾阳虚不能运化水湿,聚而成痰;瘿肿即为痰气交阻于颈,痰阻血瘀而成。

二、中医证治枢要

(一)甲减的病机重点在阳虚

甲减的辨证首先要辨明病情、病位和病性。阳虚是甲减患者的临床主要表现,甲减患者往往带有典型的肾阳虚衰表现,如神疲乏力,畏寒怯冷,记忆力减退,毛发脱落,性欲低下等,但随患者个体差异及病情的不同,又或兼脾阳不足,或兼心阳不足,同时阳虚也可损阴,出现皮肤粗糙、干燥少汗、大便秘结等阴津不足的症状,辨证时应辨明病变脏腑,在肾在脾,在心在肝,或数脏兼而有之。治疗时根据具体情况,可灵活化裁,不必拘泥。

(二)甲减的治疗关键是要处理好本虚与标实的关系

甲减的治疗关键是要处理好本虚与标实的关系。甲减之本虚证型,主要为肾阳虚衰,或兼脾阳不足,或兼心阳不足,阴阳两虚证。随病程迁延不愈,兼有水湿、痰浊、瘀血等留滞全身,甲减之标实可为肝气郁结、痰湿中阻、痰阻血瘀等。邪实为标,正虚为本。此时应注意处理好本虚与标实之间的关系,病程的不同阶段何者为主,根据患者病情,均衡二者关系方能取得良好效果。

(三)治疗甲减时需重视肝郁之证

临床中甲减患者多伴情志不畅、口苦心烦、失眠多梦等肝郁之证,尤其是甲亢甲状腺术后或放射碘治疗导致甲减的患者,肝郁之证更加明显,此时宜养血柔肝,疏肝药物选用药性平和之品,注意不可戕伐太过,以免损伤正气。

(四)肤胀病机重在气虚

甲减患者可有黏液性水肿,此肿胀按之随手即起,不留凹陷,与凹陷性水肿有别,与《黄帝内经》中之"肤胀"相似。古人有"肿为水溢,胀为气凝"的说法,因此,甲减之黏液性水肿当责之以气虚,治疗不宜用淡渗利湿之法,而宜用补肾健脾利湿,即补虚化浊之法。

三、辨证施治

(一)肾阳虚衰

(1)主症:形寒怯冷,精神萎靡,表情淡漠,头昏嗜睡,思维迟钝,面色苍白,毛发稀疏,性欲减退,月经不调。舌淡胖,脉沉迟。

(2)治法:温肾助阳,益气祛寒。

(3)处方:桂附八味丸化裁。黄芪 15 g,党参 20 g,熟附子 9 g,肉桂 9 g,肉苁蓉 9 g,熟地黄

15 g,山茱萸 15 g,山药 15 g,茯苓 15 g,泽泻 15 g。

(4)阐述:本型是甲减的基本证型,其他证型均是在此基础上,又增脾阳、心阳虚衰或肾阴不足的表现,故温肾助阳益气是甲减的基本治法。本方宗《黄帝内经》"善补阳者,必于阴中求阳"之旨,故以桂附八味丸为主方化裁,桂附八味丸乃是以地黄、山茱萸、山药等滋阴剂为主,纳少量桂附于滋阴剂中,取其微微生火之义;茯苓、泽泻利水渗湿,意在补中寓泻,以使补而不腻;加入菟丝子、肉苁蓉之类,阴阳兼顾;黄芪、党参可助其温阳益气之力。若肾阳虚衰甚者,可伍以仙茅、淫羊藿、鹿茸加强温肾之功;若兼脾虚,则可配黄芪、党参、白术脾肾双补;若有血瘀征象,可加丹参、桃仁活血通脉。

(二)脾肾阳虚

(1)主症:面浮无华,神疲肢软,手足麻木,四肢不温,少气懒言,头晕目眩,纳减腹胀,口淡乏味,畏寒便溏,男子阳痿,妇女月经不调或见崩漏。舌质淡胖,苔白滑或薄腻,脉弱濡软或沉迟无力。

(2)治法:温中健脾,扶阳补肾。

(3)处方:补中益气汤或香砂六君丸合四神丸加减。黄芪 15 g,党参 10 g,白术 12 g,茯苓 15 g,熟附子 9 g,补骨脂 15 g,吴茱萸 6 g,升麻 6 g,当归 10 g,砂仁 3 g(后下),陈皮 6 g,干姜 4 片,红枣 4 枚。

(4)阐述:甲减虽主病在肾,但肾阳虚衰,火不暖土,则可累及后天脾土之运化,而见脾肾阳虚证,临床症状常见神疲乏力肢软的气虚症状,及纳呆口淡的脾虚症状,脾为运化之源,脾主统血,故可见贫血和妇女月经不调的症状。温补脾肾为本证治则,临床较为常用,常诸如参、芪、术、附并用,也可补肾、健脾交替应用。本方取补中益气汤之义,黄芪、党参、白术补益中气,升麻升提之;而且脾肾两虚,火不暖土,方用四神加减,附子、补骨脂、吴茱萸脾肾同补;姜、枣、陈皮、当归调和气血;本证除正虚外,常可有食滞及湿聚的情况,故酌加消导之品。临床应用如腹胀食滞者,可加大腹皮、焦三仙等;纳食减少,可加木香、砂仁;黏液性水肿患者脾肾阳虚证多见,此时可用茯苓、泽泻、车前子等利水消肿之品,但需在补肾健脾的基础上应用,不可孟浪攻逐水饮,不仅无益,反伤正气;脾虚下陷,可加白芷、柴胡以升提;妇女月经过多,可加阿胶、参三七以固冲涩经。

(三)心肾阳虚

(1)主症:形寒肢冷,心悸怔忡,胸闷息短,面虚浮,头晕目眩,耳鸣重听,肢软无力。舌淡色黯,舌苔薄白,脉沉迟细弱,或见结代。

(2)治法:温补心肾,强心复脉。

(3)处方:真武汤合炙甘草汤加减。黄芪 15 g,党参 12 g,熟附子 9 g,桂枝 9 g,茯苓 15 g,白芍药 15 g,猪苓 15 g,杜仲 12 g,生地黄 10 g,丹参 15 g,生姜 30 g,甘草 15 g。

(4)阐述:心肾阳虚型是以肾阳不足及心阳衰微之证并见的证型,临床除形寒肢冷等阳虚表现外,以心动过缓、脉沉迟微弱等为主要表现,由于心阳虚衰,血运不足,心神失养,故可见头晕目眩、耳鸣重听,阳虚水泛故可见面虚浮、胸闷息短。故以真武汤合炙甘草汤化裁,温补心肾,强心复脉。心者以血为养,然必得阳气振奋以脉道通利,故方中生地黄、芍药、丹参以养血活血;而以大剂姜、桂、黄芪、党参以温阳通脉;附子温补肾阳;猪茯苓行有余之水。对心动过缓者,为鼓舞心阳,可酌加麻黄 6 g,细辛 3 g,以增加心率;若脉迟不复,或用参附汤、生脉散,并酌加细辛用量以鼓舞心阳。

(四)阴阳两虚

(1)主症:畏寒肢冷,眩晕耳鸣,视物模糊,皮肤粗糙,小便清长或遗尿,大便秘结,口干咽燥,但喜热饮,男子阳痿,女子不孕。舌淡苔少,脉沉细。

(2)治法:温润滋阴,调补阴阳。

(3)处方:以六味地黄丸、左归丸等化裁。熟地黄 15 g,山药 15 g,山萸肉 12 g,黄精 20 g,菟丝子9 g,淫羊藿 9 g,肉苁蓉 9 g,何首乌 15 g,枸杞 12 g,女贞子 12 g,茯苓 15 g,泽泻 15 g。

(4)阐述:阳虚虽是甲减的基本证型,但是阴阳互根互用,临床上单纯的阳虚证候是很少见的,因此本型也是甲减的常见证型。方中重用熟地黄等滋肾以填真阴;枸杞益精明目;山茱萸、何首乌滋肾益肝;同时黄精、菟丝子、淫羊藿等于养阴之中,勿忘阳虚为本,阴阳互补。对甲减临床症情应注意观察肾精不足及肾阴不足的表现,诸如本证之皮肤粗糙、大便秘结、口干咽燥、苔少脉细等表现,及时加入滋肾填精之品,是有助于本病的恢复。若大量滋阴药物使用后,大便仍干结难下者,可酌加麻仁、枳实以通导;若阳虚明显者,可加附子、肉桂;阴虚明显者,加生地黄、生脉散等;本方阴柔滋腻之品较多,久服每宜滞碍脾胃,故宜加入陈皮、砂仁理气醒脾。

四、特色经验探要

(一)疏肝理气,化痰散结法在甲状腺肿块中的应用

甲状腺疾病常因情志所伤,痰气交阻于颈,久病血行瘀滞,症见颈前肿块。尤其在甲减初期和恢复期除有肾阳虚衰证候外,多兼肝郁气滞痰凝证候,恢复期还常伴有痰阻血瘀证,治疗应在温肾助阳的基础上佐以疏肝解郁、软坚化痰、活血消瘿。肝郁气滞痰凝常见症有颈前瘿肿,心烦易怒,胸胁胀闷,咽不适,失眠多梦,舌质淡红,脉弦细。治宜疏肝解郁,软坚化痰。以小柴胡汤合半夏厚朴汤加减。药用:柴胡、郁金、白芍药、半夏、厚朴、香附、青陈皮、瓜蒌皮、浙贝母等。若甲状腺肿大明显,质地较软者,则加用荔枝核、瓦楞子等理气化痰散结之品。痰瘀互结常见颈前肿块质地坚韧,表面光滑,舌质黯红,边有齿痕,苔薄腻,脉弦滑。治宜理气化痰,活血消瘿。以补阳还五汤或桃红四物汤合消瘿散加味。药用黄芪、丹参、桃仁、红花、当归、川芎、牡蛎、浙贝母、白芥子等。病程较长,颈前肿块质地坚韧者,可加三棱、莪术等破血行瘀。

(二)补肾填精法在甲减治疗中的应用

甲减虽以阳虚为主要特征,治疗以温阳为主,但"无阴则阳无以生",因此治疗中应补精以化气,补肾填精以复其阳,而非纯用温燥。主以六味地黄丸为代表方,纳补肾精,重用生地黄,配菟丝子、肉苁蓉、黄精等。菟丝子、肉苁蓉均有"添精益髓"之功,且具有温补肾阳的作用,可发挥阴阳双补之效,黄精也具有"补诸虚,填精髓"的作用,在阴阳两虚证中应用尤为合拍,在肾阳虚、脾肾阳虚、心肾阳虚证中也为治本之法,可作为甲减治疗中的基本用药。

五、中西医优化选择

甲减是甲状腺激素作用不足或缺如的一种病理状态,单纯西医甲状腺激素替代疗法可取得一定疗效,但从临床观察,有相当部分患者,尤其对甲状腺片耐受性较差的患者,症状改善不明显。单用中药治疗,也有一定限度,但中医辨证治疗可改善患者体质,调节体内的免疫功能,扶正祛邪,及时改善症状,部分甲减患者还可免于甲状腺素终身替代治疗,弥补了单纯甲状腺激素替代治疗的不足。中西医结合治疗甲减具有很大的优势。

六、饮食调护

(1)甲减患者机体代谢降低,产热减少,故饮食应适当增加富含热量的食物,如乳类、鱼类、蛋类及豆制品、瘦肉等。平时可多食些甜食,以补充热量。

(2)甲减患者胃肠蠕动功能下降,常有脾虚表现,口淡无味,消化不良,因此饮食应以易于消化吸收的食物为主,生硬、煎炸及过分油腻食品不宜食用。

(3)食疗:阳虚明显时可用桂圆、红枣、莲子肉等煮汤,妇女可在冬令配合进食阿胶、核桃、黑芝麻等气血双补。

(王晓婧)

第十节　血脂异常的中医治疗

一、概述

血脂异常是由于脂肪代谢或运转异常使血浆脂质出现异常的一种病症,主要表现为血清总胆固醇、低密度脂蛋白胆固醇、甘油三酯升高,高密度脂蛋白胆固醇降低。除此之外,血脂异常临床表现包括两大方面:脂质在真皮内沉积所引起的黄色素瘤;脂质在血管内皮沉积引起的动脉粥样硬化。血脂异常已成为缺血性心脑血管病(包括冠心病和缺血性脑卒中)的独立危险因素之一。心血管病是我国城市和乡村人群的第一位死亡原因。因此,对血脂异常的防治必须及早给予重视。我国人群血脂平均水平低于发达国家,但其升高幅度却很惊人。据国家卫生部门近期披露,我国成人血脂异常患病率为18.6%,估计全国血脂异常现患人数1.6亿。不同类型的血脂异常患病率分别为:高胆固醇血症2.9%,高甘油三酯血症11.9%,低高密度脂蛋白血症7.4%,另有3.9%的人血胆固醇边缘升高。中医传统上没有血脂异常的病名,根据其病理特点,可归属在中医"痰浊""血瘀""肥胖"的范畴。

二、历代名家学说

(一)病因病机

血脂异常属于现代病名,由于其临床表现特征不明显,历代医家对其认识模糊,没有相关的临床表现、病因病机的记载,更无相应的病名。

中医虽无血脂的概念,但对人体脂肪组织则早已有所认识。如《黄帝内经》中有四处论及"脂",其意义有三,其一指脂肪、肥胖,如《素问·异法方宜论》曰:"西方者,金玉之域,沙石之处,天地之所收引也。其民陵居而多风,水土刚强,其民不衣而褐荐,其民华食而脂肥,故邪不能伤其形体,其病生于内,其治宜毒药。故毒药者亦从西方来。"《灵枢·卫气失常》:"黄帝曰:何以度知其肥瘦? 伯高曰:人有肥、有膏、有肉。黄帝曰:别此奈何? 伯高曰:腘肉坚,皮满者,肥。腘肉不坚,皮缓者,膏。皮肉不相离者,肉。黄帝曰:身之寒温何如? 伯高:膏者,其肉淖而粗理者,身寒,细理者,身热。脂者,其肉坚,细理者热,粗理者寒。黄帝曰:其肥瘦大小奈何? 伯高曰:膏者,多气而皮纵缓,故能纵腹垂腴。肉者,身体容大。脂者,其身收小。黄帝曰:三者之气血多少何如?

伯高曰:膏者,多气,多气者,热,热者耐寒。肉者,多血则充形,充形则平。脂者,其血清,气滑少,故不能大。此别于众人者也。黄帝曰:众人奈何?伯高曰:众人皮肉脂膏,不能相加也,血与气,不能相多,故其形不小不大,各自称其身,命曰众人。黄帝曰:善。治之奈何?伯高曰:必先别其三形,血之多少,气之清浊,而后调之,治无失常经。是故膏人纵腹垂腴,肉人者,上下容大,脂人者,虽脂不能大者。"其二指肾精,如《素问·逆调论》曰:"帝曰:人有身寒,阳火不能热,厚衣不能温,然不冻栗,是为何病?岐伯曰:是人者,素肾气胜,以水为事,太阳气衰,肾脂枯不长,一水不能胜两火。肾者水也,而生于骨,肾不生,则髓不能满,故寒甚至骨也。所以不能冻栗者,肝一阳也,心二阳也,肾孤脏也,一水不能胜二火,故不能冻栗,病名曰骨痹,是人当挛节也。"其三指皮肤色泽,如《灵枢·论疾诊尺》曰:"尺肤滑而泽脂者,风也。"脂乃人体的基本物质,属阴精范畴,表现于外为肌肤光滑润泽,过多则为形体肥胖。饮食水谷精微是脂质的主要来源,如《灵枢·五癃津液别》曰:"五谷之津液合而为膏者,内渗于骨空,补益脑髓,而下流于阴股。"而"华食"、过食膏粱厚味是导致脂肪过多肥胖的主要原因之一。如《素问·通评虚实论》曰:"凡治消瘅,仆击,偏枯痿厥,气满发逆,甘肥贵人,则膏粱之疾也。"此文也指出膏粱厚味、多脂肥胖可能成为中风等心脑血管疾病的发病因素。

后世医家关于"脂"的论述不多,也基本没有超出《黄帝内经》。隋代杨上善《黄帝内经太素·经脉之一》曰:"心外有脂,包裹其心,名曰心包。"此指组织器官。又如清代张志聪《灵枢集注·九针十二原》曰:"中焦之气,蒸津液,化其精微,溢于外则皮肉膏肥,余于内则膏肓丰满。"明代张景岳《类经·五癃津液别》曰:"精液和合为膏,以填补骨空之中,则为脑为髓,为精为血。"此是对《黄帝内经》观点的注释,说明膏脂与精血相关,为五谷精微所化。

关于脂质代谢异常的病因病机、证候治法与方药历代研究记述甚少,只能间接从肥胖、中风、胸痹心痛等相关疾病章节略见端倪。可以说中医关于血脂异常的研究历史并不长,其理法方药体系在近几十年内才逐渐形成。

(二)治法方药

由于血脂异常为现代病名,且临床症状不突出,以致古代医家对血脂异常少有研究,更无治法方药记载。近年来,关于血脂异常的治法方药研究报道逐渐增多,其中不乏名老中医的临床经验。名老中医经验正是现代临床研究的内容之一,其治法方药可参阅下述内容。

三、现代临床应用研究

血脂异常以脾、肝、肾功能失调而导致痰瘀形成为内在病因,而嗜食肥甘、膏粱厚味是化生痰浊的外因;痰瘀互结,脉道阻滞是血脂异常发展为心脑血管疾病的病理基础。本病属于本虚标实,以脾、肝、肾虚损为本,痰浊、瘀毒为标。青壮年以标实为主,中老年以本虚或虚实夹杂为多。治本常用益气健脾、养血柔肝、滋补肝肾、温补脾肾等法,治标多用祛痰化浊,通腑泄浊,清热利湿,疏肝理气,活血化瘀。

(一)从脾论治

《黄帝内经》"五谷之津液合而为膏""华食而脂肥"的观点确定了血脂与脾的关系。隋代杨上善《黄帝内经》"脾主身之脂肉"说更是明言人体脂质由脾所主。血脂异常与脾相关的主要理论基础是"脾主运化"与"脾为生痰之源"。脾胃为后天之本,主运化水谷。若因过食膏粱厚味或嗜酒过度损伤脾胃,脾气亏虚,失于健运,则水谷精微不能正常转输敷布,以致聚湿生痰,壅塞脉道,血运受阻,渐至痰浊瘀血互结而继发诸多病症。多数医者都认为脾是影响脂浊形成的关键。如有学者认为膏脂本是食物之精华,当脾胃功能失调时,食物的运化随之失常,精微物质转化为过多膏脂,即所谓"过则为淫,淫则为灾"。过多的膏脂及各种潴留体内的代谢产物,中医多将其归于痰的范畴,故有"肥人多痰"之说。有研究认为本病病机是脾失运化,水津停而成饮,凝聚成痰,人体之精微物质,无以输布全身,贯注血脉,而致精化为浊,痰浊内聚,病变乃生。本病病机关键在于脾虚脉道不固,脂浊渗入脉内。其本在脾,其标在脉,旁涉肝肾。

由于血脂异常与脾虚生痰有关,故从脾论治成为治疗的基本思路,或健脾益气,或以健脾为主兼以补肾、疏肝、化痰、活血。如有学者认为血脂异常属本虚标实之证,而脾虚是本,痰浊是标。其将90例血脂异常患者随机分成健脾降浊方(由党参、白术、茯苓、陈皮、半夏等组成)治疗组与血脂康对照组,治疗8周后观察,治疗组与对照组总有效率无明显差异,且治疗组治疗后甘油三酯(TG)、低密度脂蛋白胆固醇(LDLC)较对照组有明显下降,中医证候改善显著。也有学者认为血脂异常以脏腑功能失司,尤以脾胃失调为其关键因素,治疗当从脾论治。其本在脾,其标在脉。故治疗应以健脾益气,活血通络为原则。其将60例高脂血症患者随机分为治疗组和对照组,其中治疗组30例,采用自拟调脂饮治疗,处方:黄芪15 g,白术20 g,茵陈15 g,红花10 g,川芎15 g,丹参30 g,三七10 g,山楂15 g,绞股蓝15 g,决明子18 g,生大黄6 g。每天1剂。对照组30例,采用血脂康治疗,每次2粒,每天2次。疗程均为8周。结果治疗组和对照组总有效率分别为93.33%和83.33%,两组比较有显著差异($P<0.05$)。运用健脾降脂丸治疗,总有效率达86.7%,对照组服用血脂康,总有效率为76.7%,对照组停药1个月后有效率降至36.7%,而治疗组停药1个月后有效率仍然高达66.7%,两组比较有显著差异。有学者观察了140例高脂血症患者,用随机的方法将患者分为两组:治疗组(87例)和对照组(53例)。治疗组给予自拟升清降浊汤(药用党参15 g,白术15 g,麦芽15 g,首乌15 g,葛根10 g,生山楂30 g,泽泻15 g,大黄6 g,甘草6 g,1剂/天,水煎,分2次服)治疗,对照组给予西药辛伐他汀片治疗,4周判定疗效。结果:治疗组总有效率(88.51%)高于对照组(66.04%)($P<0.05$);两组治疗前后血脂指标均有极显著性差异($P<0.05$),两组疗效无显著性差异($P>0.05$)。由此结论:自拟升清降浊汤治疗高脂血症能改善高脂血症患者各项血脂实验室指标,总有效率高于辛伐他汀片,不良反应小,且中药治疗高脂血症停药后不易反弹,明显降低高脂血症的复发率。有学者用SD大鼠建立血脂异常模型,造模同时予以苓桂术甘加味汤灌胃。15天后测定血脂及血液流变学指标,结果提示该方能明显抑制大鼠血清胆固醇(TC)、TG、LDL-C、载脂蛋白B100(apoB100)的增高,并明显升高高密度脂蛋白胆固醇(HDL-C)、载脂蛋白AI(apoAI)的含量和apoAI/apoB100比值,同时还能有效改善血液流变学多项指标。

(二)从肾论治

《黄帝内经》"肾脂"说与膏脂"内渗于骨空,补益脑髓,而下流于阴股"的生理作用说明血脂与肾精关系非常密切。正常情况下,肾藏精,精化血,血养精,精血同源,相互转化。血脂则属于精血的成分之一。而在病理情况下,血脂过多,淫则为灾,血脂不是化精生髓,而是化为痰浊,成为了致病物质。在脂化为痰的病理过程中肾脏起着重要的作用。因此,血脂异常及其相关疾病多见于年逾四十,肾气由盛渐衰的中老年人。肾为先天之本,藏元阴元阳,主水,主津液。肾之精气亏虚,阴阳失调,气化不行,致水液代谢失常,痰湿内生;同时肾阳亏虚,脾阳失煦,失于健运,水谷精微不能化生气血,反而聚湿生痰;或肾阴亏虚,虚火内炽,炼液成痰。痰浊日久不去,瘀阻气血,痰瘀互结,从而导致中风、心痛等疾病的发生。补肾法是治疗血脂异常的常用方法之一,有以补肾为主者,有配合补肾者。有学者用调脂散(由淫羊藿、女贞子、何首乌、郁金、黄精等组成)治疗中老年血脂异常,与多烯康组对照,发现治疗组总有效率为86.67％。在消除症状与体征,降低血清胆固醇(TC)、甘油三酯(TG)、升高高密度脂蛋白胆固醇(HDL-C)等方面优于对照组。也有学者运用补肾填精、活血化瘀之法,应用补肾降脂方(熟地黄、山茱萸、山药、生山楂、何首乌、大黄、丹参)治疗55例患者,连续治疗4周后,患者血中TC、TG、LDL-C水平明显降低($P<0.05$),而apoA、HDL-C水平明显升高($P<0.05$或$P<0.01$)。

(三)从肝论治

肝对血脂的影响与其主疏泄、藏血、生血的功能有关。肝以血为体,以气为用。其藏血与生血功能,调节着循环血量与血质,如《素问·六节藏象论》曰:"肝……其充在筋,以生血气。"血脂的产生与肝脏生血有关。另外,肝主疏泄调畅气机,对全身各脏腑组织的气机升降出入起着重要的疏通调节作用。清代周学海《读医随笔·证治类·平肝者舒肝也非伐肝也》曰:"凡脏腑十二经之气化,皆必藉肝胆之气化以鼓舞之,始能调畅而不病。"肝的疏泄功能正常,则气机调畅、气血和调、经络通利,脏腑功能正常协调。若肝胆疏泄无权,一则胆汁排泄不畅,难以净浊化脂;二则肝木克脾土,影响脾胃的升清降浊和运化功能,脾运失职,痰浊内生,无形之痰输注于血脉而成本病;三则肝主疏泄,气行则津行,气滞则湿阻。因此,肝可以通过直接与间接的途径影响血脂水平。有学者利用CNKI中文文献数据库,检出中药防治高脂血症相关文献3 254篇,涉及中医辨证治疗624篇。在对其中常见证型、临床症状、舌、脉分别进行统计分析,并将按脏腑病位证素、病性证素进行统计分析后发现,本病病变脏腑归宿为肝脾肾心胃胆,与肝相关证型4 840例,占31.3％,明显高于脾18.86％,肾18.58％,证型主要为肝肾阴虚、肝郁气滞、肝阳上亢、肝郁脾虚、肝胆湿热。其对316例高脂血症患者的临床调查则发现肝郁脾虚、肝肾阴虚、脾肾两虚、肝阳上亢、痰瘀内阻为常见的5个证型,以肝郁脾虚112例占35.44％为最多,与肝相关证型最多,占61.39％。

近年来,从肝论治血脂异常的报道不少,有用柴胡疏肝散疏肝理气者,有用龙胆泻肝汤清利湿热者,有用天麻钩藤饮平肝潜阳者。有学者运用柴胡疏肝散加味治疗血脂异常70例,总有效率达93％,治疗前后血脂有关指标差异明显,其临床症状也有显著改善。有学者用加味天麻钩藤饮治疗高脂血症50例,显效35例,有效10例,无效5例,总有效率90％。其认为高脂血症证属肝阳偏亢、肾阴下足、虚实夹杂者,用平肝、清火、补肾、活血、健脾化痰之法,药与证合,疗效较为理想。有学者用龙胆泻肝汤加决明子12 g、蒲公英、生地、虎杖、益母草、茵陈、赤芍、丹参各25 g,黄连6 g,治疗高脂血症86例,显效率(血脂化验指标中有任何一项达下述标准者:胆固醇下降≥20％,甘油三酯下降≥40％,高密度脂蛋白胆固醇升高≥0.25 mmol/L)60％。

(四)从痰论治

痰饮是由水液代谢失常所形成的病理产物,又是一种致病动因,其病理变化和临床症状,不易察觉。血脂异常具有痰饮的病理特性,又多见于肥胖之人,故多数研究报道认为血脂异常属于中医"痰饮"范畴,为"血中之痰浊"。过食肥甘厚味,好逸少动,内伤七情,多病体虚,以致脾失健运,肝失疏泄,肾失气化,水液代谢失常,清不得升,浊不得降,清浊相混,聚湿生痰。痰饮形成实与饮食起居失常,脏腑功能失调有关。对血脂异常来说,痰为标,脏腑为本,但是痰又是动脉粥样硬化、血脉瘀阻的致病因素,相对后者,痰成为疾病之本。有学者认为痰浊是血脂异常整个病程中的基本病机,动脉粥样硬化表出典型的血瘀证,而血脂异常表现为痰浊证。痰瘀胶着血脉是血脂异常的病理特点,贯穿血脂异常病程始终。

祛湿化痰一直是治疗血脂异常的主要方法之一,温胆汤、半夏白术天麻汤、茵陈五苓散、龙胆泻肝汤等方为临床所常用,均被报道治疗血脂异常有效。如用加味半夏白术天麻汤治疗高脂血症 80 例,结果显效 42 例,有效 31 例,无效 7 例,总有效率 91.3%。林素财等[24]综述分析 5 篇用茵陈五苓散治疗高脂血症的报道,其有效率为 86%～93%,疗效优于烟酸肌醇酯、藻酸双酯钠、绞股蓝总甙胶囊等。茵陈五苓散能抑制高脂模型大鼠血清总胆固醇、甘油三酯、低密度脂蛋白胆固醇含量及低密度脂蛋白胆固醇/高密度脂蛋白胆固醇比值的升高。

(五)从瘀论治

痰与瘀之间存在着复杂的因果关系。《诸病源候论·诸痰候》云:"诸痰者,此由血脉壅塞,饮水积聚而不消散,故成痰也。"而在血脂异常导致动脉粥样硬化的病理过程中,因痰致瘀是主要病机,痰瘀互结为病理特点。近年来采用活血化瘀法治疗血脂异常的报道日益增多,以血府逐瘀汤为代表方的活血化瘀法已经成为治疗血脂异常的主要方法之一。如有学者用血府逐瘀汤加减治疗 213 例高脂血症患者,30 天为 1 个疗程,然后统计疗效。结果各项血脂指标均有改善,与治疗前比较差异显著。213 例患者中达到临床控制者 93 例,显效 69 例,有效 31 例,无效 20 例,总有效率为 90.6%,也没有发现明显毒副作用。有报道,用血府逐瘀汤加减治疗高脂血症 100 例,6 周后血清总胆固醇水平从(7.13±0.55)mmol/L 下降至(6.19±0.71)mmol/L;血清甘油三酯水平从(2.18±0.34)mmol/L 下降至(1.67±0.28)mmol/L,治疗前后均显著降低,临床总有效率为81.82%,优于烟酸肌醇酯组。有学者用自拟活络化瘀汤(桃仁、红花、当归、制首乌、决明子等)加减治疗 124 例高脂血症患者,以 15 天为 1 个疗程,2 个疗程后观察效果。结果是 124 例中显效 83 例,有效 24 例,无效 17 例,总有效率为 86.2%。也有学者用活血化瘀方(由丹参、大黄等组成)给大鼠血脂异常模型灌胃 40 天,发现该方可显著降低高脂大鼠血清总胆固醇、甘油三酯、低密度脂蛋白胆固醇、极低密度脂蛋白水平,并能显著升高密度脂蛋白胆固醇水平。

(六)综合治疗

中医治疗血脂异常方法虽有从本从标,从脾从肾从肝之不同,但是对于本病的主要病机仍一致认为是本虚标实、脏腑虚损、痰瘀互结、脉络阻滞。有学者认为,本病本虚为脾运失职、肾虚、肝郁、心血瘀阻,标实为痰瘀阻络,其中脾为病之始,肾虚、肝郁为病之变,心为病之终。有学者则强调,本病是以脏腑功能失调为本,痰浊瘀血为标;初病在脾,多见脾虚湿阻,常兼痰热;中期可见痰瘀胶结;久病及肾,后期常见肝肾亏虚。在整个病程中常脏腑虚实相互兼夹。因此,多数报道治疗本病并不采用单一的治疗方法,而是辨证论治或综合治疗。

目前大多数文献和研究将本病分为 5 个证型,即痰浊阻遏型、肝肾阴虚型、阴虚阳亢型、脾肾阳虚型、气滞血瘀型。有学者通过分析 1994—2006 年 175 篇文献,统计出 6 151 例高脂血症的临床辨证分型,归纳出排在前 3 位的证型是气血瘀滞 1 307 例(21.25%)、痰湿阻遏 1 300 例(21.14%)、脾肾阳虚 885 例(14.39%)。有学者则对 2 100 例高脂血症进行回顾性分析,辨证分为 6 个证型,其中,脾肾两虚型最常见,有 606 例占 28.86%,气血瘀滞型 460 例占 21.90%,湿热壅滞型 424 例占 20.19%,痰湿痹阻型 302 例占 14.38%,气阴两虚型 268 例占 12.76%,肝肾阴虚阳亢型 40 例占 19.0%。

血脂异常的治疗思路多是从其主要病因病机着手,治本强调调理肝、脾、肾三脏功能,治标紧扣痰浊、血瘀与气滞,标本同治,攻补兼施。有学者持本病病机以肝脾肾亏虚为本,痰浊瘀血为标,治疗当健脾疏肝,化痰活血的观点,用自拟调脂汤结合西药治疗高脂血症 120 例,同时与单纯西药治疗组对照。西药治疗组根据血脂异常类型分别给予辛伐他汀或非诺贝特治疗,中西医结合治疗组则在西药治疗组基础上加用调脂汤(黄芪、茯苓、何首乌、决明子、生山楂、泽泻、丹参、葛根各 15 g,枸杞、柴胡、制半夏各 10 g,陈皮、甘草各 6 g。每天 1 剂,水煎,分 2 次温服)治疗。两组均以 6 周为 1 个疗程,1 个疗程后判定疗效。结果为中西医结合治疗组显效 64 例,有效 48 例,无效 8 例,有效率 93.33%,西药对照组显效 40 例,有效 52 例,无效 28 例,有效率 76.67%。中西药合用在降低血清总胆固醇、低密度脂蛋白胆固醇、甘油三酯与升高高密度脂蛋白胆固醇等方面均优于单用西药。有学者也取标本兼治的方法治疗高脂血症患者 120 例,中西药结合组予辛伐他汀与自拟降脂通脉汤(生山楂,生何首乌,泽泻,丹参,红花,水蛭,参三七,陈皮,柴胡,山茱萸肉,荷叶,大黄,茯苓),西药组单用辛伐他汀,连续服药 4 周后复查。结果中西药治疗组总有效率为 95.38%,明显高于单用辛伐他汀组之 61.82%;两组治疗前后胆固醇、甘油三酯比较有显著性差异。也有学者认为脾肾两虚是高脂血症的本质,瘀血、痰浊则是脾肾两虚的病理产物,并据此采用消脂汤(黄芪、茯苓、炒白术、何首乌、枸杞、菟丝子、昆布、泽泻、防己、炒决明子、红花、丹参、赤芍、山楂)治疗高脂血症 162 例,同时设口服辛伐他汀胶囊组为对照。结果治疗组 162 例中,显效 111 例,有效 40 例,无效 11 例,有效率 93.2%。对照组 106 例中,显效 49 例,有效 29 例,无效 28 例,有效率 73.6%,两组比较有显著性差异。

关于不同治法之间比较的研究报道甚少,有研究共观察 511 例患者,设为补肾组 91 例,健脾组 65 例,化痰组 89 例,活血组 82 例,中药综合组 184 例,设泛硫乙胺 130 例为对照组。补肾组主要用地黄、山茱肉、怀山药、泽泻、丹皮、茯苓,阳虚明显者加用淫羊藿;健脾组用党参、白术、茯苓、甘草为主的四君子汤加减;化痰组以半夏、陈皮、茯苓、甘草为主的二陈汤加减;活血组以桃仁、红花、当归、地黄、芍药为主的桃红四物汤化裁;综合疗法以地黄、首乌、玉竹、石斛、南烛叶、郁金、丹参、生山楂、竹沥、生姜汁为主的方药加减。疗程为 3 个月。治疗前 1 周,各组停服任何影响血脂代谢药物,并保持原有的饮食生活习惯。结果:血清总胆固醇含量治疗后各组平均下降幅度分别为:补肾组 11%、健脾组 5%、化痰组 6%、综合组 27%、对照组 28%。血清甘油三酯含量治疗后各组平均下降幅度分别为:补肾组 25%、健脾组 18%、化痰组 15%、活血组 17%、综合组 42%、对照组 42%。结果表明,各组血清胆固醇与甘油三酯含量经治疗后均有不同程度的降低,其中补肾组治疗前后比较($P<0.05$),综合组、对照组($P<0.01$)。并认为补肾、健脾、化痰、活血、中药综合治疗均能使血清胆固醇与甘油三酯含量降低,补肾疗效优于健脾、化痰、活血,中药综合治疗优于单一治疗,说明本病治疗要以补肾为主,健脾为辅,标本兼治,辨证和辨病相结合。

(七)现代中成药应用

已上市的调脂中成药品种较多,经多年的临床应用,多数药物疗效可靠,毒副作用较少,使用安全。如血脂康(红曲)含有多种天然他汀成分,其中主要是洛伐他汀。常用剂量为 0.6 g,2 次/天。可使血清胆固醇降低 23%,血清低密度脂蛋白胆固醇降低 28.5%,甘油三酯降低 36.5%,高密度脂蛋白胆固醇升高 19.6%。其他还有脂必妥(红曲)、绞股蓝(绞股蓝总苷片)制剂、山楂制剂等。

(八)针刺治疗

针灸治疗为中医的独特疗法,已广泛应用于血脂异常的治疗,经临床研究证明其有效、安全。治疗方法可用针刺、电针、埋线、穴位注射与艾灸等。如有学者将符合诊断标准的 69 例原发性高脂血症痰浊型患者随机分为电针治疗组和药物对照组,电针组采用电针双侧丰隆、阴陵泉,用疏密波,患者能耐受的最大强度,每次治疗 30 分钟。疗程:每天 1 次,5 次为 1 个疗程,共 6 个疗程,疗程间休息 2 天;药物组口服辛伐他汀,每次 10 mg,每天 1 次。进行 6 周的治疗后比较两组疗效。结果为电针组 34 例,临床控制 19 例,显效 10 例,有效 3 例,无效 2 例,总有效率 94.12%;

药物组 31 例,临床控制 19 例,显效 7 例,有效 3 例,无效 2 例,总有效率 93.55%,两组比较无显著差异。但是两组对临床证候的改善有显著性差异,电针组优于药物组。有学者用穴位埋线疗法治疗高脂血症 30 例也收到较好疗效。方法:脾俞、丰隆穴位皮肤常规消毒后,将 1 号烙制手术缝和羊肠线(长约 1.5 cm)装入一次性使用埋线针前端内。在穴位局部下方局麻处向上斜刺,每个穴位进针约 1.2～1.5 寸行捻转得气后,边推针芯边退针管,使羊肠线埋入皮下肌层,线头不得外露,消毒针孔,外敷无菌敷料,胶布固定。每两周治疗 1 次,1 个月为 1 个疗程。结果:显效 9 例,有效 15 例,无效(未达到有效标准)6 例,总有效率为 80%。

(王晓婧)

第十一节　痛风的中医治疗

一、辨证药效学研究

痛风中医辨证治疗取得一定的疗效,达到综合治疗关节痹痛、抗炎止痛及降低血尿酸的目的。根据痛风的证候分型,证见痰浊湿热、瘀阻血脉,本虚标实;本虚为肝肾不足、肾虚,标实为湿浊、湿热、瘀血阻滞、痰瘀互结、浊毒内生。治疗当补肝肾,强筋骨,活血通络止痛,化瘀祛湿。中药治疗痛风可抑制尿酸合成代谢途径的相关酶,调节肾脏尿酸转运蛋白,从减少尿酸生成及促进尿酸排泄的角度降低血尿酸水平,治疗和预防痛风发作;还可抑制关节炎症反应、镇痛、改善微循环,缓解关节症状,治疗痛风发作。

下面略举痛风辨证用药的药效研究方法。

(一)健脾利湿

脾虚痰浊阻滞型痛风,常表现为尿酸生成增多和尿酸排泄减少双重异常。治宜健脾利湿。加味茵陈五苓散(白术、茵陈、茯苓、泽泻、萆薢、猪苓、桂枝)能够抑制黄嘌呤氧化酶活性,减少尿酸的生成,方中茯苓、萆薢等健脾利湿药可增加肾脏血流量,提高尿酸和肌酐的清除率,起到综合降尿酸的效果,防止痛风发作。

(二)祛风湿、补肝肾、强筋骨

痛风常见肝肾亏虚,脾失健运,风寒痰浊、瘀血闭阻,属本虚标实之证。治宜补肝肾、强筋骨、祛风除湿。痛风饮(羌活、独活、木瓜、五加皮、威灵仙、伸筋草、川牛膝、川芎、乳香、没药)通过抑制中性粒细胞介导的炎症,抑制前炎症因子白细胞介素-1β(IL-1β),其次抑制二级炎症因子白细胞介素-6(IL-6)等途径,降低痛风关节组织白细胞浸润,抑制关节肿胀,改善痛风性关节炎急性发作。

(三)活血化瘀

痛风以内湿为主,湿阻内郁,久而成瘀,存在微循环障碍。治宜活血化瘀。活血化瘀方(丹参、红花、赤芍、川牛膝、没药等)可减轻关节红肿程度,降低痛风性关节炎家兔膝关节液中白细胞介素-1β(IL-1β)及肿瘤坏死因子-α(TNF-α)水平;实验发现方中牛膝和丹参可扩张血管,激活巨噬细胞的吞噬作用,改善微循环障碍,促进病变吸收。

(四)清热祛湿除痹

急性痛风性关节炎属中医"痹证""白虎历节风"范畴,湿浊瘀聚结化热,热毒为患,症见关节红肿灼热疼痛。治宜清热祛湿除痹。痹肿消散(黄柏、苍术、蒲公英、冰片)可显著降低痛风性关节炎大鼠关节液中 TNF-α、IL-1、IL-6、IL-8 的水平,减轻痛风性关节炎大鼠踝关节红肿热痛的炎症表现。消炎散(大黄、栀子、黄柏、泽泻、姜黄、乳香、没药等)可提高热板致痛的痛阈值并减少醋酸所致的小鼠扭体次数,抑制滑膜组织中细胞间黏附分子 1(ICAM-1)的蛋白表达。

二、辨病药效学研究

痛风的现代药效学研究基本思路是从痛风的生物学基础高尿酸血症及痛风性关节的炎症反应出发。一方面,降低尿酸水平,可通过抑制尿酸生成途径关键酶磷酸核糖焦磷酸合成酶(PRPS)、次黄嘌呤尿嘌呤磷酸核糖转移酶(HPRT)、腺嘌呤磷酸核糖转移酶(APRT)、腺苷酸脱氨酶(ADA)、黄嘌呤氧化酶(XOD)及鸟嘌呤脱氨酶(GuDa)等减少尿酸生成;调节尿酸排泄途径的功能蛋白尿酸转运蛋白 1(URAT1)、葡萄糖转运体 9(GLUT9)、有机阴离子转运体 1(OAT1)、腺苷三磷酸结合盒转运蛋白 G2(ABCG2)等促进尿酸排泄。另一方面,抑制关节炎症。可通过抑制炎症因子 TNF-α、IL-1、IL-6、IL-8,减少巨噬细胞浸润,提高痛阈值,扩张血管改善局部微循环,促进炎症吸收,减少痛风性关节炎的损伤。

痛风发作的生物学基础是高尿酸血症,且根据痛风发作的阶段分为痛风急性发作期和痛风间歇期。因此痛风的药效学主要研究思路分别从抑制尿酸生成、促进尿酸排泄、减少或阻止嘌呤物质摄取、抑制关节病变、抗炎镇痛进行干预。在痛风急性期要考虑抑制关节炎症反应及止痛;在痛风间歇期要积极抑制尿酸生成过多及促进尿酸排泄,降低体内尿酸水平。降尿酸分别从尿酸生成和排泄途径进行控制。

(一)抑制尿酸生成

嘌呤代谢紊乱导致尿酸生成途径活跃引起高尿酸血症是痛风的病理基础之一。通过抑制尿酸生成途径相关代谢酶的活性,减少尿酸生成,可降低血尿酸水平,阻止痛风发生。别嘌醇及健脾祛湿药白术、香附、高良姜、葛花等能干预尿酸生成途径,对黄嘌呤氧化酶显示出较强的抑制活性,阻止次黄嘌呤和黄嘌呤代谢为尿酸,从而预防和治疗痛风。

(二)促进尿酸排泄

尿酸排泄障碍导致尿酸在体内蓄积是痛风的另一病理基础。通过调节肾脏尿酸转运蛋白,促进尿酸排泄,也可降低血尿酸水平,阻止痛风发生。利尿通淋药物茯苓、萆薢总皂苷等能够降低高尿酸血症大鼠肾脏 URAT1 的蛋白及基因表达,增加尿尿酸浓度和尿酸排泄量,降低血尿酸水平,从而预防和治疗痛风。

(三)减少或阻止嘌呤物质摄取

食物内 RNA 的 50%、DNA 的 25%都要在尿中以尿酸形式排出体外。食物中嘌呤含量与尿酸水平成正比。腺苷衍生物 KGO-2142 及苯并吡唑衍生物 KGO-2173 可以抑制小肠富集型核苷转运蛋白,从而减少对食物所含嘌呤的吸收,使尿酸的前体物质减少,降低血尿酸水平。

(四)抑制关节病变

尿酸盐沉积在关节处,会对关节局部的骨质和关节附属组织造成损害,表现为关节肿胀、关节滑膜组织炎症细胞浸润、充血、水肿等关节病变。因此,痛风性关节炎要抑制关节病变,消除关节肿胀及滑膜或骨质损害。三妙丸(川牛膝、苍术、黄柏)可抑制尿酸钠结晶诱发的关节肿胀,减轻关节滑膜组织水肿、充血及炎症细胞浸润。

（五）抗炎镇痛

痛风性关节炎是尿酸盐在关节部位沉积，受累关节即可出现明显的炎症反应，关节红肿热痛。因此，痛风急性发作期要积极抑制痛风性关节炎，消炎镇痛。秋水仙碱、痛风饮、痹肿消散可抑制炎症细胞的趋化和减少炎症因子 TNF-α、IL-1、IL-6、IL-8 的释放，对于急性发作的痛风性关节炎具有抗炎消肿作用。川乌、草乌、乳香、没药能减少小鼠醋酸扭体次数，明显延长热板刺激小鼠舔足潜伏期，提高热板小鼠痛阈值。别嘌醇颗粒（苍术、黄柏、牛膝、土茯苓、赤芍、丹参、蜂房等）有改善微循环障碍的作用，可增加局部血流，促进炎症吸收，消除肿胀。

（王晓婧）

第十二节 肥胖症的中医治疗

肥胖是指以体内膏脂堆积过多，体重异常增加为主要临床表现的一种病证，常伴有头晕乏力、神疲懒言、少动气短等症。

肥胖症早在《黄帝内经》中就有记载，《素问·阴阳应象大论》有"肥贵人"及"年五十，体重，耳目不聪明"的描述。《灵枢·逆顺肥瘦》记载了"广肩腋项，肉薄厚皮而黑色，唇临临然，其血黑以浊，其气涩以迟"的证候。

《素问·奇病论》中认为本病的病因是"喜食甘美而多肥"。《灵枢·卫气失常》将肥胖症分为"有肥，有膏，有肉"3 种证型。

在此基础上，后世医家认识到肥胖的病机还与气虚、痰湿、七情及地理环境等因素有关。如《景岳全书·杂证谟·非风》认为肥人多气虚，《丹溪心法》《医门法律》则认为肥人多痰湿。

在治疗方面，《丹溪心法·中湿》认为肥胖应从湿热及气虚两方面论治。《石室秘录·肥治法》认为治痰须补气兼消痰，并补命火，使气足而痰消。此外，前人还认识到肥胖与消渴、仆击、偏枯、痿厥、气满发逆等多种疾病有关。《女科切要》中指出："肥白妇人，经闭而不通者，必是痰湿与脂膜壅塞之故也。"

现代医学的单纯性（体质性）肥胖症、继发性肥胖症（如继发于下丘脑及垂体病、胰岛病及甲状腺功能低下等的肥胖症），可参考本节进行辨证论治。

一、病因病机

肥胖多由年老体弱、过食肥甘、缺乏运动、先天禀赋等病因，导致气虚阳衰、痰湿瘀滞形成。

（一）年老体弱

中年以后，阴气自半，脏气功能减退；或过食肥甘，脾之运化不及，聚湿生痰；或脾虚失治，阳气衰弱，久之损及肾阳，而致脾肾阳虚，脾虚不能运化水湿，肾虚不能化气行水，水湿痰浊内停，浸淫肌肤而成肥胖。

（二）饮食不节

饮食不节，或暴饮暴食，或饥饱失常，损伤脾胃，中焦失运，积热内滞；或嗜食辛辣煎炸之品，助阳助火，心肝火旺，横犯中土，胃热偏盛则食欲亢进，脾失健运则水湿不化；或喜食肥甘厚腻，困遏脾气,湿聚成痰,留滞机体而成肥胖。或妇女孕期产后,脾气不足,过食鱼肉,营养过剩,加之活动减少,运化不及,食物难消,水湿停积,脂膏内生,留滞肌肤,也容易发生肥胖。

(三)运动缺乏

喜卧好坐,缺乏运动,气血运行不畅,脾胃呆滞,运化失常,不能布散水谷精微及运化水湿,致使湿浊内生,蕴酿成痰,化为膏脂,聚于肌肤、脏腑、经络而致肥胖证候。

(四)先天禀赋

禀赋不同,体质有异。若阳热体质,胃热偏盛者,食欲亢进,食量过大,脾胃运化不及,易致痰湿膏脂堆积,而成肥胖。

此外,肥胖的发生与性别、地理环境等因素都有关,由于女性活动量少于男性,故女性肥胖者较男性为多。

肥胖之病位主要在脾与肌肉,而与心、肺、肝、肾有关。肾虚不能化气行水,易酿水湿痰浊;心肺功能失调,肝失疏泄,也每致痰湿瘀滞。病机总属气虚阳衰,痰湿偏盛,膏脂内停。

肥胖之病性属本虚标实之候。本虚多为脾肾气虚,标实为痰湿膏脂内停,临床常有偏于本虚及标实之不同。虚实之间常可发生转化,如食欲亢进,过食肥甘,湿浊积聚体内,化为膏脂,形成肥胖,但长期饮食不节,可损伤脾胃,致脾虚不运,甚至脾病及肾,导致脾肾两虚,从而由实转虚;而脾虚日久,运化失司,湿浊内生,或土塞木郁,肝失疏泄,气滞血瘀,或脾病及肾,肾阳虚衰,不能化气行水,而致水湿内停,泛溢于肌肤,阻滞于经络,使肥胖加重,从而由虚转实或呈虚实夹杂之证。

二、诊断

(一)症状

体重超出标准体重{标准体重(kg)=[身高(cm)-100]×0.9}(Broca 标准体重)20%以上,或体质指数[体质指数=体重(kg)/身高(m)^2](正常为 18.5~23.9)超过 24 为超重,≥28 为肥胖。排除肌肉发达或水分潴留因素,即可诊断为本病。男性腰围≥90 cm、女性腰围≥85 cm 为腹部肥胖标准。轻度肥胖仅体重增加 20%~30%,常无自觉症状。中重度肥胖常见伴随症状,如神疲乏力,少气懒言,气短气喘,腹大胀满等。

(二)检查

肥胖患者一般应做相关检查,如:身高、体重、血压;血脂;空腹血糖、葡萄糖耐量试验、血清胰岛素、皮质醇;抗利尿激素;雌二醇、睾酮、黄体生成素;心电图、心功能、眼底及微循环;以及 T$_3$、T$_4$、TSH、头颅 X 线片或头颅、双肾上腺 CT 扫描等测定,以排除内分泌功能异常引起肥胖的可能性。

(三)世界卫生组织的肥胖诊断标准

世界卫生组织最近制订了新的肥胖诊断标准,新的肥胖症诊断标准把体质指数(BMI)为 25 以上者定为肥胖。内脏脂肪型肥胖的诊断标准是,经 CT 检查内脏脂肪面积达 100 cm^2 者。

世界卫生组织规定,BMI 把体重划为 6 类,BMI<18.5、18.5~25.5、25.5~30.0、30~35、35~40、≥40,分别定为低体重、普通体重、肥胖 1、2、3、4 度。

肥胖症的诊断,首先 BMI 达 25 以上,如合并有与肥胖有关联的健康障碍 10 项(2 型糖尿病、脂质代谢异常、高血压、高尿酸血症、冠心病、脑梗死、睡眠呼吸暂停综合征、脂肪肝、变形性关节炎、月经异常)中的 1 项以上,即可诊断为肥胖症。

作为预测合并危险因子的指标,已明确用腰围做指标。世界卫生组织的标准:因肥胖而伴有危险因子增加者,男性为 94 cm,女性为 80 cm 以上。

三、鉴别诊断

(一)水肿

水肿严重时,体重也增加,也可出现肥胖的伴随症状,但水肿以颜面及四肢水肿为主,严重者可出现腹部胀满,甚至全身皆肿,与本病症状有别。水肿经治疗病理性水湿排出体外后,体重可迅速减轻,降至正常,而肥胖患者体重减轻则相对较缓。

(二)黄胖

黄胖由肠道寄生虫与食积所致,以面部黄胖肿大为特征,与肥胖迥然有别。

四、辨证

本虚标实为本病之候。本虚有气虚、阳虚之别,标实有痰湿、水湿及瘀血之异,临证当辨明。本病有在脾、在胃、在肾、在肝、在心、肺的不同,临证时需详加辨别。

肥胖症变与脾胃关系最为密切,临床症见身体重着,神疲乏力,腹大胀满,头沉胸闷,痰多者,病变主要在脾。若食欲旺盛,口渴恶心者,病变在胃;症见腰膝酸软疼痛,动则气喘,嗜睡,形寒肢冷,夜尿频多,下肢水肿,病在肾;若心烦善怒,失眠多梦,病在心、肝;症见心悸气短,少气懒言,神疲自汗,病在心、肺。

(一)胃热滞脾

(1)证候:多食易饥,形体肥胖,脘腹胀满,面色红润,心烦头昏,嘈杂,得食则缓,舌红苔黄腻,脉弦滑。

(2)分析:胃火亢盛则消谷善饥,多食,嘈杂,得食则缓;食积气滞中焦则脘腹胀满;脾失健运,痰湿内停则形体肥胖;胃火上冲扰心则面色红润,头昏心烦;舌红苔黄腻,脉弦滑为湿热内盛之象。

(二)痰湿内盛

(1)证候:形盛体胖,身体重着,肢体困倦,胸膈痞满,痰涎壅盛,头晕目眩,口干而不欲饮,嗜食肥甘厚味,神疲嗜卧,苔白腻或白滑,脉滑。

(2)分析:痰湿内盛,充斥肌肤则形盛体胖,内阻气机则胸膈痞满,痰涎壅盛,上蒙于头则头晕目眩;湿困脾阳,则身体重着,肢体困倦,神疲嗜卧;痰湿中阻,津不输布则口干而不欲饮;苔白腻或白滑,脉滑为痰湿内盛之象。

(三)脾虚不运

(1)证候:肥胖臃肿,神疲乏力,身体困重,胸腹胀闷,四肢轻度水肿,晨轻暮重,劳累后明显,饮食如常或减少,既往多有暴饮暴食史,小便不利,大便秘结或溏薄,舌淡胖,边有齿印,苔薄白或白腻,脉濡细。

(2)分析:脾气虚弱,运化失健,水湿流溢肌肤,则肥胖臃肿,四肢轻度水肿,晨轻暮重;气虚则神疲乏力,劳则耗气,则诸症劳累后明显;湿困中焦则身体困重,胸腹胀闷;津液不布则饮食偏少,便秘;水湿趋下则小便不利,便溏;舌淡胖,边有齿印,苔薄白或白腻,脉濡细为气虚湿盛之象。

(四)脾肾阳虚

(1)证候:形体肥胖,颜面水肿,神疲嗜卧,气短乏力,腹胀便溏,气喘自汗,动则更甚,形寒肢冷,下肢水肿,小便昼少夜频,舌淡胖,苔薄白,脉沉细。

(2)分析:脾肾阳虚,不能化气行水,水液泛溢肌肤则形体肥胖,颜面水肿,下肢水肿;阳气不足则神疲嗜卧,气短乏力,肾阳不能温煦脾阳,水谷不化则腹胀便溏;肾不纳气则自汗气喘,动则更甚;阳虚肢体失温则形寒肢冷;肾阳虚弱则小便昼少夜频;舌淡胖,苔薄白,脉沉细为阳虚之象。

五、治疗

肥胖具有本虚标实的特点,治疗当以补虚泻实为原则。补虚常用健脾益气;脾病及肾,结合益气补肾。泻实常用祛湿化痰,结合行气、利水、通腑、消导、化瘀等法,以祛除体内病理性痰浊、水湿、膏脂、瘀血等。其中祛湿化痰法是治疗肥胖的最常用的方法,贯穿于肥胖治疗过程的始终。

(一)中药治疗

1.胃热滞脾

(1)治法:清泻胃火,佐以消导。

(2)处方:小承气汤合保和丸加减。

前方通腑泄热,行气散结,用于胃肠积热,热邪伤津而见肠有燥屎者;后方重在消食导滞,用于食积于胃而见胃气不和者。两方合用,有清热泻火、消食导滞之功,使胃热除,脾湿化,水谷精微运化归于正化。

方中大黄泻热通腑;连翘、黄连清泻胃火;枳实、厚朴行气散结;山楂、神曲、莱菔子消食导滞;陈皮、半夏理气和胃化痰;茯苓健脾利湿。

若肝胃郁热,症见胸胁苦满,急躁易怒,口苦舌燥,腹胀纳呆,月经不调,脉弦,可加柴胡、黄芩、栀子;肝火旺致便秘者,加更衣丸;食积化热,形成湿热,内阻肠胃,而致脘腹胀满,大便秘结,或泄泻,小便短赤,苔黄腻,脉沉有力,可用枳实导滞丸或木香槟榔丸;湿热郁于肝胆,可用龙胆泻肝汤;风火积滞壅积肠胃,表里俱实者,可用防风通圣散。

2.痰湿内盛

(1)治法:燥湿化痰,理气消痞。

(2)处方:导痰汤加减。

方中半夏、制南星、生姜燥湿化痰和胃;枳实、橘红理气化痰;冬瓜皮、泽泻淡渗利湿;决明子润肠通便;莱菔子消食化痰;白术、茯苓健脾化湿;甘草调和诸药。

若湿邪偏盛者,可加苍术、薏苡仁、防己、赤小豆、车前子;痰湿化热,症见心烦少寐,食少便秘,舌红苔黄,脉滑数,可酌加竹茹、浙贝母、黄连、黄芩、瓜蒌仁等,并以胆南星易制南星;痰湿郁久,壅阻气机,以致痰瘀交阻,伴见舌暗或有瘀斑者,可酌加当归、赤芍、川芎、桃仁、红花、泽兰、丹参等。

3.脾虚不运

(1)治法:健脾益气,渗湿利水。

(2)处方:参苓白术散合防己黄芪汤加减。

前方健脾益气渗湿,适用于脾虚不运之肥胖;后方益气健脾利水,适用于气虚水停之肥胖。两方相合,健脾益气作用加强,以助恢复脾的运化功能,杜生湿之源,同时应用渗湿利水之品,祛除水湿以减肥。

方中黄芪、党参、白术、茯苓、大枣健脾益气;桔梗性上浮,兼补益肺气;山药、扁豆、薏苡仁、莲子肉健脾渗湿;陈皮、砂仁理气化滞,醒脾和胃;防己、猪苓、泽泻、车前子利水渗湿。

若脾虚湿盛,肢体肿胀明显者,加大腹皮、桑白皮、木瓜,或加五皮饮;腹胀便溏者,加厚朴、陈皮、广木香以理气消胀;腹中畏寒者,加干姜、肉桂等以温中散寒。

4.脾肾阳虚

(1)治法:温补脾肾,利水化饮。

(2)处方:真武汤合苓桂术甘汤加减。

前方温肾助阳,化气行水,适用于肾阳虚衰,水气内停的肥胖;后方健脾利湿,温阳化饮,适用于脾虚湿聚饮停的肥胖。两方合用,共奏温补脾肾,利水化饮之功。

方中附子、桂枝温补脾肾之阳,助阳化气;茯苓、白术健脾利水化饮;白芍敛阴;甘草和中;生姜温阳散寒。

若气虚明显,伴见气短,自汗者,加人参、黄芪;水湿内停明显,症见尿少水肿,加五苓散,或泽泻、猪苓、大腹皮;若见形寒肢冷者,加补骨脂、仙茅、淫羊藿、益智仁,并重用肉桂、附子以温肾祛寒。

临床本型肥胖多兼见并发症,如胸痹、消渴、眩晕等,遣方用药时也可参照相关疾病辨证施治。

(二)针灸治疗

1.基本处方

中脘、曲池、天枢、上巨虚、大横、丰隆、阴陵泉、支沟、内庭。

中脘乃胃募、腑会,曲池为手阳明大肠经的合穴,天枢为大肠的募穴,上巨虚为大肠的下合穴,四穴合用可通利肠腑,降浊消脂;大横健脾助运;丰隆、阴陵泉分利水湿、蠲化痰浊;支沟疏调三焦;内庭清泻胃腑。

2.加减运用

(1)胃热滞脾证:加合谷、太白以清泻胃肠、运脾化滞。诸穴针用泻法。

(2)痰湿内盛证:加水分、下巨虚以利湿化痰。诸穴针用平补平泻法。

(3)脾虚不运证:加脾俞、足三里以健脾助运,针用补法,或加灸法。余穴针用平补平泻法。

(4)脾肾阳虚证:加肾俞、关元以益肾培元,针用补法,或加灸法。余穴针用平补平泻法。

(5)少气懒言:加太白、气海以补中益气。诸穴针用平补平泻法。

(6)心悸:加神门、心俞以宁心安神。诸穴针用平补平泻法。

(7)胸闷:加膻中、内关以宽胸理气。诸穴针用平补平泻法。

(8)嗜睡:加照海、申脉以调理阴阳。诸穴针用平补平泻法。

3.其他

(1)皮肤针疗法:按基本处方及加减选穴,或取肥胖局部穴位,用皮肤针叩刺。实证重力叩刺,以皮肤渗血为度;虚证中等力度刺激,以皮肤潮红为度。2天1次。

(2)耳针疗法:取口、胃、脾、肺、肾、三焦、饥点、内分泌、皮质下等穴。每次选3~5穴。毫针浅刺,中强刺激,留针30分钟,每天或隔天1次;或用埋针法、药丸贴压法,留置和更换时间视季节而定,其间嘱患者餐前或有饥饿感时,自行按压穴位2~3分钟,以增强刺激。

(3)电针疗法:按针灸主方及加减选穴,针刺得气后接电针治疗仪,用疏密波强刺激25~35分钟。2天1次。

六、预防及护理

在药物治疗的同时,积极进行饮食调摄,饮食宜清淡,忌肥甘醇酒厚味,多食蔬菜、水果等富含纤维、维生素的食物,适当补充蛋白质,宜低糖、低脂、低盐,养成良好的饮食习惯,忌多食、暴饮暴食,忌食零食,必要时有针对性地配合药膳疗法。

适当参加体育锻炼或体力劳动,如根据情况可选择散步、快走、慢跑、骑车、爬楼、拳击等,也可做适当的家务等体力劳动。运动不可太过,以防难以耐受,贵在持之以恒,一般勿中途中断。

减肥须循序渐进,使体重逐渐减轻接近或达到正常体重,而不宜骤减,以免损伤正气,降低体力。

(王晓婧)

第十三节　高尿酸血症的中医治疗

一、辨证药效学研究

中医文献对无症状性高尿酸血症无明确记载,大量的临床研究认为高尿酸血症发病基础是由于先天禀赋不足,或人过中年,脏气日渐衰退,加之饮食不节,嗜食膏粱厚味或饮酒过度,食失调摄致脾失健运,肾失蒸腾气化,聚湿生痰,痰瘀互结,留于营血而成。中药用于高尿酸血症治疗的药物首先要分清虚实,再根据不同证型辨证用药。

高尿酸血症的中药药效学研究应以脾虚痰湿证型的治法为主,“辨病”与“辨证”相结合,治疗时充分发挥中药多途径、多靶点、整体调节的特点,分别从健脾、利湿、化瘀切入,发挥改善嘌呤代谢、促进尿酸排泄及减轻尿酸引起的脏器损害作用,起到综合防治高尿酸血症的药效。

下面略举高尿酸血症辨证用药的药效学研究方法。

(一)疏肝健脾、祛湿

高尿酸血症患者临床多因饮食不节、恣嗜肥甘厚味,湿浊内生,伤及后天;或郁怒伤肝,肝气横逆伤脾,健运失司,痰湿内聚,久而成瘀。治宜疏肝健脾、祛湿。临床应用疏肝解郁消骨汤(柴胡、红花、郁金、龙胆草、香附等),能够抑制尿酸生成,降低血尿酸水平。另有研究表明健脾利湿中药菊苣能够逆转模型动物脾虚痰湿的表现;能降低黄嘌呤氧化酶活性,抑制尿酸生成,并能够利尿、促进尿酸排泄,在生成和排泄两个环节共同起到降尿酸的效果。

(二)补肝肾

肝肾亏虚证主要见于高尿酸血症后期,伴有高尿酸性肾病或其他并发症。治宜补肝肾、健脾益肾。临床上应用寄生汤(桑寄生、杜仲、牛膝、茯苓等),可降低尿酸水平,减轻尿酸盐对肾脏及心、脑血管的打击。

(三)祛风除湿

高尿酸血症导致关节损伤常因风寒湿热之邪侵袭人体,闭阻经络,气血运行不畅所致,症见肌肉、筋骨、关节疼痛、麻木、重着、僵直甚或关节肿大、灼热。治宜祛风除湿。临床常用鸡血藤、秦艽、独活、续断等祛风湿药,该类药物能降低尿酸水平,尚有镇痛、抗炎作用,能缓解关节的疼痛。现代药理研究表明,威灵仙、秦皮中的有效成分有抑制尿酸生成与促进尿酸排泄的作用。

(四)活血化瘀

血瘀贯穿于高尿酸血症整个疾病的全过程。治宜活血化瘀,取其活血化瘀生新、行而不破的功效,抑制尿酸生成,加速尿酸排泄。研究发现血府逐瘀汤可修复肾单位,减轻肾小管及肾间质的损伤,抑制炎症的发展,并通过上调 OAT3 的表达,下调 URAT1 的表达,促进尿酸排泄,降低血尿酸水平。丹参的水溶性成分迷迭香酸对黄嘌呤氧化酶有抑制作用。

(五)利水渗湿

机体水湿运化功能障碍而致痰湿内生,湿邪留于营血为高尿酸血症。因此,湿邪也是高尿酸血症的重要病理基础。治宜利水渗湿。临床上运脾渗湿汤(白术、当归、生薏苡仁)能抑制尿酸生成,降低尿酸水平。土茯苓等利水渗湿药可增强肾脏血流量,促进尿酸排泄;泽泻具有利尿、抗肾炎活性,能够降低尿酸水平。有研究显示清风散(由萆薢、茯苓、忍冬藤、金钱草、牛膝、苍术等药组成)高、中、低剂量组大鼠 24 小时尿酸排泄量显著增加,通过促进尿酸排泄而降低血尿酸水平。

二、辨病药效学研究

血尿酸的平衡取决于嘌呤的吸收、尿酸生成与分解和排泄。体内的尿酸 20% 来源于富含嘌呤食物的摄取,80% 来源于体内嘌呤生物合成。在嘌呤代谢过程中,各环节都有酶参与调控,一旦酶的调控发生异常,可发生高尿酸血症。磷酸核糖焦磷酸合成酶(PRPS)、次黄嘌呤尿嘌呤磷酸核糖转移酶(HPRT)、腺嘌呤磷酸核糖转移酶(APRT)、腺苷酸脱氨酶(ADA)、黄嘌呤氧化酶(XOD)及鸟嘌呤脱氨酶(GuDa)等是尿酸生成途径的代谢酶;肾小管上皮细胞上的各种转运蛋白,如尿酸转运蛋白 1(URAT1)、尿酸转运子(SLC2A9)和 ABC 转运蛋白(ABCG2)是控制尿酸排泄量的主要因素。高尿酸血症药效学主要研究思路从抑制尿酸生成过多、促进尿酸排泄及阻止或减少嘌呤物质吸收这 3 个方面着手。其中,以尿酸生成关键酶和负责尿酸转运的各种转运蛋白作为药物作用的主要靶点。此外,从磷酸戊糖途径的旁路干扰、减少核酸摄取、抑制尿酸生成和促进尿酸排泄是治疗高尿酸血症的重要环节。

(一)抑制尿酸生成

尿酸生成过多是高尿酸血症的一个主要发病原因。尿酸生成途径相关代谢酶是防治高尿酸血症的重要靶点。尿酸代谢过程中酶活性升高会导致体内尿酸生成过多。研究采用增加尿酸前体物质建立动物模型,激活尿酸生成途径,使尿酸生成增多造成高尿酸血症。因此,抑制尿酸生成途径相关代谢酶的活性,减少尿酸生成,可治疗高尿酸血症。别嘌醇及健脾祛湿药白术、香附、茯苓、高良姜、葛花等能干预尿酸生成途径,对 XOD 显示出较强的抑制活性,阻止次黄嘌呤和黄嘌呤代谢为尿酸,从而减少尿酸生成,治疗高尿酸血症。复方丹参滴丸中丹参的有效成分丹参酮ⅡA 具有抑制 XOD 活性的作用,可减少尿酸生成。

(二)促进尿酸排泄

尿酸排泄减少是引发高尿酸血症的另一个重要原因。人体的尿酸排泄主要是通过肾小球滤过、肾小管重吸收和肾小管分泌来实现的。肾脏尿酸排泄相关转运蛋白也是防治高尿酸血症的重要靶点。负责尿酸在肾脏中转运的是肾小管上皮细胞刷状缘侧(管腔膜)和基底外侧膜上固定的尿酸转运蛋白。研究采用乙胺丁醇等抑制尿酸排泄药建立动物模型,抑制肾脏尿酸排泄,使体内尿酸蓄积造成高尿酸血症。从尿酸转运蛋白调节角度探讨药物防治高尿酸血症的作用机制,传统上促尿酸排泄药抑制尿酸重吸收主要是通过抑制肾脏近曲小管主要的转运蛋白(URAT1),

而同时它们也抑制了转运蛋白 OAT4 和 GLUT9 而影响尿酸重吸收。萆薢总皂苷能够降低高尿酸血症大鼠肾脏 URAT1 的蛋白及基因表达,增加尿尿酸浓度和尿酸排泄量,降低尿酸水平。七君颗粒(由三七、茯苓、白术、薏苡仁、土茯苓等 10 味药组成)能够抑制肾小管腔的扩张与炎症细胞浸润,减少肾小管腔及间质部位尿酸盐结晶沉积,上调肾脏 OAT3 蛋白表达水平,促进尿酸盐的分泌,从而降低机体的尿酸水平。泄浊除痹方总黄酮能够通过下调小鼠肾脏尿酸转运蛋白1(URAT1)的基因表达,抑制尿酸重吸收,起到降低尿酸水平的作用。清热泄浊化瘀方可上调人肾小管上皮细胞(HK-2 细胞)中的尿酸盐转运子(URAT1)mRNA 表达,降低血尿酸水平。

(三)阻止或减少嘌呤吸收

尿酸是腺嘌呤与鸟嘌呤在人体内进行分解代谢的最终产物。次黄嘌呤和黄嘌呤是尿酸的直接前体,在黄嘌呤氧化酶作用下,次黄嘌呤氧化为黄嘌呤,黄嘌呤氧化为尿酸。生成量方面,1/3 是由食物而来的外源性嘌呤,食物内 RNA 的 50%、DNA 的 25% 都要在尿中以尿酸形式排出体外。食物中嘌呤含量与尿酸水平成正比。腺苷衍生物 KGO-2142 及苯并吡唑衍生物KGO-2173 可以抑制小肠富集型核苷转运蛋白,从而减少对食物所含嘌呤的吸收,使尿酸的前体物质减少,降低血尿酸水平。

中药可从抑制尿酸生成、促进尿酸排泄或抑制嘌呤物质吸收等途径防治高尿酸血症。

此外,建立高尿酸血症"病-证"结合模型,既有高尿酸血症病的表现,又有中医证候特征的观察与分型判断,使之更符合中药的防治。根据高尿酸血症模型动物的证候表型,使用对证中药进行治疗。可从尿酸生成途径代谢酶及促尿酸排泄相关转运蛋白的综合调节作用方面分析中药的作用机制。

(王晓婧)

参 考 文 献

[1] 倪青.内分泌代谢病中医诊疗指南[M].北京:科学技术文献出版社,2021.

[2] 庞国明,倪青,张芳,等.当代内分泌疾病研究精华[M].北京:科学出版社,2021.

[3] 孔令泉,吴凯南.乳腺肿瘤内分泌代谢病学[M].北京:科学出版社,2021.

[4] 刘玮.现代内科学诊疗要点[M].北京:中国纺织出版社,2022.

[5] 孙爱军,李晓冬.妇科内分泌疾病诊治精要与患者解析[M].北京:人民卫生出版社,2021.

[6] 陆涛.实用内分泌诊疗学[M].昆明:云南科技出版社,2020.

[7] 薛君.实用内分泌疾病诊治学[M].开封:河南大学出版社,2020.

[8] 肖新华.内分泌代谢疾病患者精解[M].北京:科学技术文献出版社,2020.

[9] 赵永才,周亚男,李少情.内分泌科医师处方手册[M].郑州:河南科学技术出版社,2020.

[10] 曲伸,李虹.内分泌代谢疑难患者精选[M].上海:上海科学技术出版社,2020.

[11] 伍俊妍,王燕.内分泌代谢疾病[M].北京:人民卫生出版社,2020.

[12] 徐春.内分泌患者诊治精选[M].北京:科学出版社,2020.

[13] 庞国明.内分泌疾病临床用药指南[M].北京:科学出版社,2020.

[14] 田芳.临床内分泌诊疗学[M].天津:天津科学技术出版社,2020.

[15] 府伟灵,张忠辉.内分泌与代谢系统疾病[M].北京:人民卫生出版社,2020.

[16] 王晓焕.内分泌代谢疾病临床诊治策略[M].北京:科学技术文献出版社,2020.

[17] 刘静.临床内分泌科学新进展[M].北京:金盾出版社,2020.

[18] 贾海霞.临床常见内分泌疾病诊治策略[M].北京:科学技术文献出版社,2020.

[19] 李蓉.新编内分泌疾病诊疗思维与实践[M].长春:吉林科学技术出版社,2020.

[20] 荣青峰.常见内分泌疾病诊疗手册[M].太原:山西科学技术出版社,2020.

[21] 毛玉山.内分泌疾病临床诊断与治疗[M].长春:吉林科学技术出版社,2020.

[22] 雷涛.内分泌与代谢疾病诊治精要[M].北京:科学技术文献出版社,2020.

[23] 杜新芝.临床内分泌疾病诊治策略[M].北京:科学技术文献出版社,2020.

[24] 张磊.常见内分泌疾病治疗要点及预后[M].天津:天津科学技术出版社,2020.

[25] 王国强.实用内分泌与代谢疾病诊治[M].北京:科学技术文献出版社,2020.

[26] 李菲,曾海勇,吕凌波,等.实用内分泌疾病与代谢性疾病诊治[M].沈阳:沈阳出版社,2020.

[27] 王琳.临床内分泌与代谢性疾病[M].北京:科学技术文献出版社,2020.

[28] 李军,陈云山,金艳蓉.内分泌代谢性疾病的中医经典选读[M].昆明:云南科技出版

社,2020.

[29] 杨军.内分泌科常见病诊疗新进展[M].长春:吉林科学技术出版社,2020.

[30] 李蓉.实用临床内分泌科疾病诊疗学[M].长春:吉林科学技术出版社,2020.

[31] 陈杰.临床病理诊断与鉴别诊断内分泌系统疾病[M].北京:人民卫生出版社,2020.

[32] 夏维波,李梅,朱惠娟,等.遗传性内分泌代谢疾病[M].北京:人民卫生出版社,2022.

[33] 于新涛.临床内分泌研究[M].长春:吉林科学技术出版社,2022.

[34] 韩睿,李彦林.内分泌代谢性疾病的运动处方及饮食治疗[M].昆明:云南科技出版社,2022.

[35] 周建扬,翁思颖.常见内分泌代谢疾病中医特色外治疗法[M].北京:科学技术文献出版社,2022.

[36] 王丽丽,王旭红.肥胖型多囊卵巢综合征患者临床及内分泌代谢特征分析[J].实用妇科内分泌,2021,8(25):28-31.

[37] 王丽丽,王旭红.妇科内分泌疾病患者性激素类药物用药错误分析[J].实用妇科内分泌,2021,8(26):38-40.

[38] 范秋杰.健康管理在内分泌失调型肥胖患者中的应用效果[J].中国民康医学,2021,33(18):176-178.

[39] 谭金燕,李洁凌.内分泌失调伴肥胖症患者采取针对性护理对患者依从性和治疗效果的影响[J].中外医疗,2021,40(7):159-161.

[40] 巴合提古丽·阿斯里别克,张文雅,吐尔逊·艾迪力比克,等.生长激素内分泌调节的模型及混沌行为研究[J].东北师大学报:自然科学版,2021,53(1):91-98.